JN250543

新 医用放射線科学講座

診療画像機器学

［第 2 版］

編集　岡部哲夫・小倉敏裕・石田隆行

執筆者（五十音順）

荒川　哲（あらかわ　さとし）
（元　国際医療福祉大学准教授　保健医療学部放射線・情報科学科）

石蔵文信（いしくら　ふみのぶ）
（大阪大学大学院招聘教授　人間科学研究科附属未来共創センター）

石田隆行（いしだ　たかゆき）
（大阪大学大学院教授　医学系研究科保健学専攻）

市川勝弘（いちかわ　かつひろ）
（金沢大学教授　医薬保健学域保健学類）

稲本一夫（いなもと　かずお）
（大阪大学名誉教授）

上原真澄（うえはら　ますみ）
（群馬県立県民健康科学大学教授　診療放射線学部）

遠藤哲朗（えんどう　てつろう）
（元　浜松ホトニクス㈱）

岡部哲夫（おかべ　てつお）
（元 高崎健康福祉大学大学院教授）

小倉敏裕（おぐら　としひろ）
（群馬県立県民健康科学大学大学院教授　診療放射線学研究科）

川又雅次（かわまた　まさつぐ）
（前 東芝メディカルシステムズ㈱）

小井戸薫雄（こいど　しげお）
（東京慈恵会医科大学教授　附属柏病院・消化器・肝臓内科）

五味　勉（ごみ　つとむ）
（北里大学医療衛生学部教授　医療工学科）

小柳　慶二（こやなぎ　けいじ）
（富士フイルムヘルスケアマニュファクチャリング㈱）

佐藤直高（さとう　なおたか）
（キヤノンメディカルシステムズ㈱）

鈴木克己（すずき　かつみ）
（富士フイルムヘルスケア㈱）

鈴木英幹（すずき　ひでき）
（富士フイルムテクノプロダクツ㈱）

高橋哲彦（たかはし　てつひこ）
（群馬県立県民健康科学大学大学院准教授　診療放射線学研究科）

高橋康幸（たかはし　やすゆき）
（弘前大学大学院教授　保健学研究科放射線技術科学領域）

田島廣之（たじま　ひろゆき）
（埼玉医科大学国際医療センター特任教授　画像診断科）

田中秀明（たなか　ひであき）
（キヤノンメディカルシステムズ㈱）

田中利恵（たなか　りえ）
（金沢大学准教授　医薬保健学域保健学類）

堂本拓哉（どうもと　たくや）
（富士フイルムヘルスケアマニュファクチャリング㈱）

中村　正（なかむら　ただし）
（富士フイルムヘルスケア㈱）

根岸　徹（ねぎし　とおる）
（東京都立大学准教授　健康福祉学部）

橋本憲幸（はしもと　のりゆき）
（EIZO ㈱）

馬場理香（ばば　りか）
（㈱日立製作所）

平間　信（ひらま　まこと）
（国際医療福祉大学）

細羽　実（ほそば　みのる）
（元　京都医療科学大学客員教授　医療科学部）

松本政雄（まつもと　まさお）
（元　大阪大学大学院准教授　医学系研究科保健学専攻）

宮地利明（みやち　としあき）
（金沢大学教授　医薬保健学域保健学類）

村瀬研也（むらせ　けんや）
（大阪大学名誉教授）

山岸順一（やまぎし　じゅんいち）
（キヤノンメディカルシステムズ㈱）

山﨑達也（やまざき　たつや）
（キヤノン㈱）

医歯薬出版株式会社

This book was originally published in Japanese
under the title of:

SHIN-IYOUHOUSHASENKAGAKUKOUZA
SHINRYOUGAZOUKIKIGAKU
(New Medical Radiology and Radiological Technology
Diagnostic Imaging Instruments)

Editors:
OKABE, Tetsuo
Former Professor, Takasaki University of Health and Welfare
OGURA, Toshihiro
Professor, School of Radiological Technology,
Gunma Prefectural College of Health Sciences
ISHIDA, Takayuki
Professor, Osaka University Graduate School of Medicine, Division of Health Sciences

ISHIYAKU PUBLISHERS, INC.
7-10, Honkomagome 1 chome, Bunkyo-ku,
Tokyo 113-8612, Japan

第2版の序

近年，医療施設における，いわゆる「チーム医療」の重要性が唱えられ，診療放射線技師には画像検査について，より高度な知識・能力が要求されるようになっている．多くの読者より，このような医療環境の急速な展開と，画像技術の高度な発達に合わせた，本書の改訂を強く要望されていた．今回，石田隆行教授（大阪大学大学院医学系研究科）が参加し，本書の企画・編集をした．本書の伝統である「中身が濃く，レベルが高い」は維持しており，新たに「眼底検査装置」を加え，診療画像機器のほぼすべてを記述している．

なお，内視鏡検査は診療放射線技師の担当職務ではない．しかし，消化管造影写真を見ながら内視鏡検査をする，あるいは，この逆を実施して，より正確で深い診断をすることが普遍的に行われている．診療放射線技師は内視鏡検査の装置，画像，手法を理解しておくことが望まれる．また，診療放射線技師の職務に「眼底検査装置」が指定されており，国家試験にも出題されている．これについては本書で新たに執筆されているので，ご参照願いたい．

近年，放射線技術を学ぶ学生が大学院に進学し，または企業に就職して，画像診断法や診療画像機器の開発・研究を目指す例が増加している．また，医療福祉工学部など，医療技術者の育成を専門とする工学系の設置も増えている．これらの施設で学ぶ学生は，ぜひ，新医用放射線科学講座「医用画像工学」を併せて読み，診療画像機器全般の物理と工学を身につけていただきたい．

「医療専門学校では本書のレベルが高すぎ，教員・学生ともども消化しきれない」と言う声に配慮して平易にした．診療画像技術の拡大と進歩は大学・企業の研究者，医療関係者も驚くほど早い．本書を読まれた読者には，記述が古く適切さを欠くと感じる箇所もあると思われる．ご指摘いただき，本書をより良いものにして行きたいと切望している．

2016 年 7 月

岡 部 哲 夫

序

1997 年 10 月に発行した「放射線診断機器工学」（医用放射線科学講座・第 13 巻）は，幸いにして多くの医療系大学，医療専門学校で教科書に採用していただき，毎年，増刷を重ねて，2003 年 4 月には第 2 版を出版した．教員，学生，読者の皆様に深く御礼申し上げる．今回，改訂版を出版するにあたり，新・医用放射線科学講座「診療画像機器学」と改題した．これは，厚生労働省が実施する診療放射線技師資格の国家試験で，「放射線診断機器工学」が「診療画像機器学」に変更されたのに対応したものである．

近年，医療施設における，いわゆる「チーム医療」の重要性が唱えられ，診療放射線技師には画像検査について，より高度な知識・能力が要求されるようになっている．多くの読者より，このような医療環境の急速な展開と，画像技術の高度な発達に合わせた，本書の改訂を強く要望されていた．今回，気鋭の小倉敏裕教授（群馬県立県民健康科学大学）が参加し，本書の企画・編集をした．本書の伝統である「中身が濃く，レベルが高い」は維持しており，新たに「IVR」と「内視鏡検査装置」を加え，診療画像機器のほぼすべてを記述している．

なお，内視鏡検査は診療放射線技師の担当職務ではない．しかし，消化管造影写真を見ながら内視鏡検査をする，あるいは，この逆を実施して，より正確で深い診断をすることが普遍的に行われている．診療放射線技師は内視鏡検査の装置，画像，手法を理解しておくことが望まれる．また，診療放射線技師の職務に「眼底検査装置」が指定されており，国家試験にも出題されている．これについては医用放射線科学講座・第 12 巻「医用工学」第 2 版（岡部ほか編）に詳述しているので，ご参照願いたい．

近年，放射線技術を学ぶ学生が大学院に進学し，または企業に就職して，画像診断法や診療画像機器の開発・研究を目指す例が増加している．また，医療福祉工学部など，医療技術者の育成を専門とする工学系の設置も増えている．これらの施設で学ぶ学生は，ぜひ，医用放射線科学講座・第 12 巻「医用工学」，第 14 巻「医用画像工学」を併せて読み，診療画像機器全般の物理と工学を身につけていただきたい．

「医療専門学校では本書のレベルが高すぎ，教員・学生ともども消化しきれない」と言う声に配慮して平易にした．診療画像技術の拡大と進歩は大学・企業の研究者，医療関係者も驚くほど早い．本書を読まれた読者には，記述が古く適切さを欠くと感じる箇所もあると思われる．ご指摘いただき，本書をより良いものにして行きたいと切望している．

2008 年 8 月

岡 部 哲 夫

目次

第1編 画像診断装置

第5章 循環器撮影装置 …… 45

第6章 特殊X線撮影装置 …… 61

第9章 核医学診断装置

第10章 超音波診断装置

第 2 編 基礎技術

第4章　自動露出制御装置と操作パネル（堂本拓哉）……419

第5章　デジタル一般X線撮影装置……435

第 1 編　画像診断装置

第1章 画像診断装置の概要

1 はじめに

科学技術の進歩にともない，画像診断は血液検査(遺伝子診断や腫瘍マーカーを含む）とともに医療施設における診断のもっとも重要な手段になっている． 画像診断がどうして始まったか，どのように進歩してきたか，などについては，本章2節にわかりやすく記述されている．画像診断は，当初は人体の組織・臓器の形状・所見を無侵襲で診ることが主要な目標だった．科学技術，とくにコンピュータの技術と応用の進歩により，組織・臓器の機能を視覚化し，治療にも貢献するようになった．画像診断は病気の予防，診断，治療の進歩につながり，人々の長寿命化をもたらしている．

日本の画像診断機器の開発力は世界でもトップクラスを誇り，人口あたりの設置数も世界トップクラスである．当然，放射線技師や研究開発者にも高いレベルの知識・能力を有することが要求されている．厚生労働省が実施する診療放射線技師資格の国家試験において，「放射線診断機器工学」が「診療画像機器学」に変更された．それにともない，医療施設における放射線技師の職務は，放射線診断機器から眼底検査装置などを含めた，診療画像全般に広がっている．

本書では画像診断機器のほとんどを扱っている．第1編では各装置の構成・性能・使い方などを，第2編では基礎的なX線技術をまとめて記述した．

一般に，診療画像機器は使用する光源により大きく分類され，ついで画像の取得・構成方法で細かく分類されている．全体を下記のように分類できる．

A. 高エネルギーの電磁波を使用する装置

1. X線を使用する装置

人体の組織・臓器を透過したX線の減衰量から，組織・臓器の形状を画像に構成し，診断所見を得る．現在ではつぎの製品・技術が使用されている．いずれも過度の撮影は放射線障害をきたすので，線量管理と注意が必要である．

①一般撮影装置（第2章）：胸部，腹部，骨関節などの撮影装置．

②透視撮影装置（第3章，第5章）：造影剤を投与，または血管や臓器に注入し，造影剤のX線像を得，診断・治療に使用する．消化管用と血管用がある．

③特殊撮影装置（第6章）：撮影のため，特殊な目的のために考案された機器で，外科用，乳房用，泌尿器用，歯科用などがある．

④X線CT装置（第7章）：X線を人体に円周照射し，透過したX線をコンピュータにより組織・臓器の断面像を構成する．

2. ガンマ線，陽電子を使用する装置

人体に投与した半減期の短い放射性同位元素が放出するガンマ線，陽電子を体外で測定し，組織・臓器の形状・機能を診断する．

⑤核医学診断装置（第9章）：診断の部位と目的により，3手法が使用される．

ガンマカメラ：放射性同位元素（^{201}Tl など）を投与し機能診断

SPECT：γ線放出核種（^{99m}Tc など）を使用，脳や心筋血流を測定

PET：陽電子放出核種（^{18}F-FDG など）を投与，腫瘍の位置・大きさを測定

B. 低エネルギーの電磁波を使用する装置

1. 高周波（30～100MHz）の電磁波と直流の高磁場（0.3～3T）を使用

⑥ MRI 装置（第 8 章）：水素原子核の磁気共鳴を測定し，コンピュータで組織・臓器の断層像を構成，診断知見を得る．

2. 赤外線（熱線領域）を検知

⑦サーモグラフィ：人体が発する熱線を検出して画像化し，組織・臓器の異常を診断する．

3. 可視光線により眼で臓器を直接観察

⑧内視鏡検査装置（第 4 章）：臓器の内腔にビデオスコープを挿入，検査部位を目視する．

⑨眼底検査装置（第 11 章）：細小動脈を直接観察，眼病・高血圧・糖尿病を眼底病変として把握する．

C. 音波を使用する装置

人間には検知できない高い周波数（3～20MHz）の超音波を組織・臓器に照射し，反射波をリアルタイムに画像化して診断知見を得る．

⑩超音波画像診断装置（第 10 章）：診断の部位と目的によって周波数と方式（リニア，コンベックス，セクタ）を選択する．

つぎに，診療画像機器の構成要素を考える．

①電磁波や音波などを発生する素子・装置：X 線管，放射性同位元素，高周波発生装置，赤外線発生装置，超音波圧電振動素子，電源，支持器具

②測定・撮像するため，人体を支える装置：寝台，乳房圧迫器，人体固定器など

③電磁波や音波などの検出器：イメージインテンシファイア，増感紙-フィルム，イメージングプレート，フラットパネル検出器，Na（Tl）結晶，半導体検出器，HgCdTe 検出器，超音波圧電振動素子など

④画像処理法と処理装置など：画像構成，画像処理（辺縁強調，特定部位の強調など），画像解析，画像の記憶・検索など

⑤画像表示装置：フィルム，液晶ディスプレイなど

診療画像機器工学の全貌を**図 1-1** に示す．

21 世紀に入って，診断・治療の分野で目覚しい発展がみられる．その第 1 は遺伝子診断であり，第 2 は分子イメージングである．「肺がん治療薬のイレッサは欧米人には無効だが，日本人には有効（副作用に注意が必要）」という例のように，健康度，罹患率，治療率など民族により違う．それだけでなく，同じ民族でも個人により違うことが多く，医師と患者を悩ませてきた．長い困難な研究の末，これは遺伝子配列が大きな原因だということがわかってきている．その結果，個人の遺伝子配列を参照し，治療法を選択する“一人一人の医療”（オーダメード・メディシンとかパーソナル・メディシンといわれている）が模索されている．分子イメージングは遺伝子診断と表裏をなすものである．分子レベル，細胞レベルの異常を画像化し，診断し，治療につなげる基礎研究が広範囲に進行している．

デジタル X 線検出器は CR（computed radiography）と FPD（flat panel detector）が相次いで開発，製品化されている．CR は従来の増感紙-フィルム系のデジタル化で，放射線－潜像－光一画像の過程をたどるオフライン形である．一方，FPD は増感紙-フィルム系とは発想が異なり，放射線－画像の過程をたどるオンライン・リアルタイム形である．“エントロピー増大の原理”でわかるように，FPD の画像は CR のそれに比し鮮明で高感度でもある．また，FPD は透視にも撮影にも使用できるが，CR は撮影にしか使用できない．CR の使用は減少しているが，デジタル化の先導役を果たし，X 線画像の歴史に残るであろう．

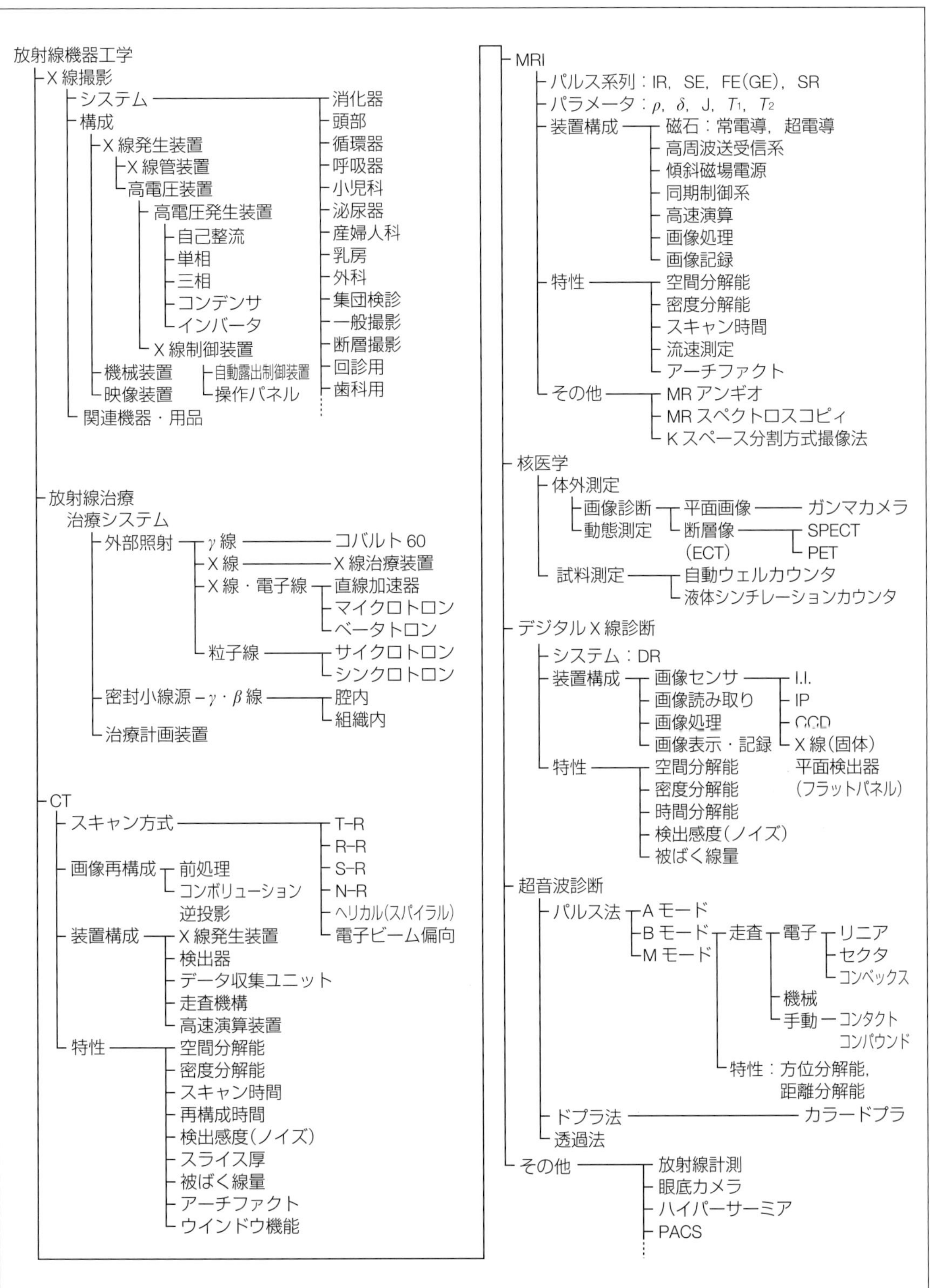

図 1-1　診療放射線機器工学の展望（瓜谷富三：医用放射線科学講座 13 放射線診断機器工学，第 2 版．p.8，医歯薬出版，2003）

2　画像診断装置の発展

今日，画像診断装置の進歩は著しいものがあり，疾病の診断，治療と予防に大きく貢献している．

一般に，新しい装置は技術革新に基づく発明と考えられている．しかし，けっして突然に出現したのではない．医療を取り巻く社会のニーズ（必要との要請）から生まれてきた．今日の画像診断機器の状況を理解するには，その発展の歴史を知るのは意義がある．

1）レントゲンの X 線発見

ドイツ・ビュルツブルグ大学の物理学教授であった W.C.レントゲン（Röntgen）博士は，1895 年 11 月 8 日に X 線を発見した．その背景を考えてみる．

19 世紀後半，プリュッカー（J.Plücker），ヒットルフ（J. W. Hittorf），ゴールドシュタイン（E. Goldstein）らによって，放電管の陰極より陰極線が放出されることがわかった．以降，陰極線の研究は盛んになり，1897 年トムソン（J.J.Thomson）は陰極線が電磁場で曲げられることを観測し，負の電荷をもつ微粒子の流れであることを確認して，電子の存在が知られるようになった．つまり，1858 年のプリュッカーから 1897 年のトムソンに至る 19 世紀後半の 40 年間は，陰極線の研究に多くの物理学者が興味をもち実験していた時代であった．

レントゲンは，金属窓のないクルックス管から陰極線が出ないことを確かめようと実験を始めた．クルックス管を黒い紙でおおって，クルックス管から光がまったくもれなくした．ところが，クルックス管の近くにおいてあった，白金シアン化バリウムで塗った蛍光板が輝いた．そこで蛍光板を 1m 以上離してみても輝いた．これはまったく不思議議だと思い，陰極線とは違うなにか別の線がクルックス管から出ているにちがいないと考え，レントゲンはこの不思議な線をエックス線（X 線）と名づけた．

レントゲンはその後，X 線の性質を解明し，17 節からなる論文を発表し，X 線発見者としての名を不動のものとした．X 線の発見に偶然性があるとしても，長い陰極線の研究のなかで発見されたことに，歴史的な流れを理解しなければならない．

2）軍陣医学での X 線の利用

19 世紀末より 20 世紀初頭にかけて，世界は帝国主義列強による戦争の時代でもあった．わが国に限ってみても，日清戦争（1894～1895），日露戦争（1904～1905），第一次世界大戦（1914～1918）と続く．このころの戦争は局地戦争の性格を帯びていた．戦場での傷病兵の手当や，後方へ移送しての治療を担当する軍陣医学は，重要な役割があると認識されていた．

1895 年にレントゲンが X 線を発見し，その翌年から X 線は医療に利用され急速に広がったが，とりわけ軍陣医学への応用は盛んなものとなった．その最初は 1897 年のギリシア・トルコ戦争であり，アメリカ・スペイン戦争（1898），南アフリカ戦争（1899）にも利用された．

日本陸軍一等軍医であった芳賀栄次郎は，X 線発見直後の 1896 年より 1898 年にかけて，ドイツに駐在武官として派遣された．そこで，X 線が外傷の診断に有効であることに目を見張った．彼は帰国の際に，自費で X 線装置を購入して持ち帰った（**図 1-2**）．臨床応用した結果，X 線は身体深部の病変を鮮明に映し出すのを知り，外科診断学にとってなくてはならないものと評価した．

1899（明治 32）年に起こった北清事変で，芳賀の持ち帰った X 線装置は骨銃創，体内にとどまった銃弾の発見に威力を発揮した．

その後，日本の陸海軍はドイツから X 線装置の輸入に努めた．日露戦争では戦場に X 線装置を持ち込み，人力で発電機を回し診断に供した．そのころの技術水準の高さは，乃木大将が戦争終了直後に帰国したおりに，撮影された足の X 線写真にみることができる（**図 1-3**）．当時の日本の軍病院の X 線技術の普及程度は，今日想像する以上のものがあった．観戦武官であったアメリカ軍医が帰国後，日本各地の病院にドイツ・シーメンス社製の X 線装

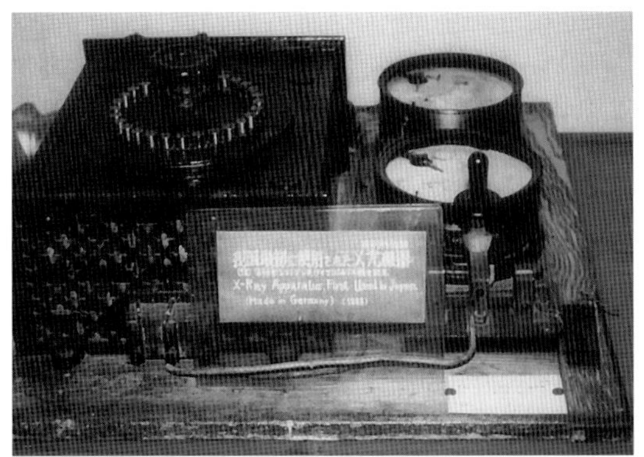

図 1-2　日本最古の X 線装置（陸上自衛隊衛生学校彰古館所蔵）

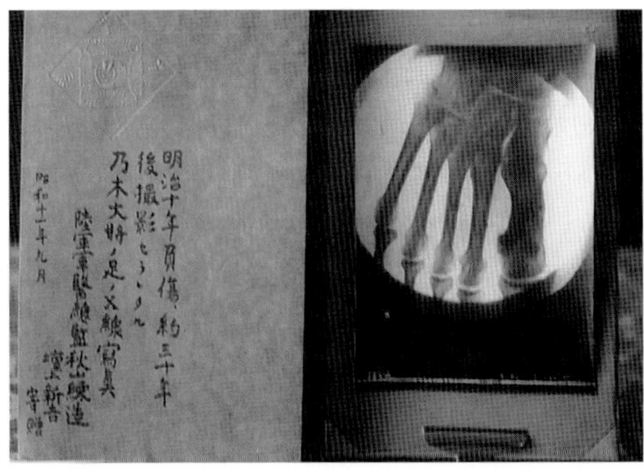

図 1-3　乃木大将の足の X 線写真（陸上自衛隊衛生学校彰古館所蔵）

置がおかれ，骨折，抽出弾丸の見事な写真が提示されていたと報告している．さらに国産メーカの島津製作所が 1909（明治 42）年，日本陸軍の国府台衛戍病院（軍駐屯地の病院）に，最初の国産医用 X 線装置を納入したのも，軍陣医学優先の姿がみえる．

3）結核対策，間接撮影の出現

日本人の死因別死亡統計がとられるようになったのは 1899（明治 32）年からである．当時は死因構成の中心は感染症で，第二次世界大戦前は，結核，胃腸炎，肺炎，脳血管疾患の死亡が多かった．

結核は 1935（昭和 10）年から 1950（昭和 25）年まで死因順位の第 1 位を占めていた．とりわけ第二次大戦前夜の 1935 年は，結核の人口 10 万対死亡率は 190.8 であり，亡国病といわれてきた．当時軍備強化のために徴兵制度があったが，多数の若者が結核に侵されていると，軍隊入隊後に結核感染を広げる危険が大きかった．すでに X 線発見後 40 年を経過していた当時は，胸部 X 線撮影は盛んに行われていた．しかし X 線直接撮影用のフィルムが高価であるのがその普及に障害となっていて，より安価にかつ集団の多くの人たちを検査する方法が求められていた．このような時期に間接撮影が開発されたのは，けっして偶然ではない．

古賀良彦は，1936（昭和 11）年の日本結核病学会に間接撮影法を発表した．この方法は，ふつうの X 線撮影のように人体を透過した X 線を，フィルムに感光させるのではなく，いったん，蛍光板面に結像させた X 線像を，普通写真法に用いるレンズを使って小型カメラのフィルムに撮影するものであった．外国でも間接撮影に関する発表がなされたが，いち早く実行に移し，好成績をあげたのはわが国であった．

健康な兵隊を集めるのが最初の目的であったが，それ以降，間接撮影は結核対策に広く用いられ，学校，職域の集団検診に威力を発揮した．結核の早期発見に X 線診断が求められ，間接撮影が出現したが，戦後は結核対策が一段落したので，間接撮影は胃癌対策へと応用が広がった．

4）胃癌対策，X 線テレビの出現

結核が死因の第 1 位を下りた 1951（昭和 26）年より，脳血管疾患，悪性新生物，心疾患の 3 大死因が中心となってきた．とりわけ胃癌の死亡数はそのころより上昇を続けたが，1965（昭和 40）年より減少している．日本人の生活様式の変化，医療技術の進歩による早期胃癌の発見，治療が効果をおさめたのである．

間接撮影は胃癌の集団検診に役立ったが，X 線テレビの出現が大きく貢献した．今日，胃の検査では別室から医師や技師の遠隔操作で被検者の乗った寝台が上下左右へ動き，種々の角度から胃のバリウム造影検査が行われる．しかし 1960（昭和 35）年以前は，暗室で患者を透視台に乗せ，医師が鉛のプロ

テクタをつけて蛍光板の透視像を見て検査を行っていた．医師は X 線被ばくにさらされ，患者も暗いなかで不安な気持で検査を受けていた．

1960（昭和 35）年に松田一が遠隔操作式の X 線テレビを開発したことで，別室でブラウン管上の鮮明な画像を見ながら患部の観察を行い，X 線撮影を行えるようになった．同じころ，白壁彦夫の開発した二重造影法も胃の X 線検査の精度を著しく向上させた．やはり同じ時期にわが国で開発された胃内視鏡も大きく寄与し，胃癌の死亡率の減少につながった．

5）X 線 CT の出現

今日，放射線機器のなかでなくてはならない X 線 CT（computed tomography，コンピュータ断層撮影）は，1972（昭和 47）年にイギリスのハウンスフィールド（G.N.Hounsfield）によって開発された．彼は X 線検出器を X 線管に対応して並べた．そして得られた X 線吸収値を逐一コンピュータへ送り，数学的な計算を行って画像を描出することに成功した．彼はその業績によって，ノーベル医学賞を受賞した．

初期は頭部専用装置であり，当時わが国の主要死因の脳血管疾患の減少に役立った．1970（昭和 45）年ころより脳血管疾患による死亡は減少するが，これはまさにわが国の CT の普及と軌を一にしている．

CT はその後全身用に発展し，肺癌，肝癌，膵癌，腎癌などの発見に大きな威力を発揮した．

3 大死因の一つである心疾患も死亡する人は後を絶たず，とりわけ虚血性心疾患を起こす冠状動脈硬化症の早期発見は，強く望まれてきた．

心疾患を高速で撮影したいとの希望は，EBT（electron beam tomography，超高速電子ビーム CT）の開発をもたらした．X 線管を機械的に回転させる通常の CT と違い，この装置は固定されたタングステンターゲットリング上を電子ビームが走査して，1 回転 50 ミリ（0.05）秒の超高速で X 線を発生させることができる．心電図の心拡張期と同期させて X 線を発生させることで，冠状動脈の描出に威力を発揮し，とくに冠状動脈硬化症の初発症状である心冠状動脈壁の，動脈硬化症によるアテローム（粥状（じゅくじょう））変性に基づく，石灰沈着の発見に大きな効果を発揮した．その後にヘリカル CT，マルチスライス CT（multi-slice CT:MSCT）が出現すると，EBT は急激に減少し，今日ほとんど姿を消しているが，虚血性心疾患発見に道を開いた功績は記録に残る．

従来の CT で撮影時間を短縮したのがヘリカル CT であり，ガントリの回転とともにテーブル（寝台）を動かすことで，広範囲な部位を短時間で撮影することが可能になった．短時間で撮影できることは動態撮影を可能にした．たとえば肝臓の病変を調べるのに，血流による造影剤の染まりをみる動態撮影（dynamic CT）は有用であり，短時間連続撮影の特性を生かした方法である．造影剤の急速注入後，動脈相，門脈相，静脈相での造影剤の染まりをみることで，肝癌の質的診断，血管腫との鑑別に有効であることが証明された．

CT の高速化の願望は，ヘリカル CT だけにとどまらず，21 世紀はじめには MSCT（マルチスライス CT）の出現をもたらした．検出器が多列化し，ガントリ回転速度の高速化，空間分解能の向上によって，1 回の撮影で膨大な画像データが得られるようになった．

たとえば検出器が 256 列（ch）の MSCT では，脳全体のデータが 1 回転 1 秒のスキャンで得られるようになり，撮影時間では通常の X 線撮影装置に接近した．さらに検出器の数は増加しているし，ガントリ内に 2 個の X 線管球をセットした方式も登場している．

MSCT は動態画像の作成に非常に有効で，従来は血管造影でしか得られなかった心臓冠状動脈が，心電図同期を用いた撮影で時間分解能が向上し，冠状動脈狭窄や冠状動脈硬化症のアテローム変性で器質化した血栓（プラーク，plaque）の量的分布，性状診断など，従来の血管造影で得られない情報を得ることができるようになった．

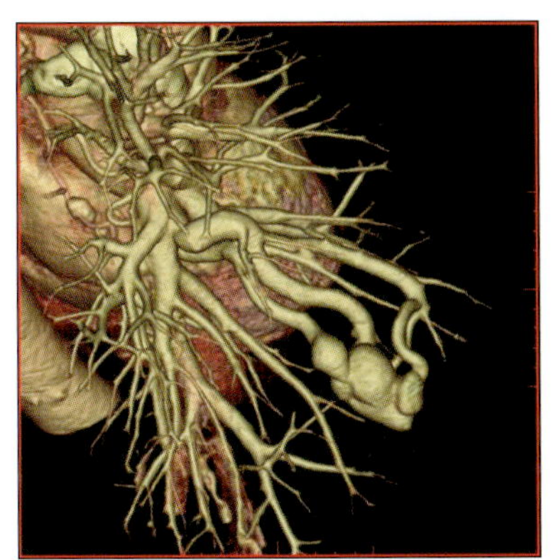

図 1-4　三次元 CT 血管画像―肺動静脈奇形の例

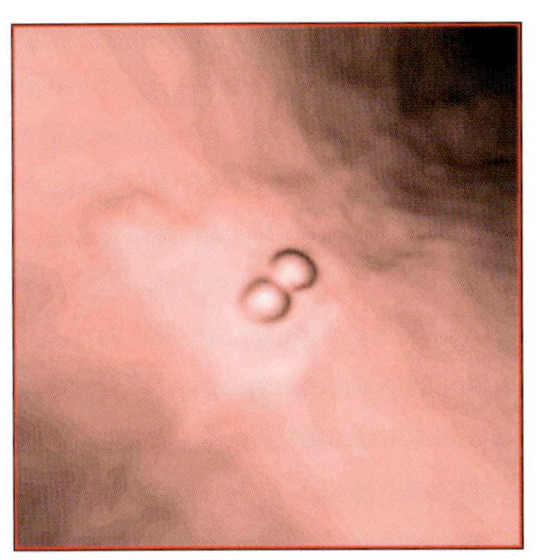

図 1-5　三次元 CT 仮想（バーチャル）内視鏡画像：胃ポリープの例

動きのない薄い撮影断面（thin slice）を短時間に画像が取得できる MSCT の特性は，高精細な三次元画像の作成に役立つ．CT 画像をもとに三次元画像で全身の血管が描出される．冠状動脈のみならず，大動脈疾患や血管疾患の診断・治療に有用であることが確立された（**図 1-4**）．

消化管領域では MSCT の画像をもとに大腸の仮想内視鏡（CT-colonography）が，1990 年代後半よりアメリカで登場し，いまや欧米では従来の大腸内視鏡に代わり普及している．

わが国では，これを胃の診断に応用した成果もでていて，胃バリウム検査や胃内視鏡のような抵抗感がなく，楽に検査を受けられると好評である（**図 1-5**）．胃内視鏡との比較実験で，感度，特異度ともに 90%以上の好成績が得られ，悪性所見の見逃しもない．将来，胃バリウム検査，内視鏡検査と並ぶ第 3 の方法として期待されている．

6）MRI

CT の出現後数年にして，MRI（magnetic resonance imaging，磁気共鳴映像法）が開発された．1980 年，MRI が北米放射線学会（RSNA）の機器展示に初めて登場した当時は，NMR（nuclear magnetic resonance imaging，核磁気共鳴映像法）と呼称されていた．緩和時間 T_1，T_2 を測定できるようになり，初期には脳腫瘍と緩和時間の関連が盛んに研究された．その後，MRI は脳脊髄神経系，関節・靭帯など整形外科領域，骨盤内臓器など婦人科領域の診断へと広がってきた．

MRI は一種の分子イメージングであり，生体の軟部組織や血管の描出に優れている．実用機種の磁場強度も 0.5T から始まり，いまや 1.5T がふつうになり，さらに高い 3.0T 以上の機器も臨床で使用されている．

MRI がもっとも強いインパクトを与えたのは，脳神経系である．わが国の成人 3 大死因（悪性新生物，心疾患，脳血管疾患）の一つである脳血管疾患の早期発見，治療効果判定に果たした役割は大きい．それまでの CT は脳出血や脳梗塞の発症後の存在診断に役立ったが，脳血管の微細な変化をみることはできなかった．MRI のもつ血管描出力は MRA（magnetic resonance angiography，MR 血管撮影法）として脳血管領域の異常発見に使用されている．とくに脳出血の原因となる脳動脈瘤の存在診断には大きな力がある．脳 MRI でみられる脳内の小梗塞，脳室の拡大からみた脳萎縮の診断とあいまって，今日，脳ドック検査として普及している．脳萎縮による認知症を恐れる人たちは数多く，MRI のような高価な医療機器が，人々の健康チェックに利用されているのは，世界にみられないわが国の特徴で，健康志向の強い国民性にもよる．

MRI のもつ軟部組織の優れた描出性能は，もっとスポーツ医学などに利用されるべきである．その点でガントリの広い装置や，オープンタイプの装置が普及したことは，これから MRI の応用範囲の広がることが期待でき，楽しみである．

7）分子イメージング・PET の登場

人体内部の分子レベルの状態を，静的，動的に画像情報として表現する技術は，MRI に始まり，PET（positron emission tomography，ポジトロンエミッショントモグラフィ）の開発へと発展してきた．分子イメージングの代表として PET を取り上げる．

PET は 1970 年代後半に動物実験で，酸素やブドウ糖の代謝をもとにした生体活動を，分子レベルで画像化することに成功した．

臨床的に PET 検査として，人体に広く利用されるようになったのは 1990 年代後半からで，2000 年代前半からは日本全国の医療機関へ普及し，いわゆる PET ブームと称されるようになった．

PET は ^{11}C，^{13}N，^{15}O，^{18}F など生体構成元素の同位体の標識薬剤を用い，生体内での生理学的，生化学的な動さを画像化することに大きな特徴がある．また体内分布を定量化できるので，局所の血流量や酸素消費量，ブドウ糖消費量を解析できる．たとえば，治療前後の血流，代謝の変化を判定することもできる．

とくに PET が注目され普及するようになったのは，ブドウ糖の誘導体である ^{18}F-FDG（^{18}F-fluorodeoxyglucose）が悪性腫瘍に親和性が高く，^{18}F-FDG を用いた PET の検査が悪性腫瘍の診断に有効であると実証されたことが大きい．^{18}F-FDG は薬剤投与後，十分な時間が経過して安定した時点での画像を作成する．動脈採血も動態測定もせず，静止画のみで動態測定検査と同等の局所ブドウ糖の摂取率が，三次元画像化できることが特徴であり，癌の早期発見と，全身への広がりを知ることができると期待された．

癌の早期発見，早期治療の取り組みは，すでに長い歴史があるので，早期発見だけでは PET の価値は高いとはいえない．むしろ，癌はけっして不治の病気ではなくなってきた現実が，PET の出現を後押ししている．すなわち外科治療のみならず，放射線治療，化学療法，免疫療法が癌の治療に大きな比重を占めてきたからである．その結果，癌の治療は単に早期発見，早期治療の時代に比し非常に長期化し，全身の癌の状況を時間軸で追求する必要があり，分子イメージングの PET が重視されてきた．さらに CT と組み合わせた PET・CT が出現し，PET のもつ静的・動的画像と CT のもつ精細な形態情報を融合させたものとして，臨床 PET 装置の主流となっている．

PET の画像診断は成長期にあり，解決しなければならない問題点も多い．偽陽性例，偽陰性例を減らす診断面での努力，高解像化など性能面の向上，検査時間の短縮による 1 人当たりの検査費用の低減，新しい核種の発見・利用が必要である．

8）CAD から AI（人工知能）へ

画像診断を医師の目に頼るだけでなく，コンピュータの力を借りる，CAD（computer aided diagnosis，コンピュータ支援診断）に関する研究は，1980 年代にシカゴ大学土井邦雄教授を中心とする研究グループで始まった．胸部 X 線像の結節検出，乳房撮影（マンモグラフィ）の石灰病変検出での成功は，装置として実用化され市販されている．さらに MRI，超音波，CT にも応用が広がり，脳 MRA での脳動脈瘤の検出，大腸仮想内視鏡（CT-colonography）での大腸ポリープの自動検出に実用化されている．

画像診断装置の多様化，普及とともに，ますます多忙となる放射線科診断医を手助けする方法として，CAD を発展させた AI（artificial inteligence）によるスクリーニングは普及することが予想される．

9）電子カルテの出現

放射線医療でのコンピュータ技術の応用は，CT，MRI，CR，DSA などのデジタル画像作成の場面においてみられるが，1970 年代後半より PACS（picture archiving and communication system，画像保管伝送システム）と呼称される医療伝送システムの思想が出現した．PACS の P（picture）の画像は，デジタル画像技術の出現がその背景にある．A（archiving）の保管は，激増する画像データをフィルムにして保管するのにスペースがないとの深刻な問題が動機となっている．C（communication）の伝送は，病院内に画像のネットワークを構築し，コンピュータで画像を呼び出し自由にみることができるようにしようとするもので，当然ながら病院内に多数のコンピュータ端末を配置し，光ファイバ，無線 LAN など伝送路の構築が必要となる．

PACS が普及するのに大きな力となったのは，DR（digital radiography，デジタルラジオグラフィ）の発達と普及である．放射線科の撮影の大半を占める一般撮影がデジタル化したことは，PACS を広めるのに役立った．

医療機関での診療行為のすべてをコンピュータシステムでカバーする電子カルテは，21 世紀初めより登場した．画像情報を扱う PACS と，コンピュータで処理された診療情報は，一緒になって病院内に配信される．

電子カルテは単に病院のデータベース形成だけでなく，医師，受診者，医療従事者が互いにデータを共有することで，情報の効率利用が可能となった．瞬時に伝送される画像・検査データを診療，カンファレンスに利用でき，患者へのコンピュータ画面での三次元画像の提示と説明など，いろいろ思いもかけない効果がある．

電子カルテはさらに遠隔医療へと広がっており，病院・診療所間の連携に利用されている．放射線診断の領域では遠隔画像診断が普及している．病院で撮影した画像を病院外の放射線科医に配信し，診断レポートを返してもらう手法はすでに一般化し，読影専門の診療所も出現している．放射線科医の慢性的な不足による病院の画像診断の機能低下はこのことによって救われるだろう．

遠隔医療は専門医のいない過疎地や離島の診療所と，大都市の病院とを連携するために役立つと考えられていた．しかし実際には大都市とその近傍の病院間で普及する結果となった．

保管の点ではデジタル画像の記録媒体は，CD-R から DVD と大容量化して進歩が著しい．これらの技術は一般化されており，積極的に利用するのは賢明な方法といえる．その一例として，人間ドックの診療記録を CD-R で受診者に提供する例がある（**図 1-6**）．個人が自己の診療データを保持して自分の健康維持に利用するのは，21 世紀の大きなテーマである．

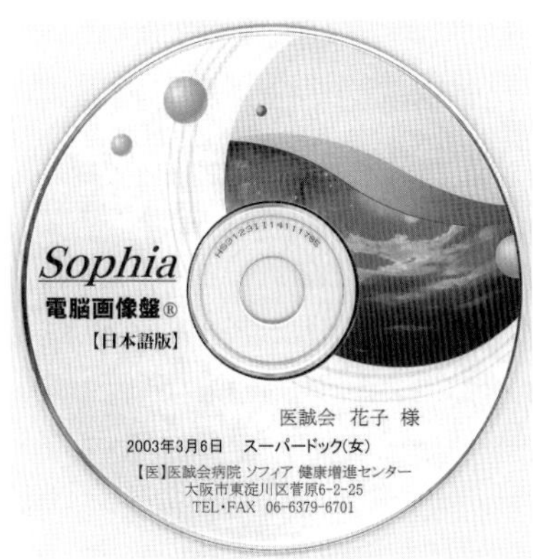

図 1-6　人間ドック検査結果通知用— CD-R の例

10）将来の予測

画像診断装置の効率化として，X 線撮影は 1 台の装置に納まるだろう．受診者が撮影時に仰臥位に寝て撮影をすれば，単純 X 線撮影も CT 撮影もできるようになる．CT の撮影断面を決める撮影（スカウトビュー画像）を高精細化し全体像を撮影する．それで異常がなければ終わりとし，CT 撮影を行わない．異常なしの判定には AI を活用する．現在の技術でも不可能ではない．立位撮影が必要な場合や骨の単純撮影には，フラットパネル撮影装置を使用する．

CT は通常の X 線撮影より被ばく線量が多いと指摘されている．このことは今後，低線量で撮影できる CT が開発されてきていて，今後発展するだろう．

このような万能型の装置を病院の随所に置き，受診者が病院内を移動しなくてすむようにする．つまり放射線科の分散化である．得られた画像は，放射線科医に送られる．もはや読影室は放射線科の片隅の狭いところにおく必要はない．病院内で，他科の医師が訪問しやすい快適な場所でよく，院外であってもよい．遠隔診断が頻繁に行われ，放射線科医が病院内にいない状況も出現する．

画像診断機器の進化とそれに伴うシステムの発展は，病院の労働形態も変えてしまうだろう．システムと装置の進歩を，医療職者と医療機関を受診する人たちの利益に還元しなければならない．

3　規格，関連法規

1．はじめに

画像診断機器は，診断的有用性が評価される一方で，人体に直接接触，もしくはX線などによる透過結果をとらえるものであり，患者に対する安全な取り扱い，品質の確保などについて，さまざまな法令での規制，規格への適合が求められてきた．

近年，画像診断機器はデジタル化，ネットワーク化が進行しており，安全管理や品質の確保の考え方も変わってきている．それらは，画像取得から生成，保存，処理，表示，保管管理，診断支援といったいくつかのユニットに分かれて構成され，かつ各ユニットが別々の装置として独立し，相互にネットワークで接続される医療情報システムの形態へと変貌している．したがって，安全管理や画像品質の確保は，機器のハードウェアとしてだけではなく，プログラム単体やネットワークシステムとしてとらえなければならない．すなわち，画像診断機器は，医療情報の取得から保存，伝送，表示，診断支援において，安全管理や品質の確保，さらに医療情報のセキュリティを確保する必要がある．このような観点から，医療機器を規制する従来の薬事法は改正され，ソフトウェアも医療用単体プログラムとして従来の医療機器と同様に規制対象とされている．

本項では，以上の医療用画像診断機器の品質と安全性を維持管理するための関連法規，ガイドラインについて概説する．また，医療分野のネットワーク化が進んでいる状況から，画像情報の取り扱いには特別な運用が必要となる．その観点から「医療情報システムの安全確保のガイドライン」についても解説する．

2．医療機器と法規制

「医薬品，医療機器等の品質，有効性，及び安全性の確保等に関する法律」(略称：医薬品医療機器等法，平成26年11月施行，従来の薬事法が改正されたもの）では，「医療機器とは，人若しくは動物の疾病の診断，治療若しくは予防に使用されること，又は人若しくは動物の身体の構造若しくは機能に影響を及ぼすことが目的とされている機械器具等（注：機械器具，歯科材料，医療用品，衛生用品並びにプログラム及びこれを記録した記録媒体をいう．）であつて，政令で定めるものをいう」とされ，ここで改正にともない「プログラム」が加えられている．医薬品医療機器等法は，医療機器の品質，有効性及び安全性の確保のために必要な規制を行うとともに，医療機器の研究開発の促進のために必要な措置を講ずることで保健衛生の向上を図ることを目的としている．

医療機器は，発生するリスクの程度に応じて「高度管理医療機器（クラスⅣ，クラスⅢ)」「管理医療機器（クラスⅡ)」「一般医療機器（クラスⅠ)」に分類され，規制のレベルが大臣承認（クラスⅢ，Ⅳ)，第三者認証（クラスⅡ)，届出（クラスⅠ）に分かれ，画像診断装置はクラスⅡ，放射線治療装置はクラスⅣに相当する．

法的な規制を与えるにあたっては，医療機器の評価や，安全，情報の通信などに共通の基準を定める必要があり，そのために標準規格が必要である．経済のグローバル化が進み貿易が進展するにしたがって，規格がばらばらでは，製品やサービスを提供し，安全な管理を遂行するうえで，企業にも消費者にも不便なため，国際的に規格統一の動きが必須である．標準化をめぐる国際的な整合性の確保のため，世界貿易機関（WTO）では貿易の技術的障害に関する協定（TBT 協定）を定めている．協定は加盟する国に対して国際標準化機関（ISO：国際標準化機構）が定める基準に合わせて国内規格を改訂することとしている．わが国では，日本工業規格（JIS）が国の標準をつくってきた．JIS では，TBT 協定に従って ISO との整合性がとられている．

3. プログラム医療機器

医療機器としてのプログラム（「プログラム医療機器」とよばれる）については，「プログラムの医療機器への該当性に関する基本的な考え方について（平成 26 年 11 月 14 日の厚生労働省通知）」を参考にして判断する必要がある．

通知では，プログラム医療機器とは，①医療機器で得られたデータ（画像を含む）を加工・処理し，診断または治療に用いるための指標，画像，グラフ等を作成するプログラムであり，②治療計画・方法の決定を支援するためのプログラム（シミュレーションを含む），とされている．CAD（コンピュータ支援診断）のプログラム，放射線治療計画プログラムなどが相当する．一方，これらに該当しないプログラムとしては，データの転送，保管，表示を行うプログラム，統計処理のプログラム，教育用プログラム，患者説明用プログラム，院内業務支援プログラム，健康管理用プログラム，さらに一般医療機器（クラスⅠ）に相当するプログラムなどとなっている．

4. 画像品質の維持と安全性を確保する規格，ガイドライン

画像診断機器の安全管理や品質の管理を確保するための規格，ガイドラインの例として，ここでは，医療機器全般と特に品質の維持が必要な画像表示装置について解説する．

1）画像診断機器の品質維持の規格

医療機器としての X 線装置は被ばくの危険性から，当初より安全性についての品質が重視されてきた．それを支える規格を，IEC（International Electrotechnical Commission）が 1967 年に出したのが最初である．同年，日本放射線機器工業会（現，日本画像医療システム工業会：JIRA）が設立され，医療機器の規格策定を担ってきた．1982 年には IEC TC 62/SC 62B/WG10 X 線装置の品質保証委員会が発足し活動が行われてきている．1993 年には IEC 61223-1 Evaluation and routine testing in medical imaging departments—Part 1: General aspect「医用画像部門における評価及び日常試験方法—総則」が制定され，製造側の担当する受け入れ試験，医療機関側の担当する不変性試験の規格の整備が進められることとなった．

品質維持のための性能試験には，受入れ試験，現状試験，不変性試験がある．受入れ試験とは，機器が契約仕様に適合しているかどうかを使用者および製造業者のサービス員と協力して作業をするものである．現状試験とは，随時設備の性能状態を確認する試験である．不変性試験とは，使用者が機器の性能が設定基準を満足しているかどうかを定期的に試験するものである．

2）画像表示装置の品質管理

画像表示装置（モニタ）は，従来のフィルム・シャウカステンに代わって診断画質を決める重要な位置づけとなっている．

モニタの劣化問題については，IEC 61223-2-5 に定められているが，評価対象が CRT モニタであることや，わが国に合った液晶医用画像表示用モニタの品質管理に対応させる必要性から，「医用画像表示用モニタの品質管理に関するガイドライン JESRAX-0093」としてまとめられた．診断に必要な医用モニタの表示能力を保証し安定に保つため，医用モニタは受入れ試験と不変性試験を実施して履歴を残し，定められた期間保存することとしている．本ガイドラインに述べている表示システムとは，GSDF カーブ（Grayscale Standard Display Function：グレースケール標準表示関数）に従って医用画像をモニタに描画できるものをいう．GSDF

を用いることにより，人の目に適合するようにモニタを調整し，特性の違いに影響されることなく，人の目にとって一貫したグレースケール表示を確保することを可能にしている．

5．画像情報の安全管理

画像診断機器により得られた情報を含めた医療情報を，証拠能力のあるものとして情報システムにおいて安全に管理するためには，定められた通知やガイドラインに則って実施する必要がある．

平成11年4月22日に「診療録等の電子媒体による保存について」という厚生省（当時）通知が出され，これにより医療情報の電子保存の実施が可能となった．その後，個人情報保護法が整備され，それに伴って電子保存だけではなく，医療情報全般の取り扱いについて，「医療情報システムの安全管理に関するガイドライン」が平成17年3月に厚生労働省より発出され，同年4月より施行が始まった個人情報保護法を医療情報分野において遵守するための具体的指針となっている．平成25年には改訂第4.2版が出されている．

1）医療情報システムの安全管理に関するガイドラインの構成

ガイドラインのポイントは，

①技術的対策と運用を組み合わせ，最低限遵守すべき事項と推奨される事項に分けて記述されていること．

②医療情報を扱う際の責任は，医療機関等の管理者の情報保護責任として明確化されていること．責任は，「通常運用における責任」と漏洩等の不都合な事態が起こった場合の「事後責任」に分けて記述されている．後者は，事態発生を公表し，原因を追究して損害填補や再発防止策を実施する等の善後策を講じる責任である．

③安全管理の方法として医療機関における情報セキュリティマネジメントシステム（ISMS）の実践が求められていること．

④法的に有効な電子保存の要求事項が記述されていること．

⑤診療録及び診療諸記録を外部に保存する際の基準，外部保存を受託する機関の選定基準および情報の取り扱いに関する基準が定められていること．

⑥診療録等をスキャナ等により電子化して保存することが可能であること．

⑦運用管理規程について定められていること．

などである．

2）電子保存

電子保存については，対象が医師法，医療法，保健医療機関および保険医療養担当規則などに保存義務が規定されている文書等に記録された保存義務のある情報であり，診断・治療の根拠となった情報とされている．

電子保存を従来の紙やフィルムと同等に行うためには，電子的手段を用いるために拡大するリスクを減少させることが必要である．そのために，①保存義務のある情報の真正性が確保されていること，すなわち故意または過失による虚偽入力，書換え，消去及び混同を防止すること，作成の責任の所在を明確にすること，②保存義務のある情報の見読性が確保されていること，すなわち情報の内容を必要に応じて肉眼で見読可能な状態に容易にできること，情報の内容を必要に応じてただちに書面に表示できること，③保存義務のある情報の保存性が確保されていること，すなわち法令に定める保存期間内，復元可能な状態で保存すること，という3基準に準拠することで，保健医療機関の自己責任による電子保存の実施が可能であるとしている．さらに，スキャナで電子化したデータを保存する際の場合の基準も示され，タイムスタンプ，電子署名などの条件が成り立つ状況においては，既存の紙媒体を電子化保存することができる．

3）運用管理について

施設の管理者には，運用管理規程を定め，患者の個人情報保護の観点からの医療情報の安全管理を行うことが求められる．組織的に，物理的に，技術的に，人的に安全管理対策を講じることが必要である．またシステムが更新になる際に情報の移管が正しく行われるためにも，システム間での情報の相互利用性が確保されていることも重要である．

外部の医療機関と連携する場合には，医療情報を委託して保存管理するか，第三者に提供するかによる違いにより，責任の範囲が大きく異なる（後者の場合には管理責任が移る）ことも考慮し，責任の空白箇所がないように管理責任の分界点を明確にした対応が必要である．端末から施設内のネットワーク，ルータを経由してインターネットのようなオープンなネットワークに出て，相手先のルータを経由，相手施設のネットワーク，相手側端末に至るまで，接続された通信路上を流れる情報に対してセキュリティが確保されなければならない（チャンネルセキュリティ）．この間の責任分界点の明確化が必要である．また端末から出て行く情報事態も秘匿するなどの対策が必要である（オブジェクト・セキュリティ）．さらに，医療情報の保管を委託する民間事業者への対応については細かく条件が定められている．

ガイドラインには，実際に運用するための具体的方法が記述され，電子保存にかかわる責任者を対象とし，理解しやすさを考え，その時点で選べる技術に言及している．しかしながら技術の陳腐化を避けるためには，定期的な見直しが必要である．したがってガイドラインを参照する場合は，常に最新の版であることを確認する必要がある．

第2章 一般X線撮影装置

1 はじめに

X線検査にはX線を照射しリアルタイムに動画で体内陰影像を観察するX線透視と，撮影体位および位置を決定し静止画像を得るX線撮影がある．また，X線撮影にはX線CT装置や乳房用X線撮影装置など，特殊目的のために考案された装置で撮影する特殊撮影と，頭部，胸部，腹部，四肢などの撮影で，特殊撮影以外の一般撮影がある．

ここでは，一般撮影を目的とし，X線撮影を1台の装置でさまざまな部位に対して施行する汎用撮影装置や各部位専用の撮影装置について解説する．

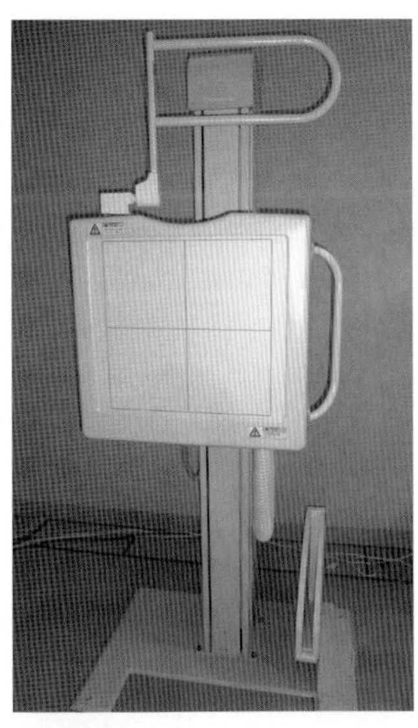

図2-1　立位式撮影台
X線平面検出器（flat-panel detector：FPD）内蔵型．立位で撮影する際使用し，撮影と同時に画像をリアルタイムに観察装置で観察できるというメリットがある．散乱X線除去用グリッドを備え，被写体の身長に応じて撮影台を上下させることができる．

2 汎用撮影装置

単純X線撮影や造影X線検査は非常に多岐にわたり，診断目的に合った体位や検査方法で，正確かつ容易，迅速，そして安全に撮影できる装置を導入

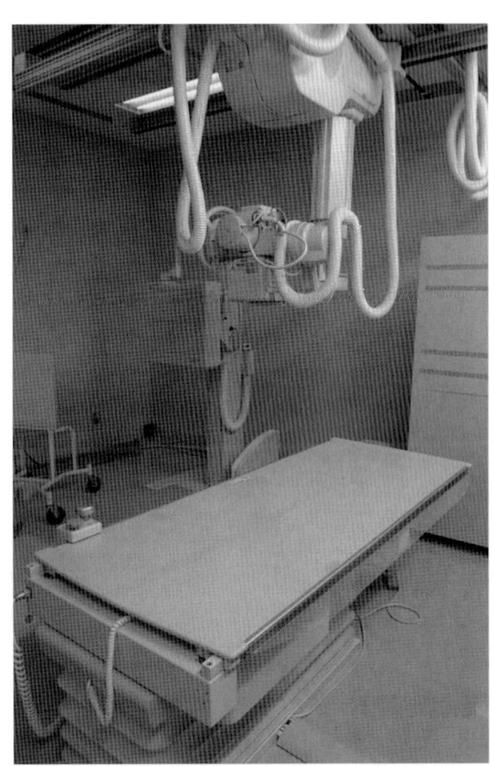

図2-2　一般撮影用水平式撮影台（ブッキー装置付きテーブル）
FPDを用いた撮影も可能で，寝台の上でカセッテを用いて骨や頭部などの撮影を行い，臥位の腹部撮影や腰椎などの撮影は，寝台の下にあるカセッテ挿入部にカセッテを設置し，ブッキー装置を作動させ散乱線を除去したうえで撮影する．寝台の上で撮影する場合も，被写体が厚いときはカセッテの前面にグリッドを設置して撮影する．

する必要がある．そのなかで，乳房撮影装置や X 線透視撮影装置，歯科専用撮影装置のように，一般撮影装置で代用できないものもあるが，汎用性に富む撮影装置の導入も不可欠である．

小規模な医療施設では，**図 2-1** に示す立位式撮影台と，**図 2-2** に示す一般撮影用水平式撮影台の 2 種類の装置で整形外科領域や胸･腹部関係の大部分の撮影を行うことがある．このような場合，**図 2-3** に示すような天井式保持装置によって支持された 1 つの X 線管装置を，立位と臥位双方の撮影台に使用することもある．

図 2-1 に示す立位式撮影台では，胸部や腹部の撮影のほか，肩や頚椎，肋骨をはじめとするさまざまな整形外科領域の撮影も行う．

FPD では，検出器を立位式および水平式撮影台本体から取り出し，カセッテのように使用できる装置もある．

図 2-2 に示す一般撮影用水平式撮影台は，運動グリッド（p.362 参照）を搭載したブッキー装置付きテーブルが多く，胸椎，腰椎，骨盤や臥位での腹部の撮影に使用する．この場合，X 線管球から照射野ランプで照射野を確認し，X 線束を検出器の中央に合わせておく必要がある．被検者が臥位になった状態では，X 線束と検出器の中心を一致させることは困難なので，必ず撮影前に合わせておく．この作業を忘れると，被検者に被ばくのみ負わせ，X 線画像の一部が切れていたり，有用な情報が得られなかったりするので注意を要する．また，被写体撮影部位中心の決定を容易にするため，天板が上下左右に動くフローティングテーブル形式になっている場合も多い．この形式の寝台を使用すれば，被検者に自ら動いてもらうことなく撮影部位が決定でき，被検者，撮影者双方の負担が軽減できる．

一般撮影用水平式撮影台によっては，撮影台そのものが電動で上下できる昇降式のものがある．昇降式撮影台の採用は，小児や車いすの被検者などでも寝台への乗り降りが容易にでき，安全確保という点で重要なファクターとなる．

現在では，X 線画像のデジタル化がなされ，一般

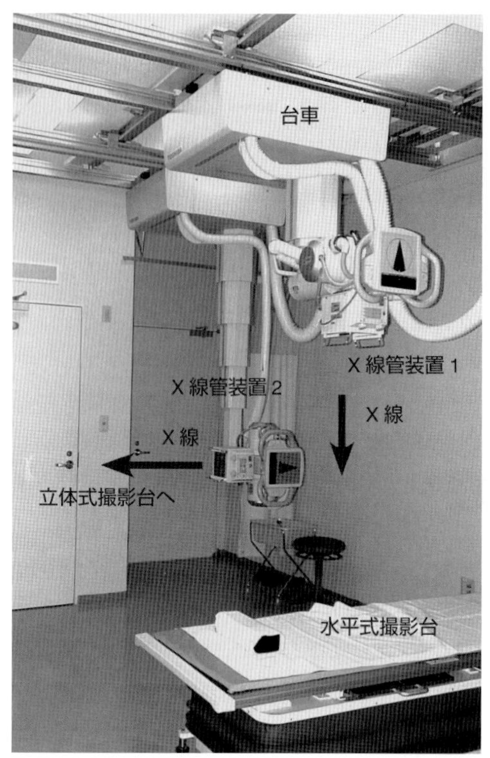

図 2-3　天井式保持装置
X 線管装置の位置は，天井に設けたレール上を自由に移動，変化させることができる．さらに，天井レール下の台車から伸びる支柱の長さを調節することによって，X 線管装置の上下方向の位置を決定できる．X線管装置 1 はX線管装置 2 のように，照射方向を変えることも容易にできる．

撮影領域でほぼデジタル X 線画像のシステム化が完了している．汎用撮影装置の場合，従来の増感紙とフィルムで構成されていたカセッテを，FPD またはイメージングプレート（imaging plate : IP）用カセッテに変えることによって，容易に X 線画像のデジタル化が可能となっている．

一般撮影を目的とした X 線管装置や X 線映像装置などを保持する保持装置には，床上に設置するタイプと天井から吊り下げるタイプなどがある．さらに，保持する形態により天井式保持装置，床上式保持装置，天井・床上式保持装置，壁掛け保持装置，台車式保持装置の 5 つに細分化されている．

天井式保持装置は**図 2-3** のように，天井に設けたレール上を移動する台車に支柱が取り付けられ，そ

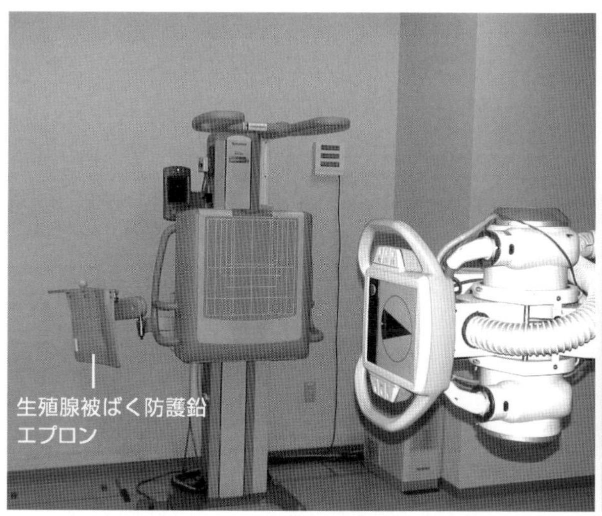

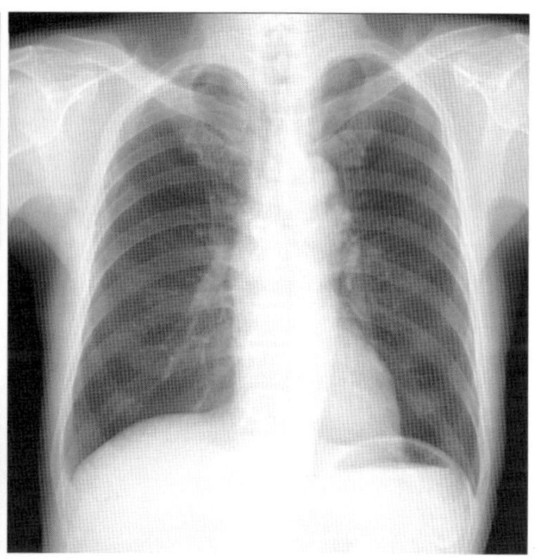

図 2-4　立位式撮影台（立位式胸部撮影台）（左）および胸部 X 線画像（右）
撮影台上部には，被検者が安定した状態で立位を保つためにつかまることができる握り棒が設置されている．また，生殖腺被ばく防護のための鉛エプロンが装備され，迅速に生殖腺被ばく防御の措置がとれるようになっている．

の支柱の先端に X 線管装置などを保持する装置である．被検者を支持する寝台も 1 つの天井式保持装置によって支持されているものもあり，かなりの力が天井にかかっても大丈夫なように設計，設置されている．床上に各種装置や支柱をおくことなく X 線管装置などが移動でき，被検者にとって足元に障害物がないため安全な移動が可能となる．また，術者，操作者にとっても障害物がなくスムーズな検査業務に結びつく．とくに，車いす使用時には床上の機器類が検査台へのアプローチを不可能としたり，起立時に転倒の原因となることがある．そのため，多くの場合，X 線管装置の保持は天井式保持装置が採用されている．

しかし，天井から吊り下げられた各種装置で被検者が頭部を強打したり，点滴台などが接触し，破損などの事故が生じる可能性があるので，細心の注意を必要とする．

図 2-3 において，X 線管装置 1 は水平式 X 線撮影台に向けて下方に照射されるように設定されている．この場合，支柱の長さを変えることにより X 線焦点-検出器間の距離を調節することができる．支柱の長さを変更する場合は，X 線管装置上下方向固定スイッチを解除し，手動で軽く上下させる．装置によっては電動で上下させることができる．

X 線管装置 1 を X 線管装置 2 のように**図 2-4** のような立位式撮影台（立位式胸部撮影台）に向けて X 線を照射することも可能である．

床上式保持装置は固定設置されているものが多いが，天井式保持装置と同様，レールの上を走行可能とし目的位置に移動させることができるものもある．

3　胸部撮影装置

胸部撮影装置は，多くの被検者が X 線撮影をはじめに経験するもっともなじみの深い撮影装置であり，この装置で，肺野や心臓，縦隔を診断するための撮影を行うことが多い．

図 2-4 に，立位式撮影台（立位式胸部撮影台）を示す．撮影は管電圧 120〜140kV 程度の高電圧撮影とし，X 線透過力を増加させて行う．高電圧撮影は，画像のコントラストが低下して骨と肺野の濃度差が小さくなり，肋骨や心臓と重なった肺野の観察もでき，肺内部の陰影が見えやすくなる．胸部正面撮影は，通常，立位背腹正面撮影とする．立位正面

撮影は胸部を前方の検出器面に密着させ，肺野と肩甲骨が重ならないように両方の肘をできるだけ前方に出す体位をとる．このため，**図 2-4** に示す立位式胸部撮影台のように，撮影台両側面には突起物がなく，肘を突き出すのに障害とならない構造となっている．立位の体勢を維持するのが困難な場合には，撮影台両サイドに付設された握り棒を保持して撮影することもある．

図 2-4 では手前に X 線管装置が見え，X 線照射野が撮影台の方向に向くように設定してある．X 線管装置の前面には可動絞りがあり，照射野を被検者の胸部だけに絞って撮影し，余分な被ばくをさせないようにする．この可動絞りは撮影サイズ以下となるよう，照射野を自動的に設定する機構となっているものが多い．また，被検体の身長に応じて立位式胸部撮影台を上下させるが，その上下動に合わせて，X 線管装置を連動して上下させるようになっている装置も多い．これらのシステムにより，X 線撮影装置側の設定作業の省力化，設定ミスの排除が可能となり，検査業務の迅速化，より安全面への配慮など，高度な患者サービスの提供ができるようになっている．

胸部は，呼吸停止下でも心臓の拍動によりブレを生じるので，5msec 以下の短時間撮影が好ましい．このため，X 線発生装置は短い照射時間を正確に制御し，迅速に照射終了が可能でなければならない．撮影された胸部 X 線写真が実際の胸部の大きさとほぼ等倍となるよう，拡大率や半影を小さくするため焦点-検出器間距離は 180～200cm とする．半影が小さくなると画像のボケが小さくなる．また，装置の前面には，被写体から発生した散乱線を除去するためグリッド（p.360 参照）が設置されている．通常，成人の胸部 X 線写真には 10：1～12：1 のグリッド比が使用されるが，小児の胸部 X 線撮影で使用される場合は被写体が小さく散乱線の発生が少ないことから，8：1 以下のグリッド比をもつグリッドを使用すべきである．

撮影条件の設定は，自動露出制御装置が組み込まれており，撮影時間で適正な X 線量を制御するフォトタイマの使用により，最終的に得られた画像が適正濃度範囲となるように調整されている．このフォトタイマの導入により，X 線照射条件の選択ミスをなくし，短時間に多くの被検体を撮影することができる．

近年，デジタル X 線画像撮影装置の更新が進むなか，リアルタイムに画像が観察できる FPD を採用する病院が増えている．

4　腹部撮影装置

腹部の X 線撮影は立位あるいは臥位で撮影することが多く，汎用の立位式撮影台および一般撮影用水平式撮影台で撮影することが多い．

専用装置としては，**図 2-5** のような立位式撮影台があり，被検者の腹部の位置に応じて撮影装置を上下させることができる昇降型となっている．X 線管球は撮影装置の高さに対応して電動で動くようになっており，照射野の中心と検出器の中心が自動的に合うため，照射野の設定は被ばく低減のための微調整のみですむようになっている．生殖腺被ばく防護のためのエプロンが装備され，体位保持用の取っ手も左右に装備されている．臥位での撮影は，**図 2-2** に示した一般撮影用水平式撮影台を使用する．立位式，水平式撮影台双方とも，FPD を検出器として使用する装置が増えている．

腹部撮影の場合，立位，臥位 1 組となって撮影することが多いので，動線距離を短くするために，立位式撮影台が水平式撮影台の近くに設置されることが望ましい．撮影条件の設定は自動露出制御装置を組み込み，自動化されている場合が多い．

5　小児用撮影装置

小児撮影がほかの撮影と大きく異なる点は，被検者の協力を得ることが困難であるということである．したがってポジショニングをつける，呼吸停止

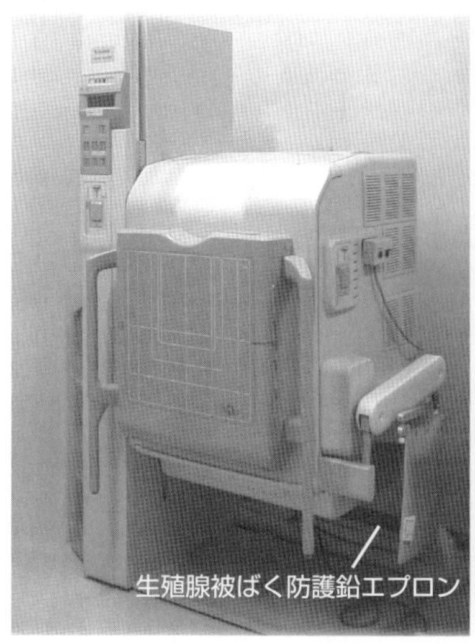

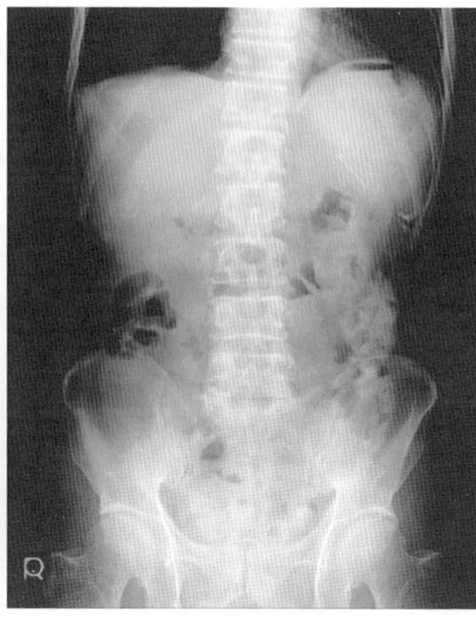

図 2-5　立位式腹部撮影台および腹部X線画像
照射野を変えることによって目的に合った撮影サイズを選択することができる.

をするなどの行為を子どもに指示しても，術者の意図どおりになることはまれである．そのため，ポジショニングには介助者の協力が必要となる場合が多いので，撮影も短時間で行う必要がある．

またポジショニングを行う際，術者の両手がふさがってしまう場合があるので，X線のばく射をフットスイッチで行えるよう工夫されている．

このような撮影を行う機器に必要な条件は，介助者の被ばくを十分に考慮した撮影台（**図 2-6**）であることである．また，被検者の不安を和らげるためにぬいぐるみや写真，絵などで飾りつけるような工夫が必要となる．固定具もX線吸収が少なく斜位などの撮影体位が比較的つけやすいものも用いられている（**図 2-7**）．さらに，生殖腺防護など被ばくに関する配慮はほかの撮影以上に行う必要がある．X線発生装置は基本的に短時間で撮影ができるように管電流が多く流せる装置が必須となるとともに，付加フィルタに関しても考慮する必要がある．

装置のメンテナンスで行うことはほかの撮影装置と変わらないが，照射野を絞った撮影が多いため光照射野と実照射野の一致試験は注意して行う必要がある．また，被検者の肌が触れる部分などは清潔を保ち，ささくれ，傷などで被検者に危害を加えない状態に保つことが必要である．被検者にストレスを

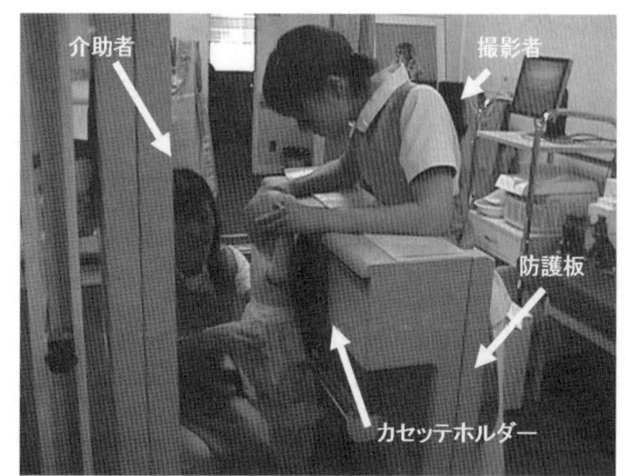

図 2-6　小児用撮影台
人形を使っての撮影風景．照射野の開閉，X線のばく射は術者がフットスイッチにて行う．

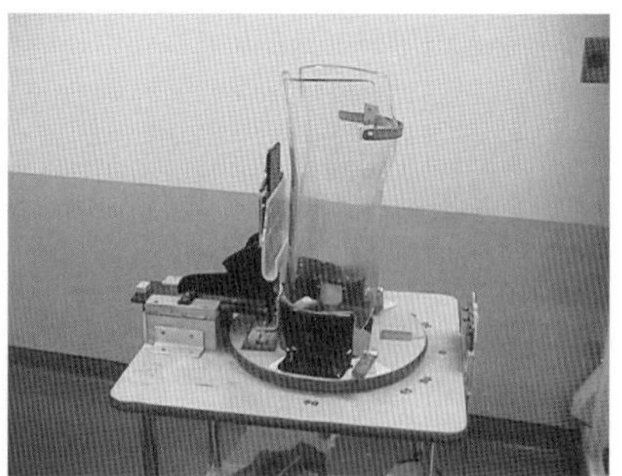

図 2-7　小児撮影用固定具
体幹部を挟むように固定し，斜位などの撮影体位が容易にとれるように工夫されている．

かけないために，障害陰影とならない材質を用いて，被検者が触れる部分をおおうなどの工夫が必要である．

6 頭部専用撮影装置

頭部は撮影対象となる器官がほかの部位に比べて密集して存在しており，非常に複雑な構造となっている．したがって，それぞれの目的とする部位を撮影する場合，X線管球とフィルムの位置関係，ポジショニング，X線の入射点など，撮影法ごとに細かく設定する必要がある．

これらの撮影を容易にかつ再現性よく行えるように設計された装置が，頭部専用撮影装置（**図2-8**）である．この装置はX線管球とカセッテホルダが対になっており，X線中心とカセッテの中心をずらすことなくこの対を任意の角度に設定し固定することができる．また寝台も上昇・下降あるいは頭足方向への移動ができるので，術者は被検者を仰向けのまま動かさずに目的の撮影法の入射点，入射角度を設定することができる．したがって，術者，被写体に依存せず再現性の高い撮影が可能となる．しかし，機構上ひとたび中心線がずれるなどの幾何学的不具合を生じた場合，目的とする正確な体位の画像が得られないので，撮影装置の幾何学的なくるい，X線中心のずれなどへの注意が必要となる．

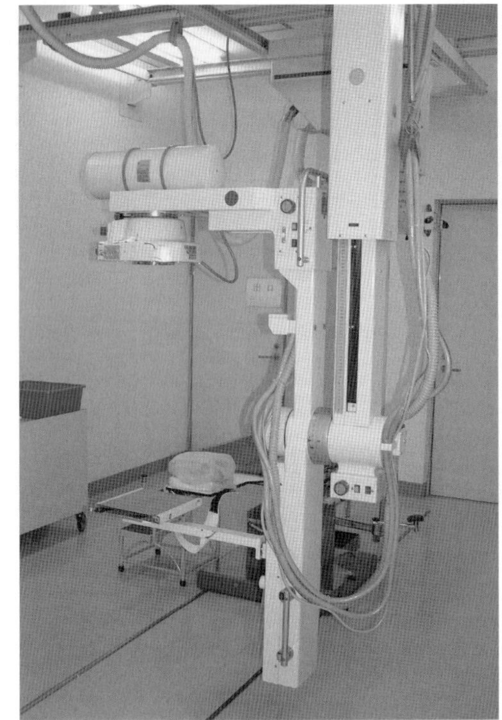

図2-8　頭部専用撮影装置

第3章 消化管透視撮影装置

1 概 要

わが国における胃や大腸などの消化器系の疾患は欧米などと比べても非常に多く，とくに癌による死亡率が高い．そのため，早期発見が重要視され，消化器系の診断技術は世界の先端を進んでいる．

この消化器系の疾患の検診に用いられる機器として，硫酸バリウム造影剤などを用いてX線で診断する消化管透視撮影装置が使用されてきた．現在は，この消化管透視撮影装置に代わり，内視鏡を用いた診断が増加しているが，内視鏡を用いた検査は，医師が実施しなくてはいけないこと，1人の被検者を診断する時間が長いことなどから，とくに検診などでは，まだ消化管透視撮影装置を使用した検査が多い．

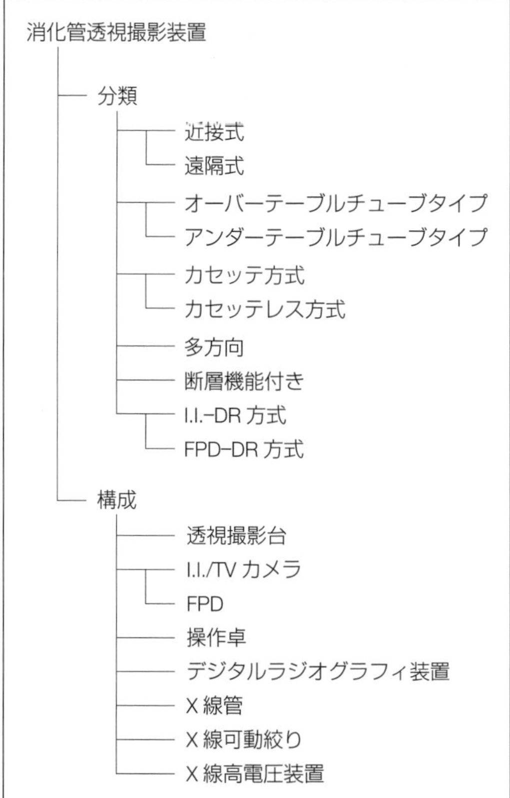

図3-1 消化管透視撮影装置の分類および構成

従来の消化管透視撮影装置は，I.I.で透視し，スポット撮影装置（速写撮影装置）でフィルム撮影することが一般的だった．1990年代半ばにはI.I./カメラ系の画質の向上と，デジタル技術の急速な進歩を利用したDR（デジタルラジオグラフィ）装置の開発により，消化管透視撮影装置もフィルムを使わないデジタル撮影に移行し始めた．これにより消化管透視撮影装置が高機能化し，血管系や非血管系のIVR（インターベンショナルラジオロジー）にも使用されるなど多目的化も進んできている．

DRには，I.I.-DR方式とよばれる，I.I.，光学レンズ系，TVカメラにより得られたX線像をA/D変換してデジタル化する方式と，FPD-DR方式とよばれる，液晶ディスプレイ技術を応用した平面検出器（flat panel detector：FPD）を用いる方式がある．

図3-1に，消化管透視撮影装置のおもな分類および構成を示した．つぎにその概略を説明する．

2 装置構成

遠隔式オーバーテーブルチューブタイプ透視撮影装置のおもな構成を**図3-2**に示す．ほかのタイプの透視撮影装置も基本的な構成要素は同じである．

ここで，おもな構成要素について説明する．

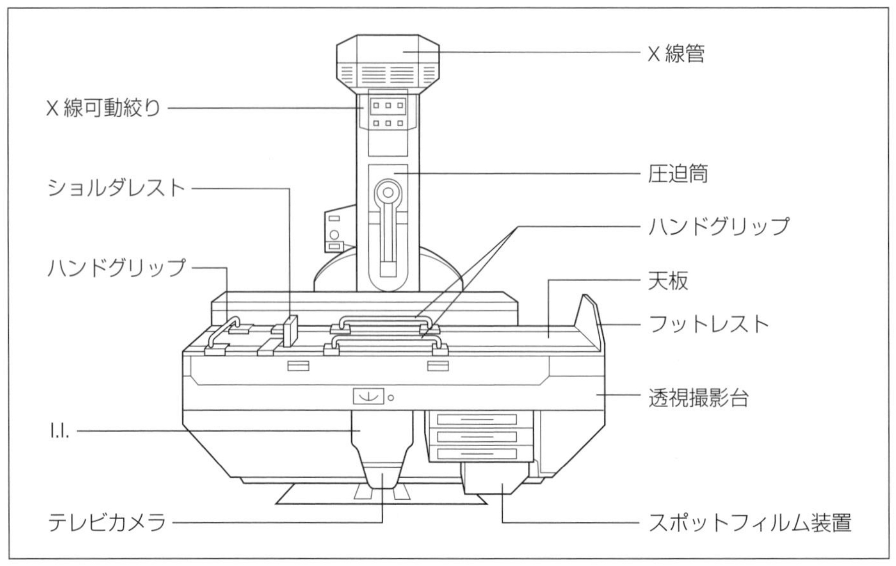

図3-2　消化管透視撮影装置の基本構成

1）透視撮影台

消化管透視撮影装置の最大の特徴は，被検者を立位（+90°）～逆傾斜（−30～−90°）の範囲で傾けることができる起倒動作である．胃や大腸の検査で実施される二重造影法は，陰性造影剤（空気など）で膨らませた消化管の粘膜面に陽性造影剤（硫酸バリウムなど）を薄く付着させ，粘膜表面の詳細な形状を観察する検査である．重力を利用して陽性造影剤を流すため，起倒動作が必要になる．

ほかに，被検者もしくは映像系を動かすことで観察部位をとらえる位置決め動作が可能である．

2）天　板

透視撮影台の一構成要素で被検者を乗せるところを天板とよんでいる．診断のとき，X線がこの天板を透過しなければならないため，被検者の被ばくを低減する目的で，天板の材質はX線透過性の良いカーボンファイバなどを使用している．この天板部に，立位（+90°）時に被検者を保持するフットレスト，被検者の手を握らせるハンドグリップ，被検者の頭が足より低くなるような体位（逆傾斜）のときに被検者の肩を支えるショルダレストなどを取り付け，被検者の安全を確保する．

集団検診を目的とする装置においては，天板部に自動肩当装置を装備したものも開発されている．水平位から逆傾位に傾く際，電動で肩当が移動し，被検者との接触を検出して自動的に停止し，逆傾斜時に被検者を保持する機構になっている．

3）スポット撮影装置（速写撮影装置）

スポット撮影装置は，モニタ上の透視像を見ながら，撮影すべき部位や体位を選択し，X線フィルムを待機位置より撮影位置に高速に搬送し，X線をばく射し撮影を行うための装置である．このフィルムの移動時間は造影剤の流れや部位の動きなどの影響を少なくするために速いほうがよい．

X線可動絞りや，フィルムの前に配置された分割マスクを使用して，X線照射野を制限し1枚のフィルムを区分することにより，1枚のフィルムに数回の撮影を行うという分割撮影も可能で，撮影部位が小さいときなどにフィルムを有効に活用することができる．たとえば，4分割撮影では，1枚のフィルムを4区分し，それぞれの区分されたところに異なったX線写真を撮影することができる．このとき，フィルムの区分された部分の中心を撮影中心に合わせるように，フィルムの位置を変えるような機構を有している．

フィルムは 2 枚の増感紙に挟まれて撮影される．ここで増感紙は蛍光作用によりフィルムの感度を高め，被検者の被ばく線量を減らしている．

また，フィルムの前には散乱 X 線を除去する目的でグリッドが取り付けられている．さらにフィルム上にこのグリッドの縞模様が写るのを防止するために，撮影時にグリッドを揺動させることのできる装置もある．

スポット撮影装置には，透視後，1 枚の未撮影フィルムを内蔵したカセッテを待機位置から撮影位置に高速に移動し撮影する“カセッテ方式”と，多数枚の未撮影フィルムを内蔵した供給ケース（フィードマガジン）から 1 枚ずつ撮影位置に移動し撮影する“カセッテレス方式”がある．

4）デジタルラジオグラフィ装置（TV カメラ，FPD，画像処理装置）

フィルム撮影に代わるものとして，I.I.の性能向上と TV カメラの高精細化に伴い，透視（動画）から撮影（静止画）までのすべての画像を画像処理装置に取り込み診断画像を提供するシステムが発達してきた．TV カメラは撮像管から始まり，CCD に移り変わっている．また近年は CMOS を利用したものも存在する．

2000 年代初めからは平面検出器（FPD）を組み合わせたシステムが利用可能になった．FPD は I.I./TV カメラ系に比べ高精細，画像歪少，矩形視野などのメリットがあり，利用割合が増加している．

デジタルラジオグラフィ装置の特徴としては，以下のことがあげられる．

- ・フィルムシステムに比べ，撮影線量 少
- ・撮影像のリアルタイム画像表示が可能
- ・連続撮影もしくは透視画像収集による動画診断が可能
- ・各種画像処理による見やすい画像の提供（ネガポジ反転，空間フィルタ，エッジ強調，ウィンドウ（階調）処理，デジタル補償フィルタ）
- ・デジタル化による利便性の向上（画像電子保存，ネットワーク利用）

5）X 線管および X 線可動絞り

X 線管よりばく射された X 線を X 線可動絞りに備えられた羽根により照射範囲を制限して，被検者にむだな X 線を照射しないようにしている．X 線可動絞りは視野サイズに合わせて自動的に照射野を制限することができ，また，手動にて照射野を任意に変えることも可能である．オーバーテーブルチューブタイプの透視撮影装置の場合，X 線をばく射する前に光により X 線照射範囲を事前に確認することもできる．

3　透視撮影装置の分類

透視撮影装置は，操作方法および臨床的手法に合うように種々の分類の装置があるが，ここでは一般的な分類の説明を行う．

1．近接式透視撮影装置と遠隔式透視撮影装置

1）近接式透視撮影装置

操作部が映像系ユニットおよび透視撮影台に付い

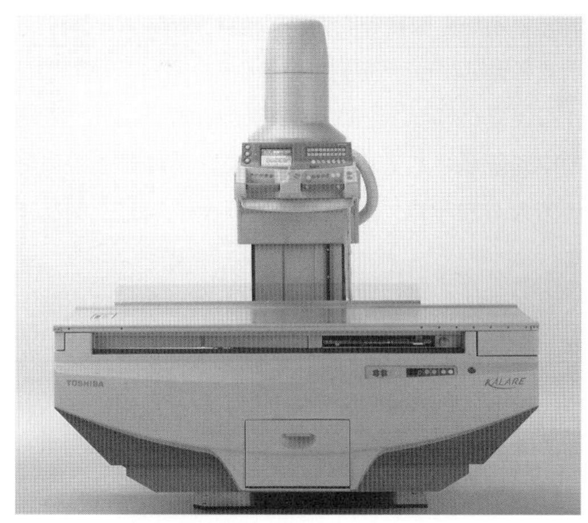

図 3-3　近接式透視撮影装置

ていて，操作者が被検者の近くで操作する装置である．**図 3-3** に近接式透視撮影装置の外観写真を示す．

この装置では，操作者が被検者の近くにいるため，被検者に指示しやすく被検者に与える不安感が少ない，撮影すべき部位への位置決めや圧迫が行いやすい，などの特徴がある．それで，幼児や老人，重症患者など自身で動くことができない患者の診断に適している．ただし，操作者への被ばくの危険性があるため，操作者は防護エプロンや防護手袋などを着用しなければならない．

映像系ユニットに付いている操作ハンドルを握り，手動にて映像系長手動，左右動，前後動を行う必要があるため，映像系長手動および前後動方向は反対側にバランスウエイトを設け，吊り合わせている．また，映像系ユニットに搭載される I.I.の大型化に伴い，手動のみでは映像系ユニットを動かすのにかなりの力が必要なため，操作ハンドル部に加える力を検出し，映像系長手動および前後動方向をモータによってパワーアシストする機能を有する装置も多い．

アメリカでは，被検者とのコミュニケーションを重視するため，近接式透視撮影装置が主流となっている．

2）遠隔式透視撮影装置

透視撮影台を配置している部屋の外から，鉛ガラス窓を通して被検者を観察し，また TV モニタで透視像を見ながら，遠隔操作卓により寝台を遠隔操作する装置である．そのため，装置の動作はすべて電動にて駆動されている．**図 3-4** に遠隔式透視撮影装置の外観写真，**図 3-5** に遠隔操作卓の一例を示す．

寝台の動作のみでなく，X 線の透視および撮影，照射野の設定，患者情報の登録など，診断のほとんどの操作を遠隔操作卓で行うことができる．この装置では，被検者との会話のやりとりはマイクロホンを通じて行う．被検者からの会話はつねに聞くことができるが，操作者からの指示は送話用スイッチを押したときにのみ伝えることができる．

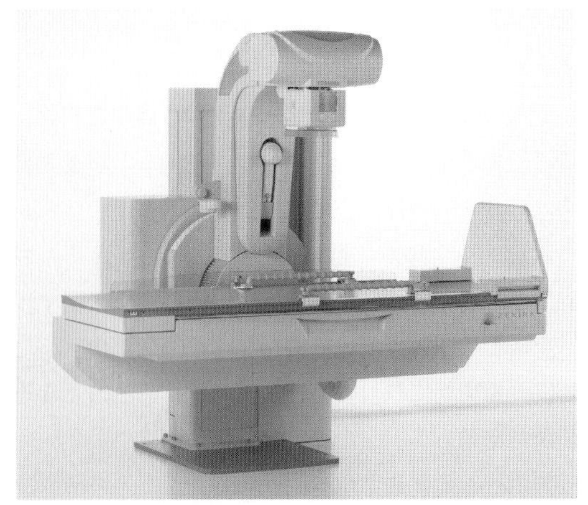

図 3-4　遠隔式透視撮影装置

操作者にとっては，X 線を遮へいした別室で操作できるため，X 線被ばくはほぼ完全に防護でき，防護エプロンなどを着用する必要がないという利点がある．

また，検査内容により寝台のそばに術者が立つことがあるため，透視撮影台の横に配置できる近接操作器を組み合わせ，患者の近傍で操作ができるようになっている装置もある．

2. オーバーテーブルチューブタイプとアンダーテーブルチューブタイプ

1）オーバーテーブルチューブタイプ

図 3-6a に示すように，X 線管が天板の上にあり，映像系ユニットが天板の下にある装置をいう．

オーバーテーブルチューブタイプでは，つぎのような特徴がある．

① X 線管が天板より離れた位置にあるため，寝台の上部空間が広く，被検者の観察も容易であり，さらに被検者の体位変換なども行いやすい．

②装置の動作時，被検者と X 線管との干渉にあまり注意を払わなくてもよいため，動作が行いやすく，診断効率も良い．

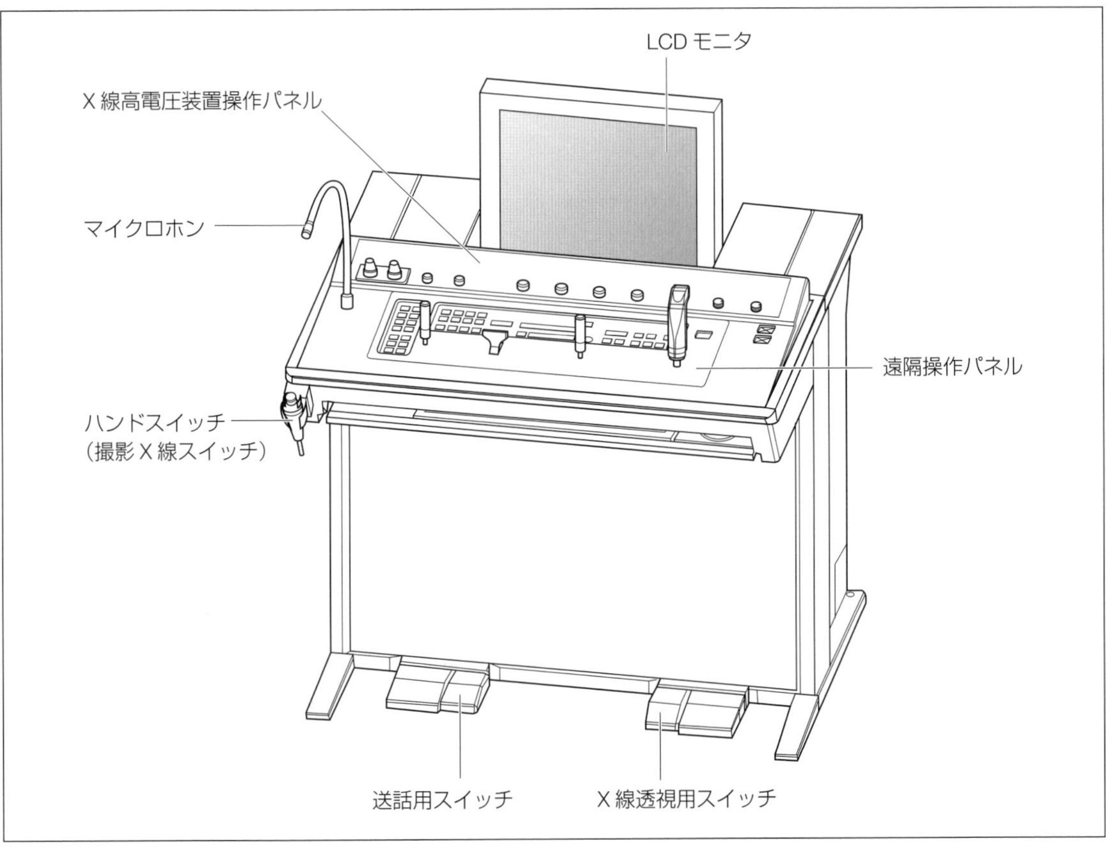

図 3-5　遠隔操作卓

③寝台の上部空間が広いため，被検者に対する多種の検査（たとえば，ミエログラフィや IVR）を行う場合や，ほかの装置（たとえば内視鏡診断や超音波診断など）を併用する場合に便利である．

わが国では，これらの特徴のため，オーバーテーブルチューブタイプが主流となっている．とくに集団検診などの検査では，オーバーテーブルチューブタイプが使用されている．

2）アンダーテーブルチューブタイプ

図 3-6b に示すように，X 線管が天板の下にあり，映像系ユニットが天板の上にある装置をいう．

アンダーテーブルチューブタイプでは，つぎのような特徴がある．

①X 線受像部を被検者に密着させることができ，より鮮明な画像が得られる．

②X 線管と X 線受像部の距離がオーバーテーブルチューブタイプに比べ短いため，X 線管の容量が小さくてすむ．

③X 線受像部を被検者から遠ざけることにより拡大撮影が行いやすい．

近接式透視撮影装置の場合，オーバーテーブルチューブタイプに比べ操作者の被ばくが少ない，映像系ユニットに操作部を設けることにより操作がしやすい，などの理由から，アンダーテーブルチューブタイプのみとなっている．

3. 多方向タイプ

起倒可能寝台に C アームを組み合わせたものを多方向タイプという．**図 3-7** に多方向タイプの多目的透視撮影装置の外観写真を示す．

C アームを搭載することにより，患者に対する

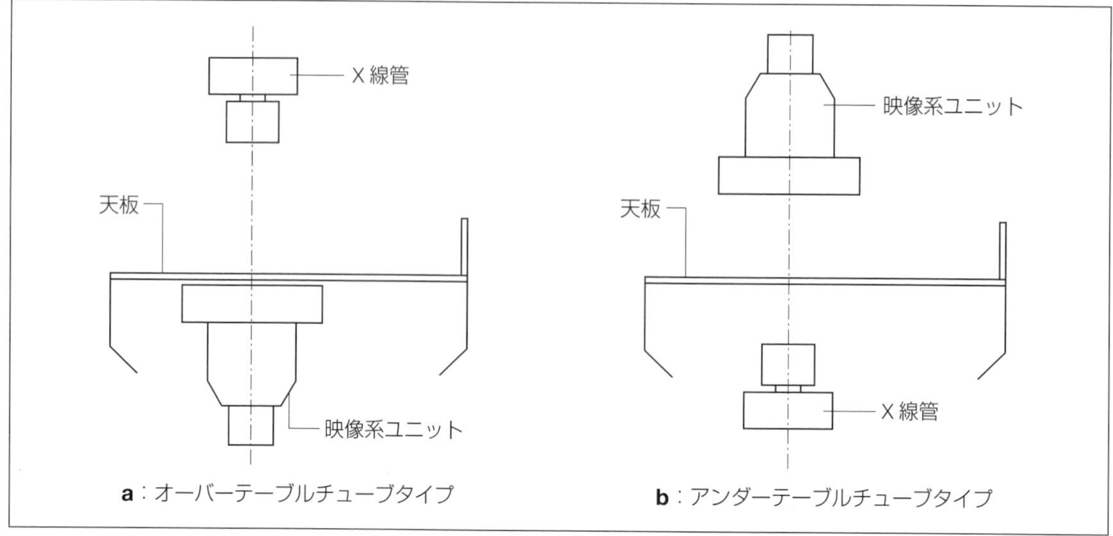

図 3-6　オーバーテーブルチューブタイプとアンダーテーブルチューブタイプ

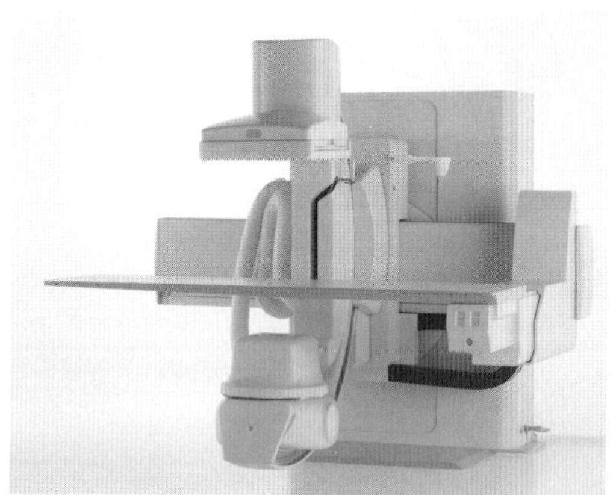

図 3-7　多方向タイプ透視撮影装置

RAO（right anterior oblique)/LAO（left anterior oblique）方向および CRA（cranial)/CAU（caudal）方向からの観察が可能になる．この機能により消化管検査において撮影方向を最適化することができる．

また，血管系や非血管系の IVR でも有用な画像を得ることができる．とくにカテーテル手技を伴う ERCP（endoscopic retrograde cholangiopancreatography；内視鏡的逆行性胆管膵管造影）や interventional EUS（endoscopic ultrasonography；超音波内視鏡）では，C アームによる適切な角度づけにより“骨やインプラントの重なりの回避”，“ガイドワイヤやステントなどの正確な位置把握”ができ，より正確で安全な手技の助けとなる．

C アームを搭載した多方向診断装置のなかには，オーバーテーブルチューブとアンダーテーブルチューブを切り替えることができる装置もあり，検査ごとに選択することで両方の利点の活用が可能である．

4　透視撮影装置のおもな動作

遠隔操作式オーバーテーブルチューブタイプ透視撮影装置のおもな動作を**図 3-8** に，近接操作式アンダーテーブルチューブタイプ透視撮影装置のおもな動作を**図 3-9** に，多方向タイプ透視撮影装置のおもな動作を**図 3-10** に示す．

各電動駆動の動作では，ソフトスタート，ソフトストップ制御を採用して，被検者になるべく不快感を感じさせないような工夫をしている．

社会的には高齢化の波が押し寄せてきており，消化器系診断用装置にも人にやさしい装置が求められている．最近では車いすの被検者やストレッチャーからの乗り降りが楽な昇降機能がついた透視撮影装置も増えている．

図 3-8〜3-10 の動作方向の記号は，つぎに示す動作の記号（アルファベット）と一致している．

①起倒（A）：被検者を立位〜水平位〜逆傾斜（頭が足より下になる位置）まで動かす機能である．立位側はほぼすべての装置で約 90° まで可能であるが，逆傾斜側は装置により角度が異なり，逆傾斜角度が約 90°，45°，30°，15° などの装置がある．立位側に動かす場合は被検者はフットレストで支えられるが，逆傾斜側に動かす場合は被検者が滑り落ちないようにショルダレストや患者固定ベルトなどの支持具をセットする必要がある．

②映像系長手動（B）：映像系ユニットを被検者の体長方向へ動かす機能である．映像系ユニットと X 線管が一体で構成されているものが多い．遠隔式透視撮影装置では電動駆動であるが，近接式透視撮影装置ではカウンターウエイトにより完全につり合わせているものが多く，手動またはパワーアシスト駆動で動作させる．

③映像系左右動（横手動）（C）：映像系ユニットを被検者の横方向へ動かす機能である．映像系ユニットと X 線管は一体で構成されているものが多い．近接式透視撮影装置にはほとんど備わっており，手動で動作するようになっているが，遠隔式透視撮影装置には備わっていないものが多い．遠隔式透視撮影装置では被検者の横方向の動きは，後述の天板左右動のみで行うのが一般的である．

④映像系前後動（D）：映像系ユニットを被検者に近づけたり遠ざけたりする動作である．アンダーテーブルチューブタイプ透視撮影装置には必須の動きであるが，オーバーテーブルチューブタイプ透視撮影装置では映像系ユニットが天板の下にあるため必要とされない．遠隔式透視撮影装置では電動駆動であるが，被検者を圧迫しすぎないように安全のためカウンターウエイトによりつり合わせているものが一般的である．近接式透視撮影装置ではカウンターウエイトにより完全につり合わせており，手動またはパワーアシスト駆動で動作させる．

⑤天板上下動（長手動）（E）：被検者を乗せた天板を被検者の体長方向へ動かす機能である．電動にて駆動している．

⑥天板左右動（横手動）（F）：被検者を乗せた天板を被検者の横方向へ動かす機能である．電動にて駆動している．

⑦管球前後動（G）：受像部に対し X 線管を近づけたり遠ざけたりする動作であり，オーバーテーブルチューブタイプ透視撮影台でこの動作が可能な装置がある．この動きにより，X 線管焦点と X 線受像部の距離（SID）を変えることができる．SID が大きくなると拡大率は小さくなるが X 線管の出力が大きくなるため，長時間透視を行うもしくは多くの撮影を繰り返す場合に X 線管の放熱が間に合わず透視と撮影が一時的に止まる可能性がある．検査時間や時間当たりの検査数も考慮して，SID を決めなくてはいけない．

⑧圧迫動（H）：被検者を圧迫筒にて局部的に圧迫する動作である．オーバーテーブルチューブタイプ透視撮影装置では圧迫筒が単独で動作するが，アンダーテーブルチューブタイプ透視撮影装置では映像系ユニットに圧迫筒が付いていて，映像系前後動と一緒に圧迫動を行う．また，圧迫筒を使用しないときは，圧迫筒を退避することもできる．圧迫筒の形状は円錐形状または椀（わん）形状（半球状）のものが一般的である．

⑨寝台昇降（I）：寝台全体を昇降し，天板の高さを変える動作である．この機能で寝台を下げることにより被検者の乗り降りが容易になる．また術者に合わせて高さ調整することで，被検者に対する手技が容易になる．

⑩天板前後動（J）：天板を管球に近づけたり遠ざけたりする動作であり，多方向タイプ透視撮影装置でこの動作が可能な装置がある．この動き

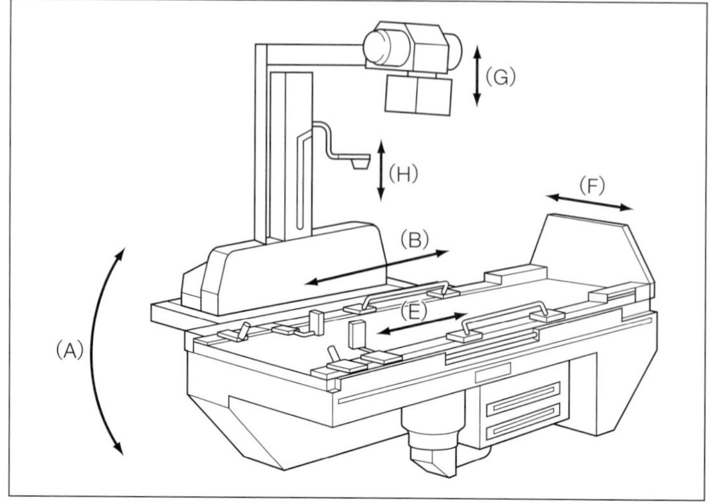

図 3-8　遠隔操作式オーバーテーブルチューブタイプ透視撮影装置の動作
(A)：起倒，(B)：映像系長手動，(E)：天板上下動（長手動），(F)：天板左右動（横手動），(G)：管球前後動，(H)：圧迫動

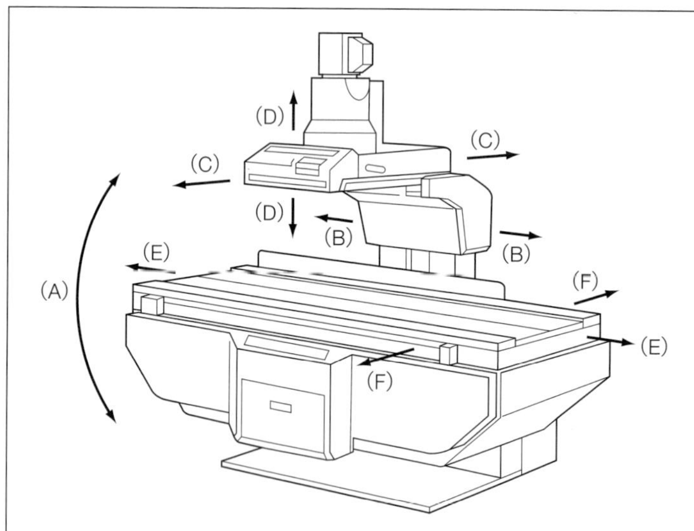

図 3-9　近接操作式アンダーテーブルチューブタイプ透視撮影装置の動作
(A)：起倒，(B)：映像系長手動，(C)：映像系左右動（横手動），(D)：映像系前後動，(E)：天板上下動（長手動），(F)：天板左右動（横手動）

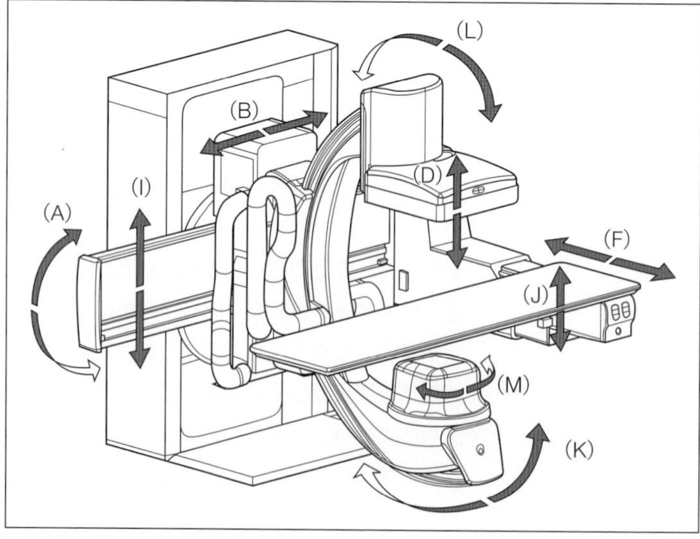

図 3-10　多方向タイプ透視撮影装置の動作
(A)：起倒，(B)：映像系長手動，(D)：映像系前後動，(F)：天板左右動（横手動），(I)：寝台昇降，(J)：天板前後動，(K)：C アーム回転（RAO/LAO），(L)：C アーム円弧動（CRA/CAU），(M)：絞り回転

により C アームのアイソセンタに対する被検者の位置を変えることができる.

⑪ C アーム回転（K）: C アームを支持点中心に回転させる動作である. この動きにより, 被検者に対する CRA（cranial)/CAU（caudal）方向からの観察が可能になる.

⑫ C アーム円弧動（L）: C アームの円弧形状に沿ってスライドさせる動作である. この動きにより, 被検者に対する RAO（right anterior oblique)/LAO（left anterior oblique）方向からの観察が可能になる.

⑬絞り回転（M）: 絞りを回転する動作である. 観察部位に合わせ矩形視野を回すことができる.

5 今後の展望

高性能なデジタルラジオグラフィ（DR）装置が開発され, 消化管透視撮影装置にも組み合わされることにより, その使用用途は食道・胃・大腸の消化管検査だけでなく, 嚥下造影, 関節腔造影, 脊椎造影, 椎間板造影, 総胆管造影, 腎盂・尿管・膀胱造影, 子宮卵管造影, 肝動脈造影, 下肢血管造影などにも広がっている. またリアルタイムで透視像を観察できることから, 血管系や非血管系の IVR にもその利用が拡大されてきている. 高機能化による使用用途の拡大は, 今後もさらに進むものと考えられる.

さらにデジタル方式も, I.I.-DR 方式から FPD-DR 方式への移行が加速し, ひずみのないより高画質な診断画像の提供が可能となり, 新たな臨床価値が創造されていくものと考えられる.

第4章 消化管内視鏡検査装置

1 内視鏡の原理と種類

細いガラス繊維の中に光を通すと，光は反射しながら遠くまで伝わる性質がある．この性質を利用して，直径 5〜20μm の細いガラス繊維を数万本，規則正しく整列させて束ねて画像を伝送する素子をつくり，それにより体腔内を観察する器具を**ファイバースコープ**とよんでいる．ファイバースコープの先端に設置した対物レンズで観察した像をガラス繊維束に通して伝達し，接眼レンズで拡大・観察，また，カメラを装着して観察部位を写真撮影する．もう一つのガラス繊維束に光を伝達し観察部位を照射する．ガラス繊維の束は直径 1cm 以下で曲げることもでき，上下の消化管への挿入が容易である（**図 4-1**）．

現在，半導体撮像素子である CCD（charge coupled device，電荷結合素子）を内視鏡に組み込み，画像を電子信号に変換し，テレビモニタに映し出す電子内視鏡（電子スコープ）が製品化され，内視鏡の主流になっている（**図 4-2，4-3**）．画像が電子信号になると各種メモリに記憶でき，画像処理により画像の先鋭度が高まり，病変が見やすくなる．電子内視鏡のもう一つの成果は，患部を同時に複数の人が観察できるので，診断，治療，内視鏡検査の教育に画期的な進歩をもたらしたことである．

また，スコープの先端部に超音波振動子を設置し，超音波の反射率が組織により異なる性質を利用して，病変の質的診断ができる超音波内視鏡も製品化されている．

表 4-1 に示すように，内視鏡はいくつかの種類に分けることができる．

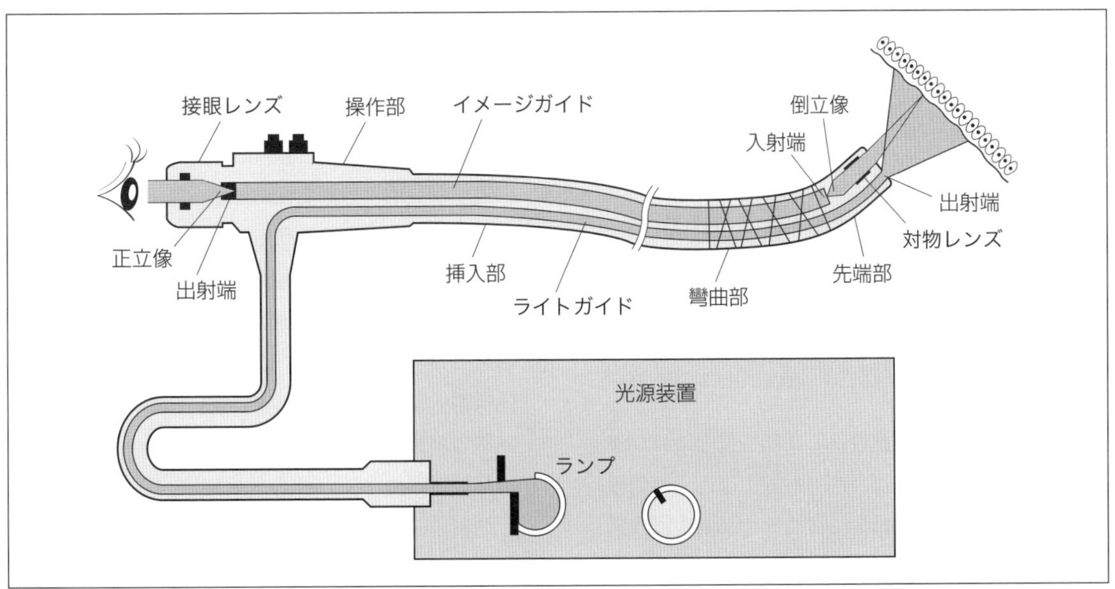

図 4-1 ファイバースコープの原理図

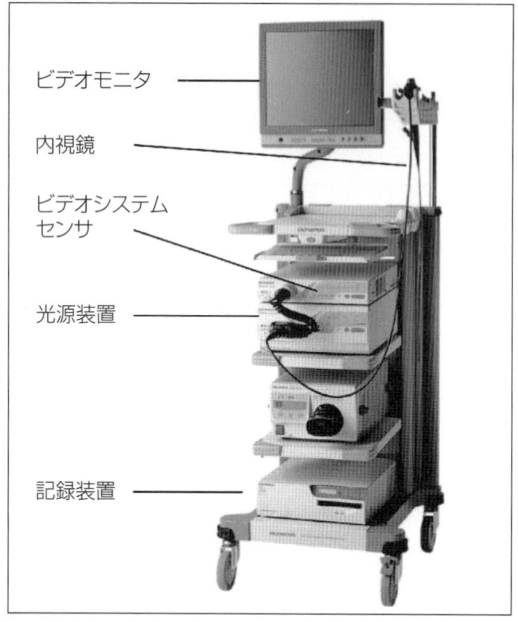

図 4-2　電子スコープシステム（オリンパス）

内視鏡は通常，前方視型を使用する．しかし，胃体部後壁病変は観察しにくいので，側視型スコープを用いることが多い．また，膵胆管像を観察するには，長いファイバーの十二指腸用スコープを用いて内視鏡的逆行性膵胆管造影（endoscopic retrograde cholangiopancreatography：ERCP）を行う．大腸内視鏡検査用スコープ（下部消化管用内視鏡）にはスコープが長い型と中間長の型がある．可撓性が大きい大腸スコープが開発化され，挿入が比較的容易になってきた．

2　内視鏡検査の特徴，利点

1．上部消化管用内視鏡

上部消化管に多い症状として胃痛や胃もたれがあるが，最近，胸やけやげっぷ（呑酸）などの逆流症状を主訴とする患者が増えている．上部消化管検査にはX線造影検査と内視鏡検査がある．内視鏡技術の大幅な改良，鎮静薬投与による検査時の苦痛軽

表 4-1　内視鏡のいろいろな種類

構造の種類	ファイバースコープ（アナログ像，写真撮影） 電子内視鏡（デジタル像，テレビ表示） 超音波内視鏡（消化管，膵臓，胆嚢の質的診断）
検査部位	上部消化管用内視鏡（食道，胃） 下部消化管用内視鏡（大腸，直腸） 十二指腸用内視鏡（十二指腸，膵胆管） 小腸用内視鏡（空腸，回腸）
観察法	前方直視型 側視型 斜視型

減，および内視鏡診断法の向上は，スクリーニング検査における内視鏡検査の普及をもたらした．現在では，酸素飽和度，脈拍や血圧のモニタリングを行いながら，適切な鎮静薬を投与することで，安全な内視鏡検査が実現されている．

内視鏡挿入に当たっては，咽喉部の形態解剖，嚥下と呼吸の生理を理解しておく必要がある．挿入に際して，左右の梨状陥凹の底は損傷しやすいので，内視鏡先端がこの近くにきたら，右手で内視鏡を軽く正中方向に捻りつつ挿入するとよい．挿入後は患者に腹式呼吸を指示し，口腔内のよだれは垂れ流すように指示する．

近年，より苦痛の少ない経鼻的内視鏡検査が開発されたが，装着したCCDの解像度が劣り早期胃癌の診断に不安が指摘され，さらなる改良が望まれる．

微小病変や平坦病変に対しては，インジゴカルミンなど青色の色素を散布し，色素液が凹面にたまるのを利用して，凹凸を強調，観察する．この方法により，これまで診断が困難であった早期癌を発見することが可能になった（**図 4-4，4-5e**）．さらに，内視鏡に装着した鉗子により病変部位の組織を一部採取し病理診断することで，確定診断ができるようになった．

内視鏡は前方直視型が広く使用されているが，胃体部後壁や大彎側の病変観察が困難である．側視型や斜視型をどう使用するか，技術的な課題がある．

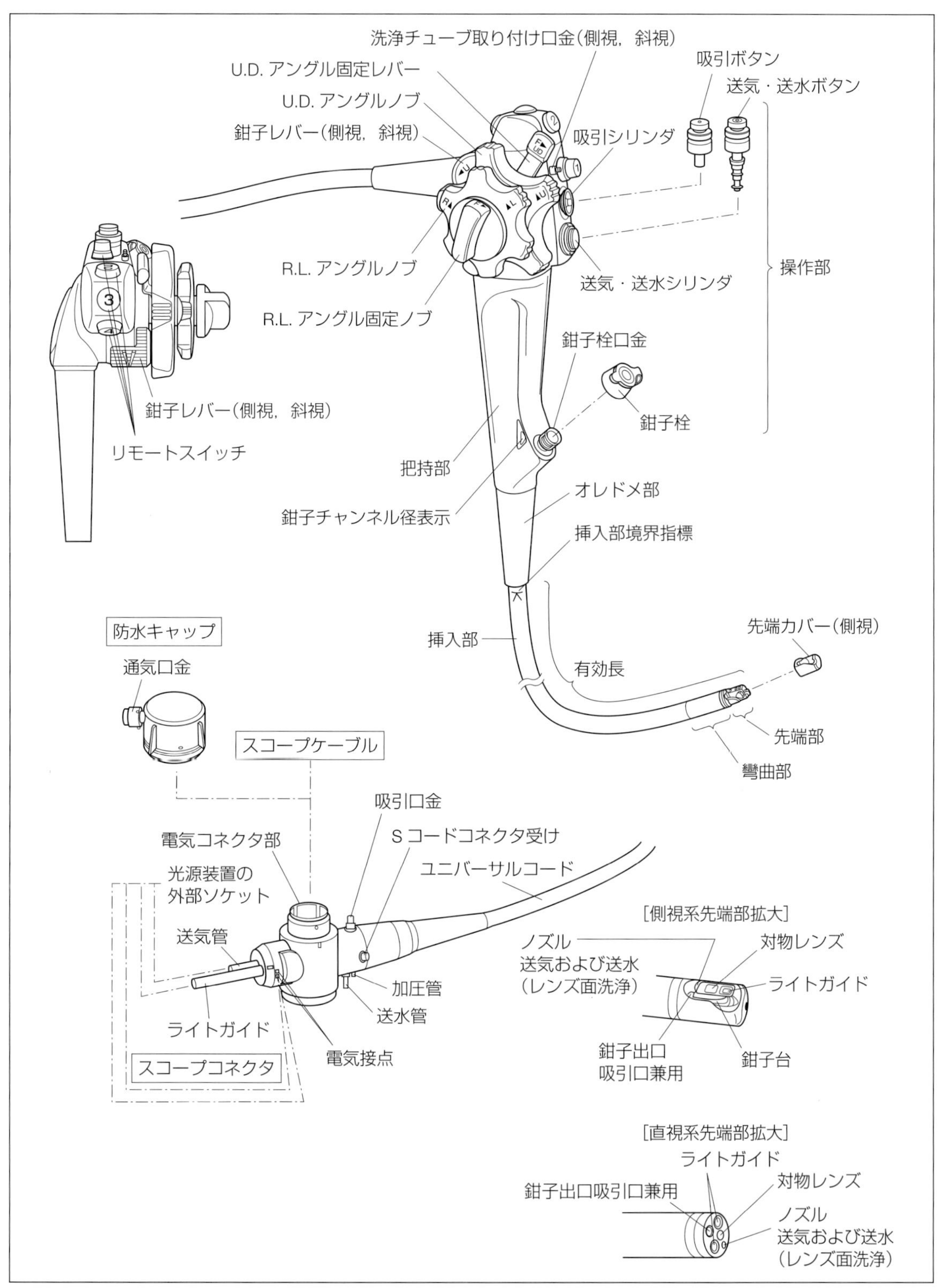

図 4-3　ビデオスコープ各部の名称（消化器内視鏡機器取扱いテキストより）

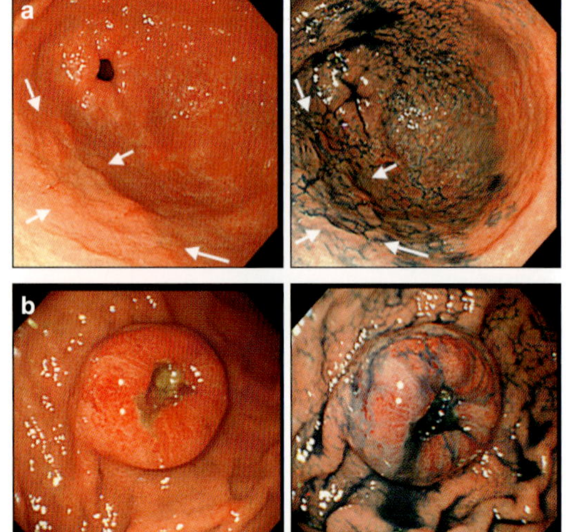

図 4-4　早期胃癌と胃粘膜下腫瘍
a：胃前庭部全壁側の早期胃癌（矢印）．色素散布により病変の凹凸が明瞭になってくる（右）．
b：胃粘膜下腫瘍．表面に潰瘍形成がみられる．

また，胃全体像のなかで，病変の大きさや位置関係がわかりにくいという課題もある．さらに，胃壁を傷つけるなどの偶発症の問題や，集団検診ではマンパワーの点も指摘され，今後の課題である．

2. 下部消化管用内視鏡

従来，大腸癌の早期発見のためのスクリーニング検査は，まず便潜血検査をして陽性になった場合，二次検査として X 線造影検査が推奨されてきた．いまでは，硬度可変式大腸内視鏡の開発や検査手法の進歩により，最初から大腸内視鏡検査を行う医療施設が増加している．大腸内視鏡検査は早期癌の発見率が高く，とくに大きさ 1cm 以下の癌や平坦型の腫瘍病変の発見と質的診断に優れている．最近では拡大内視鏡により粘膜表面の微細構造，微細血管パターンなどの詳細な観察が可能となり，質的診断や深達度診断が可能になっている．

現在，内視鏡の挿入とハンドル操作は 1 人で行う一人法が主流である．上部内視鏡検査の経験が豊富であれば，一人法の習得と安全検査に役立つ．大腸は彎曲（わんきょく）が多いため内視鏡は強くひねらないこと，さらに無理に押し込まないようにする．進行方向がわからない場合は，内視鏡を引き戻して視野を確保することが大事である．また，患者の体位変換を頻繁に行うことで容易に挿入できる場合がある．コツは，内視鏡を押すことよりも引くことである．挿入することよりも，観察することが重要である．

3. 超音波内視鏡

早期癌の発見にともない，癌の深達度を調べることは，治療法を選択するうえでたいへん重要である．内視鏡先端部に超音波振動子を装着する超音波内視鏡は，5～30kHz の超音波を消化管の内腔に照射し，反射波を画像化して，消化管の粘膜層の構造を観察し，癌の深達度を診断するものである（**図 4-5c**）．この方式の内視鏡では，粘膜表面では性状がわからない粘膜下腫瘍の診断もできる（**図 4-4b**）．最近では，超音波内視鏡ガイド下穿針（せんしん）（fine needle aspiration：FNA）により，超音波で粘膜下病変の細胞採取や，膵臓の細胞採取が可能になっている．

4. 内視鏡治療

内視鏡技術の進歩により，超音波振動子やメスを装着する内視鏡が開発された．これにより内視鏡的粘膜切除術（endoscopic mucosal resection：EMR）（**図 4-5f**）や内視鏡的粘膜下層剥離術（ないしきょうてきねんまくかそうはくりじゅつ）（endoscopic submucosal dissection：ESD）による非開腹術が増えている．また，内視鏡ポリープ切除術，内視鏡的止血術，内視鏡的食道静脈瘤結紮術（しょくどうじょうみゃくりゅうけつさつじゅつ）など診断以外に内視鏡を用いる治療の進展が著しい．

5. 内視鏡画像ファイリング

PACS（picture archiving and communications system：パックス，医用画像管理システム）に代表されるデジタル画像ファイリングシステムでは，過去の内視鏡像を素早く検索してテレビに映し出

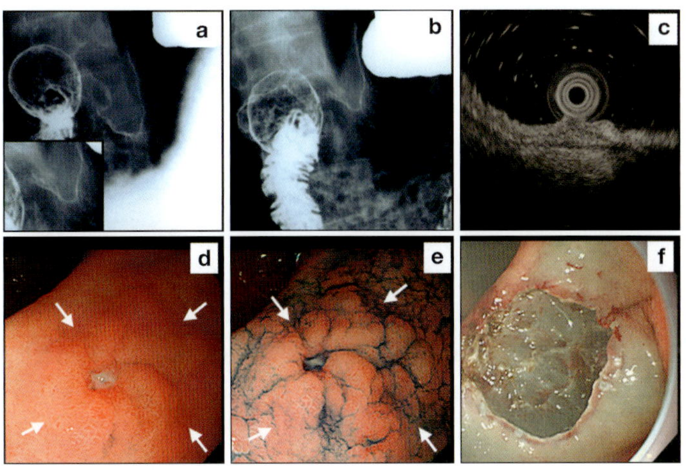

図 4-5　胃角小彎側の早期胃癌
a と b は X 線造影検査で胃角小彎側に粘膜の不整がみられる．a の左下はその拡大図である．同部位を超音波内視鏡にて，粘膜内に限局した癌であると診断した（c）．d は内視鏡所見である．中心部が陥凹した早期癌である．色素散布により凹凸が明瞭となった（e）．内視鏡的粘膜切除（EMR）により癌は切除された（f）．

し，現在の内視鏡像と比較することができる．今後，このシステムは診断，治療，教育に大きな貢献が期待される．

6．内視鏡検査の課題と問題点

1）消　毒

内視鏡検査の問題の一つは，機器の消毒が不十分なことによる経内視鏡感染である．B 型肝炎ウイルス，C 型肝炎ウイルス，梅毒スピロヘータ，メチシリン耐性黄色ブドウ球菌（MRSA），サルモネラ菌，緑膿菌（りょくのうきん），ヒト免疫不全ウイルス（HIV），ヘリコバクターピロリ（*Helicobacter pylori*）感染がある．

内視鏡検査施行前に感染の有無を検査し，感染者に対しては専用の内視鏡を使用する．内視鏡の洗浄と消毒には必要十分な処置が求められる．

2）偶発症

近年，内視鏡検査時の偶発症が問題となっている．代表的な偶発症は消化管の損傷，出血，穿孔である．

1998〜2002 年の 5 年間における上部消化管検査の偶発症発生率は約 0.012%（8,300 人に 1 人），下部消化管検査では 0.07%である．きわめてまれであるが，全身状態が不良である患者の場合，検査中に心停止，呼吸停止などが発生することがある．楽な検査を求めるあまり，過度の鎮静薬の使用は安全性に問題がある．さらに検査中は無理な内視鏡操作は避けることが大事である．

偶発症に素早く対処できるように，内視鏡検査室には救急セットを常備し，機材と薬剤の点検を毎日行う必要がある．

7．インフォームドコンセント

インフォームドコンセントとは“説明と同意”といわれており，患者が内視鏡検査などの医療行為について選択肢を含めて説明を受け，十分に理解したうえで納得し，医療行為に同意することをいう．インフォームドコンセントを行う際，説明書と同意書を用意し，内視鏡検査の意義，検査内容，検査や麻酔などによる偶発症に対しても説明する必要がある．

8. 最近の内視鏡診断の話題

内視鏡技術の進歩は著しく，狭帯域光観察（narrow band imaging：NBI），蛍光観察（auto fluorescence imaging：AFI）や赤外光観察（infra red imaging：IRI）など粘膜表面の微細毛細血管や粘膜微細模様の観察により微小病変や深達度の診断が可能となり，診断と治療に多大な進歩をもたらした．

NBI は，特殊なフィルタを用いて，粘膜表面で反射する短い波長光の特殊な光で内視鏡観察するシステムである．したがって，粘膜表層の毛細血管と微細模様を強調して表示することが可能であり，食道・胃・大腸癌の早期発見に役立っている．これまで，食道癌の早期発見には，内視鏡によるヨード散布が行われてきたが，刺激性が強く患者の負担になっていた．しかしながら，NBI を用いることにより，患者の負担を軽減して，とくに咽頭癌，喉頭癌，食道癌の早期発見に役立っている．

3　X 線造影検査との比較

1. 胃腫瘍性病変における X 線造影検査との比較

上部消化管のスクリーニング検査は，従来はバリウムの X 線像を観察する X 線造影検査がふつうだった．現在では，この受診者は減少し内視鏡検査が普及している．その理由として，内視鏡の改良，検査の苦痛軽減，診断法の進歩があげられ，微小胃癌の早期発見には内視鏡検査が有効とされている（**図 4-5a～d**）．

X 線造影検査を毎年受けていても進行癌が発見される症例が少なからずあり，検査法や読影に限界があることが示唆されている．高濃度バリウムを用いた X 線造影検査では，大きさ 1cm 以下の平坦な病変の描出には限界があり，2cm を超える凹凸が目立つ病変の観察が有効とされている．また，肥満患者や胃下垂患者の胃前壁病変では診断能低下が認められる．さらに，バリウムが胃から十二指腸に排泄されてしまうと胃病変の診断が困難となる．上部消化管造影検査では，バリウムを胃壁に付着させる技術と診断には多くの経験が必要とされる．

一方，X 線造影検査が内視鏡検査と比較して有用な点をいくつか述べる．

①スキルスや悪性リンパ腫などの広範囲なびまん性病変では，X 線造影検査による胃壁の進展性の把握が，病変と範囲を診断するうえで重要である．

②内視鏡検査では噴門部や胃体部後壁の観察が困難であるが，X 線造影検査では有効な場合が多い．病変部位により有用性に違いがみられる．

③胃癌の範囲や胃壁深部の質的変化を観察する胃壁深達度診断には，X 線造影検査が有効である．

④胃全体からみた腫瘍の正確な位置関係の把握や，粘膜下腫瘍の胃壁との位置関係の把握には，X 線造影検査が有効である．これは外科手術に重要な情報である．一方，病変部位のクリッピングや，点墨して範囲を標識する場合は内視鏡検査をすることになる．

⑤外科的手術，内視鏡手術（EMR や ESD）の後の胃病変の把握には X 線造影検査が有効である．

2. 胃炎症性病変における X 線造影検査との比較

近年増加傾向にある胃食道逆流症（gastroesophageal reflux disease：GERD）は，胸やけを主訴とするもっとも多い胃食道性疾患である．食道の粘膜障害は X 線造影検査では描出が困難であり，内視鏡検査によるところが大きい．しかし，食道裂孔ヘルニアの合併有無の診断には X 線造影検査が有効である．

3. *H. pylori* 陽性胃炎における X 線造影検査との比較

近年，*Helicobacter pylori*（*H.pylori*）感染と消化

性潰瘍や胃癌との関連性が明らかになり，*H. pylori* 感染による萎縮性胃炎（いしゅくせいいえん）は胃癌のハイリスクである．内視鏡検査では，生検による病理検査や迅速尿素試験により，客観的に *H. pylori* 感染の有無を診断できる．*H. pylori* 感染の内視鏡的所見として，胃底線領域の点状発赤，前庭部の鳥肌状変化（鳥肌様でざらざらした所見），胃萎縮領域（退色調粘膜で光沢がなく，網状血管が見える）の口側への移行や，胃体部ひだがはれぼったく蛇行し，表面に粘液の付着が認められる，などが報告されている．X 線造影検査でこのような所見が得られれば，胃癌のリスクが高いので，注意深く読影する必要がある．

4. 大腸腫瘍性病変における X 線造影検査との比較

内視鏡検査では 1cm 以下の平坦型腫瘍の発見率が高く，さらに生検による病理検査，ポリペクトミーや EMR による治療が可能である．X 線造影検査は以下の利点が指摘されている．

①内視鏡検査は検査時に見落とすと，“後で拾い上げる”ということができない．一方，X 線検査では多数の読影者により拾い上げることが可能である．

②大腸の生理的屈曲部の内側やハウストラが発達している上行結腸における内視鏡検査は，死角ができやすい．一方，X 線検査では腸管同士が重なり合う直腸や S 状結腸では注意深い観察が必要である．

③直腸癌の存在部位の正確な診断（Ra，Rb，Rs）には X 線造影検査が必要とされている．

④ X 線造影検査では粘膜層，粘膜下層，固有筋層，漿膜層（しょうまくそう），漿膜下層などの描出が可能であることがある．

⑤狭窄の著しい進行性大腸癌では内視鏡が通過しないので，X 線造影検査が有効である．

5. 食道腫瘍における X 線造影検査との比較

食道癌の位置や正確な大きさの把握，瘻孔形成（ろうこうけいせい）の

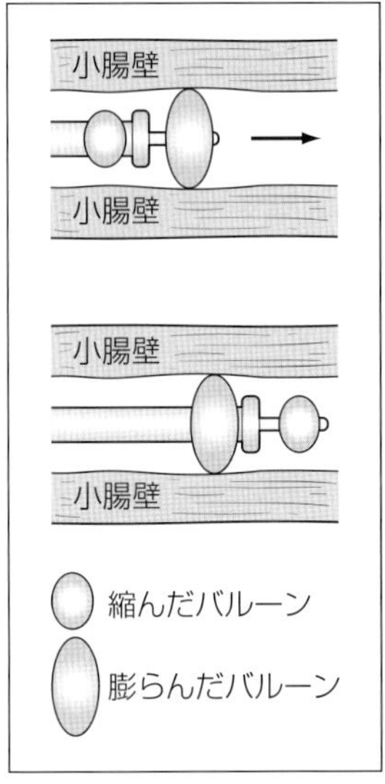

図 4-6　ダブルバルーン内視鏡

診断には X 線造影検査が有効である．また，進行性食道癌では狭窄により内視鏡挿入が困難な場合がある．一方，内視鏡検査では凹凸のはっきりしない癌の診断，とくに色調の変化を観察したり，ヨード染色を実施することで，表在癌描出が容易である．

6. 小腸癌における X 線造影検査との比較

小腸は約 5〜7m あり，しかも自由に動くため内視鏡検査は非常に困難であった．しかし，ダブルバルーン内視鏡やカプセル内視鏡が開発されてから，小腸検査は大きな発展を遂げることができた．

ダブルバルーン内視鏡は**図 4-6** のように，内視鏡をチューブの内側（外筒）に通して二重構造にし，内視鏡の先端と内視鏡外筒の先端にバルーンを装着した内視鏡である．バルーンに空気を入れ膨らませると腸管の内壁に密着固定することが可能となる．この 2 つのバルーンを交互に膨らませて一方を固定し，内視鏡と外筒を交互に進めることにより，小腸をたぐり寄せて尺取り虫のように内視鏡を進ませることにより，小腸への挿入が容易になった．

これを繰り返して挿入することにより，小腸全体を内視鏡で検査することができるようになった．

カプセル内視鏡は薬のように患者に飲んでもらい検査するので負担は少ない．しかし，カプセル内視

鏡は腸の蠕動運動で移動しながら撮影するため，異常の有無はわかっても治療をすることはできない．

一方，ダブルバルーン内視鏡は病変部を詳細に観察できると同時に，生検による組織診断や内視鏡的ポリープ切除術，出血に対する止血術，また腸狭窄にはバルーンを用いた拡張術など内視鏡的処置ができる画期的な電子内視鏡である．

また，内視鏡の外筒にのみバルーンを付けたシングルバルーン内視鏡が開発されたが，原理はダブルバルーン内視鏡と同じである．

7. 胆膵におけるさまざまなモダリティを用いた検査

内視鏡を使って胆管・膵管を造影する検査を**内視鏡的逆行性胆管膵管造影**（endoscopic retrograde cholangiopancreatography：ERCP）といい，1969 年に高木国夫外科医らによって開発され，現在全世界で施行されている．この手技は内視鏡的に観察しながら口腔から内視鏡を挿入し，食道，胃を経由し，十二指腸にまで到達させる．この位置で，**図 4-7a** に示すように膵液・胆汁が排出される Vater（ファーター）乳頭を観察しながら内視鏡先端からカテーテルを出し，膵管・胆管に挿入する（**図 4-7b, c**）．X 線透視観察のもとカテーテルから造影剤を入れ，膵管や胆管の X 線写真を撮影する（**図 4-8**）．

内視鏡的に胆管と膵管の両方の造影を行う場合を ERCP とよぶが，内視鏡的逆行性胆管造影のみを行う場合は endoscopic retrograde cholangiography（ERC），内視鏡的逆行性膵管造影のみを行う場合は endoscopic retrograde pancreatography（ERP）とよぶ．一方，MRI を用いて胆嚢，胆管，膵管の画像を撮影する magnetic resonance cholangiopancreatography（MRCP）は，非侵襲的な画像検査法として頻用され診断に非常に有用であるが，解像特性が ERCP 像に比べ劣り，微小結石は描出されないこともある．また，腹部の超音波検査（US）は侵襲性のかなり少ない検査であるが，総胆管結石すべての描出は困難で，ほかの画像検査と併用することが多い．直接胆道系にアプローチする方法とし

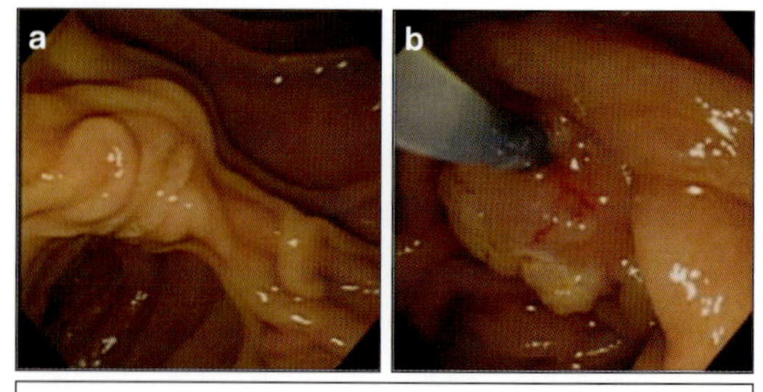

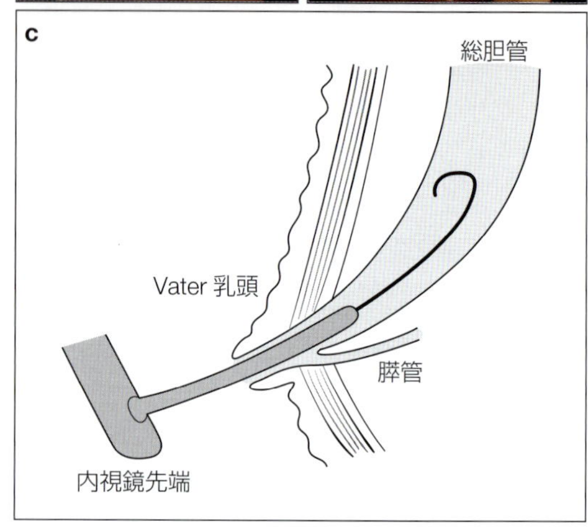

図 4-7　内視鏡的逆行性胆管膵管造影（ERCP）検査による Vater 乳頭部の観察（a），カテーテルの挿入（b）および挿入概略図（c）

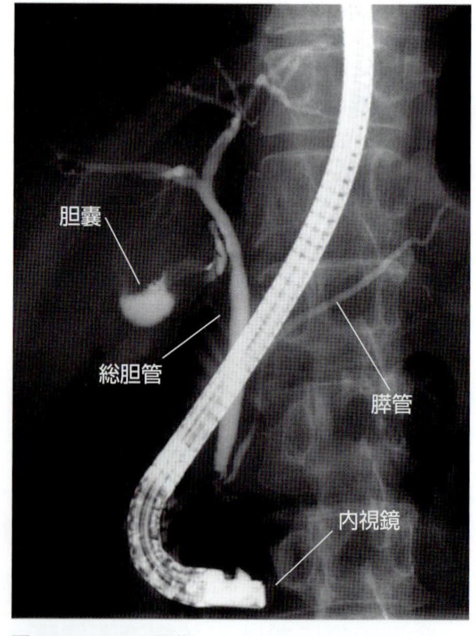

図 4-8　ERCP 画像

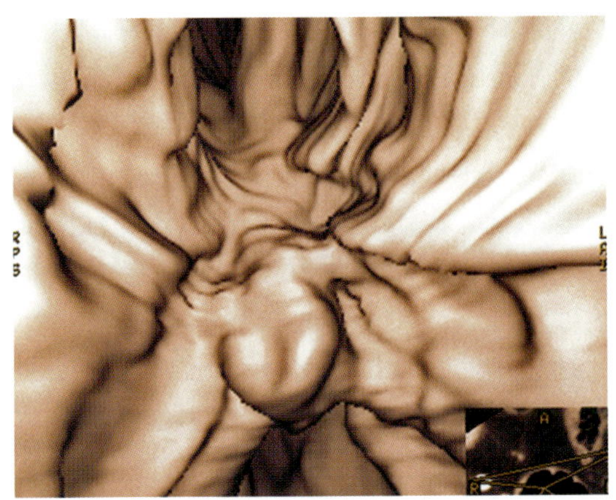

図 4-9　CT データを用いて構築した十二指腸乳頭部腫瘍の仮想内視鏡画像

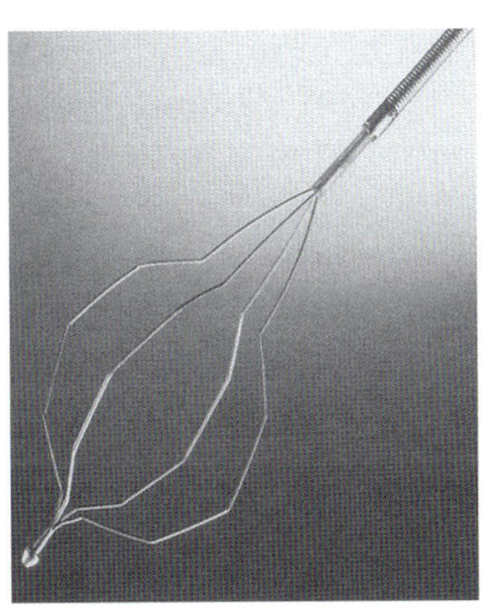

図 4-12　結石の採石および破砕を行うバスケット外観

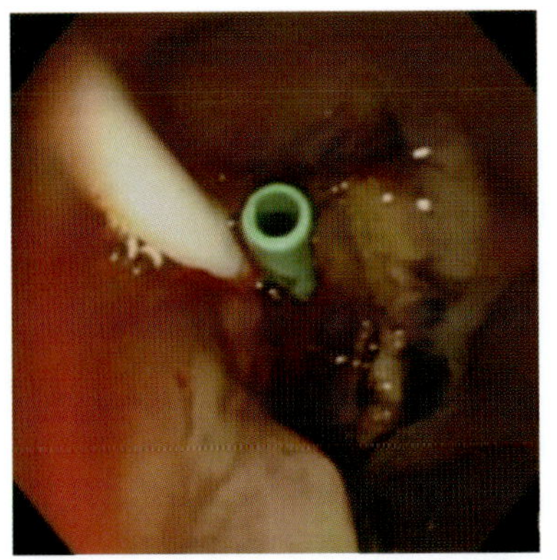

図 4-10　内視鏡的逆行性胆管ドレナージ（ERBD），ERCP によって Vater 乳頭に挿入されたドレナージチューブ

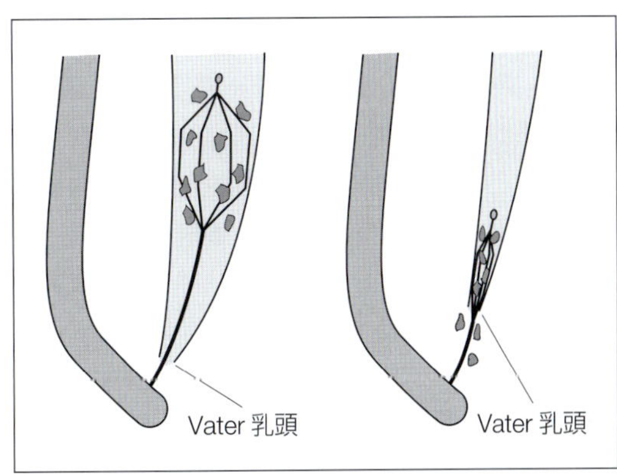

図 4-13　結石の採石および破砕の概念図

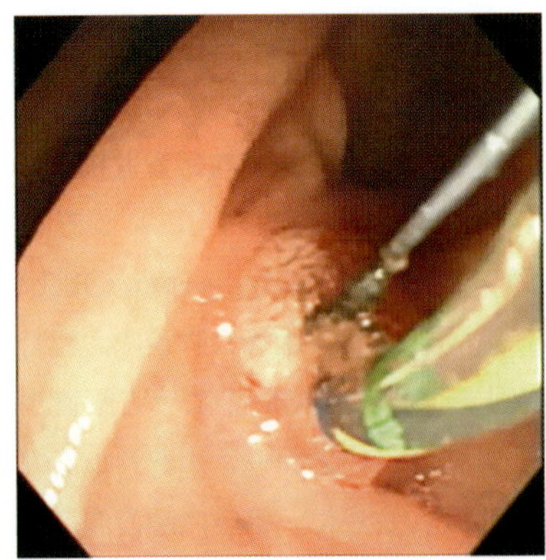

図 4-11　Vater 乳頭開口部を拡張させる内視鏡的乳頭括約筋切開術（EST）

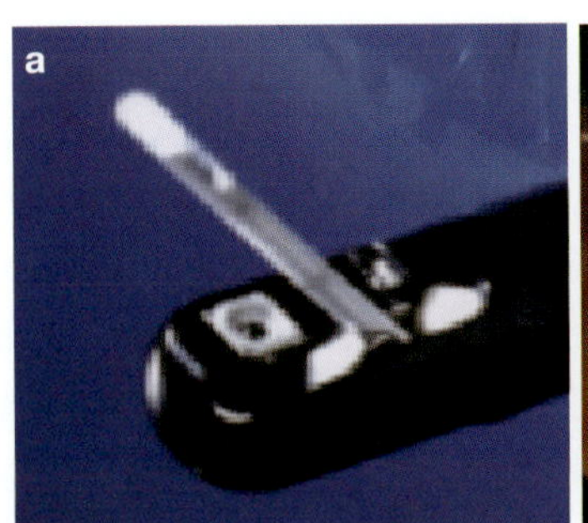

図 4-14　管腔内超音波検査法（IDUS）
a：先端に設置された回転する微小プローブ，b：Vater 乳頭に挿入された微小プローブ．

ては内視鏡検査を用いて行う場合と，X 線透視撮影，US を用いて経皮的に行う経皮経肝胆管造影法（percutaneous transhepatic cholangiography：PTC）がある．

広く施行されている検査，治療としては，X 線透視撮影，CT，MR，US など，長所・短所を補いながら使い分け，および連携検査を行っているのが現状である．CT，MR，US 撮影においては，肝胆膵の二次元断面画像の構築や，三次元画像の構築によって診断情報を得る．**図 4-9** に示すように，CT 装置を用いて仮想内視鏡的に Vater 乳頭部を観察することも可能である．内視鏡を用いた手技では，診断情報の収得のみならず，膵液や胆汁の採取，病変部の組織や細胞の採取や，狭窄部の拡張，ステントの挿入，結石の除去などを行うことができる．

通常，内視鏡的に行う肝胆膵検査の場合は，X 線透視撮影や CT，MR，US と連携した検査体制をとるため，この検査に携わる診療放射線技師は内視鏡検査の目的，手技，工程，使用薬剤，副作用・欠点，急性膵炎，胆管炎，胆嚢炎，出血などの偶発症に対する緊急時対応など，あらゆる知識を有しておくことが必要となる．

以下に内視鏡を使用する肝胆膵検査，治療について簡単に記す．

内視鏡的逆行性胆管ドレナージ（endoscopic retrograde biliary drainage：ERBD）は，**図 4-10** に示すように Vater 乳頭へ内視鏡を用いてドレナージチューブ（ステント）を挿入し，胆汁の流れを維持し十二指腸に排出させる方法で，閉塞性黄疸を起こした場合などに施行される．

内視鏡的経鼻胆管ドレナージ（endoscopic nasobiliary drainage：ENBD）は，総胆管結石により胆管炎や閉塞性黄疸を起こした場合などに施行される．ドレナージチューブを使用し胆汁を鼻から体外に排出する方法で，胆道に挿入されたドレナージチューブの先端に接続された体外の排液バッグの観察により胆汁の性状や量を把握でき，チューブの洗浄や取り外しが簡単で，チューブから胆管の造影が容易にできるなどの利点がある．

膵管のドレナージとしては，**内視鏡的経鼻膵管ドレナージ**（endoscopic nasopancreatic drainage：ENPD）や，**内視鏡的逆行性膵管ドレナージ**（endoscopic retrograde pancreatic drainage：ERPD）が施行され，前述の ENBD や ERBD と同様に処置し，膵液を十二指腸に排出あるいは鼻腔から体外に出し，排液バッグで膵液を回収する．

総胆管結石の治療法には，内視鏡的胆管結石除去術や，経皮的に肝内胆管に US や X 線透視によって穿刺し胆管内にチューブを留置し，結石を除去する経皮経肝的胆管結石除去術などがある．内視鏡を用いて総胆管結石を除去する場合，まず Vater 乳頭を拡張させる必要がある．拡張方法には，ERCP による内視鏡観察のもと，Vater 乳頭に挿入した電気メスで乳頭括約筋の切開を行い乳頭開口部を拡張させる**内視鏡的乳頭括約筋切開術**（endoscopic sphincterotomy：EST）（**図 4-11**）がある．また，乳頭部をまたぐように径 6〜10mm のバルーンをおき，バルーンに生理食塩水などを注入し膨張させることで Vater 乳頭開口部を拡張させる**内視鏡的乳頭バルーン拡張術**（endoscopic papillary balloon dilatation：EPBD），さらに口径の大きい径 12〜20mm のバルーンを用いて開口部を拡張させる**内視鏡的乳頭大口径バルーン拡張術**（endoscopic papillary large balloon dilatation：EPLBD）がある．総胆管結石がある場合は，拡張させた Vater 乳頭から結石除去用のバスケットカテーテル（**図 4-12**）を胆管内に挿入して，結石を**図 4-13** のように Vater 乳頭から十二指腸に排出させる．結石が大きい場合はこのようにバスケットによって小さく砕くこともある．

膵管・胆管の超音波検査は，**管腔内超音波検査法**（intraductal ultrasonography：IDUS）によって行う．IDUS は，**図 4-14** に示す直径 2〜3mm の細い微小超音波プローブを挿入し，胆管や膵管内の超音波画像を得る（**図 4-15a**）．ERCP によって胆管や膵管へのカテーテル挿入後，カテーテルを介してガイドワイヤを留置する．さらに，管腔内超音波プローブをそのガイドワイヤを通して胆管や膵管に挿入する．同時に，X 線透視によって超音波プローブの

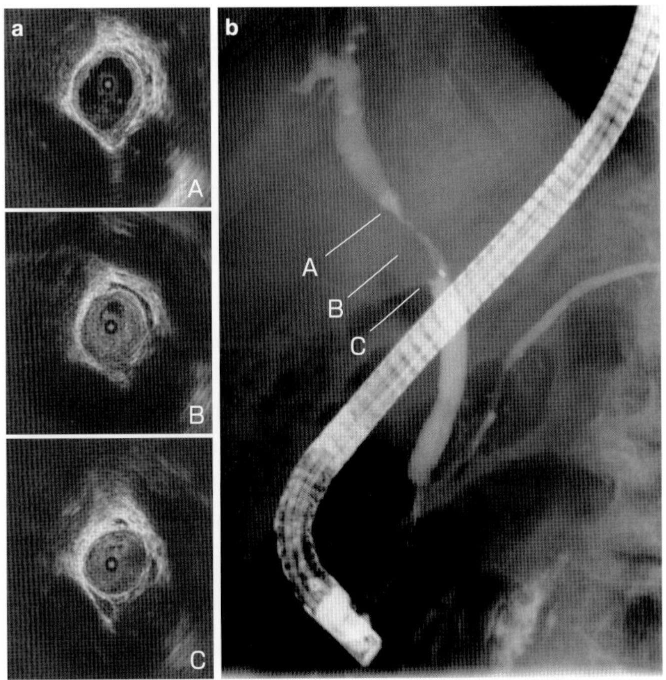

図 4-15　胆管癌の管腔内超音波（IDUS）画像（a）と ERCP 画像（b）
a の IDUS 画像（A〜C）は，b の ERCP 画像中の矢印で示した位置のものである．

位置を確認しながら施行する（**図 4-15b**）．

膵管や胆管に直接内視鏡を挿入する**膵管鏡検査**（peroral cholangioscopy：POCS）や**胆管鏡**（peroral pancreatoscopy：POPS）も施行される．POPS は内視鏡を ERCP に引き続き経口的に膵管内に挿入して観察を行う方法である．2 本のスコープからなる親子スコープを用いて，Vater 乳頭開口部から膵管内に子スコープを挿入して観察する．親スコープは子スコープの挿入のために EST などを施行する．これにより膵管内乳頭腫瘍や膵癌の観察が可能になる．また，経皮的に胆道に挿入する**経皮経肝胆道鏡**（percutaneous transhepatic cholangioscopy：PTCS）も行われている．

第 5 章　循環器撮影装置

血管や血液は周囲の組織との X 線吸収差が小さく，一般の X 線撮影では血管を識別できない．そこで，X 線を減弱する性質のある水溶性ヨード溶液（造影剤）を血管内に注入し，その流れを X 線で観察することによって血管内腔を可視化している．

造影剤を透視・撮影するための X 線装置を循環器用 X 線診断装置（以下，循環器撮影装置）という．これによって血管自体の病変（狭窄，血栓，閉塞，動静脈瘤，奇形ほか）やそれに伴う二次的変化（うっ血，虚血，側副血管，腫瘍血管の有無，血流量，内圧の変化ほか）の診断が著しく進歩した．

一方，対象部位の画像を観察しながら，カテーテルを介して診断や治療を行う放射線医学をインターベンショナルラジオロジー（interventional radiology：IVR）といい，循環器撮影装置はこの分野に用途が拡大している．

透視・撮影画像はデジタル信号として得られ，デジタルフルオログラフィ（digital fluorography：DF）とよばれる画像処理装置によりいろいろな画像処理，画像解析が可能となって，診断，治療に寄与している．

1　装置の構成と種類

頭部，心臓，腹部，四肢血管など検査部位に応じて求められる機能性やアプリケーションに違いはあるが，システムの基本的な構成はほぼ同じであり，つぎのようなコンポーネントからなる（**図 5-1**）．

①X 線管装置

②X 線を発生するための高電圧発生装置

③X 線平面検出器（flat panel detector：FPD）またはイメージインテンシファイア（image

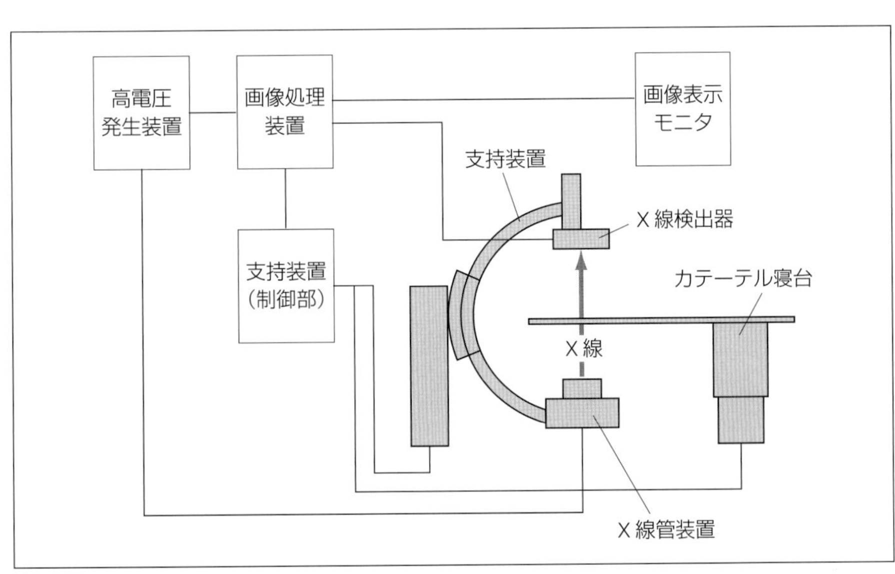

図 5-1　循環器撮影システムの構成

intensifier：I.I.）やテレビ（TV）カメラからなる映像装置

④画像データを処理する画像処理装置（システム制御の機能を包含するものもある）

⑤ X 線管や検出器を対向して保持する支持装置（C アームなど）

⑥ X 線撮影台（カテーテル寝台）

⑦システムを制御する制御装置

⑧画像表示モニタ

現在の循環器撮影装置はすべてコンピュータによって制御されるようになっている．さらに，X 線管，検出器，保持装置などのコンポーネントは，検査，治療の目的に応じて組み合わせが異なり，それぞれに特徴のあるシステム構成となっている．

循環器撮影装置には，細かい血管を明瞭に表示し，的確に手技を実施するため，高解像度，高コントラスト，リアルタイム性，高い操作性が必要である．従来のフィルム撮影やシネカメラによる撮影は，現在ではデジタルアンギオグラフィ（digital angiography：DA）やデジタルサブトラクションアンギオグラフィ（digital subtraction angiography：DSA）といったデジタル画像に完全に置換されている．これは，システムのデジタル化およびデジタル画像処理の高度化によって可能となったもので，IVR におけるリアルタイム性への要求がその背景にある．

循環器撮影装置には，このほか，心電図などの生体情報を得るための関連装置など，IVR に必要なさまざまな周辺機器が組み合わされて使用されるため，取り扱いには細心の注意が必要である．

図 5-2 に，操作室および装置の外観を示す．

以下に，各撮影部位別におけるシステムの簡単な特徴を示す．

1．頭部用システム

頭部の主要血管（左右総頸動脈，左右椎骨動脈）は血管自体の動きは少ないが血流が速く，複雑に分岐，屈曲している．そのため，血管の走行状態の確認が容易にできるよう，正面，側面の 2 方向だけでなく，角度をつけた斜位撮影が必要となる．

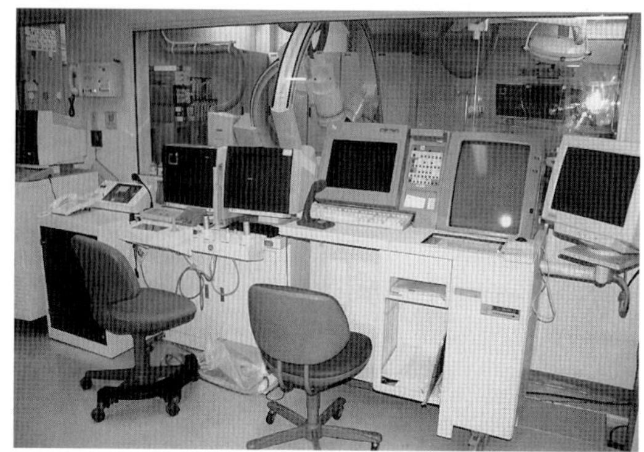

図 5-2　操作室および装置の外観

頭部血管に対しても，カテーテルを用いて腫瘍への栄養血管を塞栓し血流を遮断する塞栓術や，脳動脈瘤に金属製のコイルを詰めて破裂を予防するコイル塞栓術などの IVR が広く行われている．

搭載される検出器には，頭部をほぼカバーできるサイズとして 30cm 程度の視野の検出器を採用することが多い．

透視では，撮影済みの血管画像を透視画像に重ね合わせて，カテーテル操作やデバイス留置を支援するロードマップ機能が多用され，血管撮影としては DSA 撮影がもっともよく使用されている（**図 5-3**）．

また，複雑な血管走行の立体的な把握のためには，回転撮影が有効である．C アームを体軸中心に回転させながら画像を収集する回転撮影では，造影剤が検査部位に到達している間に回転させる必要があり，造影剤量の低減のためにも，画像収集フレームレートの高速化と C アーム回転速度の高速化が要求される．

現在では，回転撮影で得られた二次元画像から三次元再構成を行う 3D-angio 機能がほとんどのシステムに組み合わせられており，脳動脈瘤などの診断において高い効果が得られている（**図 5-4**）．

三次元再構成では，1 回の回転撮影で画像再構成する方法のほかに，造影剤注入前の回転画像と造影剤注入後の 2 回目の回転画像とのサブトラクショ

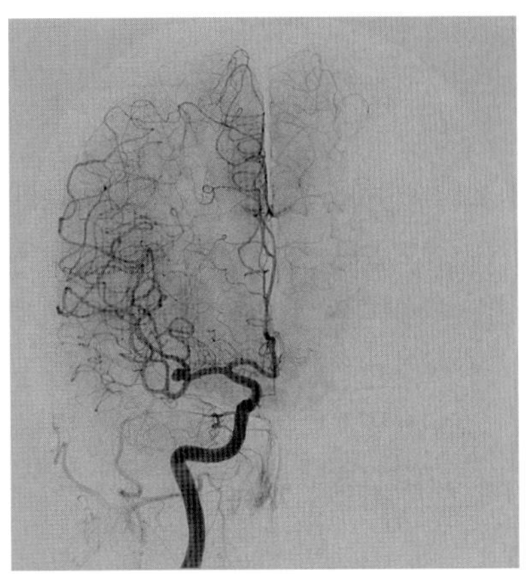

図 5-3　頭部 DSA 像（内頸動脈）

ンにて得られた回転 DSA 画像により，血管だけの三次元画像が得られる 3D-DSA 機能もある．この機能では，サブトラクションする 2 枚の画像の照射角度が完全に一致するように制御することが要求される．

2. 腹部用システム

腹部用システムは，1 回の造影で広範囲が撮影できるように，36～40cm 以上の視野をもった検出器が搭載されている．腹部血管撮影にも DSA 撮影がおもに使用されている（**図 5-5**）．

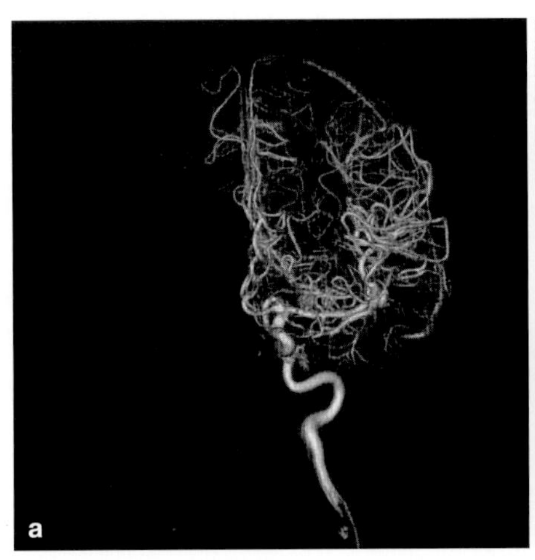

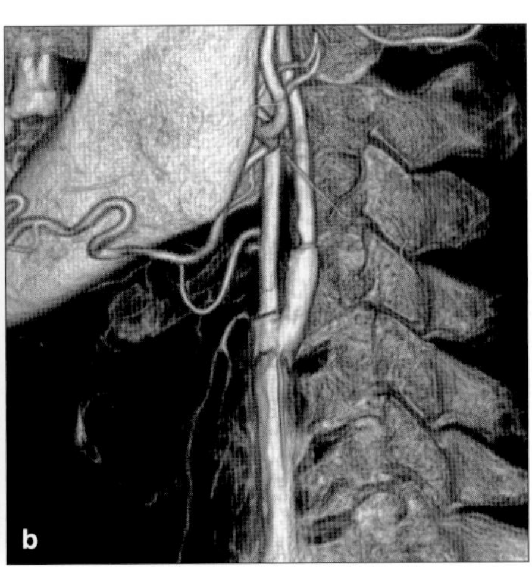

図 5-4　3D-angio
a：回転 DSA からの再構成像．高精細での再構成が可能．
b：回転 DA からの再構成像．骨情報が含まれる．

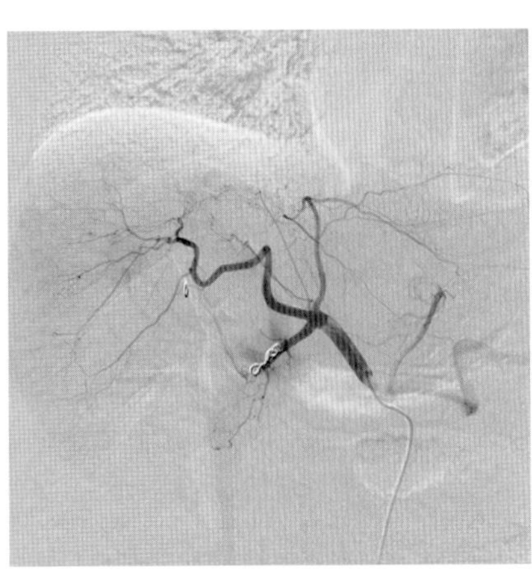

図 5-5　腹部 DSA 像（総肝動脈）

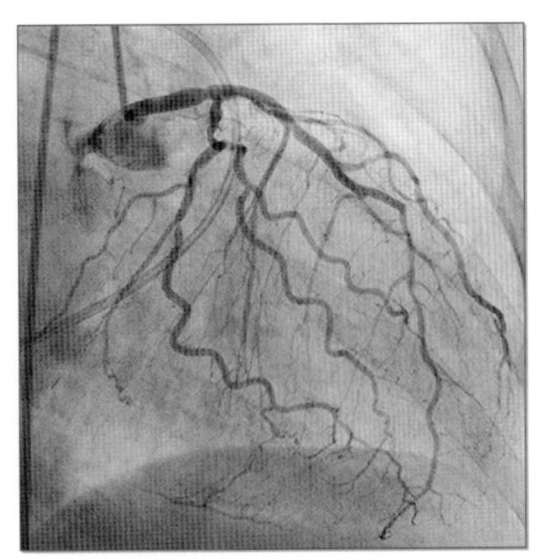

図 5-6　冠動脈（左冠動脈 DA 像）

腹部領域での IVR においては，肝癌など悪性腫瘍に対して，抗癌剤などの薬剤をカテーテルを用いて直接注入する動注化学療法（transarterial infusion chemotherapy：TAI）なども行われている．また，同じ検査室に自走式 CT を設置し，IVR 中に CT 装置を移動させ，治療経過を CT 撮影にて確認することができる angioCT システムも使用されている．

3．心血管用システム

心血管領域においても，確定診断を目的とした機能・形態的検査としての心臓カテーテル造影検査だけでなく，バルーンカテーテルなどを用いて血管の狭窄部の拡張を図る心血管形成術（percutaneous transluminal coronary angioplasty：PTCA）をはじめとする，冠動脈治療を目的とした IVR，すなわち経皮的冠動脈インターベンション（percutaneous coronary intervention：PCI）が盛んに行われている．

冠動脈の撮影では，血管の動きが大きいために DSA 撮影は使用できず，DA 撮影が行われる（**図 5-6**）．

心血管用システムは，他の部位における検査以上に多様で深い斜入角度を必要とするため，これら診断や治療が十分に行えるように，可動範囲が広く，小型の検出器（20cm 程度の視野）を搭載した装置となっている．小児の検査で造影剤の量を制限したい場合や，慢性完全閉塞病変（chronic total occlusion：CTO）に対する高度なガイドワイヤ操作が必要な場合に，立体的な血管走行を把握しやすいように，正面，側面の 2 方向から同時に透視・撮影を行うために，2 つの撮影系保持装置を組み合わせたバイプレーンシステムを採用することもある．

また，心血管に疾病がある場合には，ほかにも血管病変が存在している可能性があり，スクリーニングのために，心血管用でありながら下肢まで透視・撮影ができるシステムが必要とされる．

心臓領域では，冠動脈の狭窄など虚血性心疾患への PCI のほかに，不整脈治療として，不整脈を起こす原因箇所を焼き切るカテーテルアブレーション治療が普及してきているが，この治療にも心血管撮影装置が使用されている．

心臓領域の検査・治療では，血管狭窄部の確認のほかに，心臓の動きを動画で診断する必要があるため，撮影画像を動画で観察できる動画ネットワークシステムが組み合わせられる．

4．四肢用システム

四肢用システムは，1 回の造影で広範囲を撮影できるように，36～40cm 以上の視野をもった大視野の検出器が使用される．補償フィルタを用いてハレーションが起こらないように工夫し，撮影する．上肢の撮影は左右別々に行われるが，下肢は左右同時に撮影する場合がある．C アームと撮影台の動きを組み合わせて，四肢末端部まで血管の撮影が行えるようなシステムとなっている．

下肢血管の造影では，腹部大動脈で造影剤を注入し，血液の流れを追いかけてカテーテル寝台または保持装置を移動させる方法や，カテーテル寝台をステップ上に移動させながら足先まで連続して撮影するステッピング撮影などがある．

2　X 線装置

1．X 線管

X 線管装置は，高電圧発生装置でつくられた高電圧によってフィラメントから放出される熱電子を加速し，ターゲットに衝突させて X 線を発生させるユニットである．

与えたエネルギーのうち X 線に変換される効率は約 1%であり，入力エネルギーの大部分は熱になる．とくに IVR を実施する場合には，手技の困難さによって長時間の透視が必要となる場合が少なくない．循環器撮影装置では，陽極蓄積熱容量が大き

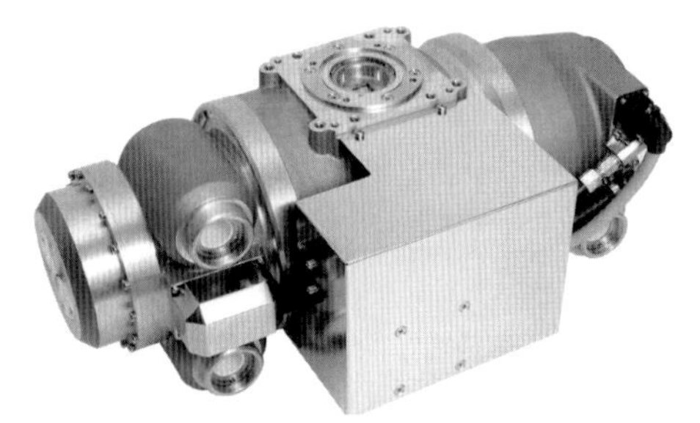

図 5-7　X 線管装置
陽極蓄積熱容量が大きく冷却効率が高く，長時間連続的なX線発生が容易に行える．

く冷却効率が高く，長時間の連続的な X 線照射に耐える，大容量の X 線管が使用される（**図 5-7**）．以下に，循環器撮影装置用 X 線管の仕様の一例を紹介する．

①大容量：熱容量は 1,800〜3,000kHU と大きく，500〜1,000mA 間での大電流で 10〜60 秒の長時間にわたり，1 秒間に 30 回程度の連続パルス X 線の撮影が行える．

②冷却効率：長時間 IVR に耐えられるように，冷却水を巡回させた水冷方式にて冷却効率を高めている．

③焦点：大焦点（1.0mm），中焦点（0.6mm），小焦点（0.3mm）を有する三焦点 X 線管や，二焦点 X 線管など，複数の焦点を透視・撮影に応じて使い分けている．

④液体金属軸受け：陽極の回転機構には，従来のボールベアリングではなく，液体金属潤滑による動圧軸受けを用いることで，連続高速回転性能，静粛性を改善している．

2. 高電圧発生装置

高電圧発生装置は，X 線管装置に 50〜125kV 程度の高電圧を供給し X 線を発生させるための装置である．商用電源から高電圧へと変換する方式として，従来は 3 相 12 ピーク整流形の高電圧発生装置などもあったが，現在では高速でのスイッチング技術と大電力半導体素子を用いたインバータ式の完全直流形で脈動率の小さい高電圧発生装置を用いるのが主流である．正面，側面の 2 方向からの交互 X 線ばく射で撮影を行うことができるバイプレーン装置にも対応している．最近では装置自体もコンパクトになり，設置スペースが少なくなるよう設計されている．

X 線制御装置は，X 線の特性を決める管電圧と管電流およびばく射時間を制御する．

検査中は，天板移動や C アームの回転により被写体厚が変化するため，透視や DA 撮影では，自動的にモニタの明るさを一定に保つように X 線条件をフィードバック制御する自動輝度制御を行っている．

また，循環器撮影装置では動きのある血管を対象としているため，透視・撮影はすべてパルス X 線を使用しており，連続透視は使用されない．

3　X 線映像装置

X 線検出器としては，従来からイメージインテンシファイア（I.I.）が使用されていたが，2000 年ごろから登場した動画対応の平面検出器（FPD）に急速に置き換わり，現在では，循環器撮影装置の X 線検出器のほぼすべてに FPD が使用されている．

X 線平面検出器（flat panel detector：FPD）は，大きく分けて間接変換方式と直接変換方式の 2 種類に分けられる（**図 5-8**）．間接変換方式では，X

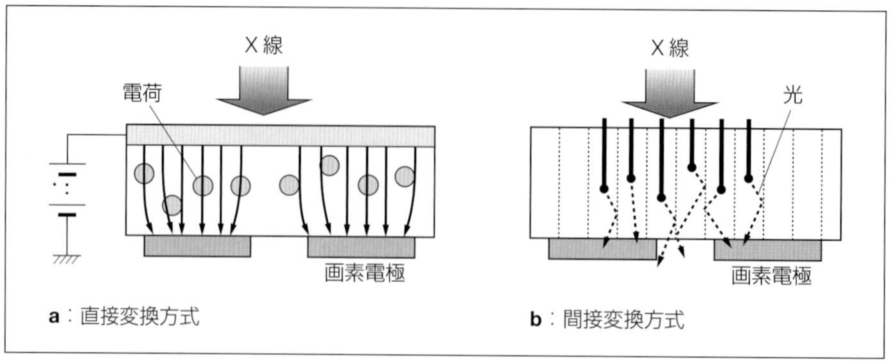

図 5-8　FPD の変換方式

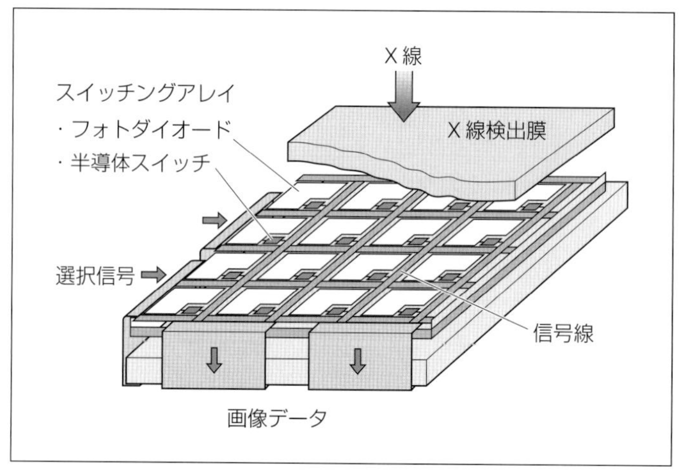

図 5-9　FPD の構造

線検出用のシンチレータでいったん光に変換した後でフォトダイオードにて電気信号に変換する．直接変換方式では，アモルファスセレンにて X 線を直接電荷に変換するため，高い MTF が得られるが，技術的な理由などから循環器撮影システムでは間接変換方式がおもに使用されている．

図 5-9 に FPD の構造例を示す．間接変換方式では，入射した X 線は CsI シンチレータにより光に変換される．この光はシンチレータの柱状構造に導かれて各画素に設置されたフォトダイオードに入射して電荷として蓄積される．電荷は各画素に設置された TFT（薄膜トランジスタ）スイッチによって信号線を通して読み出される．読み出された信号は，低ノイズアンプによって増幅され，A/D 変換されて最終的にデジタル信号として出力される．

循環器撮影装置に一般的に使用される FPD の画素サイズは 150～200 μm 程度であり，この画素サイズが解像限界となる．よって，視野拡大しても検出器面上では画素サイズ以上の解像力は得られないが，原理的に解像力が経時劣化することはない．また，DF 装置で一般的に扱う画像マトリックスサイズは 1,024 × 1,024 であるため，DF 装置側で分解能が制限される場合がある．

FPD の読み出しのフレームレートを高くする方法として，ビニング読み出し方式がある．これは，2 × 2 画素または 4 × 4 画素などを 1 画素として読み出すことにより，フレームあたりの読み出し画素数を少なくしてフレームレートを高くする方法である．

最近では低ノイズ化などの目的で，間接変換方式 FPD のフォトダイオード部分に，デジタルカメラなどに使用される CMOS 画像センサを組み合わせた FPD も開発されている．

4　X 線機械装置

1．撮影系保持装置

多重絞りを含めた X 線源装置および，それに対向して検出器を搭載し，多方向からの撮影を可能とする装置を撮影系保持装置という．

検査室の床に固定される床置き式と，天井レールに懸垂され配置の自由度が高い天井走行式に大別される．シングルプレーン（1 方向撮影）の場合は C アーム*[1]，バイプレーン（2 方向撮影）の場合には C アームと Ω アーム*[2]の組み合わせとなる（**図 5-10**）．頭部や心臓を透視・撮影する場合，目的とする血管部位や位置に応じていろいろな角度をつけ，それらが最も観察しやすい方向から撮影することが必要である．そのため，C アーム，Ω アームは複数の回転支持軸を備え，それぞれを回転させることで多岐にわたる角度設定が可能である．

撮影系保持装置には，必要な角度や位置に短時間で設定できる機動性，回転撮影のための高速回転性能や，高い操作性が求められる．また，IVR 手技の高度化と患者負担の軽減のため，患者のあらゆる部位からカテーテルを挿入するケースが増えており，患者周辺の空間を有効に確保するための機構的な工夫が重要になってきている．

2．循環器用 X 線撮影台

患者を寝かせて，X 線が検査部位を透過するように位置決めするため，前後左右の微細な移動が容易にできるよう設計されている．また，X 線吸収が少なく，患者質量にも耐えられる強度を必要とするため，素材としてカーボンなどが用いられている．

循環器用 X 線撮影台（**図 5-11**）では，つぎのような条件を満たすことが必要である．

①どの方向からでも患者に検査のアプローチがで

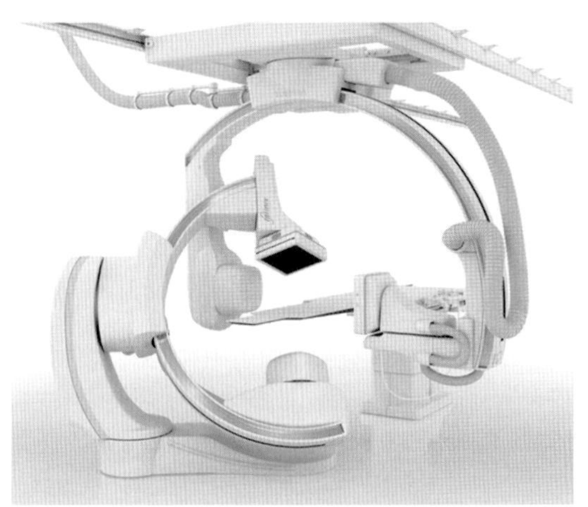

図 5-10　バイプレーンシステム（FPD 搭載）

*[1]C アーム：床置正面系保持装置のことで，アームの形状がアルファベットの C 字状となっている．
*[2]Ω アーム：天井吊り側面系保持装置のことで，アームの形状がギリシャ文字の Ω に似ている．

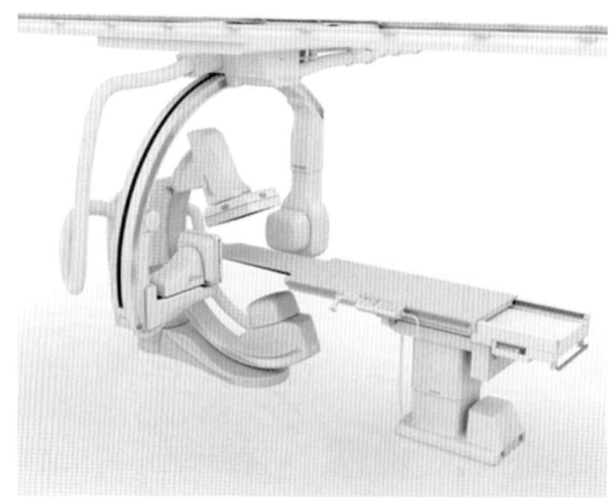

図 5-11　循環器用 X 線撮影台

き，ときには術者 2 人が同時に向かい合って検査を進めることができる．また，カテーテルの準備，挿入，技法，造影剤の注入が容易に行える．

②患者の頭から足まで十分に透視や撮影が行える．

③体重が重い患者がのっても，たわみなく保持でき，また緊急時には心臓マッサージにも耐えうる．

④天板の X 線吸収が少なく，画像への影響が小さい．

⑤血液などが付着してもすぐにふき取れて，血液や造影剤などが入り込むような隙間がなく，清潔さが保てる．

⑥力をあまり必要とせず，容易に天板の移動が可能である．

また，最近では，手術室に循環器撮影装置を設置し，外科手術と IVR を同時に行うことができる hybrid OR システムも普及してきており，このシステムでは IVR と兼用できる手術用撮影台が使用される．

5　DF 装置

現在の循環器系疾患においては診断および治療（IVR）が広く行われており，画像処理などを受け持つ DF 装置は不可欠となっている．DF 装置は，X 線透視像をリアルタイムにデジタル画像として収集し，メモリに記憶するとともに，モニタに表示する装置であり，映像信号に対して種々の処理を加えることで，診断目的に応じた画像を提供することができる．デジタル技術の進展に伴って，その機能性も大幅に向上してきている．

循環器撮影装置における DF 装置は，おもに動画像をデジタルデータで収集・表示するものであり，撮影としてはとくに DA や DSA が多く用いられている．また，IVR では，ガイドワイヤやステントなどのデバイスをリアルタイムに観察する必要があり，透視画像の画質が重要となる．透視画像処理としては，ノイズ低減処理，コントラスト強調処理，背景圧縮処理などが一般的に行われている．ノイズ低減処理では，従来から画像加算処理の一種であるリカーシブフィルタが使用されていたが，最近では残像の出ないノイズ低減処理も開発されている．

図 5-12 に，DF 装置の代表的な構成を示す．

画像収集レートに応じた X 線ばく射のタイミングや FPD 画像読み出しのタイミングなどは DF 装置により制御される．FPD の出力はすでにデジタル信号になっており，DF 装置ではそのデジタル画像を受け取り，各種の画像処理を行い，モニタへの表示や画像サーバへの画像転送を行う．

これらの動きは，マイクロプロセッサによって管理・制御される．画像はメモリや高速のハードディ

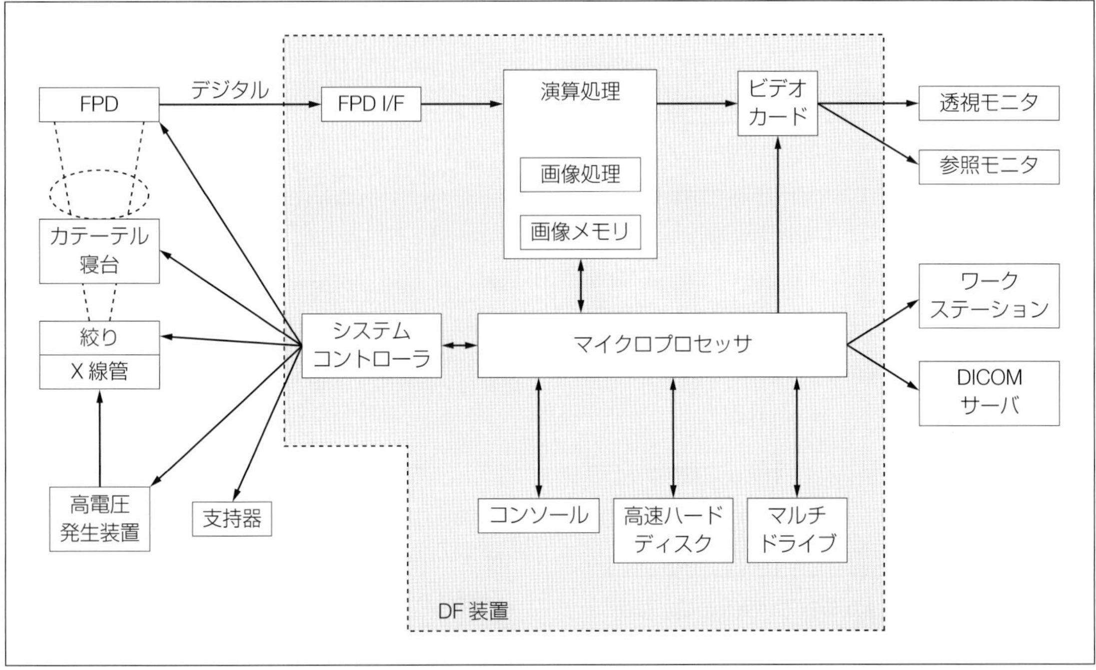

図 5-12　DF システム基本構成ブロック図

スクに記録されるが，随時読み出しが可能であり，透視像と記録済みの撮影像を重ねて表示してカテーテル操作をサポートするロードマップなどの機能もある．IVR 中には，透視・撮影や参照画像表示，画像計測などの処理が簡便に実施でき，術者が手技に集中できるようなユーザーインターフェースも重要となる．

全身のさまざまな血管に対して行われる IVR の発展に伴って，リアルタイムに画像が確認できる DF 装置がますます多用されている．

6　デジタルサブトラクションアンギオグラフィ（DSA）

サブトラクションとは減算処理をさし，造影剤を注入して得た画像（コントラスト像）から，造影剤注入前の背景となる骨などの陰影画像（マスク像）を除去し，造影剤の入った血管像のみを抽出して表示する，DF 装置の代表的な画像処理である（**図 5-13**）．

DSA はコントラスト分解能に優れており，必要な画質を得るために造影剤の量を減らすことができる利点がある．また，リアルタイムに画像を確認できるため，結果を確認しながら効率よく手技を進めることができる（**表 5-1**）．

DSA は，造影剤を静脈に注入して行う経静脈的 DSA（intra-venous DSA：IVDSA）と，動脈内に注入して行う経動脈的 DSA（intra-arterial DSA：IADSA）に分けられる．IADSA は狭窄血管の拡張術などの IVR における確認造影として多用されており，一般的に DSA とはこの IADSA をさしていることが多い．

DSA 撮影は動きのない血管を画像化する撮影方法であり，通常，撮影中は X 線条件を固定にしている．一方，サブトラクションを行わないデジタルアンギオグラフィ（DA）撮影は，おもに動きのある血管造影などに用いられ，自動輝度調整機能により表示画像が一定の輝度になるように X 線条件を制御し，撮影部位を広範囲に移動させた撮影が可能

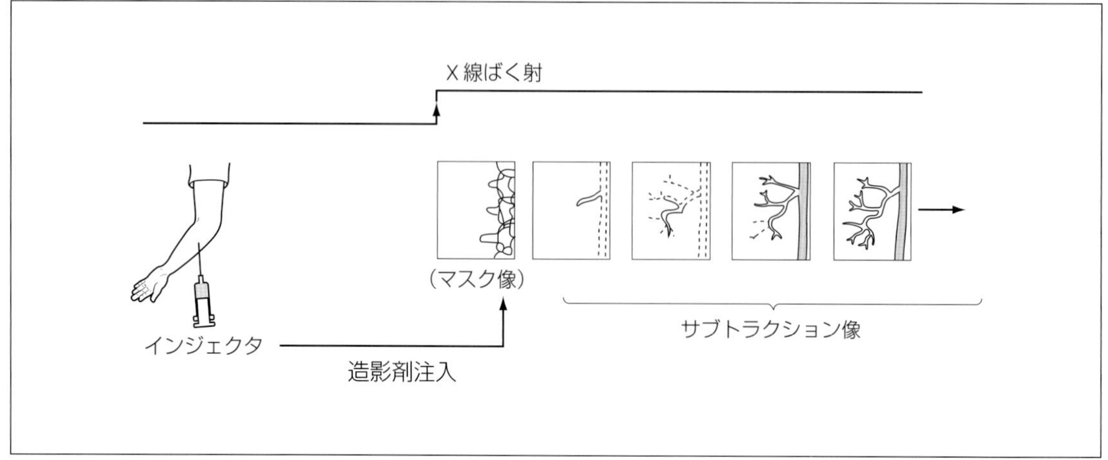

図 5-13　サブトラクション処理と造影剤注入のタイミング

表 5-1　DSA の特徴

①コントラスト分解能が優れている．このため使用する造影剤の量を減らすことができる ②リアルタイムでの画像表示が可能である．血管塞栓術や拡張術などの IVR では手技の結果を確認しながらつぎの方針を決定できるため，高能率化が図れ，検査時間の短縮化につながる ③呼吸などの体動によって影響を受ける．コントラスト像に対してマスク像を位置合わせし直す，リマスクなどの処理を行う

である．

7　IVR（インターベンショナルラジオロジー）

“Interventional radiology”は，X 線透視や CT などを見ながらカテーテルや特殊な針を用いて，体に傷を残さずに疾患を治療する画期的な方法のことである．閉塞・狭窄した血管，胆管，気管，尿管を広げたり，出血した血管を塞栓したり，癌を制御したり，さまざまな治療を行う．外科的手術と比較して体への負担が少なく，疾患のみを正確に治療できる特徴がある．欧米では“IR”と略されるが，日本では“IVR”（画像下治療）とよばれることが多い．言葉の由来としては，1960～1970 年代にアメリカのマルグリス（Margulis）やウォーレス（Wallace）らが学術論文にその言葉を記載したことから広まったが，その萌芽はさらに以前からみられていた．

IVR は，大きく血管系 IVR と非血管系 IVR に分けられる．血管系 IVR としては，抗癌剤や血栓溶解剤のカテーテルからの局所投与，癌や出血に対する血管塞栓術，閉塞性動脈硬化症や血液透析バスキュラーアクセストラブルに対する血管形成術などがあげられる．非血管系 IVR としては，腫瘍生検，膿瘍ドレナージ，胆管・気管ステント，腫瘍のラジオ波治療などがある．

1．血管系 IVR

基本的手技は，穿刺針，ガイドワイヤ，カテーテルを用いたセルジンガー法（経皮的カテーテル法）による．通常，大腿動脈に 4～5Fr（フレンチ）の太さの血管シースという管を留置した後，目的血管までガイドワイヤという特殊な軟らかい針金を用いて 4～5Fr のカテーテルという特殊な管を挿入する．次に，マイクロガイドワイヤ誘導下に，2～3Fr の細いマイクロカテーテルを，さらに末梢の細い血管まで挿入する．画像のガイドとしては，X 線透視が主体であり，必要に応じて水溶性ヨード造影剤をカテーテル先端からフラッシュ（少量注入）することにより血管内におけるカテーテルの位置を確認する．

1）薬剤の局所投与，血栓の破砕吸引，ポート

抗癌剤の局所投与は，末梢の静脈から投与するよりも，直接癌の栄養動脈までカテーテルを誘導し，そこから抗癌剤を局所注入するほうが効果的である．通常，末梢の静脈からと比べ 5～10 倍の高濃度の薬剤分布が得られ，副作用も軽減される．血栓溶解剤も同じ理論から，脳血栓，冠動脈血栓，末梢動静脈血栓などに対し，カテーテルからの薬剤投与が行われる．特殊なデバイスを用いて，血栓を破砕したり吸引したりする手技を加えることもある．また，ポート（リザーバ）という特殊な器具を皮下に埋め込み，目的血管に挿入したカテーテルと接続することにより，薬剤投与や静脈栄養を行う機会も増えてきている．

2）血管塞栓術

肝臓癌や子宮筋腫などの栄養血管を塞栓することにより，腫瘍を縮小・治癒させる目的で行われる（**図 5-14**）．出血している血管までカテーテルを誘導しそこから塞栓物質を注入することにより止血を得たり，動脈瘤，動静脈奇形や動脈管を塞栓させることもある．塞栓物質としては，ゼラチンスポンジなどの一時的塞栓物質と，金属コイル（**図 5-15**），エタノール，NBCA（N-butyl-2-cyanoacrylate：医療用アロンアルファ®），ビーズ（球状塞栓物質）などの永久塞栓物質がある．一時的塞栓物質は通常 1 週間程度で再開通するが，永久塞栓物質は溶解し

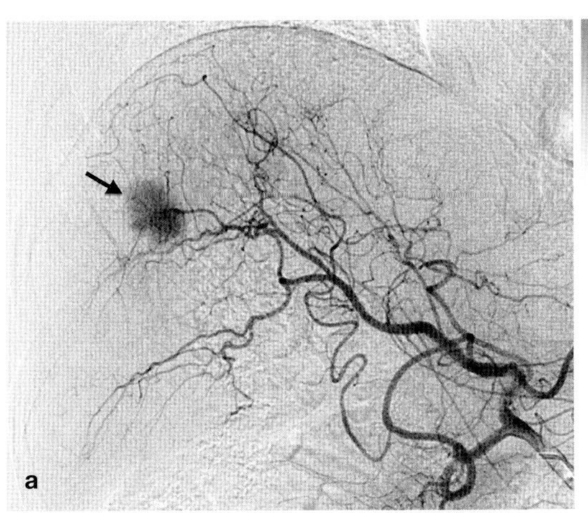

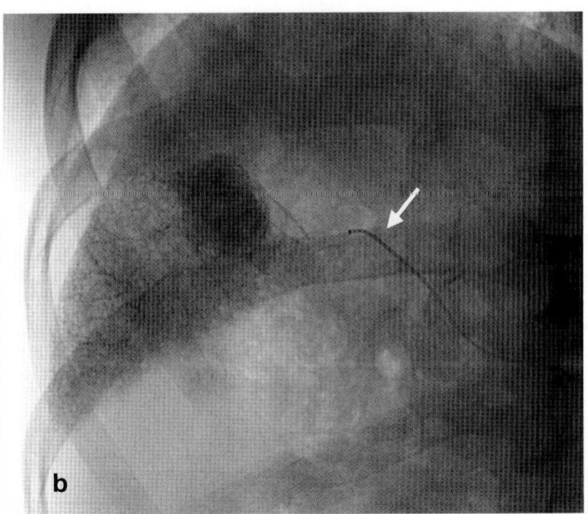

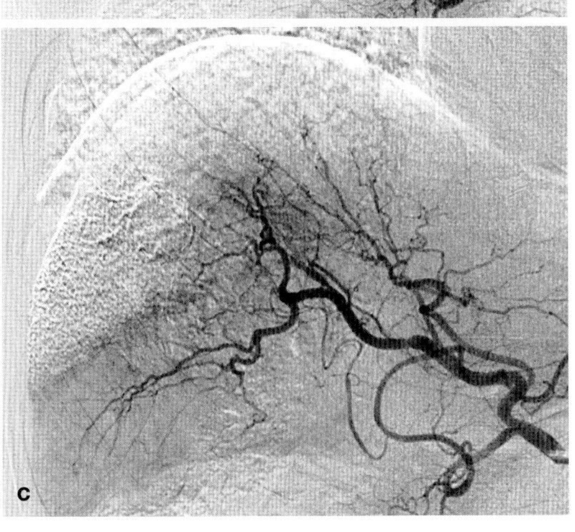

図 5-14　原発性肝細胞癌に対する動脈塞栓術
a：肝動脈撮影にて，モザイク状の腫瘍濃染が認められる（矢印）．
b：肝動脈末梢まで挿入されたマイクロカテーテル（矢印）先端より抗癌剤とリピオドール® 混合液を注入し，さらにゼラチンスポンジ細片にて塞栓術を施行した．腫瘍だけでなく，門脈にまでリピオドール® は流入し，当該肝区域が楔形に描出される．
c：術後造影にて，腫瘍濃染は消失している．

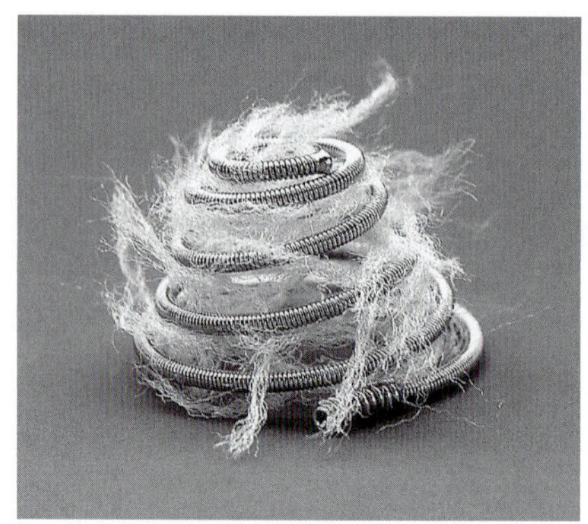

図 5-15　塞栓物質の実際
マイクロコイルは血管内にて渦巻き状になる．ファイバが付着しており，血栓形成を助ける．

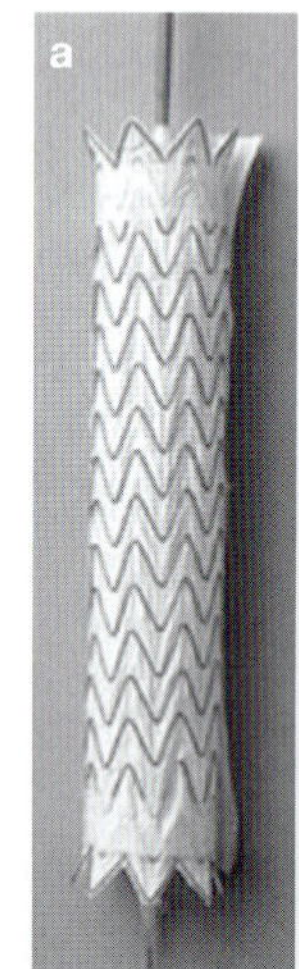

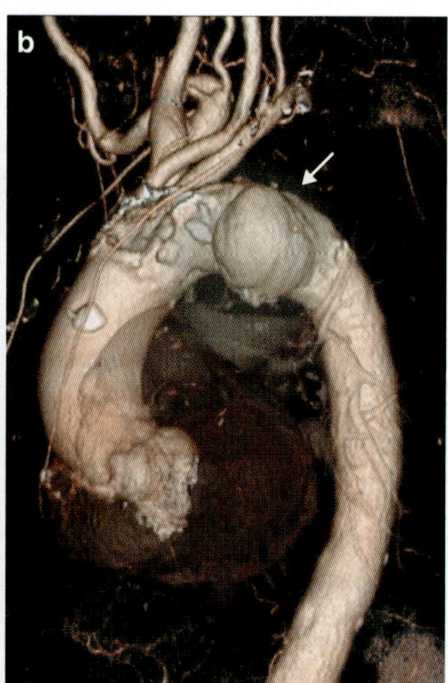

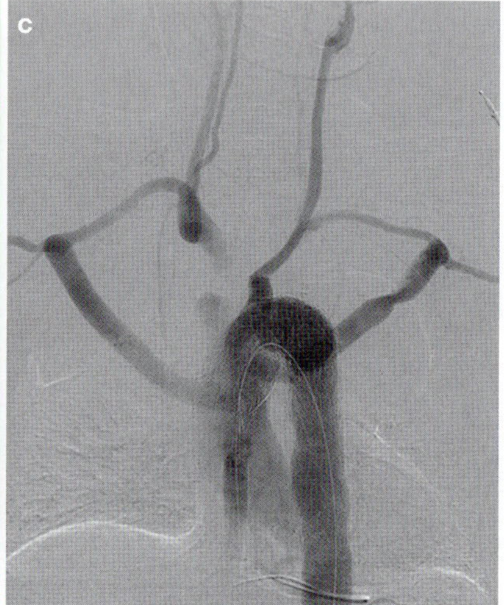

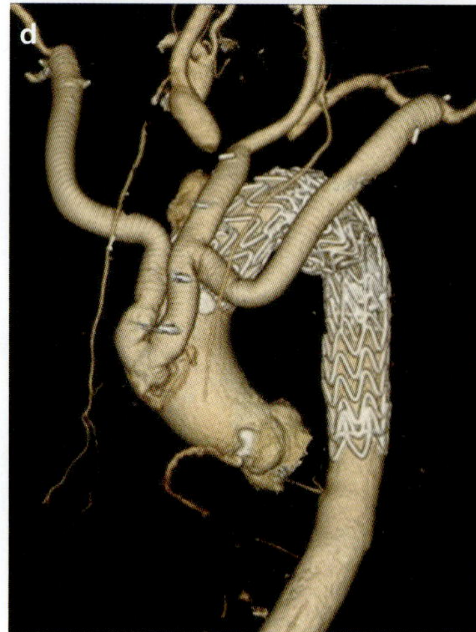

図 5-16　ステントグラフト治療の実際
a：ステントグラフトの外観（Gore TAG）．
b：造影 CT 再構成画像を示す．胸部大動脈瘤が明らかである．瘤と頸部血管が近接しており，大動脈弓部に粗大なプラークが存在することもあり，手術と組み合わせてステントグラフト治療を行うこととした．
c：術直後 DSA では，瘤は描出されなくなり，脳や左右上肢への血流も良好である．
d：術後造影 CT 再構成画像を示す．瘤はステントグラフトにより十分カバーされている．手術で再建されたグラフトも良好に開存している．

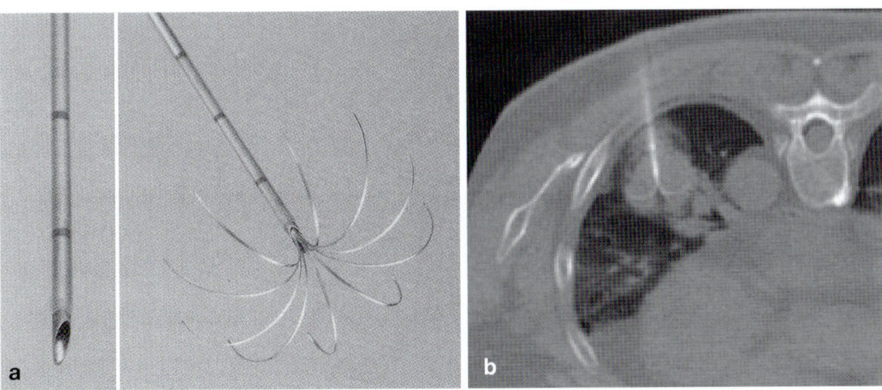

図 5-17　肺腫瘍のラジオ波治療
a：展開針の実際．専用のジェネレータと組み合わせて使用される．
b：展開針が病変を貫いていることを確認する（CT）．

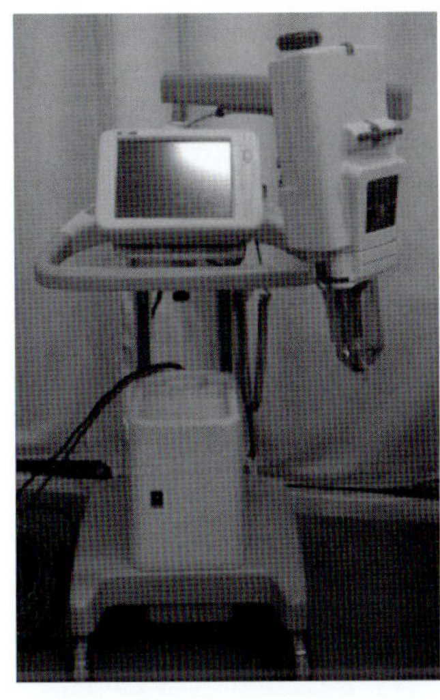

図 5-18　造影剤自動注入器
自動注入器を用いて指定量の造影剤を指定時間で血管内に注入する．

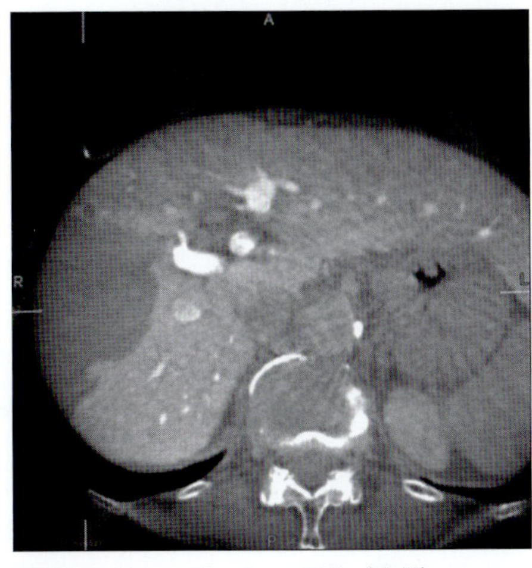

図 5-19　コーンビーム CT 画像（腹部）

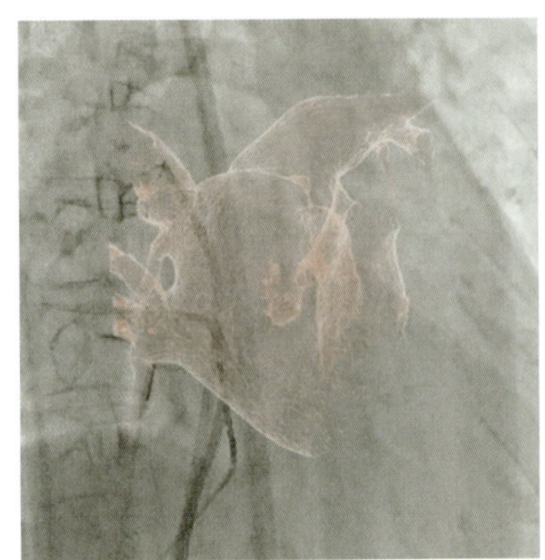

図 5-20　CT 像とのフュージョン画像

ない．おのおの目的に応じ使い分ける．

3）血管形成術・弁形成術

狭窄・閉塞血管に対し，バルーンカテーテルという風船付きのカテーテルを用いて血管を拡張させたり，病変部に一致させて，ステントという金属を編んで作製した特殊な筒を挿入したりすることにより，正常血管径を確保し血流を保つ．頸動脈，冠動脈，腎動脈，末梢動脈，上下大静脈など，対象血管はきわめて広範である．肺動脈弁や僧帽弁などの狭窄に対するバルーンカテーテルや TAVI（経カテーテル大動脈弁植え込み術）などを用いた弁形成術も定着している．大動脈瘤や大動脈解離に対しては，ステントにダクロン（ポリエチレンテレフタレート）やポリテトラフルオロエチレン（PTFE）などの人工血管の布を縫いつけたステントグラフトを用いて治療することも多い(**図 5-16**)．

4）その他の血管系 IVR

血管内の異物除去，下大静脈フィルタ，TIPS（経皮的肝内門脈肝静脈短絡術）などさまざまな手技が存在する．

2．非血管系 IVR

基本的手技は穿刺法とセルジンガー法である．画像のガイドとしては，X 線透視のほかに超音波や CT が使われる．

1）生検（バイオプシ）

生検とは生体の組織や臓器の一部を採取し，病理組織学的に検査することをいう．

局所麻酔下に，特殊な針を病変まで進め生検を行う．超音波による肝腫瘍の生検や，CT を用いた肺腫瘤の生検がおもなものである．CT 透視や MRI を用いることもある．

2）エタノール治療，ラジオ波治療，凍結治療

肝癌に対し，特殊な針を病変まで進め，エタノールを注入することにより腫瘍壊死を得る．ラジオ波エネルギーによる熱凝固療法を行う施設も多い．肺，腎，骨などの病変にこれを応用することもできる（**図 5-17**）．腎癌を中心に凍結治療も行われるようになってきている．

3）ドレナージ

ドレナージとは貯留した膿瘍や液体などを，カテーテルなどを用いて排出させることをいう．

膿瘍腔や拡張した胆道・尿路にカテーテルを挿入し，ドレナージを行う．

4）ステント

狭窄・閉塞した気管，胆道，消化管，尿路に対し，ステントという金属を編んで作製した特殊な筒を挿入・留置することにより内腔を確保する．

5）その他

結石除去，卵管再開通術，磁石圧迫吻合術などさまざまな手技がみられる．

8　付属装置

1．造影剤自動注入器（インジェクタ）

大量の造影剤を血管内に短時間で注入するために**図 5-18** のような自動注入器が用いられる．

撮影と連動してプログラムされた一定の流量や時間で造影剤の注入が可能である．また，目的に応じて自動分割注入や心臓などの拍動に同期させた注入法が可能な装置もある．そして一定の圧力以上に負荷がかかると装置が停止する．

2．心電図モニタ，圧記録機器

循環器系の検査時には，患者の生体情報を得るために心電図モニタを行う．その際に使用する電極やリード線はカーボン製のものを用い，透視や撮影時

にアーチファクトとならないように工夫されている．また，カテーテルによる血管内，心臓内の圧データを記録する装置も循環器系検査では必要となる．

このようなモニタリング機器からの出力は，検査室内に設置されたモニタにも表示され，検査中は術者あるいは看護師が常時監視している．

3．麻酔器，吸引装置，除細動装置

麻酔器，誤飲をした唾液などを吸引する吸引装置，心房細動を起こした際に使用する除細動装置などは，不測の事故防止のために検査室内に設置しておかなければならない．

9　最近の X 線システム

高速デジタル画像処理技術の進展による，リアルタイム画像処理および 3D ガイド表示技術の近年の進歩は，IVR 手技を支援するだけではなく，治療の安全性・迅速化と患者の被ばく低減にも貢献している．

3D-angio 機能の最近のアプリケーションとしては，3D-DSA による三次元血管画像を，IVR 中の透視画像に重ね合わせて動画表示させる 3D ロードマップ機能や，軟部組織などの抽出のために低コントラスト分解能を改善させたコーンビーム CT 機能も一般的になっている（**図 5-19**）．

また，他のモダリティとの融合化も進んできており，CT 画像を透視画像に合成して表示させるフュージョン機能などが IVR の現場で使われるようになっている（**図 5-20**）．

さらに，外科手術の現場においては，循環器撮影装置に手術用撮影台を組み合わせた hybrid OR システムが普及してきている．これは，胸部大動脈瘤や腹部大動脈瘤に対するステントグラフト留置術，大動脈弁の治療である経カテーテル大動脈弁留置術（transcatheter aortic valve implantation：TAVI）などに対して，外科手術と IVR を併用してより安全に行うことを目的としている．

被ばく低減技術では，さまざまな被ばく低減機能のほかに，近年では，IVR 術中の患者被ばく線量の可視化や，線量データの外部出力による統計管理など，被ばく管理機能が強化されてきている．

第6章 特殊X線撮影装置

1 外科用X線装置

1. はじめに

外科用X線装置は，手術室での使用を目的とする透視および撮影可能な手術支援のためのX線システムである．外科用X線装置は，一般にCアームとよばれる半円形のアームの一端にX線発生装置，他端にはイメージインテンシファイア（I.I.）およびテレビ（TV）カメラが取り付けられ，それらの重量バランスがとられ自在な動きで位置決めが行えるもので，移動形のCアーム装置と据置形の天井懸垂Cアームがある．ここでは，移動形のCアーム装置について詳述する．

図6-1に，移動形の外科用X線装置の外観を示す．

2. 用　途

外科用X線装置は，整形外科領域で使用されることがもっとも多いが，移動形で透視撮影が行える利便性から，さまざまな領域で使用されている．代表的な用途は以下のとおりである．

1）整形外科領域

①骨折の保存的治療や治癒経過の追跡
②骨折の手術的治療における整復や髄内釘刺入
③異物の探索
④腎臓や胆嚢手術（術中胆道造影）
⑤ゾンデ，内視鏡，カテーテル，ペースメーカーの挿入

2）整形外科以外の領域

①泌尿器の手術
②脳外科手術
③脳血管造影〔デジタルサブトラクションアンギオグラフィ（digital subtraction angiography：DSA）機能付き装置〕
④CT装置と組み合わせたCTアンギオ（DSA機能付き装置）
⑤結石破砕装置を組み合わせた結石位置特定の位置決め装置

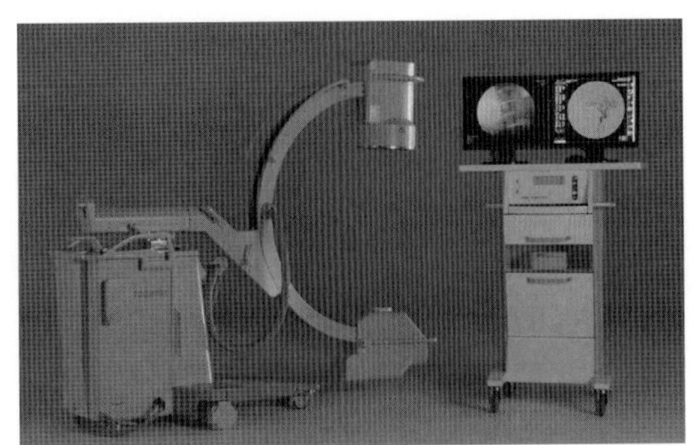

図6-1　外科用X線装置外観

3. 構　成

1）基本構成

外科用X線装置の代表的な構成は以下のように構成される（**図6-2，6-3**）．
①移動形本体
②X線発生装置（X線管装置，X線可動絞りを含む）

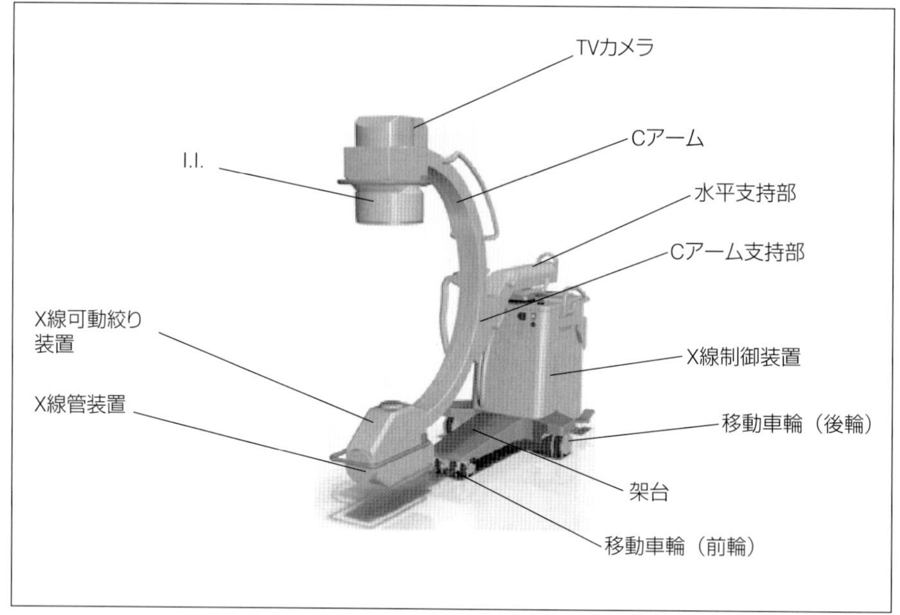

図6-2　移動形本体

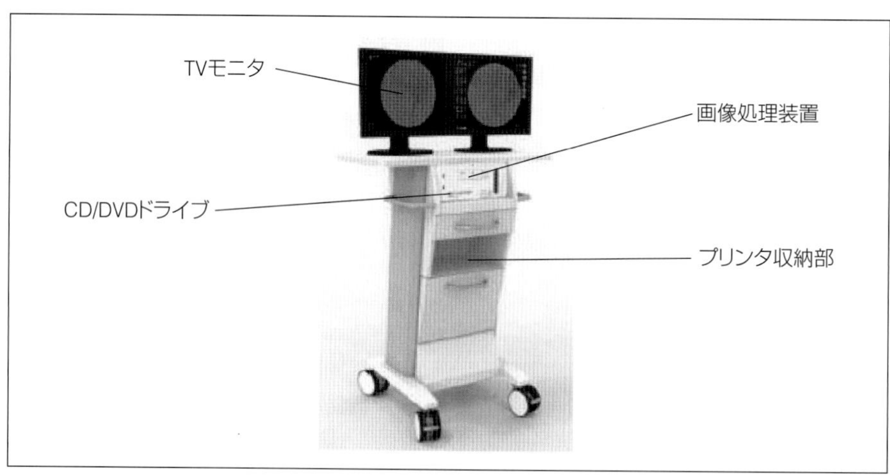

図6-3　モニタ台車

③X線制御装置
④I.I.
⑤TVカメラ
⑥TVモニタ
⑦モニタ台車
⑧画像処理装置
⑨透視用フットスイッチ
⑩直接撮影用ハンドスイッチ

2）組み合わせ装置

装置の使用状態に合わせて以下の装置を組み合わせられる.

①撮影用カセッテホルダ
②面積線量計
③バーチャルコリメータ
④レーザーガイド

⑤プリンタ

⑥遠隔操作用スイッチ（手術室以外での外科用 X 線装置の使用時）

4. 各部の仕様・性能

装置により多少異なるが，代表的な性能は以下のとおりである．

1）X 線発生装置

外科用 X 線装置が開発された初期は自己整流式，ついで単相全波整流式となり，現在ではほとんどがインバータ式となっている．

外科用 X 線装置が移動形であり，手術台との組み合わせやほかの装置の寝台との組み合わせのため，X 線発生装置部はよりコンパクト化が要求されるので，金属製油浸式容器の中に X 線管，主変圧器，フィラメント加熱変圧器，オイルサーキュレータ機構を封入した防電撃・防 X 線形の一体構造方式を採用しているものが多い．また，この容器の X 線放射口には X 線可動絞り装置を備え，一体構造としている．

X 線管装置は小型化できる利点から，固定陽極型 X 線管装置を採用している装置が多いが，X 線出力が小さい欠点があった．

最近では，X 線出力が大きくできる回転陽極型 X 線管装置を搭載している装置も開発され，代表的な性能は以下の定格である．固定陽極型 X 線管装置を搭載している装置は管電圧，管電流，管電流時間積とも小さい．

(1)　X 線出力

a. 短時間定格（撮影）

- 管電圧 40～120kV
- 管電流 20～150mA
- 管電流時間積 0.08～500mAs

透視モードにおいて，単発 X 線透視によって静止画を得てイメージャなどに出力するときに，一時的に大電流で撮影するモードをもつ装置の場合は，管電流は撮影時と同じ管電流（約 20mA）まで出力できるものもある．

b. 長時間定格（透視）

- 管電圧 40～120kV
- 管電流 0.2～10mA

(2)　X 線管

- 固定陽極 2 重焦点
- 焦点サイズ
  - 透視用 0.3mm
  - 撮影用 0.6mm

(3)　X 線可動絞り装置

外科用 X 線装置の X 線可動絞り装置は，I.I.入力サイズに合わせたマスク部と X 線照射の絞り込みを行う羽根部とから構成されている．

a. マスク部

X 線照射が I.I.サイズをはみ出して照射されるのを防ぐため，X 線照射野が I.I.入力サイズになるような円形マスクを備えている．

透視時は I.I.の入力サイズに応じた円形照射野であり，撮影時はフィルムサイズに応じた長方形照射野となるように，透視モード用の円形マスクと撮影モード用の方形マスクが切り替わる装置もある．

b. 円形絞り，羽根部

I.I.の入力サイズは 215mm（9 インチ），160mm（6 インチ）および 120mm（4.5 インチ）に切り替えができる．そのため，9 インチの入力に対してはサイズが固定のマスクで X 線照射野を制限しているが，6 インチ，4.5 インチの I.I.の入力に対しては円形絞りで照射野を制限している．

羽根部は，被写体と外科用 X 線装置の位置関係からモニタ上の画面の向きを見たい位置に回転できるようになっている．また被写体，とくに四肢の透視・撮影時の直接 X 線と被写体の境目には，直接 X 線によるハレーションが発生するため羽根を絞ることでハレーションを防止している．羽根部は左右 1 対の羽根で構成され，2 方向から絞り込みが可能である．円形絞りの直径を可変させ，羽根部と合わせて X 線照射を制限することができる．

また，羽根部の回転位置と開度および円形絞りの直径を検出し，透視前に設定した羽根部と円形絞りの位置を破線でモニタ画面に表示して確認できるバーチャルコリメータ機能を備えた装置もある．

X線可動絞り装置は，最小FSD（focal spot to skin distance; 焦点皮膚間距離）を保つための間隔保持機能を兼ねており，焦点から先端までの距離は，外科用X線装置では20cm以上となっている．

皮膚被ばく線量制限のために，総ろ過は3mmAl当量以上になっている．

X線発生装置は，国際規格IEC 60601-1-3（X線防護）で，術者が立つ位置の迷X線量が規制され，取扱説明書にその位置と線量のグラフが占居有意区間（significant zone of occupancy）として記載されている．

2）X線制御装置

X線制御装置は以下の制御を行っている．

（1）　管電圧制御

定格出力範囲を，たとえば1kVステップあるいは2kVステップの間隔で設定できるようにしている．

（2）　管電流制御

基本的に，透視と撮影では出力範囲が異なるため，各モードでの制御は以下のように行っている．

a．撮影時

定格が一定の場合は，各管電圧での管電流は一定である．電力をほぼ等しくするため，各管電圧に応じて，管電流を変えているものもある．

b．透視時

透視条件を術者が設定するマニュアルモード時は，0.2mAから装置定格の透視時の最大管電流（10mA）まで0.1mAステップで設定できるようにしている．またパルス透視では，最大10mAまでのインターバル透視ができる．画像の記録のために短時間に大電流で透視をする場合は，約20mA出力することができる．

（3）　撮影時間/mAs制御

製品の仕様によって，mAs設定スイッチで設定するものと，管電流と撮影時間の両方を設定し，mA × secでmAsを設定するものがある．1～500mAsまで設定できる．

（4）　ABC制御（auto brightness control，自動輝度制御）

通常（マニュアル）の透視では，透視する被写体の厚さによってモニタ上の画像の明るさが変わってしまうが，そのモニタ上に写し出される画像の明るさを見やすい明るさに自動的に制御することをABC制御という．一般的には，TVカメラの映像信号をフィードバックして管電圧と管電流を制御しているが，管電圧と管電流がともに連動するフルオート（kV-mA）方式，設定された管電圧に応じてmAが連動するmAオート方式，設定された管電流に応じてkVが連動するkVオート方式がある．外科用X線装置の場合は，医師が使用することを前提にしているため多くはフルオート方式を採用しており，装置電源が投入されると自動的にABCモードが選択されるようになっている場合が多い．

ABCモードで透視を行っていると，装置あるいは被写体がわずかにでも動けばX線条件（kV，mA）が変化するが，被写体のある部分のみを同じ明るさ（同じX線条件）で見たい場合は，ABCの条件を固定できるABCロックスイッチを設けている装置もある．

（5）　透視積算時間制御

1人当たりの透視時間の表示と透視時間を測定するタイマ回路を備える．透視による被検者の被ばくを少なくするため，ある一定時間を経過すると警報ブザーが発信される．JISなどでは，5分以内の設定時間内で警報ブザーを発するよう規定している．

警報ブザーはブザーリセットスイッチで解除することができる．また，被検者が変わったときには，積算時間をリセット（0分）にする積算時間リセットスイッチも設けている．

3）移動形本体

移動形本体は**図6-2**に示すように，Cアーム，Cアーム支持部，水平支持部，架台，移動車輪などから構成されている．Cアームの一端にはX線発生装置を備え，他端にはI.I.とTVカメラが対向して取り付けられている．移動形本体の上面には透視や撮影などの設定を行うスイッチや各種表示器を備えた操作パネルがあり，内部には X 線制御部，TV カメラの制御部などが収納されている．

(1)　各寸法

① X 線管焦点～I.I. 入力面間距離：約 1,000mm

② X 線発生装置上端～I.I. 入力面間距離：約 800 mm

外科用 X 線装置は，基本的には手術台と組み合わせて使用するので，被写体と手術領域を確保するための実用性と装置のコンパクトさから，この寸法を採用している場合が多い．

(2)　C アームの動作範囲

①上下動：ストローク約 500mm．手術する部位，手術のポジションにより手術台が上下させられるので，C アームを上下できるようにしている．外科用 X 線装置としては，手術台の上下ストローク約 300mm と被写体厚さの差約 200mm とを考慮し，約 500mm としている．

②前後動：ストローク約 200mm．被写体が臥位の状態で，X 線照射軸を人体の中心に設置すれば，人体の幅方向（左右方向）をほぼカバーできる寸法で約 200mm としている．

③傾斜：約 135°（90°＋ 25°以上）．手術部位を立体的に観察するには正面と側面からの観察が必要であり，最低でも 90°は必要である．さらに，小角傾斜で立体的に観察する方法では，オーバーハングとして約 25°傾斜すると可能である．傾斜角度が±180°以上の範囲で行え，従来のアンダーチューブとオーバーチューブでの動作範囲の違いによる操作性の悪さが解消された装置もある．

④回転（水平支持腕回り）：±180°以上

⑤首振り（垂直支持腕）：約 12.5°

(3)　C アーム動作および C アームバランス

C アームは，手術台に対してあらゆる方向から X 線照射を行えるが，それらの動作は C アーム回りのコンパクト化のため上下動を除きほとんど手動である．

C アーム動作がスムーズに動く条件として，I.I. 部，X 線発生装置および C アームの全体の重心が C アームの半径の中心にあることと，I.I. 部，X 線発生装置，C アームおよび C アーム支持部の全体の重心が水平支持部の回転軸上にあることが要求される．このバランスが手動操作時の起動力に影響してくる．さらに，C アームの半径の中心が X 線照射軸上でかつ水平回転軸上にあれば，被写体を C アームの半径の中心においた場合，装置の位置決めで C アーム傾斜や映像系の回転軸回りの旋回時に位置ずれがない．

C アームには，X 線発生装置，X 線可動絞り装置，I.I.，TV カメラなどのケーブルを内蔵し，C アーム中間部から引き出し移動形本体内部に接続している．C アーム中間部から引き出しているケーブルも C アーム支持部，水平支持部に内蔵し，まったく C アーム部からはケーブルを露出させない装置もある．

また，C アーム動作のブレーキは，レバー方式が一般的であるが，スイッチでブレーキの on/off を行う電磁ロックブレーキを採用している装置もある．

(4)　移動形本体の動作

移動形本体は，外科用 X 線装置が手術室内移動を前提としているため，前輪 1 輪，後輪 2 輪の 3 輪で構成された移動形本体のベースで，基本的には手動による移動となっている．

前輪が 1 輪で移動形本体のベースの形状が**図 6-2** のようになっているのは，手術台上の被検者を透視するときに，手術台の下に移動形本体のベースが入り込みやすく，手術台の支持部との干渉を避けるためである．

a．本体ブレーキ

手術室は，手術後の水洗いなどを行うので床は若干傾斜している場合が多い．このため，装置の位置決めが終わった後は装置を固定する必要があるので，ブレーキ機構を設けている．

b．ステアリング

外科用 X 線装置は，手術室内の移動といっても，手術用の多くの機材がすべてセッティングされたあとで位置決めされるため，手術用機材の間を避けながら移動しなければならない．そのため，装置の方向を舵取りするステアリング機構を備えている．

ステアリング方式としては，前輪を操舵する前輪ステアリング方式と後輪 2 輪を操舵する後輪ステアリング方式がある．

前輪ステアリング方式は，後輪がキャスタのため装置の動き始めが軽い，最小旋回半径が小さく小回りがよい，装置の小円運動ができるなどの利点があるが，逆に直進性が悪い，装置の動き始めに予期しない挙動を示す，横移動が不可などの欠点がある．

後輪ステアリング方式は，後輪 2 輪で方向を定めているため直進性がよい，装置の動き始めが安定している，横移動が可能で装置収納が楽などの利点があるが，逆に装置旋回半径が大きい，装置の動き始めが重い，装置の小円運動が不可などの欠点がある．

両方式とも一長一短があるため，たとえば前輪ステアリング方式でも横移動のみ可能としたステアリング方式の改良形もできている．

(5)　操作パネル

操作パネルは，パネルの清潔性を保つため清掃がやりやすいことと，視認性が良いことからデジタル表示でシートスイッチ化されている．操作パネルには，電源の on/off，X 線条件の設定，各 X 線モードの設定，絞りの位置決め，モニタの反転・回転，緊急停止用などのスイッチと，各種の状態を表示するディスプレイ部からなっている．

(6)　移動形本体の安全性

一般に移動形 X 線装置は，以下のような安全性を要求されている．

①手持ち X 線ハンドスイッチは 1m の自然落下に耐える．

②移動形本体は，2cm の段差を乗り越えられ，10 回の段差乗り越え試験で異常がない．

③フットスイッチは裏返しにおいてもそれによって X 線が照射されない．

④転倒に対する安全性として，10° の傾斜で転倒しない．または，正常な使用状態で 5° では転倒せず，移動時での姿勢では 10° で転倒しない．

⑤床面から 150cm の高さのところを 220N（21.6kgf）で引っ張っても倒れない．

4）I.I. および TV 装置

(1)　I.I.

一般に，I.I. の有効入力面寸法は，整形外科などに使用される外科用 X 線装置は ϕ160mm（6 インチ）～ϕ175mm（7 インチ）で，脳外科領域で血管造影を行える DSA 機能をもつ装置や天井懸垂 C アーム装置では ϕ215mm（9 インチ）である．外科用とせず多目的 X 線装置として ϕ300mm（12 インチ）を搭載している装置もある．

(2)　TV カメラ

TV カメラは，単一レンズと撮像素子として CCD カメラを採用している．

CCD カメラは全体がコンパクトであるため，I.I. カメラ部が短く，オーバーテーブル（X 線発生装置が被写体の上側）の場合でも，I.I. カメラ部と床との干渉がない．術者が手術中にモニタの画像を見たときに正像が得られるように，画像の上下反転，左右反転，回転が必要である．これらの動作は，カメラで行っている場合とメモリ装置で行っている場合の両方がある．

CCD カメラの場合は，カメラに内蔵されている画像メモリまたは画像処理装置などのメモリ装置でデジタル画像回転を行っている．

I.I. と TV カメラの代わりに，FPD（flat panel detector）を使用した装置もある．この場合の画像の回転は，デジタル画像処理装置でデジタル画像回転を行っている．

(3)　TV モニタ

外科用 X 線装置の TV モニタには，モノクロ方式の LCD モニタが多く採用されている．カラー方式の LCD モニタは一般的に普及しているため低価格化・高画質化が進んでいるため，カラー方式の LCD モニタに移行しつつある．モニタには，画像のコントラストと輝度を調節できるスイッチが設けられている.

5）画像メモリ装置

外科の分野では，手術中に透視される被写体は，ゆっくりした動きか静止状態のため，透視のX線を連続して出す必要がないことが多い.

画像メモリ装置は，モニタの画像を一時的に記憶・再生するもので，被検者の被ばく線量低減の機能を備える．ICメモリ装置とディスクメモリ装置がある．ICメモリ装置は装置のoffでメモリ画像は消えるが，ディスクメモリ装置は電源をoffにしても記録されている．PCを組み合わせ，一時的な記憶とハードディスクなどへの記録が行えるようになっている装置もある.

（1）　被ばく線量低減機能

被ばく線量低減機能には，つぎの2通りがある．これらによる透視線量の低減は1回の手術では約1/2から1/10に減少させることが期待できる.

a．LIH（ラストイメージホールド）

透視スイッチをoffした瞬間の画像を記憶し，モニタ画面に映し出す．この機能がないと，モニタには透視している間だけ画像が表示され，透視していないときは画像が表示されないので，結果的に透視時間が長くなり被検者の被ばく線量が多くなる.

b．パルス透視（インターバル透視）

透視スイッチを押すと毎秒0.5〜25回のX線が短時間間欠的に照射される．そのため，連続透視に比べて被検者の被ばく線量を約1/2から1/10に減少させることができる.

（2）　画像の一時的な記憶・再生機能

この機能の使用方法として2モニタシステム化がある．モニタ台車に2台のモニタを設置し，1台目のモニタに参照画像としてメモリ画像を再生表示し，2台目のモニタにリアルタイム画像またはLIHを映し出し，対比させて観察する.

（3）　その他の機能

画像メモリ装置は，メモリ機能を生かし画像処理を行っている．通常のリアルタイム画像（連続透視画像）ではカンタムノイズがあり，それがあまり気にならなくても，メモリ再生画像ではカンタムノイズが止まって，ザラザラした見にくい画像となりがちとなる．そのため，複数枚の画像を積分処理するノイズ低減機能が組み込まれている．複数枚の画像の枚数を変え，ノイズ低減の効果を変えられるようにしているものもある.

そのほかに，画像メモリ装置を組み合わせたシステムでは，輪郭強調，ズーム（拡大観察），被検者情報，複数枚メモリの観察画面番号，時刻表示などが行えるものがある.

6）ほかの媒体への記録装置

モニタに映し出された画像をほかの媒体へ記録する装置としては，イメージャ，プリンタや光学（CD/DVD）ドライブなどがある．外科手術などの術前・術中・術後の画像を記録として残す場合に使用する.

イメージャは専用のカセッテを使用し，画像メモリ装置で選択した必要な画像をフィルム上に写し込む．プリンタは，イメージャ同様にモニタの画像をプリンタ紙へ出力する．使用目的はイメージャと同じであるが，現像処理などを必要とせず簡単な操作で行える．PCを組み合わせた装置では，CDやDVDに画像を保存し画像ビューアソフトウェアを使用することで，汎用のPCでも画像を見ることができるようになっている.

7）カセッテホルダおよび撮影用ハンドスイッチ

外科用X線装置での撮影は，I.I.入力面の前面にカセッテホルダを取り付け，カセッテをカセッテホルダに挿入し，撮影用ハンドスイッチで撮影が行える.

外科用X線装置での撮影は，現在のX線発生装置の出力が小さいことから使用頻度が低く，カセッテホルダと撮影用ハンドスイッチをセットでオプションとしている装置もある.

8）透視用スイッチ

X 線照射を医師が行うことが多いため，透視用スイッチはフットスイッチになっている．通常フットスイッチは 1 個であるが，装置によっては単発 X 線透視用のスイッチと合わせて 2 連のフットスイッチや，C アームの上下動用のフットスイッチと合わせて 3 連にしているものもある．また，装置によっては，移動形本体の操作パネルに透視スイッチを設け，医師以外の滅菌を必要としない技師などが操作できるようにもしている．

9）手術室以外で外科用 X 線装置を使用する場合のスイッチ（遠隔操作用スイッチ）

医療法施行規則（省令第 8 号）の第 30 条および厚生省健康政策局長通知（健政発第 20 号の第二）により，移動形 X 線装置は手術室で一時的に使用する場合を除いて透視は行えない．

放射線診療従事者が手術室以外で使用する場合は，遠隔で X 線操作を行うための操作スイッチ（透視用スイッチ，撮影用ハンドスイッチ）を必要とする．撮影室で結石破砕装置と組み合わせて結石の特定を行う場合や，CT と組み合わせて使用する CT アンギオでは，このスイッチを使用し操作室で X 線を照射しなければならない．これらのスイッチのケーブル長さは 10〜15m になる．

10）モニタ台車

モニタ台車は，モニタを台車に載せ，医師などがモニタ画像を見やすい位置に移動できるように，4 輪のキャスタが付いている．移動形本体とは画像信号線など多数の信号線を内蔵した太いケーブル 1 本で接続されている．モニタ台車内部には高圧トランスなどの制御部分を内蔵している装置もある．また，画像メモリ装置，イメージャおよびプリンタなどもこのモニタ台車に搭載される（**図 6-3**）．

11）DSA 機能付き外科用 X 線装置

DSA 機能付き外科用 X 線装置は，標準の外科用 X 線装置に DSA 機能をもった画像メモリ装置を組み合わせているものが多い．移動形本体は外科用 X 線装置の本体と共通で，モニタ台車だけが異なる．

これまで脳外科領域では，手術前に循環器室で手術部位を特定し，手術室で手術した後，再度循環器室で手術後の確認を行うなど，被検者や医師にとって負担が多かった．外科用 X 線装置に DSA 機能が追加されたことにより，手術室内での術中・術後の血管造影による血流確認が行えるようになったため，脳動脈瘤クリッピングや脳動静脈奇形の描出などの開頭手術に伴う危険をより小さくすることができ，被検者や医師の負担が軽減される．

DSA 機能付き外科用 X 線装置のおもな仕様は，メーカにより異なるが，ほぼ以下のとおりである．

①収集速度：毎秒 1〜30 画像（フレーム）

② DSA 収集フレーム枚数：180 フレーム以下 / カット

③機能

- ・サブトラクション
- ・ロードマップ
- ・ピークピクセル
- ・ピクセルシフト
- ・リマスク
- ・距離計測
- ・拡大

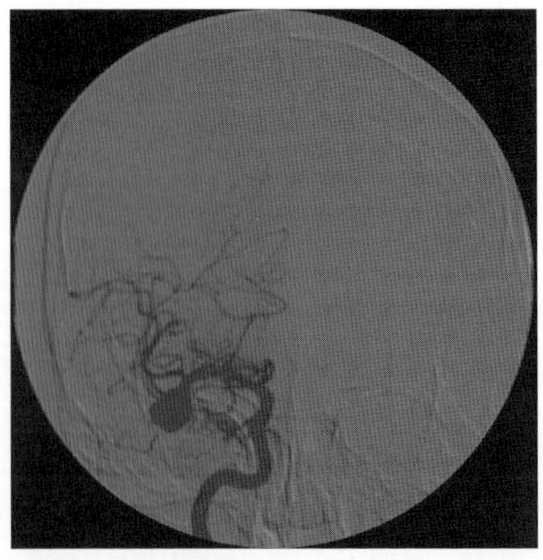

図 6-4　DSA 機能付き外科用 X 線装置で撮影した脳血管 DSA 画像

・マルチイメージ

DSA 機能付き外科用 X 線装置で撮影した脳血管の DSA 画像を**図 6-4** に示す.

5. 環境条件

1) 電源条件

外科用 X 線装置は，移動形であるため電源は壁のコンセントからとるようになっている装置が多い．その場合の所要電源としては，単相交流 100V あるいは 200V で約 3kW は必要となる．容量の少ない電源やインピーダンスの悪い（100V 電源では 0.5 Ωを超える）場合は，透視時はほとんど問題ないが，撮影時は装置が正常に機能しないことが多いため，装置を使用する前は，使用するコンセントの電源状態を調査する必要がある．

また，装置はわずかな漏れ電流があるため，電源はかならず接地線のある 3 極のコンセントを使用しなければならない．電源コンセントが 2 極の施設だからといって，変換プラグを用いたり延長コードを使用することは禁止されている．

2) 周囲条件

装置内部に精密部品が多く使用されているため，適正な環境条件のもとで使用されることが望ましい．

装置に要求される環境条件は以下のとおりである．この範囲以外での使用においては，装置本来の性能を発揮することはできない．

①温　度：＋10℃～＋40℃

②湿　度：30～75%

③雰囲気：特別に防爆形と表示してある装置以外は一般に防爆形に設計されておらず，可燃性ガスのある爆発性雰囲気では使用することができない．

6. 装置使用上の注意

①装置からのリーク X 線はごく少量であるが，被写体などからの散乱線被ばくを防ぐため，防護服の着用が必要である．

②外科用 X 線装置は，手術室内移動を前提としているため，院内回診を目的とした回診用 X 線装置のように大きな車輪は備えていない．したがって，手術室間の敷居の段差やエレベータの段差などを乗り越える場合には，強い衝撃を与えないよう十分な注意が必要である．

③外科用 X 線装置は，3 輪の移動形装置で C アームが広い範囲で動作するため，I.I. 部や X 線発生装置部に強い外力を加えると転倒する可能性があり，外力を加える場合には，転倒に十分注意する必要がある．また，移動時の転倒や装置への衝撃を少なくするため，装置で指示している移動時の姿勢で移動することが必要である．

④装置電源を入れた直後は，X 線管の安定した動作と長寿命化のため，メーカにより定められた方法でエージングすることが必要である．

7. 今後の動向

外科用 X 線装置は，移動形でありながら透視および撮影機能をもつ．装置のセッティングおよび退避が容易に行えることから，結石破砕装置との組み合わせで結石の位置を特定できる．装置に DSA 機能などをもたせ，循環器領域で術中の脳血管造影 DSA 撮影ができ，また，CT 装置と組み合わせて CT アンギオを行うなど，外科領域にとどまらずほかの領域にも使用されてきている．

最近は，デジタル画像処理装置や FPD を搭載し，移動形多目的 X 線装置の性格が強い装置も開発されてきている．X 線の出力も，多目的化および装置利用価値の拡大から，より大出力・大容量化されていく傾向にある．

CCD カメラは，変調度が高い，高輝度近傍の微細被検体の視認性に優れる，フレアが少なくコントラストがよい，残像がなく単発の X 線でも安定した画質が得られる，画像ひずみやシェーディングがなく画像の一様性がよい，全般的に信号雑音比（SN 比）がよい，など画質の向上が図られてきた．当初は 40 万画素の CCD が一般的であったが，最近は 100 万画素 CCD カメラが主流となって，さらに画質の向上が図られている．

また，従来の I.I./TV カメラに代わって，高 DQE と少ない線量で高解像度を実現する FPD を組み合わせ PC ベースの制御で完全にデジタル化された装置も開発されており，画質の向上とともに，DICOM 接続で院内ネットワークを利用して画像を転送したり，他のモダリティで撮影された過去の画像を参照画像として表示することもできるようになってきている．

整形外科領域では対象部位を立体的に把握したうえで手術を行うが，透視しながら C アームの傾斜方向を電動で動かして立体画像を表示できる装置が開発されており，いっそう手術を容易にまた正確に行えるようになってきている．

2　乳房用 X 線装置

X 線の発見以来，乳癌の画像診断への応用が考えられてきたものの，乳房は脂肪組織と乳腺組織，腫瘤組織との吸収係数の差が非常に小さいため（**表 6-1**），被写体コントラストが小さく，積極的な利用に至らなかった．当初は 1913 年にサロモン（A. Salomon）による切除標本の画像診断から始まったが，実際の人体への使用で効果があったとされる論文は，1930 年のウォーレン（S.L.Warren）の報告までなかった．その後 1950 年代に入ると，コーエン（J.G.Cohen）やイーガン（R.L.Egan）らにより乳癌に関する数多くの論文が発表され，乳癌画像診断の発展に大きく寄与した．

現在の乳房用 X 線装置の原型は，1967 年にグロス（C.M.Gross）によって開発されたモリブデンターゲット / モリブデンフィルタを用いたセノグラフとよばれる装置であり，現在も多くの乳房用 X 線装置にこの組み合わせが使用されている（**図 6-5**）．

わが国においては検診事業の一環として，2004 年から 40 歳以上の女性を対象として乳がん検診に乳房撮影が導入されるようになった．2000 年ころ

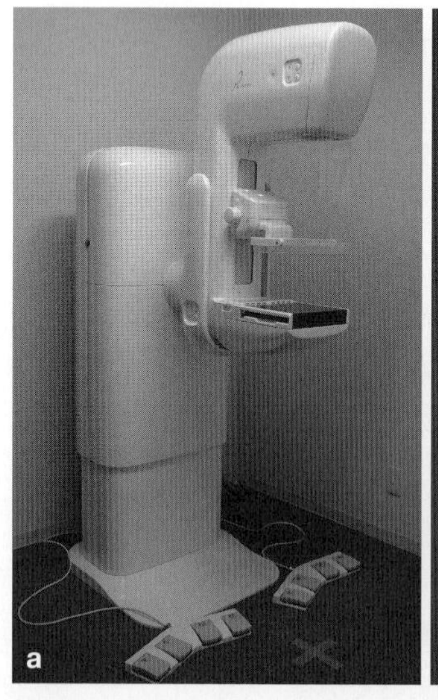

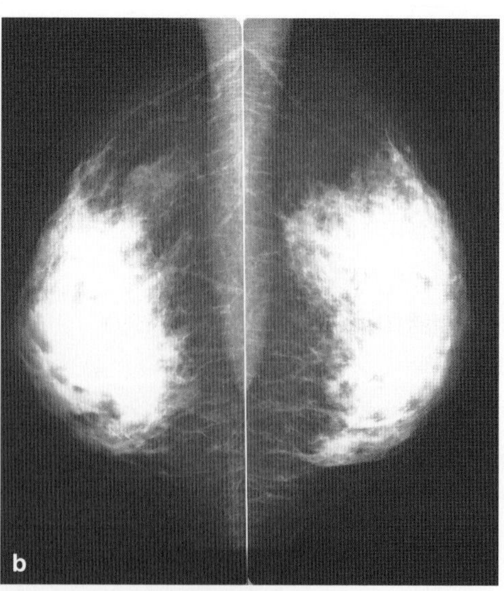

図 6-5　最新の乳房用 X 線装置（a）とマンモグラフィの画像（b）
乳房はおもに乳腺組織と脂肪組織で構成されており，線減弱係数の近い腫瘤病変を描出するため，画像のように高コントラスト画像が要求される．

表 6-1　乳房における線減弱係数*[1]（cm^{-1}）

	光子減弱係数データブックより	P.C.Johns らの測定データ
乳腺	0.70（ICRP-44）	0.80
脂肪	0.54（ICRP-44）	0.46
腫瘤	—	0.84
PMMA*[2]	0.68	—

*[1] 減弱係数についてはさまざまな研究者により報告があるが，ここでは代表的な 2 つの値を比較した．
*[2] PMMA（polymethyl methacrylate）：ポリメチルメタクリレート（アクリル）．

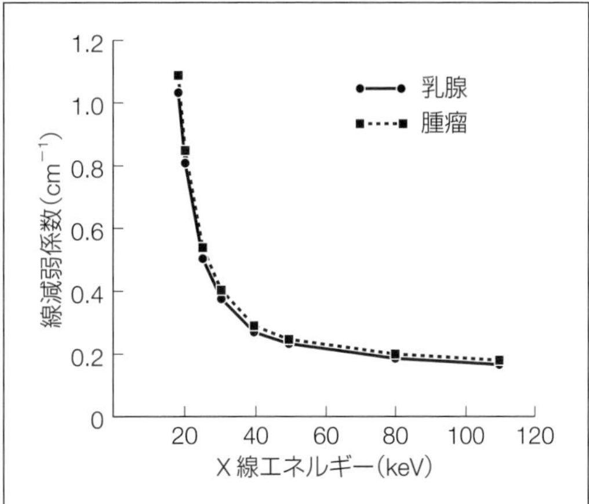

図 6-6　乳腺組織と腫瘤病変の線減弱係数および X 線エネルギーの関係
乳腺組織と腫瘤組織とは非常に近い線減弱係数を示しているため，X 線エネルギーが高くなるほど同じ厚さの場合，コントラスト差がつきにくくなってくる．これらの組織を分離して描出するためには低エネルギーが重要である．

の日本人の平均的な乳房圧迫厚が 3.5〜3.8cm であることから，おもに使用されるターゲットとフィルタはモリブデンターゲット / モリブデンフィルタで管電圧は 26〜30kV が一般的である．近年では乳房厚の増加や装置のデジタル化により，やや高い管電圧を使用したりターゲットやフィルタを変更して高エネルギー X 線を利用する傾向である．現在では画像作成の段階でいわゆるアナログ系とよばれる増感紙-フィルム系からデジタル系とよばれるコンピューテッドラジオグラフィ（computed radiography：CR）や平面検出器（flat panel detector：FPD）が主流となっている．

1. 乳房用 X 線装置の物理的特性

乳房を撮影する際に考慮しなくてはならない重要な事項の一つに，乳房の構成組織の減弱係数があげられる．

ICRP Publ.44 で提示される脂肪組織（adipose tissue）および乳腺組織（breast tissue）の減弱係数と，ジョーンズ（P.C. Johns），ヤッフェ（M.J. Yaffe）らの示した乳腺組織との値は若干異なるものの，**表 6-1** に示すように，乳腺組織と腫瘤組織の減弱係数の差分は非常に小さいため，20keV における被写体コントラストは非常につきにくい．また，**図 6-6** に示すように，X 線エネルギーが上昇するにつれて減弱係数の差は小さくなるため，高いエネルギーを利用することは病変の検出能を低下させる原因となる．そのため，20keV よりも低いエネルギーを使用することにより高い被写体コントラストが得られる．

被写体の厚さにもよるが，およそ 12〜15keV 以下の低エネルギー成分は脂肪組織や乳腺組織などの乳房構成組織によってほとんど吸収されてしまうため，イメージングディテクタ〔増感紙-フィルム，輝尽性蛍光板（イメージングプレート，レジウスプレートなど），FPD など〕に到達しない．これらの低エネルギー成分は無駄な被ばくとして被写体である乳房に吸収されてしまうこととなる．そこで，被写体コントラストを低下させることなく被写体を透

表 6-2　ターゲットの物理特性

ターゲット	原子番号	K-吸収端 (keV)	特性 X 線 (keV)	
			Kα	Kβ
Mo	42	20.0	17.4	19.6
Rh	45	23.2	20.2	22.7
W	74	69.5	58.0	67.7

ターゲット（陽極）の材質により特性が異なるため，被検者の乳腺密度などに合わせて選択可能な乳房用 X 線装置もある．

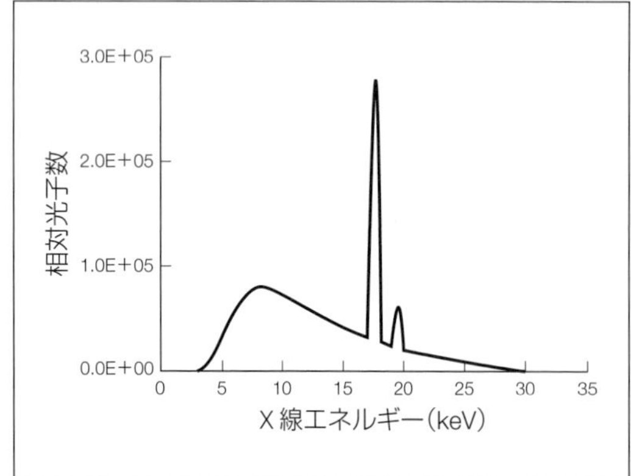

図6-7　モリブデンターゲットから放出されるX線スペクトル（30kV）
モリブデンの特性X線としてKα X線が17.4keVに，Kβ X線が19.6keVにピークを有している．

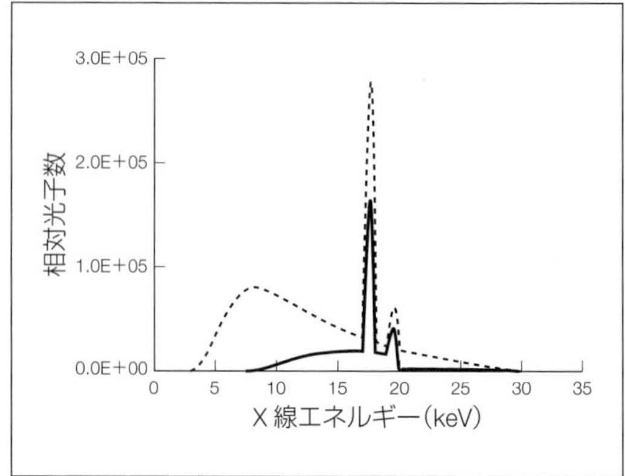

図6-8　モリブデンフィルタ前後のX線スペクトル比較（30kV）
破線で表しているのがモリブデンターゲットから放出されたX線スペクトルで，実線で表したのがモリブデンフィルタ0.030mm透過後のX線スペクトルである．モリブデンフィルタを透過することによって，被ばく増加につながる低エネルギー成分を吸収し，コントラスト低下を招く高エネルギー成分をモリブデンフィルタのK吸収端（20keV）で吸収している．また特性X線も吸収されるが，相対的に特性X線の割合が増え有効に利用している．

過し，効率よくX線を利用するために特性X線を利用する方法が考案された．

従来よりX線ターゲットとして使用されてきたW（tungsten：タングステン $Z = 74$）との特性を**表6-2**に比較する．これからわかるように，Wターゲットでは特性X線は60keV近傍に発生しているため，乳房撮影領域ではK核から放出される特性X線を利用することはできず，またL核から放出される特性X線は低エネルギーのため，連続X線のみを使用して撮影を行っていた．これに対し，**図6-7**に示すように，Moターゲットでは K核から放出される特性X線は17.4keV（Kα）および19.6 keV（Kβ）と，乳房撮影にとくに適したエネルギーを有している．このエネルギーを有効に利用するためには，相対的に多い低エネルギー成分を低減させる必要がある．

このためには，さまざまな付加フィルタを用いることによって単純に低減することは可能であった．しかし20keVよりも高いエネルギー成分が被写体コントラストを低減してしまうため，良好な写真コントラストが得られなかった．そこで，特性X線を有効に活用し，かつ高エネルギーX線を吸収するため，Moフィルタ（0.030mm）を使用するようになった．すなわち，Moターゲットから放出される特性X線より高いエネルギーにK吸収端（20keV）を有するMoフィルタを用いることにより，高エネルギー成分を吸収し，被写体コントラストを向上させることが可能となった．

このMo付加フィルタ前後のX線スペクトルを**図6-8**に示す．また被写体透過後〔ポリメチルメタクリレート（PMMA）40mm〕のX線スペクトルを同様に**図6-9**に示す．この図から，付加フィルタとしてMoを使用すると，写真効果が少ない低エネルギー成分だけでなく高エネルギー成分を吸収し，コントラストの低下を防いでいる．

また，現在では比較的乳房圧迫厚の厚い，あるいは乳腺含有率の高い受診者に対して，Rh（rhodium：ロジウム $Z = 45$）フィルタを付加フィルタとして使用している装置が多い．**図6-10**に示すように，この付加フィルタの特徴は，Moに比べて原子番号が大きいことからK吸収端（23.2keV）が高エネルギー側に存在しており，20～23.2keVの連続X線成分をより多く利用している．1992年からはMoターゲット以外にRhターゲットも一部装置で使用されるようになった．Rhターゲットの使用は，

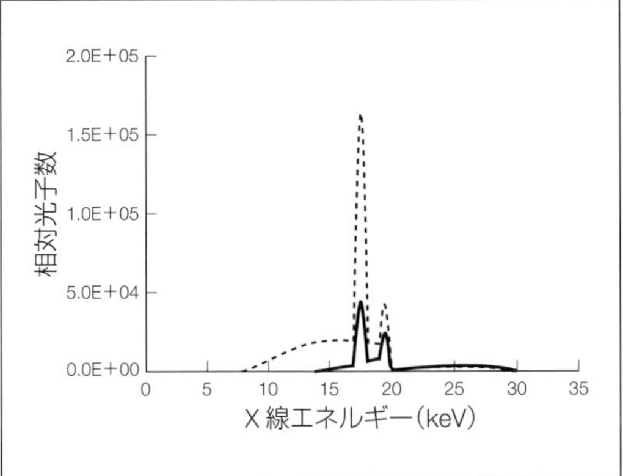

図 6-9　被写体透過前後の X 線スペクトル比較（30kV）
破線で表しているのがモリブデンフィルタ 0.030mm 透過後の X 線スペクトルで，実線で表したのが被写体 PMMA 40mm 透過後の X 線スペクトル（10 倍）である．被写体透過後の X 線スペクトルは画像を構成する特性 X 線の割合がさらに大きい．

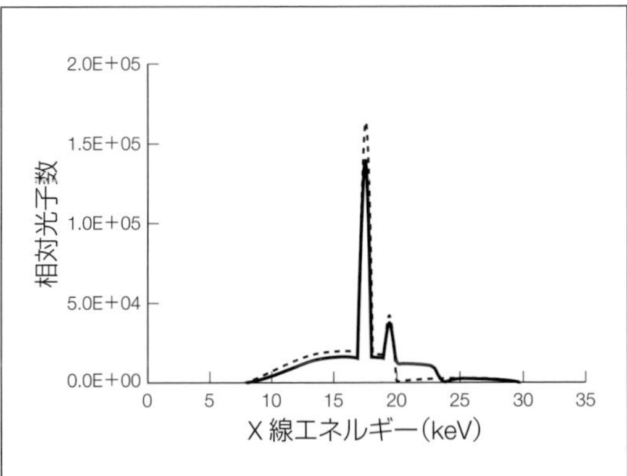

図 6-10　モリブデンフィルタとロジウムフィルタの比較（30kV）
破線で表しているのがモリブデンフィルタ 0.030mm 透過後の X 線スペクトルで，実線で表したのがロジウムフィルタ 0.025mm 透過後の X 線スペクトルである．低エネルギー側から観察すると，モリブデンの吸収端までほぼ等しい X 線スペクトルを呈するが，ロジウムフィルタは K 吸収端（23.2 keV）までの連続 X 線成分が増加し透過力を増している．

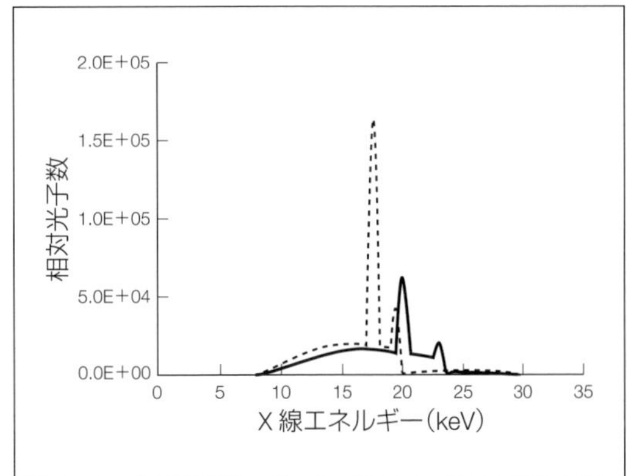

図 6-11　モリブデンターゲット/ モリブデンフィルタとロジウムフィルタ/ ロジウムターゲットの比較（30kV）
破線で表しているのがモリブデンターゲット/ モリブデンフィルタ 0.030mm 透過後の X 線スペクトルで，実線で表したのがロジウムターゲット/ ロジウムフィルタ 0.025mm 透過後の X 線スペクトルである．ターゲットが異なるためロジウムターゲットは Kα X 線が 20.2keV，Kβ X 線が 22.7keV にピークを有している．また，ロジウムのほうが原子番号が大きいために，同一管電圧だと特性 X 線の放出割合が低くなるため，より高い管電圧を利用することが望ましい．

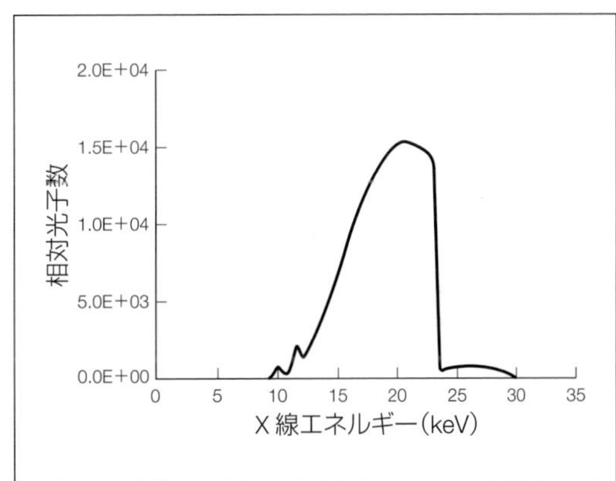

図 6-12　タングステンターゲット/ ロジウムフィルタの X 線スペクトル
この管電圧領域においてタングステンターゲットから放出される特性 X 線は Lα X 線と Lβ X 線であるが，ともに画像に寄与するほど強度が強くないため，画像作成に特性 X 線はほとんど利用されず連続 X 線のみで撮影している．また，組み合わせとしてロジウムフィルタ 0.050mm 厚が用いられ，被ばく増加につながる低エネルギー成分を吸収し，コントラスト低下を招く高エネルギー成分をロジウムフィルタの K 吸収端で吸収している．そのため比較的乳房が厚い被検者や乳腺割合が多い被検者に有効である．

図6-11に示すように，特性X線のKαが20.2keV，Kβが22.7keVとMoターゲットと比較しておよそ3keV高いエネルギーにあり，さらに厚い乳房圧迫厚の乳房や，乳腺密度の高い乳房に有効である．またWターゲットを用いて，X線発生効率を高め連続X線だけで撮影するX線装置もある（**図6-12**）．

これらのターゲットを使用する場合は，フィルタの組み合わせとしてRhターゲットの場合はRhフィルタ0.020mm厚から0.025mm厚，Wターゲットの場合はRhフィルタ0.050mm厚やAgフィルタ0.040～0.070mm厚などを組み合わせる．これによって，写真効果に寄与の少ない低エネルギー成分を減弱させ，被ばく線量低減とK吸収端による被写体コントラストの低下をまねく高エネルギー成分を減弱させる効果を有している．

2. 乳房用X線装置の構成

乳房用X線装置の構成は，JIS Z 4701 3.2のX線装置の構成から考えると，**図6-13**のようになる．X線源装置から照射されたX線は，直後に選択される付加フィルタを通過した後，照射野限定器によりイメージングディテクタサイズに限定される．その後，乳房圧迫器に入り圧迫された被写体（乳房）に到達する．被写体を通過したX線は運動グリッドにより散乱線を除去し，イメージングディテクタに到達し画像を構成する．

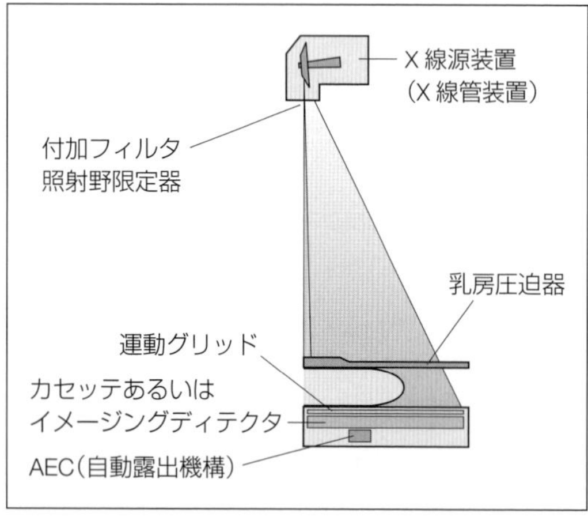

図6-13　乳房用X線装置の構成
現在，日本国内で使用されている乳房用X線装置はほとんど同じ構成であり，X線源装置（X線管装置，照射野限定器，付加フィルタなど），乳房圧迫器，X線撮影台（カセッテホルダ，グリッド，イメージングディテクタなど）を使用している．

3. 乳房用X線装置のX線管の特性

乳房用X線装置に用いられるX線管の陽極物質はおもにMoが用いられている．これは**図6-8**に示すように，Moの特性X線が大きく関与している．前述したように，乳房の組織は減弱係数の差が非常に小さいため，X線吸収差をつけるためには低いエネルギーを用いることが重要である．しかしながら，低すぎるエネルギーを用いると，**図6-9**に示すように被写体に吸収されてしまい，イメージングディテクタに達する割合が低くなってしまう．そこで，被写体によるエネルギーの吸収も少なく，効率よく低エネルギーを放出する材質であり，なおかつ熱効率も高く陽極物質に適した物性を有するMoが用いられるようになった．

X線管の陰極はおもにWフィラメントで構成されており，集束電極で微小な焦点（大焦点0.3mm，小焦点0.1mm）に熱電子を集束している．陽極と陰極間の距離は一般撮影用装置と比較して，印加電圧が低いため10mm程度に近づけて使用している．

乳房用X線装置のX線管の照射口にはBe（ber-

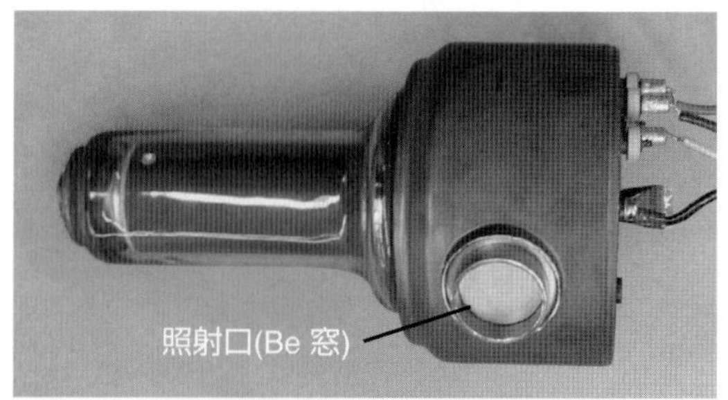

図6-14　X線管装置概観
向かって左側が陽極回転子で，この周りにステータが取り付けられ陽極を回転させている．X線管体中央部に照射口（ベリリウム：Be窓）をもち，ここからX線が放出される．

yllium：ベリリウム$Z = 4$）が用いられている（**図6-14**）．これは，一般撮影に用いられるX線管の照射口のガラス管やAl（aluminum：アルミニウム$Z = 13$）と比較して吸収が少なく，低エネルギー成分を有効に使用するためである．

4．付加フィルタ

以前の付加フィルタはAlが一般的であったが，現在の乳房用X線装置ではMoが通常用いられている．このフィルタは0.030mm厚が一般的である．また，Rhは0.020mm厚あるいは0.025mm厚が使用されている．さらに，Wターゲットとの組み合わせにおいてはRh 0.050mmまたはAg 0.040〜0.070mm厚が用いられている．

また，乳房撮影は低エネルギーを用いているために撮影時間が長くなりやすいので，ほかの撮影などと比較して短い撮影距離で撮影している（一般撮影100〜200cm，乳房撮影60〜70cm）．そのためヒール効果の影響を受けやすい．

5．圧迫器

乳房撮影を行うときの大きな特徴として，乳房を圧迫することがあげられる．これにより以下のような効果が見込める．

①X線の減弱が均一になり，乳腺全域が観察可能な画像が得られる．
②散乱線が減少し，乳腺内外のコントラストおよび解像度が向上する．
③被ばく線量が減少する．
④フィルム-被写体間距離が短くなり，幾何学的不鋭が減少する．
⑤乳腺組織が分離され，組織間コントラストが向上する．
⑥乳房が固定され，体動などによる不鋭が防止できる．

これらの特性を理解したうえで使用することが望まれている．また，これらの特徴を活用するために，圧迫器の材質は，圧迫圧力に耐えうること，X線の吸収が少ないことなどがあげられる．

そこで，以前はPMMAが用いられてきたが，破損時に先鋭性の割れを生じ，受診者にけがを負わせるなどの懸念があるため，現在ではPC（ポリカーボネート）が一般的に利用されている．この材質は破損時にクモの巣状に崩壊していくため，受診者保護の観点から比較的安全性が高いと考えられる．またX線吸収率もPMMAに比べておよそ90%程度ですむ．さらに近年では材質に改良が加えられ，PCよりもX線吸収が少なく，弾力性に富んだK-resinなどの材質も登場してきている．

6．撮影台（カセッテホルダと運動グリッド，自動露出機構）

撮影台表面は圧迫器とともに受診者に圧力を加え密着する部位であることから，とくに剛性を高め，コントラストを向上させるX線の低エネルギー成分を有効に利用するため，主としてX線吸収率の比較的低いカーボンが使用されている．

この撮影台の内部には運動グリッド（ブッキーシステム）が内蔵されている．グリッドはおもに3：1〜5：1程度の低格子比のものが使用されている．一般撮影などに使用されるグリッドはおもにスペーサ（中間物質）としてAl（アルミニウム）が使用されているが，乳房撮影では低エネルギー成分を効率よく透過させるためにスペーサにファイバー（紙など）を用いている．また近年ではクロスグリッドを採用し，X線吸収物質を独立で支持することによりスペーサを使用しないエアギャップグリッド（中間物質は空気）タイプのものも使用され，低エネルギー成分を有効に利用する工夫がなされている．

さらに，マンモグラフィシステムは高コントラスト･高解像度であるため，運動グリッドであっても移動時の止点（両端の折り返し部）でのグリッドの縞目が描出されてしまい，読影に支障をきたすことがある．そのため，止点でX線照射を一時的に休止するものや，グリッドの移動速度を調整することにより画質向上を図っているものもある．近年では乳房圧迫厚が薄く，散乱線が少ない被写体に対して，グリッドを外して撮影後に画像処置（散乱線除去処理）を行う装置もある．

乳腺や脂肪などの乳房内組織は個人差が大きく，撮影条件の最適化が困難であるため通常は自動露出機構（automatic exposure control：AEC）を用いて自動的に線量を制御している．この機構は画質に影響しないようにおもにカセッテ後面に配置し，適正な線量を半導体検出器などで検出してX線制御部にX線停止信号を送信している．

7．画像受像部

1）増感紙-フィルム系

現在，マンモグラフィに使用されている増感紙の蛍光体物質はおもに希土類系のテルビウム付活酸硫化ガドリニウム（Gd_2O_2S:Tb）である．マンモグラフィは微細な病変部を描出するため高鮮鋭度と高コントラスト，粒状性の向上が必要であり，かつ被ばくを低減させるための高感度化が課題となる．また，低エネルギーで撮影を行っているため片面増感紙で発光を行わなければならず，蛍光体の微粒子化と高密度充填（こうみつどじゅうてん）の技術が必要になる．そしてこの発光特性に合わせた片面乳剤フィルムを組み合わせたシステムによって撮影が行われている．

2）デジタル系

（1）　CR系

CR装置は画像データを読み出した後に画像処理を行うことができるため，いかにノイズを抑えて画像データを取得するかが問題となる．

画像取得プレートに使用される輝尽性蛍光体（BaFX:Eu^{2+} Xはハロゲン化物）は，一般撮影に用いられるものよりも微細な構造のものを使用しており，サンプリングピッチ（読み取り幅）も43.75～50μm程度のものが主流になっている．

（2）　FPD

FPDは，画像読み取り部分が一度光に変換して画像データを取得する間接方式と，アモルファスセレンによる電荷で画像データを取得する直接方式とがある．詳細は第2編第7章を参考していただきたい．

また，最近では被写体が厚い被検者や乳腺組織の多い（いわゆるデンスブレスト）被検者に対応するため，一般的に乳房用X線装置に使用されているモリブデンターゲットより，ロジウムターゲットやタングステンターゲットなどさらに効率よく高いエネルギーを発生するターゲットを使用するX線管もある．これら高いエネルギーを使用することによりデジタルディテクタによっては相対感度が高く有効であるという報告もなされている．

8．乳房用X線装置の精度管理

現在，検診マンモグラフィには日本医学放射線学会が定めた精度管理マニュアルが出されており，それに則った装置およびシステム管理を行っていかなくてはならない．

マンモグラフィの画像は精度管理を行うことによって，高品質な画像を被検者に提供している．これは，とくにデジタル画像で問題となる線量と画質の問題とも大きく関係している．すなわち，線量を増やすことにより“量子数が増加＝画像情報が増加”となるため，被ばく線量も増感紙-フィルム系と比較して増加する傾向にあると報告されている．しかしながら，すべての検査において，より少ない被ばく線量で微細病変である石灰化や乳腺組織と腫瘤組織とのわずかなX線吸収差を描出できる最適化されたシステムを保障しなくてはならない．

そこで，マンモグラフィを撮影するための乳房用X線装置だけでなく，それに付随する関連機器（画像処理装置，撮影環境，読影システムなど）も含めて精度管理を行う必要がある．

装置に関する精度管理項目として，日常の精度管理項目のなかにある画像評価と定期的に行う精度管理項目について述べる．

日常の品質管理項目を以下にあげる．

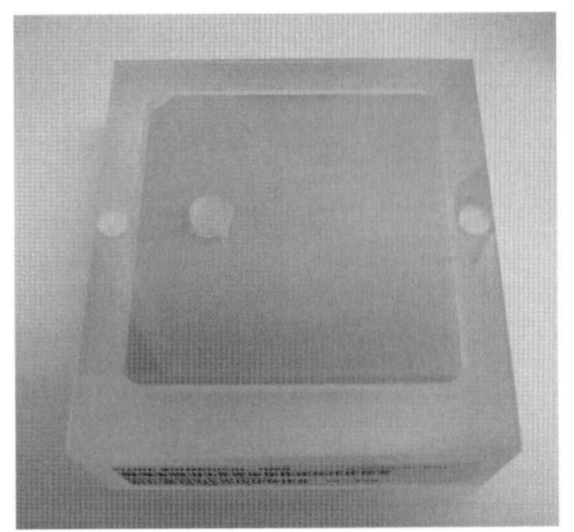

図 6-15　ACR 推奨ファントム概観
ACR（American College of Radiology）が推奨するマンモグラフィシステム管理用ファントムで，内蔵試料として線維等価物質，石灰化等価物質，腫瘤透過物質などがあり，外部にコントラスト評価用の PMMA ディスク（10mmφ，4mm 厚）をおいてシステムの経時的変化を管理する．

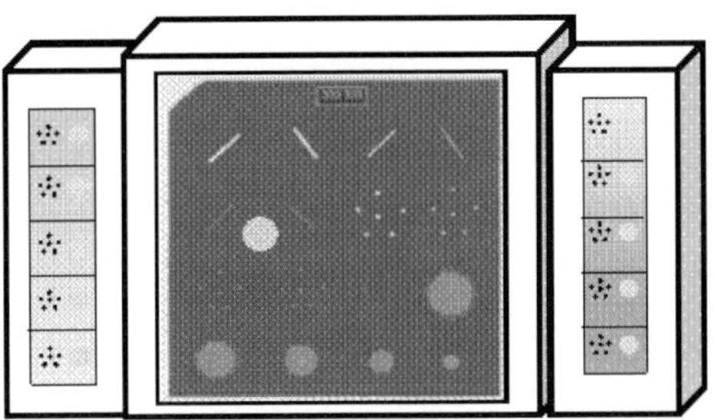

図 6-16　デジタルシステムの評価
ACR 推奨ファントムの横にデジタル管理用ステップファントムを配置した概観図である．デジタル管理用ステップファントムはリン酸カルシウムの濃度を 10 段階に変化させたものに，腫瘤等価物質と石灰化透過物質を配置してあり，総合的にデジタルシステムを評価している．

- X 線装置の清掃
- 暗室の清掃・整理整頓
- カセッテ·スクリーン（輝尽性蛍光板）の清掃
- モニタの清掃
- シャウカステンの清掃
- 自動現像機の管理
- 明室フィルム交換機の清掃（開口部）
- 画質評価

定期の品質管理項目を以下にあげる．

【1 カ月ごと】

- 明室フィルム交換機の清掃（内部）

【6 カ月ごと】

- シャウカステンの管理
- 暗室内のかぶり
- 増感紙とフィルムの密着性
- プリンタの管理
- 圧迫器の確認

【1 年ごと】

- X 線装置の評価
- システムの評価

細かな精度管理内容については「乳房撮影精度管理マニュアル」（改訂版）などを参照していただければよいが，ここでは日常の品質管理における画像評価と 1 年ごとに行う X 線装置の評価とシステムの評価について解説する．

1）日常の精度管理（画像評価）

増感紙-フィルム系においては，アメリカ放射線学会（American Collage of Radiology：ACR）推奨ファントム（**図 6-15**）を，デジタルシステムにおいては ACR 推奨ファントムとステップファントム（**図 6-16**）を用いて AEC（auto exposure control）で撮影し，画像を観察・濃度測定することにより，乳房用 X 線装置，自動現像機，シャウカステンなどが適切な状態であるかどうかを経時的に管理する．

（1）　使用機器

ACR 推奨ファントム，ステップファントム，拡散光濃度計，拡大鏡など．

（2）　管理方法

a．増感紙-フィルム系の精度管理

①カセッテホルダにフィルムを装填し，フィルムと増感紙間の空気層がなくなるまで待機する（約 15 分）．

②乳房用 X 線装置のカセッテホルダにカセッテを装填した後，ACR 推奨ファントムをカセッテホルダ上の左右中心，胸壁端に合わせて配置する．

③ ACR 推奨ファントム付属のアクリル円盤（厚さ 4mm，1cmφ）をファントム内蔵試料と重

ならない点（**図 6-15**）に配置し，圧迫器を下ろし密着させる．
④ AEC 検出部を ACR 推奨ファントム中心部に調整する．
⑤ ACR 推奨ファントム撮影条件（管電圧，ターゲット-フィルタ）に調整する．
⑥ ACR 推奨ファントムの中心濃度が $D = 1.50 \pm 0.15$ となる AEC 濃度設定値で照射し，mAs 値を記録しておく．
⑦フィルムを現像処理し，ACR 推奨ファントム中心濃度とアクリル円盤濃度，およびヒール効果の影響のないアクリル円盤周囲濃度を測定する．
⑧ ACR 推奨ファントム画像を観察し，内蔵試料を評価する．

b．デジタル系（CR，FPD）の精度管理

① CR ではカセッテをカセッテホルダに装填し，FPD では撮像準備を行う．
②乳房用 X 線装置のカセッテホルダにカセッテを装填した後，ACR 推奨ファントムをカセッテホルダ上の左右中心，胸壁端に合わせて配置する．
③ステップファントムを**図 6-16** に示すように配置する．
④ ACR 推奨ファントム付属のアクリル円盤（厚さ 4mm，1cmϕ）をファントム内蔵試料と重ならない点（**図 6-15**）に配置し，圧迫板を下ろし密着させる．
⑤ ACR 推奨ファントムの中央部の濃度が 1.50 ± 0.10 となるように AEC 濃度設定値で照射し mAs 値を記録しておき，通常使用する画像処理を行いフィルム出力する．
⑥フィルムを出力し，ACR 推奨ファントム中心濃度とアクリル円盤濃度，およびヒール効果の影響のないアクリル円盤周囲濃度を測定する．
⑦ ACR 推奨ファントム画像を観察し，内蔵試料を評価する．

(3)　評価方法

①画像濃度は増感紙-フィルム系は画像中心濃度が 1.50 ± 0.15，デジタル系は画像中心濃度が 1.50 ± 0.10 であること．
②アクリル円盤と周囲の濃度差が 0.40 以上であること．
③ ACR 推奨ファントム画像上の試料が，増感紙-フィルム系では線維組織等価物質が 4 点以上，石灰化等価物質が 3 点以上，腫瘤等価物質が 3 点以上あること．同様に，デジタル系では線維組織等価物質が 5 点以上，石灰化等価物質が 4 点以上，腫瘤等価物質が 4 点以上あること．
④デジタル系の場合，ステップファントムが 10 段すべて目視で濃度変化が観察でき，ステップファントム上の石灰化等価物質が 4 点以上，腫瘤等価物質が 5 点以上観察できること．
⑤拡大鏡を用いて画像全体にアーチファクトがないことも確認する．

これらの評価を毎日始業時に行い，撮影状態の変化がないことを確認する．また，観察者間の差も生じるが，施設ごとに基準画像を定めておき，相互比較して点数評価できることが望まれる．さらに，視覚評価では観察環境により変化が大きくなってしまうため，シャウカステンや部屋の明るさは一定に保つ必要がある．

デジタルシステム評価ファントムとして，リン酸カルシウムの含有濃度の異なった 10 段のステップ様精度管理ファントムが使用されている．現在，デジタルマンモグラフィ装置の日常精度管理方法について，国際規格としては国際電気標準会議（International Electrotechnical Commission：IEC）が検討しているところである．

また，各社デジタルの精度評価法については検討がなされている．

2）1 年ごと精度管理

(1)　X 線装置の評価

a．装置各部の作動確認

マンモグラフィ装置は C アーム部や圧迫器など直接受診者に触れる部位が稼働するものが多いの

で，それら稼働部位などの確認が必要となる．

圧迫器

乳房圧迫器が正常に動作することと圧迫圧・圧迫厚の表示精度を確認する．

- ●圧迫器の正常作動を確認
- ●厚さの表示精度　± 5mm 以内
- ●圧力の表示精度　± 20N 以内（± 10N 以内が望ましい）
- ●緩みやひびがないか確認する．
- ●臨床で使用する圧迫圧および最大圧迫圧で加圧し，各圧迫圧，圧迫器の高さを計測する．
- ●撮影装置に表示される圧迫圧，圧迫厚と比較する．

各メーカによって測定位置が異なるため，圧迫圧・圧迫厚がどの位置での表示なのかを確認しておく．

b. X 線照射野，光照射野，受像機面の整合性

X 線照射野は JIS Z 4712 にて SID（source image distance）の 2%の誤差範囲でなくてはならないとされているが，マンモグラフィ装置の場合は胸壁端部分の欠損が問題となるため，とくに厳しく定められている．

c. 胸壁端の画像欠損確認

被写体の胸壁側が最大限に描出されるよう，焦点・圧迫器の胸壁側・受像器の整合性を確認する．

- ●42.5mm および 0〜2.5mm で欠損部が胸壁端から 6mm 以内．
- ●圧迫器のアーチファクトがない．

d. 管電圧の精度と再現性

マンモグラフィでは管電圧によって被写体コントラストが大きく影響される．そのため適切な管電圧の設定を確認する．

- ●3 回以上の平均値が設定管電圧 25〜32kV の範囲において± 5%以内であること．
- ●この範囲以外の管電圧設定値の場合は± 10%以内であること．
- ●変動係数が 0.02 以下であること．

e. 焦点の性能

微細病変の描出には高い解像力が求められる．とくに焦点の性能はその影響が大きい．よって解像力チャートを用いて焦点の性能を評価する．

f. 半価層（HVL）

画像コントラストが満足できる範囲で被検者の被ばく線量を最小限にする適切な線質であることを確認する．

$$\frac{\text{測定管電圧〔kV〕}}{100} + 0.03 \leqq \text{HVL (mmAl)} < \frac{\text{測定管電圧〔kV〕}}{100} + C$$

ただし，Mo/Mo の組み合わせ　$C = 0.12$
Mo/Rh の組み合わせ　$C = 0.19$
Rh/Rh の組み合わせ　$C = 0.22$
W/Rh の組み合わせ　$C = 0.30$

g. 自動露出制御（AEC）の性能

マンモグラムの画質を安定させるためには，多様な被写体に対して適正な X 線照射が必要である．AEC が適正な露出を制御できていることを確認する．

① AEC：多様な被写体（厚み，乳腺密度）に対して適正な露出を制御しなければならない．

② S/F：マンモグラフィの濃度の安定．

③ CR･DR：粒状性を大きく左右する．

- ●再現性試験　X 線出力の変動係数 $C \leqq 0.05$

$$\text{変動係数}\quad C = \frac{\text{標準偏差〔}S\text{〕}}{\text{平均値〔Ave.〕}}$$

- ●管電圧特性：一定のファントム厚では管電圧の上昇に伴い，mAs 値が減少する．
- ●被写体厚特性：一定の管電圧ではファントム厚の増加に伴い mAs 値が増加する．

④各撮影モード特性：装置によっては画質優先モード（被ばくの面から，可能な範囲内で線質を低く保ち，コントラストをつける―標準的な撮影モードと比較すると被ばく線量が増加する）や被ばく低減モード（画質の面で可能な範囲で線質を高くし，被ばくを低減する―標準的な撮影モードと比較するとコントラストが低下する）などの機構を備えているため，それらについても AEC の特性を把握しておく必要がある．

- ●乳房厚ごとのフィルム濃度の安定

・ファントムの厚さ：20～60mm
・各厚さでの臨床使用管電圧
・胸壁端から 50mm のフィルム濃度　設定値± 0.15

●mAs 値の変動（再現性試験）
・ファントムの厚さ：40mm
・4 回繰り返しばく射し，mAs 値の変動をみる．
・変動係数 $C \leqq 0.05$

●乳房厚ごとのシステム感度の安定
・ファントムの厚さ：20～60mm
・各厚さでの臨床使用管電圧
・システム感度：S 値（フジ，コニカ），E 値（コダック）
・製造業者の定める規定に入っているかで管理する．

●mAs 値の変動（再現性試験）
・ファントムの厚さ：40mm
・4 回繰り返しばく射し，mAs 値の変動をみる．
・変動係数 $C \leqq 0.05$

h. X 線出力の再現性

被ばく線量低減のため，X 線の出力が再現性のあるものか確認する．

●4 回の X 線出力の変動係数が 0.05 以下であること．

(2)　システムの評価

a. 平均乳腺線量

平均乳房圧迫厚が 42mm の乳房では脂肪 50%，乳腺 50%の密度比であり，この代表的な乳房に対する入射空中線量と使用する管電圧とそのときの半価層値から平均乳腺線量を算出し，適切な被ばく線量かどうか確認する．

●代表的な乳房に対し 1 回照射当たりの平均乳腺線量は 3mGy 以下であること（2mGy 以下が望ましい）．

b. アーチファクトの評価

読影上，障害となるアーチファクトの有無を確認し，アーチファクトが発生している場合はその原因を究明する．

c. 受像系感度のばらつき

臨床で使用するカセッテ・スクリーン，CR 受像器の感度のバラツキを評価する．

●すべての受像機に対し再現性が 0.05 以下であること．
●最大と最小の濃度差が 0.3 以下であること．

9. 最新の撮影技術

近年，画像受像体も以前から使用されてきたアナログ系（増感紙-フィルム）からデジタル系へと進歩してきた（詳しくはそれらの項を参考にしていただきたい）．そしてデジタルの特徴を生かした新たな技術がマンモグラフィの世界へ応用されてきている．

1）位相コントラストマンモグラフィ（PCM）

位相を用いた画像作成技術は単色光などを用いたごく限られた環境下でのエッジ強調画像であったが，近年では低エネルギー領域においてその効果が得られることがわかり，とくにマンモグラフィに応用されてきている．

おもな原理を**図 6-17** に示す．

①物体を光が通過するときに屈折が生じる．
②屈折が生じると光量子が疎の部分と密の部分ができる．
③疎の分布はとくに物質の境界部分で多くみられる．
④物質と物質の境界部分におけるエッジ強調画像が作成される．

これにより，微細構造物の描出能向上に有利である．

2）tele-mammography

画像のデジタル化に伴い，画像取得と診断がかならずしも同じ場所で行われる必要がなくなってきている．

1998 年，長野オリンピックにて導入された X 線

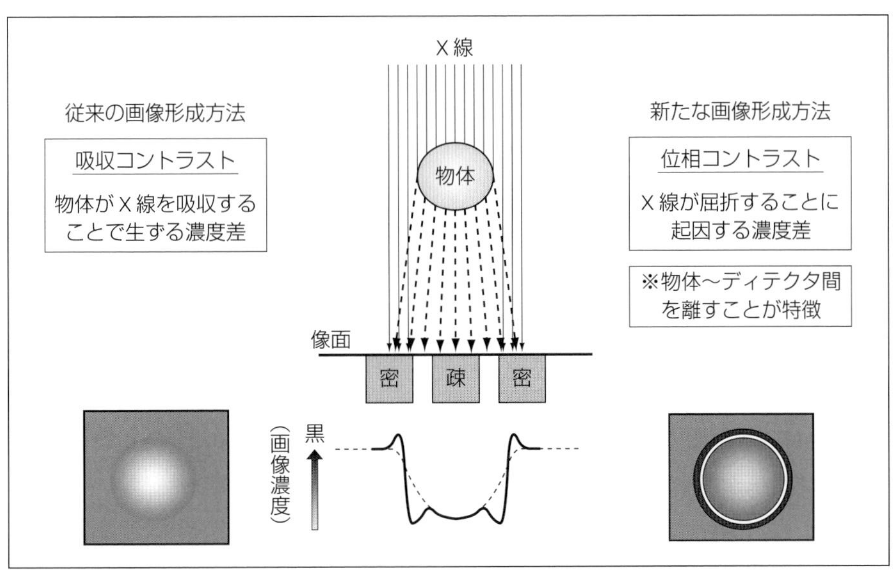

図6-17　位相イメージング（PCM）の原理図
従来，X線撮影は対象とする物質の減弱を用いて画像化してきたが，PCMではX線が屈曲することによるX線の疎密の関係を画像化したものである．とくに物質の辺縁が強調される．

CT車載装置が，競技会場から負傷者のX線CT画像を衛星回線を通じて医療機関に送信し，そこで診断を行ったというような例もあり，今後，ネットワークの拡張充実，およびセキュリティなどの問題点もあるが，遠隔地医療に利用されていくものと考えられている．

3　トモシンセシス

1．概要と装置構成

トモシンセシス（tomosynthesis）は，コンピュータ断層撮影装置（computed tomography：CT）が普及する以前から生体内の断層像を得る手法として使用されていた．

初期におけるトモシンセシス撮像の特徴は，有限角度の範囲でX線入射角を変化させながら投影X線像を収集し，その投影X線像を加算することによって断層像を生成するものである．回転中心位置の断層像は各投影X線像を単純加算することによって断層像が生成できるが，回転中心位置以外の断層像は各投影X線像をX線管移動方向に沿って適宜移動（シフト）させることによって生成することが可能である（シフト加算法）．シフト加算法の原理を用いて，断層深さ方向に対し異なる位置での断層像を生成することが可能である．

CTが断層像生成の主モダリティとして使用されると，トモシンセシスによるイメージングは使用されなくなったが，最近になって，X線検出部に画像ひずみの少ない高解像度なフラットパネル検出器が使用されると，断層像の精度向上やCTと比較して被ばく線量を軽減することが可能になるなど，トモシンセシスを使用したイメージングがふたたび注目されるようになった．現在，トモシンセシスを使用した生体イメージングでは，骨・関節，乳腺，胸部において臨床的有用性が報告されている．

トモシンセシスの装置は一般撮影系と乳房撮影系に分かれており，一般撮影系では骨・関節と胸部の撮像，乳房撮影系ではマンモグラフィに加えてトモシンセシスを撮像することができる機構を備えている．装置は一般 X 線撮影装置（または透視 X 線撮影装置），乳房用撮影装置に準じた構成である．

一般撮影系と乳房撮影系に共通な機構として，X 線管が移動しながら投影 X 線像を収集することである．検出器はフラットパネル検出器（直接変換型あるいは間接変換型）を採用しており，X 線管と検出器が対になって移動する方式と検出器は固定で X 線管のみが移動する方式がある．乳房撮影系においては X 線管のみが移動する方式を採用している（機種によっては入射 X 線方向により検出器の角度が可変するタイプもある）．X 線管が移動する角度（振角）は，一般撮影系では 30〜40°，乳房撮影系では 15〜50° である．各振角で収集された投影 X 線像はフィルタ補正逆投影（filtered back projection：FBP）法あるいは逐次近似再構成（iterative reconstruction：IR）法によって画像再構成を行う．

2. 画像再構成法

1）フィルタ補正逆投影法（FBP）

各振角の X 線通過経路に沿って投影 X 線像を単純逆投影すると，各投影 X 線像が重積し精度の低い画像が再構成される．FBP 法では再構成画像の精度を向上させるために投影 X 線像に対してフィルタリング処理を行う．このフィルタリング処理を行うことによって真値に近い再構成画像にすることが可能である（**図 6-18**）．

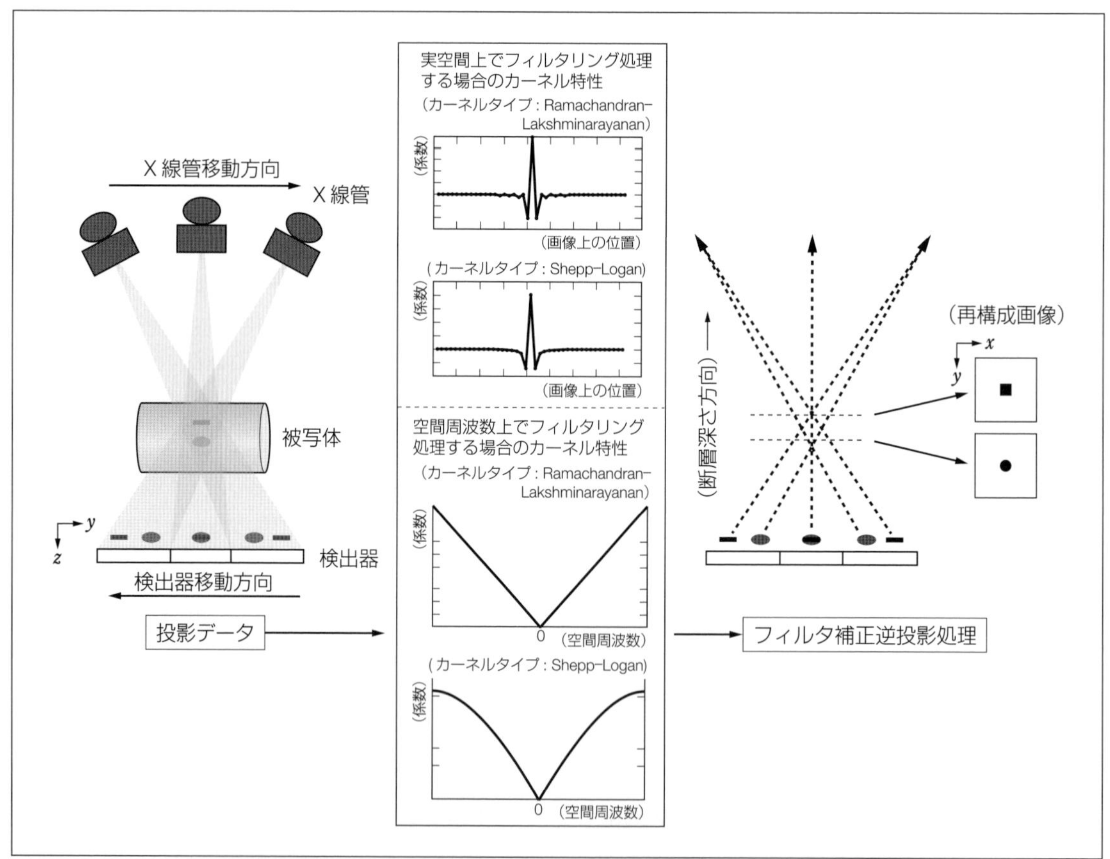

図 6-18　FBP 法におけるトモシンセシスのデータ収集・画像再構成処理の流れ
X 線管と検出器が対になって移動・収集する方式を示す．投影 X 線像をフィルタリング処理することによって補正し，逆投影処理によって画像を再構成する．

フィルタリング処理に使用されるカーネルのタイプは，Ramachandran-Lakshminarayanan 型もしくは Shepp&Logan 型があり（**図 6-20**），一般的には Shepp&Logan 型が使用される．Ramachandran-Lakshminarayanan 型では画像の高周波成分（細部）を強調することが可能であるが，高周波雑音を強調する効果があることを考慮に入れる必要がある．Shepp&Logan 型では Ramachandran-Lakshminarayanan 型と比較して高周波成分の強調を抑えた特性になっている．フィルタリング処理は重畳積分を使用した実空間での処理あるいはフーリエ変換を使用した周波数空間上で行う処理がある．

2）逐次近似再構成法（IR）

各振角で観測された投影 X 線像（実測データ）に加えて仮想のボリュームデータ（ボクセル値が“ゼロ”以外の値で構成）から投影像（初期データ）を生成し，実測データと初期データ間で差を計算する（または比を計算する）．差（または比）の投影像を単純逆投影して画像再構成を行い，仮想のボリュームデータに加算（あるいは乗算）して画像を更新する（画像更新 1）．「画像更新 1」のボリュームデータから投影処理を行い，その投影像と実測データの差（または比）を計算し，逆投影，再構成画像，画像更新 1 のボリュームデータに加算（あるいは乗算）して画像を更新する（画像更新 2）．この操作（投影，逆投影，画像更新）を繰り返し行うことによって，再構成画像を真値に近づけるための処理を IR 法とよんでいる（**図 6-19**）．

投影データ間の差を計算し再構成画像を加算することで更新する一手法として simultaneous iterative reconstruction（SIRT），投影データ間の比を計算し再構成画像を乗算することで更新する一手法として maximum likelihood-expectation maximization（ML-EM）があげられる（**図 6-20**）．

3. 画質特性

1）アーチファクト

(1)　障害陰影

トモシンセシスの画像再構成では，CT と異なり

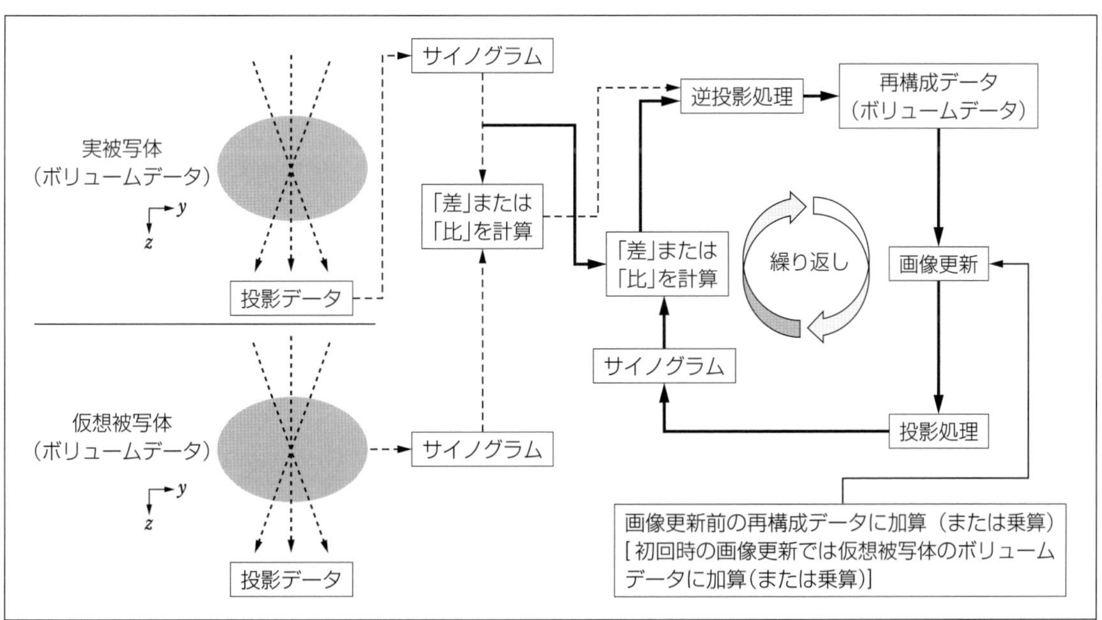

図 6-19　IR 法におけるトモシンセシスのデータ収集・画像再構成処理の流れ
実測データと仮想データ間で差あるいは比を計算し，逆投影処理を行い画像更新（更新前の画像に加算あるいは乗算）する．この操作を繰り返し行うことにより真値に近い再構成画像を生成する．

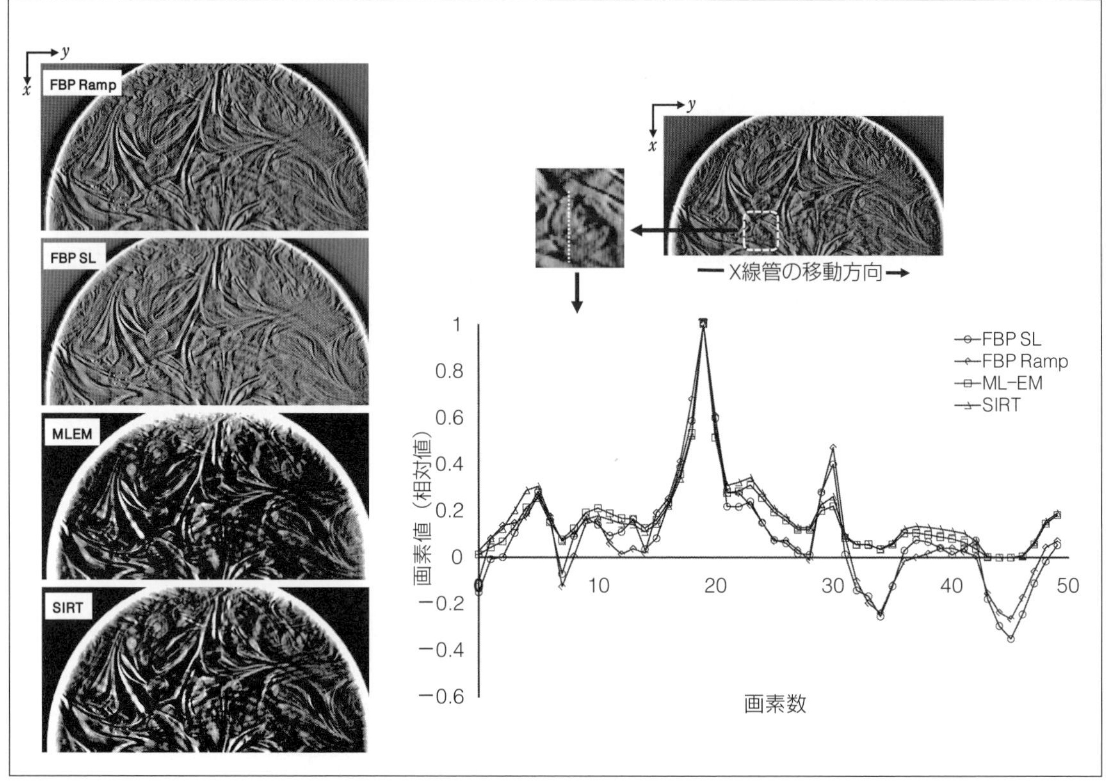

図 6-20　FBP 法と IR 法のトモシンセシス像
乳腺評価用ファントム（BR3D，モデル 020 型，CIRS 社製）を使用して FBP 法（カーネル：Ramachandran-Lakshminarayanan 型，Shepp&Logan 型）と IR 法（SIRT，ML-EM，両者とも繰り返し数は 7 回で設定）で画像再構成を行い回転中心断面像で評価．微小石灰化を含んだ領域の X 線強度分布を示す．投影 X 線像は Selenia Dimensions〔日立メディコ（Hologic）社製〕を使用し，収集角度は 15°，投影数は 15 で収集した（凡例の「FBP Ramp」は Ramachandran-Lakshminarayanan 型，「FBP SL」は Shepp&Logan 型を示す）．

有限角からの不完全投影・逆投影処理となるため，回転中心付近での再構成像は精度が保持されるが，回転中心から離れた再構成像は形状の再現性が悪く（ボケ成分が多い），ストリーク状アーチファクトの多い画像となる．回転中心から離れた再構成像にみられるアーチファクトを障害陰影とよぶ（**図 6-21a**）．

(2)　メタルアーチファクト

人工関節などで構成される物体が存在すると，ビームハードニング効果が起因して正しい投影 X 線像を観測できない場合がある．ビームハードニング効果の影響を受けた投影 X 線像を画像再構成すると，高吸収体および周辺部の再構成画像は正しい形状を示さないことがある．この現象をメタルアーチファクトとよぶ（**図 6-21a**）．

(3)　リップルアーチファクト

高コントラストで構成された物体が検出器側の近い位置に存在する場合，検出器から離れた位置で再構成された画像に周期的なパターン（さざ波状）が現れることがある．この現象をリップルアーチファクトとよぶ．リップルアーチファクトは投影数を増加することで低減させることが可能である（**図 6-21b**）．

2）振角と画像コントラストの関係

トモシンセシスの再構成像では，振角によって画像コントラストが変化する．振角を大きく設定して撮像すると画像コントラストは向上，振角を小さく

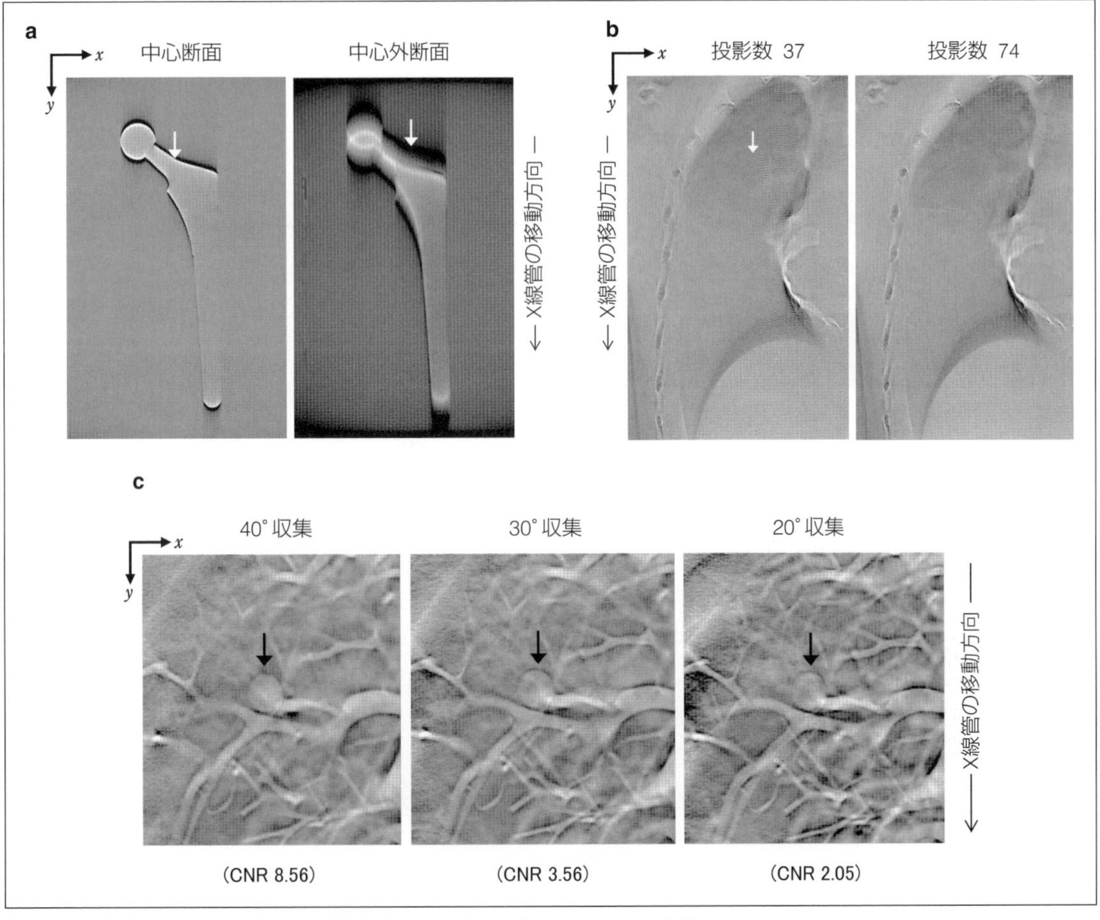

図 6-21　トモシンセシスにおけるアーチファクト像と画像コントラスト特性
SonialVision Safire Ⅱ（島津製作所社製）を使用して画像再構成（FBP 法を使用）を行った.
a：障害陰影．股関節用の人工関節ファントムを使用（投影数 74）．回転中心外断面位置の画像では障害陰影（矢印）が付加されていることが確認できる.
メタルアーチファクト：中心断面位置の画像において人工関節ファントム周辺部にメタルアーチファクト（矢印）が発生していることが確認できる.
b：胸部ファントムを使用．投影数 37 と 74 で回転中心外断面位置（胸部ファントムの背面から断層深さ方向に対して離れた位置）の画像を比較．投影数 37 ではリップルアーチファクト（矢印）が顕著であるが，投影数 74 ではリップルアーチファクトが低減していることが確認できる.
c：胸部ファントムを使用（投影数は 74）．振角を 20°, 30°, 40° に設定し模擬病変（すりガラス状陰影を模擬，直径 7mm，円形）の画像コントラストを contrast-to-noise ratio（CNR）で評価．振角を増加させていくと模擬病変の画像コントラストが向上（CNR が増大）していることが確認できる．［$\mathrm{CNR} = (N_M - N_{BG}) / \sigma_{BG}$（$N_M$：模擬病変領域の平均画素値，$N_{BG}$：バックグラウンド領域の平均画素値，$\sigma_{BG}$：バックグラウンド領域の標準偏差）］

設定して撮像すると画像コントラストは低下する（図 6-21c）.

4　泌尿器科・産婦人科専用装置

泌尿器科・産婦人科領域の検査は腹部から骨盤部まで広い範囲の透視および撮影を行う必要がある.

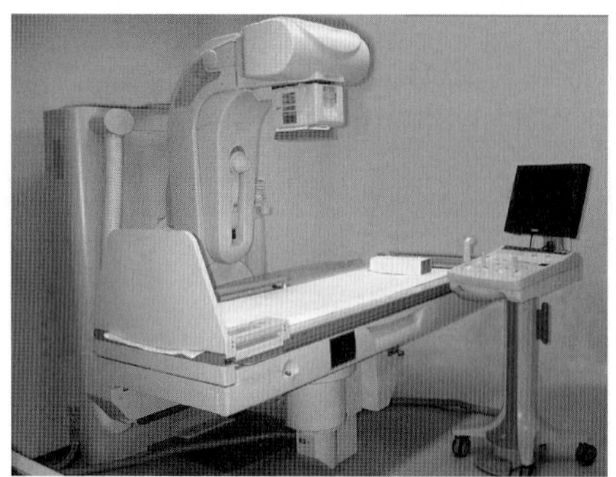

図 6-22　泌尿器科・産婦人科系透視撮影装置
泌尿器科・産婦人科系や消化管検査など，透視を必要とする検査に使用する撮影装置である．

したがって，泌尿器科・産婦人科専用装置は**図 6-22** のように他の透視装置と同様の機器構成となっている．しかし，広い領域の検査を行うことから，寝台天板あるいは管球と検出部の可動範囲は一般の透視装置に比べ大きくなっている．とくに逆行性のカテーテル検査や子宮卵管造影検査などの手技が行いやすいよう透視台の下端近くまで透視範囲に入るように設計され，また，寝台の高さなどを上下に調節できるように設計されているものもある．付属品として，開脚のための足を支持する台や排尿時撮影のための汚物を受ける台などが必要となる．

これらの検査では，生殖腺防護を行うことが困難なためパルス透視を用いて被ばく線量を軽減している装置もある．現在では，直接変換方式のフラットパネル検出器（FPD）を用いた汎用透視装置があり，透視可能範囲を広げることにより，泌尿器科・産婦人科系の検査ができる装置として開発されている．

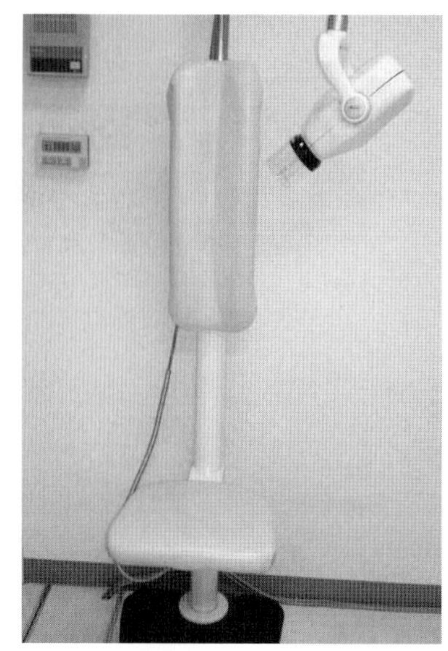

図 6-23　歯科用 X 線装置
右上にある容器がモノタンクで，その先にある透明な筒状のものが照射筒である．

5　歯科専用撮影装置

1．歯科用 X 線装置

歯科用 X 線装置は，口腔内に入れたフィルムに外部から X 線を照射し撮影する装置（**図 6-23**）である．撮影はフィルムを被検者自身が指で固定するか，補助具でフィルムを装着したのち被検者に噛んでもらって固定してから行う．

解像度の高い画像が要求されるため増感紙を用いないノンスクリーンシステムが用いられる．X 線発生装置は X 線管と高圧発生装置が一体となったモノタンク構造となっているものが主流で，X 線管球は固定陽極となっている．照射野は照射筒で決定し JIS により照射野の大きさが定められている（JIS Z4711）．また口内受像器を用いる歯科用 X 線装置の照射筒先端における利用ビームの直径は 60mm を超えてはならないと規定されている．

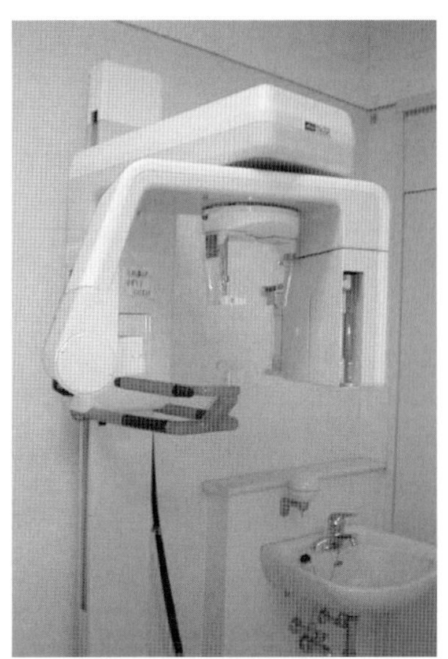

図 6-24　回転式パノラマ X 線撮影装置
左側が X 線管球で，右側がフィルム装てん部である．フィルム装てん部の中央部にスリットがみられる．装置の回転軸中心に患者頭部を固定する．

2．回転式パノラマ X 線撮影装置

回転式パノラマ X 線撮影装置は，歯列全体を歯列弓に沿って断層撮影する装置（**図 6-24**）である．X 線管球とフィルムが対となっており，管球前面とフィルム前面にスリットが設けられている．歯列弓に沿って移動する回転軸を中心に管球とフィルムが回転する．この回転に同調するようにフィルムがスリットの後ろで移動する．このとき，歯列弓中心の移動速度にフィルムの移動速度を同調させ，歯列弓の内側と外側では移動速度が異なる（内側では移動速度が遅く，外側では移動速度が速い）ため像がボケ，歯列弓に沿った断層画像が得られる（**図 6-25**）．

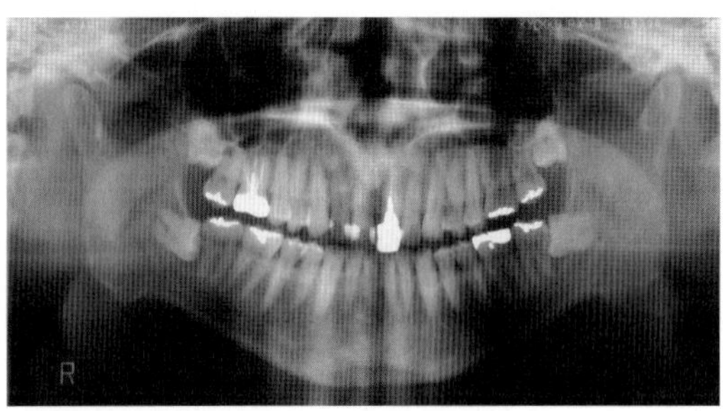

図 6-25　回転式パノラマ写真の実際
顎関節から歯列弓に沿って断層像が得られている．

歯列弓は成人と子どもでは大きさが異なるため，成人と子どもの 2 種類の回転軸軌道をもつものが多い．最近では CR（コンピューテッドラジオグラフィ）に対応したものや，CCD（電荷結合素子）を利用したデジタル画像を撮影できるものが開発されている．また，パノラマ撮影時に頭部を固定する場所と異なる場所に頭部を固定することで，頭部規格撮影（セファロ撮影）ができるようにした兼用モデルもある．さらに，歯顎顔面用の CT 装置も開発され，3D 画像を作成することも可能となっている．

第7章 X線CT装置

1 X線CT装置の原理

1. X線CT装置の開発

X線CT装置は，X線とエレクトロニクスを融合した診療画像機器においてもっとも成功した機器の一つとして1972年の臨床機の登場以来，画像診断の中心的役割を果たしてきた．このX線CT装置の原理の起源は1917年にまでさかのぼる．

オーストリアの数学者Radonは，1917年に「二次元または三次元に広がりをもつ物体は，さまざまな方向から投影データから再現できる」ことを数学的に証明した．そして，W. C. Röntgenにより1895年にX線が発見されてまもなく医療に活用されるなか，Radonの導き出した定理に従ったX線投影による内部情報取得に対する夢が語られていたのは想像に難くない．結果的に，X線CT装置の実現には，エレクトロニクス技術とコンピュータ技術の発展を待たざるをえず長い歳月を要した．

1967年，英国EMI社の技術者であったG. N. Hounsfieldは，X線CT装置の開発に着手し，1971年に完成させ1972年にCTの商用第1号機，EMI scannerを発表した（**図7-1**）．この装置はX線CT装置の基本原理に忠実であり，X線管からのX線をコリメータにより細く絞ることでいわゆるペンシルビームとして，対向する検出器とともに平行移動して物体の投影を行う（**図7-2**）．平行スキャン動作を角度を変えながら0～180°（1°ごとならば179°）まで繰り返し行うことで，あるスライス位置における物体周囲からの投影データが取得できる．

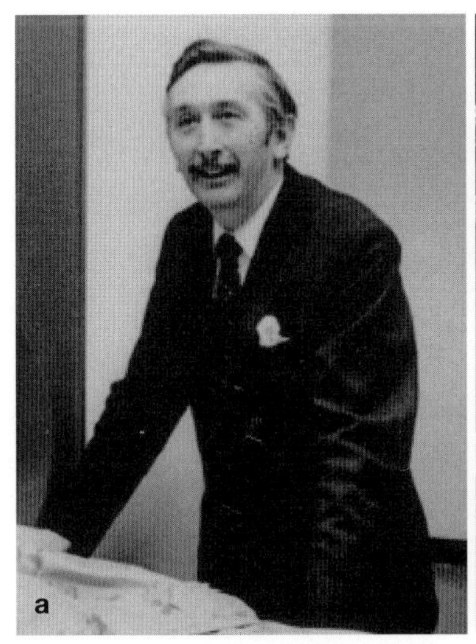

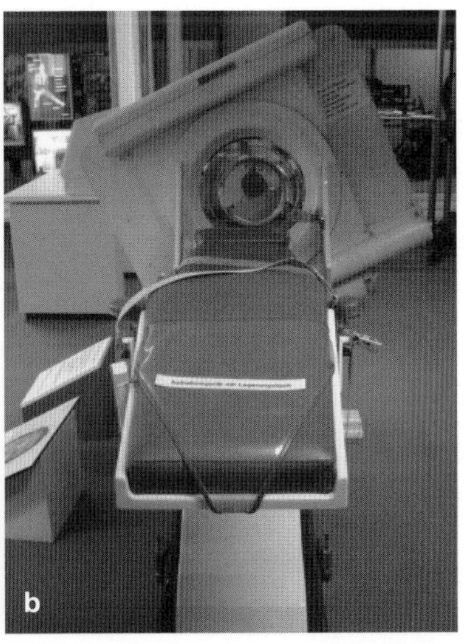

図7-1 X線CT装置の開発者であるG. N. Hounsfield（a）と商用X線CT装置第1号機のEMI scanner（b）

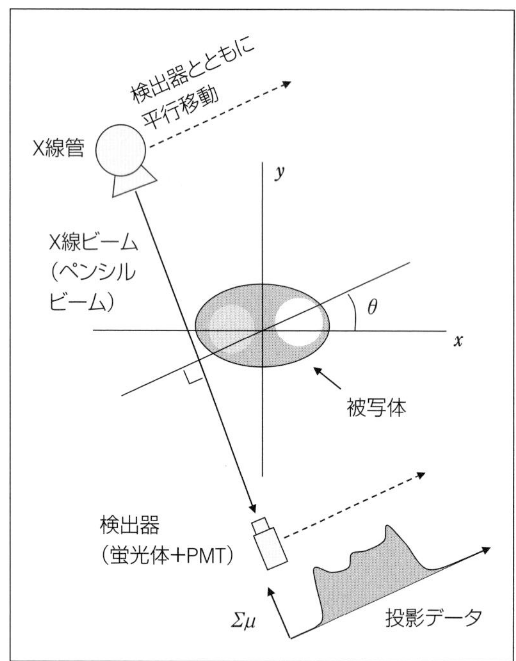

図 7-2　X 線ペンシルビームの平行動作による投影データ取得

このように，平行移動によるスキャン方式は基本に忠実であるが，X 線管からの X 線を細く絞るため X 線利用効率がきわめて悪く，平行スキャン動作と角度変更の繰り返し動作であるため，スキャン時間も長く，当時，5 分程度要した．このスキャン方式は，translate 動作（平行スキャン）と rotate（回転）動作の繰り返しであることから，translate/rotate（T/R）方式とよばれ，開発世代分類では第 1 世代とされる（**図 7-3a**）．この T/R 方式のペンシルビームを狭角のファンビームとして，直線走査の回数を減らしてスキャン時間を短縮した方式が，**図 7-3b** に示す第 2 世代である．

そして第 1 世代の開発から 5 年足らずで，現在の方式と同じファンビームを用いる第 3 世代方式が開発された（**図 7-4**）．この方式は，X 線管と検出器がともに回転するという意味で rotate/rotate（R/R）方式とよばれ，回転動作だけとなったことで飛躍的にスキャン時間が短縮された（開発当初は 10 秒程度）．

第 3 世代が開発されてしばらくは，1 スキャン（1 回転）ごとに，その回転方向を切り換える交互回転方式であり，寝台はスキャン中に停止し，つぎのスキャン位置への移動のために移動する方式であった．よって，1 スキャンの時間が短縮されても（回転速度が上がっても），所定の範囲を検査し終えるまでに長い時間を要した．そこで，スリップリングによる電源供給と信号通信機構を搭載した連続回転型の装置が開発され，さらにその連続回転機構と連続寝台移動を組み合わせるヘリカルスキャン（p. 112 参照）が実現され，飛躍的な速度向上が成し遂げられた．そして，さらなる速度向上と空間分解能

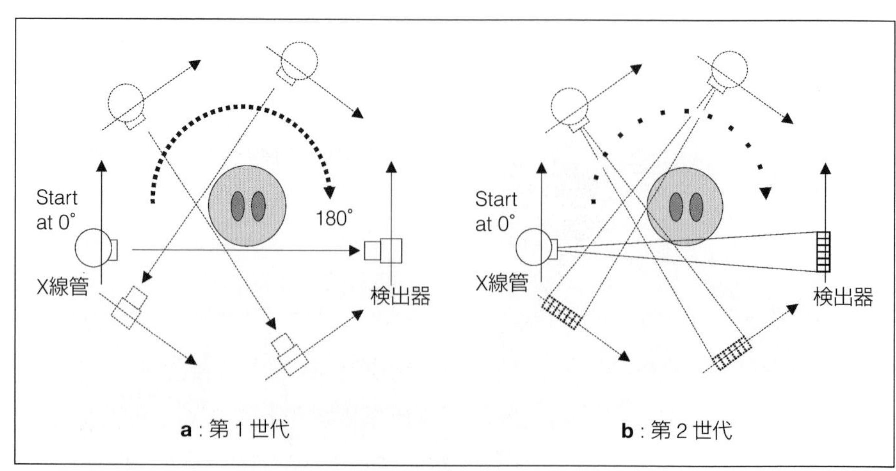

図 7-3　第 1 世代（a）および第 2 世代（b）方式のスキャン

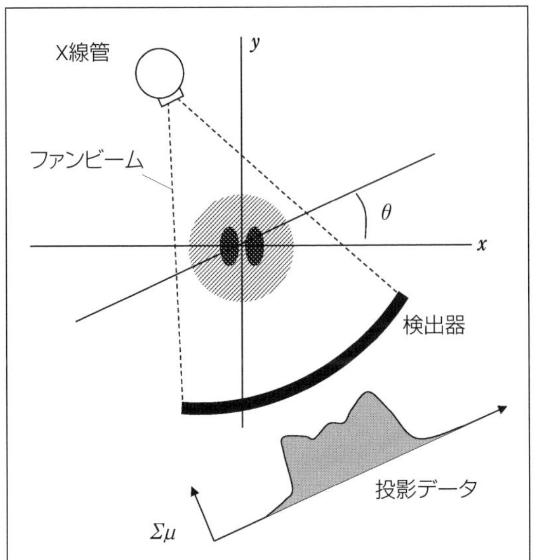

図 7-4　ファンビーム方式（第 3 世代方式）

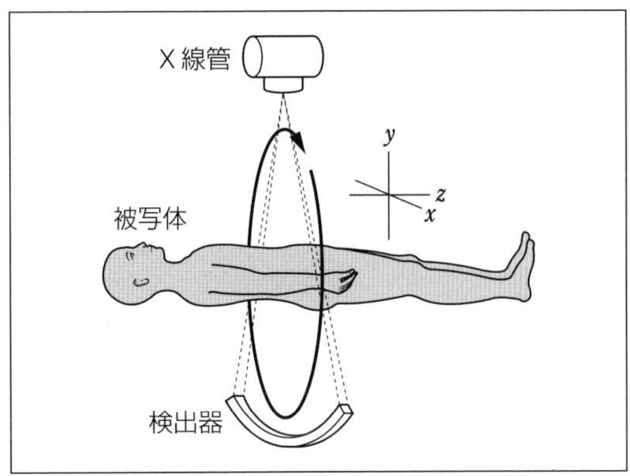

図 7-5　X 線 CT 装置における基本的なスキャン
寝台固定で 360° 分の投影データ（第 1 世代方式では 180° 分）を取得する．X 線 CT の座標系では，スライス面を *xy* 面，体軸方向を *z* 軸とする．

向上のために，1 度のスキャンで複数スライスを同時に得るマルチスライス CT 装置が開発された．

マルチスライス CT 装置は，4 列（2 列も一部存在した）から 6 年ほどで 64 列まで一気に発展し，その後 256 列および 320 列のマルチスライス CT 装置が臨床に使用されるにいたった．回転速度の増加も目を見張るものがあり，1 回転あたり 0.25s という高速回転も実現された．また，1 つの CT 装置の中に 2 組の X 線管 / 検出器を装備して，時間分解能を上げた装置も登場し，その 2 つの X 線管から異なる管電圧の X 線を発して，デュアルエネルギー解析を行うことが可能となり，X 線 CT による物質弁別や機能画像取得という新しい診断画像を創出するにいたった．

2. X 線 CT 装置の原理

1）線減弱係数と投影

X 線 CT では，物体の周囲から投影したデータから，物体内部の線減弱係数（μ）の分布を測定することを基本機能とする．この μ は，物質による X 線減弱の度合いを示す値であり，物質の厚みを t とすると，物体に入射する X 線強度 I_0 と物体透過後の強度 I との関係は（7-1）式のようになる．

$$I = I_0 \cdot e^{-\mu \cdot t} \qquad (7\text{-}1)$$

すなわち μ が大きいほど減衰が大きく，X 線 CT 画像の各ピクセル値（CT 値）はこの μ に比例する値を示す．したがって，骨などの密度が高く X 線を透過させにくい物質の CT 値は高くなる．

物体は基本三次元的な分布をもつため，人体の三次元分布を得るためには，物体周囲のあらゆる方向からの投影が必要である．これに対して，医療に供される X 線 CT 装置では，あるスライスすなわち二次元面に着目し，そのスライス周りに 1 回転しながら 360° 分の投影データを取得する（第 1 世代方式では 180° 分）（**図 7-5**）．

ここで，**図 7-6** のように，一辺が t で線減弱係数の異なる 9 つのピクセルの再構成を通して X 線 CT 装置の基本原理を考える．一見単純すぎて原理説明にならないように感じられるが，実際の X 線 CT 画像では，このマトリックスが 512 × 512 マトリックスに拡張されたものであるので，このような単純な例における基本原理の把握は重要である．まず，物体外で計測された X 線強度を I_0 とする．そして，**図 7-6** の左の列の 3 つのピクセルの透過後の強度を I とすると，透過経路上の 3 つのピクセルの線減弱係数の和は，（7-2）式のように求められる．

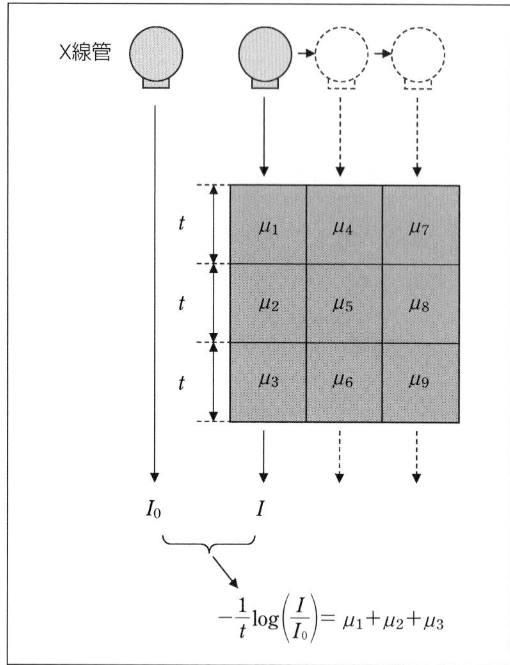

図 7-6　3 × 3 ピクセルのマトリックスにおける X 線投影と各 μ との関係
I_0と I の比を元にして，透過経路上の μ の和が算出できる.

$$I = I_0 \cdot e^{-(\mu_1+\mu_2+\mu_3)t} \tag{7-2}$$

両辺の log をとり

$$\mu_1+\mu_2+\mu_3=-\frac{1}{t}\log\left(\frac{I}{I_0}\right) \tag{7-3}$$

すなわち，被写体のない状態の X 線強度 I_0 に対する透過後の強度 I の比の対数をとり $-1/t$ を掛けることで，透過経路の線減弱係数の和が求められる．同様に，$\mu_4+\mu_5+\mu_6$ と，$\mu_7+\mu_8+\mu_9$ の和を（7-3）式に従って求めれば，横方向にスキャンした投影データが得られる．このスキャン方向を縦方向に切り換えると，さらに $\mu_1+\mu_4+\mu_7$，$\mu_2+\mu_5+\mu_8$，および $\mu_3+\mu_6+\mu_9$ が測定できる．

したがって，多方向からの投影により投影経路の線減弱係数の和が得られるのであるから，この結果を用いて，たとえば n 元 1 次連立方程式（n は画像マトリックスの 1 辺のピクセル数）を解けば，すべてのピクセルの線減弱係数が算出できる．ただし，実際の X 線 CT 装置ではマトリックス数が多いことから連立 1 次方程式による方法は非常に効率が悪いため利用されない．しかし，透過経路上の線減弱係数の和を求めることは，実際の X 線 CT の重要な原理であり，**図 7-7** に示すような多数のマトリックスであっても同様である．すなわち，i 番目の検出器素子の投影データ $p(i)$ を求めるためには，被写体外の計測値 I_0 と I_i から（7-4）式の計算を行い，これをすべての検出器素子について行えば，ある投影角度における投影データを得ることができる．

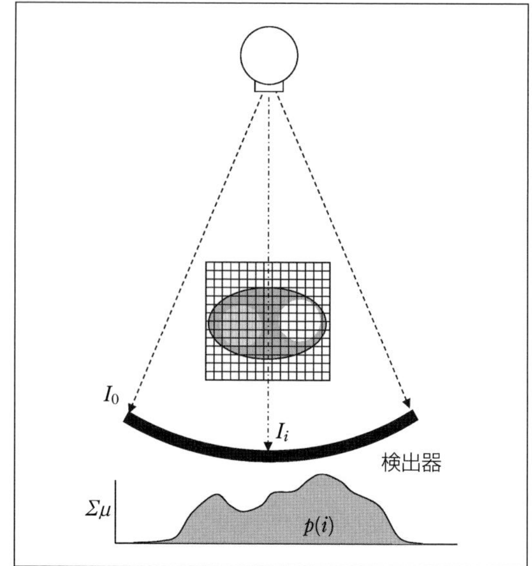

図 7-7　ファンビームにおける投影と投影データ

$$-\frac{1}{t}\log\left(\frac{I_i}{I_0}\right)=\int\mu(x,y)ds = p(i) \tag{7-4}$$

（ただし，s は投影経路における線素）

2）画像再構成

物体周囲から多方向の投影によって得た投影データからは，種々の方法を用いてその断面画像を再構成できる．ここでは，単純な解説が可能な代数的再構成法と，中央断面定理に基づく逆投影に基づく手法について述べる．

(1)　代数的再構成法

代数的再構成法（algebraic reconstruction technique : ART）は，複数の投影データから，反復的

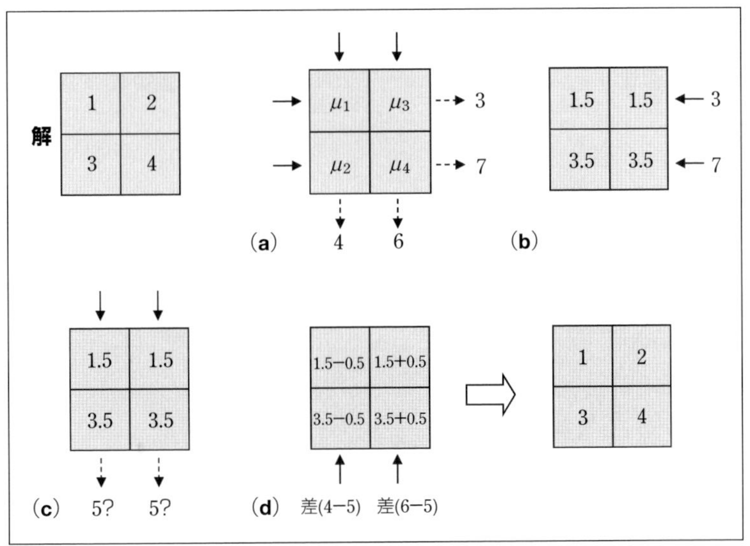

図 7-8　代数的再構成法による 2 × 2 ピクセルの再構成計算例

な計算により断面の各ピクセルの値を求める手法である．**図 7-8** のような 2 × 2 ピクセルの例によって簡単に説明でき，投影データからの画像再構成の可能性を理解するのに適している．

図 7-8 のように，ピクセル値が線減弱係数値 μ_1～μ_4 からなる断面について，(a) のように横方向と縦方向のそれぞれの投影値（投影経路上の積算値）が得られる．このとき，それぞれのピクセル値は未知であるので，まず (b) のように横方向投影値を投影経路に沿って均等に割り振る（投影経路上に 2 ピクセルがあるため，投影値/2）ことで推測し，それを初期値とする．(c) のように初期値を使った縦方向の投影値は 5.0 と 5.0 となるが，実際の投影値（4 と 6）と比べると，その差は－1.0 と 1.0 である．よって各ピクセルの補正値として－0.5 と 0.5 が得られるため，(d) のように初期値を補正して解と等しい値が得られる．

この手法は，ある方法で推測したピクセル初期値を元に，得られる投影値と実際の投影値との差により補正を繰り返しながら近似することで再構成する手法であり，逐次近似再構成法の一種（加法近似法）である．

(2)　単純逆投影法

投影データからの再構成において，Radon が導いた中央断面定理に基づく方法として，単純逆投影法と次項で述べるフィルターバックプロジェクション法がある．

図 7-9a の断面画像すなわち二次元の実空間を二次元フーリエ変換して得られる**図 7-9b** の二次元空間周波数分布は，表現方法が異なるものの一対であり，二次元空間周波数分布から二次元逆フーリエ変換によって実空間が再現できる．そして，実空間上のある角度の投影によって得られた投影データの一次元フーリエ変換の結果は，二次元空間周波数分布の原点を通る角度 θ の線上のデータとなる．これが中央切断面定理である．したがって，この 1 つの投影動作によって，二次元空間周波数分布のある一部は埋められたことになる．そこで投影角度をつぎつぎと変えていきながら投影データを取得することで，原点を中心とした線はつぎつぎと加えられ，180° 分取得することで，**図 7-10** のように空間周波数領域をある程度埋めるような情報が得られることになる．

ここで，ある角度 θ の投影によって得た投影データ（空間周波数領域の角度 θ の線分）は，**図 7-**

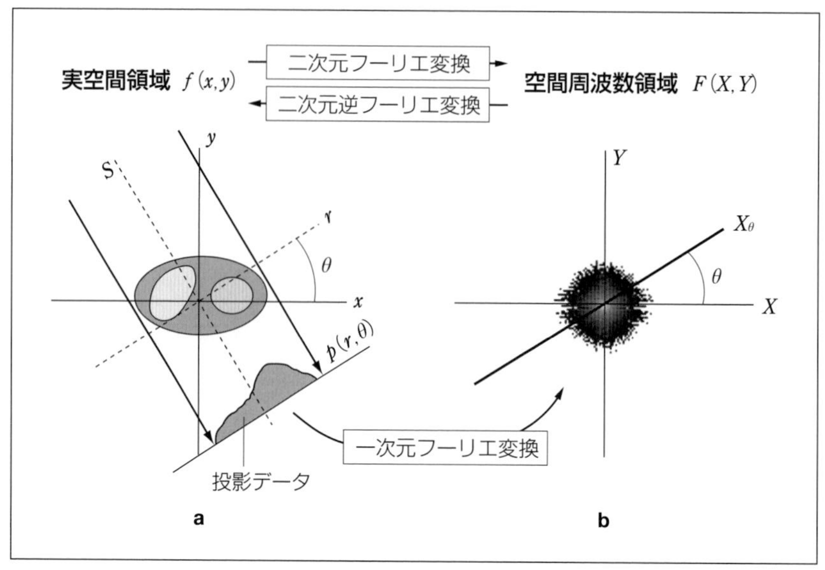

図7-9　実空間領域（a）における投影データと空間周波数領域（b）の関係

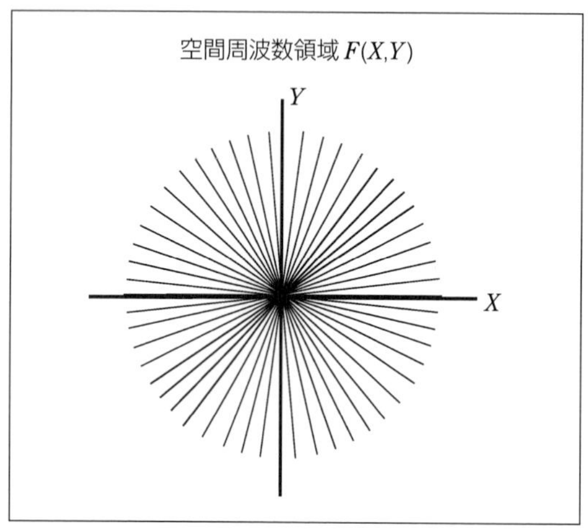

図7-10　多方向の投影によって得られた二次元空間周波数領域のデータ

11のように，投影データを実空間上の投影経路上に一様に分配した（逆投影した）値と等価である．実際の断面データはこのような縞模様ではないが，投影した段階で投影経路上のそれぞれの値の情報は消えており，結果的に投影データを実空間領域に再度展開すると，このような逆投影による縞模様となる．この逆投影を，**図7-12**のように，得られた複数の投影データすべてについて行い，それを実空間上で加算することで再構成する方法を単純逆投影法とよぶ．

図7-13は，腹部における逆投影と再構成画像の例であり，図のように単純逆投影法による再構成画像は著しくボケた像を呈する．**図7-10**に示されたように，投影よって集められたデータは空間周波数領域の原点を通る線分の集合であるので，原点付近（低空間周波数成分）に密集し，その密度は，$\sqrt{(X^2+Y^2)}$に反比例する．したがって低空間周波数情報が極端に多くなり，骨陰影がわずかに認識できる程度となり，臨床に供しうる画像とはならない．

(3)　フィルターバックプロジェクション法

前項で述べたように，単純逆投影によって現れる顕著なボケは，低空間周波数領域へのデータの集中によるものであるので，その密度分布を補正するように投影データにフィルタリングを施した後，逆投影することで元断面を再現可能である．この際に用いる基本的なフィルタは，**図7-14**に示すように周波数に比例するフィルタ係数をもち，このようなフィルタを傾斜という意味でrampフィルタ，または考案者の名をとってRamachandran and Lakshiminarayanan（RL）フィルタとよぶ．

このように，投影データに補正のためのフィルタリングを施す逆投影法をフィルターバックプロジェ

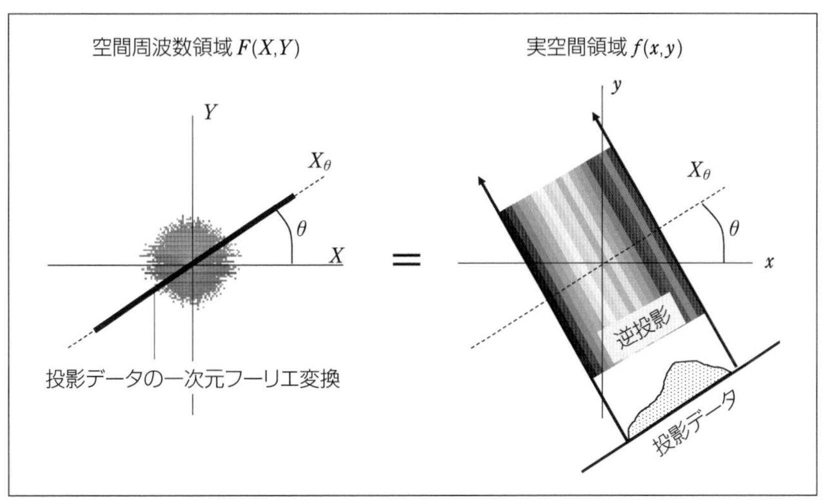

図 7-11　二次元空間周波数領域の原点を通る線上データと逆投影画像の関係

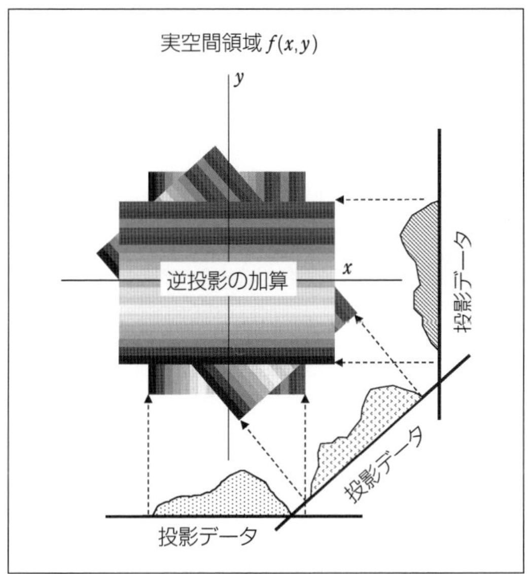

図 7-12　単純逆投影法（逆投影データの加算）

クション（filtered back projection : FBP）法とよび，**図 7-15** のように，強いエッジ強調を施したかのような補正投影データと逆投影法によって断面の画像を忠実に再現する．

フィルタ係数は，一般にフィルタ関数やフィルタカーネル（filter kernel）などと称され，先に述べた ramp フィルタだけでなく，やや高空間周波数の係数を下げた Shepp-Logan フィルタなどがあり，さらに臨床で用いられる X 線 CT 装置では，診断目的に合わせて CT 画像のシャープネスを調整できるように，さまざまなタイプのフィルタ関数が用意される．

FBP 法は，一次元データである投影データのフィルタリングと逆投影によって再構成できる点で計算回数が少なく効率のよい手法である．よって，投影データを取得したそのつど，フィルタリングと逆投影をしていくことで，スキャン終了後すみやかに画像を提供可能できることから，臨床的にも有効である．

(4)　ファンビーム再構成

ファンビームによる投影データは，第 1 世代を代表とする平行ビームによる投影データと異なるため，ファンビームに対応したフィルターバックプロジェクション法を用いる必要がある．平行ビーム投影が基本的なスキャンであるので，**図 7-16a** のように，横方向に平行ビーム投影データのスキャン方向の位置 r をとり，縦方向に投影角度をとった投影データ空間で表すと，平行ビーム投影の投影データは xy 方向に整然と並んだプロットとなる．

これに対してファンビーム投影では，中心レイ以外は投影角度 β と異なる角度による投影レイであるため，**図 7-16b** のようにファンビーム投影データは軽いシグモイド形状を描き，やや斜めに配列される．また，必要なデータ領域（波線の矩形）から

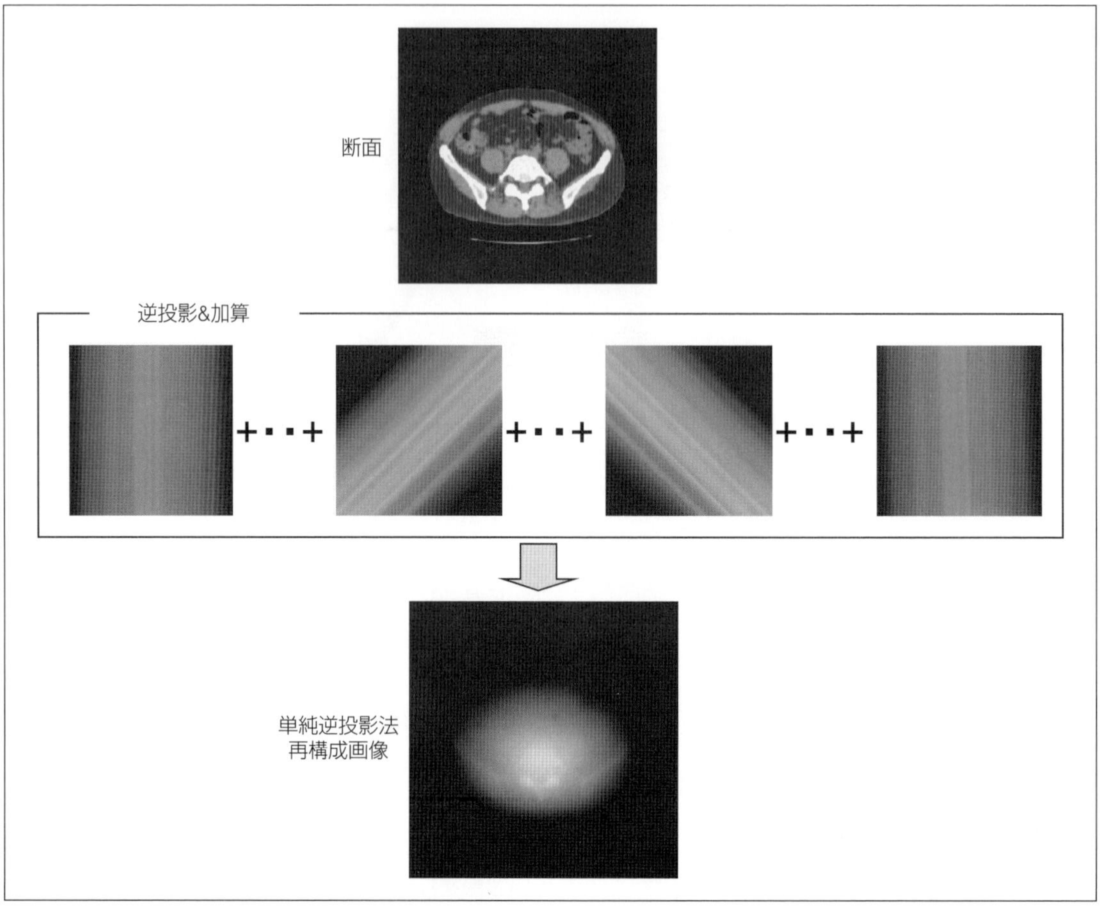

断面

逆投影&加算

単純逆投影法
再構成画像

図 7-13　単純逆投影法における逆投影と再構成画像例

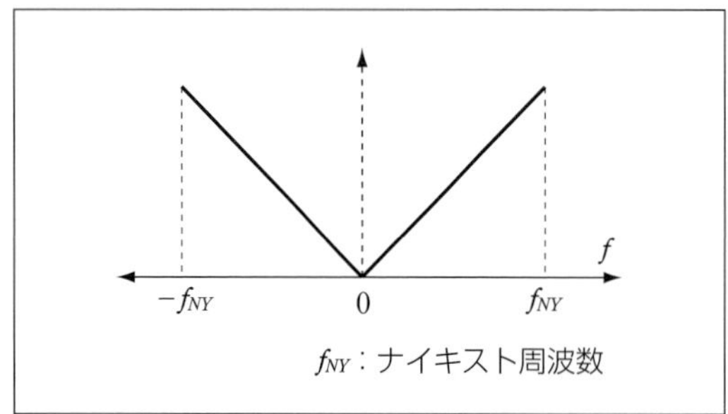

図 7-14　フィルターバックプロジェクション法における基本的なフィルタ係数

外れた点は，1 回転先または 1 回転戻った領域（図中の三角領域）を補完する形となり，結果として再構成を満足する投影データが得られる．このファンビーム投影データ集合から**図 7-16a** の投影データを近傍データからの補完により得る方法が Rebinning 法である．また，ファンビームに対応した FBP 法では，投影データに補正を施し，かつ補正フィルタ関数を使用してファンビーム投影データから直接再構成する．

（5）ハーフ再構成

ファンビームによる再構成法では，通常は 1 回転（360°）分の投影データを用いる．このときの投影データには，互いに対向する投影データが含まれることから，平行ビームによる 180° スキャンのほぼ 2 倍の投影データが含まれる．したがって，ファンビームであっても約半回転の投影データからの再構成が可能である．このような再構成法をハーフ再構成法などとよび，その角度分のスキャンであればハーフスキャンとよぶ．

ハーフ再構成法の利点は，1 画像に含まれる時間

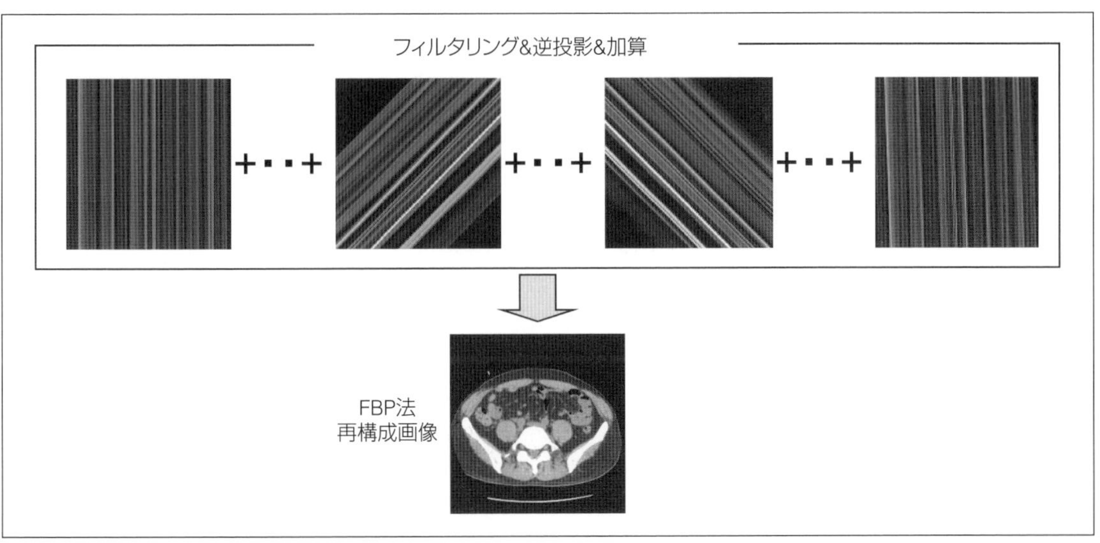

図 7-15　フィルターバックプロジェクション法における逆投影と再構成画像例

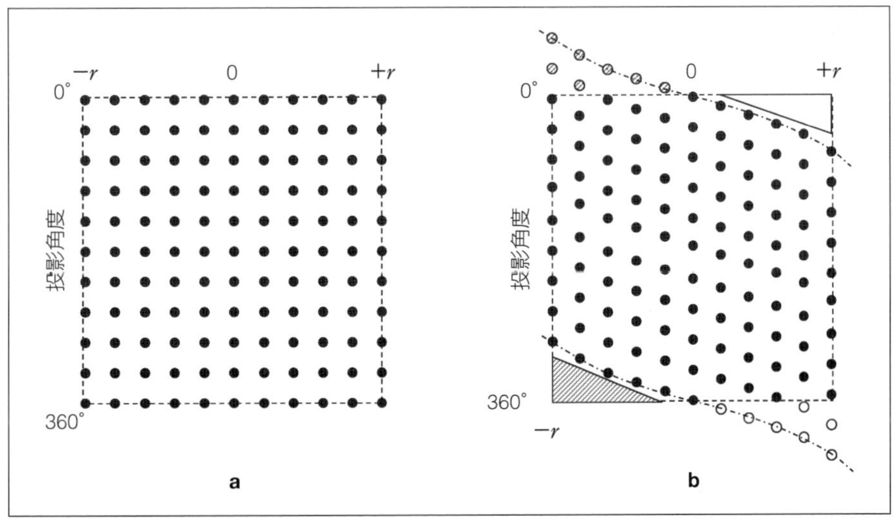

図 7-16　平行ビームにおける投影データ空間（a）とその空間におけるファンビーム投影データのプロット（b）

成分が約半分となり時間分解能が向上することである．したがって，ハーフ再構成は短時間撮影が必須となる心臓 CT で多用される．ただし，ファンビームのもつデータの粗密が影響して画質の均一性に劣る．

ハーフ再構成では，180°＋ファン角の投影データを用いる．これは**図 7-17a** に示すように，すべてのスキャン領域に対して 180°の投影を得るためであり，その結果，**図 7-17b** の投影データ空間に示すように，A と B の領域が 2 度収集されることになる．よって，180°＋ファン角の投影データをそのまま使って FBP 法で再構成したならば，正しい再構成画像は得られない（アーチファクトが生じる）．

ファンビームにおける投影データを $g(\beta, \gamma)$ とすると（β：投影角度，γ：ファンビーム内のレイの

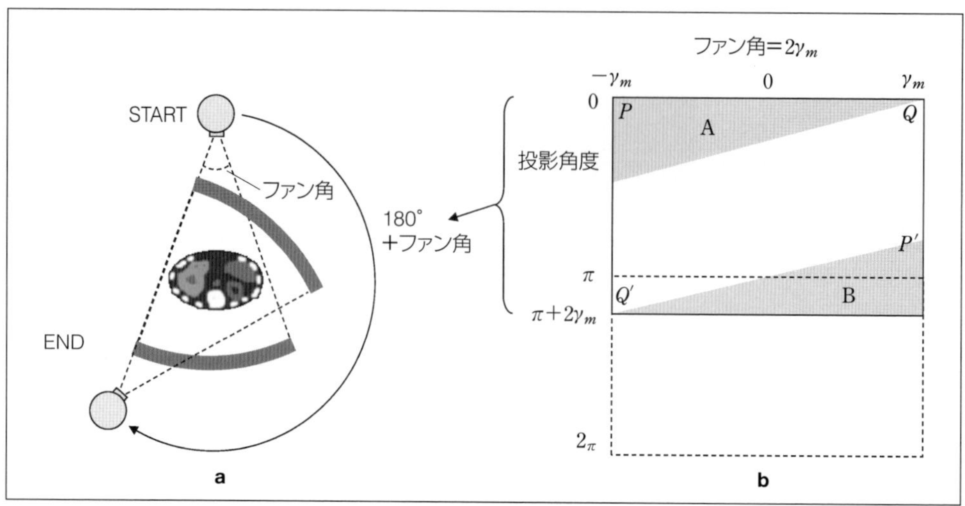

図 7-17　ハーフ再構成における投影データ範囲
a：X 線管と検出器の位置関係，b：投影データ空間.

中心レイとの角度)，等価な実データと対向データはつぎの関係となる.

$$g(\beta,\gamma)=g(\beta+\pi+2\gamma,-\gamma)$$

したがって，たとえば**図 7-17b** の P と P' および Q と Q' は，等価な投影データであり重複するので，重み付け係数 w により $w\times P+(1-w)\times P'$ のように正規化する必要がある．またその重み付け係数 w は γ 方向において滑らかに変化することが要求される.

(6)　その他の再構成法

その他の再構成法としては，**図 7-10** で示した空間周波数領域でのデータ収集後，その領域で空間周波数補正や補間を施した後，二次元逆フーリエ変換により再構成する二次元フーリエ変換法があるが，FBP 法に対して画質のアドバンテージがないことから使用されない.

また，代数的再構成法の項で述べたような逐次的な投影データ比較による再構成法は，実際の 512 × 512 のマトリックスサイズに対しては計算負荷が重く用いられてこなかったが，近年のコンピュータ能力の飛躍的な向上により見直され，さまざまな改良を加えられ使用されつつある.

それらの逐次近似再構成法（iterative reconstruction：IR）では，初期画像をフィルターバックプロジェクション法で得た後，ノイズ低減条件やアーチファクト抑制条件などに従った投影データ補正を，投影と逆投影を繰り返しながら行い，結果的に元投影データとの矛盾が少ない画像を出力する．これによって，エッジ保存がされつつ，ノイズ低減が実現され，さまざまなアーチファクト抑制に効果を発揮する．ただし，コントラストや線量により画質が変化する非線形画像となることから，従来画像と画質は異なり，臨床使用において多くの議論がなされている.

2　X 線 CT 装置の基本構成

X 線 CT 装置の基本構成は，**図 7-18** に示すスキャンシステム（ガントリ）とコンピュータシステム，および寝台システムからなる．**図 7-19** は，ある装置のガントリおよび寝台の外観と内部の様子である.

1．ガントリ

ガントリ部には，おもに投影データを収集するための X 線管と検出器システム，そして高電圧発生

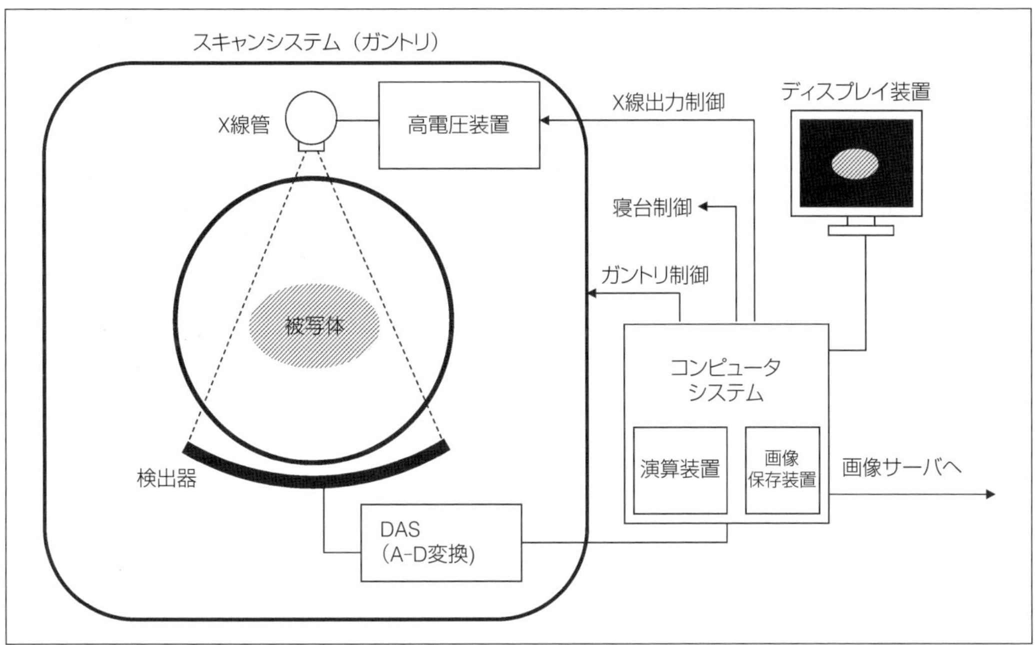

図 7-18　X 線 CT 装置の基本的構成

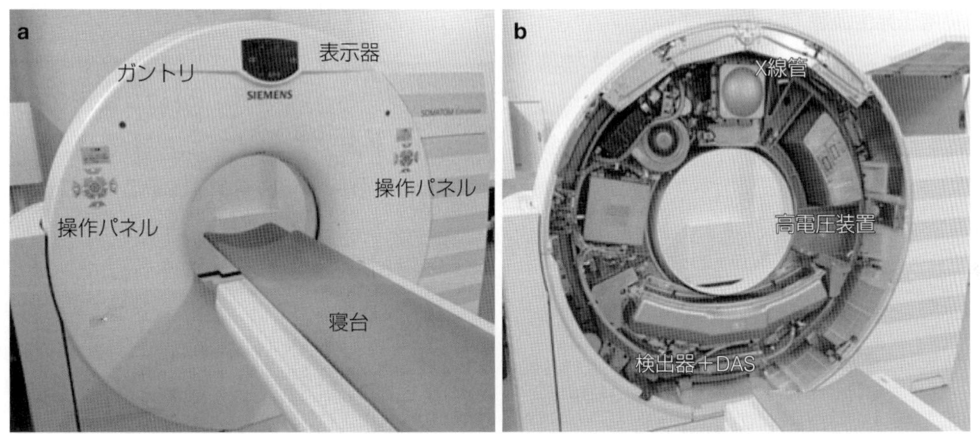

図 7-19　X 線 CT 装置の外観（a）とガントリ内部（b）の例（16 列マルチスライス CT 装置）

装置が含まれ，現在は X 線管と検出器システムが連続的に回転する連続回転機構が備えられる．

（1）　X 線管

X 線 CT 装置では，一般撮影に比較して大電流かつ長時間照射が必要であるため，高陽極熱容量を有する X 線管が装備される．陽極熱容量は，HU（heat unit）で表され，X 線 CT 装置では 5～20 MHU に達する．さらにスキャンを繰り返し行うためには冷却効率も重要であり，毎分 1～7MHU が実現されている．

その構造には，**図 7-20** に示すように陽極接地方式や，電子ビーム偏向を組み合わせた陽極の直接冷却方式など，大容量化のためにさまざまな工夫がされている．なお焦点サイズは，小焦点で約 0.6mm，大焦点で約 1.0mm となっている．

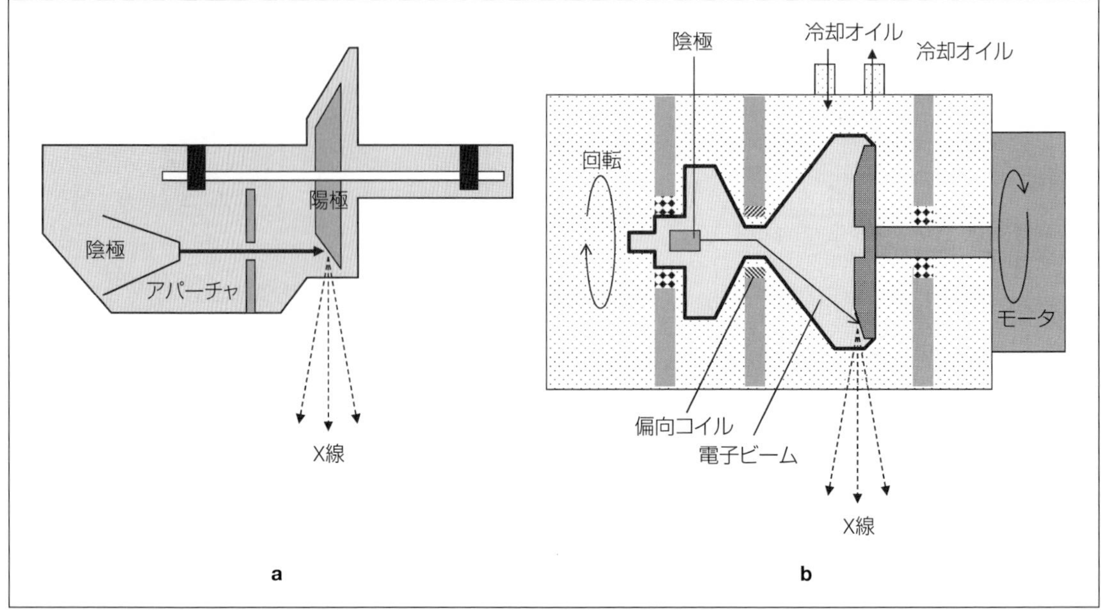

図 7-20　陽極熱容量と冷却効率を高めた X 線 CT 装置用の X 線管の構造例
a：陽極接地方式，b：電子ビーム偏向と組み合わせた陽極直接冷却方式．

(2)　高電圧発生装置

高電圧発生装置の出力は，管電圧（kV）と管電流（mA）の積である kW で表され，高速なスキャンを実現するマルチスライス CT 装置（p.116 参照）では 50～100kW 程度の高出力となっている．最大管電流は 500～700mA 程度であり，なかには 1,300mA が可能な機種もある．

X 線 CT 装着の高速化のために必須であった連続回転機構（(5) 項参照）が一般的となってからは，インバータ方式により小型化され，**図 7-18** のように高電圧発生装置はガントリ内に収容され，X 線管などとともに回転する．高電圧発生装置には，出力の安定性および再現性，高速な立ち上がりおよび立ち下がり特性が要求される．

(3)　検出器システム

被検者を透過してきた X 線の検出と信号処理を行う検出器システムは，散乱線除去格子，検出器，およびデータ収集システム（data acquisition system : DAS）からなる．検出器には，Xe ガスを用いたガス電離式が用いられた時期もあったが，現在はシンチレータとフォトダイオードによる固体検出器が一般的である（**図 7-21**）．

シンチレータには，GOS（Gd_2O_2S：Tb）を主とする希土類蛍光体が用いられる．またマルチスライス CT 装置では，検出器列が複数となるため，**図 7-22** のようにマトリックス構造の検出器となっている．1 つ 1 つの検出器素子の列方向の開口幅は 1mm 前後であり，CT 装置のほとんどが約 1.8 倍の拡大ジオメトリであることから回転中心換算で 0.5～0.6mm となる．体軸方向の開口幅も同程度である．

マルチスライス CT 装置が主流となり体軸方向の照射幅は 20～160mm と広くなっていることから，散乱線除去格子は必須であり，**図 7-23** のように検出器ユニットと密着するように散乱線除去格子が装着される．**図 7-23** の散乱線除去格子は，タングステン板が平行に並べられた一次元格子であり，体軸方向の照射幅が広い高速な機種では，より高い散乱線除去効果のために二次元格子（クロスグリッド）を採用する．

DAS は，検出器からのアナログ信号をサンプリングしてデジタル信号に変換する．マルチスライス

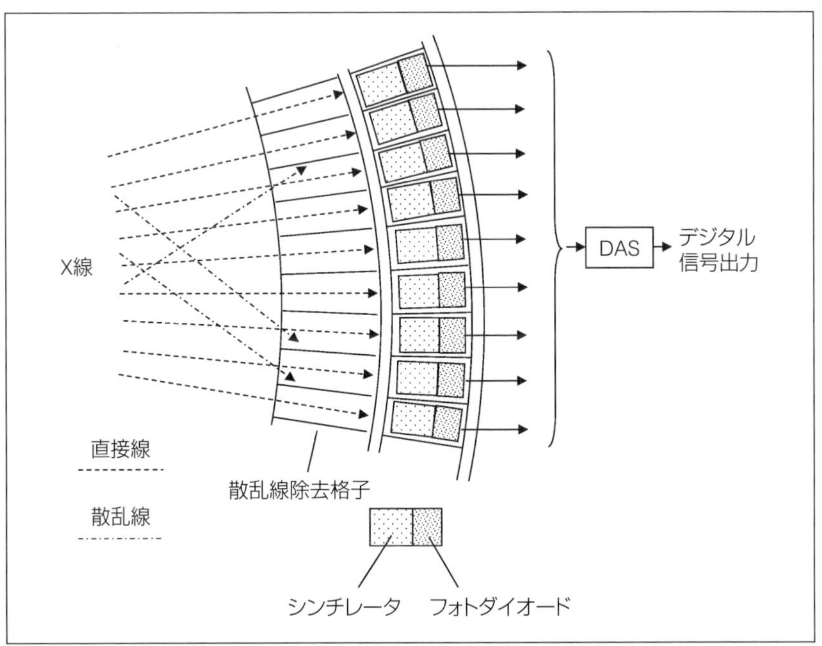

図 7-21　固体検出器による検出器構成の概略

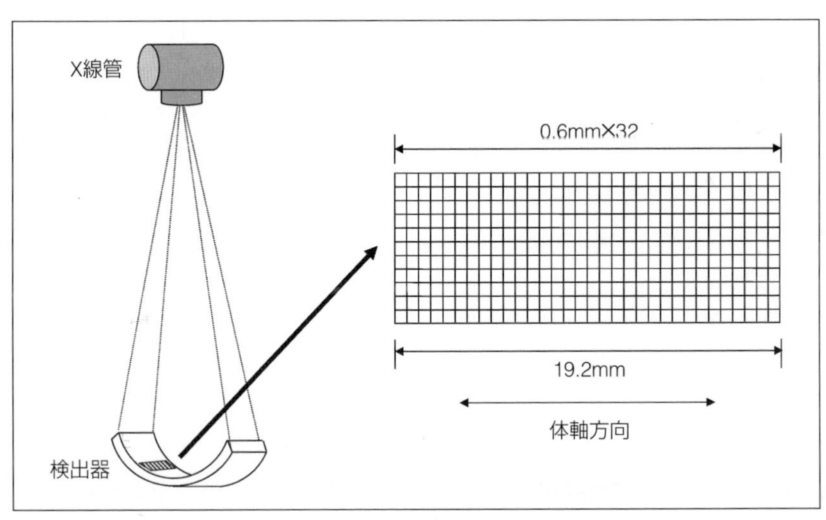

図 7-22　16 スライスのマルチスライス CT 装置における検出器マトリックス例
図中のサイズは，回転中心換算値.

CT 装置では，DAS は同時収集スライス分を装備する必要があり，一度に大量のデータを送受できるように高速な回路構成となっている．また，微弱な信号を精度よく検出するために低ノイズ設計であることが非常に重要で，このノイズ性能によって，とくに低線量時において画質に差が出やすい.

X 線 CT 装置の検出器システムの性能としては，高い検出効率，良好な直線性，広いダイナミックレンジ（広い範囲の信号レベルの許容性），安定性，高速性（立ち上がりおよびアフターグロウ），低電気系ノイズ特性，検出器素子間の低クロストーク（混信）などが要求される.

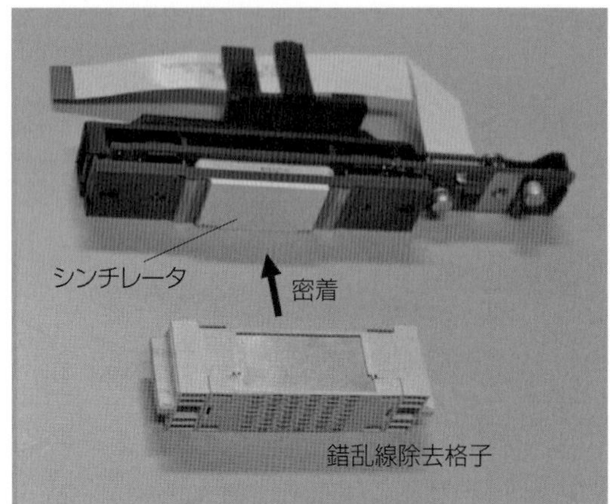

図 7-23　検出器ユニットと散乱線除去格子の例

(4)　ガントリ開口およびチルト

ガントリ開口部は，直径 700mm 程度であり，被検者を乗せた寝台がこのなかをスライドする．一般的にガントリはチルト機構を有し，**図 7-24** のように± 30° 程度傾斜し，被検者の斜断面を取得可能である．

(5)　連続回転機構

現在の X 線 CT 装置では，連続回転機構によって X 線管と検出器システムが一体となって回転する．このため，電源ラインをスリップリングに接続し，回転部分に属する摺動接点を通じて電源が供給される（**図 7-25**）．制御信号やスキャンにより取得した投影データもこのスリップリング機構を通じて送受する機種もあるが，装置の高速化に伴い，光通信システムによる送受が一般的となっている．

2. X 線制御

1）CT-AEC

X 線一般撮影では，被検者の透過 X 線線量を検知し，自動的に X 線を遮断する自動露出制御（automatic exposure control : AEC）が多用される．この AEC を X 線 CT 装置にて応用にした X 線制御機構が，CT-AEC である．この CT-AEC では，被検者間の体格差だけでなく，体の各部の吸収差にも対応するように管電流を制御する（**図 7-26**）．たとえば，胸部を撮影する場合には，吸収の多い肺尖部では電流を増加し，中肺野部では減少させ，横隔膜部ではふたたび増加させる．また，断面形状にも対応させ，体の左右（長径）方向と前後（短径）方向にも管電流変調する機構を備える機種もある．

この CT-AEC の設定は，画質の均一化に重点をおかれることが多く，決められた再構成フィルタ関数における目標ノイズ指標値（標準偏差値）として設定することで，被検者間，スライス位置間の画質差を均一にできる．この CT-AEC では，小柄な被検者や，本来線量を必要としない肺野部などの過線量を防止できる点で被ばく低減に寄与する．

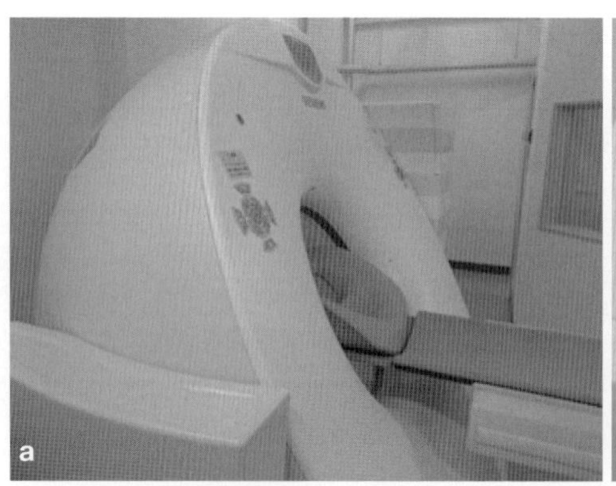

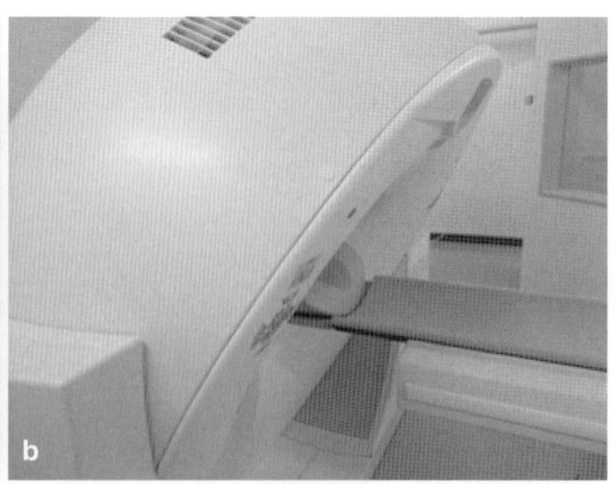

図 7-24　ガントリのチルト状態
a：＋30° チルト，b：－30° チルト．

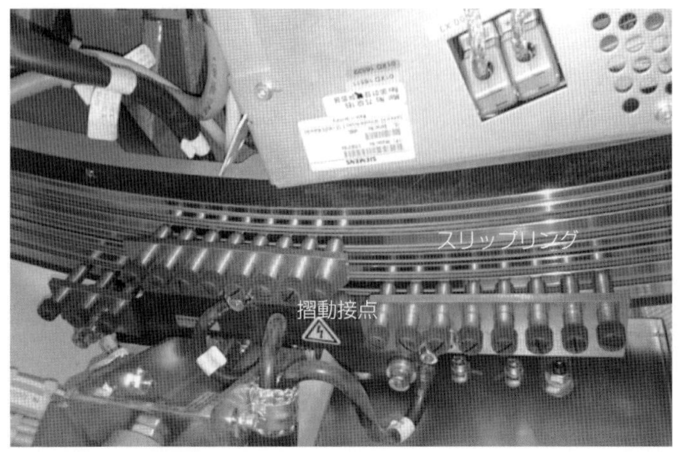

図 7-25　スリップリングと摺動接点

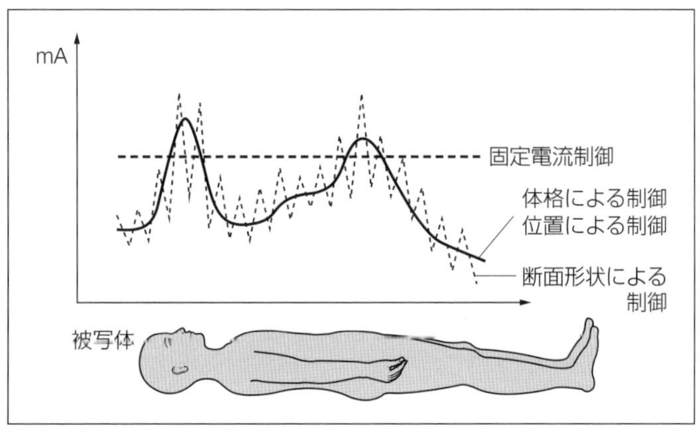

図 7-26　CT-AEC における管電流制御

2）beam shaping filter

図 7-27 のように，X 線管の直下には CT 画像の均一性を向上させるために beam shaping filter が配置される．このフィルタはアルミ製であることが多く，その形状からボウタイ（bowtie）フィルタともよばれる．

この beam shaping filter は，比較的厚みの厚い（透過長が長い）ファンビーム中心部ではアルミの厚みが薄く，透過長が短くなる周辺部で厚みが厚い形状となっており，被写体透過後の X 線質の均一性が向上するとともに被ばく低減に寄与する．

3）コリメータ

beam shaping filter の直下には，X 線の体軸方向の照射幅を制御するコリメータが配置される（**図 7-27**）．X 線 CT 装置では，検出器全幅（マルチスライス CT では複数列ある検出器の全幅）になるべく均等に X 線を照射するように，全幅よりやや広くマージンを設けて照射せざるをえない．このような検出器全幅よりも広い照射のことをオーバービーミング（over beaming）という．

オーバービーミングによる検出器外の照射は必要のない被ばくであるので，極力少なくする必要がある．X 線管焦点は，熱膨張によってその位置が移動

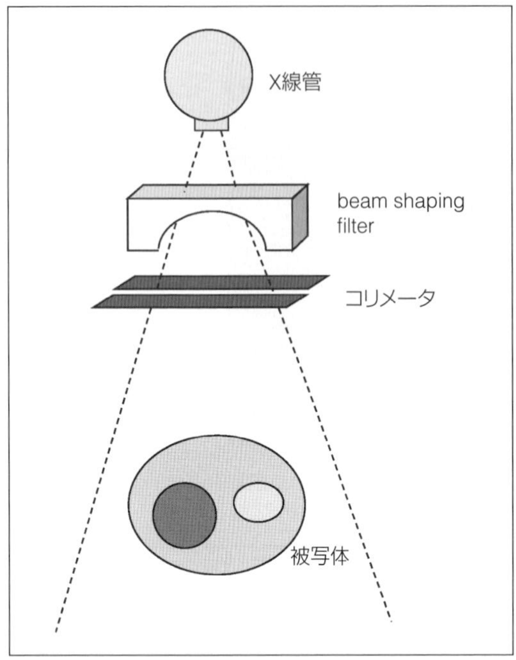

図 7-27　beam shaping filter とコリメータ

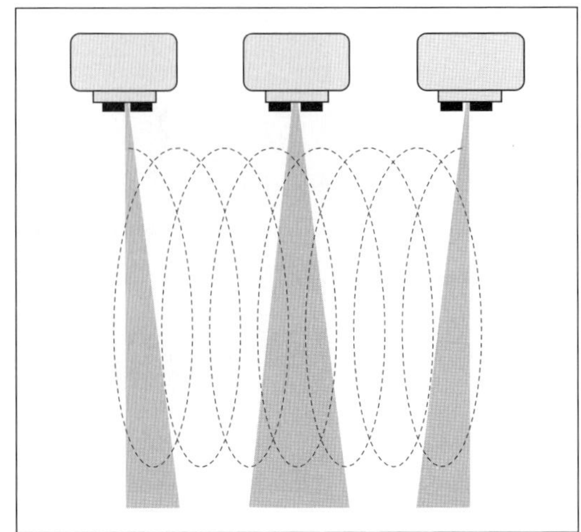

図 7-28　オーバーレンジング対策としてのアクティブコリメーション

することが知られており，移動量が大きくなると照射範囲が移動する．よって，焦点位置移動をモニタリングしてコリメータ制御をする機構によりこれを補正する．

マルチスライス CT では，体軸方向に幅広い検出器を用いてヘリカルスキャン（p.112 参照）を行うため，スキャンの開始位置と終了位置に，再構成に用いない検出器列への照射が余分な被ばくとなる．そこで，スキャンの開始時と終了時にコリメータを動的に制御するアクティブコリメーション（**図 7-28**）によって余分な被ばくを制限する．

3. 寝台システム

寝台は，被検者を乗せて昇降し，またスキャンの際には体軸方向にスライドする．寝台は最低で 40～50cm まで下がり，患者の乗り降りが容易となる．寝台のガントリ側の端には，頭部撮影用のヘッドレストまたは胸部や腹部などの撮影用ヘッド・アームレストの装着が可能となっている（**図 7-29**）．

寝台の体軸方向の移動範囲は，広範囲をスキャンできるように 150～200cm 程度となっている．最大荷重は約 200kg である．体軸方向の寝台移動精度は 0.1mm が確保されている．

昇降や体軸方向のスライドは，ガントリ表面にある操作パネルで行うのが一般的であり，操作室側にあるオペレーションコンソールにより遠隔的に操作可能な機種もある．

4. オペレーションコンソール

操作者が CT 装置をコントロールするオペレーションコンソールは，患者情報やスキャン条件を入力するためのキーボードおよびマウス，スキャン計画画面や画像を表示するためのディスプレイ装置，スキャン開始や停止，寝台コントロールおよびインターホン操作などを行うための操作盤からなる（**図 7-30a**）．操作者が患者を逐次監視するための監視モニタがディスプレイ装置に隣接して配置されることが多い．

図 7-30b のように，通常オペレーションコンソールは，撮影室内をよく見渡せるように鉛ガラス窓に隣接し，また撮影室への動線を短くするように配置される．

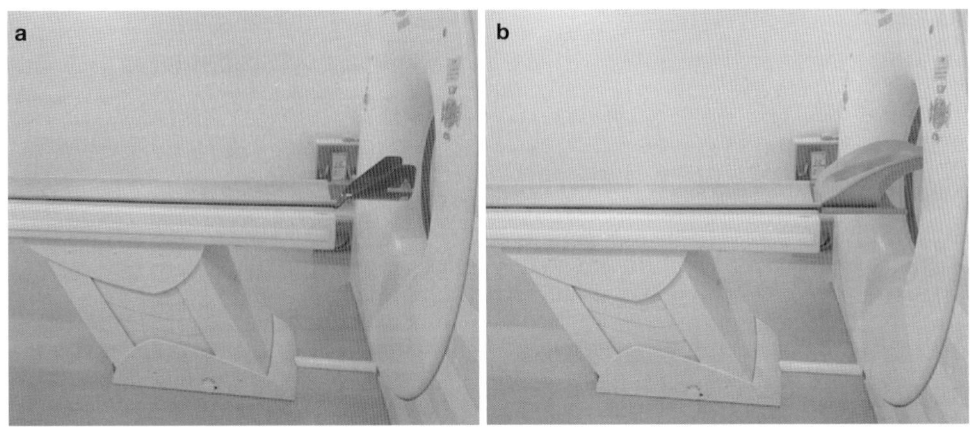

図 7-29　寝台システム
先端部には頭部撮影用のヘッドレストや胸部や腹部などの撮影用のヘッド・アームレストを装着可能である．a：ヘッドレスト装着，b：ヘッド・アームレスト装着．

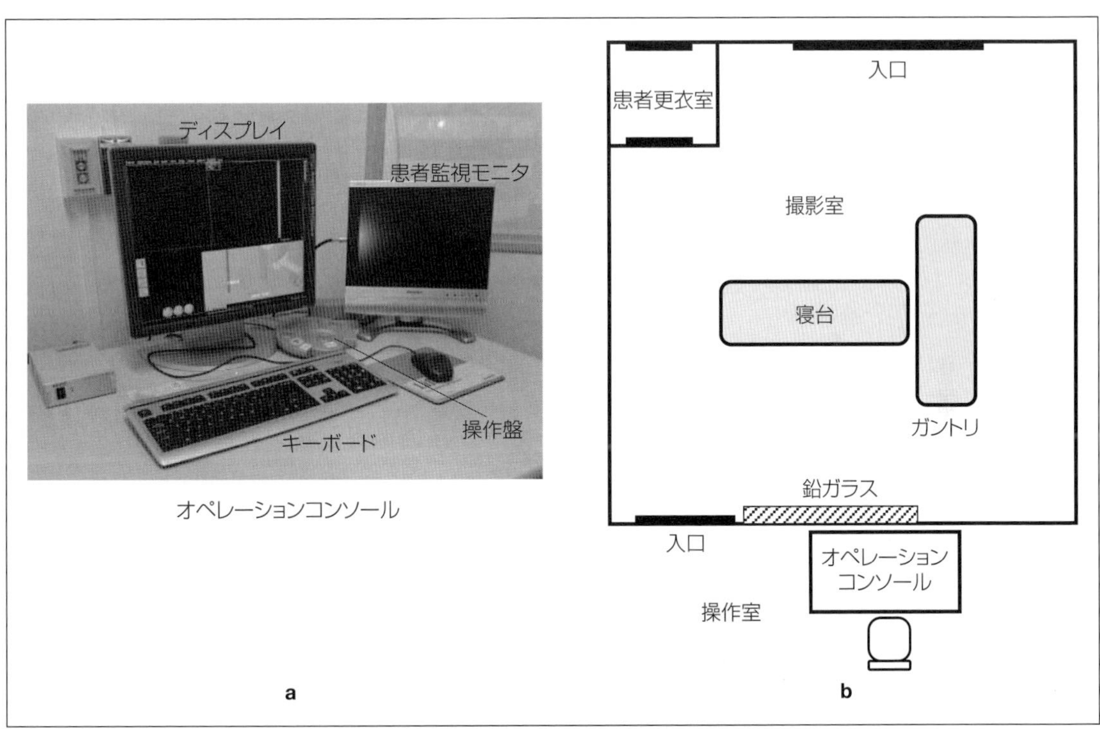

図 7-30　X 線 CT 装置のオペレーションコンソール（a）と撮影室配置例（b）

5. 再構成演算ユニット

画像再構成の項（p.92）で述べたように，フィルターバックプロジェクション法は，効率のよい再構成法であるものの，その演算回数は膨大である．さらに臨床現場では，スキャン後できるだけ早く画像を観察したいという要望が強く，画像再構成時間の短縮が求められる．そこで，医療用 X 線 CT 装置では，CT の画像再構成に特化した再構成演算ユニットを備えている．

3　X線CT画像

1．画像の仕様

X線CT装置により再構成される画像は，CT値をピクセル値としてもつ画像で，一般にマトリックスサイズは512 × 512である（**図7-31**）．CT値の単位はX線CTの開発者のHounsfieldにちなんでハンスフィールドユニット（Hounsfield Unit : HU）である．このCT値は，物質と水の線減弱係数を用いて（7-5）式で表され，

$$CT値(HU)=\frac{\mu_t-\mu_w}{\mu_w}\times 1000 \quad (7\text{-}5)$$

（μ_t：物質の線減弱係数，μ_w：水の線減弱係数）

水のCT値が0HU，空気のCT値は－1000HU，水の2倍の線減弱係数の物質（≒骨皮質）が＋1000 HUとなる．よってCT画像は，－1000から数千のピクセル値をもつことになる．

CT画像の視野サイズを表すためには，display field of view（DFOV）が用いられ，一般に正方形である画像の1辺の長さ（円形のDFOVの場合は，その直径）で示される．したがって，ピクセルサイズは，DFOV/512となり，一般的な腹部のDFOVを300mmとするならば，ピクセルサイズは300/512 ≒ 0.59mmである．このDFOVに対して，投影データから再構成可能な最大の範囲をscan field of view（SFOV）とよんで区別する．

CT画像は，設定スライス厚に応じたスライス厚を有する画像である．しかし，実際に画像に厚みがあるわけではなく，そのスライス厚内の平均的なCT値（非線形性により平均ではない．「1）CT値の正確性に関するアーチファクト」の項p.108参照）が記録される．CT画像は二次元画像データであるため，その最小構成要素はピクセル（pixel）であるが，スライス厚を考慮するならば，体軸方向に厚みを有するという意味で，ボクセル（voxel）という扱いをすることがある．その場合，スライス面（x-y面）のサイズはピクセルサイズと等しく，体軸方向（z方向）のサイズはスライス厚またはスライス間隔となる．したがって，DFOV＝300mmでスライス厚が2mmの場合，x，y，zのボクセルサイズ（mm）はそれぞれ0.59，0.59，2.0となる．

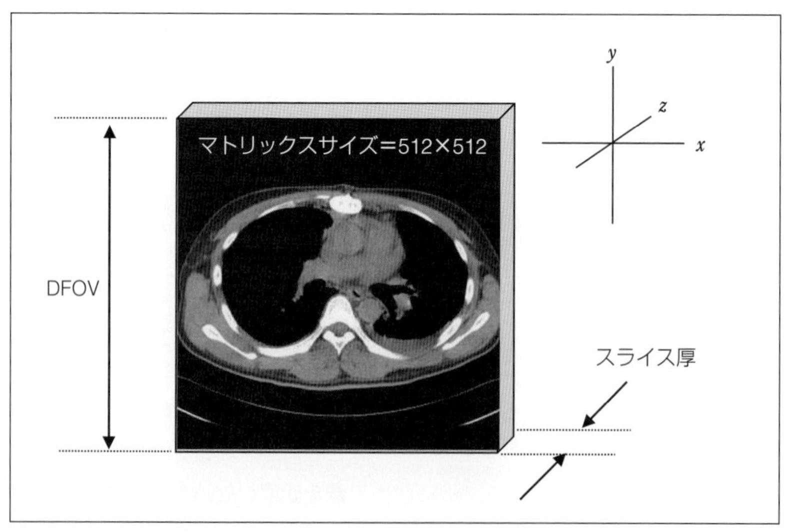

図7-31　CT画像の仕様
ピクセル値はCT値であり，−1000〜数千の範囲の値をとる．

2. 人体の CT 値

図 7-32 は，人体内の代表的な組織の CT 値分布である．CT 値は（7-5）式で示したように，水の線減弱係数との比をとるように算出されることから，X 線質による CT 値変化は少なくなるように工夫されているが，機種間で線質が異なる場合は組織の CT 値も若干異なる．ただし，CT 値の個体差もあることから，ある範囲をもって許容される．一般的に，CT 値は比較的の定量性の高い値として認識され，CT 値の測定値やその変化から病態を把握することも可能である．

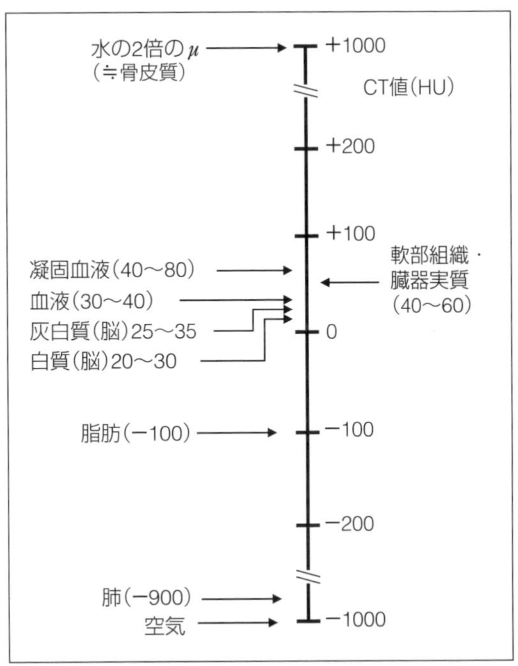

図 7-32　人体内組織の CT 値

3. CT 画像の表示

CT 画像は，ウィンドウ機能を用いてある CT 値範囲にグレースケールをあてはめて表示する．**図 7-33** は，ウィンドウ機能を用いた場合の腹部と頭部の設定例である．

図 7-33a の腹部 CT 画像では，ウィンドウの幅を表す window width（WW）が 350，ウィンドウのレベルを表す window level（WL）が 30 に設定されている．この場合，WL−WW/2 すなわち 30−350/

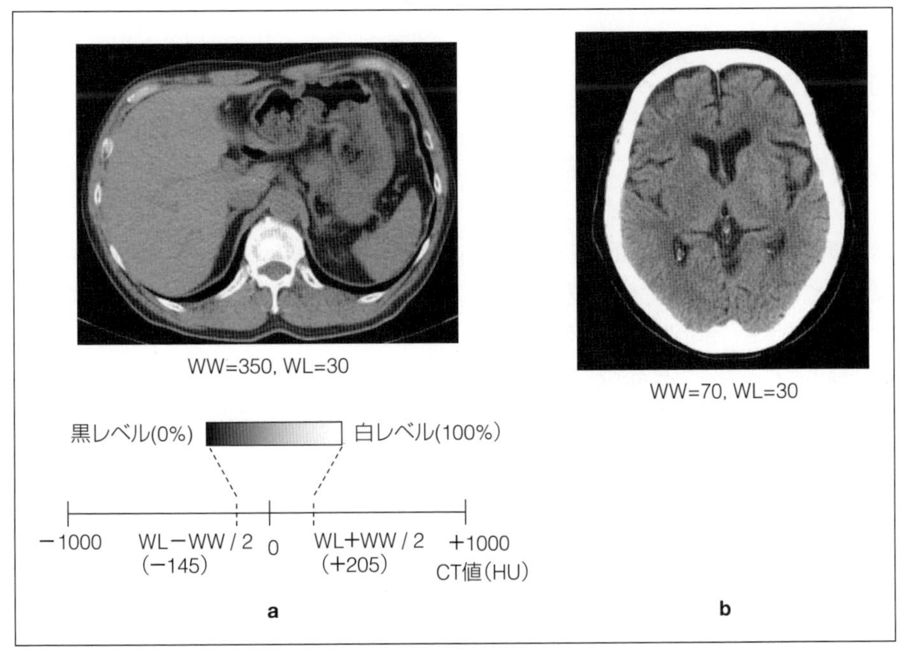

図 7-33　腹部 CT 画像とそのウィンドウ設定の詳細（a）および頭部 CT 画像のウィンドウ設定（b）

2＝－145HU が黒レベル（0%）であり，それより低い CT 値はすべて黒レベルとなり，その範囲の濃淡情報は喪失する．また，WL＋WW/2 すなわち 30＋350/2 ＝ 205HU が白レベル（100%）となり，それ以上の CT 値に濃淡情報はない．この例では，腹腔内の脂肪（－100HU）は約 13%であり，暗いグレー表示となる．肝臓などの臓器や筋肉の CT 値は適度な輝度を示し，さらに WW を 350 としたことで，適切なコントラストで表示される．

図 7-33b の頭部 CT 画像では，脳実質の少ないコントラストを明瞭に描出するため，腹部よりも WW を狭くして（70HU），灰白質（大脳皮質）と白質（大脳髄質）のコントラストを高める．このように，CT 画像は対象部位を適切なコントラストと輝度で表示するためにウィンドウ機能を有効活用する．

先に述べたように，CT 値の定量性が高いことから，ウィンドウ設定値は部位によって規定されることが多い．そこで，ウィンドウ設定値をあらかじめ記録するプリセット機能が活用され，撮影部位の設定条件と結びつけて使用したり，画像表示の際に簡単にプリセット値を呼び出せるように工夫されている．

4. アーチファクト

CT 画像は，被写体のスライス面の二次元 CT 値分布である．この CT 値分布が，X 線投影，X 線検出および画像再構成時の制限を受けて正確に再現できなくなる場合があり，本来のスライス面の CT 値分布とは異なる分布を示す，またはそのスライス面内にない陰影が描出される場合がある．このような異なる CT 値分布や陰影を総称してアーチファクト（artifact）とよぶ．このアーチファクトを抑制するために X 線 CT 装置にはさまざまな工夫がされているが，X 線の性質や検出器の限界などから完全に消すことはできない．

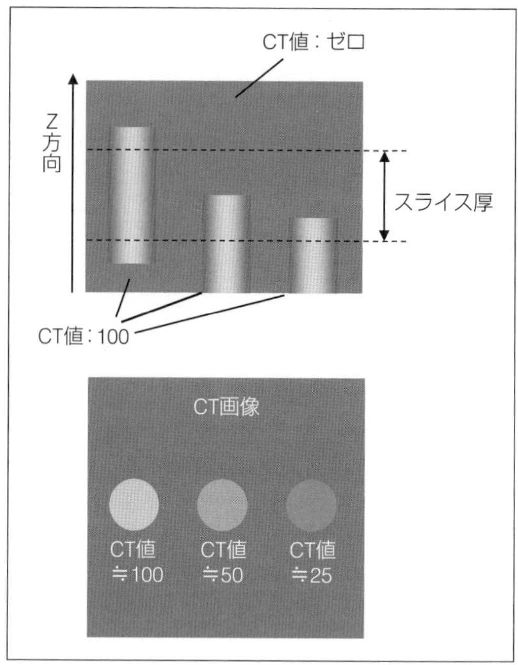

図 7-34 部分体積効果による CT 値変化

1）CT 値の正確性に関するアーチファクト

(1) 部分体積効果

「1. 画像の仕様」（p.106）で述べたように，CT 画像はあるスライス厚内の平均的 CT 値を示す画像である．したがって，スライス厚内に部分的に含まれる物体の CT 値はその周囲の CT 値との関係で変化する（**図 7-34**）．この現象を部分体積効果（partial volume effect；パーシャルボリューム効果）とよぶ．この際，スライス厚内の CT 値は，X 線減弱に伴う非線形性のために平均とはならない．たとえば，単位透過長（厚み＝ 1）の 2 つの物質 A，B があるとしたとき，それぞれ単独で透過させた場合の X 線減弱から線減弱係数を測定すると以下のようになり，

$$\mu_A = \log(I_0/I_A),\ \mu_B = \log(I_0/I_B) \tag{7-6}$$

μ_A と μ_B の平均は，

$$(\mu_A + \mu_B)/2 = \log(I_0^2/(I_A \times I_B))/2 \tag{7-7}$$

となる．しかし実際に 2 つの物質がスライス厚内に半分ずつ入り込んだ場合には

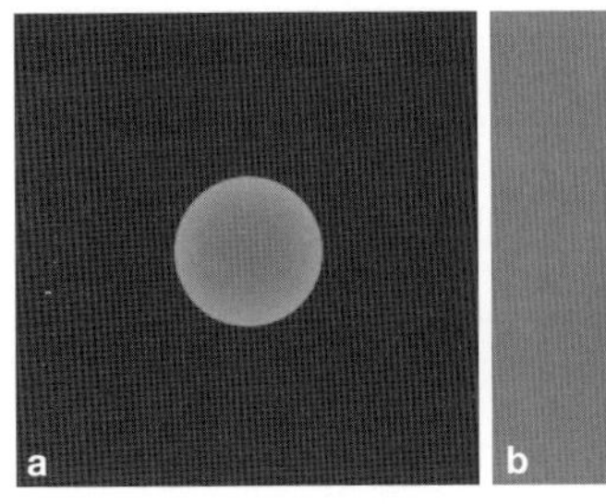
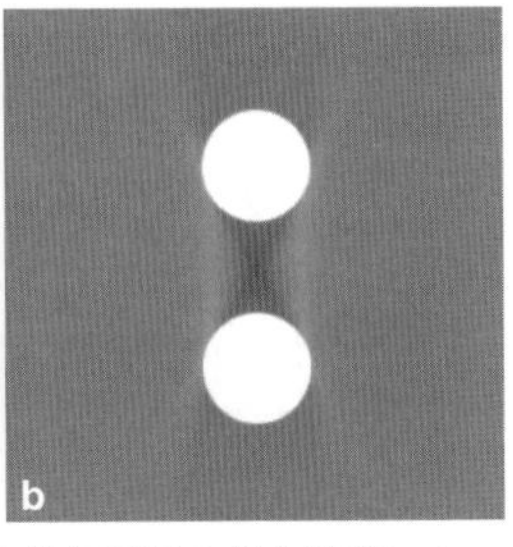

図 7-35　骨（高吸収物質）と軟部組織の部分体積によって生じる非線形性によるアーチファクト
a：単独物体の場合のアーチファクト，b：複数物体の場合のアーチファクト．

$$\mu_x = \log(I_0/(I_A \times 0.5 + I_B \times 0.5)) \tag{7-8}$$

となり，μ_x は μ_A と μ_B の平均と等しくはならない．この計算は，$\mu_A = \mu_B$ ならば等しくなることから A と B の μ の違いが大きいほど差が顕著となる（軟部組織間では $\mu_x \fallingdotseq (\mu_A + \mu_B)/2$）．よってスライス厚内に骨などの高吸収物質と軟部組織が入り込んだ場合には，非線形性によってアーチファクトを生じる．

図 7-35a のように単独物体では物体辺縁と中心で非線形誤差が異なることからカッピングを引き起こし，**図 7-35b** のように複数物体の場合には投影角度により誤差が異なることから物体間および周囲にアーチファクトを呈する．部分体積効果を抑制するには，スライス厚を薄くすることが効果的であり，薄いスライス厚の複数画像から加算によって作成した厚いスライス厚の画像では CT 値は平均値に近い値を示し，さらにアーチファクトも抑制できる．

(2)　ビームハードニングアーチファクト

X 線 CT 装置では X 線管を用いることから，そこより発せられる X 線は，連続的なスペクトル分布を有する連続 X 線である．この連続 X 線は物体を等価する際に，低いエネルギーから徐々に吸収され，透過後にエネルギー分布が高いほうへシフトする．この現象をビームハードニング（beam hardening；線質硬化）といい，これによって現れるアーチファクトをビームハードニングアーチファクトとよぶ．

厚い被写体透過後などビームハードニングが顕著になると，見かけ上の X 線減弱率が低下し CT 値が低下する．円形ファントムでは中央と周辺でビームハードニングの度合いが異なることから，結果的にファントム中央部の低吸収であると見積もられ，CT 値が低下するカッピング（cupping）現象が現れる（**図 7-36a**）．また，分厚い骨に挟まれた領域の CT 値が低下する（**図 7-36b**）．

そこで，X 線透過後の強度が低下するほどビームハードニングが生じやすいことを利用して，X 線強度を非線形に変換することでビームハードニングアーチファクトを抑制する方法が用いられる．しかし，水（軟部）と骨とはビームハードニングの度合いが異なるので，その効果は限定的である．そのため，再構成後の画像から骨部分を認識した後，骨の透過長を求めたうえで投影データの補正を施して再度再構成するビームハードニング補正（beam hardening correction：BHC）再構成法も活用される．

(3)　散乱線の影響

CT 値の投影データの算出には，散乱線が誤差因子となるため，散乱線除去格子（p.100 参照）の存在は重要である．しかし，散乱線を完全に除去することはできないため，それによって CT 値の正確性や均一性が損なわれる．また，散乱線をソフトウェアで補正する手法も提案されているが，散乱線によって持ち込まれた量子ノイズを完全に消し去ることができないため画質的に問題となる．よって，散乱線除去格子により格子比の高いものを用いたり，さらに二次元格子を用いるなど，散乱線そのものを除去する工夫がなされる．

2）被写体に起因するアーチファクト

(1)　モーションアーチファクト

X 線 CT 装置のスキャン中においては，多方向からの投影に矛盾が生じないように被写体が固定されている必要がある．よって，被写体がスキャン中に動いた場合は，再構成が正確にできなくなりアーチファクトを呈する（**図 7-37**）．これをモーション

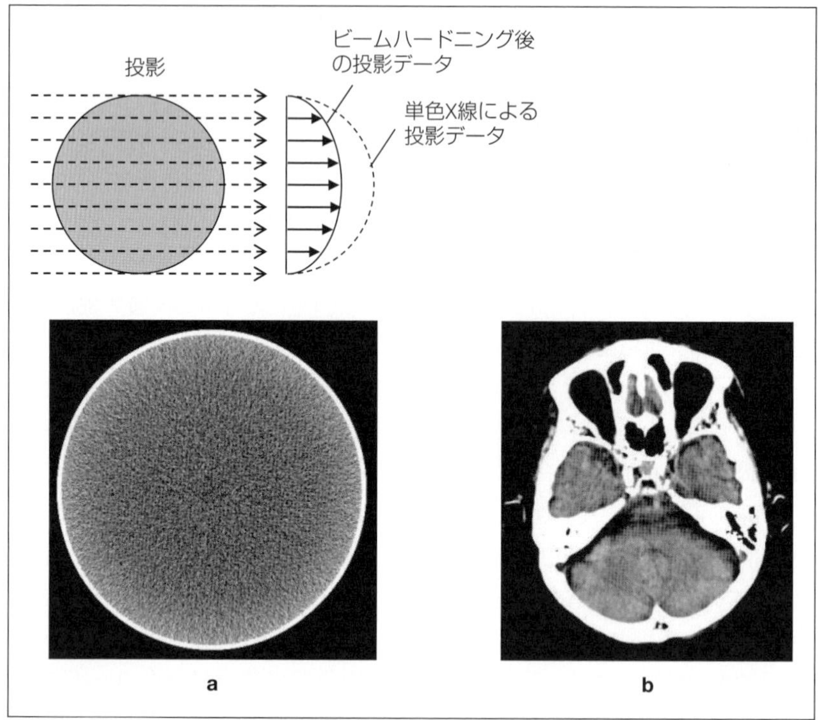

図 7-36　ビームハードニングによるカッピング現象（a）と頭部 CT の後頭蓋下のダークバンド（b）

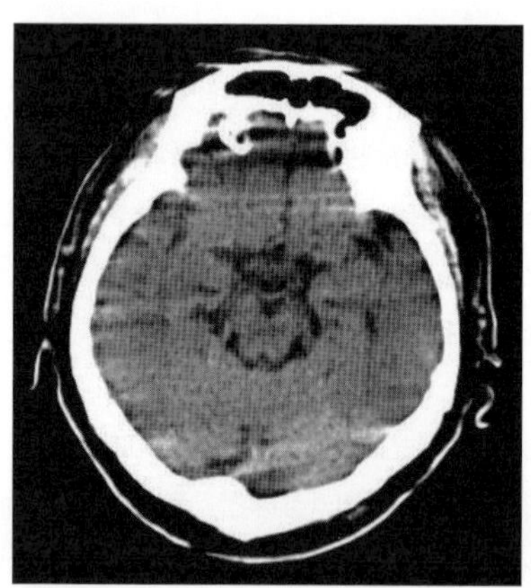

図 7-37　モーションアーチファクトの例（頭部 CT 画像）

（体動）アーチファクトとよぶ．被写体の動きは，X 線撮影のようなボケやぶれだけでなく，物体の変形やすじ（ストリーク）状の陰影（ストリークアーチファクト）を呈する場合もある．

モーションアーチファクトを抑制するには，回転速度を速くしてスキャン時間を短くすることが有効である．また 360°分以上の投影データを取得し（over-scanning），投影の最初と最後に重み付け処理を施すことでアーチファクトを抑制する処理もある．

（2）　メタルアーチファクト

被写体内の金属によって X 線が吸収され透過後の強度が極端に低下した場合に，再構成が正確に行われなくなり，アーチファクトを生じる（**図 7-38**）．また顕著なビームハードニングも発生する．これを金属（メタル）アーチファクトとよぶ．その程度やストリークの現れ方は，金属の材質や形状によってさまざまである．再構成された画像から金属部を認識した後，投影データを補正してアーチファクトを低減する手法などが提案されている．

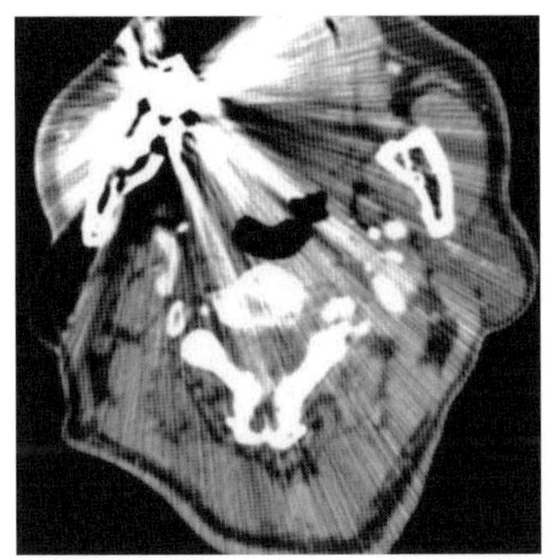

図 7-38　入れ歯によるメタルアーチファクト

3）装置不良によるアーチファクト

(1)　リングアーチファクト

検出器素子の1つが不良になると，そのスキャン軌跡は円形になることからリング状のアーチファクトを呈する（**図 7-39a**）．素子の不良が小規模で不安定でない場合は，検出器の感度補正処理を施すことで改善することがある．

(2)　シャワー状アーチファクト

スキャン中にある投影角度で一瞬X線出力が異常となったときに，1つのファンビームが異常値を示すことから，シャワー状のアーチファクトを呈する（**図 7-39b**）．X線管の真空度低下などによってX線出力が一瞬異常となった場合には，ゲッタという真空度改善措置をとることで改善することがある．

4）装置の限界によるアーチファクト

(1)　低線量条件によるアーチファクト

撮影線量が低下するとノイズが増加するが，極端に少なくなると検出器システムに到達する線量が検出限界に近づき，そのために投影データの算出誤差が大きくなる．その場合，単なるノイズの増加だけなく，細かいストリーク状のアーチファクトを呈する（**図 7-40**）．このアーチファクトを検出量子数の不足という意味で photon starvation artifact とよぶことが多い．

(2)　エッジグラディエント効果

空気と物体間など非常にコントラストの高い直線的エッジが存在した場合，そのエッジに沿う投影ビームが非線形性の影響を受け，投影データが異常値となる効果である．結果的に**図 7-41** に示すように，ストリーク状のアーチファクトを呈する．

5）再構成法に起因するアーチファクト

(1)　ヘリカルアーチファクト

ヘリカルスキャンにおいて，ピッチファクタを高くした（1以上）場合に，ヘリカル補間再構成法における補間精度が不良となり生じるアーチファクトを，ヘリカルアーチファクトとよぶ．詳しくは，次項ヘリカルスキャンの項を参照されたい．

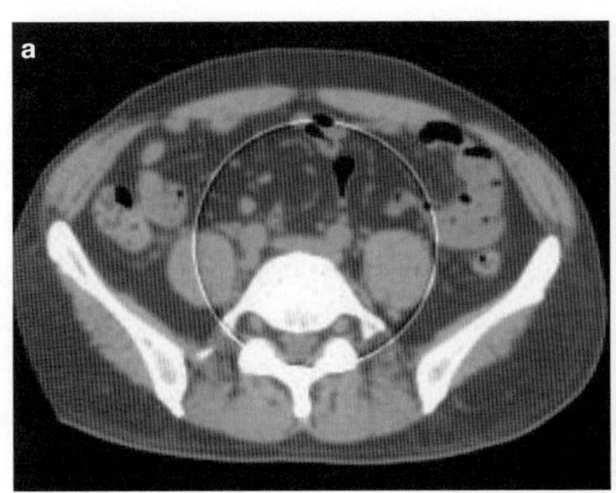

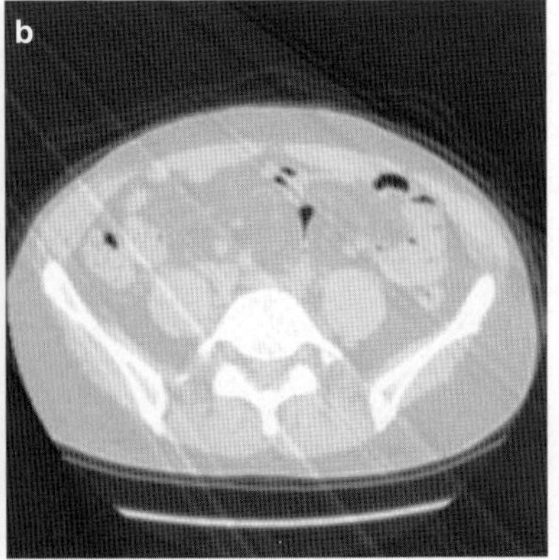

図 7-39　リングアーチファクト（a）とシャワー状アーチファクト（b）

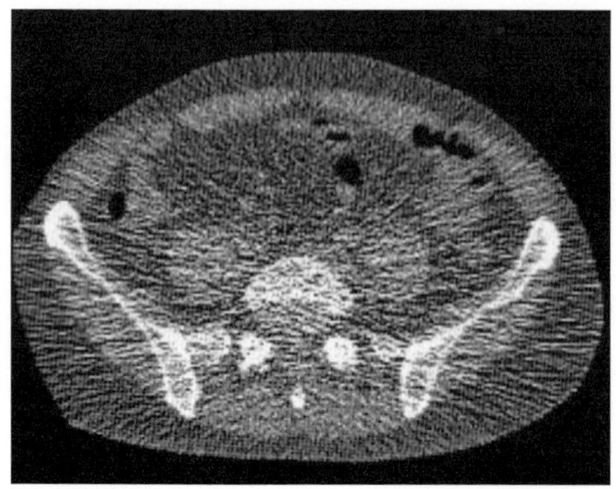
図 7-40　腹部 CT 画像におけるフォトンスターベーションアーチファクト

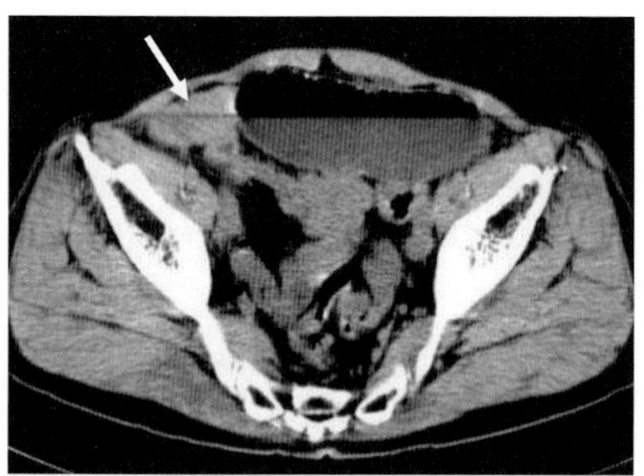
図 7-41　貯留液体の液面によって生じたエッジグラディエント効果によるアーチファクト

(2)　コーン角によるアーチファクト

マルチスライス CT 装置において同時収集可能なスライス数が大きい場合（16 スライス以上），端のスライスでは，中心スライス面に対する角度，すなわちコーン角が大きくなる．この傾斜した投影によって生じる誤差がアーチファクトを引き起こす．詳しくは，マルチスライス CT 装置の項（p.116）を参照されたい．

4　ヘリカルスキャン

ガントリの項（p.98）で述べた X 線管と検出器

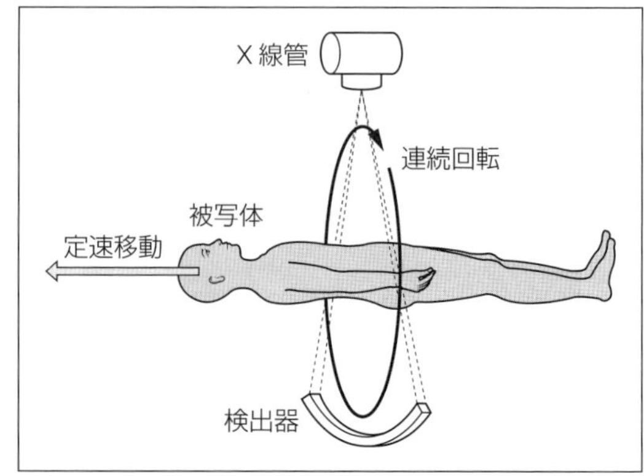

図 7-42　ヘリカルスキャン
X 線管と検出器が連続回転しながら，寝台は一定速で移動する．

による連続回転機構を用いて，スキャン中に寝台を一定速で移動するスキャン方式がヘリカルスキャン（helical scan）である（**図 7-42**）．被写体側からみるとスキャン軌跡がヘリカル（螺旋）状となるためこの名がつけられ，またスパイラルスキャン（spiral scan）ともよばれる．現在の X 線 CT 装置は，複数列の検出器を有するマルチスライス CT 装置（p.116 参照）が主流であり，この装置にあってもヘリカルスキャンが多用される．

ヘリカルスキャンは，1 列の検出器（シングルスライス）の時代の 1980 年代に開発され，その高速なスキャン性能により一躍脚光をあびた．スキャン中に寝台移動を伴わない基本的なスキャン法（コンベンショナルスキャン）では，ある範囲の画像を取得するためには寝台の停止と移動を繰り返す必要があったが，ヘリカルスキャンではスキャン開始位置から終了位置までの移動により投影データ取得が可能であり，飛躍的な速度向上が成し遂げられた．

ただし，スキャン中に被写体が移動するため，通常の再構成ではモーションアーチファクトが生じて臨床に供せられる画質を得ることはできないため，専用の再構成法が考案された．この再構成法では，寝台位置が異なり投影角度が等しい隣接した投影データ対を用いて目的位置の投影データを補間により得る．これにより目的位置にふさわしい 1 回転分の投影データセットをつくりだすことができ，移動

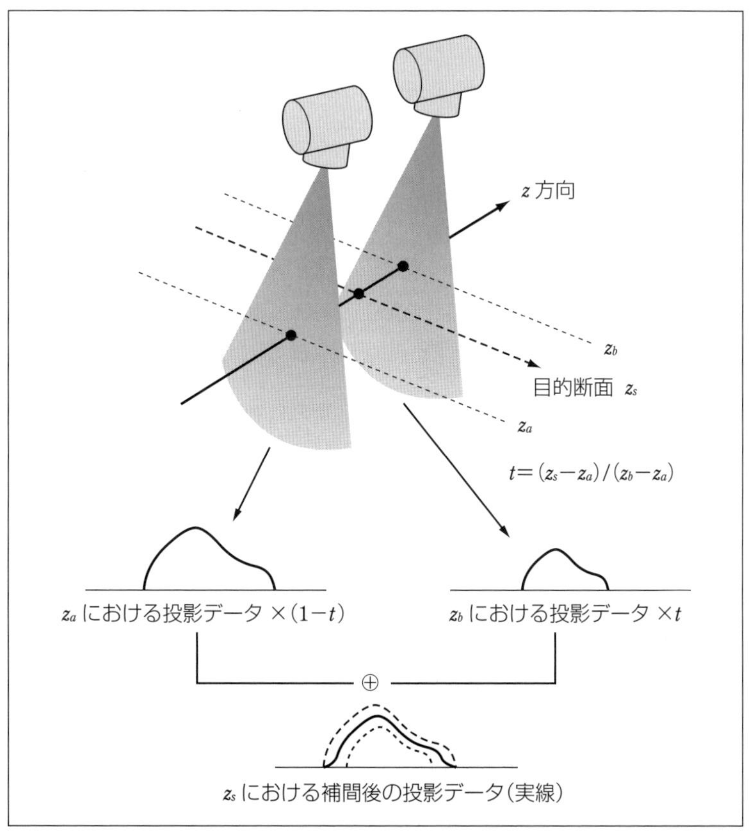

図 7-43　360° 補間再構成法における投影データの補間

によるアーチファクトが抑制される．

本項では，ヘリカルスキャンの基本的解説を目的とするため，1 列の検出器の CT（シングルスライス CT）におけるヘリカルスキャンについて述べる．

1．補間再構成法

1）360° 補間再構成法

寝台を一定速で移動させてスキャンするヘリカルスキャンでは，目的スライス面に完全に一致する投影は，ある一瞬の投影角度にしか存在しない．よってそれ以外の角度の投影データは，同じ投影角度をもち目的断面を挟む投影データどうしを補間することによって得る．

図 7-43 は，ある投影角度の目的断面の投影データを補間により得る様子を示している．目的断面の寝台位置 z_s における投影データは，位置 z_a の投影データとそれから 1 回転分離れた位置 z_b における投影データを用いて，その位置関係による線形補間によって得る．このように補間された投影データを 360° 分得ることで，そこから通常の再構成法を用いて再構成できる．この手法では，1 回転分離れた投影データを用いて補間を行うため，360° 線形補間再構成法または 360° 補間再構成法とよばれる．

図 7-44 は，横軸を寝台位置（z 方向位置），縦軸を投影角度にとるスキャン展開図によって示した 360° 補間再構成法のスキャン軌跡と投影データの位置関係である．目的断面を挟んで補間対が連続に存在することから，線形補間によって必要な投影データが得られることが理解できる．

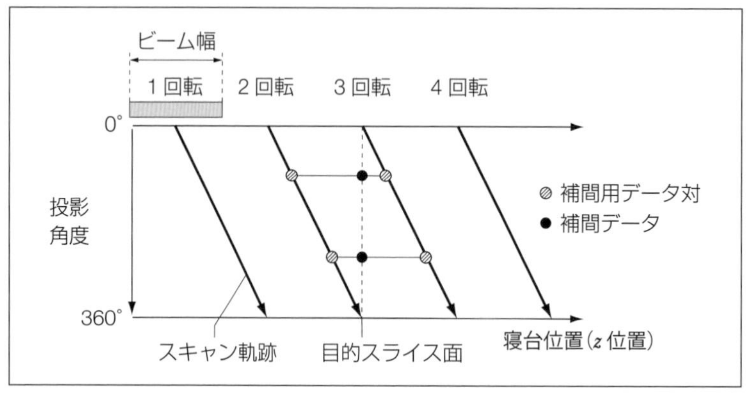

図7-44　スキャン展開図における360°補間再構成法のスキャン軌跡と補間データ

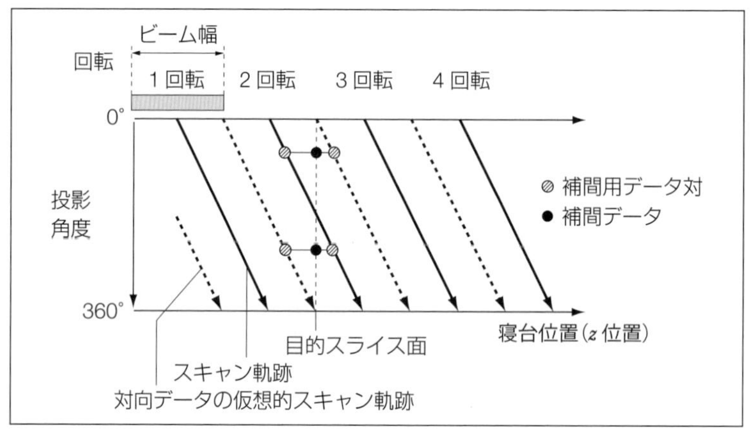

図7-45　スキャン展開図における180°補間再構成法のスキャン軌跡と補間データ

360°補間再構成法は，1回転分離れた補間対のデータを用いるため，用いる投影データの体軸方向範囲が広がり，スライス厚が厚くなる欠点を有するため，開発からまもなくしてスライス厚をコンベンショナルスキャンとほぼ同等にできる180°補間再構成法が開発された．

2）180°補間再構成法

ある角度の投影データと，X線管と検出器の方向が逆になる（180°異なる）角度の投影は等価である．この性質を利用して，補間再構成のデータ対を180°離れた位置どうしとする方法が180°補間再構成法である．

図7-45は，展開図によって示した180°補間再構成法におけるスキャン軌跡と投影データの位置関係である．ただし，ファンビームの中心レイ（ray）だけがこの位置関係となり，それ以外はそれぞれのレイの角度に対向するレイを用いる必要がある．

図7-46に示した，ヘリカルスキャンの投影データ空間（横軸：ファンビーム内における検出器素子の角度γ，縦軸：投影角度β；サイノグラムともよばれる）では，図中の各点A, B, C, D, Eに対する対向データを示す点はA′, B′, C′, D′, E′である．また，A′, B′, C′, D′, E′に対向する点はA″, B″, C″, D″, E″で

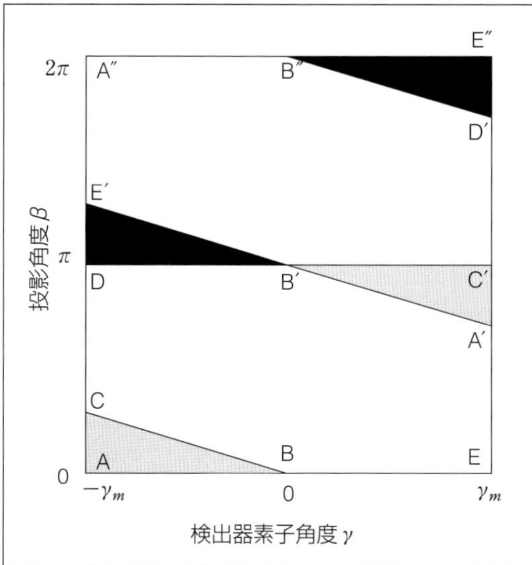

図 7-46　180°補間再構成法における補間対データの位置関係

ある．目的とする再構成位置を DC′としたとき，B, B′, B″を結ぶラインが**図 7-45** のスキャン軌跡に該当する．この図の灰色の領域の対向データは，DC′のラインより下にあり，目的面（DC′の時点の寝台位置）の外に補間対があるため外挿補間となる．同様に，黒の領域も外挿補間となる．それ以外の領域は，DC′のラインを挟んだ領域であるので，通常の線形（内挿）補間が適用できる．

180°補間再構成法では，1 回転分の投影データから再構成できるため，360°補間再構成法のようにスライス厚が厚くなることがなく，コンベンショナルスキャンと同程度となる．

3）ボリュームデータの取得

ヘリカルスキャンは，目的とする範囲を連続的な寝台移動によってスキャンするため，人体のある範囲のボリュームデータを取得できるスキャン方法である．したがって，再構成する寝台位置を任意に指定でき，たとえば腫瘤などを正確に中心にとらえた画像を得ることができる．また，再構成間隔を 1 mm 程度（0.1mm など非常に細かくすることも可能）にして連続性の高いスライス画像を得ることで臓器の三次元的構造を把握することが容易となったことから，ヘリカルスキャンの開発からまもなくして，コンピュータグラフィックスの技術を応用した三次元 CT 画像が臨床に供されるようになった．ただし，開発当初は 1 列の検出器によるヘリカルスキャンであったため，スライス厚を薄層とするとスキャン速度が極端に低下し，ボリュームデータの取得範囲には限界があった．

4）ピッチファクタ

ヘリカルスキャンでは，寝台移動速度が自由に設定可能であり，これによりスキャン速度を調節できる．そこでスキャン密度を示す指標として，1 回転あたりの寝台移動距離 T を X 線ビーム幅 W_B で除した値であるピッチファクタ（pitch factor）が定義された．

$$\text{pitch factor} = T/W_B \qquad (7\text{-}9)$$

この場合の W_B は，実際の X 線ビームの体軸方向の幅ではなく，シングルスライス CT 装置ではスキャン時に指定するスライス幅に等しい．ただし，現在主流となっているマルチスライス CT 装置では，X 線ビーム幅（用いるディテクタ全幅）と設定スライス厚が異なるため，X 線ビーム幅を用いる（p.117 参照）．

シングルスライス CT でこのピッチファクタを大きくした場合は，スキャン速度が速くなるが，**図 7-44，7-45** におけるスキャン軌跡が横に広がり，補間対間の距離が増加する．これによりスライス厚が厚くなるだけでなく，補間精度が低下する影響でヘリカルアーチファクトが発生しやすい（**図 7-47**）．

5）ヘリカルスキャンの画質

シングルスライス CT によるヘリカルスキャンの画質は，スライス厚特性およびノイズにおいて従来の画像と異なるものとなる．

従来スキャンのスライス厚特性は，体軸方向の感度分布である slice sensitivity profile（SSP）で評価した場合，スライス厚にほぼ等しい幅をもつ矩形になる．これに対して 360°補間再構成法では，その

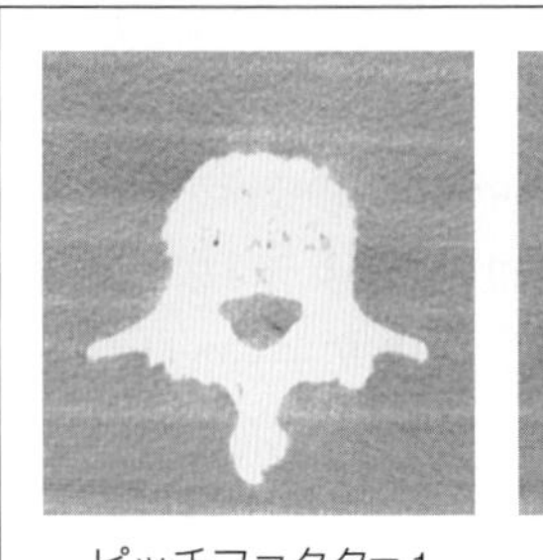
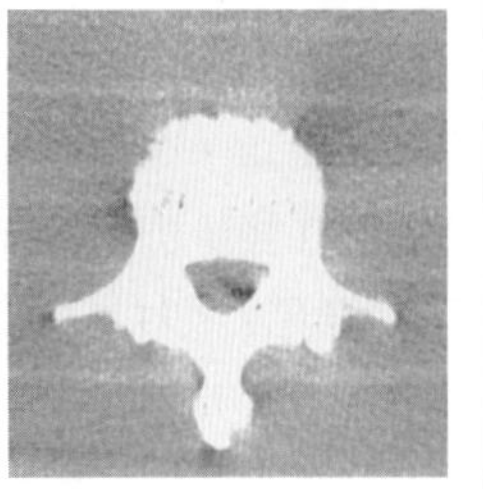

図 7-47　ヘリカルアーチファクトの例（ビーム幅＝5mm）
骨周辺の軟部組織に影響することが多い.

矩形 SSP とスライス厚の 2 倍を底辺とする三角形の重み付け関数（補間計算のための重み付け関数）との重畳積分となり，**図 7-48** に示すように山形形状となる．そして 180° 補間再構成法では，スライス厚を底辺とする三角形の重み付け関数との重畳積分であるため，360° 補間再構成法に比べて狭小化し，SSP の半値幅（実効スライス厚）は，従来スキャンと同等となる.

ノイズ（CT 値の標準偏差）は，360° 補間再構成法では，1.5 倍の投影データを用いたのと等価であることから従来スキャンの $\sqrt{2/3}$ 倍（約 0.82 倍）となり，180° 補間再構成では 360° 補間再構成の 1/2 の投影データを用いるため $\sqrt{4/3}$ 倍（約 1.15 倍）となる.

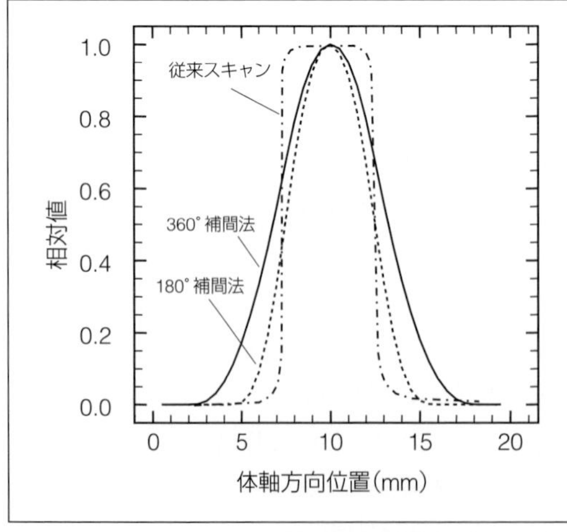

図 7-48　従来スキャン，360° 補間再構成法，および 180° 補間再構成法の SSP（5mm ビーム幅の場合）

5　マルチスライス CT 装置

1．マルチスライス CT 装置の開発

ヘリカルスキャンの実用化により，寝台停止と移動を繰り返す従来スキャンに比較して高速なスキャンが可能となったが，検出器が 1 列しかないシングルスライスの CT では速度に限界があった．たとえば，その当時回転速度が 0.5s/rot. であった最速機種であっても，1mm のスライス厚で 200mm の範囲をスキャンする場合，約 100 秒のスキャン時間を要し，実用的ではなかった．そこで，さらなる高速スキャンを可能にするため，従来の 1 列であった検出器を複数列にしたマルチスライス（multi-slice）CT 装置が開発された（**図 7-49**）.

マルチスライス CT では，X 線ビームの体軸方向幅は，複数ある検出器列の全幅に照射され，X 線透過分布は検出器列によって切り分けられ，それによって最小スライス厚が決定される．よって薄層の投影データを得つつ広いビーム幅とすることができ，ヘリカルスキャンと併用することで飛躍的な高速化が成し遂げられた.

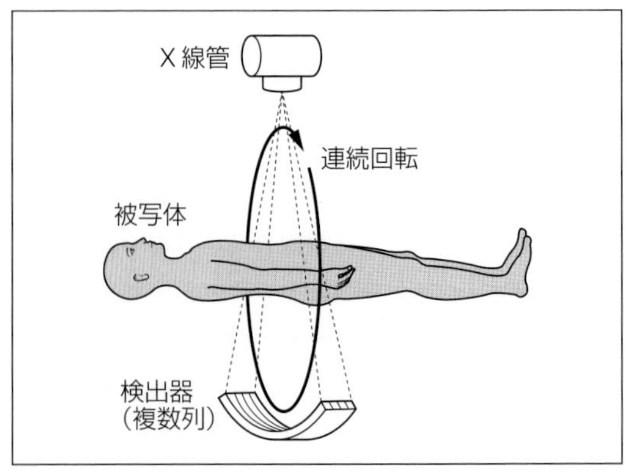

図 7-49　マルチスライス CT（4 列）によるスキャン

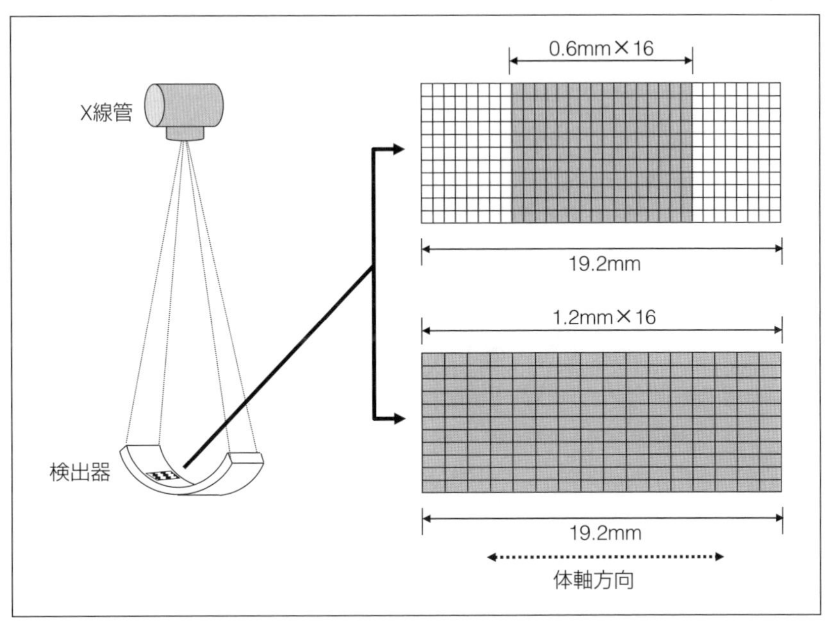

図7-50　16DASのマルチスライスCTにおける異なる検出器使用例

2. マルチスライスCT装置の検出器

「2　X線CT装置の基本構成」の項（p.98）で述べたように，マルチスライスCT装置の検出器はマトリックス状となった固体検出器であり，DAS（データ収集機構）を同時収集可能な列数分だけ装備する．一般に4列や64列のように列数を示す場合は，この同時収集可能な列数，すなわちDAS数をもって表す．このDAS数は，2または4から発展して64の装置が普及機となり，たとえば腹部をわずか数秒でスキャン可能なほどの高速化が実現された．さらに寝台移動なしで心臓などの臓器を連続的にスキャン可能な256列や320列の機種も実用化された．

マルチスライスCT装置の検出器の特徴的な機能として，電子スイッチによる複数列の結合機能がある．マルチスライスCTにおいては設定可能な最小スライス厚は，1列分の幅となるため，これをディテクタコリメーションとしてX線のコリメーションと区別する．そしてこのディテクタコリメーションは，1DASに接続された検出器列であり，複数列を1つのDASに接続することで，**図7-50**のようにディテクタ構成をあたかも変更したかのような使用ができる．これによって1DASに1列を接続しての高精細なスキャンをしたり，1DASに2列を接続して全幅を広げ高速なスキャンをするなどが可能となる．

マルチスライスCTのピッチファクタは，使用する（DASに接続された）ディテクタ全幅をW_M，1回転あたりの寝台移動距離をTとすると（7-10）式で表される．

$$\text{pitch factor} = T/W_M \quad (7\text{-}10)$$

このピッチファクタは，1列の検出器のヘリカルスキャンと同様に，スキャン速度やスキャン密度の指標であるが（p.115参照），ピッチファクタの変化に対して適切な補間処理をほどこすことでスライス厚を一定としている機種が多い．ディテクタコリメーションに対する寝台移動距離をピッチファクタとして表示する機種もあるが，その値はビーム幅によるピッチファクタのDAS数倍となる．

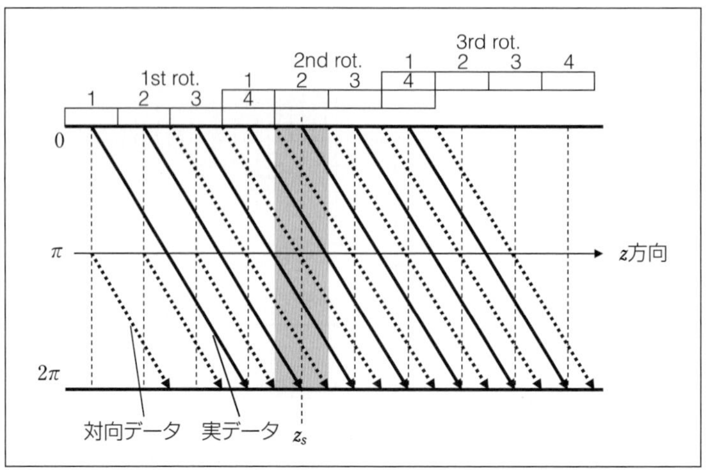

図 7-51　DAS 数 4 のマルチスライス CT におけるピッチ 3 の展開図

3. 180°補間再構成

マルチスライス CT においても多列化された検出器によってヘリカルスキャンを行うため，従来のヘリカルスキャン CT と同様に，目的位置以外の投影データから補間計算により目的位置の投影データセットを作成し，そのデータからの再構成が可能である．

図 7-51 は，DAS 数が 4 でピッチが 3 の場合の各検出器スキャン軌跡を表した展開図である．図のように，実データと対向データの組み合わせにより，目的断面の位置 z_s の周辺の投影データを用いて，シングルスライス CT のヘリカルスキャンの 180° 補間と同様な補間処理を行うことができる．ピッチ 3 の場合の投影データは，実データと対向データがディテクタコリメーション幅（1 列の幅）の半分の間隔で等間隔に並び，z_s を中心として，それぞれの投影角度に応じて補間のデータ対を選択し，線形補間処理が可能である．

重み付け補間処理

図 7-52a は，4DAS でピッチファクタ＝ 3.5 における展開図である．この場合の投影データの並びは，ピッチファクタ＝ 3 で適用可能であった 180° 補間処理に適した等間隔な並びではない．マルチスライス CT では，ピッチファクタを変化させて使用することが多いため，このようなデータにも柔軟に対応する補間再構成法の一つに重み付け補間処理がある．この補間処理は，目的スライス位置 z_s からの距離に対する重み付け関数（図では三角形）を用意し，各投影角度において，z_s に近い位置にあるデータに z_s からの距離に応じた重み付けを行い，それを加算する．投影データの間隔や個数は投影角度ごとに異なるため，重み付け係数はすべて足し合わせその値で正規化する（**図 7-52b**）．

重み付け関数の形状や幅を変化することで，スライス感度分布や実効スライス厚を調整できるため，ピッチファクタを変化させてもつねに等しい実効スライス厚とすることができる．この場合，ピッチファクタによりスライス厚が変化しない代わりにノイズが変化し，ピッチファクタを高めるとノイズが増加する．

4. コーン角の補正

マルチスライス CT では，**図 7-53** に示すように中央の検出器列以外は傾斜したファンビームによる投影データとなる．この傾斜角をコーン角とよび，再構成においてこの考慮が必要である．

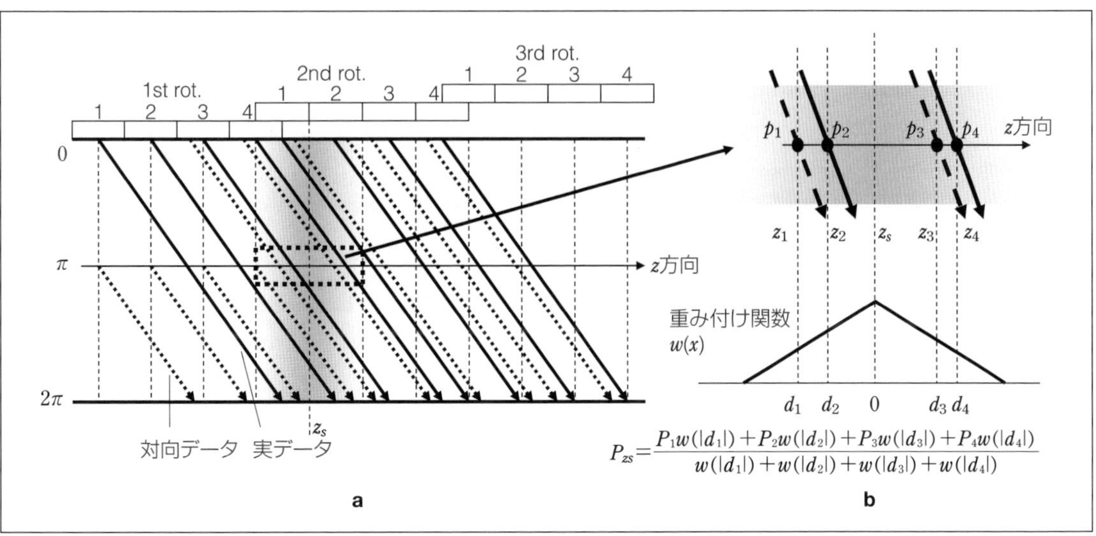

図 7-52　4DAS のマルチスライス CT におけるピッチ 3.5 の展開図と重み付け補間処理の概要

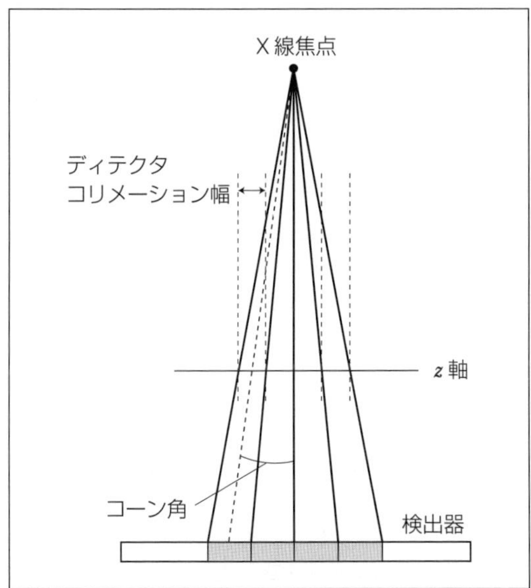

図 7-53　マルチスライス CT におけるコーン角

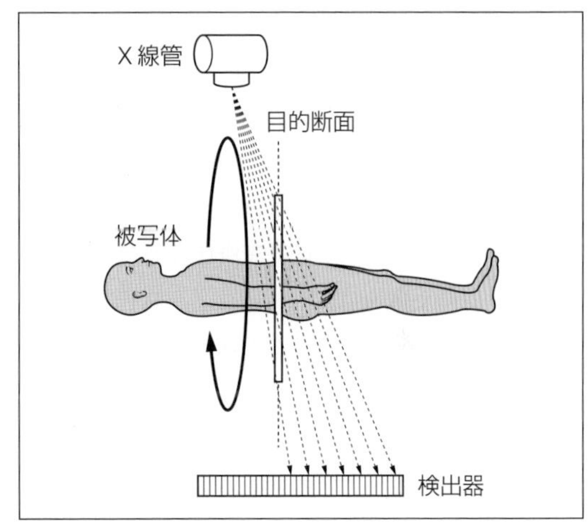

図 7-54　Feldkamp らによる近似的三次元再構成法の概略

DAS 数が 4 以下ではこのコーン角を無視して再構成しても顕著なアーチファクトが現れないが，DAS 数が 8 以上になると，コーン角が大きくなり無視できないアーチファクトが生じる．そこでコーン角を補正するための再構成法が必要となる．この方法として，**図 7-54** に示すような Feldkamp らの再構成法を応用した近似的な三次元再構成法がある．この方法では，目的断面の各ピクセル位置に対応した投影データを幾何学的位置関係から選定しつつ投影データを再構築するため，矛盾の少ない投影データとなりコーン角によるアーチファクトを効果的に抑制する（**図 7-55**）．

ほかには，それぞれの検出器列のファンビームにおいて限られた投影角度から再構成した画像が焦点

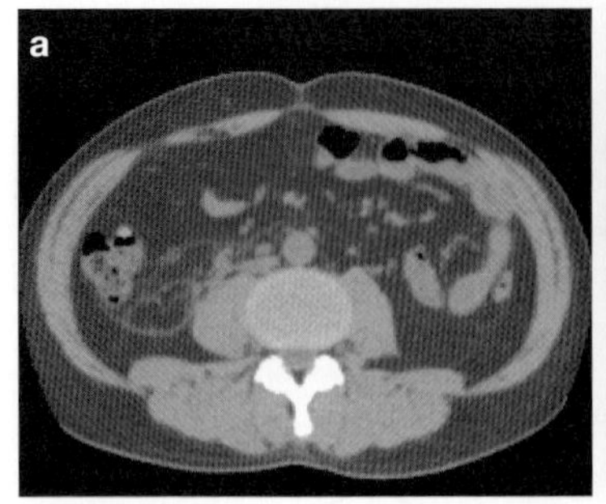

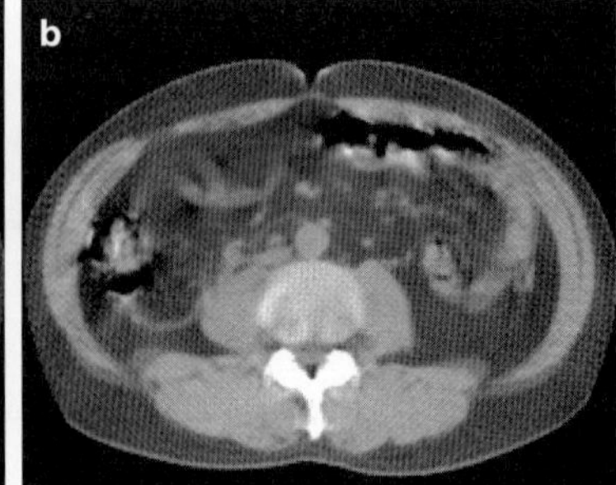

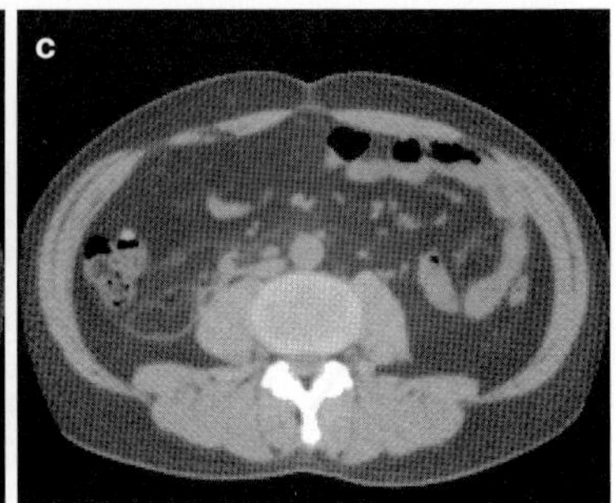

図 7-55　Feldkamp 再構成の効果
a：通常画像，b：コーン角（5°）無視，c：Feldkamp 再構成（コーン角＝5°）.

軌道とコーン角を反映した画像となることを利用して，それらを合成する方法（adaptive multi plane reconstruction：AMPR）などがある.

5. マルチスライス CT の画質

マルチスライス CT 装置では，1mm 以下のディテクタコリメーション（例：0.6 × 64mm）を用いてスキャンを行うため，つねに 1mm 以下のスライス画像を得ることができ，必要に応じて 3mm や 5 mm などのスライス厚画像を再構成することができるため，非常に効率的な CT スキャン方式である．また，幅広いピッチファクタを使用することができるにもかかわらず，スライス厚を一定にするように再構成アルゴリズムに工夫がなされている点も特徴的である.

1）ピッチファクタの影響

図 7-56 は，管電流を一定にして，ピッチファクタを変化させたときのノイズ値であり，ピッチファクタの増加とともにノイズは増加している．ノイズは，水ファントム画像の標準偏差（standard deviation：SD）値より評価した．このグラフの縦軸が SD の 2 乗であり，直線関係となっていることから，画像再構成に寄与した線量がピッチファクタに反比例していることがわかる．マルチスライス CT では，ピッチファクタに依存せずスライス厚がほぼ一定であることから，このようなピッチファクタとノイズの関係となる.

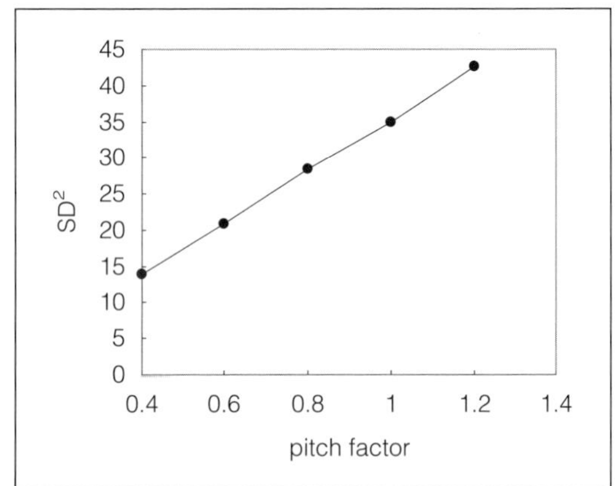

図 7-56　ピッチファクタによるノイズ（SD 値）の変化
管電流を一定にして，ピッチを変化させた．120kV，0.6 × 16mm，再構成スライス厚＝ 5.0mm.

2）effective mAs

寝台固定によるスキャン（ノンヘリカルスキャン）における mAs（管電流時間積）は，1 回転の時間×管電流値で表されるのは，一般 X 線撮影と同様の考え方からである．これに対して，ヘリカルスキャンでは，ピッチファクタにより画像に寄与した線量が変化するため，mAs 値のそのままの適用に問題がある．そこで，実効的な mAs，すなわち effective mAs がつぎのように定義された.

$$\text{effective mAs} = \text{mAs}/\text{ピッチファクタ} \qquad (7\text{-}11)$$

図 7-57 は，異なるピッチファクタで，effective mAs を一定にした場合のノイズ値を示しており，

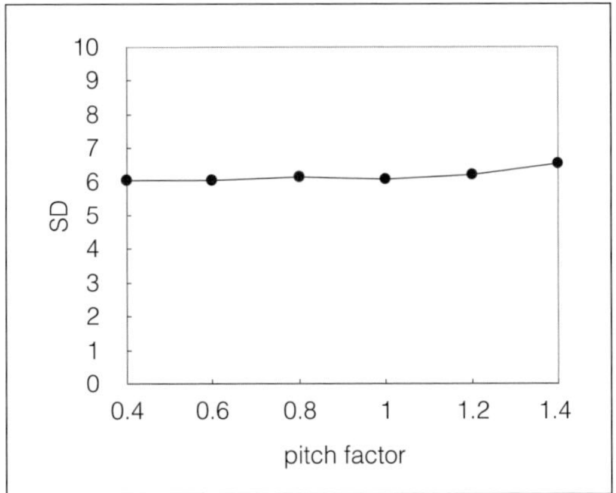

図7-57　100effective mAsでピッチファクタを変化させたときのノイズ（SD値）
120kV，0.6×16mm，再構成スライス厚＝5.0mm.

effective mAsを統一することで，ピッチファクタが異なってもノイズ量が一定になる．このように，effective mAsを用いることで，照射条件の統一的取り扱いが可能となる．

3）コンベンショナルスキャンとの比較

マルチスライスCTのノンヘリカルスキャンとヘリカルスキャンのノイズ量（水ファントム画像のSD値）を各mAs（ヘリカルスキャンは，effective mAs）で比較した結果を**図7-58**に示す．このときのノンヘリカルスキャンの各スライスは，1列検出器のノンヘリカルスキャンと等価と考えられる．この結果から，同じmAsではほとんど等しいノイズ量となっている．よって被ばく線量を軽減するような利用効率がマルチスライスCTの機構と再構成アルゴリズムよって得られるわけではないことがわかる．しかし，同じmAsであっても，マルチスライスCTでは飛躍的に高速なスキャンが可能であり，X線出力に対する利用効率（X線利用効率ではなく）がきわめて高い．

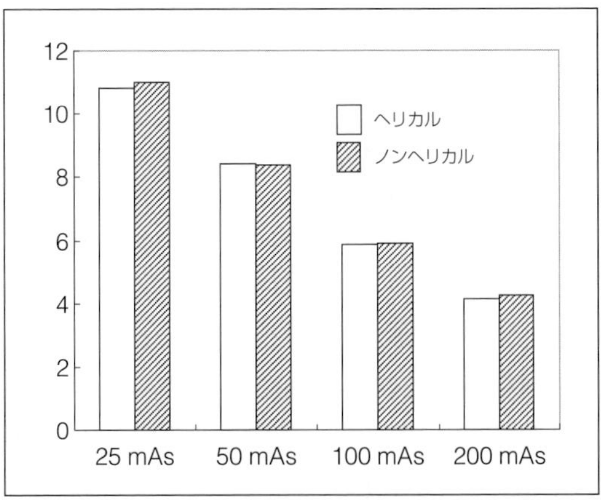

図7-58　ヘリカルスキャンとノンヘリカルスキャンのノイズ比較
再構成スライス厚＝5.0mm，100mAs（ヘリカル：effective mAs）.

4）アーチファクト

マルチスライスCTの再構成では，複数ある検出器列データを用いた補間処理が用いられるが，その補間処理過程において検出器列の乗り換えが幾度となく起こる．そのため，補間の連続性が各所で損なわれアーチファクトが発生する．このアーチファクトは，体軸方向に物体形状が大きく変わる部分で起きやすく，**図7-59**のように，物体から伸びる複数の淡いストリークとなることが多い．この形状から，このアーチファクトをwindmill（風車状）アーチファクトとよぶ．また，マルチスライスによって体軸方向に密度の高い投影データが得られるようになったものの，ヘリカルスキャンにおいてピッチファクタを高くしたときは，ヘリカルアーチファクトを生じる（**図7-60**）．

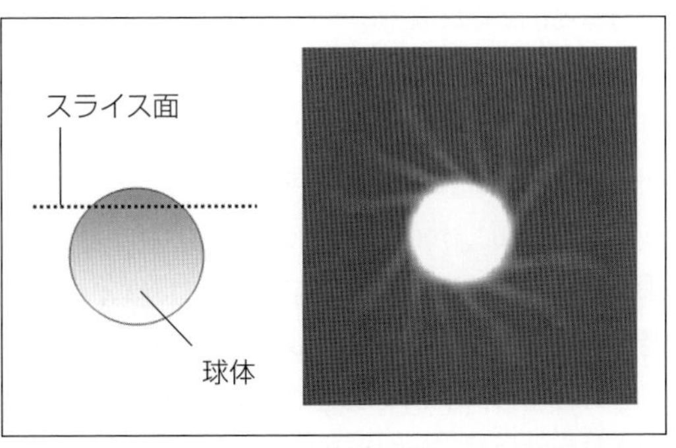

図7-59　マルチスライスCTにおけるwindmillアーチファクト

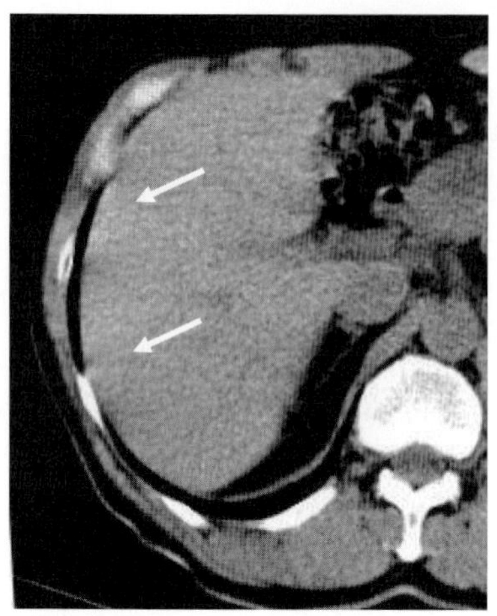

図 7-60　ピッチファクタを高くしたときに生じるヘリカルアーチファクト

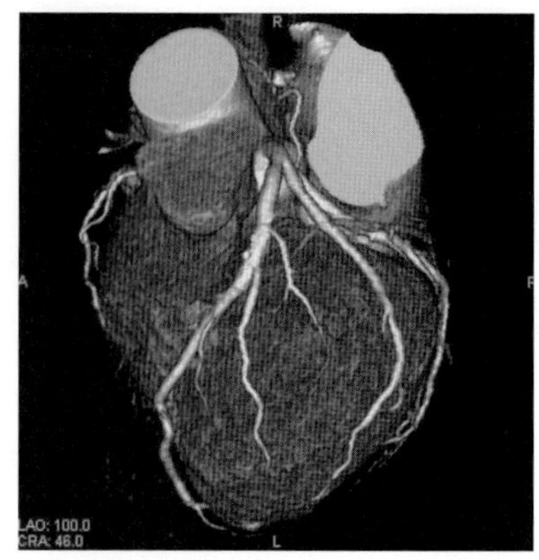

図 7-61　マルチスライス CT で撮像した冠動脈造影 CT 画像から再構築した冠動脈三次元 CT 画像
肘静脈よりヨード造影剤を注入して，冠動脈の造影タイミングに合わせてスキャンする．

6 特殊撮影

1．心臓 CT

1）撮影システム

16DAS（16 列）以上のマルチスライス CT の登場時期には，X 線管と検出器の回転時間は 0.5s/rot. 以下が達成されており，その高速性によって，心臓のスキャンが可能となった（**図 7-61**）．

心臓 CT の撮影法には，被検者の心電図を採取しながら低いピッチファクタでヘリカルスキャンを行う方法と，心電図をモニタリングしながら撮像タイミングをはかり寝台固定のスキャンと寝台移動を繰り返す方法がある．前者は，連続的に取得した投影データから，後向き心電図同期再構成（retrospective ECG gating reconstruction）により，心臓の拡張末期などの壁運動の低速な（またはほぼ停止の）時相の投影データを選択的に利用して画像再構成を行う．後者は，64DAS 以上の幅広い検出器にて実現された方法で，前向き心電図同期スキャン（prospective ECG gated scan）などとよばれる．この方法では，心臓の拍動がほぼ一定であることを利用して，拡張末期などの心位相に合わせてスキャンシーケンスを立てて寝台固定スキャンを行う．64 DAS のマルチスライス CT の検出器幅は約 40 mm であるため，たとえば 4 回のスキャンを行えば約 160 mm の範囲をスキャン可能である．

心臓 CT に対応した X 線 CT 装置では，心電図測定のための電極を接続するコネクタを有しており，X 線透過に優れたカーボン電極を患者の胸に貼り付けて心電図を収集しながらスキャンできる．スキャン中，心電図波形は正確な時間情報とともに記録され，画像再構成に利用される．

2）時間分解能の向上

X 線 CT 装置の時間分解能は，約半回転のデータから再構成するハーフ再構成（p.96 参照）を用いる場合は回転時間の約半分である．よって，例として 0.3s/rot. の CT では約 0.15s となり，ごく短時間にスキャンが可能である．しかし，この 0.15s の時間分解能は，心臓拍動のような動きに対する時間分解能としてはとうてい十分ではない．よって，心位相のなかで，ごく低速な動きの（静止に近い状態となる）位相を選択して再構成（データ収集）するこ

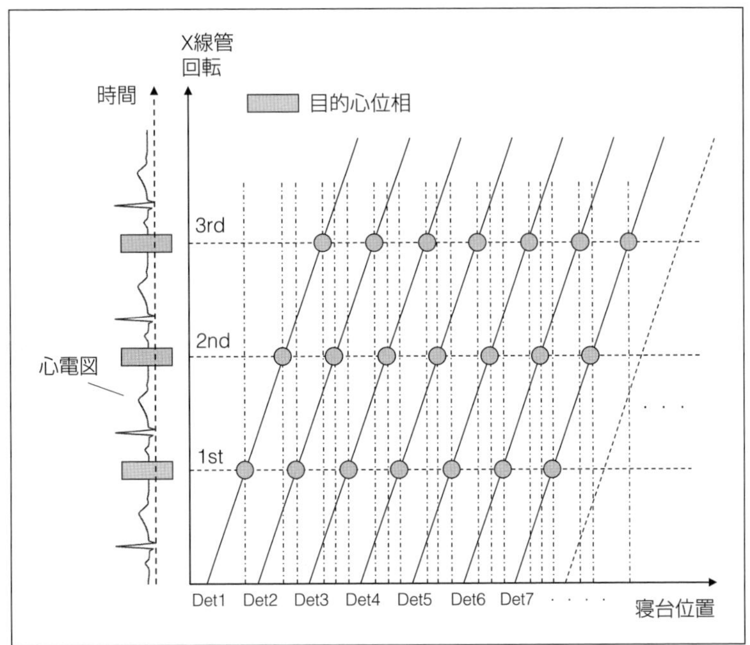

図 7-62　ハーフ再構成法における心位相と各検出器列のスライス位置

とで，モーションアーチファクトがなく画質に優れた画像取得が可能となる．心臓の拍動数が 65bpm（beat per minute）以下であれば，低速な位相が 200ms 程度存在することが多く，150ms の時間分解能であれば適用可能である．

図 7-62 は，ヘリカルスキャンでハーフ再構成を用いる場合の心位相と各検出器列のスキャン位置の関係の例を示した展開図である．図では，各検出器列のスキャン位置は，複数心拍を組み合わせた場合に不均等になっているので，データ補間処理によって均等間隔の画像を再構成する．

高心拍になるにつれて心臓の静止タイミングは短くなり，ハーフ再構成では対応不能となる．そこで，ハーフ再構成を 2 分割または 3 分割してデータ収集して，時間分解能を 2 倍または 3 倍にする手法が，マルチセグメント再構成法である．この再構成には，同じ心位相でありながら，投影角度の異なるデータが必要となる．よって，その条件を満たすような投影データを得るために，寝台を低速に移動させながら低いピッチファクタで撮像する．

図 7-63 は，ハーフ再構成の投影データを 3 セグメントに分けて収集する場合の，心位相と投影データの関係を示している．マルチセグメント再構成法では，セグメント数，心拍数，ピッチファクタ，および回転速度が複雑に関係して，画像のもつ時間分解能が変化する．よって，実際の CT 装置では，心拍数に合わせて最短の時間分解能となるように，回転速度やピッチファクタを選択する機能が搭載される．このマルチセグメント再構成法では，同一心位相において心臓壁がつねに同位置とならない現象が発生することがあり，そのような場合にはモーションアーチファクトが生じるなど画質が低下する．

3）dual source CT

時間分解能の向上のために，X 線管と検出器を 2 組，約 90° の角度差で配置した dual source CT 装置が開発された（**図 7-64**）．この装置では，前述したマルチセグメント再構成法に頼ることなく，ハーフ再構成の時間分解能をさらに 2 倍とすることができ，0.25 s/rot. の回転速度により 66ms の時間分解能が実現された．この装置では，心拍数に影響されずつねにその優れた時間分解能が発揮される．

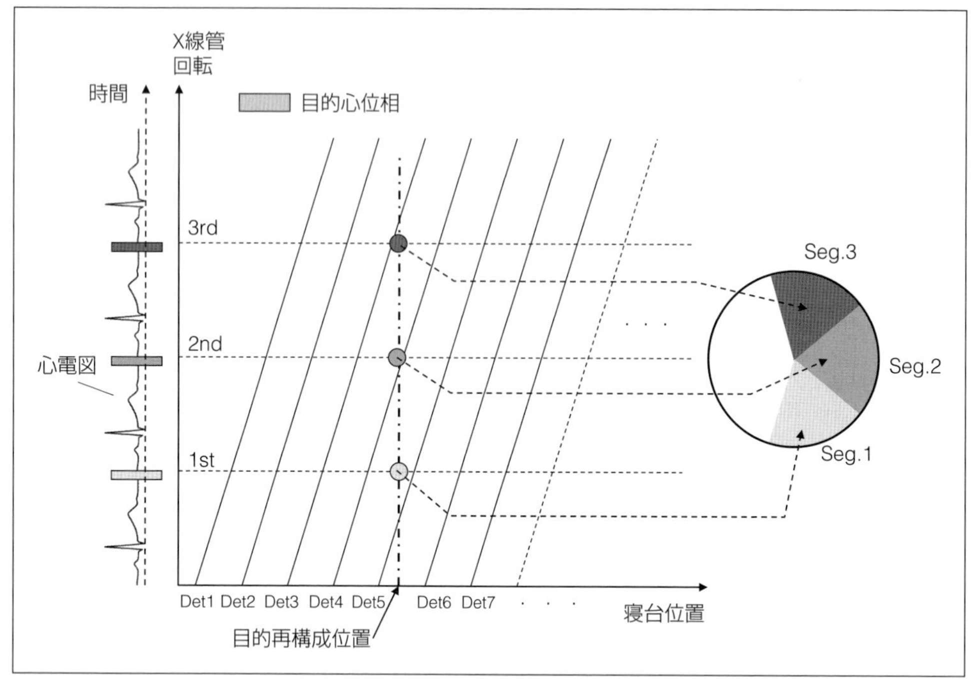

図 7-63　マルチセグメント再構成法（3 セグメント使用）における心位相と各検出器列のスライス位置
目的再構成位置の投影データは近傍各検出器列のデータより補間して得る.

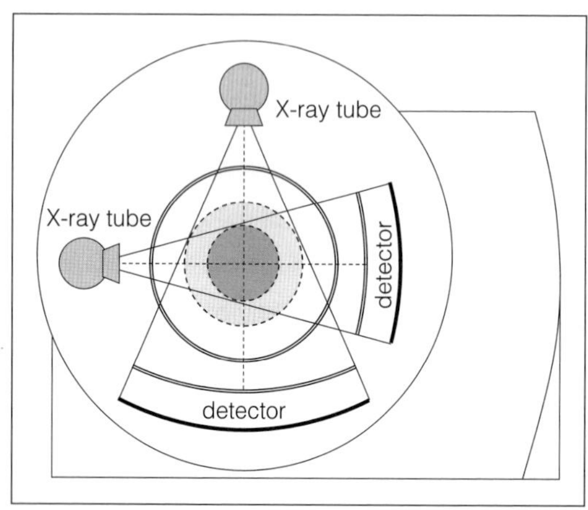

図 7-64　2 管球 CT 装置の構成

2. デュアルエネルギー CT

デュアルエネルギー（dual energy）CT は，同一スライス面を 2 つの異なる X 線質（高エネルギーと低エネルギー）でスキャンする方式であり，X 線質による物質の線減弱係数の変化を利用して，さまざまな解析が可能となる．人体軟部組織は水に近い性質をもち，管電圧が変わってもその CT 値の変化は比較的少ない．しかし，低管電圧と高管電圧における CT 値は等しくはなく，その比率は物質ごとに異なる．

図 7-65 は，水，軟部組織，アクリル，および脂肪の X 線エネルギーによる CT 値変化（シミュレーション値）を示している．軟部組織の CT 値変化が小さいのに対して，ほかは大きく，アクリルにあっては高エネルギーになるほど CT 値が上昇する．よって，2 つのエネルギーにおける CT 値関係から，理想的には物質弁別画像を生成可能である．実際には，ノイズやビームハードニングなどの CT 値計測精度の問題から，X 線質依存性の高い物質の弁別が着目されており，ヨード造影剤など人体組織よりも顕著に高い線質依存性を有する物質を弁別して，その分布画像を作成するなどの応用がなされている．

デュアルエネルギー CT のスキャン方式には，2

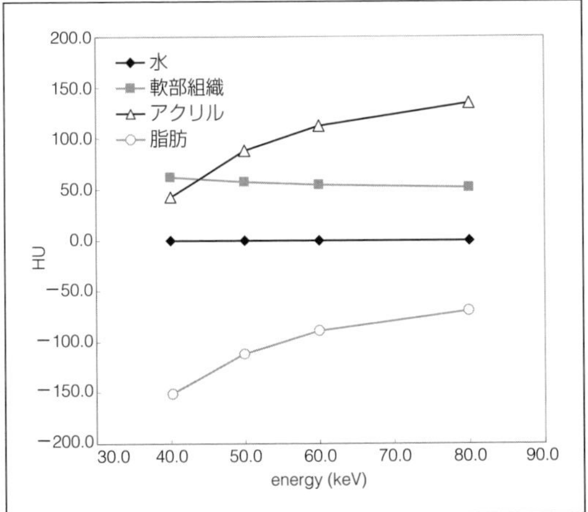

図 7-65　水，軟部組織，アクリルおよび脂肪の各 X 線エネルギーにおける CT 値

組の X 線管＋検出器により同時に異なる管電圧でスキャンする dual source 方式，1 つの X 線管で高速に電圧を切り替える管電圧スイッチング方式（kV switching），そして 2 層の検出器を備え 1 層目で低エネルギーを，2 層目で高エネルギーを検出する 2 層検出器方式がある（dual layer）（**図 7-66**）．また，マルチスライス CT において，X 線ビームを体軸方向に 2 分割して異なる金属フィルタにより線質を変える方式も開発された．

デュアルエネルギー CT では，2 つのエネルギー差が大きいことと，2 つのエネルギーの投影データが限りなく少ない時間差で取得されていることが必要とされる．前者に関しては dual source 方式が有利であり，後者に関しては管電圧スイッチング方式と 2 層検出器方式が有利であるといえよう．また，検出器に入射する X 線量子を高速にカウントするフォトンカウンティング検出器を用いたフォトンカウンティング CT 装置が開発されており，この CT 装置では検出過程で波高分析によるフォトンのエネルギー解析が可能となることから，デュアルエネルギー解析によらずに物質弁別が可能となることが期待されている．

7　X 線 CT 装置の品質管理

X 線 CT 装置の使用にあたっては，関連法やガイドライン（医療法，薬事法 CT，日本画像医療システム工業会ガイドラインなど）によって，適正な動作保証のために，使用者よる日常の保守点検（始業点検，終業点検）ならびに定められた期間ごとの定期点検が必要であるとされている．定期点検は，点検可能なメーカまたは有資格者に業務委託することが可能であるとされている．

また，品質管理のガイドラインとして International Electrotechnical Commission（IEC）の規格を元に日本語化した Japanese Industrial Standards（JIS）規格が示されており，それによって装置納入

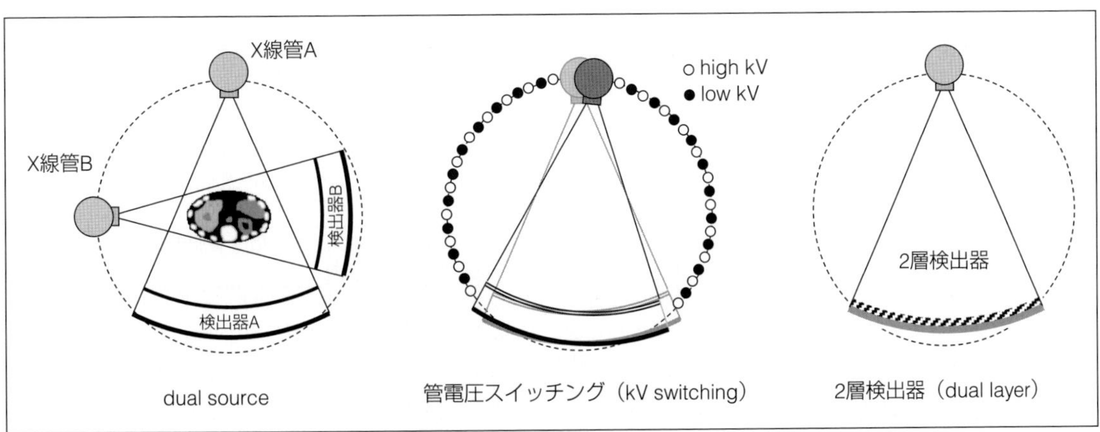

図 7-66　デュアルエネルギー CT における代表的なスキャン方式

時と使用時の品質管理方法が定められている．

1．始業点検と終業点検

始業点検は，電源投入後における冷却ファンや寝台さらに操作パネルにいたる各スイッチ（ボタン）の機械的および電気的なエラー（故障）の確認から，X 線管のウォームアップ，データ収集系などのキャリブレーションなど，安全使用にかかわるすべてに支障がないことを確認する項目が含まれる．

X 線 CT 装置では，電源投入後に起動処理が終わった後に，X 線管を最適な状態とするためのウォームアップ指示が表示される．また一般的にウォームアップとともに，検出器の校正処理（キャリブレーション）によりデータ収集系の補正や出力系の調整も行われる．

例として，以下の項目がウォームアップとキャリブレーションによって実施される．

①管球内残留ガスの吸着：真空度の向上
②フィラメント電流の調整
③欠落チャンネルの確認と補正
④ CT 値の較正
⑤散乱線の較正
⑥スライス制御機構の動作確認

終業点検では，CT 装置の破損・変形がないことや，血液や造影剤などの付着物の除去などの保守的項目に重きがおかれ，シャットダウンが正常に終了することを確認する．

2．品質管理ガイドライン

1）受入試験

受入試験は，X 線 CT 装置の納入時または大きな改造を機器に施した後に行う試験であり，JIS Z 4752-3-5（IEC 61223-3-5）にその実施要項が示されている．

受入試験の目的は，機器の指定した特性が附属文書に記載された値の許容差以内にあることを実証することであり，据え付け時に納入業者が行った試験を受入試験の一部とすることができる．

受入試験の試験項目と許容値は**表 7-1** に示すとおりである．空間分解能には代替え法が記載されており，穴やバーなどが等間隔に並べられた繰返しパターンファントムにおいて分離識別可能な最小径を評価する．これらのほかに，ヘリカルスキャンのスライス厚，低コントラスト分解能（密度分解能），架台のチルト正確性，および線量プロファイルが JIS 規格に附属として記載されているが，必須項目とはされていない．チルトの正確性は附属文書で指定された値または± 2° の許容範囲とされる．

受入試験に用いる各試験項目のファントムは，一

表 7-1　受入試験（JIS Z 4752-3-5）における試験項目と許容値

項目	許容値
患者支持器（天板）の位置決め	± 1mm 以内
患者位置決め精度	± 2mm 以内
スライス厚	附属文書で指定した値と許容範囲以内，または 2mm 超：± 1.0mm 以内，1～2mm：± 50％以内，1mm 未満：± 0.5 mm 以内
線量	附属文書で指定した値と許容範囲以内，または基礎値± 20％以内，CTDIvol：表示値± 20％以内
ノイズ，平均 CT 値および均一性	附属文書で指定した値と許容範囲以内，またはノイズ：附属文書指定値± 15％以内，平均 CT 値：公称値± 4HU 以内，均一性：4HU 以下
空間分解能	附属文書で指定した値と許容範囲以内，または 50％および 10％ MTF：0.5 lp/cm または公称値± 10％のいずれか大きいほうの値以内

般的に 20cm 径の円筒容器内に収納されており（**図 7-67**），これを専用支持器具で固定するか寝台上において撮像する．円筒容器を正確なアライメントで設置すれば，容器内のファントムのアライメントも確保され，スライス位置を変えるだけで各試験が行える．スライス厚の測定用には傾斜した金属線からなるファントムを，ノイズ，平均 CT 値および均一性では水だけからなる部分を使用する．空間分解能は，スライス面と垂直に張られた金属線からなるファントムを使用する．また空間分解能の代替試験法として，アクリル円盤に同じ径の穴や同じ幅の矩形孔（バー）が等間隔で並べられた繰り返しパターンファントムが用いられることが多いため，円筒容器にそのファントムも内蔵される場合が多い．

線量は専用の円筒形アクリルファントム（32 cm および 16 cm 径）を使用する．ヘリカルスキャンのスライス厚測定には薄い円盤（ディスク）または微小球体（ビーズ）ファントムを用いることができ，これは円筒容器内に収容されない．なお，ファントムについての JIS 規格，JIS Z 4923 ではファントムの詳細な規格が示されているが，これらは製造業者の指定がない場合に使用するものである．

2）不変性試験

使用者が CT 装置の性能を維持していることを確認するために行う試験が，不変性試験 JIS Z 4752-2-6（IEC 61223-2-6）である．不変性試験の試験項目と許容値は**表 7-2** に示すとおりである．不変性

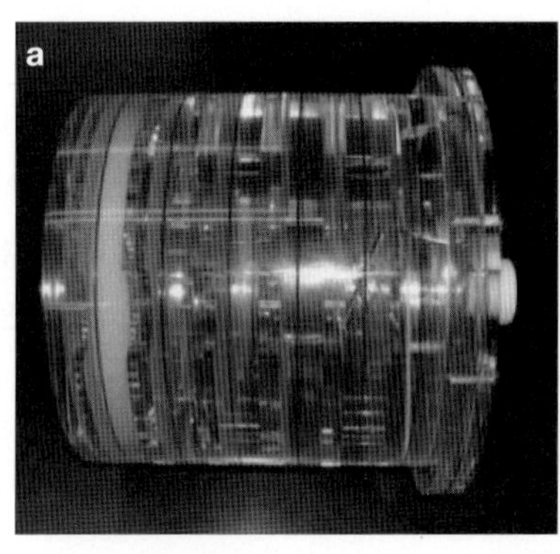

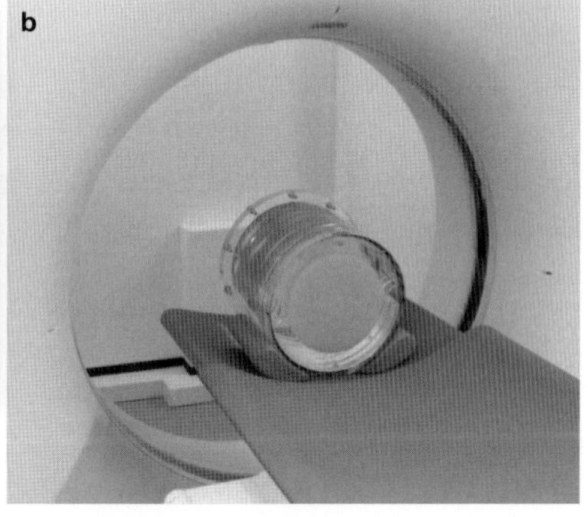

図 7-67　JIS 規格準拠のファントム外観（a）とそのスキャンの様子（b）

表 7-2　不変性試験（JISZ 4752-2-6）における試験項目，許容値および頻度

項目	許容値	頻度
患者支持器（天板）の位置決め	± 1mm 以内	3 カ月に 1 回
患者位置決め精度	± 2mm 以内	3 カ月に 1 回
スライス厚	2mm 超：± 1.0mm 以内，1～2mm：± 50%以内	月 1 回以上
	1mm 未満：± 0.5mm 以内	
線量	基礎値± 20%以内	半年に 1 回
ノイズ，平均 CT 値および均一性	ノイズ：基礎値± 10%または 2HU の大きいほうを超えない，平均 CT 値：± 4HU 以内，均一性：2HU を超えない	月 1 回以上
空間分解能	50%および 10% MTF：0.5 lp/cm または基礎値± 15%のいずれか大きいほうの値以内	3 カ月に 1 回

試験においては，許容値のほか頻度が示されている．ファントムは基本的に受入試験と同じである．

8 その他のCT装置

1．FPDを用いたCT装置

検出器として，flat panel detector（FPD）を用い，X線CTで用いられるファンビームよりも広い領域の照射を意味するコーンビーム（cone beam）によりCT撮像を行うシステムが歯科用および血管撮影装置で実現されている．**図7-68**に示すように，FPDの形状から，ビームはコーン形状ではなく角錐形となる．

1）スキャンと再構成

装置の制限から，X線管とFPDを一体にして半回転＋ファン角分回転して投影データを取得するハーフスキャンを採用する場合がほとんどである．再構成では，ハーフスキャン（p.96参照）に対応した再構成法（ハーフ再構成法）が用いられる．また，コーン角が大きくなるので，これによるアーチファクトを抑制するためにマルチスライスCTの項で述べたFeldkampらによる再構成法（p.119参照）を用いることが多い．

X線照射範囲が広くなるので散乱線の補正が必須であるが，小規模装置が多いことから，安価な通常X線撮影用の散乱線除去格子（グリッド）を用いるか，グリッドを用いずにソフトウェアにより散乱線を補正する．そのため，通常のX線CTのようなCT値精度を得ることは困難であり，そのため低コントラストな被写体の描出能に劣る．しかし，用いるFPDのピクセルサイズが小さいことから（0.1～0.2 mm），高コントラストな被写体に対して診断用CT装置に比べて高解像度に撮像できる．

臨床的使用では，歯科用コーンビームCTと血管造影撮影装置におけるコーンビーム撮影の利用が主である．

2）歯科用コーンビームCT

歯科用コーンビームCT（**図7-69**）では，固定陽極のX線管と小視野FPDを搭載し，患者を立位または座位にて頭部を固定して撮像する．X線管は固定陽極の小型のものが用いられ，最大管電流は15 mA程度（管電圧：50～100kV）である．スキャン

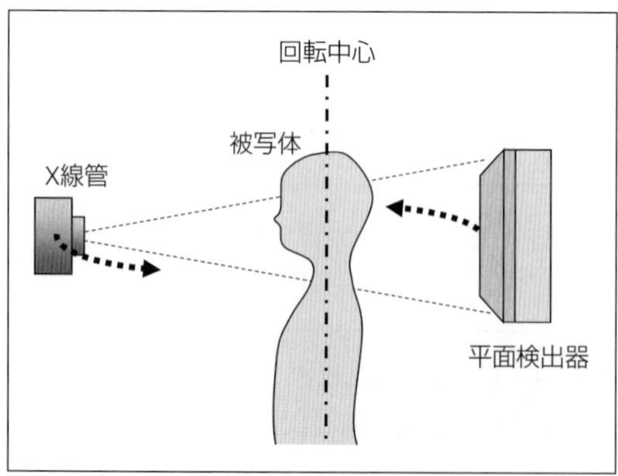

図7-68 平面検出器を備えたコーンビームCTのスキャン方式概要

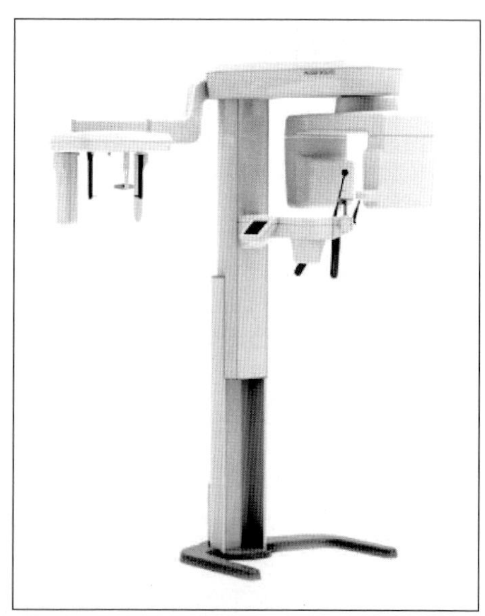

図7-69 歯科用コーンビームCTの例
（旭レントゲン工業 http://www.asahi-xray.co.jp/ より）

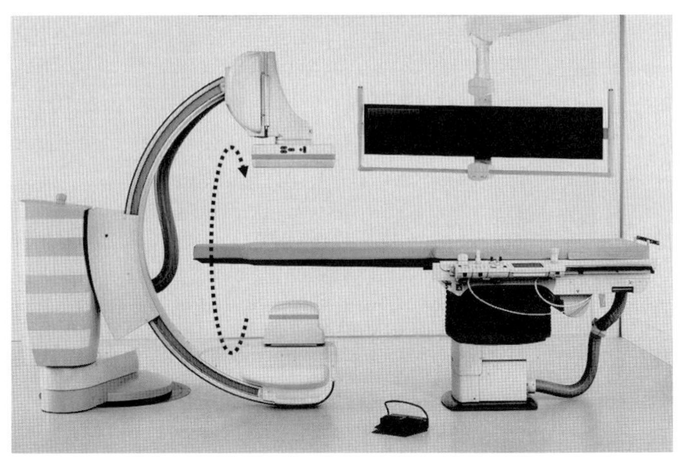

図 7-70　コーンビーム CT 機能を有するアンギオ装置の構成例
アーム支持部を軸として回転させて投影データを取得する（シーメンスヘルスケア http://www.healthcare.siemens.co.jp/ より）.

時間は 10～30 秒程度であり，用いる FPD の性能にもよるが，30～60frame/s のデータ取得により必要な投影データを得る．FPD のサイズが 100 × 100 ～ 130 × 130mm^2 であることから，80～100mm 径の円柱の領域を撮像可能であり，FPD の高解像度性能により 0.08～0.1mm のボクセルサイズを実現する.

おもに骨を対象にした撮像であり，軟部組織などの低コントラスト対象の描出を求めないことから，低い管電流により撮像でき，被ばく線量は通常の X 線 CT 装置の 1/10～1/2 程度である．しかし，診断用 CT 装置でも，骨を対象とした場合に低線量スキャンが可能であることから，一概に低線量とはいえない.

3）血管造影撮影装置

FPD を搭載した血管造影（アンギオ）装置では，X 線管と検出器を支持して回転できる C アームを備える装置が多い（**図 7-70**）．この C アームを被写体周りに精度よく回転させながら，投影データを取得して CT 画像を得ることができる．歯科用と同じくハーフスキャンを用い，5～10 秒のスキャン時間である．アンギオ用ということもあり，撮像範囲は最大で 30～40cm 程度と，歯科用よりも顕著に広く，0.15～0.2mm 程度のピクセルサイズにより高解像度を実現する.

X 線管には大出力のものが装備されるため，診断用 CT 装置と同程度の被ばく線量のスキャンが可能であるが，その広い照射範囲から散乱線除去（グリッド使用による）が十分とならず，軟部領域の描出能は十分ではない.

2. マイクロフォーカス CT 装置

工業製品の非破壊検査や小型の動物などを高精細にスキャンする CT 装置がマイクロフォーカス CT である.

マイクロフォーカス CT では，焦点サイズが 1～10μm の固定陽極 X 線管を搭載し，1mA 以下の管電流によりスキャンする．一般的に**図 7-71** のように，回転台の上に被写体を乗せ回転させることで CT スキャンを行う．X 線管の焦点が微小なため，高拡大率のジオメトリを採用でき，数 μm の空間分解能を実現できる．受像器として，イメージインテンシファイアと charge coupled device（CCD）イメージセンサを組み合わせたものや，FPD を用いる．医療用の X 線 CT 装置と異なり CT 値の定量性は求めず，高解像度性能が主体となっている．ま

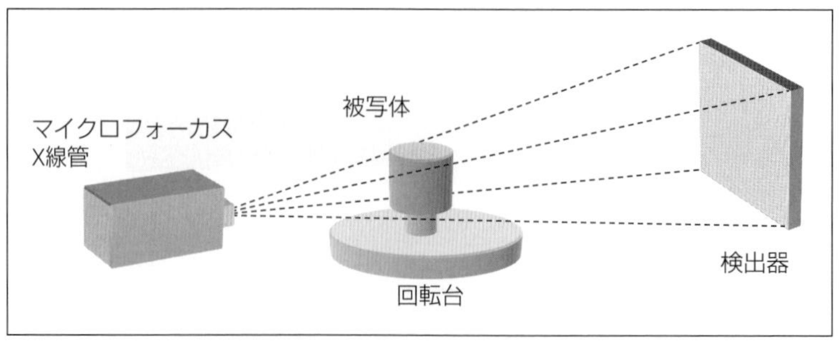

図 7-71　マイクロフォーカス CT の基本構成
検出器としてイメージインテンシファイア＋ CCD や FPD が用いられる.

た，金属製品の非破壊検査のために 200～300kV の高電圧を使用できる装置もある.

9 コーンビーム CT

1. 概　要

コーンビーム CT（cone-beam computed tomography：CBCT）とは，コーン（円錐）状のX線ビームと二次元検出器を用いて三次元撮影を行うものである．X線ビームは検出器の形状に合わせてコリメータで円錐から角錐状に絞られる場合もある．検出器としてはフラットパネル検出器（flat panel detector：FPD）や，X線イメージインテンシファイア（image intensifier：I. I.）と CCD（charge coupled device）カメラの組み合わせが用いられる．これらの検出器は一般のX線透視や撮影に用いられるものであり，コーンビーム CT 装置はX線透視やX線撮影が可能な装置を多様化して CT 機能をもたせたもの，とも位置づけられる.

図 7-72 にファンビーム CT とコーンビーム CT の概要を示す．一般に CT 計測では，X線源と検出器は対向して配置され，同じ回転軸を中心として同心円上を回転する．また，被写体の体軸が回転軸に平行になるように配置される．検出器の幅が回転軸方向に狭い場合，被写体の不要な被ばくを避けるため，X線ビームの幅も検出器の幅に合わせてコリメータで狭く絞られる．回転軸に垂直な面上ではX線ビームの形状が扇状になることから，ファン（扇）ビーム CT とよばれる.

ファンビーム CT では，回転軸方向に広い範囲を撮影する際には，被写体を移動させながら回転撮影を行う螺旋スキャンが行われる．これに対し，検出器の幅が回転軸方向に広い場合，検出器全面にX線を照射するためにX線ビームの幅も広がる．X線ビームの形状が円錐状になることからコーン（円錐）ビーム CT とよばれ，1 回転の撮影で回転軸方向に広い視野を撮影することができる．これらの呼称はX線ビームの形状からきており，マルチスライス CT のうち検出器の列数が多いものはX線ビームの幅も広がるためコーンビーム CT とよばれることもあり，同様の再構成アルゴリズムが用いられる.

コーンビーム CT を検出器の違いで区別する場合には，多列マルチスライス CT（multi-slice computed tomography：MDCT）に対し，面検出器 CT やフラットパネル検出器 CT とよぶ．本項では，面検出器を用いるコーンビーム CT について述べる.

コーンビーム CT の特徴は，骨，歯，肺，造影剤などコントラストの高い被写体に対しては，二次元検出器がもつ高い空間分解能を活かし，三次元的に等方的でマルチスライス CT に勝る高い空間分解能が得られる点である．一方，二次元検出器のノイズや，散乱X線によるコントラスト低下のため，わずかな密度差を明瞭にする能力はマルチスライス CT

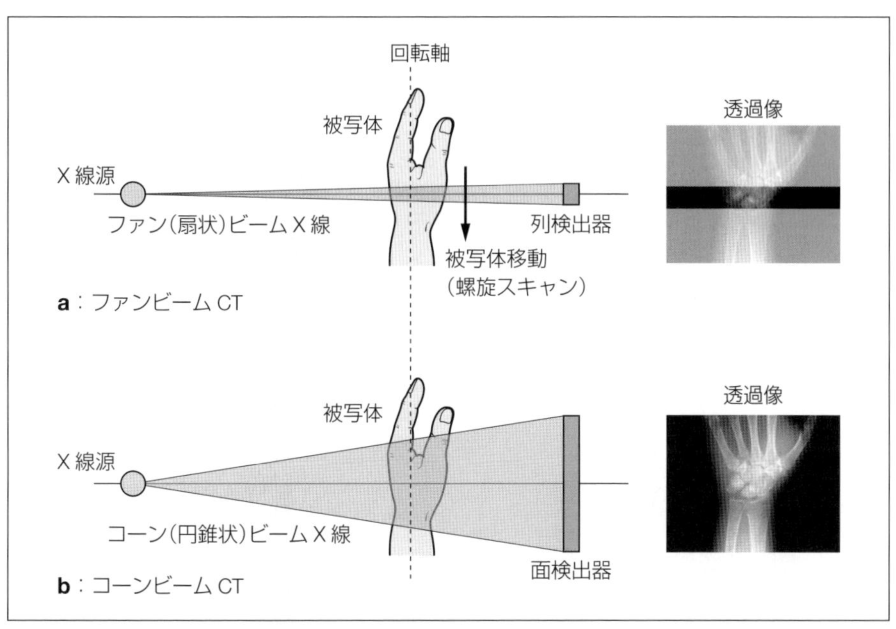

図 7-72　ファンビーム CT とコーンビーム CT の特徴

に比較して限定される．また，視野が検出器の大きさで制限されるため，コーンビーム CT ではマルチスライス CT に比較して回転軸に直交する方向に視野が限定される．これらの特性を活かし，コーンビーム CT は透視下でカテーテルを用いるインターベンショナルラジオロジー（interventional radiology : IVR）の術中に三次元像を得る場合におもに利用されている．また，歯科，外科における三次元装置や，X 線や陽子線など放射線治療時に患者の位置決めやモニタリングに用いられる装置として使用されている．

マルチスライス CT では検出器列数の増加により X 線ビームがファン形状からコーン形状に移行しており，再構成アルゴリズムや検出器素子の開発などにおいてコーンビーム CT との技術的な融合が加速している．将来はこれらの共通技術を基本にし，スキャナにガントリを用いて高速回転と密度分解能を重視した「診断」を極める装置と，スキャナにアームを用いて外部からのアクセスを重視した「治療」を極める装置の開発が進むと期待される．

2. コーンビーム CT 画像再構成演算

1）概　要

コーンビーム CT におけるデータ処理は，大別して，多方向から撮影された二次元画像を補正して吸収投影像を得る投影補正処理と，吸収投影像を用いて三次元画像を得る三次元画像再構成処理に分離できる．三次元画像は断面表示または立体表示される．手ファントムの場合の画像例を**図 7-73** に示す．現在のコーンビーム CT 装置では，約 5〜20 秒で 1 回転，または半回転（約 200°）の回転撮影を行う．この間に，約 100〜1,000 枚の二次元透過像を収集し，これらのデータを用いて画像再構成処理を行い，断面画像や立体画像を得る．

2）投影補正処理

投影補正処理におけるおもな補正には，以下のものがある．

①検出器オフセットの補正：撮影画像の各画素の

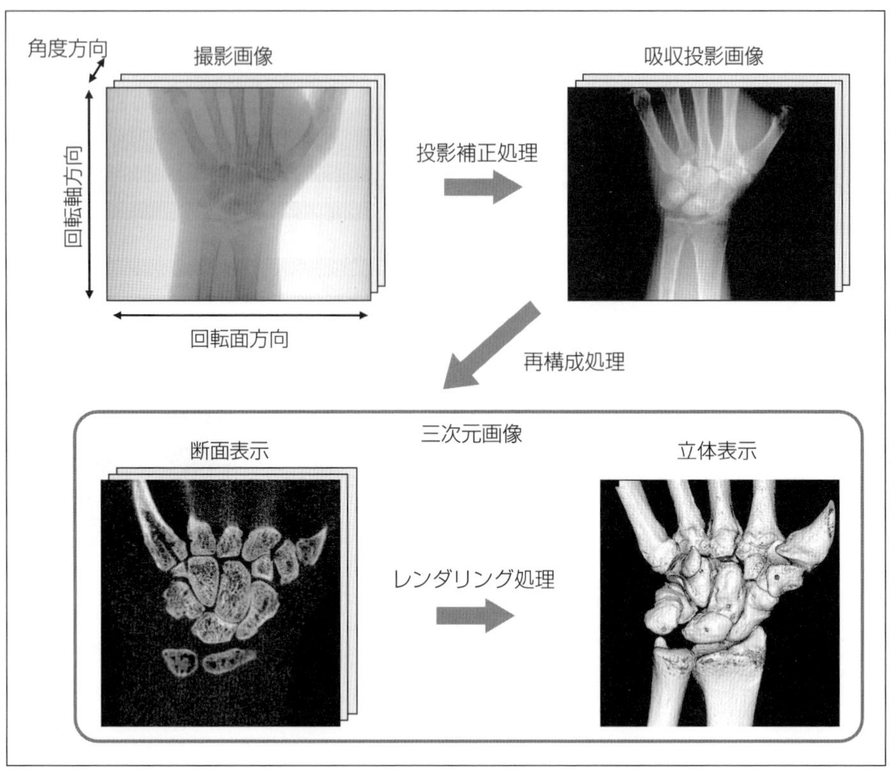

図 7-73　コーンビーム CT のデータ処理

値から，あらかじめX線照射なしで撮影された画像の値を差し引くことにより，検出器のオフセットレベルの補正を行う．

②不均一性の補正：撮影画像の各画素の値を，あらかじめ被写体なしでX線撮影した画像の値で除算することにより，検出器の素子ごとの感度の不均一性と，照射X線の強度の不均一性の補正を行い，X線透過率画像を得る．

③幾何学的ひずみの補正：あらかじめ撮影されたひずみデータに基づいて，撮影画像を回転したり拡大・縮小を行うことにより，回転軸に対する検出器の傾きを補正する．

④対数変換：X線透過率画像の各画素の値を対数変換し，−1 倍することにより，X線吸収画像に変換し，投影画像を得る．

⑤線質（ビームハードニング）の補正：X線は金属製フィルタや被写体を透過する際に，低いエネルギーの成分が吸収されてX線の線質が固くなり，吸収係数が減少する．均一な被写体の再構成画像の値が一定となるように，投影画像の補正を行う．

⑥散乱X線の補正：コーンビーム CT では被写体の広い範囲にX線が照射されるため，被写体内で生じる散乱X線が増大し，ボケ成分として投影画像に加わる．均一な被写体の再構成画像の値が一定となるように，投影画像の補正を行う．

⑦はみ出しの補正：投影画像において，回転面方向に被写体のはみ出しがある場合には，その方向へ投影の値がゼロになるまで外挿補正を行う．

3）三次元画像再構成処理

コーンビーム CT では一般に，フェルドカンプ（Feldkamp）法により三次元再構成処理が行われる．この方法は，X線源が円軌道上を 360° 回転し

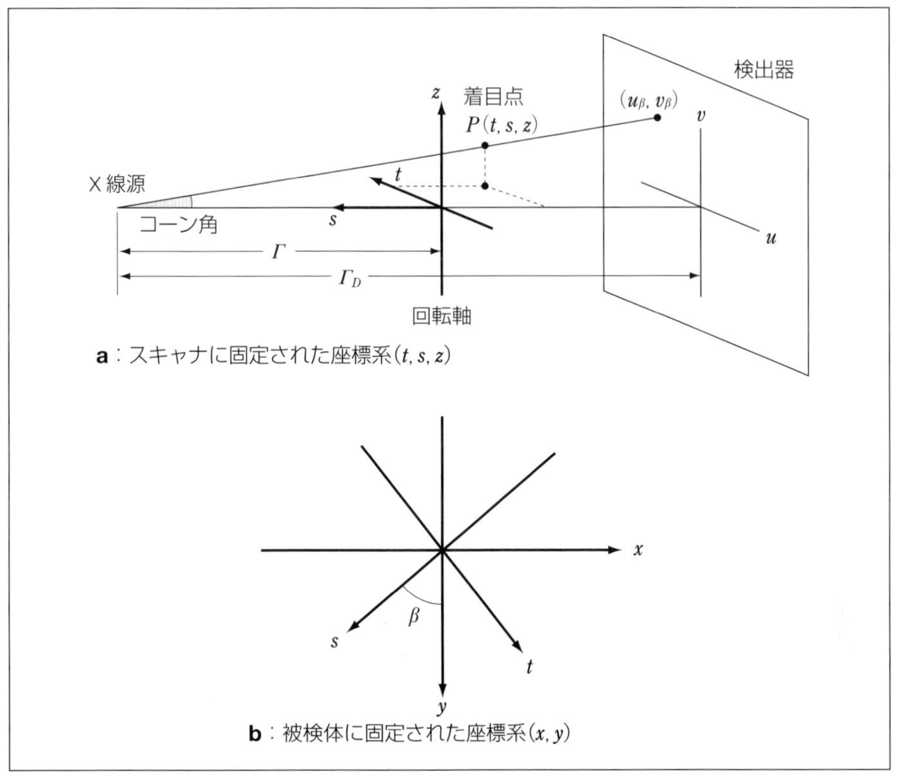

図7-74 コーンビームCTの演算

て得られる回転撮影画像から再構成を行うアルゴリズムであり，ファンビーム再構成アルゴリズムを回転軸方向に拡張した近似法である．

図7-74a にコーンビームCT撮影系の位置関係をスキャナに固定された座標系（t,s,z）により示す．z 軸はスキャナの回転軸である．**図7-74b** は**図7-74a** の座標系を z 軸下方から見上げたもので，空間座標系（x,y）とスキャナに固定された座標系（t, s）の関係を示す．ここで，

$$t = x \cdot \cos\beta + y \cdot \sin\beta \tag{7-12}$$

$$s = -x \cdot \sin\beta + y \cdot \cos\beta \tag{7-13}$$

の関係がある．ただし，β はスキャナの回転角度である．

フェルドカンプ法では，以下の演算により再構成点 P における画像の値を求める．

①スキャナに固定された座標系（u, v）において回転角度 β ごとに定義される値であり，前処理後の対数データである投影データ $R_\beta(u, v)$ に対し，次の補正を行う．

$$\tilde{R}_\beta(u, v) = R_\beta(u, v) \cdot \frac{\Gamma_D}{\sqrt{\Gamma_D{}^2 + u^2 + v^2}} \tag{7-14}$$

②重み関数を用いて，u 方向へ畳み込みを行う．重み関数としては，シェップ-ローガン（Shepp-Logan）フィルタが代表的である．畳み込みを＊で表すと，次式になる．

$$Q_\beta(u, v) = \tilde{R}_\beta(u, v) * h(u) \tag{7-15}$$

実際の演算は畳み込みの代わりに，フーリエ空間でのフィルタリングを行う．具体的には，投影を u 方向に一次元FFT変換を行い，フーリエ空間で重み関数を乗じ，その結果を同じく u 方向に一次元逆FFT変換を行う．

③X線源 S と再構成点 P を結ぶ直線が検出器面と交差する点の座標（u_β, v_β）を次式により算出する．

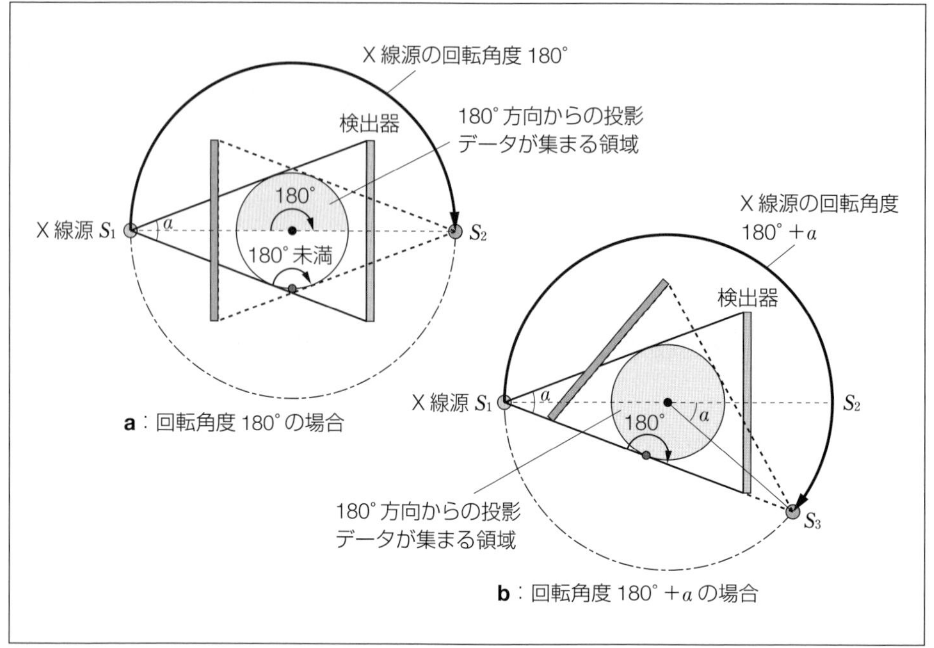

図 7-75　コーンビーム CT の視野

$$u_\beta=\frac{\Gamma_D\cdot t}{\Gamma-s} \tag{7-16}$$

$$v_\beta=\frac{\Gamma_D\cdot z}{\Gamma-s} \tag{7-17}$$

④重み付け逆投影により再構成像 $f(x, y, z)$ を求める．

$$f(x, y, z)=\int_0^{2\pi}\frac{\Gamma^2}{(\Gamma-s)^2}\cdot Q_\beta(u_\beta, v_\beta)d\beta \tag{7-18}$$

4）180° 再構成処理

X 線源が 360° 回転できない場合や，撮影時間を短縮する目的で，CT の 180° 再構成アルゴリズムをフェルドカンプ法に適用した“180° コーンビーム再構成アルゴリズム”が開発されており，C アーム装置などで用いられている．通常の 360° 回転撮影データは，撮影系を回転軌道面に垂直な方向から見た場合には，X 線源と検出器の方向に関して 2 倍の冗長性をもつ．これに対して，180° コーンビーム再構成アルゴリズムは約 200° の回転撮影データを用いる方式であり，ほとんど冗長性はない．

図 7-75 に再構成領域の説明を示す．撮影系を回転軌道面に垂直な方向から見た図になっている．360° の撮影データがある場合には，視野径 r は次式で示される．

$$r=R\cdot\sin\frac{\alpha}{2} \tag{7-19}$$

ただし，R は X 線源と回転中心の距離であり，α は X 線源が検出器を見込む角度である．

X 線源が 180° 回転する場合を**図 7-75a** に示す．X 線源が S_1 から時計周りに回転して S_2 まで到達する．この場合，180° 再構成アルゴリズムに必要な 180° 方向からの投影データが集まる領域は，X 線源と検出器が取り囲む円のうち上部の半円の内部になる．円全体の内部で 180° 方向からの投影データを集めるためには，**図 7-75b** に示すように 180° 以上の回転が必要となる．X 線源が S_1 から時計周りに回転して冗長性のないデータにより円全体の再構成視野を得るために必要な回転範囲は S_3 までとなり，180° ＋α の回転とすればよい．

5）トモシンセシス処理

近年，フラットパネル検出器を用いて撮影を行い，コーンビーム CT 再構成演算処理することでト

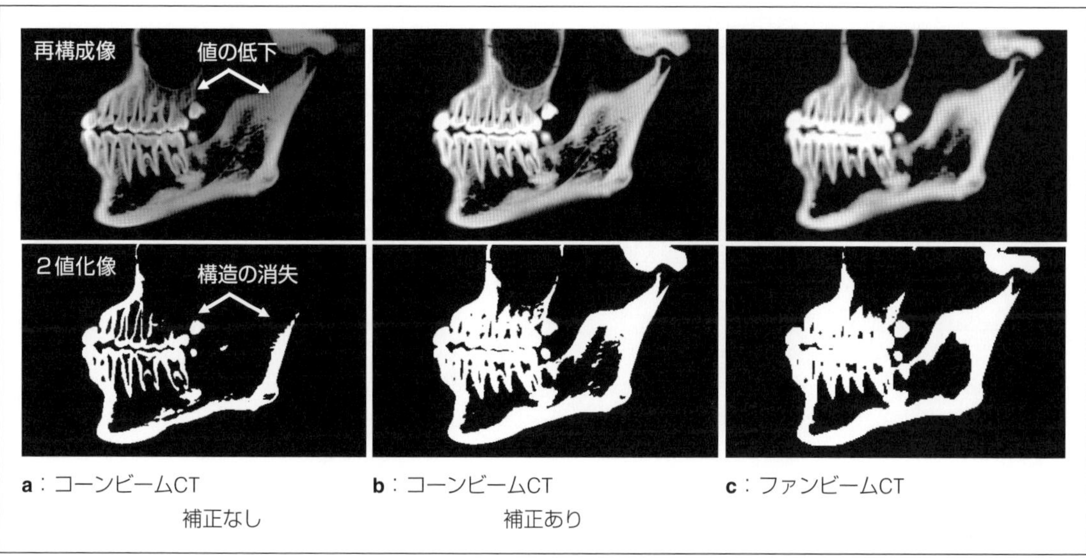

a：コーンビームCT
補正なし
b：コーンビームCT
補正あり
c：ファンビームCT

図 7-76　補正処理の効果

モシンセシス（tomosynthesis）断層像を得る手法が開発されている．トモシンセシス撮影では，X 線源と検出器を反対方向に直線移動する軌道，検出器を固定して X 線源のみを移動する軌道，X 線源と検出器の両方を狭い角度で円弧移動する軌道，などがある．これらの軌道で得られる投影像は幾何学的な変換を行うことにより，回転軌道で得られる投影像に変換が可能である．すなわち，回転角度 180°未満のコーンビーム CT 撮影としてとらえ，コーンビーム CT 再構成アルゴリズムで再構成像を作成することができる．

6）サブトラクション処理

コーンビーム CT 撮影では，不均一を補正するために，被写体なしの条件でエアデータを撮影し，その後に被写体の回転撮影を行う．これに対して，血管造影検査などで造影血管のみを画像化したい場合には，造影剤注入前の被検体の回転撮影画像をマスク像として取得し，そのあと造影剤注入後の被写体の回転撮影を行ってライブ像を取得する．各回転角度でエアデータの代わりにマスク像を用いてライブ像との差分画像を作成し，それらを用いて再構成処理を行う．この再構成像は，通常のコーンビーム CT 像に対してサブトラクション像とよばれる．

3. 技術課題と開発

1）概　要

コーンビーム CT には特有の技術課題がいくつかある．その影響で投影像に制限がかかるため，再構成像においてアーチファクトやボケ成分が載り，再構成像の値の精度が低下する．その結果，しきい値処理を必要とする領域抽出やレンダリング処理が困難になる．

図 7-76 に頭部模擬ファントムをコーンビーム CT とファンビーム CT で撮影した結果を示す．**図 7-76a** のコーンビーム CT 像では，しきい値処理を行って領域を抽出しようとすると値が低下している領域が抽出されず，**図 7-76c** のファンビーム CT 像に比較して抽出領域が減少する．補正処理などで値が修正されると**図 7-76b** のように領域の抽出が容易になり，**図 7-76c** のファンビーム CT と同様の抽出が可能となる．

このように，再構成像の値の精度は三次元像の利用に影響を与えるため，対策が必要となる．コーン

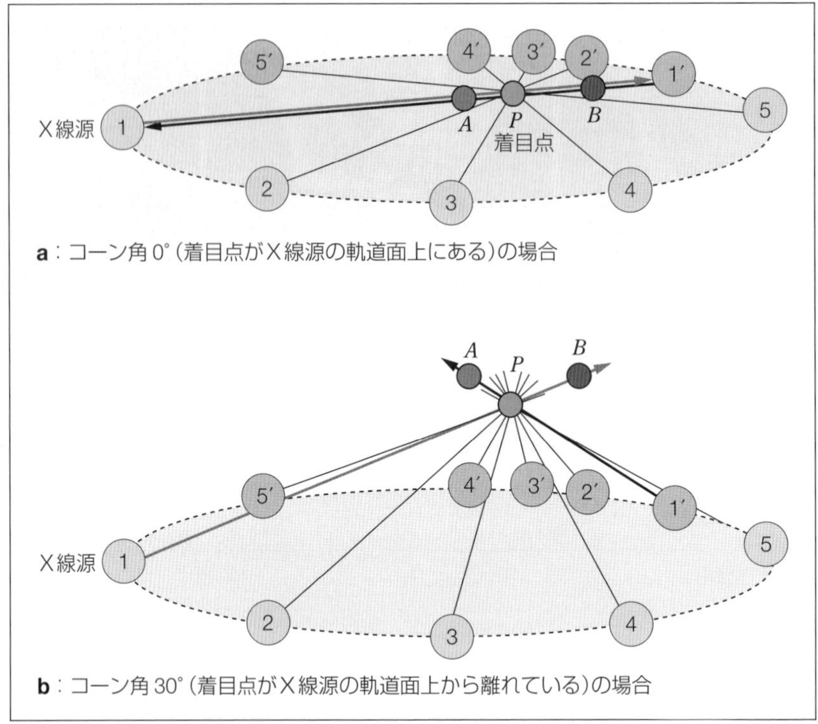

図7-77　コーン角の影響

ビーム CT の画質に影響を与えるおもな課題と技術的対策を以下に示す.

2）コーン角

フェルドカンプ法はファンビーム再構成アルゴリズムを回転軸方向に拡張した近似法であり，X線源を含む回転面であるミッドプレーン（midplane）面から離れるに従って近似が大きくなる．**図7-74a** に示すように，ミッドプレーン面と着目点 P のなす角度をコーン角とよぶ．ファンビーム CT ではコーン角は0°，あるいは非常に狭いとみなせる.

図7-77 でコーン角の影響を説明する.

図7-77a に，コーン角が0°であり，被写体内の着目点 P がX線源の回転軌道面上にある場合について示す．X線源が位置1，2，3，4，5，1'，2'，3'，4'，5' にあるときに撮影されるとすると，着目点 P を通るX線ビームはすべて回転軌道面上に載っている．X線源1から照射され着目点 P を通るX線ビームと，180°対向位置にあるX線源1' から照射されるX線ビームは重なり，被写体内の点 A と点 B の両方を通る.

一方，**図7-77b** に示すように，コーン角が0°でなく，着目点がX線源の軌道面上から離れている場合には，着目点 P を通るX線ビームは回転軌道面上に載らない．X線源1から照射され着目点 P を通るX線ビームと，180°対向位置にあるX線源1' から照射されるX線ビームは一致しない．X線源1から照射され着目点 P を通るX線ビームは被写体内の点 B は通るが点 A は通らず，逆にX線源1' から照射され着目点 P を通るX線ビームは点 A を通るが点 B は通らない．その結果，コーン角がある場合には，点 A と点 B がボケ成分として再構成像に残ることになる.

このコーン角に起因するアーチファクトは，回転機構に工夫が必要になるが，さまざまな方向から着目点 P を通るデータを取得することができるよう

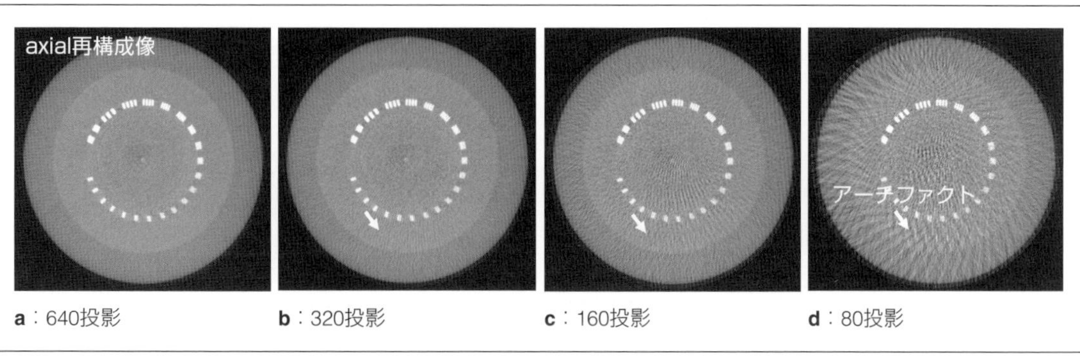

図 7-78　投影数の影響

になれば解消する．また，演算時間は増加するが，逐次近似再構成処理を適用することで補正することが可能である．

3）投影数

コーンビーム CT で用いられる二次元検出器は，全画素のデータを独立に読み出すことで高い空間分解能を実現できる．一方で，コーンビーム CT の用途で使用する場合には，短時間で多くの投影数を必要とするため，画素束ね読み出し（binning）によって高速化を行っている．フラットパネル検出器の例では，一般の撮影用には約 2,000 × 2,000 画素の画像を取得するが，コーンビーム CT 撮影時には 2 × 2 の束ねを行うことにより読み出し速度を 4 倍にし，約 1,000 × 1,000 画素の画像を 30fps（1 秒間に 30 枚の画像を取得）の速度で読み出す．しかし，被検者が動かずにいられる時間は約 5～20 秒といわれており，30fps の速度でも回転中に得られる投影像の数は約 150～600 枚となる．投影数が減少すると，角度ピッチが粗くなり，再構成像にさざ波状のアーチファクトが発生する．

図 7-78 に投影数による影響を示す．このアーチファクトを減少させるためには，空間分解能は低下するが，さらに画素束ねを大きくして画像の読み出し速度を上げることで投影数を増加させる手法がある．あるいは，演算時間は増加するが，逐次近似再構成処理を適用することでアーチファクトを補正することが可能である．

4）はみ出し

コーンビーム CT で用いられる二次元検出器は，ファンビーム CT に用いられる列検出器に比較して回転軸に直交する方向に幅が狭い．そのため，大きい被写体は視野からはみ出し，再構成演算時にトランケーションエラー（truncation error）を生じ，再構成像においてアーチファクトが生じる．

図 7-79 に，アクリル円柱ファントムを被写体として撮影を行った場合に，はみ出しの影響を示す．**図 7-79a** では，円柱ファントムは回転軸に直交する方向（上段の透過像において左右方向）で視野内に入っているため，再構成像においてアーチファクトは発生しない．**図 7-79b** では，透過像において左右方向の視野を狭めた結果，ファントムの端が視野から外れて再構成像において構造が消失するとともに，ファントム周辺部の値が低下している．

ファントムの端まで撮影するためには，検出器の取り回しや被写体へのアクセスが難しくなるが，検出器を大きくする方法がある．あるいは，360°の回転が必要になるが，検出器を回転軸に直交する方向に平行移動させて回転撮影を行うことで，ファントムの端まで視野に入れる方法がある．また，前項の投影補正処理の⑦で示したはみ出し補正処理（p. 132）において，外挿演算の精度を向上させることで値の低下を抑えることが可能である．

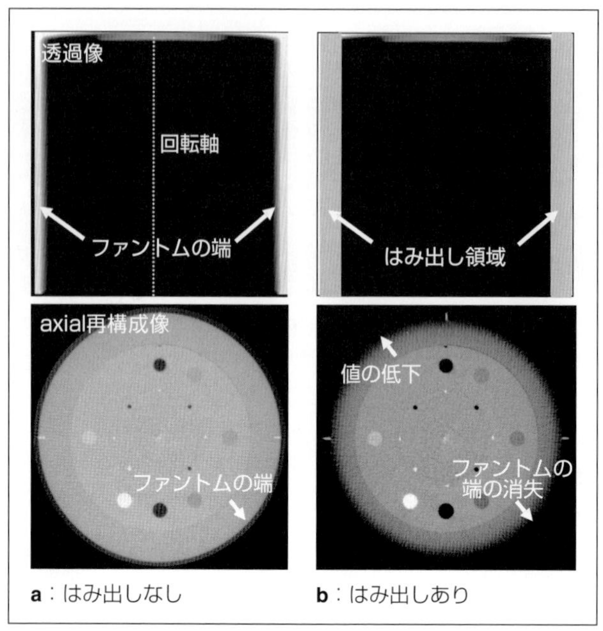

図 7-79　はみ出しの影響

5）散乱 X 線

コーンビーム CT で用いられる二次元検出器は，ファンビーム CT に用いられる列検出器に比較して回転軸方向に幅が広い．そのため，コーンビーム CT では回転軸方向の広い範囲で被写体に X 線ビームが照射され，被写体内で発生する散乱 X 線の量が増加する．さらに，回転軸方向に広い範囲で X 線が検出されるため，ファンビーム CT では検出されなかった散乱 X 線が検出される．

図 7-80 に，散乱 X 線の影響を示す．**図 7-80a** のファンビーム CT では，円柱ファントムに照射される X 線ビームは回転軸方向に狭く，被写体内で発生した散乱 X 線の多くは検出器に入射せず検出されない．一方，**図 7-80b** のコーンビーム CT では，円柱ファントムに照射される X 線ビームは回転軸方向に広く，被写体内で発生した散乱 X 線は検出器に入射し，検出される．散乱 X 線はボケ成分として，直接 X 線に加算された状態で検出される．その結果，**図 7-80a** のファンビーム CT では円柱ファントム内部の水領域は一定値であるが，**図 7-80b** のコーンビーム CT では中心部の値が低下している．前項の投影補正処理の⑥で示した散乱 X 線補正処理（p.132）で，ボケ成分を除去することで値の低下を抑えることが可能である．

4. 装置構成と臨床画像例

コーンビーム CT 装置はスキャナ部（回転部），制御部，画像処理部から構成される．スキャナ部は使用目的に応じて種々の形態が開発されている．

図 7-81a に，C アーム型の IVR 用装置の例を示す．X 線透視下で血管内のカテーテルを操作して検査しながら，同時に薬剤の投与や動脈の塞栓などの治療を行う IVR で使用される装置である．X 線源と検出器は約 5 秒で 200° の回転を行い，1/30 秒ごとにパルス X 線を照射して画像を取り込む．検出器は 40 × 30cm のフラットパネル検出器であり，再構成像の視野は直径約 23cm ×高さ約 17cm の円柱形である．C アームにコーンビーム CT 機能を付加することにより，IVR の現場で専用 CT を用いずに造影 CT 画像の取得や腫瘍や血管の確認が可能となり，術の高速化および診断や治療の効率化につながることが期待されている．

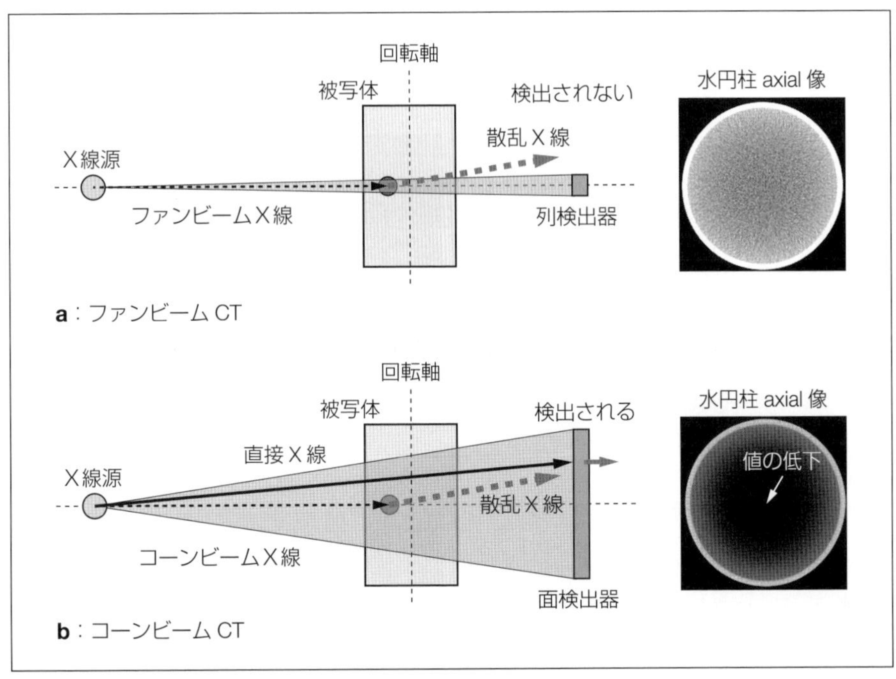

図 7-80　散乱X線の影響

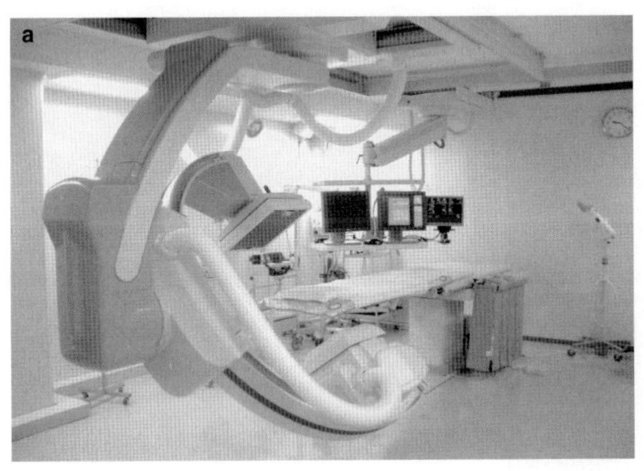

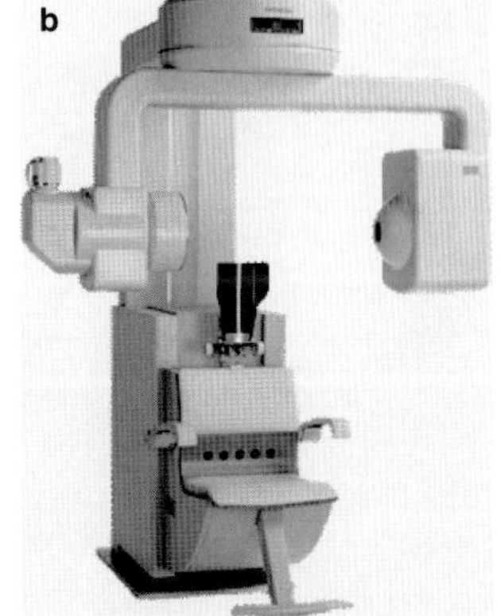

図 7-81　コーンビーム CT 装置のスキャナの例
a：IVR 用装置，b：歯科用装置．

図 7-81b は歯科用装置の例である．被検者は座位とし，X線源と検出器は水平面上を約 10 秒で 360° 回転し，連続X線を照射しながら画像を取り込む．検出器は I.I.＋ CCD カメラで視野が円形であるため，再構成視野は球形となる．I.I.-CCD カメラは撮影用途に応じて視野の大きさを切り替えることができ，小視野で高空間分解能のモードや大視野で低ノイズのモードを設定可能である．歯科用装置は，とくに歯科インプラント向けに利用が急速に拡大している．

図 7-81a の C アーム型装置で得られた腹部の画像の例を**図 7-82** に示す．中肝動脈からの 1 回の造

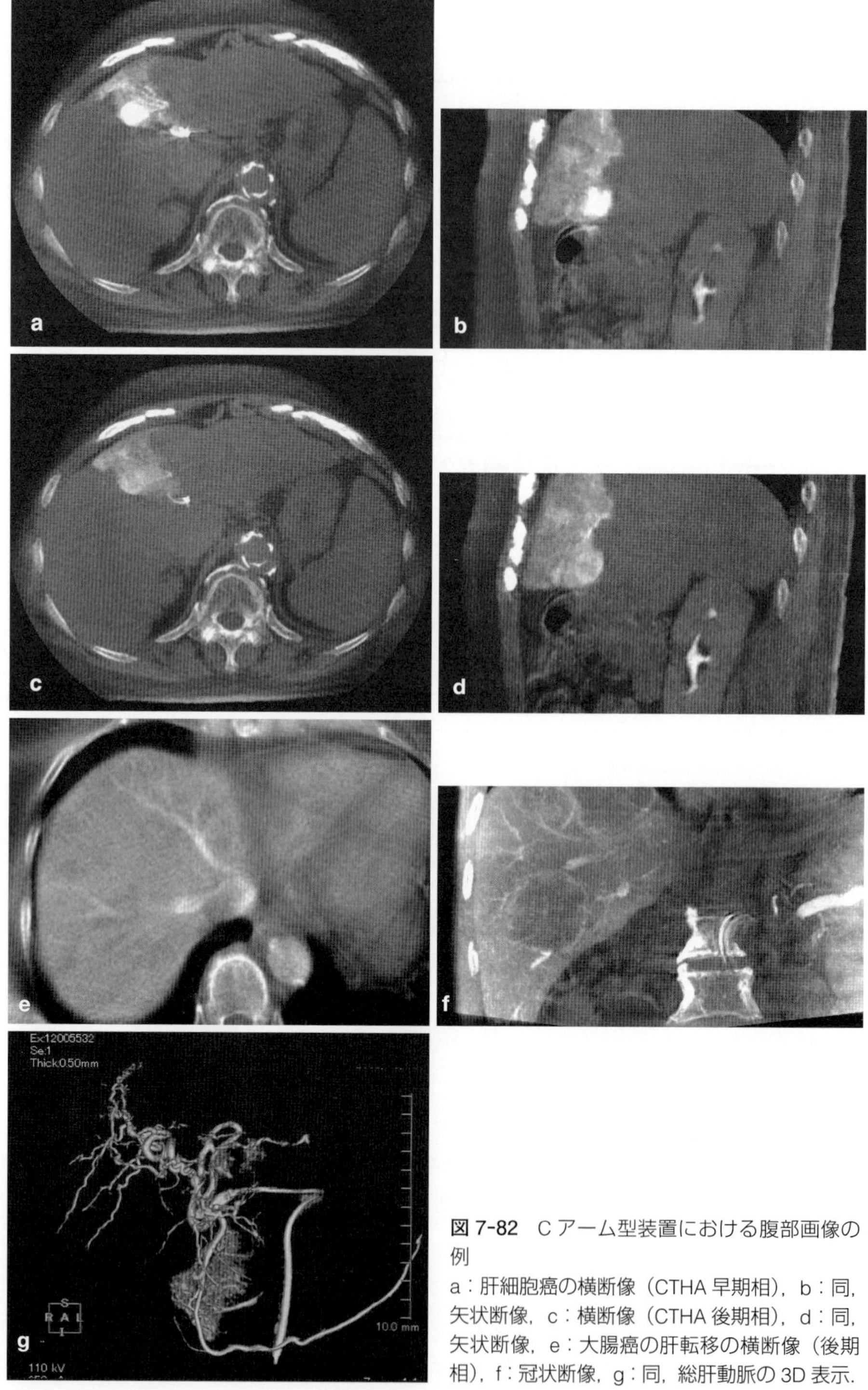

図 7-82　C アーム型装置における腹部画像の例

a：肝細胞癌の横断像（CTHA 早期相），b：同，矢状断像，c：横断像（CTHA 後期相），d：同，矢状断像，e：大腸癌の肝転移の横断像（後期相），f：冠状断像，g：同，総肝動脈の 3D 表示．

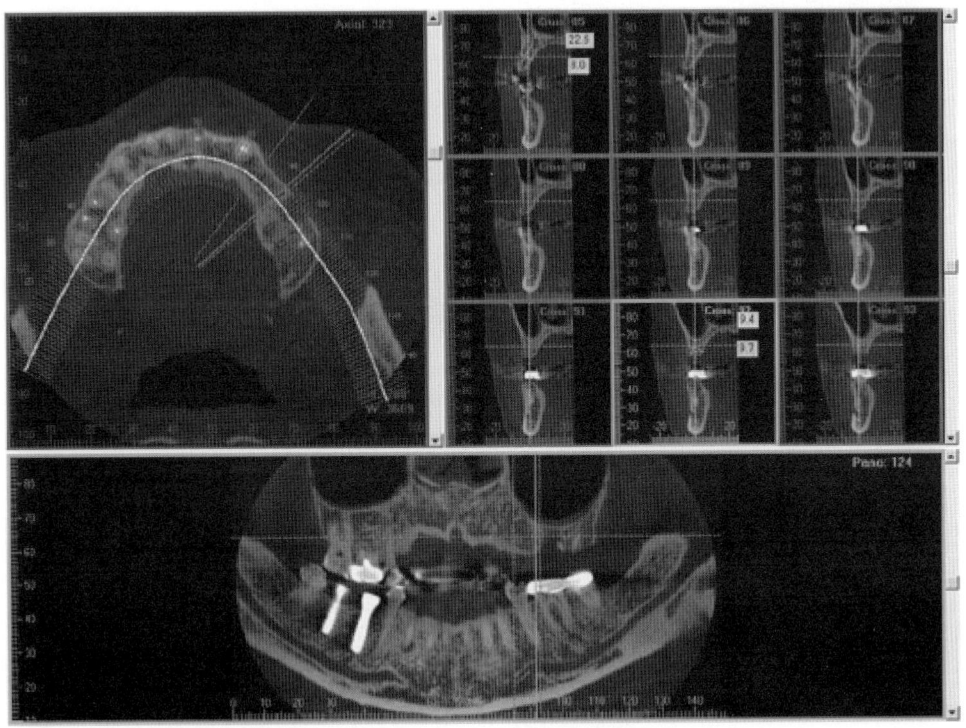

図 7-83　歯顎顔面用装置の歯科アプリケーションによる表示の例
左上：横断断面像，右上：歯列弓横断像，下：パノラマ表示．

影剤注入に対し 2 回のコーンビーム CT 撮影を行うことにより，**図 7-82a,b** で示す早期相と**図 7-82c,d** で示す後期相の三次元像を計測できる．中・低分化型肝細胞癌の画像的特徴である早期相で腫瘍全体が濃染し，後期相では濃染が消失する様子が明瞭にとらえられている．**図 7-82e** は多発性肝転移の画像（後期相）であり，数 mm 大の肝細胞癌がリング状濃染として描出されている．また，**図 7-82f** に示すように，立体表示により肝動脈末梢枝まで描出することが可能であり，IVR 治療に利用されている．このように，肝癌の描出と質的診断に有用である．

図 7-81b の歯科用装置で得られた頭部の画像の例を**図 7-83** に示す．歯科用アプリケーションでは任意方向の断面像や，多数の歯列弓横断面，およびそれに直交するパノラマ像など多様な表示が可能である．

10　CT コロノグラフィ

腸管の狭窄や癒着，高齢あるいは検査の拒否によりバリウムを使用する注腸や，光学内視鏡検査の実施が不可能な場合，比較的侵襲性の低い CT を利用した大腸検査法である CT コロノグラフィ（CT colonography：CTC）が有用である．大腸 CT 三次元画像は，CTC から得られるボリュームデータを加工することによって，大腸仮想内視鏡（virtual colonoscopy：VC）画像をはじめ，さまざまなものが作成できる．

図 7-84a は強い狭窄を伴う大腸癌の VC 画像である．肛門側から観察した画像で，低侵襲的に光学内視鏡画像に近似させて観察できる．VC 画像を作成するときは，近位の物体が大きく，遠位の物体が小さく表示される透視投影法表示を行う．視野角度

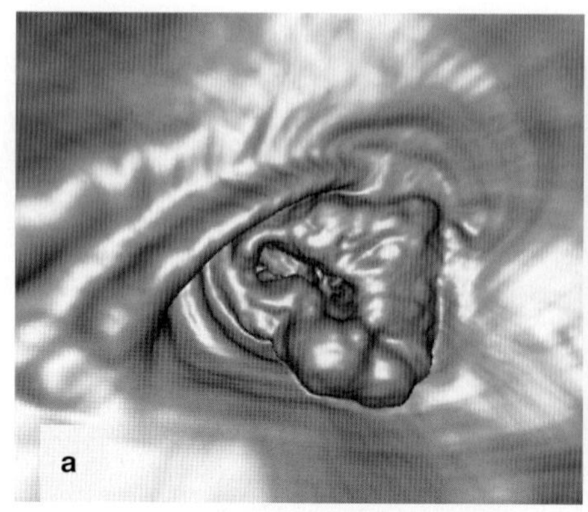

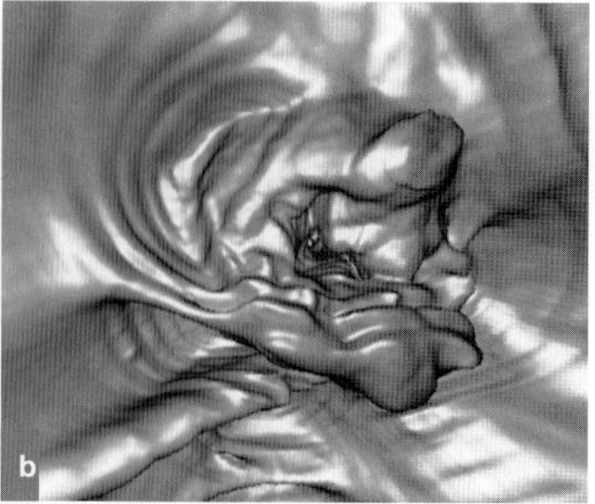

図7-84　強い狭窄を伴う大腸癌のVC画像
a：肛門側からの観察，b：口側からの観察．

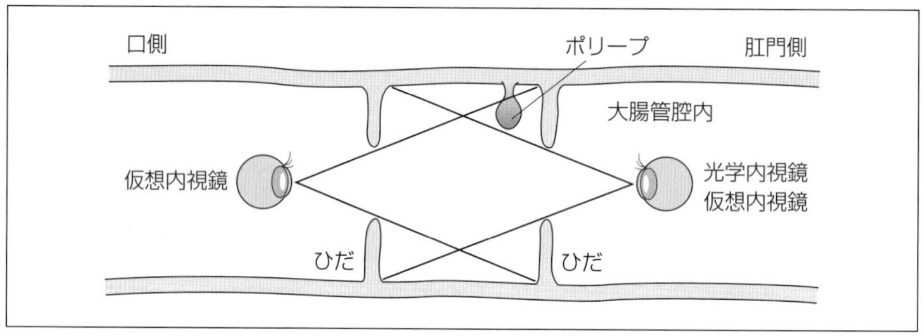

図7-85　光学内視鏡と仮想内視鏡の視角の違い
一方向から観察した内視鏡では大腸のひだによって死角を生じ，ポリープや病変を見落としてしまう可能性がある．仮想内視鏡では口側からの観察も可能である．

は任意の角度が設定できるようになっており，光学内視鏡よりも広い視野で観察することも可能である．

図7-84bのように口側からの観察も容易で，光学内視鏡では不可能な，任意の方向から自由に観察ができるという利点がある．高度の狭窄は光学内視鏡の挿入が物理的に無理であり，また，バリウムの凝結により排泄不能となる危険性を払拭（ふっしょく）できない．このような場合，空気を造影剤として用いたCTCが検査テクニックとして一つの選択肢となる．狭窄を伴うこのような病変では，狭窄部反対側にも病変のある場合が多く，病変検索に有用な検査法であるといえる．

VCでは，ある視点における視野を180°反転し表示する方法，すなわち振り返り観察の手法をとることができる．**図7-85**に光学式内視鏡との比較を模式的に説明するが，一方向から観察した内視鏡画像では大腸のひだによって死角を生じ，病変を見落としてしまう可能性がある．しかし，双方向から観察できるVCでは死角を大幅に減らすことができる．なお，光学式内視鏡は内視鏡を反転させないかぎり肛門側からの観察のみである．また，VCの視点の軌道は記憶され，**図7-86**のようにMPR（断面変換）画像および三次元（仮想注腸）画像の管腔中央に示した線によって表示させることが可能である．さらに，肛門部から回盲部まで進めた視点の軌跡に沿って視野を180°反転させながら回盲部から肛門部まで戻ることができる．この往復巡回プログラムを利用することにより，視点の軌跡を再度計算することなく，通常の内視鏡では得られない肛門から回盲部へ，回盲部から肛門へと連続した動画像が得られる．

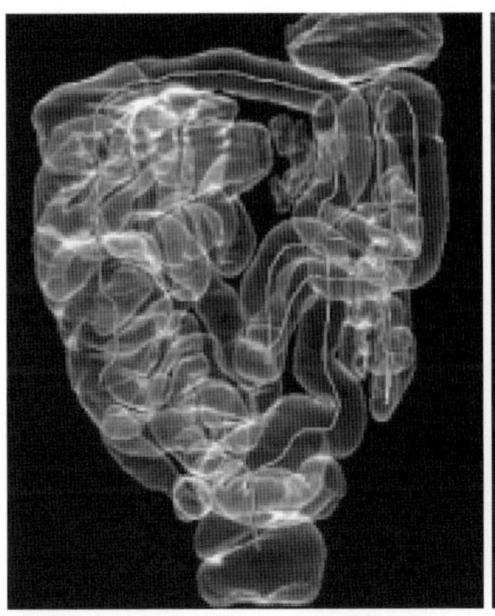
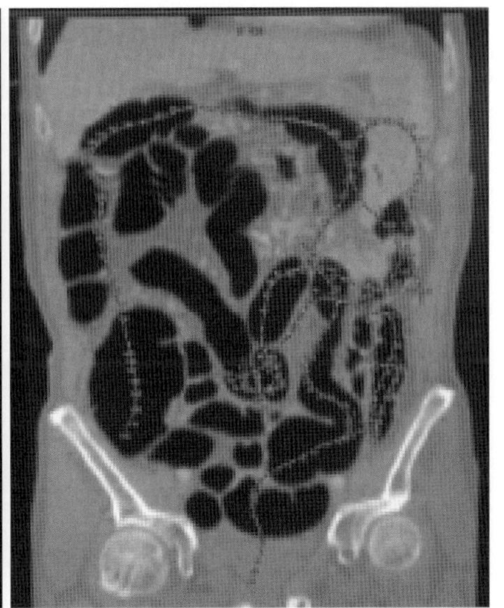

図 7-86　virtual colonoscopy の視点の軌道
仮想注腸画像と MPR 画像上に視点の軌道を示す.

図 7-87a は，全大腸の三次元画像で右斜め後方から観察を行ったものである．空気の CT 値を有するボクセルを抽出し，ボリュームレンダリング（volume rendering）法あるいはサーフェースレンダリング（surface rendering）法によって管腔内の空気表面像を表示している．小腸への空気の流出があった場合でも，CT では障害となる陰影を容易に除去できる．

ボリュームレンダリング法は内部情報を保有したまま，体内の複数の内部構造を同時に画像構成して可視化する方法である．レンダリングとは，ボクセルデータから二次元画面上に立体感のある画像を作成する作業をいう．この方法の大きな特徴は，各ボクセルに CT 値を有したまま三次元構築を行い，あらかじめ CT 値ごとに不透明度とともに色情報を指定することによって臓器の分離を行い，多様な体内三次元構造の可視化が可能となることである．

サーフェースレンダリング法は，CT 値のレベルと幅を調節することによって三次元化する目的組織の 2 値アキシャル画像データを作成し，この画像データから三次元画像を作成する構築法をいう．この画像構築法には，あるしきい値以上（またはあるしきい値以下）の CT 値の部分のみを抽出する shaded surface display（SSD）法および，しきい値を 2 カ所設定し，上限値と下限値の間の CT 値を抽出する方法の multiple threshold display（MTD）法がある．腸管の三次元表示の場合，たとえば SSD 法では空気の CT 値未満の CT 値を抽出し，MTD 法では腸粘膜の最大値と最小値の間の CT 値を用いる．CT は臓器識別能が高く，とくに腸では腸粘膜と空気が隣接しているため，CT 値に基づく濃度しきい値法だけで容易に腸管の抽出が可能である．

図 7-87b のような詳細な三次元画像を得るためには，拡大アキシャル画像を CT 生データから再計算し，三次元構築を行う必要がある．**図 7-87b** の三次元画像の表面の 3 ピクセルを抽出することによって得られる疑似管腔像を**図 7-88** に示す．腸管の外側および内側双方を観察できるように表したものである．

図 7-86 左側の画像は，**図 7-87a** に示す三次元画像から表面の 1 ピクセルを抽出し作成した疑似管腔像を，さらに ray summation（総和値投影；レイサム）表示した仮想注腸画像である．注腸撮影では

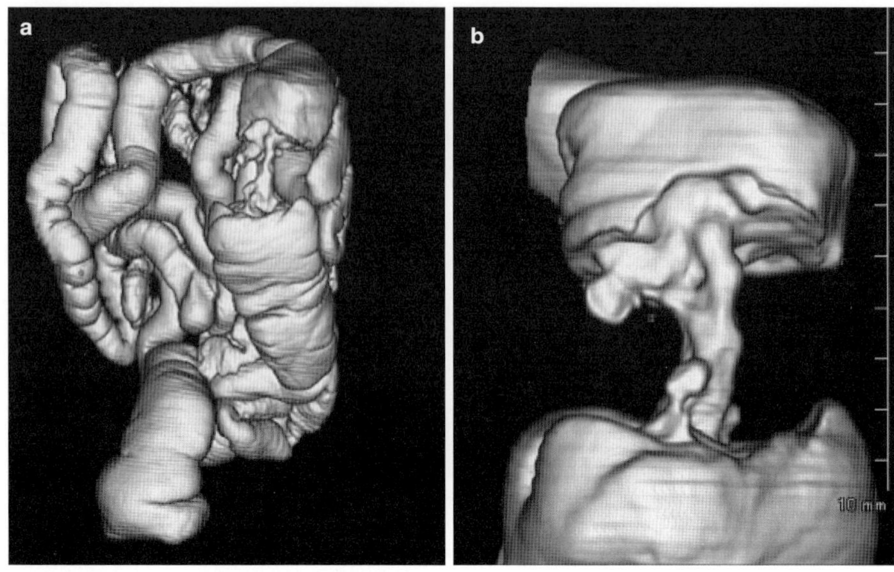

図 7-87　大腸全体を現し病変の位置が確認できる air image 全体像
a：矢印の位置に強い狭窄を伴う大腸癌が確認できる．b：air image 拡大像．

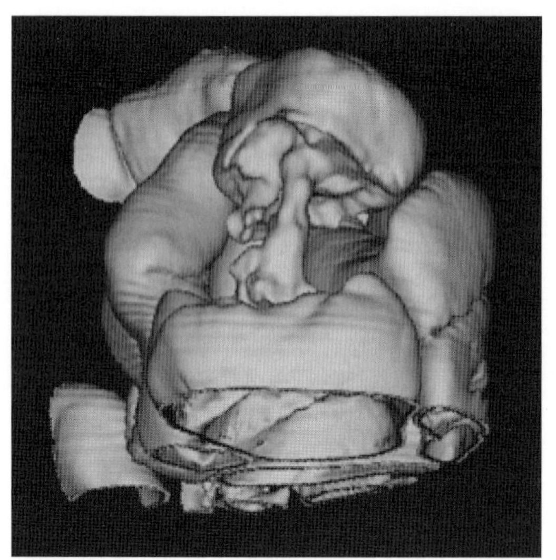

図 7-88　病変部位の疑似管腔像

バリウムを陥凹面や腫瘍周辺に薄くのせるため，バリウムの移動，空気の移動，腸と腸との重なりを避ける，などの操作が必要となる．これに対し，CTC では高度のテクニックを要するバリウム操作を必要とせず，空気の注入のみで病変の凹凸を描出できる．

ボリュームデータを用いて任意の方向の二次元断面像を作成する MPR と三次元画像の合成表示を行ったものを**図 7-89** に示す．直腸に強度の狭窄を伴う大きさ 85 × 48mm の症例で，大腸管腔内の様子とともに癌の浸潤の状態を知ることができる．この合成表示はコロナール面（冠状面）像やサジタール面（矢状面）像などさまざまな面での合成が可能で，病変を管腔内壁と同時に知ることができ，超音波内視鏡的な情報源となる．

三次元画像情報を平面上に投影する際，前後の情報ではなく，より高い CT 値を優先して投影する方法を最大値投影法（maximum intensity projection：MIP）という．

図 7-90 に MIP 画像の作成方法を示す．左と中央の画像を，造影剤が静注された腹部 CT ボリュームデータと仮定する（実際の画像はボリュームレンダリング法で表示した腹部三次元画像である）．血管中には造影剤が流れており，高い CT 値を有するボクセルデータが存在している．左の画像において，2 本の縦線で囲まれた任意の厚さを有する領域を設定したと仮定する．中央の画像は正面から見た画像であるが，左の画像で設定した領域の CT 値のうちで，三次元画像情報を平面上に投影する際，より高

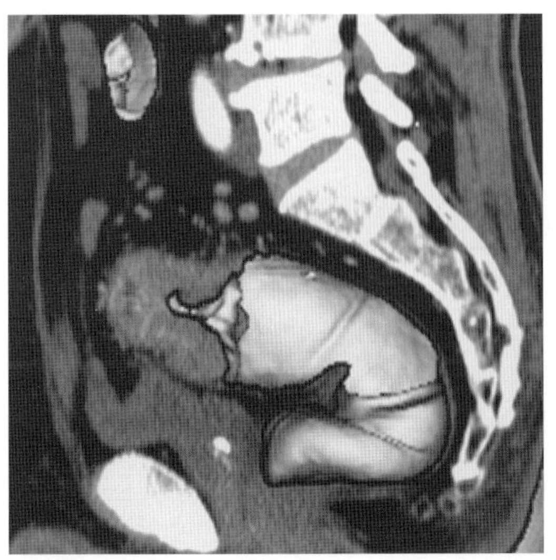

図 7-89　管腔中央でカッティングした MPR と三次元画像の合成画像
管腔内部の様子とともに癌の浸潤の状態が描出される.

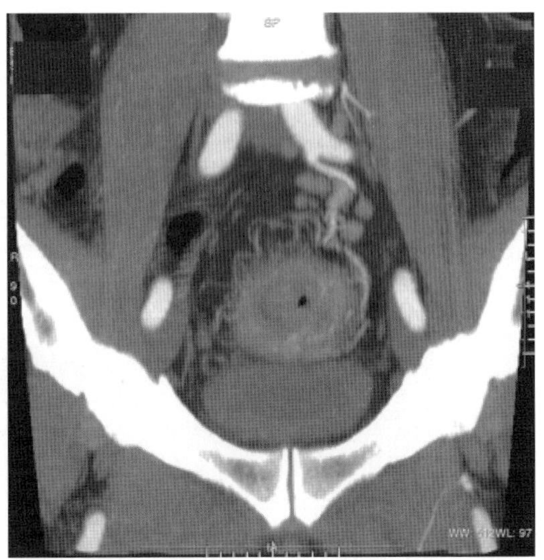

図 7-91　partial MIP 画像
腫瘍上部にるいるいと連なるリンパ節の腫大が観察される.

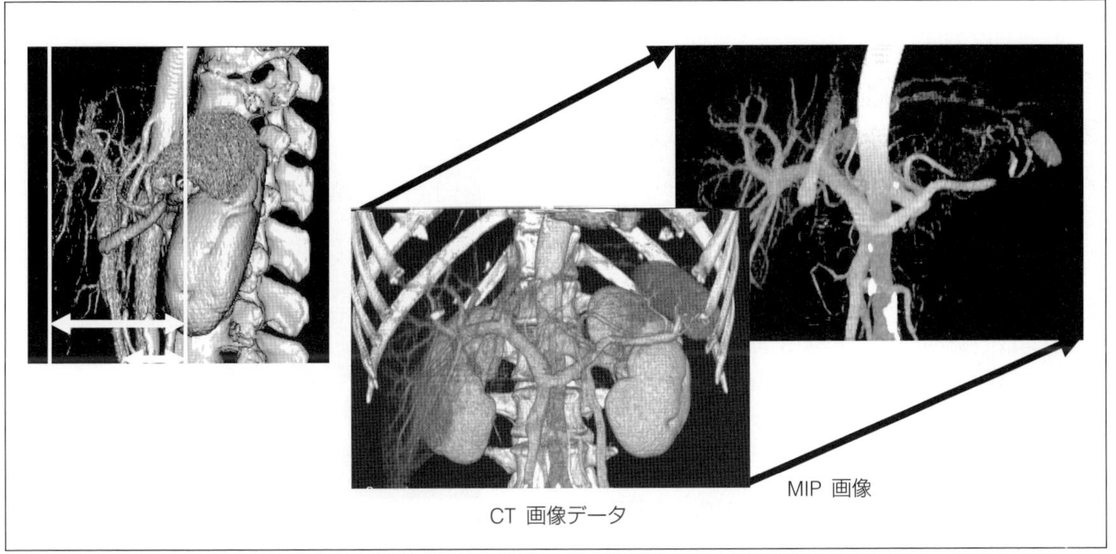

図 7-90　最大値投影法（maximum intensity projection：MIP）の原理
任意の厚みを有する三次元画像情報を平面上に投影する際，前後の情報ではなく，より高い CT 値を優先して投影する.

い CT 値を優先して投影した像が右の MIP 画像となる．右の投影された二次元平面像のなかには高い CT 値を有する造影剤の充満した血管が描き出され，そのなかでもとくに高い CT 値を有する血管を取り巻く石灰化が白く点在，描出されている．このように，部分的に選択された領域のなかで高い CT 値を優先して投影された画像を partial MIP 画像という．

腸管に垂直なある厚さを有する partial MIP を作成することによって，**図 7-91** のように管腔周辺の腫瘍を取り巻く血管系やリンパの状態を描出することができる．造影剤によって濃染された部位が腫瘍

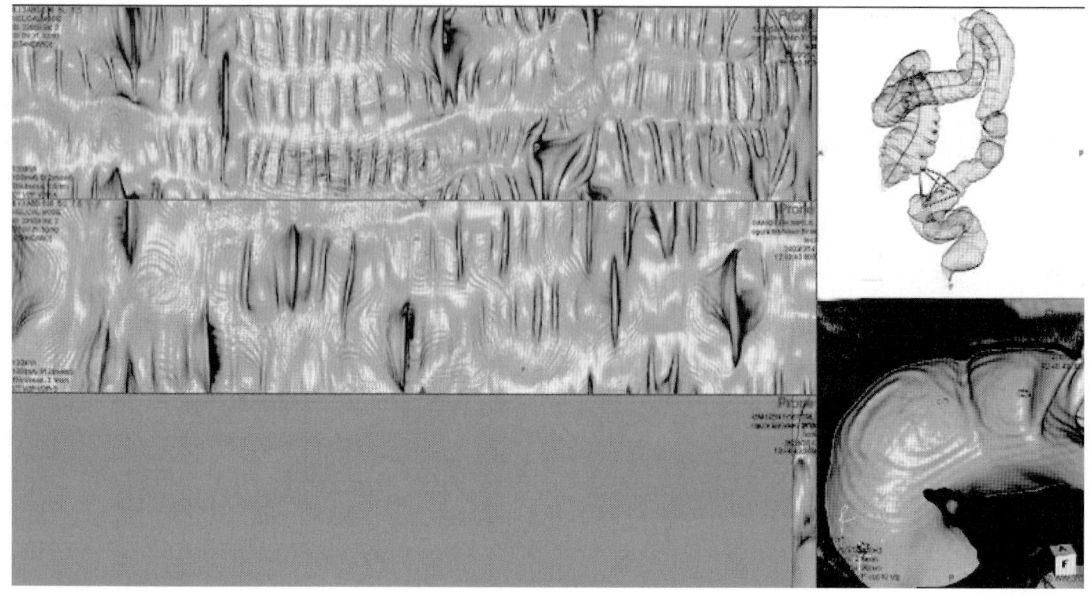

図 7-92　仮想病理標本画像
右上に示す大腸全体像上に記される管腔センターラインは大腸管腔の中点を連続的に計算したもので，仮想病理標本展開のための基準線となる．

で，腫瘍上部にるいるいと血管に沿って連なるリンパ節転移を見ることができ，手術範囲決定の支援情報の一つとなりうる．また，大腸のための CT 検査により大腸内腔を見るだけでなく，血管走行も同時に把握することができる．

さらに，**図 7-92** のように，大腸管腔全体を取り出し展開した仮想病理標本画像も作成することができる．この表示画像によって大腸全体を観察でき，病変の位置を知ることができる．

図 7-92 に示す仮想病理標本画像の構築にあたって，ソフトウェアによっては補正円筒投影法の適用により，脾湾曲や肝湾曲など大きく屈曲する部分で同じ観察対象が重複して表示されるのを防ぐよう工夫されている．

現在のところ，CTC の施行において残渣と病変との鑑別のため，タギング法を用いる場合が多い．これは，少量の CTC 専用バリウム（タギング製剤）を前もって経口投与し，便や残渣を高い CT 値にする．そして，高い CT 値を有する部分，すなわち便や残渣にタグをつけ，病変との鑑別を容易にする．

図 7-93 は，前日に少量のガストログラフィンを投与し，タギング法を施行した上行結腸周辺の CT 横断画像である．便や残渣が矢印で示すように高い CT 値を有し，白く光っている．ポリープや腫瘍では血管から造影しない限り濃染することはなく鑑別を容易にする．しかし，**図 7-94**，**7-95** に示す同一症例の仮想病理標本展開画像や VC 画像では，タギ

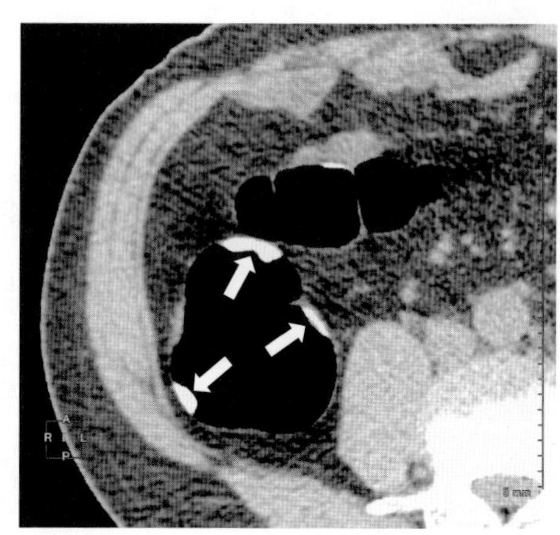

図 7-93　タギング法を施行した CT 横断画像
タギングによって便や残渣を矢印で示すように高い CT 値にして鑑別を容易にする．

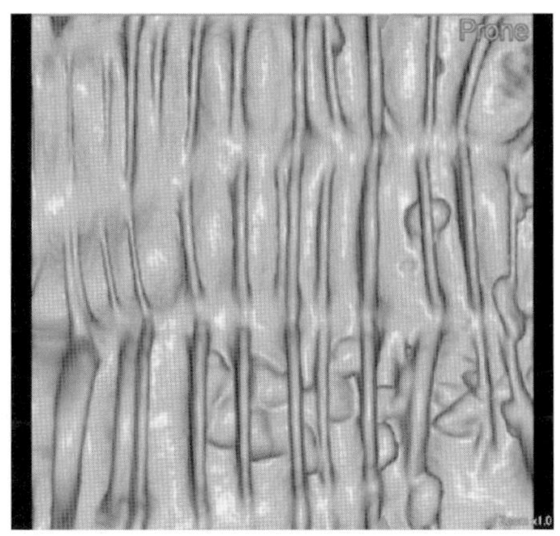

図 7-94　多くの残渣が存在する仮想病理標本展開画像
タギング法を施行しているが，仮想病理標本展開画像では残渣と病変との鑑別は困難である．

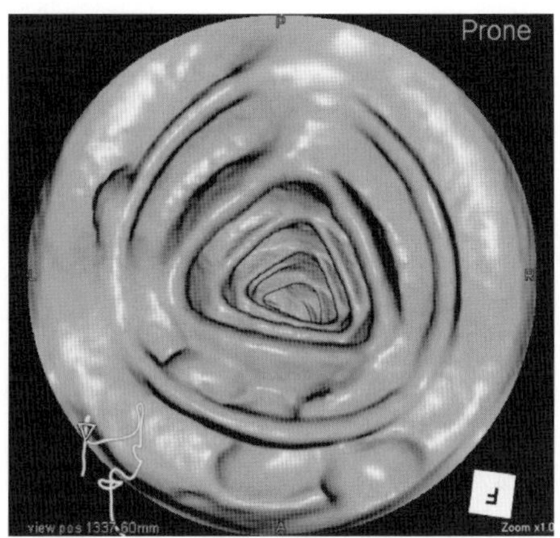

図 7-95　多くの残渣が存在する VC 画像
この VC 画像でも，残渣と病変との鑑別は困難である．

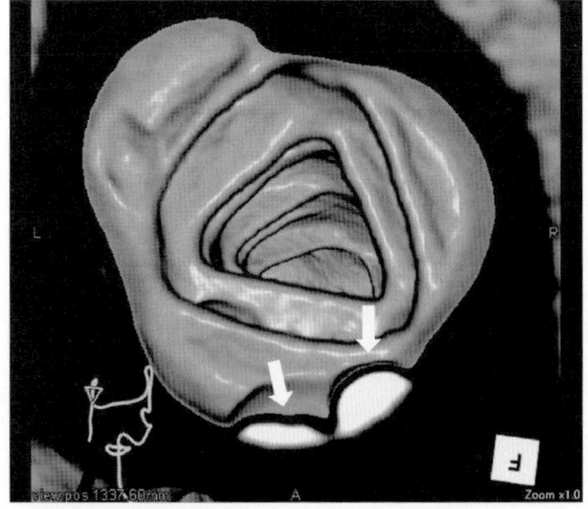

図 7-96　多くの残渣が存在する VC＋MPR 画像
タギング製剤を前もって投与しているため，便や残渣を矢印で示すように高い CT 値にして鑑別を確実にしている．

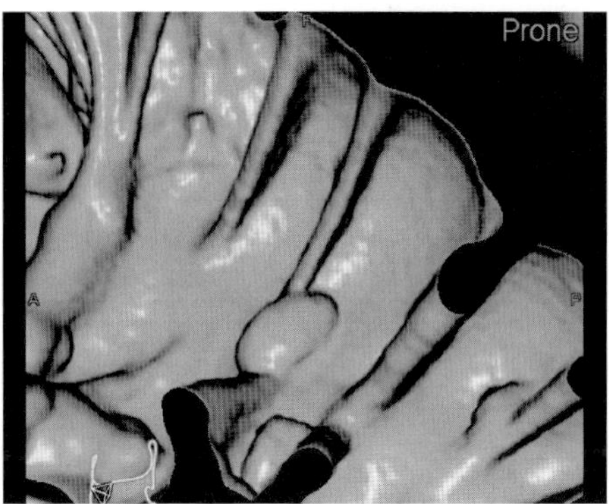

図 7-97　多くの残渣が存在する側方から観察した VC 画像
この VC 画像でも，形状の認識だけでは残渣と病変との鑑別は困難である．

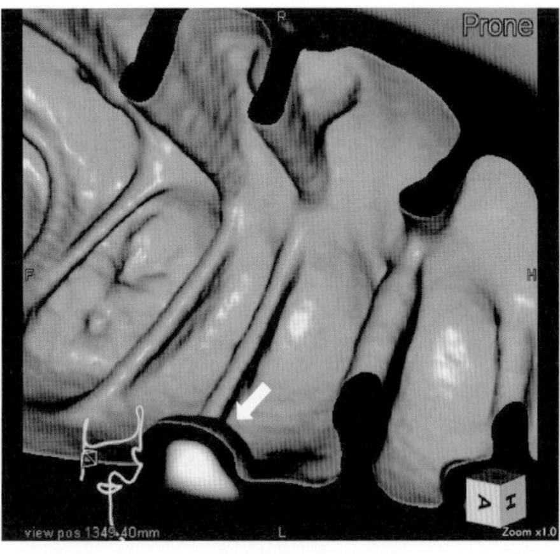

図 7-98　多くの残渣が存在する VC＋MPR 画像
タギング製剤の投与によって，便や残渣を矢印で示すように高い CT 値にして鑑別を確実にしている．

ング法を施行しているものの残渣と病変との鑑別は困難である．しかし，**図 7-96～7-98** に示す VC ＋ MPR 画像では，便や残渣は高い CT 値を有しているために高い輝度を示し，鑑別を確実にする．

第8章 MRI装置

1 はじめに

MRI（magnetic resonance imaging：核磁気共鳴イメージング）装置は，核磁気共鳴（nuclear magnetic resonance：NMR）現象を利用した画像診断装置である．1980年代中ごろから臨床イメージングに急速に普及した．X線CT（X-ray computed tomography）と比べると，被ばくがないことと軟部組織のコントラスト分解能に優れ，代謝物分布などを画像化できる．MRIは，生体をおもに構成する水素原子核（プロトン）の物理化学的な状況を計測している．**図8-1**に示すように，水素原子は，＋の電荷をもつ重い陽子（プロトン）と－の電荷をもつ軽い電子から成り立っている．

NMRの生体への利用は，1971年にダマディアン（Damadian）が腫瘍の緩和時間を測定し癌診断の可能性を報告したのが最初である．NMRを利用した撮像，すなわちMRIは1973年に成功した．

MRIの初期には，MRIの画像化アルゴリズムとして，X線CTの画像再構成法で使われる投影再構成法が用いられたが（1973年ころ），その後，現在主流になっているフーリエ変換イメージング法が提案された（1974年）．最初は，ヒトの頭部だけでの撮像であったが，1979年には，全身用のMRI装置が開発された．

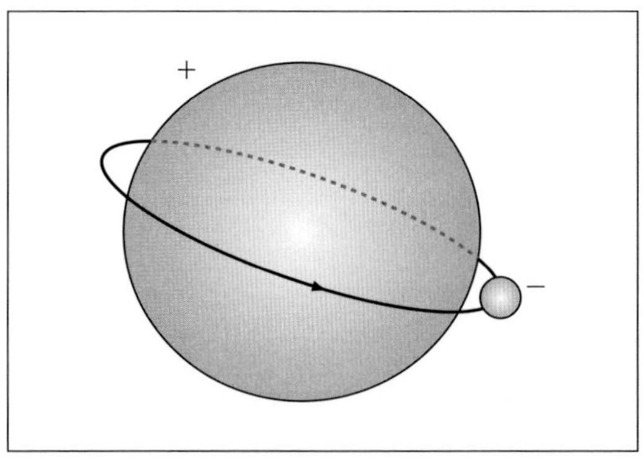

図8-1 水素原子の構成

MRI装置の特徴を**表8-1**にまとめた．利点は，軟部組織のコントラスト分解能が高い，任意の断面で撮像ができる，撮像の自由度が高く診断目的によって最適な画像コントラストで撮像できる，X線被ばくがなく侵襲性が低い，など多い．一方，欠点としては，撮像時間が比較的長い，動きによるアーチファクトが生じやすい，金属が体内にある場合画質が劣化する，高磁場下で撮像するため，撮影室に金属性のもの（磁性材）をもち込めない，高周波ノイズを発生する機器を撮影室にもち込むと画像が乱れる，などがある．

MRIの撮像対象は，頭部･脊椎などの中枢神経系，四肢，心臓，血管，腹部（腎臓，肝臓，胆管，膵管など）など多岐にわたる．また，脳手術中に残存腫瘍をモニタする術中MRIや，インターベンショナルMRI，脳機能を画像化するfMRI（functional MRI），脳の神経線維を画像化するトラクトグラフィ（tractography）なども行われる．

NMRを可能にする物理的な原理は，以下の5点に集約される．

①電場と磁場には基本的な関連がある．電場が変動すると磁場を発生する．そして磁場が変動すると電場を生じる．この関係は逆もまた成り立つ（可逆的である）．

②多くの原子において，原子核はあたかも小さい磁石として振る舞う（磁気双極子モーメントをもつ）．

表8-1　MRIの特徴

利　点	欠　点
①軟部組織のコントラスト分解能が高い ②体軸横断，冠状断，矢状断など任意の断面で撮像ができる ③撮影の自由度が高い（パルスシーケンスの選択ができ，病変に対する検出能が高い） ④X線の被ばくがなく，無侵襲で安全性が高い ⑤血流情報が得られる ⑥骨や空気によるアーチファクトがない ⑦化学シフト情報が得られる ⑧イメージングとスペクトル計測が両立できる（高磁場装置） ⑨脳機能撮像による脳局所活性化部位の同定ができる	①撮影時間が長い（数分） ②動きのアーチファクトが生じやすい ③石灰化巣に関する情報が得られない ④周辺環境への漏えい磁場の影響がある ⑤検査費用が高い（装置価格と運転費用が高い） ⑥撮影対象に制限がある 例：ペースメーカ保持者など

③静磁場のS極（N極）と静磁場中の磁石のS極（N極）には斥力(せきりょく)が働き，静磁場のS極（N極）と静磁場中の磁石のN極（S極）の間には引力が発生する（**図8-2**）．このことから，磁石のS極が磁場のN極に，磁石のN極が磁場のS極に向きをそろえようとする力が，磁場中の磁石に働く．このように磁場中の磁石が整列する（低いエネルギー状態）．また整列していない状態もある(高いエネルギー状態)＊[1]．

④プロトンは，磁気双極子モーメントに加え，角モーメントというものをもつ．角モーメントは回転している物質を同じ状態で回転し続けるように働く．その結果，プロトンはこまのように回転しながら軸が揺れる動きをする．これを**歳差運動**という．

⑤歳差運動は，角モーメントとそれを変えようとする力（磁場）に比例する．比例係数を**磁気回転比**という．

これらの原理の組み合わせで，MRIでは，プロトンの密度，緩和時間，血流情報などの信号を扱うことができる．また，得られた情報をさらに詳細に処理することで，これまでにないさまざまな種類の画像をつくることができる．たとえば脳の診断で，複数の撮像方法で同一部位を撮像し，各画像で病変部がどのようなコントラストを呈するかを見て，総合的な画像診断をする．

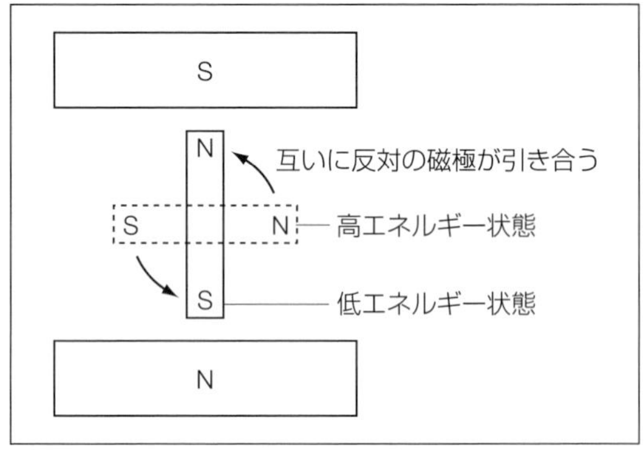

図8-2　磁場中のエネルギー状態と引き合う力

このことから，MRI装置は非常に高い診断性能と潜在ポテンシャルをもっている．

本章では，MRIの原理とMRI装置の構成を順次説明し，読者が，MRI装置の概要を把握し，MRIの臨床利用における特徴を理解できる構成とした．

2　NMRの原理

1．原子とプロトン

NMR現象は，量子力学と古典力学の双方の側面

＊[1]プロトンのような原子核では，エネルギー状態は離散的に存在することが知られている（NMRで扱うスピンの量子レベルは，プロトンの場合，高いエネルギー状態の反平衡状態と低いエネルギー状態の平衡状態の2種類が存在する）．エネルギー状態は量子力学を使うことによって厳密に計算できる．

をもつ．しかし，多くの現象は古典力学的な説明で理解できる．したがって，できるだけ量子力学的な説明をせずに直感的でわかりやすい説明を心がける．

物質を構成する原子は電子と原子核からなり，正負の電荷は等しく総和はゼロで中性ある．原子核は陽子（プロトン）もしくは陽子と中性子から構成される．もっとも小さい原子は水素原子（^{1}H）で，陽子 1 つからなる原子核と電子 1 つが対になってできている．プロトンは電子に比べ非常に重い（質量比は 1836）．プロトンは，電荷と磁気モーメントをもつ．磁気モーメントは，小さな磁石にたとえることができる．磁気モーメントは，プロトンの（量子力学的な）回転運動“**スピン**（spin）”によって生ずる．

静磁場中ではスピンは，高エネルギー状態と低エネルギー状態に分かれる（**図 8-3**）．低エネルギー状態は安定で高エネルギー状態は不安定である．

静磁場がゼロのときには，スピンは，原子ごとにばらばらな方向を向いている（**図 8-4**）．そのため，原子を集合としてみると，スピンの総和（これを**巨視的磁化**という）はゼロになる．一方，静磁場があるとき，スピンは静磁場の方向に整列する．この結果，巨視的磁化はゼロでない値をもつことになる．以上より，静磁場中の巨視的磁化をベクトル量としてとらえることができ，一般的には記号 $\boldsymbol{M}$ で表す．

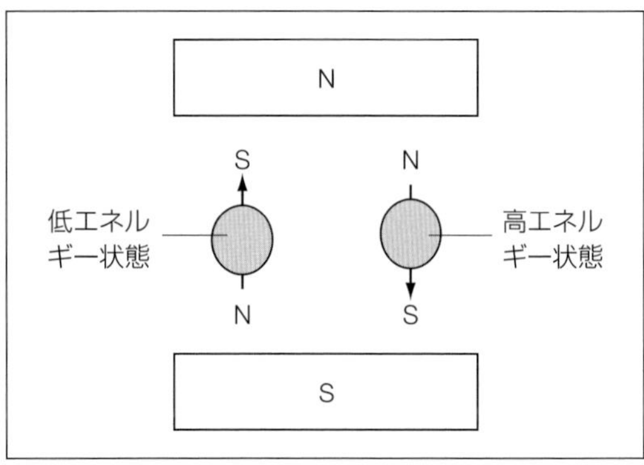

図 8-3　磁場中のプロトンのエネルギー状態

2. 縦磁化と緩和

スピンが高いエネルギー状態から低いエネルギー状態へ移行するときにエネルギーを放出する．また，低い状態から高い状態に変化するときには，スピンは周囲からエネルギーを吸収する．放出 / 吸収

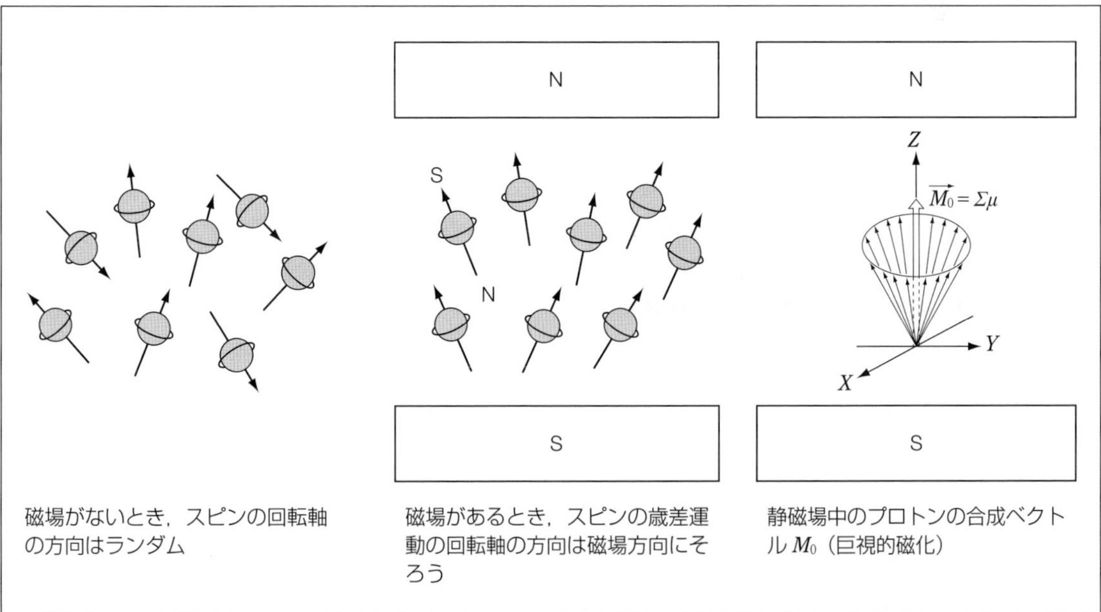

図 8-4　磁場中のプロトンと巨視的磁化

のエネルギーの大きさは，状態間のエネルギー差に一致する．エネルギーの放出は，スピンと周囲の粒子との衝突や相互作用による．エネルギーの吸収は高周波（radiofrequency：RF）磁場で行われる．

静磁場中のスピンは，高いエネルギー状態と低いエネルギー状態の比率が一定で（ボルツマン分布という法則に従い厳密に計算できる），安定した状態になる．この状態を**熱平衡状態**という．

熱平衡状態において，低エネルギー状態のスピンと高エネルギー状態のスピンは，わずかに低エネルギー状態のほうが多い．両状態のスピンの占める割合の差により，巨視的磁化は静磁場方向を向く．この磁化ベクトル成分を縦磁化とよぶ．

熱平衡状態のスピンにRF磁場を照射すると，低いエネルギー状態のスピンは高いエネルギー状態のスピンに変化する．このように低い状態と高い状態の比率が熱平衡状態から変化した状態を，**非熱平衡状態**という．

非平衡状態の縦磁化 $\boldsymbol{M_z}$ が，平衡状態に戻る過程は，(8-1) 式の微分方程式で示される．

$$d\boldsymbol{M_z}/dt=(\boldsymbol{M_0}-\boldsymbol{M_z})/T_1 \qquad (8\text{-}1)$$

これを解くと，

$$\boldsymbol{M_z}(t)=\boldsymbol{M_0}\{1-\exp(-t/T_1)\} \qquad (8\text{-}2)$$

となる．ここで，T_1 は巨視的磁化が減少する（これを緩和するという）時定数（**縦緩和時間**とよぶ），$\boldsymbol{M_0}$ は巨視的磁化の熱平衡値である．この式から，巨視的磁化 $\boldsymbol{M_z}$ は，時刻 T_1 で，63%だけ平衡状態に近づくことになる（**図 8-5**）．縦緩和は，高いエネルギー状態のスピンが，そのエネルギーを周囲の粒子との衝突で失う時間あたりの頻度である．縦緩和時間は，**スピン-格子緩和時間**あるいは**熱緩和時間**ともよぶ．T_1 は，プロトンの易動度や温度に大きく依存する．生体の縦緩和時間は，0.1〜4.0s 程度である*2．

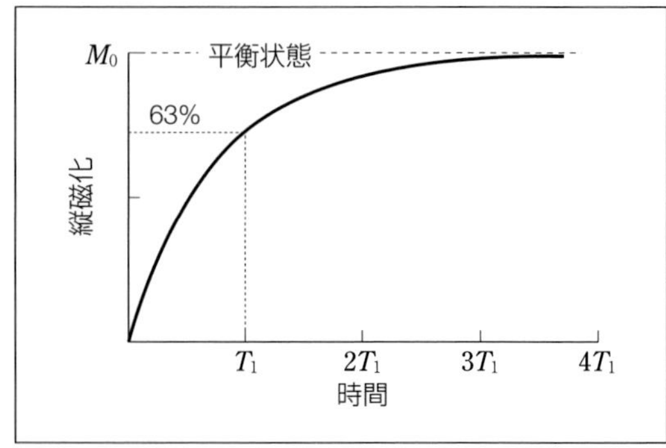

図 8-5　縦磁化の緩和

3. 歳差運動

スピンが磁場内にあるとき，スピンはちょうど独楽のように自分自身が回転しつつ軸も回転している．この運動を歳差運動という（**図 8-6**）．歳差運動がMR画像を得るための信号源である．回転運動の周波数は，**ラーモア**（Larmor）**周波数**といい，周波数を f[Hz] で表記すると，(8-3) 式で示される．

$$f=\gamma B_0/2\pi \qquad (8\text{-}3)$$

もしくは，角周波数 ω[radian]（$=2\pi f$）で表記すると，

$$\omega=\gamma B_0 \qquad (8\text{-}4)$$

f：周波数，B_0：静磁場強度，γ：磁気回転比，
ω：角周波数

である．水素原子中のプロトン（^{1}H）では，B_0＝2.3487 T（Tesla：テスラ）でラーモア周波数が100MHzになる．他の原子（^{23}Na，^{31}P など）ではラーモア周波数がもっと小さい値となる（**表 8-2**）．式から明らかなように，ラーモア周波数は，静磁場強度に比例して大きくなる．また，同じ静磁場強度の装置であれば，ラーモア周波数は同じである．

*2 自由水の T_1 は 4.0s 程度，結合水，構造水の T_1 はおよそ 0.1〜0.8s．また，生体ではないが氷（固体）の T_1 は結晶状態のため非常に長い．

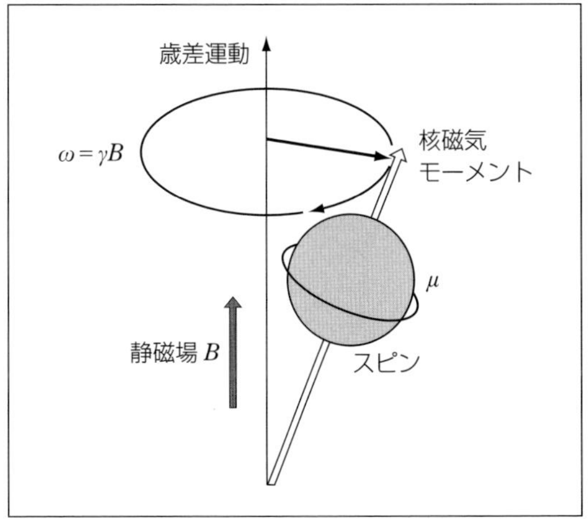

図 8-6　歳差運動

表 8-2　NMRの対象となるおもな核種

核種	スピン (h)	共鳴周波数*(MHz)	天然同位体比(%)	相対感度
^{1}H	1/2	100	99.985	1
^{13}C	1/2	25.1443	1.108	1.59×10^{-2}
^{14}N	1	7.2238	99.63	1.01×10^{-3}
^{15}N	1/2	10.133	0.37	1.04×10^{-3}
^{17}O	5/2	13.56	3.7×10^{-2}	2.91×10^{-2}
^{19}F	1/2	94.0769	100	8.33×10^{-1}
^{23}Na	3/2	26.452	100	9.25×10^{-2}
^{31}P	1/2	40.481	100	6.63×10^{-2}

*B_0＝2.3487Tの場合.

4. 核磁気共鳴

生体（多数のプロトンを含む）が静磁場（B_0, z軸方向とする）中にあるとき，数秒でスピンは熱平衡状態になる．ここで，RF磁場（B_1とよぶ）をz軸と垂直方向（x軸とする）にラーモア周波数で印加する．このとき，スピンの回転周波数とRF磁場の回転周波数が一致しているので，スピンからみた回転磁場は，あたかも静止しているようにみえる．このことから，スピンの振る舞いを実験室座標系（**図 8-7a**）からスピンの回転に合わせて回転するスピン座標系（**図 8-7b**）に変えると，簡単になる．スピン座標系では，B_1が印加されると巨視的磁化$\boldsymbol{M}$はB_1の力を受けてy-z平面内を回転する．この回転は，(8-5) 式によって説明される．

$$d\boldsymbol{M}/dt = \gamma\,[\boldsymbol{M}\times\boldsymbol{B}] \qquad (8\text{-}5)$$

$d\boldsymbol{M}/dt$は，磁化$\boldsymbol{M}$の時間変化であり，$\boldsymbol{B}$はB_1のベクトル表記である．×はベクトルの外積を表す．巨視的磁化$\boldsymbol{M}$が90°回転するだけの強さのRF磁場パルスを**90°パルス**という．RFパルスを印加する前は，巨視的磁化$\boldsymbol{M}$は，縦磁化成分だけをもつ（$\boldsymbol{M}=\boldsymbol{M_z}$）．ここに，90°パルスを印加すると，縦磁化$\boldsymbol{M_z}$はゼロとなり，同じ大きさの横磁化$\boldsymbol{M_{xy}}$が生じる（$\boldsymbol{M}=\boldsymbol{M_{xy}}$）．$B_1$が消えた後，巨視的磁化$\boldsymbol{M}$はふたたび$z$軸を中心に歳差運動を始める*3．その後，縦緩和時間T_1で縦磁化$\boldsymbol{M_z}$は回復する〔(8-2) 式〕．

B_1の大きさは，10μT程度であり，静磁場B_0の大きさ（0.2T～3T）と比べて非常に小さい．1ガウス（Gauss，1G＝10^{-4}T）の磁場強度のとき，90°を回転する時間は約1/16msと短い．

MRIでは，歳差運動に伴う横磁化$\boldsymbol{M_{xy}}$（回転磁場）を核磁気共鳴信号として検出する．

5. 高周波電流と高周波磁場

電場と磁場は相互に関連があり，電流と磁場も同じく関連がある（詳細は割愛するが，マクスウェル-アンペールの法則とマクスウェル-ファラデーの法則）．**図 8-8**に示すように，円形コイルを流れる振動電流は円形コイルの面と直交する方向に振動磁場を発生させる．これを**誘導磁場**という．また，円形コイルに垂直に横切る高周波振動磁場は円形コイルに振動電流を流す．これを**誘導電流**という*4．

*3 B_1の印加により，巨視的磁化が90°倒れたとき，最初の熱平衡状態のスピン分布は，B_1によって高いエネルギー状態と低いエネルギー状態の比は変化し非熱平衡状態である．そこで，巨視的磁化は，縦緩和時間T_1で，平衡状態に向けて緩和していくことになる．

*4 振動していない磁場や電場は相互作用しない．縦磁化は振動せず熱平衡状態への変化は非常にゆっくりしているため，縦磁化は原理的に直接検知できない．縦磁化を間接的に計測する方法については後述する．

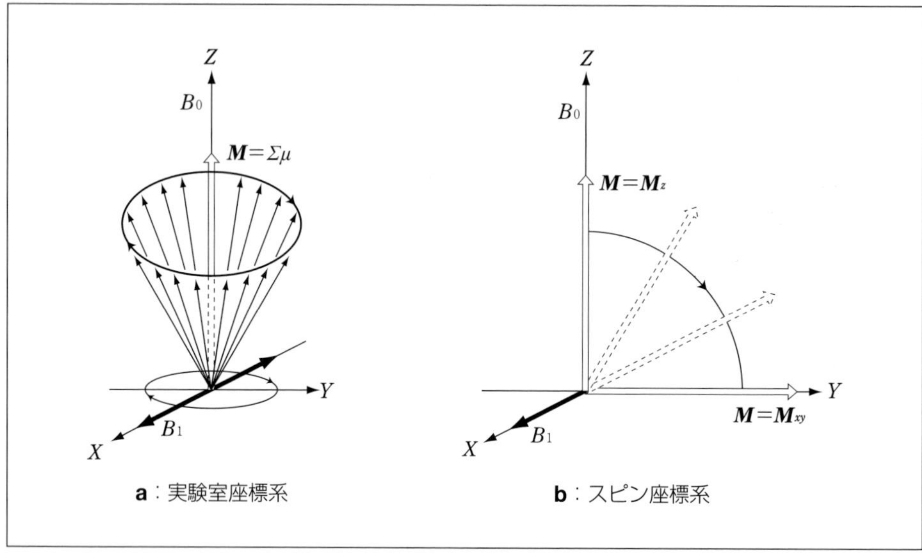

図 8-7　座標系とスピンの振る舞い

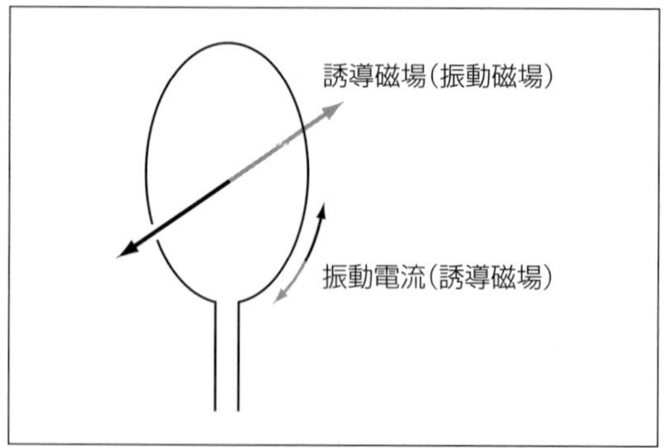

図 8-8　振動電流と誘導磁場（振動磁場と誘導電流）

6. 横磁化と緩和

横磁化 M_{xy} は，歳差運動をしている巨視的磁化 M の x-y 平面の成分であり，**図 8-7b** に示す M の x-y 平面への投影ベクトルである．したがって，縦磁化（T_1）と緩和の項の説明によれば，M_{xy} は大きさは縦緩和に依存して減衰するが，実際には，それよりもさらに早く減衰する．これは横磁化の緩和による．

すなわち，横磁化の大きさを M_{xy} とすると，

$$dM_{xy}/dt = -M_{xy}/T_2 \qquad (8\text{-}6)$$

となる．初期値を M_0 とすれば，

$$M_{xy}(t) = M_0\, exp(-t/T_2) \qquad (8\text{-}7)$$

である．ここで，T_2 は，巨視的磁化が減少する第 2 の時定数であり，これを**横緩和時間**という．T_2 値が小さいと，横磁化は急速に減衰し，大きければゆっくりと減衰する（**図 8-9a**）．

では，横磁化の緩和はどうして起こるのだろうか．これを，**図 8-9b** を使って説明する．静磁場が理想的に均質であれば，横磁化は，縦磁化の緩和が終わるまで，すべてのスピンがまったく同じ共鳴周波数で回転を続けるため，横緩和はない．しかし実際には，仮に完全に均質な磁場を発生する磁石内であっても，スピン自体が小さな磁石であり，それぞれが回転している．これらの局所的な磁石が磁場を乱し，各スピンはそれぞれ異なる磁場を経験し，回転周波数が徐々にずれる．この結果，スピン（磁化）の総和である巨視的磁化 M の x-y 平面成分 M_{xy} は，部分的にキャンセルされ減衰していく．磁化が互いに 180° ずれると横磁化 M_{xy} は完全にゼロになる．

上記のように，緩和時間 T_2 は，スピン間の相互作用によるところが大きいため，**スピン-スピン緩和時間**ともいう．T_2 は，おおよそ 0.02〜0.2s 程度

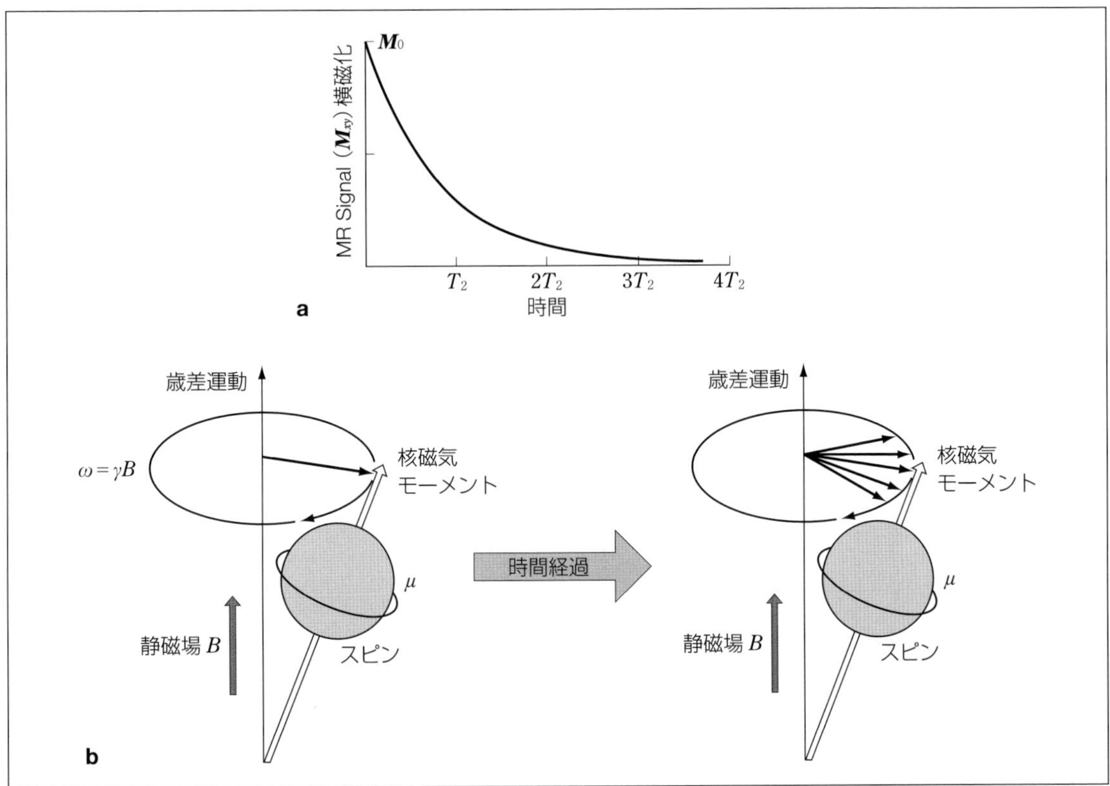

図 8-9　横成分（横磁化）の減衰

である．

7．空間選択

磁気共鳴信号（電磁波）を検出するのは，RF 受信コイルであるが，MR 画像をつくるためには磁化の空間分布を正確に求める必要がある．しかし単純に RF 受信コイルで磁気共鳴信号を検知するだけでは，電磁場の発生場所を正確に知ることはできない．そこで，前述の共鳴周波数が，磁場に比例する関係（8-3）式を用いて位置情報を得る．

いま，静磁場中の磁化では，どの位置の磁化も同じ共鳴周波数である．しかし，静磁場に加えて第 2 の磁場として，空間的に強度の傾きをもつ磁場（傾斜磁場）がある場合，磁化の共鳴周波数は位置に比例して異なることになる（**図 8-10**）．したがって，傾斜磁場を併用しつつ核磁気共鳴信号を検出して，各周波数の信号強度の分布を求めれば，磁化の空間的な分布が得られる．数学的には，MR 信号の時間変化を検出しフーリエ変換することで，周波数分布が得られる（**図 8-11**）．フーリエ変換については，本章では詳細はふれず，概念的な理解にとどめる．

8．MRI の手順

以上の説明をまとめると，MRI とは，以下の手順を踏んで被検者の臓器の構造や生体機能を画像化する手法といえる．

①被検者を静磁場中におき，磁化を発生させる．

②核磁気共鳴周波数に一致する高周波磁場を印加し，磁化のエネルギー分布を非熱平衡状態にする．

③静磁場に傾斜磁場を加え，検出信号の共鳴周波数に位置情報を対応づける．

④被検者から生ずる高周波信号を RF 受信コイルで検出する．信号検出のタイミングは，画像の

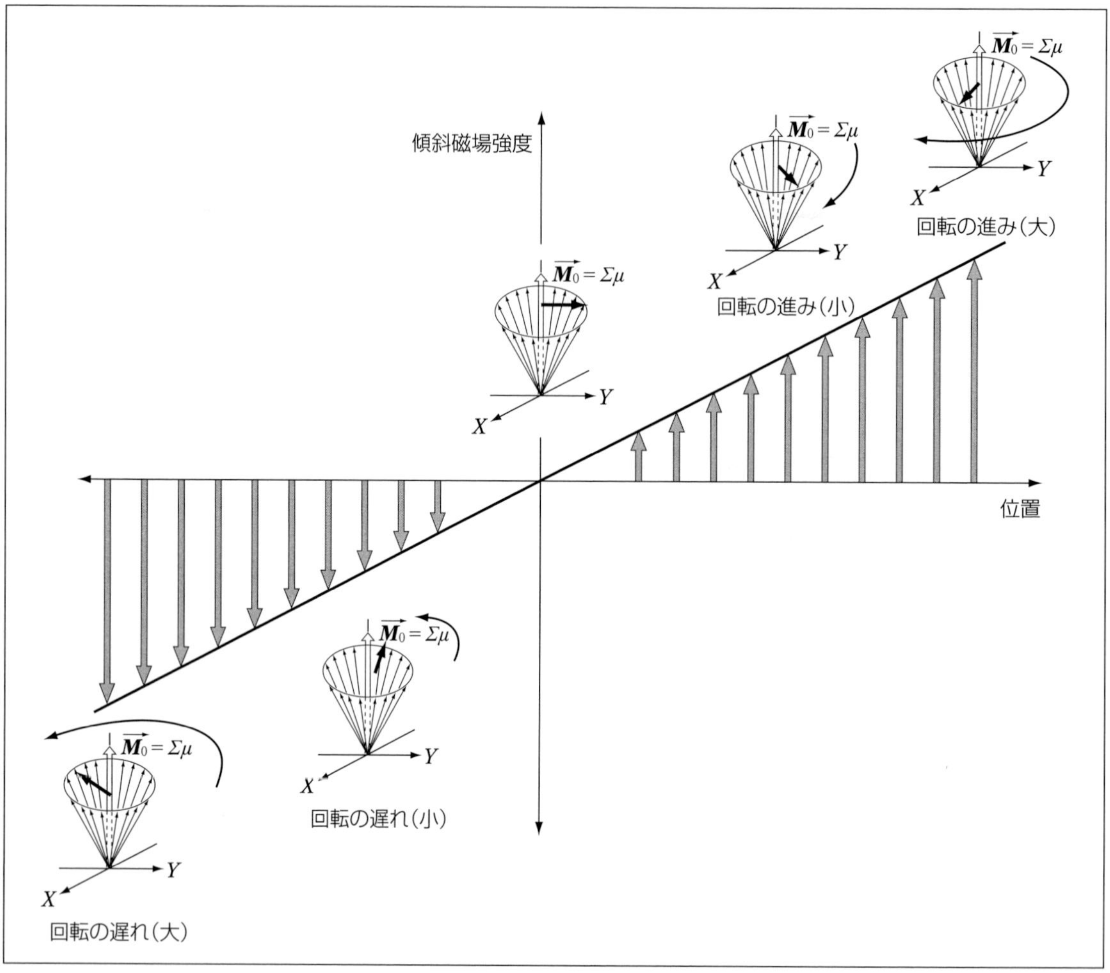

図 8-10　傾斜磁場による共鳴周波数の変化

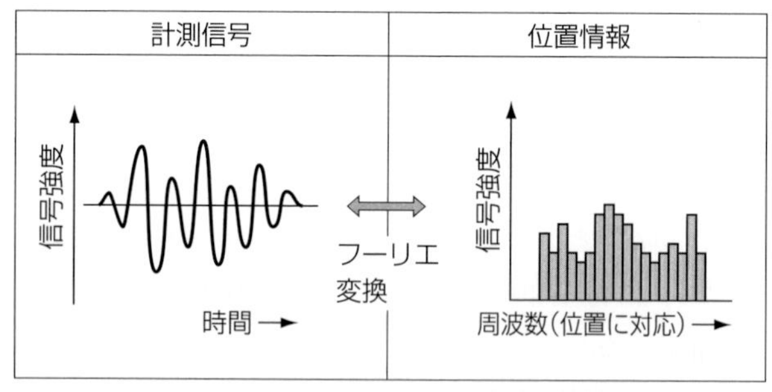

図 8-11　フーリエ変換による位置（周波数）の同定

コントラストを決定する.

⑤画像を再構成するために十分な信号を，繰り返し求める.

⑥検出した高周波信号を周波数解析し画像を得る.

9. 画像コントラスト

MRI は，このようにいくつかの現象の複合として信号を得る．そして，どの現象を強調してどのよ

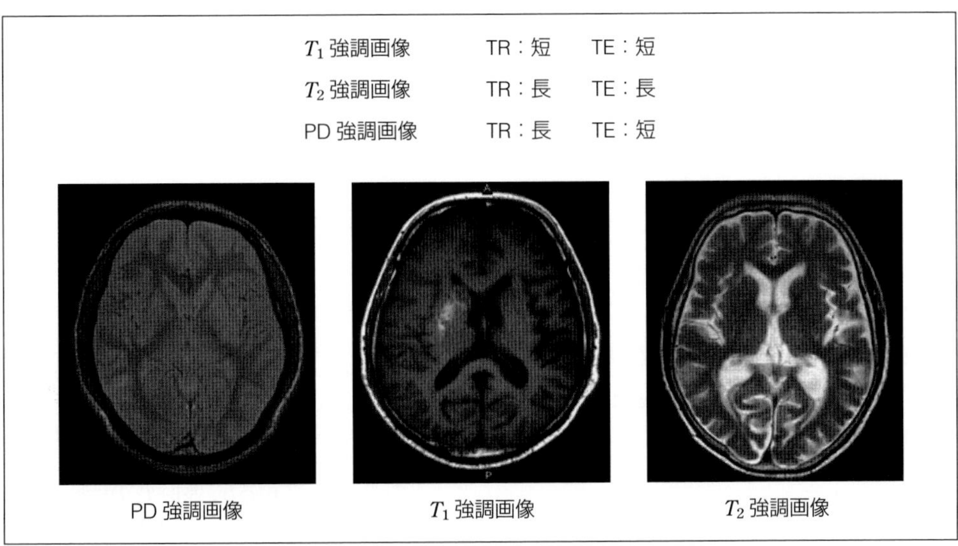

図 8-12　MR 画像のコントラストとパラメータ

うな画像コントラストにするか，使用目的に応じて使い分ける．これは MRI の大きな特徴の一つである．

MR 画像のコントラストは，RF パルスの印加の時間間隔 TR とエコー信号の発生時間 TE によって，**図 8-12** のように T_1 強調画像，T_2 強調画像，プロトン密度（proton density：PD）強調画像になる．図から，T_2 強調画像，PD 強調画像では TR を（T_1 よりも）十分長くする必要があるので，一般に撮像時間が T_1 強調画像よりも長くなる．この傾向は，静磁場が高いほど顕著である．

以下に，代表的なコントラストについてもう少し詳しく説明する．

1）自由誘導減衰（FID）

すでに述べたように，巨視的磁化に RF 磁場が印加された直後から横磁化は T_2 で緩和する．これは，検出する MR 信号を $S(t)$として，

$$S(t) = M_0 \cos(\omega_0 t + \phi) \cdot \exp(-t/T_2) \qquad (8\text{-}8)$$

で示される．ここで，cos は，信号が磁気共鳴周波数 ω_0 で振動することを表している（**図 8-13**）．ϕ は定数で検出装置の位相のずれを表す．M_0 は熱平衡値であり，プロトン密度に比例する．この式で示

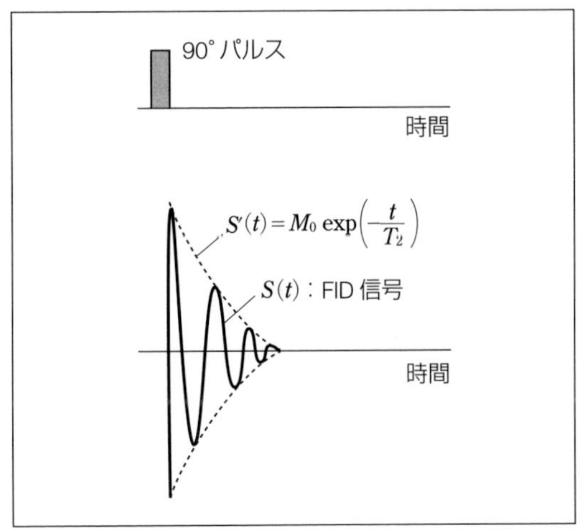

図 8-13　自由誘導減衰（FID）信号

される信号の減衰を自由誘導減衰（free induction decay：FID）とよぶ．

2）プロトン密度（PD）強調コントラスト

（8-8）式のうち，熱平衡値 M_0 だけを強調したコントラストのことを，プロトン密度（PD）強調という．

MR 画像を得るためには，RF 印加後，通常，数 ms～100ms 程度の時間の後に信号を検出する．印

加するRFパルスは，**RF送信パルス**または**RF励起パルス**とよばれる．RF励起パルスからMR信号（エコー）の検出までの時間を**エコー時間**（TE）とよぶ．MRIがおもに画像化する生体組織のT_2値は，10ms以上である．このT_2に比べ信号を検出する時刻t = TEが十分に短ければ，（8-8）式の指数関数部分はほぼ1になる．したがって，

$$S(t) = M_0 \cos(\omega_0 t + \phi) \qquad (8\text{-}9)$$

となり，検出信号は，M_0に比例し，緩和時間の影響を受けない．この状態で取得される画像を**プロトン密度（PD）強調画像**という．

3）T_2強調コントラスト

（8-8）式のうちT_2を強調したコントラストのことを，T_2強調コントラストという．T_2強調コントラストを得るには，（8-8）式で，T_2と信号を検出する時刻t = TEを同程度とし，右辺の指数関数部分，すなわちT_2のコントラストを強調する．この状態で取得される画像を**T_2強調画像**という．

生体の各部位のT_2値を**表8-3**に示した．

T_2減衰は，スピン-スピン間の相互作用によるものであり，その周波数は非常にゆっくりとしている．したがって，磁化の歳差運動周波数，つまり静磁場強度には実質的に依存しない．

図8-14aは，異なるT_2値の物質から得られる信号強度をTEの関数として示した．また，物質間のコントラストも示している．図から，T_2コントラストは，TEが短いところではほとんどなく，画像コントラストはその他の要因（たとえばT_1値やプロトン密度：PD）で決定され，TEがほぼT_2値に等しいあたりで最大のコントラストになり，その後はふたたび低下することがわかる．また，TEが長いところでは信号強度（SNR）が下がるので，実用的でない．

典型的なT_2強調画像を**図8-14b**に示す．T_2値が大きい脳脊髄液は高信号で，T_2値が小さい灰白質，白質の順に信号値は低下する．

静磁場が不均一な場合の横緩和は，T_2値よりも早くなる．その時定数を，T_2*（T_2スター）という．T_2*は，（8-10）式で示される．

表8-3　組織のT_1，T_2，プロトン密度の値

組　織	T_1（msec）	T_2（msec）	プロトン密度*
脳脊髄液（CSF）	800〜2,000**	110〜2,000	70〜230
白　質	760〜1,080	61〜 100	70〜 90
灰白質	1,090〜2,150	61〜 109	85〜125
髄　膜	500〜2,200	50〜 165	5〜 44
筋	950〜1,820	20〜 67	45〜 90
脂　肪	200〜 750	53〜 94	50〜100

*12mmol/lの$NiCl_2$水溶液のプロトン密度が111mol/lであることを基準としている．

**原論文の数値をそのまま引用した．1.5T装置による20名からのデータで，TRを最大4秒まで変化させ，T_1を実測しているが，長いT_1の計測にはその精度に疑問がある．一般的には3,000〜4,000msecが知られている．

（原著論文 Fletcher LM, et al：A multispectral analysis of brain tissues. Magn Reson Med 29：623-630, 1993）

$$1/T_2^* = 1/T_2 + 1/T_{2i} \qquad (8\text{-}10)$$

T_{2i}は，静磁場の不均質に起因する緩和速度の増加分を表す．このような静磁場の乱れは，磁石によって発生する静磁場によるもの以外に，被検者によって生ずる場合も多々ある．後者は局所的な静磁場の乱れになることが多い．すなわち，

①生体組織は反磁性であり，わずかであるが静磁場をその内部で弱める作用をする．そのため，鼻腔や副鼻腔など生体組織と空隙が入り組んだ境界面では局所的に磁場がひずむ（1〜3ppm程度）．その結果T_2*が小さくなり，MR信号の欠損になる．たとえば，1.5TでTE = 4.4msの撮像条件では，画素内に3ppmの静磁場ひずみがあると信号がゼロになる．

②鉄やその他の金属は常磁性体であり，静磁場をその内部で強める作用をする．そのため，金属を含む義歯や血管ステントの周囲で磁場がひずむ．その結果，MR信号の欠損になる．

③生体の血液中のデオキシヘモグロビン（静脈血に多く含まれ内部に鉄イオンを含む）は常磁性であり，静磁場をその内部で強め周囲に磁場の

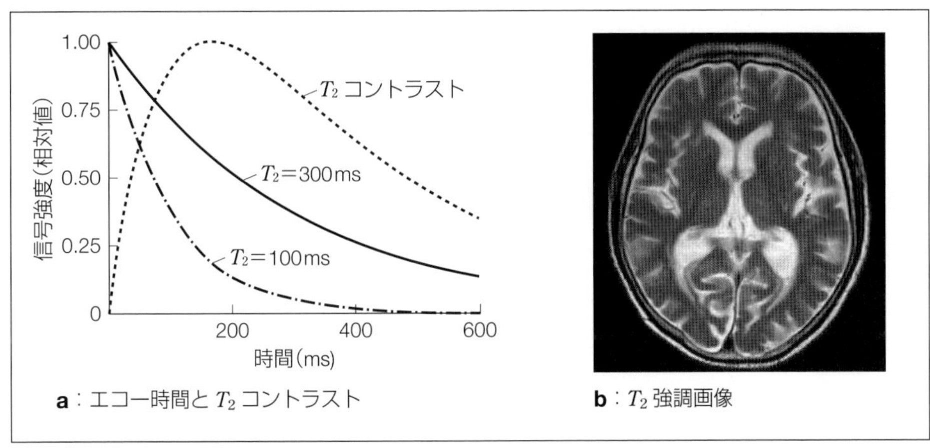

図 8-14　T_2 強調コントラスト

ひずみを発生させる．そこで血液中のオキシヘモグロビン（反磁性体）とデオキシヘモグロビンの含有率の差によって，部位により T_2^* 値がごくわずかに変わる．これを T_2^* 強調のグラディエントエコーシーケンスで撮像すると 0.5～10%の信号の変化としてとらえられる．このような現象を利用して脳の皮質の活性化を非侵襲的に計測する技術として fMRI（functional MRI）があり，ヘモグロビンを内因性の造影剤として利用する方法を **BOLD**（blood oxygenation level dependent）**法**という．

④血中造影剤として用いられる Gd（ガドリニウム）や，Fe（鉄）造影剤は常磁性である．したがって，これらの造影剤は，局所的に磁場を乱す働きをする．これを T_2^* 強調のグラディエントエコー系のシーケンスで撮像すると，造影剤の分布に伴って，病変が高コントラストで描出される．

4）T_1 強調コントラスト

（8-8）式で示される熱平衡値 M_0 と T_2 値のどちらのコントラストも抑制し，その代わりに T_1 値のコントラストを強調することを，T_1 強調コントラストという．

T_1 値は，縦磁化の回復状況の指標なので，（8-8）式にその値が記されていないことからわかるように，それをそのままエコーとして検出することはできない．しかし，RF 照射パルスの繰り返し時間 TR が T_1 と同等以下で，TE が T_2 よりも十分に短いときには，T_1 強調のコントラストが得られる．RF パルスが時間間隔 τ だけ離れて，90°-90° と 2 回印加される場合（**飽和回復**という），2 回目の RF 印加の後の信号 S は，RF パルスの時間間隔を τ として，

$$S \propto (1 - \exp(-\tau/T_1)) \qquad (8\text{-}11)$$

となり，T_1 を反映する．また，1 回目の RF パルスが 180° で，2 回目の RF パルスが 90° で印加される場合（**反転回復**という），2 回目の RF 印加後の信号は，

$$S \propto (1 - 2\exp(-\tau/T_1)) \qquad (8\text{-}12)$$

となり，やはり T_1 を反映する．これらの式の定性的な説明を，**図 8-15** に示す．図では $T_1 = \tau$ と $T_1 = \tau/2$ の物質のベクトルを示している．T_1 が短い物質は縦磁化が早く回復し，つぎの 90° パルスで生じる横磁化が大きくなる．すなわち，縦磁化が回復する前につぎの RF パルスが印加されると，横磁化の大きさが直前の縦磁化の大きさを反映することがわかる．

生体中の水分子は，自由水と結合水に分けられる．結合水は高分子と弱い分子間力で結合しているので，スピン-格子緩和時間（縦緩和時間 T_1）が短い．**図 8-16a** は，脂肪と脳と脳脊髄液（CSF）の，

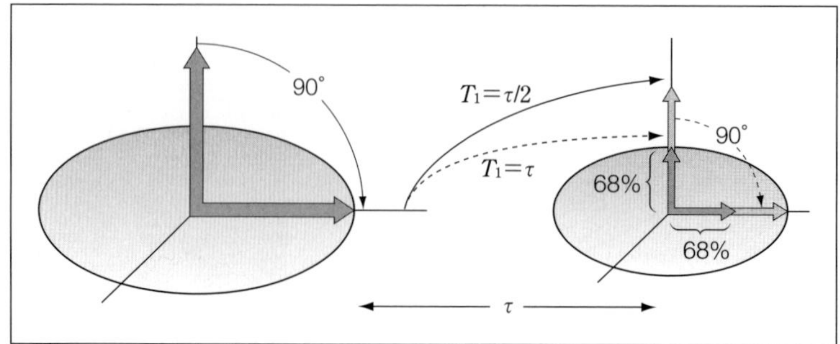

図 8-15　T_1 コントラストの説明

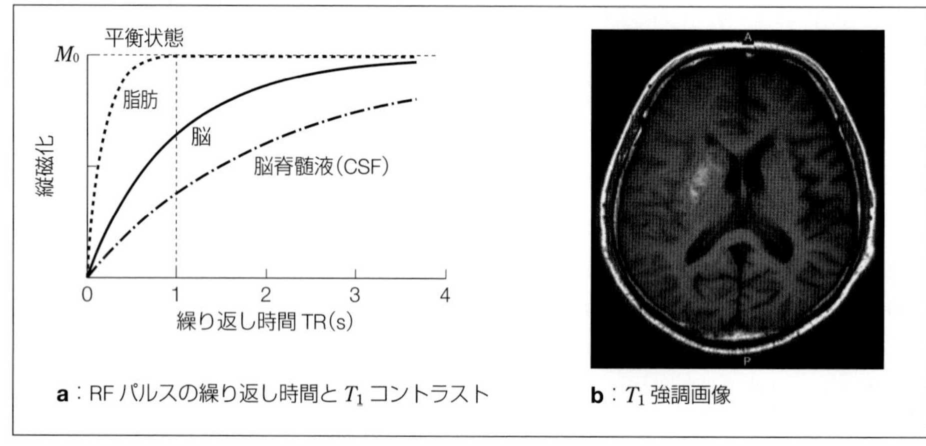

a：RF パルスの繰り返し時間と T_1 コントラスト　　**b**：T_1 強調画像

図 8-16　T_1 緩和による縦磁化の変化

飽和回復での T_1 緩和の様子を模式的に示している．図から，たとえば繰り返し時間が 1 秒のとき，脂肪は縦磁化が十分に回復するので信号が強く，脳は縦磁化の回復が中程度なので信号が中程度に，CSF は低信号で描出されることになる．**表 8-3** に部位ごとの T_1 値を示した．表から，T_1 値は，多くの軟部組織で異なっており，T_1 強調撮像で軟部組織が識別できる．

典型的な T_1 強調画像を**図 8-16b** に示す．T_1 値が大きい CSF は低信号で，T_1 値が小さい灰白質，さらに小さい白質の順に信号値は高くなる．

5）化学シフトと信号コントラスト

静磁場が完全に均質でも，プロトンの共鳴周波数が同一というわけではない．脂肪に含まれるプロトンと自由水のプロトンでは共鳴周波数が異なる．これを化学シフトという．

化学シフトが起きる理由は，プロトンの感じる磁場が，周囲の電子分布すなわち分子構造によってわずかに異なるためである．水（H_2O）と脂肪（メチレン基 $-CH_2$ およびメチル基 $-CH_3$）では，同じ静磁場中でも，共鳴周波数に差がある*5．脂肪プロトンと水プロトンの周波数差は 3.5 ppm（0.0035%）である．これは，1.5T では，224Hz に相当する．

このような化学シフトがあると，水と脂肪が混在する部位では RF 照射からエコー信号を検出する時間 TE までに磁化ベクトルが分散することを意味するので，TE に依存して信号強度（信号減衰）が変化する．TE がちょうど 3.5ppm の磁化の位相差を

*5 脂肪のうちオレフィン酸（$-C_2H_2$）は，水に近い共鳴周波数である．

180° とする場合は，水と脂肪の信号が打ち消しあい，得られる信号は相殺される〔これを**アウトオブフェイズ**（out of phase）という〕．1.5T では，この TE は 2.24ms に相当する．一方 TE がちょうど 3.5ppm の磁化の位相をふたたびそろえる場合，水と脂肪の信号は理想的に加算されるので，信号は正しく得られる〔これを**インフェイズ**（in phase）という〕．1.5T では，この TE は 4.47ms に相当する．アウトオブフェイズとインフェイズは臨床診断目的に応じて使い分けられる．化学シフトがあるときの TE と得られる信号の関係を**図 8-17a** に模式的に示す．

図 8-17b，c にインフェイズ画像とアウトオブフェイズ画像を示す．2 つの画像の和と差をとると水画像，脂肪画像が得られる．これを Dixon 法という．**図 8-17d，e** に脂肪画像と水画像を示す．図から，体内の水と脂肪は部位ごと，臓器ごとに含有量が異なる様子がわかる．

6）分子拡散と画像コントラスト

生体中の水分子は，熱的なエネルギーによって，微視的にみるとつねに 1 カ所にとどまらずランダムに動いている．これを**ブラウン運動**という．ブラウン運動は，水中に 1 滴のインクを落とすと，時間とともにゆっくりとインクが広がっていく拡散現象（ランダム運動）と説明できる（**図 8-18a**）．生体内の拡散の速さは，0.1mm^2/s 程度と非常にゆっくりである．MRI で，この拡散の程度を画像化できる．

図 8-18a には，拡散強調コントラストを得るための原理を模式的に示してある．拡散強調コントラストを得るには，90°-180° の RF パルスを印加するスピンエコー型シーケンスに，180° RF パルスをはさむ 1 対の傾斜磁場パルス〔これを**拡散傾斜磁場**，もしくは **motion probing gradient**（**MPG**）という〕を加える．MPG によって拡散したスピンは互いに位相のばらつきが大きくなり巨視的磁化が減衰し，（MPG を印加しないときと比べ）信号が小さくなる．拡散が小さいときは，MPG による位相ばらつきは小さく信号低下は少ないが，拡散が大きいと信号低下が顕著になる．したがって，MPG を付与したパルスシーケンスによって，生体内の分子拡散のコントラストが得られる．これを**拡散強調コントラスト**といい，得られる画像を**拡散強調画像**（diffusion weighted image：DWI）という．**図 8-18b** に DWI の例を示す．

DWI は，急性期脳梗塞の描出に使われる．**図 8-19a** に示すように，急性期脳梗塞では，細胞が虚血状態になり浮腫となり，拡散が起きにくくなり信号が低下する．すなわち，X 線 CT や MRI の T_2 強調画像に比べて，DWI は細胞が壊死して化学的な変化を起こす前段階の早期の梗塞を描出できる（**図 8-19b**）．

また，DWI は，腫瘍内部の拡散が健常組織と異なることに着目して，全身の腫瘍診断にも使われる．

7）スペクトロスコピー

FID が（8-8）式で示されることは述べた．FID をそのままフーリエ変換すると，周波数の異なる成分のスペクトルが得られる．このようにして生体内のスペクトルを得ることで，生体の機能的な情報が得られる．これをスペクトロスコピーという．

スペクトロスコピーの代表的な使い方として，脳内の病変部位を 2cm × 2cm × 2cm 程度の大きさの直方体のボクセルで選択し，NAA，コリン（Cho），クレアチン（Cr）などの生体の代謝物質を含むスペクトルを計測し，それぞれのピークの相対的な信号強度から，腫瘍の悪性度を判定する（**図 8-20**）．

3　画像形成方法

MR 信号の発生原理についてここまで述べてきたが，実際の MR 画像を得るためには，空間選択と位置の同定が必要となる．以下では，具体的にどのようにそれが行われているかを述べる．基本的にはす

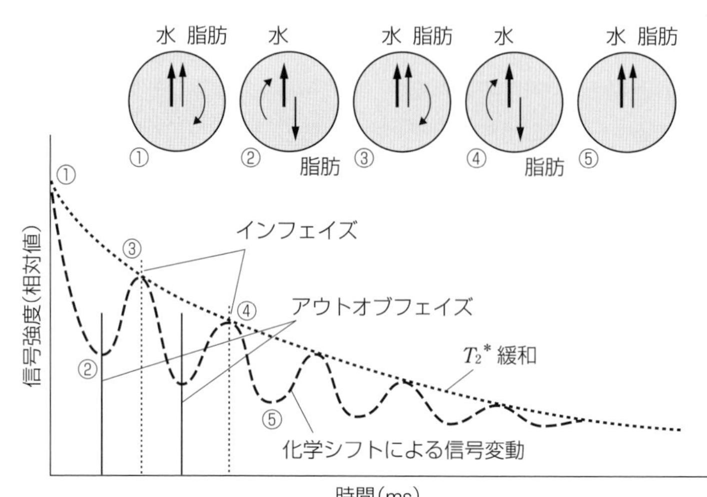

a：化学シフトがあるときの信号変化

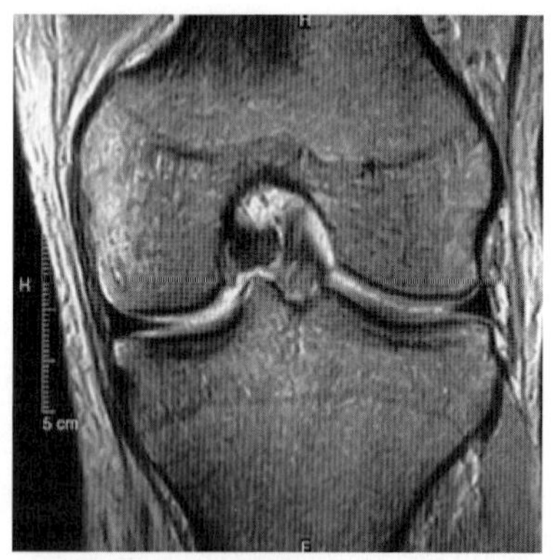

b：インフェイズ画像（膝 COR）

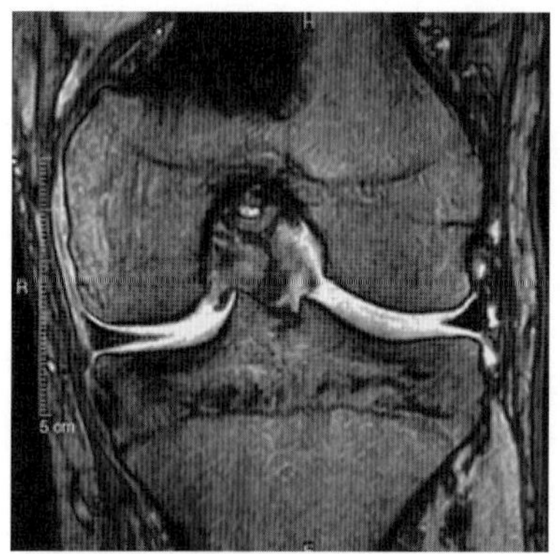

c：アウトフェイズ画像（膝 COR）

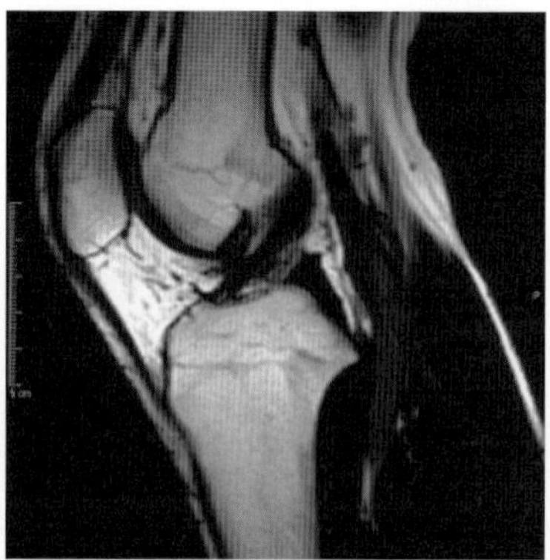

d：脂肪画像（膝 SAG）

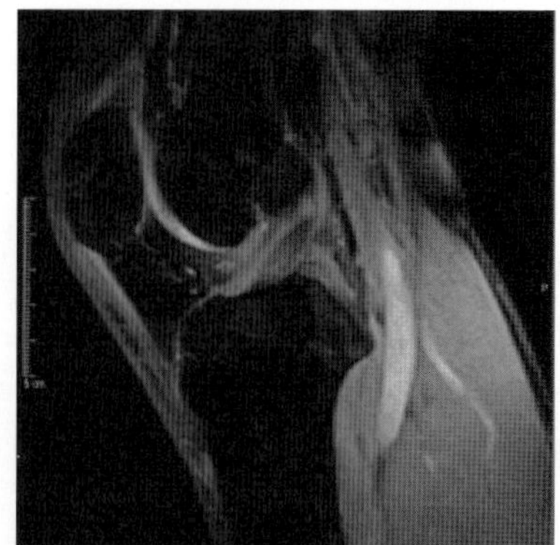

e：水画像（膝 SAG）

図 8-17　化学シフト

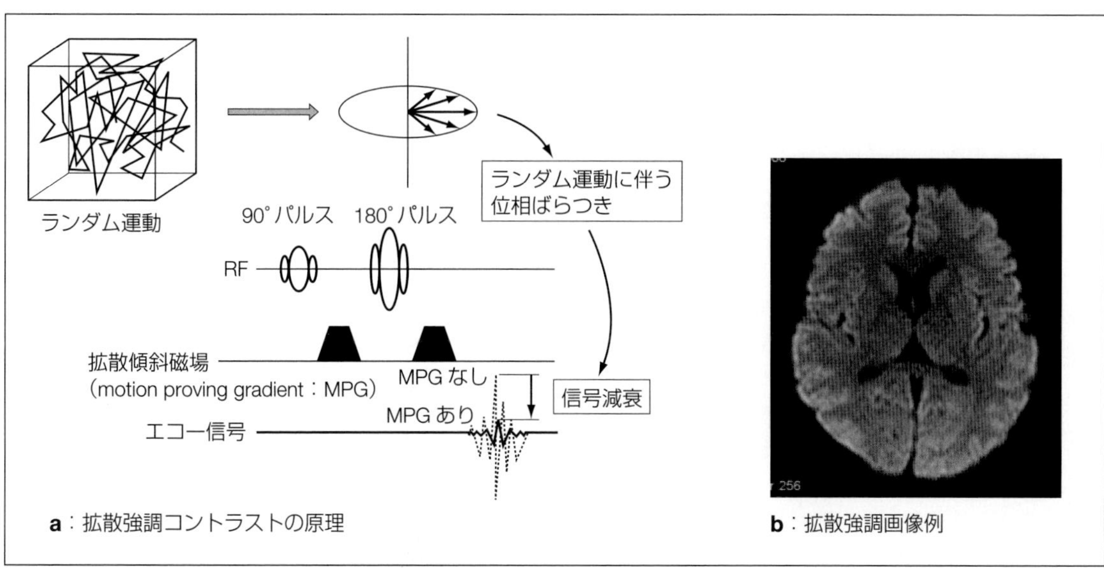

図 8-18　水（プロトン）のブラウン運動と MR 信号

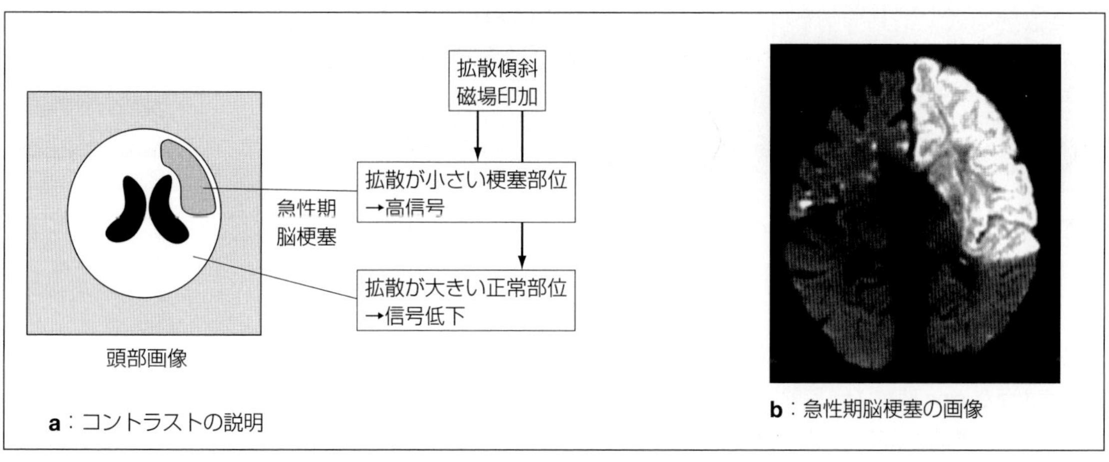

図 8-19　拡散 MRI による急性期脳梗塞の描出

べてのスライス選択と位置の同定は，傾斜磁場 G と励起の周波数 f とその帯域 Δf とを用いて行われる．傾斜磁場とは，磁場中心ではゼロの強度をもち，一端ではプラスの磁場をもち，他端ではマイナスの磁場をもち，その間の強度が直線的に変化する磁場である．G の単位は［T/m］である．磁場の傾く方向によって G_x，G_y，G_z と記載するが，どの場合でも発生する磁場の方向は，静磁場の方向（z）に一致する（**図 8-21**）．

1．スライス方向の空間選択

RF パルスが，一定の厚さのスライス内の磁化のみを励起するためには，RF パルスの印加タイミングに合わせて傾斜磁場を印加し空間の静磁場強度に傾きをもたせる．z 方向に垂直なスライスを選択する場合，RF 印加時に z 方向の傾斜磁場（$= G_z \cdot z$ で表す）を印加する．スライスの厚さを Δz とすると，対応する磁気共鳴周波数の帯域 Δf は，

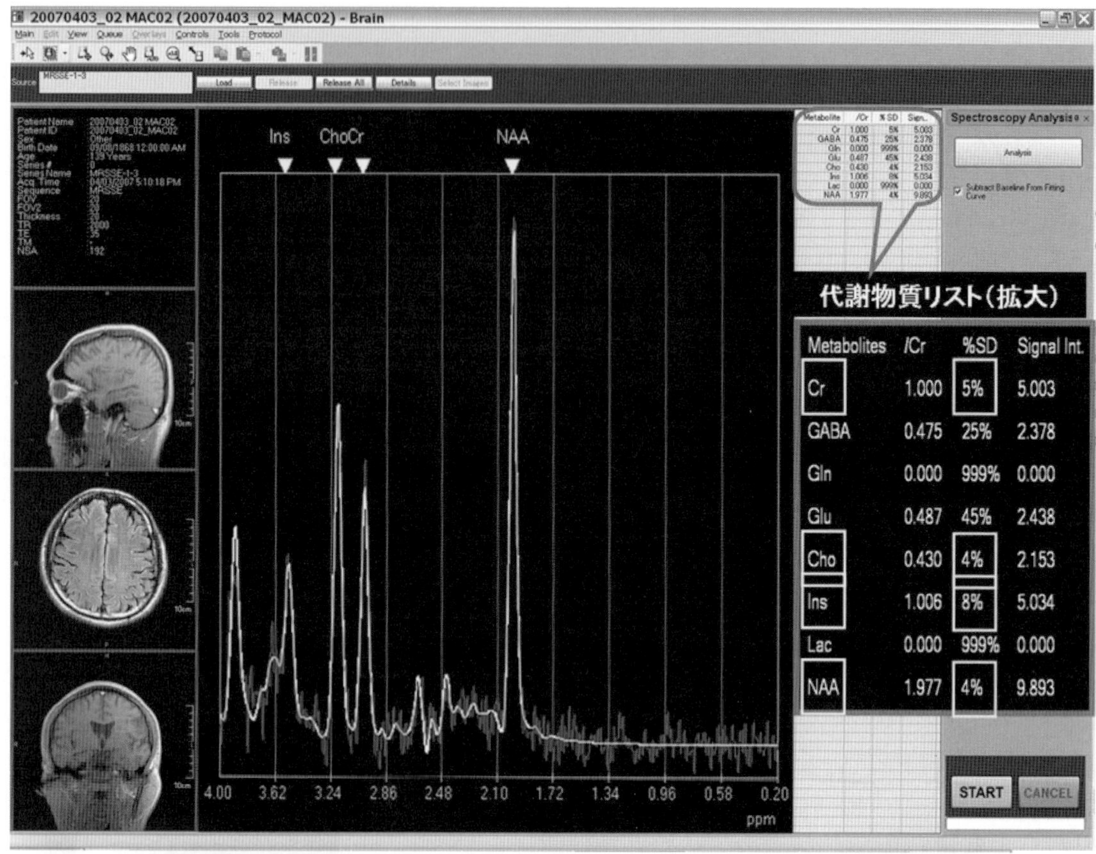

図 8-20　スペクトロスコピー

$$\Delta f = \gamma\, G_z \cdot \Delta z / 2\pi \qquad (8\text{-}13)$$

で表せる．この周波数分布をもつ信号は，**図 8-22** に示すような sinc 関数（t：時間）で示されることがフーリエ変換によって知られている．

$$\sin(\pi \Delta f \cdot t)/t \qquad (8\text{-}14)$$

静磁場強度で決まる磁気共鳴周波数と（8-14）式を掛け合わせる（振幅変調する）ことによって，スライス面内のみの励起ができる．（8-13）式からわかるように，傾斜磁場強度が同じなら帯域が広い（狭い）とスライスが厚く（薄く）なる．また帯域が同じでも，傾斜磁場を弱く（強く）するとスライスが厚く（薄く）なる．すなわちスライス厚さは，印加する RF パルスの帯域で任意に決定できる．

スライスの z 方向の位置は，RF パルスの周波数 f を，

$$f = f_0 + \gamma\, G_z \cdot z / 2\pi \qquad (8\text{-}15)$$

とすることで，任意に選ぶことができる．ここで，f_0 は静磁場中心での励起周波数である*6．

用いる傾斜磁場を G_x，または G_y と代えることで，スライス断面の選択は，x 方向，y 方向についてもまったく同様に行うことができる（**図 8-23a**）．また，傾斜磁場を組み合わせてスライス選択することで，斜方向の任意断面を選択できる（**図 8-23b**）．このような目的で印加される傾斜磁場を G_s と表し，**スライス選択傾斜磁場**という．また，パルスシーケンスにおいて，異なるスライスを順次励起していくことで，マルチスライス撮像が可能である．

*6 励起された磁化の共鳴周波数は，スライス傾斜磁場パルスの印加終了後には f_0 になる．

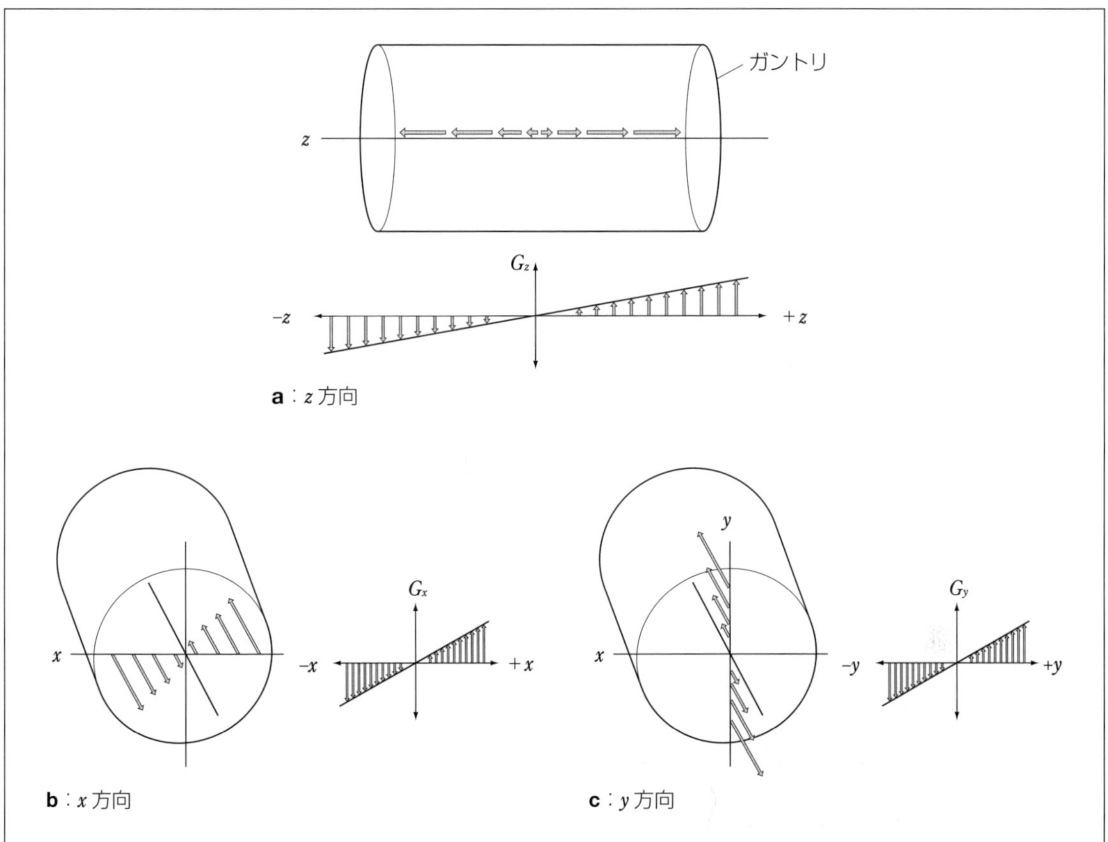

図 8-21　傾斜磁場

以上から，MRI の撮像断面（位置，方向）は，検出器（RF 受信コイルや，RF 送信コイル）の形状によらずに，傾斜磁場と RF 送信パルスの設定でできる．このことは，MRI の臨床利用で，撮像断面を任意に設定できるという大きな特徴となっている．

2. 周波数エンコード

二次元 MRI 画像の位置情報のうち一方向の位置情報は，画面の位置に応じて信号の周波数を意図的に変えて得る．これを周波数エンコードという．

スライス選択励起の後，付加的な傾斜磁場を印加しない場合，励起した磁化は面内ですべて同じ共鳴周波数で回転する．しかし，MR 信号を検出するときに，面内の一方向に傾斜磁場を印加すると，検出する共鳴角周波数（傾斜磁場印加中の信号の位相の時間変化）が，空間の位置に対して比例する．このことにより，スライス選択した面内の磁化を，一方向について分解できる．このような目的で印加される傾斜磁場を G_r と表し，読み出しパルス（もしくは周波数エンコードパルス）という（**図 8-24**）．

3. リフェイズとディフェイズ

傾斜磁場を印加すると，画素内のスピンは画素内の傾斜磁場の強度差によって，互いに位相がばらつく．これをディフェイズという．ディフェイズされたスピンに逆極性の傾斜磁場を印加すると，ばらけた位相がふたたび収束し位相がそろう．これをリフェイズという．ディフェイズすると信号は小さくなり，リフェイズすると信号はふたたび大きくなる．

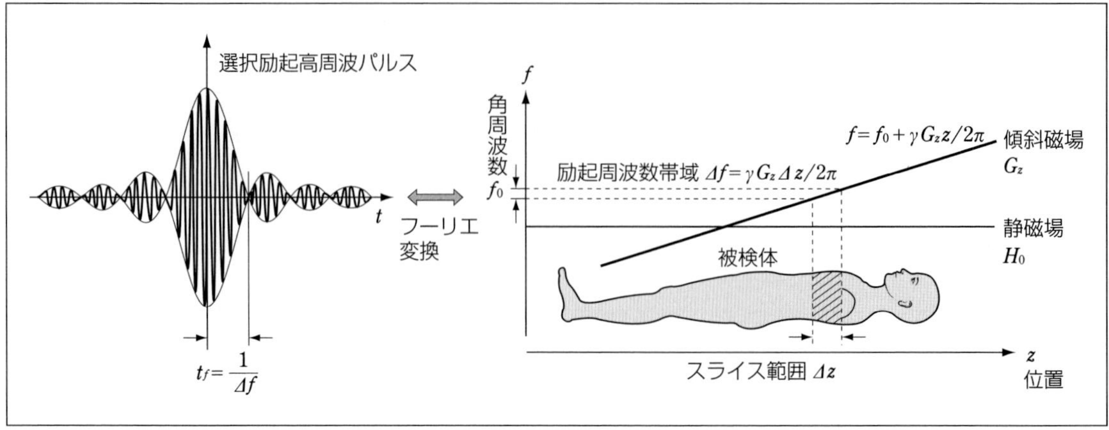

図 8-22　スライス選択励起の原理

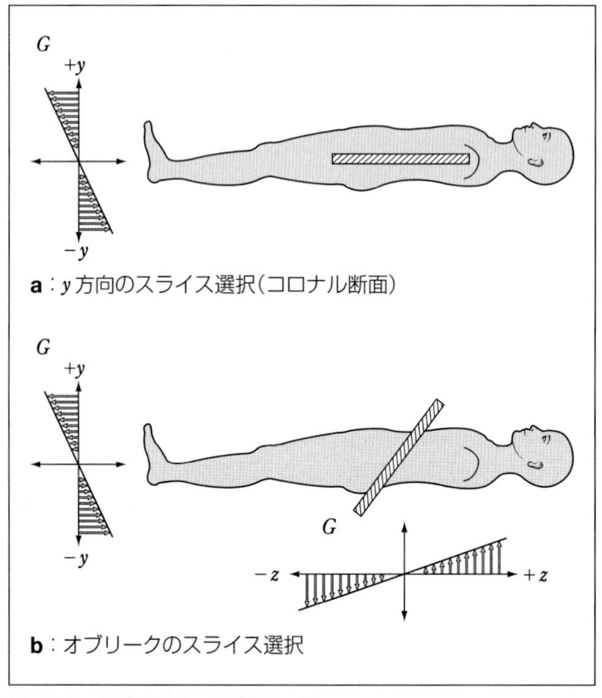

図 8-23　任意のスライス選択の例

スライス選択パルスと読み出しパルスを印加してエコーを検出する場合，RF 励起から信号読み出しまでに，磁化は傾斜磁場の作用で，場所ごとに異なる磁場を経験することになる．このことは，画素内で磁化の位相がばらばらになることを意味し，信号の低下を招く（ディフェイズ）．

これを防ぐために，スライス選択パルスの後に，極性が逆のパルスを印加してばらけた位相を戻す．このような目的で印加するパルスをリフェイズパルスという．スライス選択パルスとリフェイズパルスは，**図 8-25** のように示される．図は，傾斜磁場パルスの印加の様子を，横軸を時間，縦軸を傾斜磁場強度に正負の極性を考慮して記載してある．

G_r についても同様の考えから，信号検出時にリ

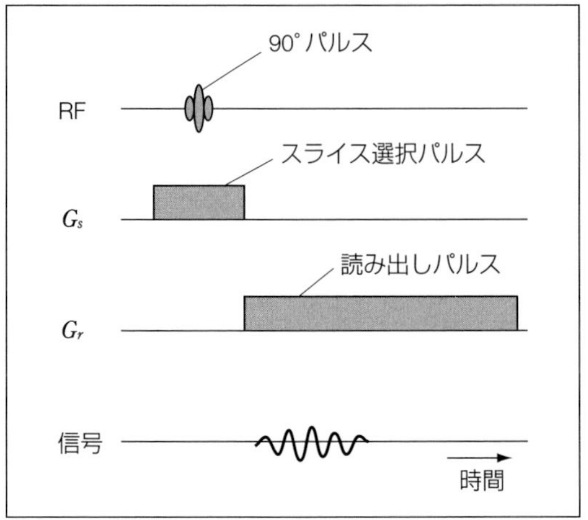

図 8-24　周波数エンコード

フェイズするように事前にディフェイズパルスを加える．読み出しパルスでディフェイズパルスが完全にリフェイズされる時間は，G_r のディフェイズパルスの時間積分値（面積）と，読み出しパルスの時間積分値が等しくなる時間であり，このとき信号値は最大になる．この時間がエコー時間（TE）である．

4. 位相エンコード

二次元 MRI 画像の位置情報のうちの第 2 の方向の位置情報は，画面の位置に応じて信号の位相を意図的に変えて得る．これを位相エンコードという．

位相エンコードのために印加される傾斜磁場を G_p と書き，**位相エンコードパルス**という．位相エンコードパルスは，RF 照射の後，読み出しパルスの印加の前に印加され，その大きさ（強度）を変えながら繰り返し RF 照射と信号検出を繰り返す（**図 8-26**）．繰り返しの数は，位相エンコード方向のマトリックス数と同じとする．

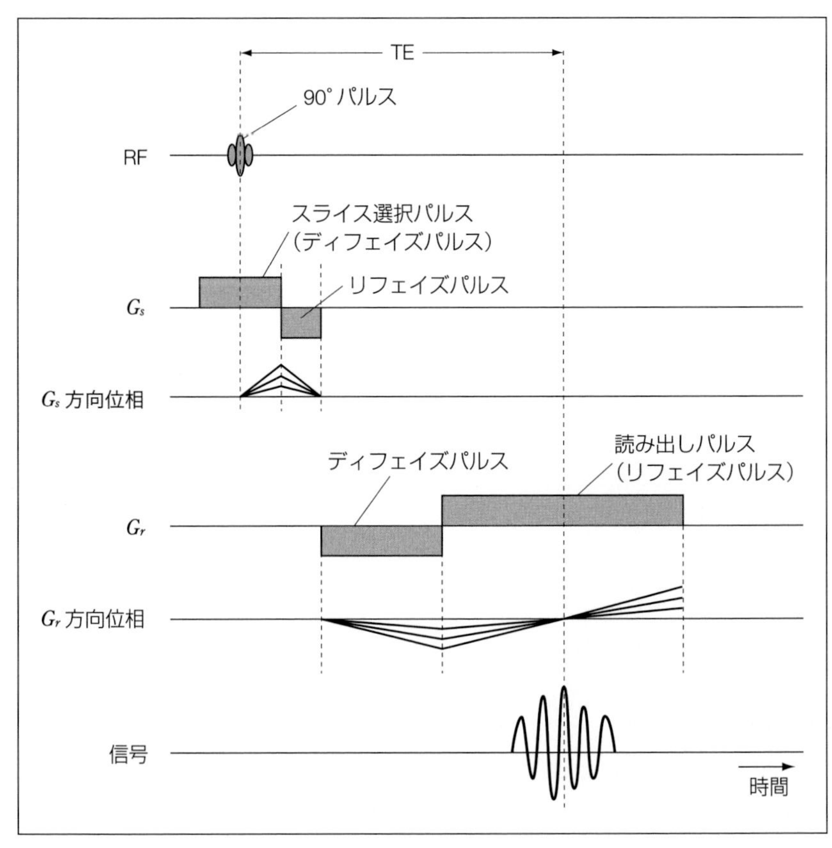

図 8-25　リフェイズパルスとディフェイズパルス

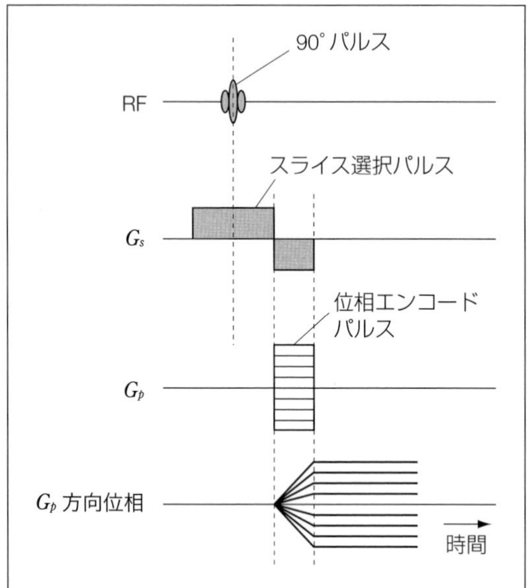

図 8-26　位相エンコード
図では 9 個の異なる大きさのエンコードパルスだが，実際は位相エンコード方向のマトリックス数（256 など）分だけ異なる大きさのパルスを繰り返す．

5. k 空間

k 空間とは，実空間（x-y 空間）を二次元逆フーリエ変換した空間で，k_x と k_y という 2 つの空間周波数で記述される．

MRI では，前述のように，実空間の位置情報を周波数エンコードと位相エンコードによって，MRI 信号自身に含ませている．これを実際の空間位置に変換し画像とするためには，二次元フーリエ変換を用いる．フーリエ変換は，**図 8-27** に示すように周波数空間の情報と実空間の情報を関連づけている．k 空間の 2 つの軸 k_x と k_y の単位は cycle/meter である．k 空間の一点一点の数値は，実空間の全体の磁化分布（すなわち画像）が，その点の表す空間周波数成分をどの程度有するかを示している．

MRI で計測される k 空間上の各点の信号は，複素データとして検出される．

1）k 空間の説明

通常，k 空間の周波数エンコード方向を k_x とし，位相エンコード方向を k_y 方向と表す．k 空間は原点を中心として左右が k_x の＋と－，上下が k_y の＋と－である．原点（k_x, k_y）＝(0, 0) は傾斜磁場を印加しないで取得することに相当する．原点周辺のデータは，低空間周波数の情報であり，おもに画像のコントラストを決定する．原点から離れたデータ

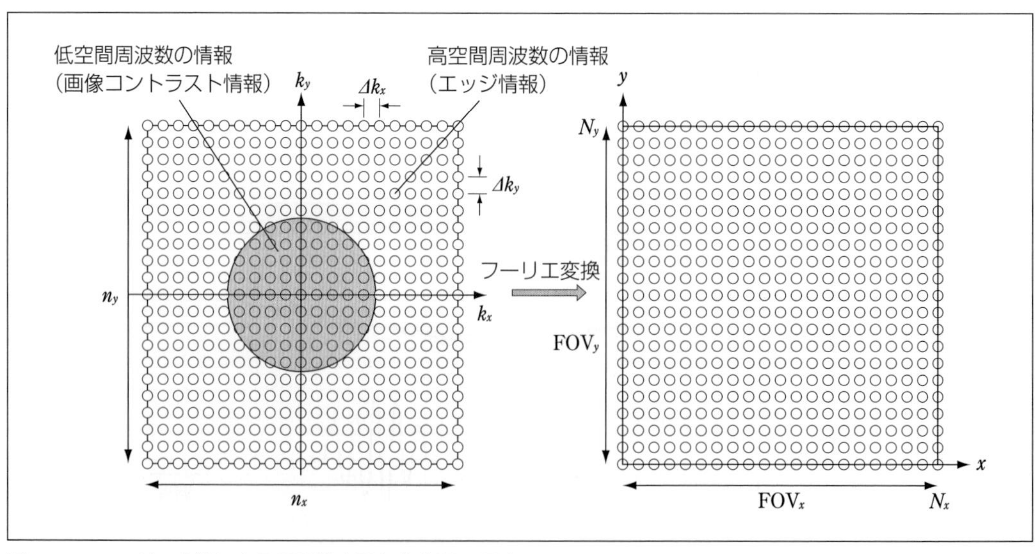

図 8-27　フーリエ変換による周波数空間と実空間の関連

は，高空間周波数の情報であり，画像のエッジの情報である．

k 空間上のデータ取得の格子間隔，Δk_x，Δk_y は画像の x 方向，および y 方向の視野（field of view：FOV）を決める．

$$\mathrm{FOV}_x = 1/\Delta k_x$$
$$\mathrm{FOV}_y = 1/\Delta k_y \qquad (8\text{-}16)$$

また，画像の空間分解能（Δx，Δy）は，

$$\Delta x = 1/(\Delta k_x \cdot n_x)$$
（n_x は x 方向のデータ点数）
$$\Delta y = 1/(\Delta k_y \cdot n_y) \qquad (8\text{-}17)$$
（n_y は y 方向のデータ点数）

である．

$N_x = n_x$，$N_y = n_y$ のとき，画像の空間分解能は FOV とマトリックスサイズを使って，FOV_x/N_x，FOV_y/N_y である．実際の MRI 装置では，折り返しアーチファクトを避けるため倍サンプリングすることもある．

また k 空間のエルミート対称性を使ったハーフフーリエ技術や，（空間分解能の差は残るが）高域の信号を取得しないでゼロとして再構成する手法（0 フィリング）で画像を再構成することもある．

このように，MRI 画像の FOV や空間分解能は，後述の検出器（RF 受信コイル）の素子数や大きさと無関係に決めることができる．このことは，他の診断装置と比べて特徴的であり，MR 画像の自由度の大きさの一つであると同時に撮像パラメータの多さの一つでもある．

2）k 空間軌跡

データを取得する順は，k 空間軌跡（k-trajectry）を使って説明される．k 空間軌跡の具体例は，次項で説明する．

6．パルスシーケンス

パルスシーケンスとは，MRI の信号を得るために，RF パルスの印加と傾斜磁場パルスの印加を，決められた時間に従って組み合わせた一連の動作のことである．

パルスシーケンスは，各種のコントラストで最良の画質を得るために，さまざまな種類がある．代表的なパルスシーケンスにはそれぞれに名称がつけられている．また，現在も新しいシーケンスが開発され，新しいコントラストや生体機能を画像化できるほか，従来よりも高画質・高速で画像が得られるようになるなど，日々進歩している．

パルスシーケンスのタイムチャートを**パルスシーケンス図**という．パルスシーケンス図によって，パルスシーケンスが，前述のエンコードやリフェイズ，ディフェイズを具体的にどのように組み合わせているかがわかる．また，パルスシーケンス図と k 空間軌跡を知ることで，そのパスルシーケンスが二次元の空間情報をどのように付与し信号を得ているかがわかる．そして，MR 画像の意味を詳細に理解するには，どのようなパルスシーケンスと k 空間軌跡で信号を取得したかが重要になる場合が多い．

パルスシーケンスで得られる一連の信号を $S(t_x, G_y)$ と書くことにする．ここで，t_x は，周波数エンコード傾斜磁場をかけながらエコーを時系列に計測することを意味する．G_y は，位相エンコード傾斜磁場の強度を変えながらエコーを繰り返し計測することを表している．$S(t_x, G_y)$ は，読み出し方向 R を x，位相エンコード方向 P を y として次式となる．式では T_1，T_2 コントラストについては省略している．

$$S(t_x, G_y) = \int f(x, y) \exp\{j(\omega_x \cdot t_x + \omega_y \cdot t_y)\}\, dxdy \qquad (8\text{-}18)$$

ここで，ω は，傾斜磁場による磁気共鳴周波数の変化分である．すなわち，

$$\omega_x = \gamma\, G_x \cdot x \qquad (8\text{-}19)$$
$$\omega_y = \gamma\, G_y \cdot y \qquad (8\text{-}20)$$

である．ω_x，ω_y が傾斜磁場を用いたエンコードが信号に与える効果である．$f(x, y)$ は，被検者の磁化の空間分布である．t_x は読み出しパルスの印加時間，t_y は位相エンコードパルスの印加時間である．(8-18) 式は，検出される信号 $S(t_x, G_y)$ と求める磁化の空間分布 $f(x, y)$ が，二次元フーリエ変換の

関係にあることを表している．(8-18) 式の右辺をみると，ω_x と ω_y は互いにまったく同じ形で指数関数のカッコの中に入っており，周波数エンコードと位相エンコードはパルス印加の仕方が違うにもかかわらず両者は数学的に区別がなく同等であることがわかる．共鳴周波数 ω_x，ω_y と空間周波数 k_x，k_y の関係は，次式となる．

$$k_x = \omega_x \cdot t_x / x \tag{8-21}$$
$$k_y = \omega_y \cdot t_y / y \tag{8-22}$$

パルスシーケンスはいろいろあるが，もっとも基本的なパルスシーケンスとして，グラディエントエコーシーケンスとスピンエコーシーケンスがある．つぎに，これを説明する．

1）グラディエントエコーシーケンス

グラディエントエコー（gradient echo：GRE，GrE または GE）シーケンスのパルスシーケンスを**図 8-28a** に示す．RF 印加パルスは 90°以下が使われ，これを α°と記した．パルスシーケンスではまず，RF パルスをスライス選択パルスとともに印加し，横磁化を発生させる．つぎにスライス傾斜磁場のリフェイズパルスと位相エンコードパルスと読み出しのディフェイズパルスを印加する．これらのパルスの後，読み出し傾斜磁場パルスを印加して信号（エコー）を計測する．RF 励起の繰り返し時間は TR という．**図 8-28b** は二次元 GRE シーケンスの k 空間軌跡である．先ほど説明した 1 回の RF 励起で，k_x 方向の 1 ラインのエコー信号を取る．時刻 TE で取得する信号は，$k_x = 0$ の点に相当する．1 ラインのデータ数は，典型的には 256 である．最初の RF 励起から TR の時間をおいて，すなわち k_y を変えて 2 回目の RF パルスを照射し，位相エンコード量を変えて，第 2 の k_x 方向の 1 ラインを取得する．これを繰り返し，（たとえば 256 列の）データをすべて取得する．k_y 方向のデータ列をどのような順番で取得するかは，さまざまであるが，もっとも単純には，k_y の＋側のもっとも大きいところから順次取得し，－側のもっとも大きいところで計測を終わる．

k 空間軌跡とパルスシーケンスの傾斜磁場パルスは，次式で関係づけられる．

$$\Delta k_x = \gamma \cdot G_x \cdot \Delta t_x \tag{8-23}$$
$$\Delta k_y = \gamma \, \Delta G_y \cdot t_y \tag{8-24}$$

ここで，Δt_x は 1 データを計測する時間である．ΔG_y は位相エンコードパルスのステップ，t_y は位相エンコードパルスの時間幅である（**図 8-28a**）．

GRE シーケンスは，MR 検査の基本的なシーケンスである．短い TR と短い TE で T_1 強調の画像コントラストが得られる．脳の白質と灰白質を高コントラストで描出するために用いられる．また，TR を十分短くして生体組織の信号を抑制した状態で撮像面に流入する血流を高信号で描出することが可能である．これをタイムオブフライト MR アンギオグラフィ（TOFMRA）という．また，Gd（ガドリニウム）や Fe（鉄）系の造影検査に用いられる．なお，これらの撮像には，基本的な GRE シーケンスにそれぞれの利用に適した工夫が追加されて実用となっている．

図 8-28c に，GRE で撮像された画像の例を示す．

2）スピンエコーシーケンス

二次元スピンエコー（spin echo：SE）シーケンスのパルスシーケンスを**図 8-29a** に示す．SE 法では，90°パルスをスライス選択パルスとともに印加し，横磁化を発生させる．つぎにスライス傾斜磁場のリフェイズを行うとともに，位相エンコードパルスと読み出しのディフェイズパルスを印加する．180°パルス（反転 RF パルス）をスライス選択パルスとともに印加し，位相を x-y 平面内で反転する．読み出しパルスを印加しつつ，信号（エコー）を検出する．時刻 TE で，リフェイズがなされ，エコー信号は最大となる．この繰り返しを TR の間隔で複数回，位相エンコードパルスの強度を変化させつつ行い，画像再構成に必要なすべての信号を取得する．このとき，読み出しパルスや，RF パルスは同一である．**図 8-30** に，SE シーケンスにおける磁化の振る舞いを模式的に示した．図からわかるよう

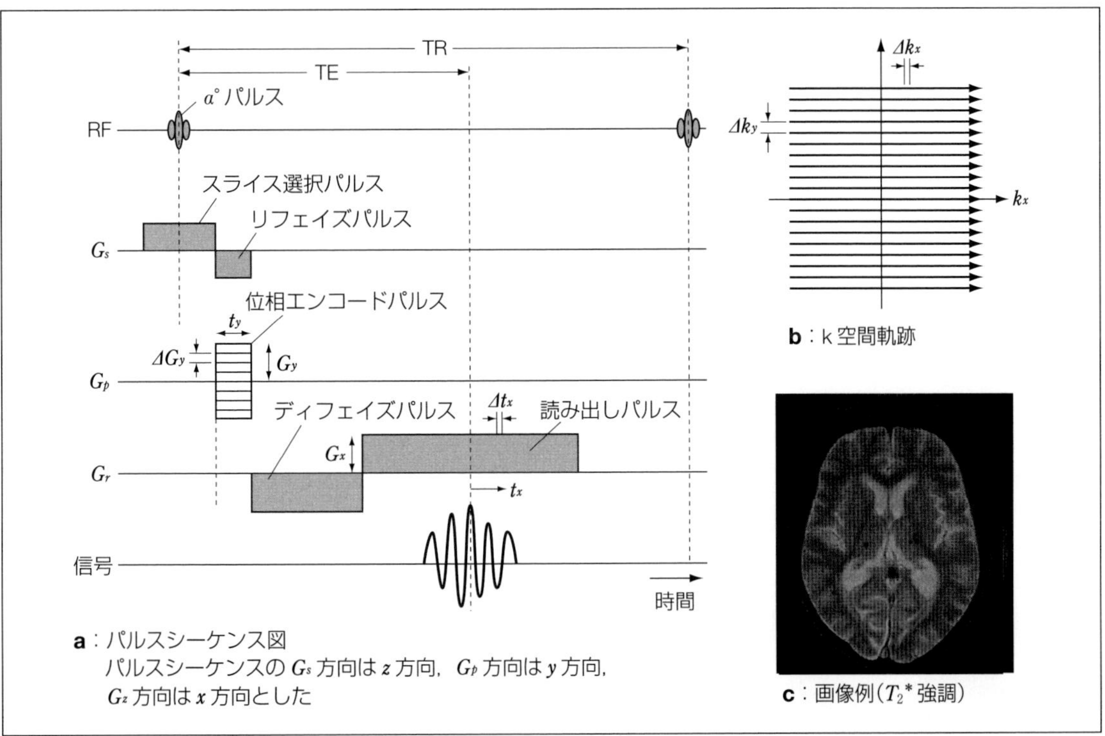

a：パルスシーケンス図
パルスシーケンスの G_s 方向は z 方向，G_p 方向は y 方向，G_z 方向は x 方向とした

b：k 空間軌跡

c：画像例（$T_2{}^*$ 強調）

図 8-28　グラディエントエコー（GRE）シーケンス

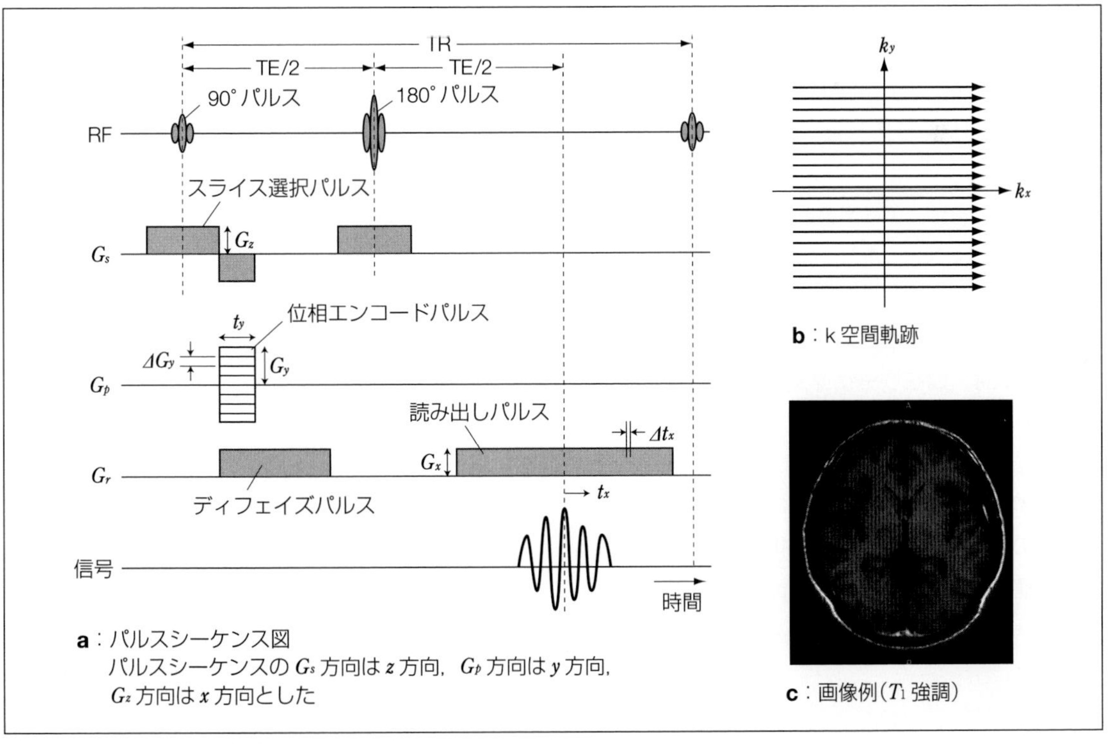

a：パルスシーケンス図
パルスシーケンスの G_s 方向は z 方向，G_p 方向は y 方向，G_z 方向は x 方向とした

b：k 空間軌跡

c：画像例（T_1 強調）

図 8-29　スピンエコー（SE）シーケンス

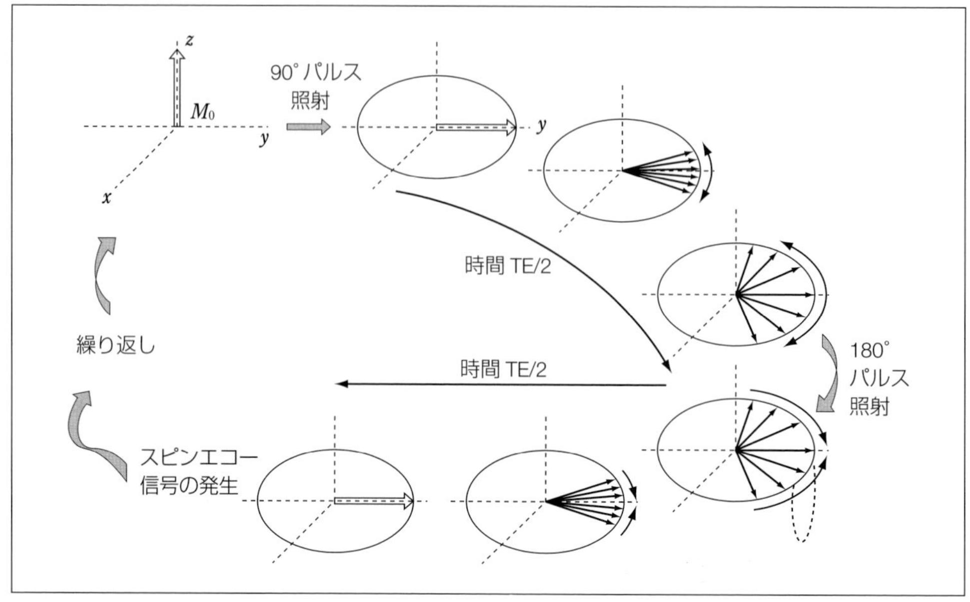

図 8-30　SE シーケンスの磁化の振る舞い

に，SE シーケンスは，180° パルスを印加することで，T_2* 減衰を再収束できることが特徴である．すなわち，磁化率の差に伴う磁場ひずみ〔(8-9) 式の T_i〕に対して，その影響を消すことができ，磁場ひずみに伴う画質劣化が小さくなる．

SE シーケンスでは，90° パルスと 180° パルス 2 つで信号のコントラストをつくるので，この間に（血流のように）磁化が位置を変えると信号が小さくなる，もしくは，アーチファクトになる．そのため，血液が黒くなる．また，脳脊髄液などの拍動によってアーチファクトが生じることがある．

図 8-29b は二次元 SE シーケンスの k 空間軌跡である．これは，GRE シーケンスと同じである．

SE シーケンスは，TE と TR の組み合わせによって，T_2 強調画像と，T_1 強調画像，プロトン密度像が得られる（前述）．**図 8-29c** に，SE 法（T_1 強調画像）の例を示す．SE 画像と SE 法の高速化を図った高速スピンエコー法（fast spin echo：FSE，後述）は，臨床 MRI のもっとも基本的なシーケンスである．

3）その他のパルスシーケンス

その他の代表的なパルスシーケンスと対応する k 空間軌跡，画像を**図 8-31** に示す．また，パルスシーケンスの特徴を**表 8-4** にまとめた．

表 8-4　パルスシーケンスのまとめ

シーケンス名称	おもな用途，特徴
グラディエントエコー	MR アンギオグラフィ，Gd 造影検査（T_1 強調，T_2* 強調）
スピンエコー	T_2 強調，T_1 強調，PD 強調
高速スピンエコー	T_2 強調，PD 強調 高速撮像
エコープラナーシーケンス	拡散強調，脳造影パーフュージョン，脳機能計測 超高速撮像
ラディアル	体動アーチファクトが出にくい
ハイブリッドラディアル	体動アーチファクトが出にくい
スパイラル	短 TE 撮像，静音
三次元撮像	MR アンギオグラフィ，Gd 造影検査 等方ボクセル

(1)　高速スピンエコーシーケンス

図 8-31a は二次元高速スピンエコー（FSE）シーケンスである．FSE シーケンスは，SE シーケンスと類似したコントラストの画像を SE シーケンスよりも短時間で取得できる．

このパルスシーケンスでは，1 回の 90° RF パルスの印加後，連続して 180° パルスを印加して複数のエコーを取得する．すなわち，1 ラインの k_x 方向のデータを取得した後に，位相エンコードを変え，つぎのラインデータを取得する．FSE シーケンスは，SE シーケンスと同じく各エコーを反転 RF パルスで発生させるので T_2* 減衰は再収束されているので，SE シーケンスに比較的近いコントラストが得られる．1 回の 90°　RF パルス印加に対して N 回の位相エンコードを行えば，実質的に計測時間を 1/N に短縮できる．**図 8-31a** は，$N=4$ 倍速の例を示している．FSE パルスシーケンスは，すべてのデータ取得を磁化の T_2 減衰よりも早く行う必要がある．このようなシーケンスで，TE をどのように定義するかは厄介である．通常，k 空間の原点を取るタイミングを実効 TE として定義する（図では第 3 エコーの中心）．その理由は，k 空間の原点で取得する信号がもっともその画像のコントラストに反映されるからである．FSE は，短時間で，SE シーケンスに近い画像コントラストが得られるので，T_2 強調画像や PD 画像など，TR が長い撮像で頻繁に使われる．

(2)　エコープラナーシーケンス

図 8-31b は二次元エコープラナー（echo planar imaging：EPI）シーケンスである．このパルスシーケンスでは，1 回の 90° RF パルスの印加後，読み出しパルスを反転して繰り返し複数のエコーを取得する．EPI シーケンスは，複数エコーの発生が，GRE シーケンスと同じく読み出しパルスのみで行われるため T_2* 減衰の影響は残る．しかし，FSE よりも短時間でより多くのエコーを計測できる．この特徴を生かして，EPI シーケンスでは 1 回の RF パルスの印加で，取得するエコー数 N の数は FSE よりも多くでき，二次元上のすべてのデータを取得する使い方が多い．これをシングルショット EPI という．パルスシーケンス図では，1 ラインの k_x 方向のデータを取得した後に，位相エンコードの差分を与える．EPI シーケンスは，データ取得を磁化の T_2* 減衰よりも早く行う必要がある．EPI シーケンスの実効 TE は，k 空間の原点を取るタイミングである．

シングルショット EPI は，TR の繰り返しが不要で高速撮像ができるので，脳や全身の拡散強調撮像や，脳造影パーフュージョン検査，脳機能計測（functional MRI：fMRI）に用いられる．一方，EPI は T_2* の影響により，脳底部などで磁化率アーチファクトが強く出る傾向がある．

(3)　ラディアルシーケンス

図 8-31c はラディアルシーケンスの例である．ラディアルシーケンスは，エコーを左右，上下の直交上にスキャンするのでなく，原点を通る放射上〔ラディアル（radial)〕にエコーを取得する．そのためパルスシーケンスには，位相エンコード傾斜磁場がなく，代わりに，読み出し傾斜磁場の方向（$G_{r1}=G_x$，$G_{r2}=G_y$ の合成磁場）が TR ごとに変化する．

ラディアルシーケンスで得られたデータは，k 空間を埋めてはいるが，データの k 空間上の位置は，格子点上にはない．したがって，二次元フーリエ変換する前に，計測されたデータを使って補間処理を行い，格子点での信号を推定する処理を行う．これを**グリッディング**という．もしくは，二次元フーリエ変換の代わりに X 線 CT で用いるようなバックプロジェクション再構成で画像化する場合もある．

ラディアルシーケンスは，毎回 k 空間の原点のデータを得られるので，SN 比が向上し画像コントラストが向上するメリットがある．また，原点のデータが多いので体動アーチファクトが出にくい特徴がある．ラディアルシーケンスは次項のハイブリッドラディアルシーケンスとともに，体動アーチファクトが出やすい部位の撮像で補助的に使われる．

(4)　ハイブリッドラディアルシーケンス

図 8-31d は，ハイブリッドラディアルシーケン

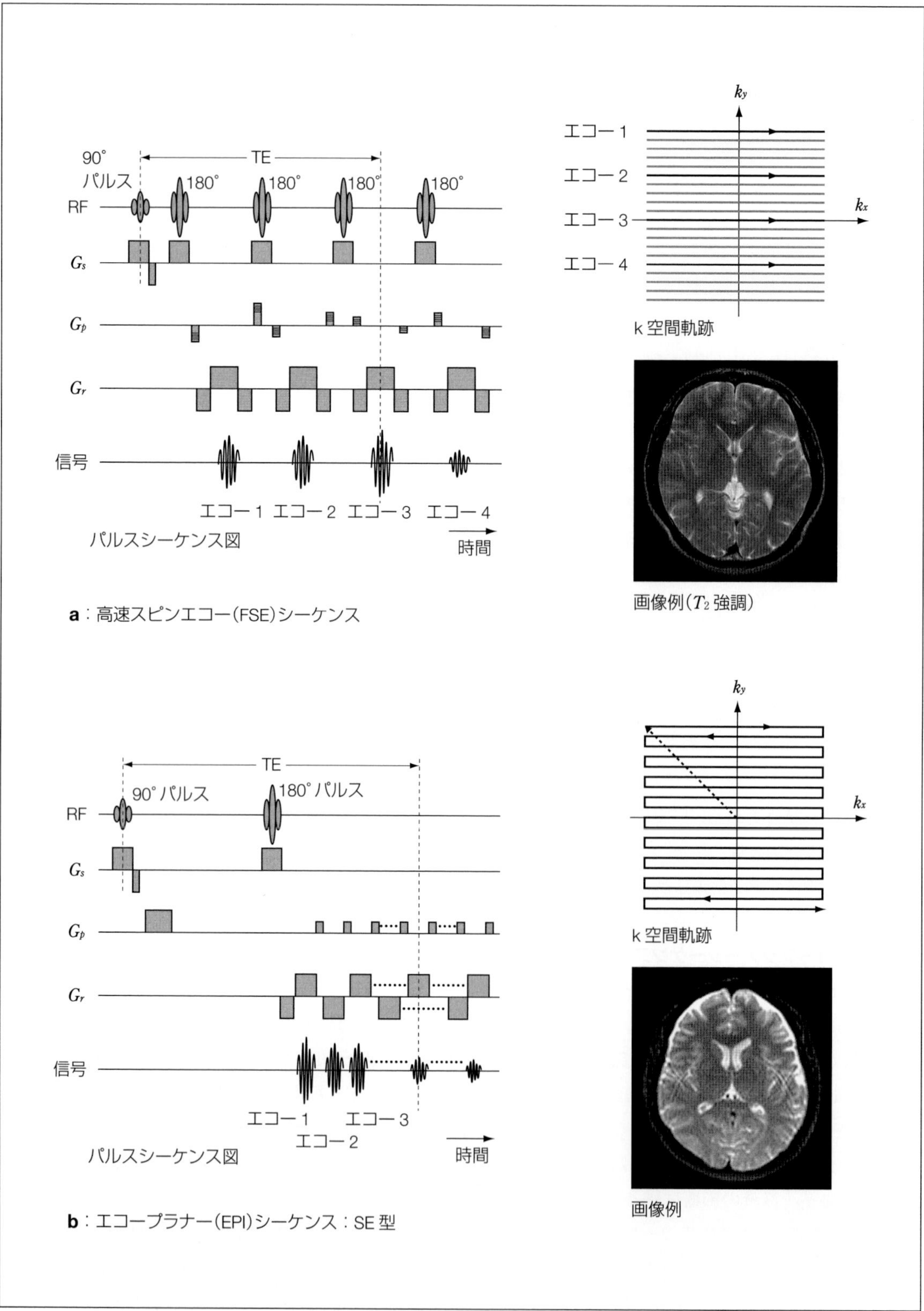

図 8-31　k 空間軌跡と対応するパルスシーケンス

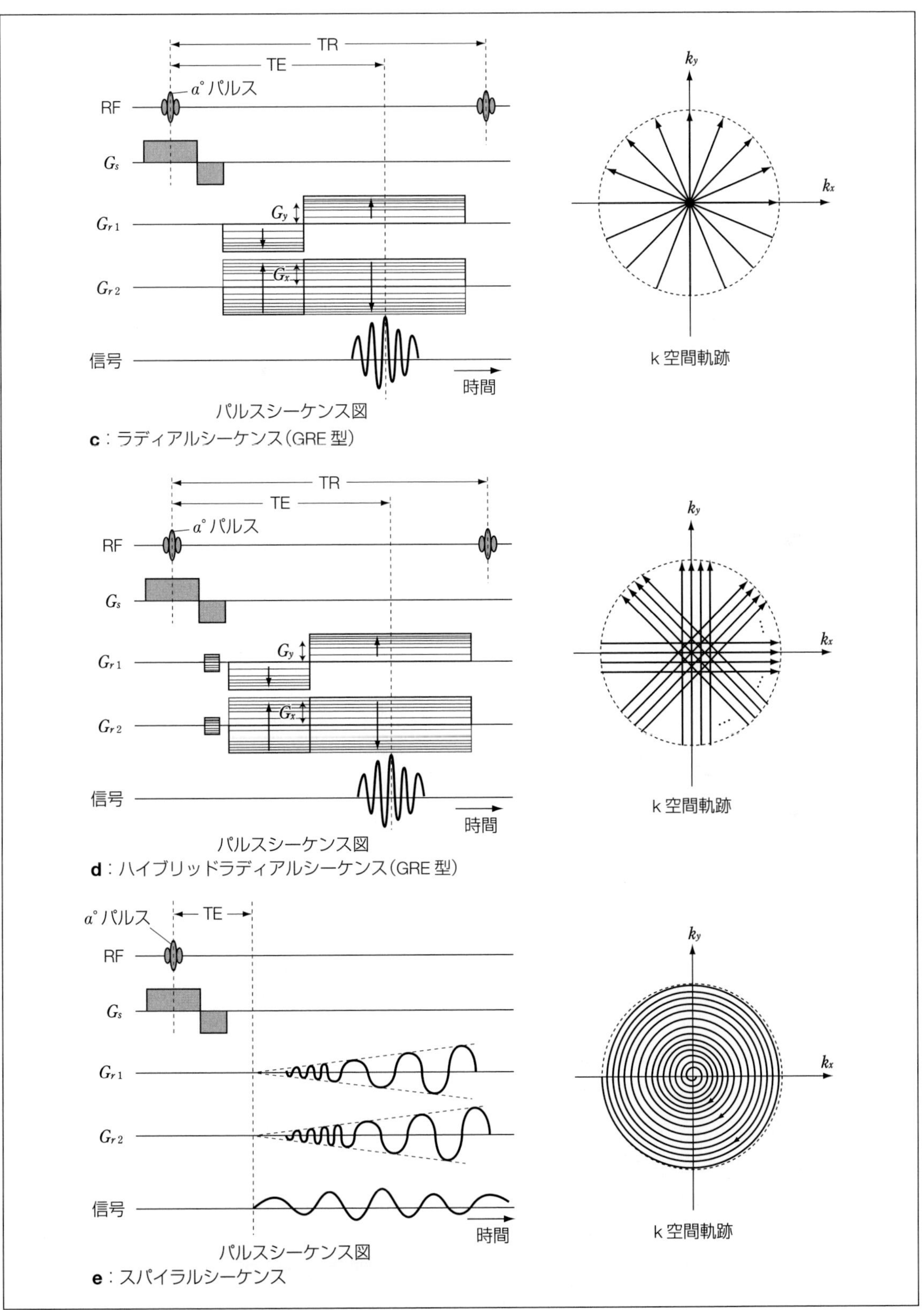

図 8-31　k 空間軌跡と対応するパルスシーケンス（つづき）

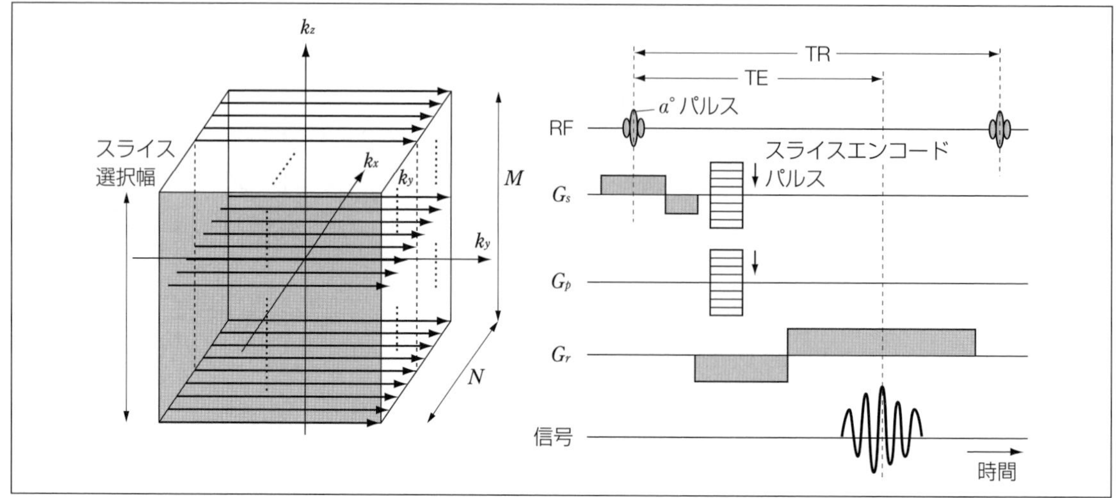

図 8-32　三次元撮像（GRE シーケンス）

スである．このシーケンスは，ラディアルシーケンスと通常の格子点サンプリングの中間的な信号取得をする．ハイブリッドラディアルシーケンスは，体動アーチファクトが出やすい部位の撮像で補助的に使われる．

(5)　スパイラルシーケンス

図 8-31e は，スパイラルシーケンスである．k 空間の原点から，渦巻状に高周波領域までのデータを取得する．スパイラルシーケンスの傾斜磁場は sin 状，cos 状に振動させる．スパイラルシーケンスでは，TE を 1ms 以下ときわめて短くできる．他方，静磁場不均一がアーチファクトになりやすい欠点があり，まだ実用化には至っていない．

7. 三次元撮像

ここまで，二次元撮像を k 空間軌跡と関連づけて説明したが，上記の考えを拡張して，三次元撮像を行うことができる．GRE シーケンスを例にとり，三次元パルスシーケンスと k 空間軌跡を**図 8-32** に示す．

パルスシーケンスで**図 8-31a** と異なるのは，スライス方向のスライス選択幅（スラブ厚という）が厚いことと，信号取得前にスライスエンコードパルスが入っていることである．すなわち，スライスエンコードと位相エンコードの 2 つを繰り返しながら，三次元 k 空間を走査していく．撮影の繰り返しは，

$N \times M$

N：位相エンコード方向の繰り返し
M：スライスエンコード方向の繰り返し

回である．撮像時間は二次元の，

$\mathrm{TR} \times N \times \mathrm{NEX}$

に対して，M 倍の

$\mathrm{TR} \times N \times M \times \mathrm{NEX}$

になる．ここで，NEX は積算回数である（NSA，NAQ ともいう）．

三次元撮像で，等方的な寸法の画素（**等方ボクセル**，または**アイソボクセル**という）が得られる．典型的には 1mm 程度の等方ボクセルが臨床で使われる．このような三次元撮像法は非造影の頭部・頸部血管の描出（MR angiography：MRA）や，体幹部の Gd 造影血管検査，脳・肝臓・乳房などの Gd 造影検査，脳灰白質の体積の計測などに使われる．また，磁気感受性強調撮像（susceptivility weighted imaging：SWI）にも使われる．

8. 画像の SN 比

静磁場強度を一定とした場合，画像の SN 比

(SNR) と撮像パラメータの関係は次式で示される.

$$\mathrm{SNR} \propto (\text{ボクセルサイズ}) \times (\text{計測回数})^{0.5} / (\text{計測帯域})^{0.5} \quad (8\text{-}25)$$

SN 比がボクセルサイズに比例する理由は，ボクセルサイズとそこに含まれる磁化の量は比例するからである．ボクセルサイズは，二次元撮像，三次元撮像のとき，それぞれ，

二次元撮像：

$$(\text{ボクセルサイズ}) = (\mathrm{FOV}_x/N_x) \cdot (\mathrm{FOV}_y/N_y) \cdot \Delta z \quad (8\text{-}26)$$

三次元撮像：

$$(\text{ボクセルサイズ}) = (\mathrm{FOV}_x/N_x) \cdot (\mathrm{FOV}_y/N_y) \cdot (\mathrm{FOV}_z/N_z) \quad (8\text{-}27)$$

である．ここで，Δz はスライス厚さである．ボクセルサイズを大きくすると SN 比は高くなる．そのためには，マトリックス数を小さくするか FOV を大きくする．二次元撮像ではスライスを厚くしてもよい．しかし，ボクセルサイズを大きくすると空間分解能は下がるため，両者を考慮して適切なボクセルサイズを決める必要がある．

(8-25) 式で使った“計測回数”は，フーリエ変換してボクセルを再構成するときに使われる信号の総数を意味する*7．したがって，

二次元撮像：

$$(\text{計測}) = N_x \cdot N_y \cdot \mathrm{NEX} \quad (8\text{-}28)$$

三次元撮像：

$$(\text{計測}) = N_x \cdot N_y \cdot N_z \cdot \mathrm{NEX} \quad (8\text{-}29)$$

である．三次元撮像は二次元撮像に比べ $\sqrt{N_z}$ 倍 SN 比が大きい．また積算回数を増やすと $\sqrt{\mathrm{NEX}}$ 倍 SN 比が大きくなる．

計測帯域 (Bandwidth：BW) は，

$$\mathrm{BW} = 1/\Delta t_x = N_x/t_{\mathrm{samp}} \quad (8\text{-}30)$$

である．ここで，Δt_x は 1 データを計測する時間である．t_{samp} はエコーのサンプリング時間 (sampling time) である．BW は狭いほうが SN 比が高くなるが，このとき Δt_x が延長し，エコーのサンプリング時間 t_{samp} が長くなる．そのため撮像シーケンスで設定できる最短 TE が延長するデメリットがある．

BW と傾斜磁場の関係は，

$$\mathrm{BW} = \gamma\, G_x \cdot \mathrm{FOV} \quad (8\text{-}31)$$

である．したがって，BW を下げるときは G_x を小さくしている．

4　臨床用ヒト MRI 装置

1．静磁場強度

臨床用ヒト MRI 装置として，0.2T から 3T までが実用化されている．ヒトを対象とした臨床研究用としては 7T 装置がある．静磁場強度が異なると，SN 比や生体の緩和時間，RF 照射の問題など，物理的な状況が異なってくる．そのため，それぞれの静磁場強度で特徴と使われ方が異なる．

1) SN 比

SN 比は静磁場強度に比例して上がる．これは，単位体積あたりのスピンの数が静磁場強度に比例して増え信号が増えるためである*8．

磁場強度の変化とともにその他の要因でも SN 比

---

*7 積算回数 (NEX) とは，異なる点に注意．ここでは，NEX に加えエンコード数の繰り返しによる SN 比の向上を考慮している．

*8 静磁場中の，単位体積あたりの磁化のうち高いエネルギーの磁化の数 N^+ と低いエネルギーの磁化の数 N^- の比は，ボルツマン分布によって決まる．

$$N^+/N^- = \exp(-\Delta E/kT) = 1 - \Delta E/kT \quad (\text{近似式})$$

ここで，$k(= 1.38 \times 10^{-23}$ [J/K]) はボルツマン定数，T[K] は絶対温度，ΔE はエネルギー準位の差である．核スピンの ΔE は非常に小さいので，室温下 (300K)，1T の静磁場中では，N^- の状態が 10^{-6} 程度 N^+ よりも多いのみである．また ΔE は，

$$\Delta E = \gamma\,(h/2\pi) B_0$$

なので，N^+ の数は，静磁場強度 B_0 に比例する．すなわち，信号源である磁化密度は，静磁場強度に比例する．

は変わる．次項で示すように，T_1 値の磁場強度依存性や検出信号の周波数帯域の大小によってノイズの増大もある．共鳴角周波数 ω_0 は，

$$\omega_0 = \gamma B_0 \quad (8\text{-}32)$$

であり，静磁場強度が増すと検出する信号の周波数も高くなる．

共鳴周波数が高くなることにより，被検者の動きによるアーチファクトが増える．また，高周波磁場の波長が短くなり適切なRF照射ができなくなるなどの困難もある．これらの理由で，現時点ではヒト臨床3T MRI装置は，1.5Tと比べて，SN比の向上が撮像部位によって1.2倍から2倍程度の範囲でばらついている．

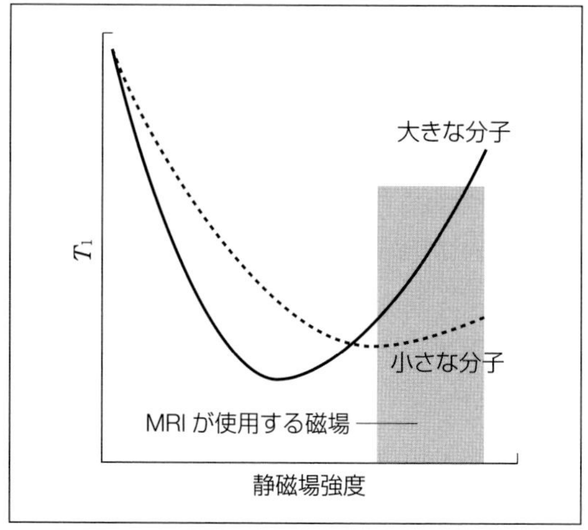

図8-33　静磁場強度と T_1 値の定性的な関係

2）T_1 値/T_2 値/$T_2{}^*$ 値

縦緩和時間 T_1 値が，スピン格子緩和あるいは熱緩和を表す時定数であることはすでに述べた．この T_1 値は，静磁場強度に対して，U字型を示す（**図8-33**）．T_1 値は，スピンの周辺の環境（格子）の熱運動が核スピンのエネルギー状態間の差と等しくなったときに最短になる（つまり，エネルギー移動が活発になり T_1 緩和が進む）．タンパク質などの大きな分子は小さな分子に比べ低磁場で T_1 値が極小になる．MRI装置では，この極小値よりも大きな静磁場でイメージングしている．したがって，静磁場が高くなるにつれて組織の T_1 値は長くなる．長くなる程度は組織ごとに異なる（**表8-5a**）．脳脊髄液（cerebrospinal fluid：CSF）のような自由水の T_1 は格子の熱運動エネルギーが高くスピンから格子への緩和が起こりにくいため T_1 値が長く，また磁場強度に対してほとんど変化しない．これらのことから，静磁場強度が変わると，組織間の T_1 比が変わり画像のコントラストが変わる（**表8-5b**）．また一般的な傾向として，高磁場では類似の T_1 強調コントラストを得るために信号の繰り返し時間TRをより長くする必要がある．

横緩和時間 T_2 値はスピン-スピン緩和を表す時定数であるが，この T_2 は静磁場強度にはほとんど依存しない．固体や粘性の高い物質では，T_2 緩和が速く T_2 値は小さい．自由水では，T_2 緩和は起こりにくく T_2 値が長い．T_2 緩和と T_1 緩和は同時に進行する．水以外では T_1 値 $>$ T_2 値なので，先に T_2 緩和が終了しその後しばらくして T_1 緩和が終了する．みかけの T_2 緩和を表す $T_2{}^*$（T_2 スター）は，静磁場強度が増すと急速に短くなる．その理由は，静磁場強度に比例して共鳴周波数が高くなることと関係する．$T_2{}^*$ 減衰の原因となる静磁場の局所不均一を ΔB とした場合，B_0 と $B_0 + \Delta B$ で磁化が反転し信号が打ち消しあうまでの時間〔$\propto T_{2i}$，（8-10）式参照〕は，

$$1/(\gamma \Delta B)\ [\mathrm{s}] \quad (8\text{-}33)$$

である．したがって，静磁場不均一が静磁場強度に比例しているとき（たとえば1ppmのとき），静磁場強度が増すと，ΔB も大きくなるので，磁化がゼロになるまでの時間（$\propto T_{2i}$）は，静磁場強度に反比例することになる．

したがって，高磁場では $T_2{}^*$ の影響が低磁場と比べて大きい．これを抑制するためには短時間で信号計測を行う必要がある．そのため，一般に，TEを短くし信号計測時間 t_{samp} を短くする．（8-30）式の関係から信号計測帯域（BW）は広くする．信号計測帯域が広いと（8-25）式から，SN比の劣化要因となる．$T_2{}^*$ 値は，T_2 値よりもつねに短い〔(8-10）式を参照〕．

表 8-5　0.5T と 1.5T の T_1 値の比較

a：組織の値

組　　織	T_1（0.5T）(msec)	T_1（1.5T）(msec)	T_1 比（1.5T/0.5T）
CSF（自由水）	＞ 4,000	＞ 4,000	1.0
骨格筋（結合 / 自由水）	600	870	1.4
灰白質（結合 / 自由水）	660	920	1.4
肝臓（結合 / 自由水）	320	490	1.5
脂肪組織	220	260	1.2

CSF：cerebrospinal fluid（脳脊髄液）

骨格筋，灰白質，肝臓など結合水が多く含まれる組織では 1.5T で T_1 値が長い．脂肪組織も 1.5T で T_1 値が長いが，変化の程度は結合水を含む組織よりは小さい．多くの場合，これらの傾向は，臨床で使われつつあるより高磁場域でも同様である．

（SMRI MResource Guide：1994 版：Wood ML, et al：Physical MR desktop data. J Magn Reson Imaging 3（Suppl）：19-26, 1993）

b：組織間のコントラスト

組　　織	T_1 比（0.5T）	T_1 比（1.5T）
CSF　対　灰白質	6.1	4.6
骨格筋　対　脂肪組織	2.8	3.4
骨格筋　対　肝臓	1.9	1.8

T_1 緩和時間の効果は，静磁場が高いときに，CSF と灰白質のコントラストを下げ，骨格筋と脂肪組織のコントラストを上げる．骨格筋と肝臓のコントラストは，臨床で使われる静磁場強度では，ほとんど変化しない．

以上をまとめると，T_1 値がもっとも長く，ついで T_2 値，そして T_2^* がもっとも短い．式で書くと，

$$T_1 \geqq T_2 > T_2^* \tag{8-34}$$

である．この関係は磁場強度によらないが，磁場強度が高くなるにつれて，その差は広がる．

3）SAR（specific absorption ratio）

生体への高周波磁場の影響は，比吸収率 SAR として数値化される．SAR の単位は，W/kg である．RF 照射周波数は静磁場強度に比例する〔(8-3) 式参照〕ので，検出する信号量は，静磁場強度に比例して増加することは先に述べた．一方，このことは，同じ 90° パルスを打つために，高磁場では大きな出力の電磁場を被検者に照射することでもある．SAR は，次式で示される．

$$\mathrm{SAR} \propto \sigma r^2 B_0^2 \alpha^2 D \tag{8-35}$$

ここで，σ は被検者の電気伝導度，r は被検者の半径，B_0 は静磁場強度，α は RF パルスのフリップ角，D はシーケンス全体に対して RF パルスが印加されている時間的な割合（duty）である．この式からわかるように，SAR は静磁場強度の 2 乗に比例する．一方，SAR を減らすためには，フリップ角 α を小さくする（2 乗に比例）．実際，90° パルスに比べて 180° パルスは 4 倍の SAR になるため，反転パルスを多く用いる FSE シーケンスでは SAR が高い．反転パルスのフリップ角 α を 180° 以下にすることで SAR をさらに下げることができ，3T ではこの技術が使われている．

RF パルスの印加間隔 TR を長くし duty$D$ を小さくでき SAR が下がる（比例）．duty を減らすにはスライス枚数を減らすことも有効である．

SAR は安全基準で上限が決まっている．SAR が大きくなる 3T 以上では，基準内に SAR を抑えるためにパルスシーケンスにさまざまな工夫がなされている．

4）磁場強度ごとの装置の特徴

MRI の磁場強度によるおおよその分類として，0.2T（テスラ）以下の装置を低磁場装置，0.2T から 1T 未満を中磁場装置，1T～1.5T を高磁場装置，3T 装置以上を超高磁場装置という．

まず初めに，不測の事故を避けるためには，どの静磁場強度でも，金属（磁性体）を MRI 室に持ち込んではならない．酸素ボンベの MRI 室への持ち込みにより，ボンベが磁石に吸引され大事故が起きた例がある．メスなどの手術器具や携帯電話の持ち込みも同じくたいへん危険である．したがって，MRI 室に入る前に所持品の確認をすることが重要である．また，被検者自身が，体内や体表に静磁場の影響を受けるものを有することがある．たとえば，ペースメーカや人工骨，血管ステント，さらにヘアピンやネックレス，イヤリングなどである．これらに対しては，被検者に直接確認することや，撮影中はつねに患者をモニタすることなどの配慮が必要となる．

つぎに，磁場強度ごとの利点と欠点を述べる．

(1)　中磁場装置

利点：

①傾斜磁場の音が小さい（音の発生元である振動は磁場強度に比例するので）．

②ランニングコストが低い（超電導磁石を使わないので）．

③（磁場が低いので）漏えい磁場が小さく狭い部屋に設置できる．

④ケミカルシフトや体動，血流アーチファクトが少ない．

⑤ T_1 が短いので短 TR でも T_1 コントラストがつきやすい．

⑥ SAR が低い．

⑦ RF コイルの感度が高い（中磁場で多い垂直磁場方式ではソレノイド型高感度 RF 受信コイルを使用できるため）．

⑧磁化率効果が低いので磁化率アーチファクトが出にくい．

欠点：

① SNR が低い．

②磁化率効果が低く，石灰化，鉄沈着，出血のコントラストが低い．

③（永久磁石では）重量が大きい．

(2)　高磁場装置

利点：

①頭部，体幹部，四肢，すべての部位で SN 比が高い．

②磁化率効果が高い．

③コントラストが高い．

欠点：

①騒音が大きい．

② SAR が高い．

③磁性体の吸引が大きな事故につながる．

(3)　超高磁場装置

利点：

① SN 比がさらに高い．

②頭部の高空間分解能画像が得られる．

③磁化率効果がきわめて高く，コントラストの優れた画像が得られる（石灰化，鉄沈着，出血，磁化率イメージングなど）．

④生体機能・代謝にかかわる計測ができる．

欠点：

①騒音が大きい．

② SAR がさらに高い．

③ RF 照射の B_1 不均一が大きい．

④化学アーチファクトが大きい．

⑤磁化率アーチファクトが大きい．

⑥装置価格が高い．

⑦ T_1 が長く T_1 コントラスト画像が得にくい．

⑧磁性体の吸引が大きな事故につながる．

2．静磁場磁石

静磁場は，MR の撮像領域内で均一であることが重要である．ヒトを撮像する場合，頭部では直径 20cm の球形内（diameter of spherical volume：20cmDSV）体幹部では，35cmDSV 内で静磁場の均一度が高いことがよい．水と脂肪の周波数数差が3.5ppmなので，これを分離するために，3.5ppmよりも小さい静磁場不均一が求められる．静磁場の不均一が小さくなるように静磁場を調整することを**シミング**という．磁石設置時に，小さな金属片で調整することを**パッシブシミング**（passive shimming）という．ヒトを入れたときに，ヒトの磁気感受性によって静磁場がひずむ．これを補正するために特別なコイルがあり，これを**シムコイル**（shim coil）という．シムコイルでシミングすることを**アクティブシム**（active shim）という．

MRI装置の設置では，周囲への磁場の漏れを検討すべきである．立ち入り制限区域を定め，この区域の外側は，現状，0.5mT（5Gauss）を超えてはならない．

静磁場を発生させる磁石は，大きく3つの方式がある．その特徴をつぎに説明する．

1）常電導磁石

常電導磁石（resistive magnet）方式は，歴史的には最初に研究開発された方式である．常電導磁石方式は，**図8-34**に示すように，ダブルヘルムホルツ型の空芯/鉄芯コイルに一定電流を流すことで静磁場を発生させる．静磁場強度は電流量に比例する．コイルの線材は，銅やアルミニウムである．

常電導磁石方式はMRIの実用化初期に，全身用MRIに用いられた．しかし，静磁場発生のための数十kWの電流電源が必要で消費電力が大きい．また，冷却水が必要なこと，磁場の安定性が悪い点，設置条件と運転経費面での制約が大きく，空芯型常電導装置はほとんど用いられなくなった．その後，空芯方式でなく，鉄芯付きコイル方式，すなわち継鉄付き常電導方式が見直され，C-arm方式とよばれる垂直磁場型が用いられた．

常電導磁石MRIの利点と欠点は以下のとおりである．

利点：

①軽量である．

②小型である．

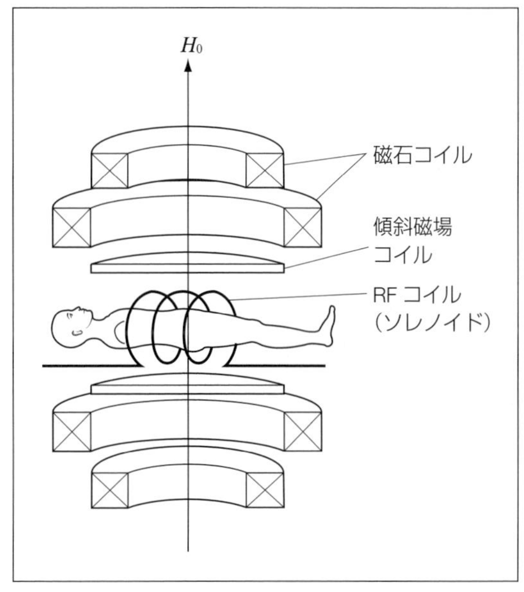

図8-34　常電動磁石方式（垂直型）磁気回路

欠点：

①静磁場発生のための電力消費量が大きい．

②磁石の発熱が大きいため水冷却が必要である．

③直流電源出力のノイズや出力変動による静磁場の揺らぎがあり，安定性が低い．

2）永久磁石

永久磁石（permanent magnet）は，超電導方式や常電導方式のように静磁場を発生するのに冷媒や大電力を必要とせず，また，（ヨークを用いることで）漏えい磁場空間も狭いという利点がある．磁場発生効率の観点からみると，高い磁場を発生するためにはより多くの磁石素材を使用しなければならず，経済性の観点から高い磁場が発生できないことが欠点である．そのため，現在，0.2Tから0.4Tまでの静磁場強度のMRI装置に使われている．

永久磁石の材料に関する研究では，日本は世界的に高いレベルにある．永久磁石材料は，残留磁気と保持力の大きな材料をさし，外部から大きな磁気エネルギーで着磁されると，永久に磁場を発生することができる．その強さは，単位体積あたり外部に発生できる最大磁気エネルギーの大きさ $BH_{(max)}$（最大エネルギー積）で表す．おもな永久磁石には，ネ

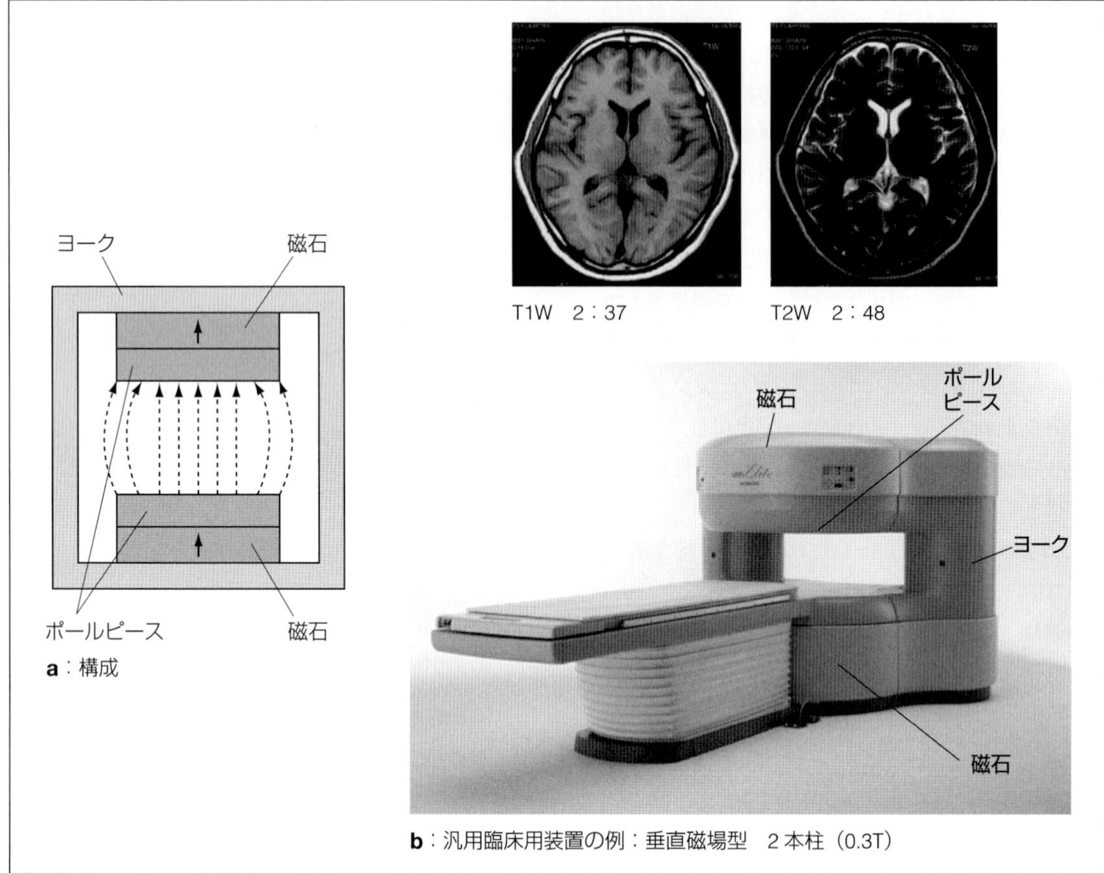

図 8-35　永久磁石方式（垂直型）磁気回路

オジウム・鉄・ホウ素磁石（Nd-Fe-B）[$BH_{(\mathrm{max})}$ = 37.0MGOe]，希土類コバルト磁石（Sm-Co）[$BH_{(\mathrm{max})}$ = 31.0 MGOe]，フェライト磁石 [$BH_{(\mathrm{max})}$ = 4.6MGOe]，アルニコ磁石 [$BH_{(\mathrm{max})}$ = 11.0MGOe] がある．

フェライト磁石やアルニコ磁石は比較的安価に入手できるが，*BH* 積が小さい．最初につくられた永久磁石方式の MRI 装置（0.3T）は，フェライト磁石を用いたため，その重量が 100t にもなった．しかし，その後安価で，*BH* 積の大きい Nd-Fe-B 磁石が開発されて，永久磁石方式 MRI の実用化が加速された．

永久磁石方式は，**図 8-35a** に示すように永久磁石と磁極（ポールピース），ヨークからなる．永久磁石は静磁場発生に電力を必要としない．一方，磁石の温度が変わると静磁場が変動するので，ヒーターによる恒温化をするなど，温度管理を高精度に行う必要がある．磁気回路として使用する磁石重量は，ほぼ磁場強度の 2 乗に比例する．その制約のなかで，対象とする磁場強度や均一磁場空間の大きさに対して，使用する磁石をいかに少なくするかが課題である．

永久磁石方式は，0.2〜0.4T のオープン型 MRI が主流であり，その装置は汎用臨床用に広く普及している（**図 8-35b**）．

永久磁石 MRI の利点と欠点は以下のとおりである．

利点：

①冷却剤が不要で，運転経費が安い．

②磁石に電流を流さないので，消費電力が小さ

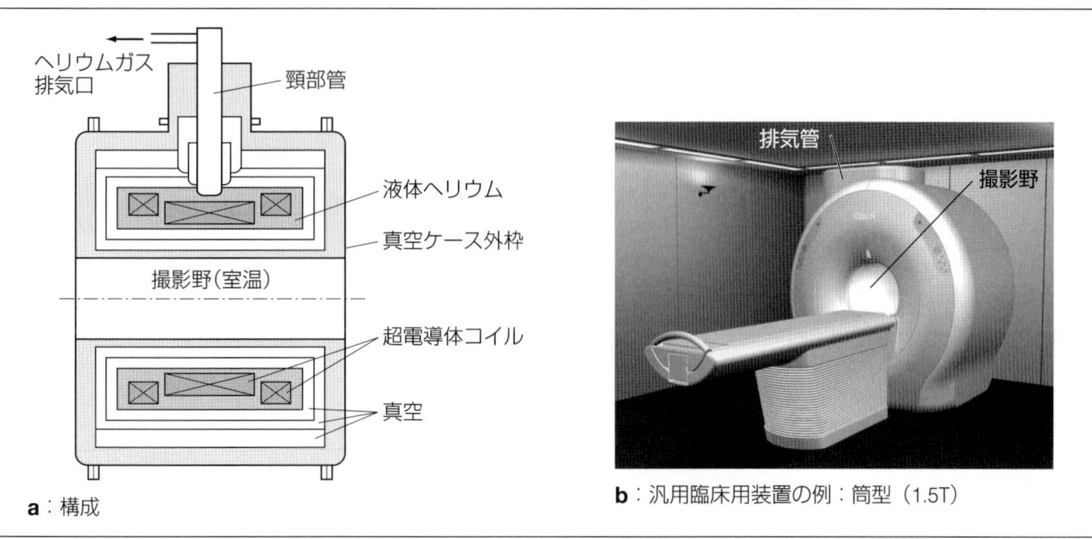

図 8-36　超電導磁石方式（水平型）磁気回路

い.

③外来電流ノイズにより静磁場が乱れることがない.

④漏えい磁場が小さく設置面積が狭くてよい.

欠点：

①磁石やヨークがあり重い.

②静磁場をゼロに減磁することができない.

③磁石の温度が変わると特性が変わるため磁石温度をつねに一定に保つ必要がある.

3）超電導磁石

超電導磁石は，0.5T 以上の静磁場強度に用いられている．超電導磁石方式は，**図 8-36a** に示すように，超電導コイルが 4.2K（−269℃）の液体 He 中に浸され低温に保たれている．液体 He 槽は断熱のため，真空容器に封入されている．超電導線材は，ニオブチタン合金（NbTi）が用いられる．この臨界温度は 9.5K であり，それ以下の温度であれば電流の抵抗値がゼロになる．したがって，一度電流を流すと，消費電力はゼロであり，電源を取り外しても永久に電流が流れ続ける．

超電導方式は，常電導方式と異なり，定電流電源が不要であるし発生する磁場も時間変動がない．静磁場強度は，定電流量に比例する．なんらかの理由（意図的もしくは偶発的のどちらでも）で超電導線材の温度が上がると，超電導状態から常電導状態に移り，電流がゼロとなり磁場は消滅する．これを**クエンチ**とよぶ．このとき，線材の電気抵抗により大量の発熱が生じ，液体 He が一瞬で気化し大量の He ガスが発生する．そのため，装置には安全弁や He の排気口の設置などの安全対策が必須である．He ガスが室内に充満すると酸素欠乏状態になる．クエンチが起きたときはただちに室内の He の排気をするとともに，患者や術者は検査室から退避する必要がある．

He は真空容器（クライオスタット）に入っているが，時間とともに少しずつ気化して減っていく．この気化する He は補充するか，冷凍機をつけて再度液化してクライオスタットに戻す．

超電導磁石の形状は，筒型（トンネル型）とオープン型がある．筒型は，1.5T や 3T の MRI で用いられる（**図 8-36b**）．

トンネル型は，磁場発生効率が良いので，1.5T 以上で唯一実用化されている．最近では，トンネルの長さを少し短くする（1,000mm 程度），内径を少し大きくする（直径 600〜740mm 程度）などの工夫をして開放性を改善する傾向にある．

オープン型超電導磁石は，磁場発生効率が低く装

a
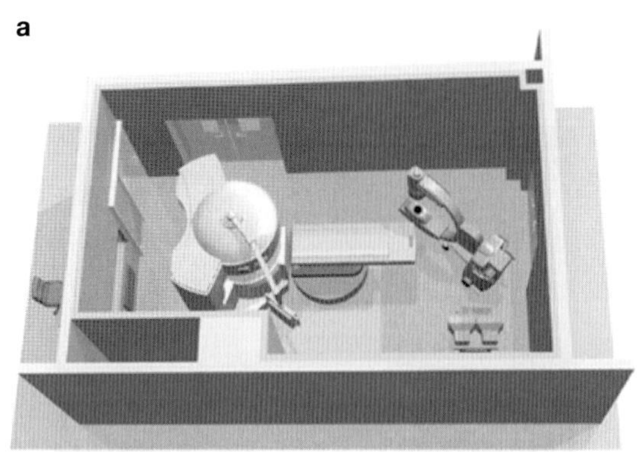

b
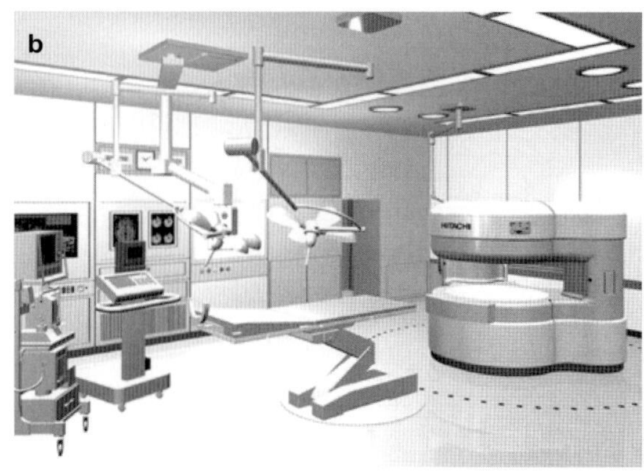

図 8-37　インターベンション MRI・手術室 MRI
磁場発生エリアに持ち込む機器は非磁性材料であり，持ち込みの機器は厳重に管理される．電子ノイズなどについて特別な管理がされる．
a：インターベンション MRI．診断から治療へと活躍の場を広げるオープン MRI．回転テーブルにより X 線装置のリアルタイム撮像との組み合わせを可能とした例．
b：手術室 MRI．手術室にオープン MRI を設置し，脳腫瘍手術中に残存腫瘍の有無を確認しながら手術を進める例．手術成功率が高まる．

置価格が高くなるが，開放性に優れる特徴があり，0.6T から 1.2T 程度までが実用化されている．

超電導磁石 MRI の利点と欠点は以下のとおりである．

利点：
①高い静磁場強度が得られる．
②消費電力が比較的少ない．

欠点：
①冷却のためにヘリウムや液体窒素が必要である．
②クエンチの可能性がある．

3．装置形状

装置形状は，オープン型，クローズ型，その他の形状に分けられる．その特徴を説明する．

1）オープン型

オープン型は，撮影野を取り囲む部分が開放性に優れる．オープン型装置は，垂直磁場型（ハンバーガー型）が主流であり，1 本柱と 2 本柱構造がある．垂直磁場型は，汎用撮像のほかに，MRI ガイド下で行われる IVR（インターベンション MRI）（**図 8-37a**），手術室 MRI（**図 8-37b**）などに用いられる．

開放性に優れるため，閉所恐怖症や，撮影中の付添いが必要な幼児への適用，大型体型の被検者への適用に優れる．また，肩関節や上腕・手関節などの撮影が，テーブルを左右に動かすことにより静磁場中心で撮像できるため，クローズ型に比べ高画質である．さらに，設置性や保守性の容易なことから，中小クリニックや，小規模臨床病院，整形外科などで広く用いられている．近年の計測技術の進歩から，汎用臨床における 1.5T 装置との機能面での差はほとんどない．

2）クローズ型

筒型の MRI 装置はオープン型と対比してクローズ型ともいう．1.5T と 3T の MRI 装置はすべてクローズ型である．クローズ型は，閉所恐怖症患者の撮影には向かないが，もっとも普及している．とくに 1.5T MRI は，ほぼすべての MRI 機能を実現でき，大型病院を中心とした汎用臨床に用いられる（**図 8-36** 参照）．

3T MRI は，2005 年以降，臨床に普及し始めた装

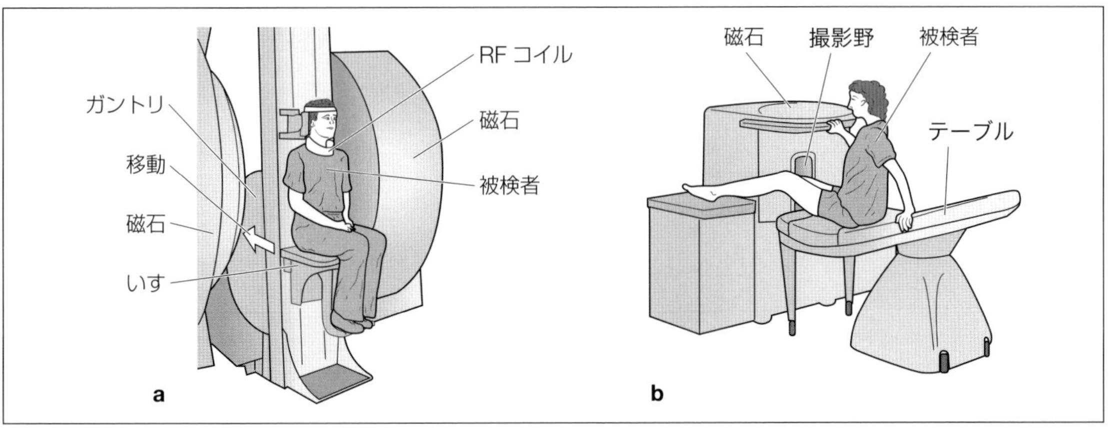

図 8-38　その他の MRI 装置
a：立位型（米国，FONAR 社），b：四肢専用型（イタリア，ESAOTE 社）．

置で，全身が撮像できる最高磁場強度の MRI である．頭部，四肢などで，1.5T を上回る高画質撮像が可能である．また，スペクトロスコピーなどの生体機能撮像も容易になる．汎用臨床のほか臨床研究用にも用いられる．3T 装置では，静磁場磁石の外部に生ずる磁場（漏えい磁場）が大きくなる．

7T MRI もクローズ型である．ヒトの臨床研究が行われている．頭部領域の適用が主である．

3）その他の形状

特殊撮像の装置として，立位型や四肢専用型がある．

立位型は，立ったまま，座ったままの生体の状態を撮像するために開発された（**図 8-38a**）．

四肢専用型は手関節，足関節を専用に撮像する装置である．撮像部位を限定することで，ガントリを小型化している．傾斜磁場コイルと RF 送受信コイルも小型化でき，全体として小型で場所をとらない装置が実現されている．RF シールドを不要とした装置もある（**図 8-38b**）．

5　MRI 基本構成と動作

1．MRI の基本構成

MRI システムのブロック図を**図 8-39a** に示す．また関連部分の写真を**図 8-39b〜c** に示す．

静磁場磁石のつくる均一磁場領域（直径 300〜400mm の球状の領域）の中心に被検者が横たわる．撮像部位と磁石の間には，高周波（radio frequency：RF）磁場を被検者にパルス照射するための RF 送信コイル，その直後に微弱な MR 信号を受信するための RF 受信コイル，X, Y, Z 方向の傾斜磁場を発生する 3 対の傾斜磁場コイルが設置される．傾斜磁場は RF 送信時とその後，RF 受信時とその前後に，パルスシーケンス（前述）に従ってパルス状に印加される．RF 送信コイルと RF 受信コイルは兼用されることもある．

MRI 装置の制御は操作卓から行う．操作卓では，撮像シーケンスと撮像に必要なパルスシーケンスパラメータ，およびその他の設定を，**図 8-40b** に示すように画像を表示して行う．このような設定画面を，**グラフィカルユーザーインターフェイス**（graphical user interface：GUI）という．

制御部（コンピュータ）では，パルスシーケンス

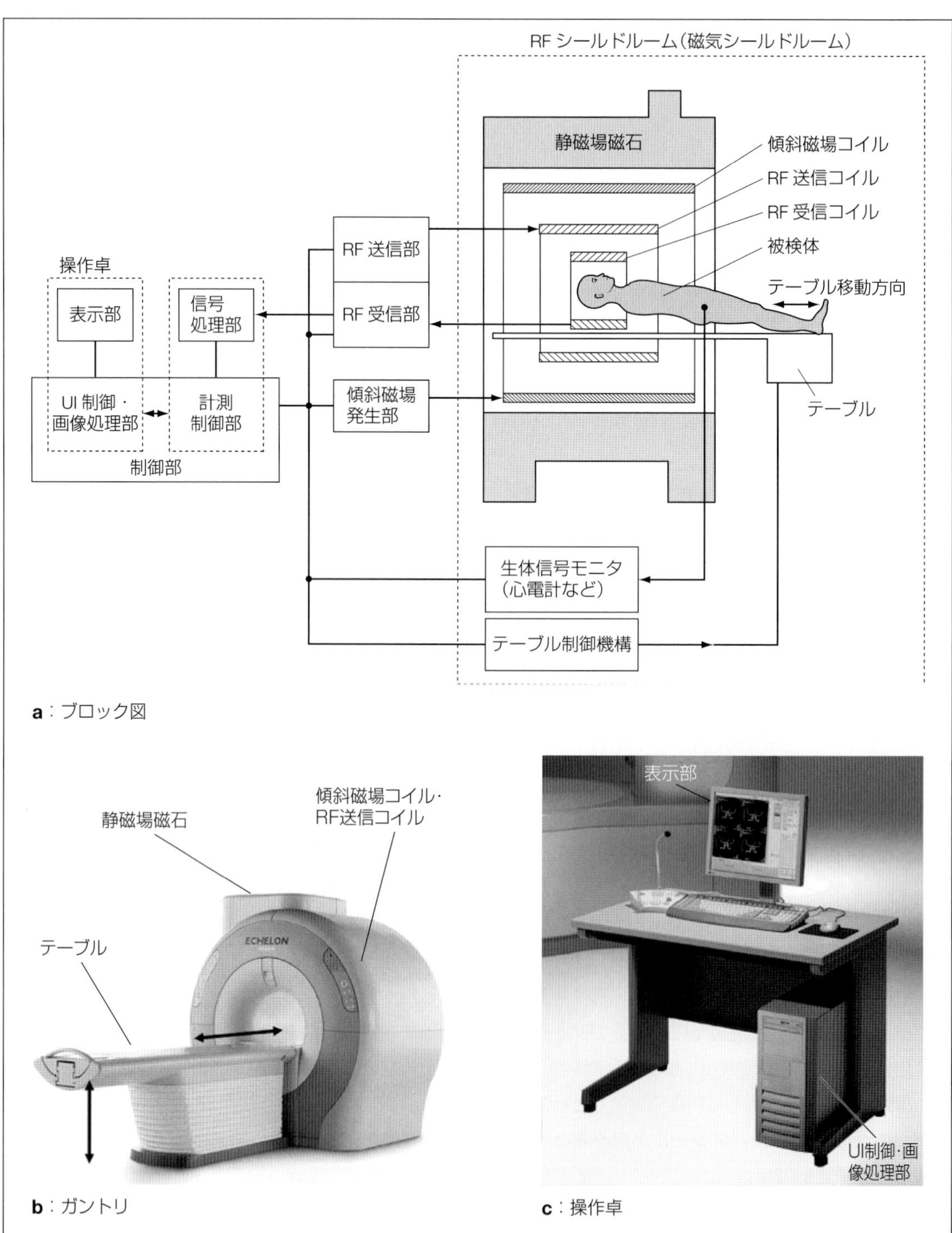

図 8-39　MRI システムの構成

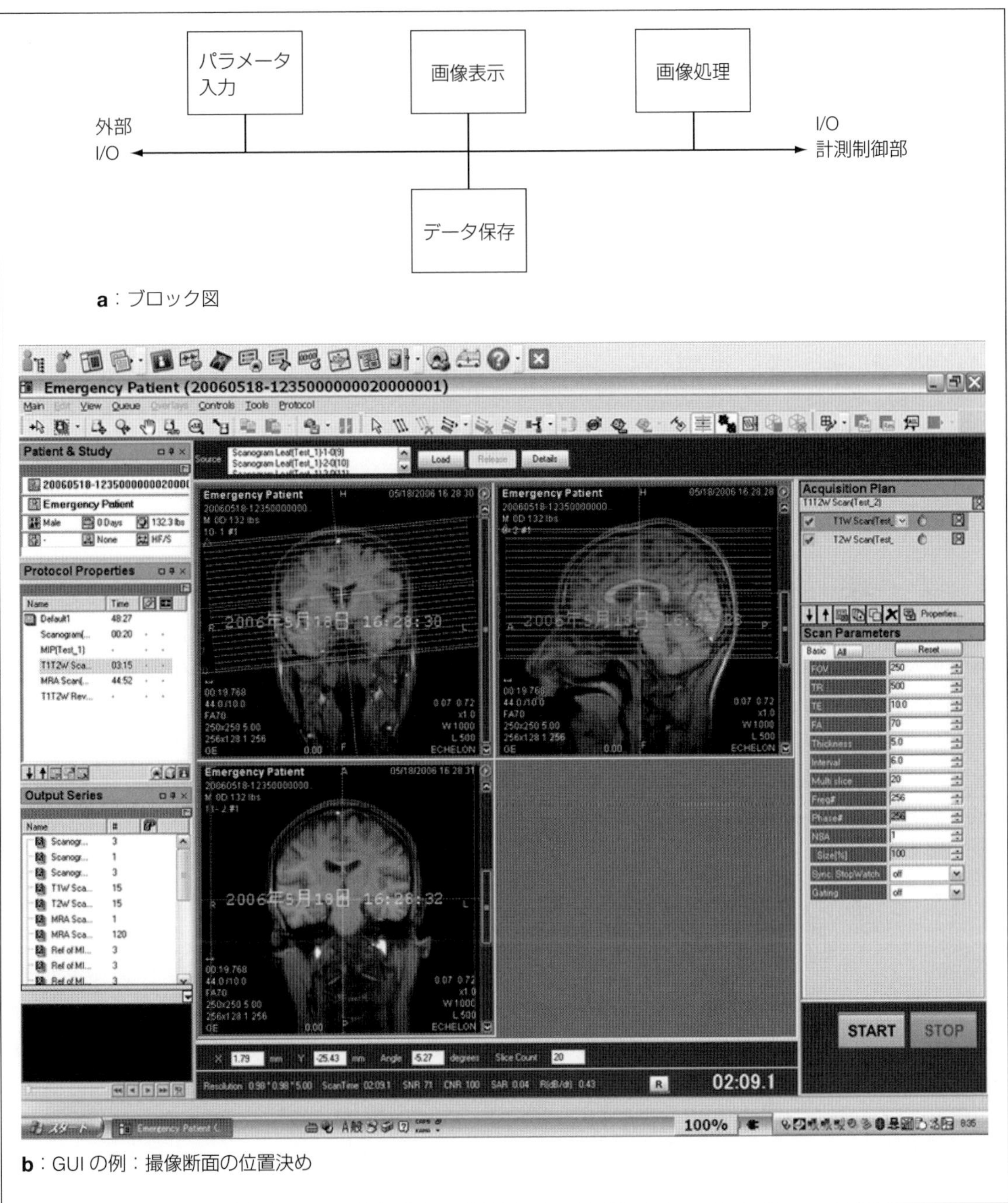

a：ブロック図

b：GUI の例：撮像断面の位置決め

図 8-40　UI 制御・画像処理部

に対応した制御が行われる．制御部は，その機能から，①パルスシーケンスに従って RF 送受信部や傾斜磁場発生部，信号処理部，生体信号モニタやテーブル制御機構をリアルタイムに制御する計測制御部と，② GUI からのパラメータ入力と画像表示や画像処理，データ保存，フィルミングや DICOM 転送など外部へのデータ出力を行う UI 制御・画像処理部におおよそ分けられる．

磁石とガントリ部分は，通常 RF シールドルーム内に設置される．理由は，MR 信号は微弱なため，周囲の弱電機器（パソコンやディスプレイ）が発信するノイズで画質が著しく劣化するので，これらの外部からのノイズを排除するためである．MRIのガントリ内に設置されるテーブル移動機構や電子機器は，当然であるがノイズを発生しない構造になっている．ガントリ内は高磁場なので，テーブルを含めすべて非磁性材料からなる．磁性体があると，磁場がひずみ画質が劣化する．また，万が一磁石に吸引されると，その吸引力はすさまじく，機器の破損や人身事故を招く場合もある．したがって，シールドルーム内は，磁性材料・電子機器の持ち込みは原則的に禁止される．

2. UI制御・画像処理部

UI制御・画像処理部のブロック図をGUIの例とともに**図8-40**に示す．

GUIの役割は，各種パラメータの入力，すなわち患者登録，パルスシーケンスとそのパラメータ（TE/TR/FA，撮像マトリックス数，スライス数，スライス厚，撮像視野など）と撮像断面（横断面，冠状面，矢状面，オブリーク面，視野のオフセンター量）の設定，撮像のスタートストップを行う．また，結果（画像）の表示，画像処理，画像解析と画像（データ）保存，画像転送やフィルミングの制御も行う．

画像処理は，たとえばMRIアンギオグラフィに対して最大値投影法（maximum intensity projection：MIP）やボリュームレンダリング（volume rendering）により血管を描画する．あるいは，三次元の画像セットから任意の断面変換（multiple planar reconstructionあるいはmultiple planar refocusing：MPR）を実現したり，DWI画像（p. 161参照）から拡散異方性画像を作成したり，造影ダイナミック検査の画像から時間-強度曲線（time intensity curve）を求め局所血液量や局所血流量を画像化する．また，生体機能を画像化するためのカラー表示や，シネ画像を見るためのリアルタイム画像表示機能もMRI装置に搭載される場合が多い．

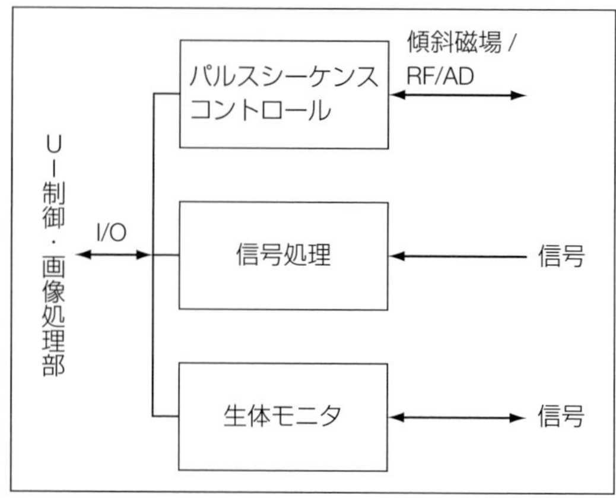

図8-41　計測制御部のブロック図

3. 計測制御部

計測制御部のブロック図を**図8-41**に示す．

計測制御部の第1の役割は，パルスシーケンスのコントロールであり，マイクロ秒単位で厳密に制御するRFパルスの送受信や，傾斜磁場電流の制御，受信信号のAD変換などを行うことである．第2の役割は信号処理であり，検出した信号をAD変換後にリサンプリングして，フーリエ変換による画像再構成を行う．再構成の信号処理には，複数のRF受信コイルから同時並列的に取り込んだ信号を強度や位相を合わせて合成したり，アーチファクトを取り除く特殊な信号処理も含まれる．また，検出した信号の位相情報を使った画像演算によって，血流速度を示す画像（phase contrast）や水脂肪分離画像も作成する．

第3の役割は生体モニタである．生体情報信号（呼吸や心電波形）を取り込み，生体の動きに同期したMR撮像を可能にする．

このように計測制御部は，複数のタスクをμsの精度で一連の撮像パルスシーケンスを10分以上の長時間にわたって厳密に機器群を制御する．この目的のため，複数のリアルタイムオペレーションシステム（OS）・信号プロセッサが用いられる．再構成後の画像やモニタした生体情報はUI制御・画像処理部へ送られる．

4．RF チェイン（RF chain）

1）RF 送信部

RF 送信部のブロック図を**図 8-42** に示す．

図に示すように，基準信号発生器と波形生成器の出力を変調器で合成し，これを電力増幅器で増幅し RF 送信コイルへ伝送する．変調器は，基準信号発生器の出力する正弦波を静磁場強度によって決まる磁気共鳴周波数に変換するとともに，波形生成器に記録された選択励起波形で振幅変調し，90°パルスや 180°パルスを生成する．変調された信号は，高周波電力増幅器で，減衰器で所望の励起角度に振幅調整され照射コイルに伝送される．（必要に応じて），信号は分配器で実部と虚部に分割され RF 送信コイルに伝送される．RF 送信コイルは，RF 電気信号を RF 電磁場へ変換する．これにより発生した RF 磁場が被検者体内のスピンを励起する．RF パルスは，数百マイクロ秒から 10 ミリ秒程度の短いパルスとして印加される．

RF 送信コイルは，原理的には 1 チャンネルでよい．まずこれを，**図 8-43** の RF コイル 1 を使って説明する．送信コイル 1 は静磁場方向(z)を含む平面（xz 面）内にある円形コイルである．ここに，高周波電流〔図で実部（0°）と記載してある〕を流すと，円形コイルの内側には y 方向の高周波磁場が発生する．これが送信 RF 磁場 1 である．このように 1 チャンネルでも送信できるが，通常は照射効率が高い 2 チャンネルが用いられる．これを**図 8-43** に沿って説明する．送信コイル 2 は静磁場方向（z）を含む平面内（yz 面）にあり送信コイル 1 とは互いに直交した向きになっている．送信コイル 2 に高周波電流を流すと円形コイルの内側に x 方向の高周波磁場が発生する．これが送信 RF 磁場である．高周波電流の位相を送信コイル 1 から 90°遅らせること（図で虚部と記載している）で，送信 RF 磁場 1 と 2 を組み合わせた合成磁場として回転 RF 磁場となる．このような 2 チャンネルの送信方式を QD（quadrature）照射方式という．QD 方式は回転磁場を発生するので，1 チャンネルの方式と比べて照射効率が 2 倍である．そのため，多くの MRI 装置で QD 照射方式が使われている．

RF 送信コイルは，撮像空間を均一に RF 照射するコイル（ボリュームコイルという）がおもに用いられる．そのため，水平型ではバードケージ型 QD コイルが，垂直型では平面対向型 QD コイルなどが使われる．RF 送信コイルは，全身撮像に使えるようにできるだけ大きくするので，ガントリ内にすえつけるため，通常，外部からは見えない．頭部撮像などで，送受兼用の RF コイルを用いた QDRF 送受信方式が用いられることもある（**図 8-44**）．3T や 7T では RF 送信磁場（B_1 という）の均一度を高める目的で 4chRF 送信をする装置もある．このよう

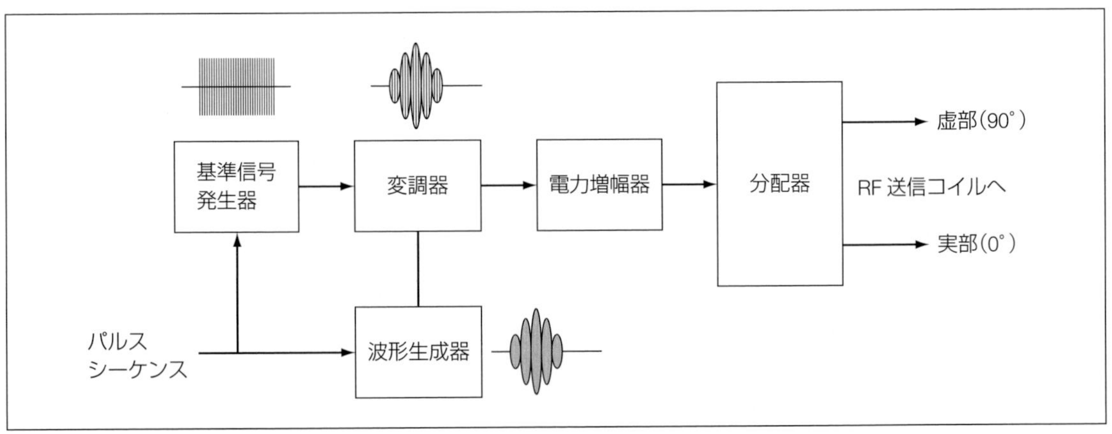

図 8-42　RF 送信部のブロック図

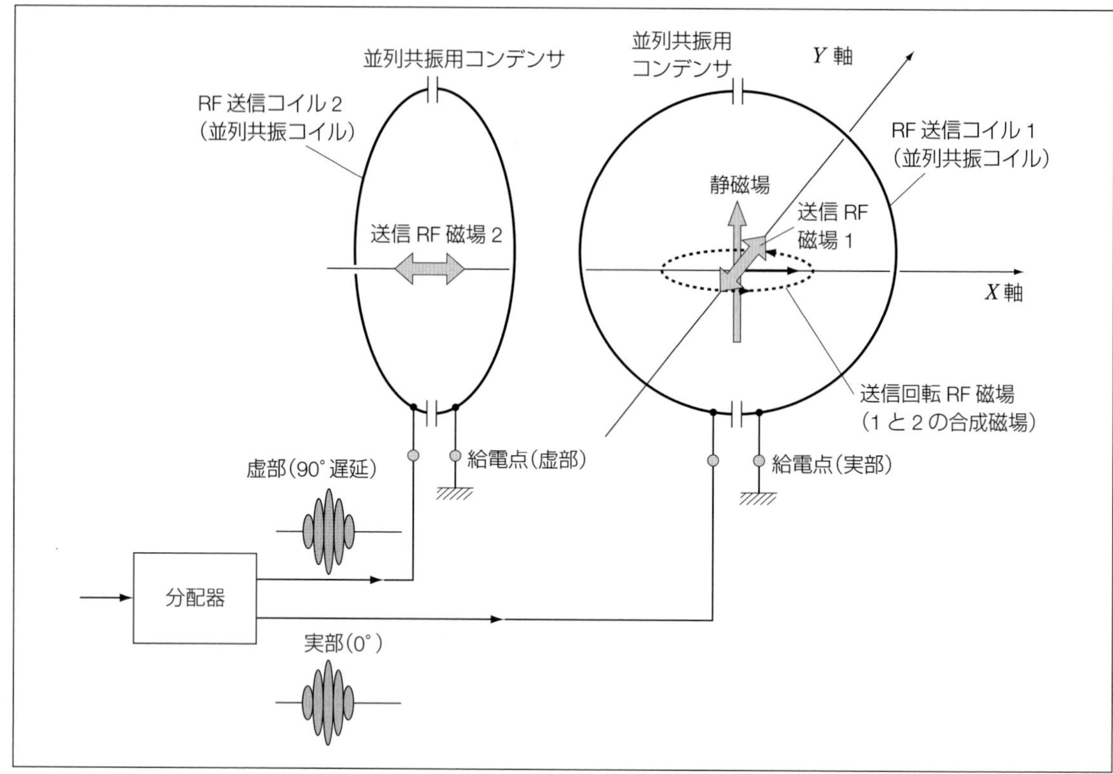

図8-43　QD照射方式の原理説明図

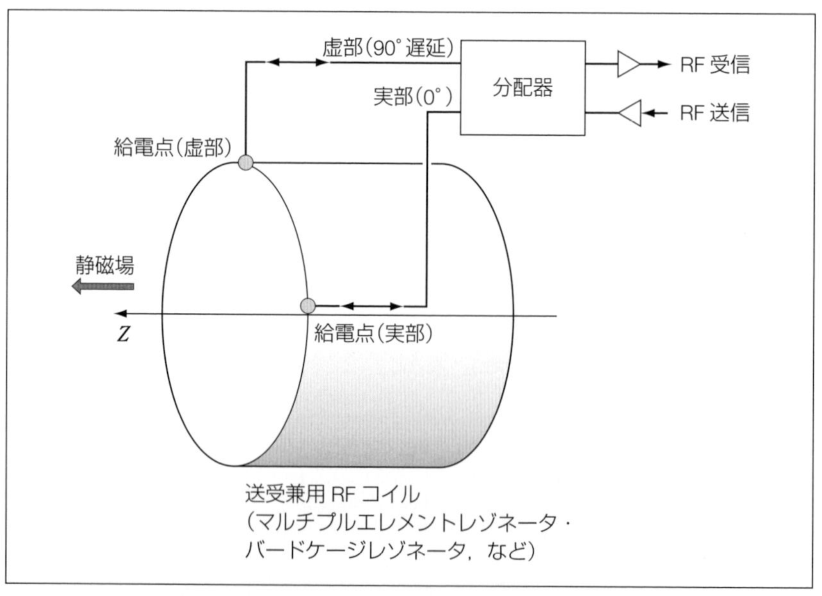

図8-44　QDRF送受信方式

な装置ではB_1が均一になるように各チャンネルの送信RFの振幅と位相を調整している．この技術をRFシムという．

静磁場強度が高くなるとRFの周波数が高くなる

ので，RF 照射による生体の加熱に注意する必要がある．生体の加熱は，組織の吸収エネルギー量すなわち比吸収率 SAR（specific absorption rate：W/kg）で表される（p.179 参照）．局所的に SAR が大きいと局所的な熱感となる．SAR は，RF の照射周波数の 2 乗に比例するので，3T 以上に磁場強度が高くなるととくに十分な注意が必要である（静磁場強度が 1.5T から 3T になると SAR は 4 倍になる）．MRI 装置では，SAR が上限を超えないようにリミッタが設定されている．また，SAR を超えるパルスシーケンスはスキャンができない仕組みとなっている．

2)　RF 受信部

RF 受信部のブロック図を**図 8-45** に示す．

図に示すように，RF 受信コイルで受信した信号は，前置増幅器で増幅後，高周波増幅，中間周波増幅後，AD 変換と（デジタル）直交検波を行う．変換された信号は，計算機にて信号処理される．RF 受信コイルで検出する信号は，送信 RF と比べて非常に微弱である．直交検波というのは，参照波と同じ位相と 90° 異なる位相で信号を検波することであり，出力は実部信号と虚部信号になる．かつては，直交検波はアナログで行われていたが，現在ではデジタル検波で行われる例が多い．

RF 受信コイルは，原理的には 1 チャンネルでよいが，受信効率が高い 2 チャンネル以上の RF 受信コイルを用いる例が多い．2 チャンネルで受信する際には，互いに 90° 位相をずらして検出し信号を合成する方式（quadrature detection：QD 方式）が使われる．また 2 つ以上のチャンネル（N 個）の RF 受信コイルを用る場合は，それらの出力を並列してデジタル変換・検波し，信号処理により合成する．これをマルチプル RF コイル〔マルチプルコイル，フェイズドアレイ（phased array）コイルともよぶ〕という．

マルチプル RF コイルは，受信効率を高めるため被検者にほぼ密着した小型 RF コイルを多数並べた

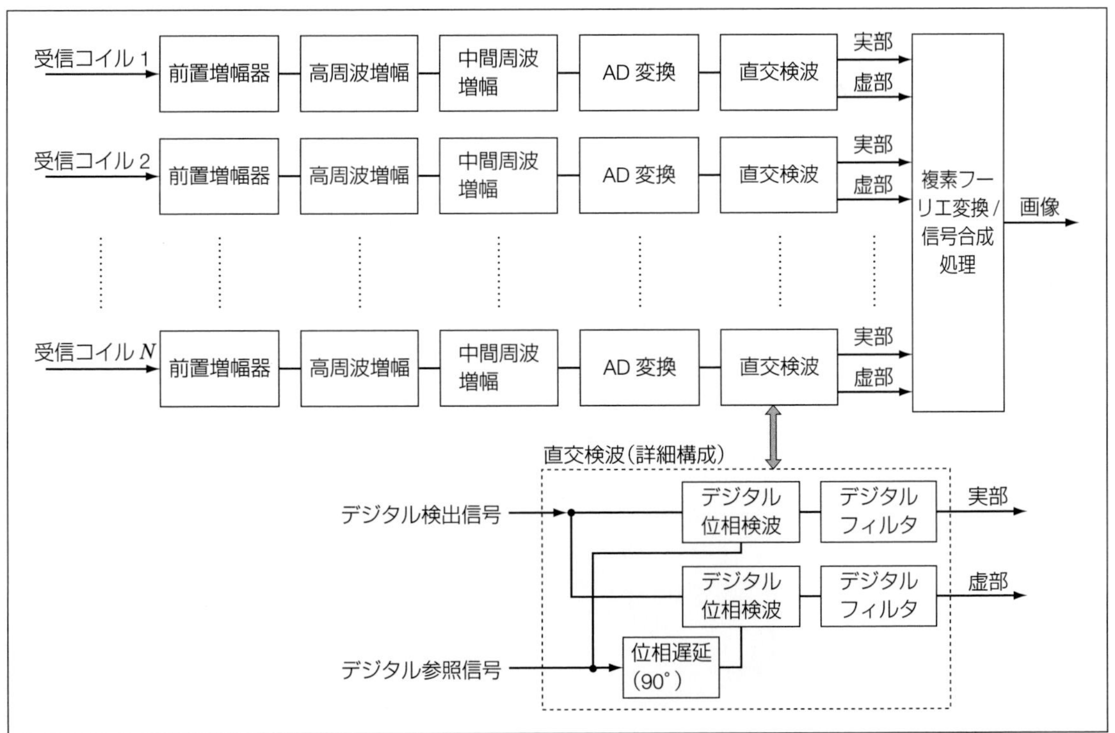

図 8-45　RF 受信部のブロック図

構成である．そのため部位ごとに最適化したRF受信コイルを用いる．チャンネル数は，4，8，16，32チャンネルなどが使われる（**図8-46**：8チャンネル頭部コイルの例）．図には，頭部8チャンネル受信コイルの外観写真も示す．

(1)　RFコイルのQ値

RF回転磁場の送受信に用いるRFコイルは並列共振になっており，高感度である．共振周波数f_0は，

$$f_0 = 1/(2\pi\sqrt{LC}) \qquad (8\text{-}36)$$

このf_0は，磁気共鳴周波数に一致するように設計される．もっとも簡単なループコイルの等価回路を**図8-47a**に示す．等価回路中のRは，RFコイルを構成する導体の抵抗成分と被検者にRF磁場が照射されたときの抵抗成分を表す．Lは分布定数を等価的に表したインダクタンスである．C_1とC_2は，共振周波数を決めるために挿入される集中定数素子（コンデンサ）である．C_mはRFコイルの出力インピーダンスを決めるためのコンデンサである．RFコイルの性能は，共振回路のQ値で示される（Q

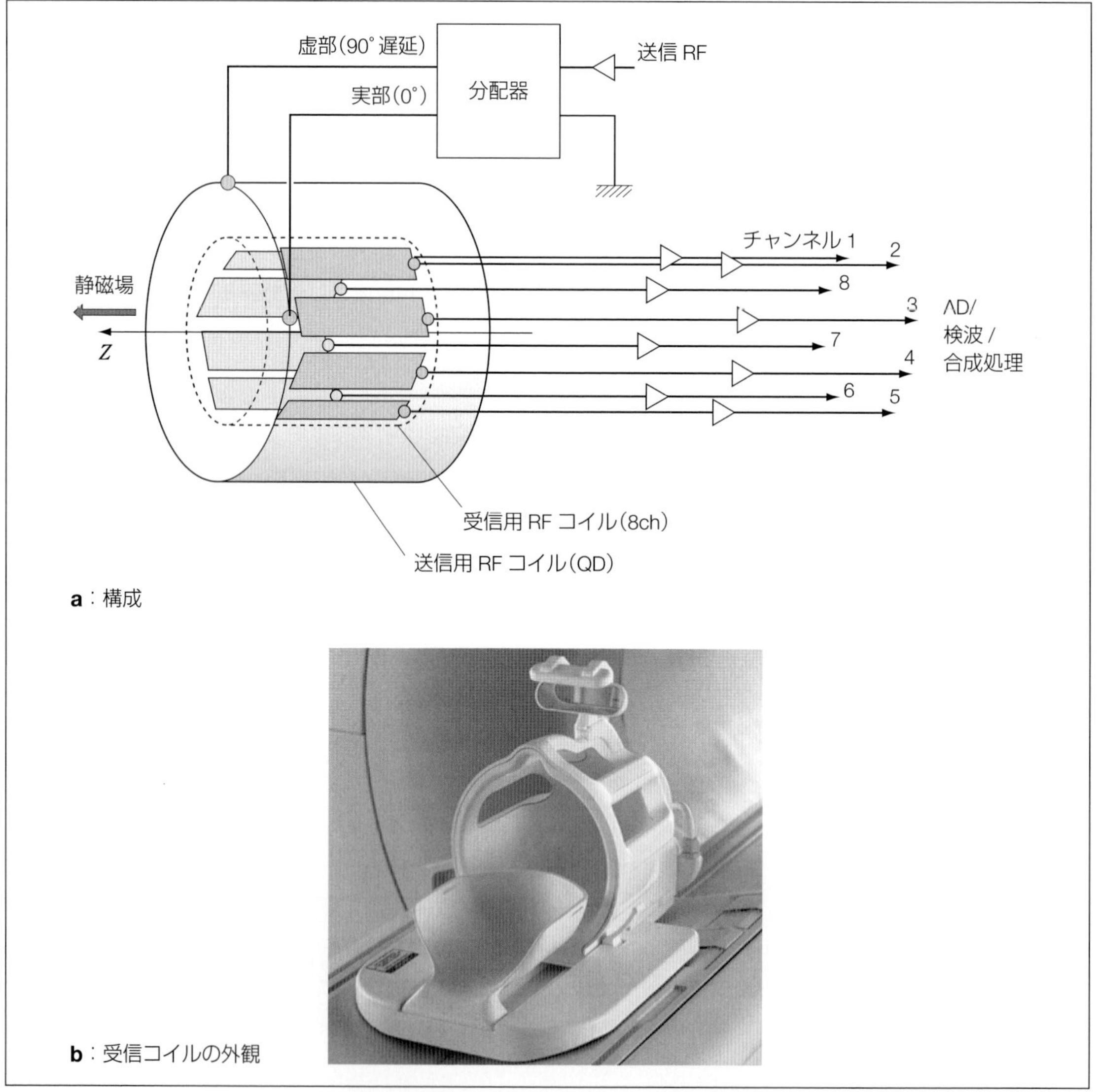

図8-46　送信専用RFコイルとマルチプルRF受信コイル（8チャンネルの例）

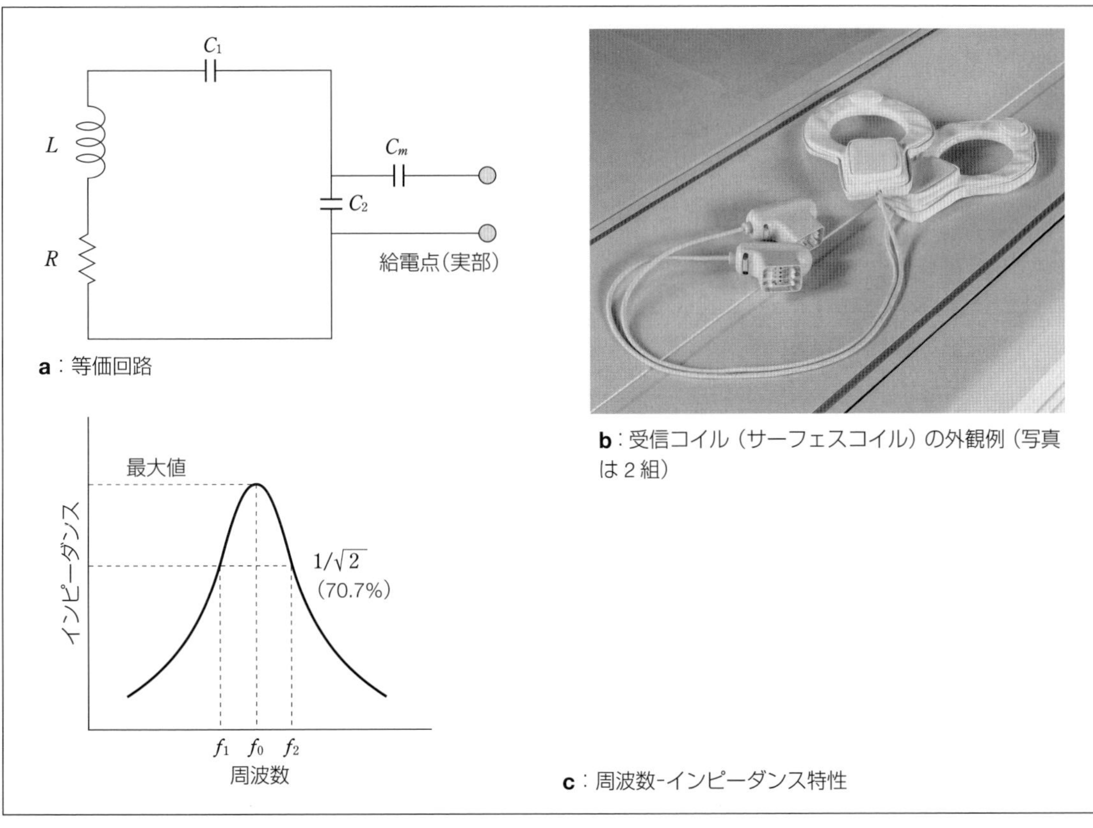

図 8-47　RF コイルの等価回路

$= 2\pi f_0 L/R$). この Q 値は，実験的には RF コイルのインピーダンス Z の周波数特性から求められる．

$$Q = f_0/(f_2 - f_1) \quad (8\text{-}37)$$

f_1 と f_2 は，インピーダンスの絶対値がピークの $1/\sqrt{2}$ に減衰する周波数である（**図 8-47c**）．

一般に被検者が入っているときの Q 値（負荷時の Q 値，Q_L）は，被検者が入っていないときの Q 値（無負荷時の Q 値，Q_{UL}）に比べて小さい（理由は，無負荷では被検者による R がゼロだから）．すなわち，

$$Q_{UL} = 2\pi f_0 L/(R_e) \quad (8\text{-}38)$$

$$Q_L = 2\pi f_0 L/(R_e + R_{obj}) \quad (8\text{-}39)$$

で示される．R_e は RF コイルの導電損失，R_{obj} は生体損失である．Q_{UL} と Q_L の比（$= Q_{UL}/Q_L$）が大きいほど，RF コイルとしての感度は高い．

図 8-47b には実際のループコイルの外観を示す（マルチプルパーパスコイル multiple purpose coil）．

(2)　静磁場の方向と検出 RF 磁場との関係

MRI で扱う RF 磁場は静磁場に直交する平面の回転磁場である．したがって，静磁場の向きが変わる（すなわち垂直磁場か水平磁場）と検出する RF 磁場の向きが変わる．

図 8-48 に，水平磁場と垂直磁場 MRI 装置のそれぞれの RF 磁場の向きを黒矢印で示す．図から，水平磁場方式では，静磁場は被検者の体軸方向に向く．RF の送受信は静磁場，すなわち体軸と直交する面で行う．したがって，たとえば図示のように被検者を上下に挟み込むサドルコイルで上下方向の RF 磁場を受信することになる．一方，垂直磁場方式では，静磁場は上下方向に向く．RF の送受信は静磁場と直交する面，すなわち体軸を含む水平面で行う．したがって，たとえば図示のように被検者の外周に設置したソレノイドコイルで体軸方向の RF 磁場を受信する．このように，RF 受信コイルは，

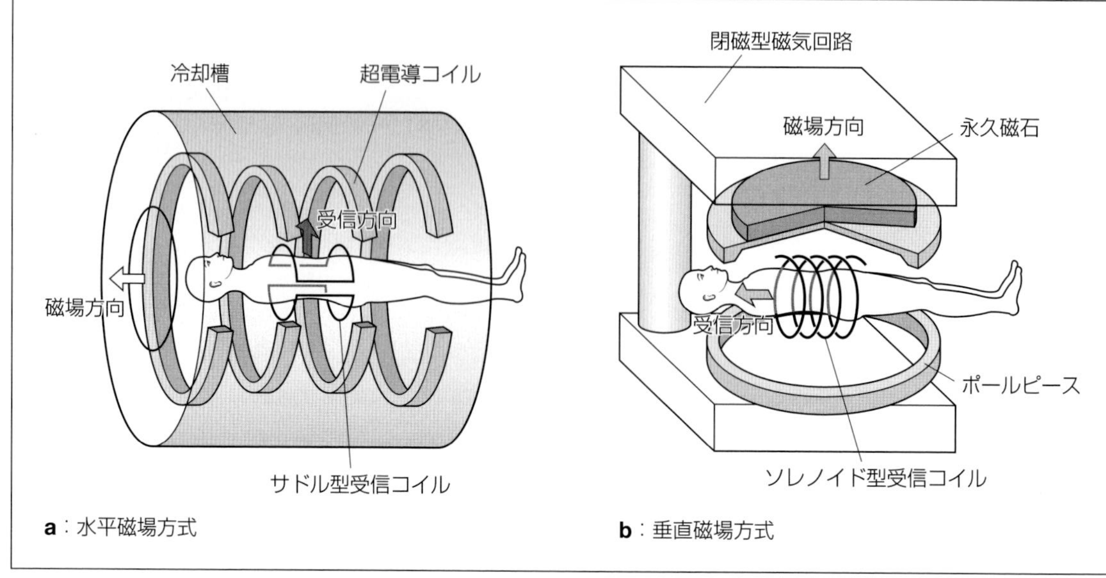

図 8-48　静磁場の向きと RF 磁場の受信方向

水平磁場方式と垂直磁場方式で構造が異なることになる．

図 8-49 は，頭部用受信コイルの両者の違いを示す．水平磁場では，バードケージ（鳥かご）型 QD コイルやサドル（くら型）コイル，スロッテッドチューブレゾネータが，垂直磁場 MRI では，たとえばソレノイドコイル，ソレノイド / くら型 QD コイルが用いられる．

(3)　RF 受信コイル

RF 受信コイルは，高感度で，撮像部位の形状に合わせる．そのため（送信コイルと比べると）小型のコイルを部位ごとに最適設計して使われる．基本的には，ボリュームコイルが用いられ，水平型ではバードケージ型 QD 受信コイルが，垂直型ではソレノイドコイルとくら型からなる QD コイルが使われる．**図 8-49** に頭部用の受信コイルの構造と外観を示す．

(4)　マルチプルコイル（フェイズドアレイコイル）

RF コイルは，原理的に小型コイルほど高感度であるが，感度範囲が狭い．そこで，小型表面コイルを複数並べて，実効的な感度範囲を拡大する．これをマルチプルコイルという（フェイズドアレイコイル）．

図 8-50 は，4 チャンネルのサーフェスコイルアレイの例である．このようなマルチプルコイルでは，各コイルが互いにノイズの相関がないことが重要である．そのため隣接する受信コイルは約 10% オーバーラップして配置する．ノイズ相関がない状態で受信コイル間の検出信号を同時並列に検出し，それらの位相を画素ごとにそろえて検出する．こうすることにより各コイルの感度が低下しない．そして，各受信コイルの信号をフーリエ変換し画像を求め，これらを画素ごとに重み付け演算を行い，1 枚の広い視野の画像を得る．

図 8-51 に，全脊椎をマルチプルコイルで撮像した例を示す．長い脊椎が 4 つの小型コイルの組み合わせで撮像できている．

現在では，頭部用，頭頸部用，腹部用など，多くのマルチプルコイルが開発されている．**図 8-52** に，各種のマルチプルコイルの写真を示す．マルチプルコイルは，上記の高感度撮像以外にもパラレルイメージングという高速撮像法に必須となっている．

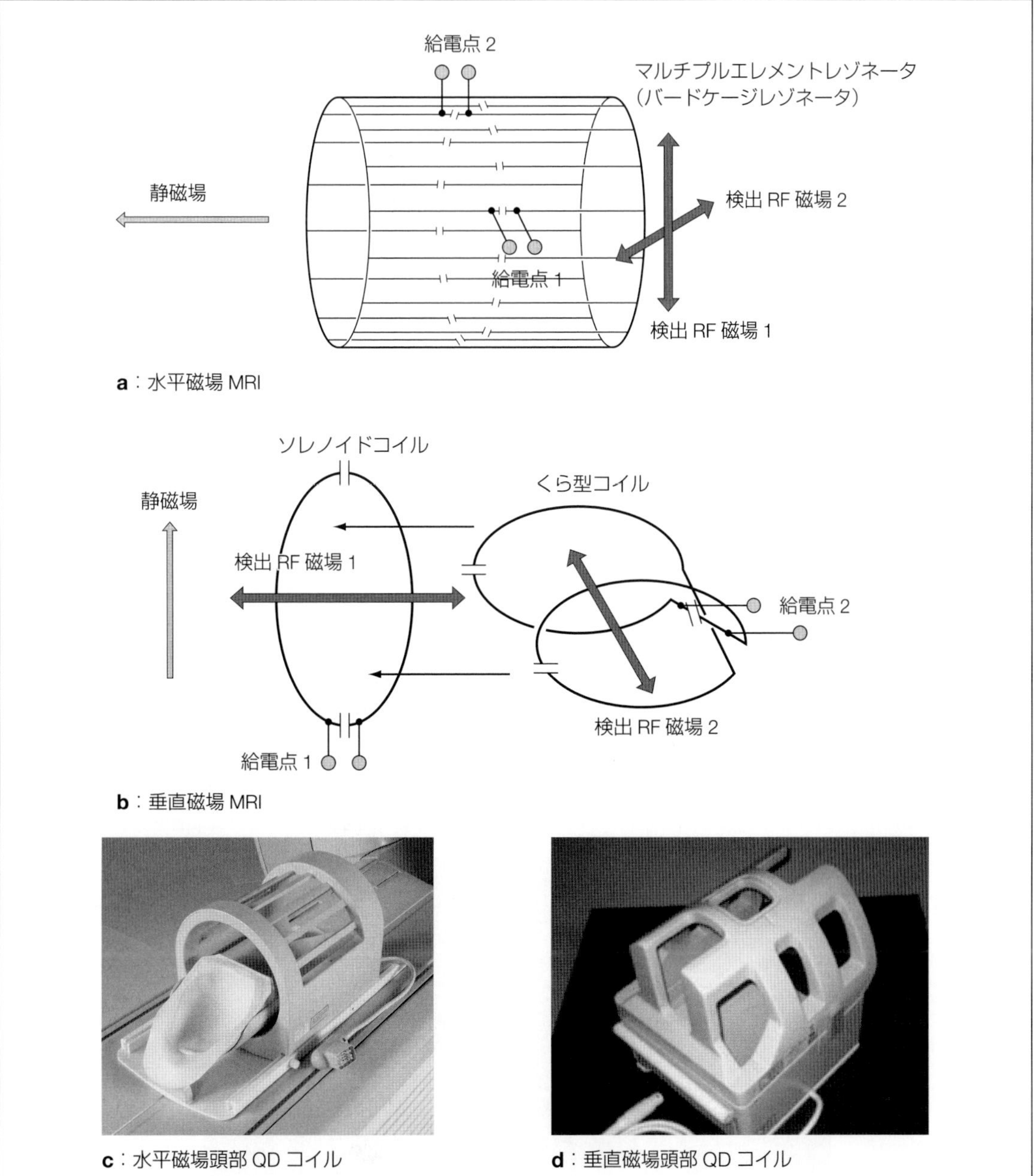

図 8-49　静磁場の向きと頭部用 QD 受信コイルの構造例

5. 傾斜磁場コイル

傾斜磁場コイルは空芯コイルで磁場を発生させる．

傾斜磁場は，対抗する一対のコイルに互いに異なる方向に電流を流すことで得られる．x 方向に磁場の強さが傾斜した X 傾斜磁場コイル，同じく y 方向用の Y 傾斜磁場コイル，z 方向用の Z 傾斜磁場コイルの 3 組のコイルからなる．傾斜磁場の強さは，mT/m で表される．典型的な臨床用 MRI 装置では，最大傾斜磁場強度は 20 mT/m から 40 mT/m であ

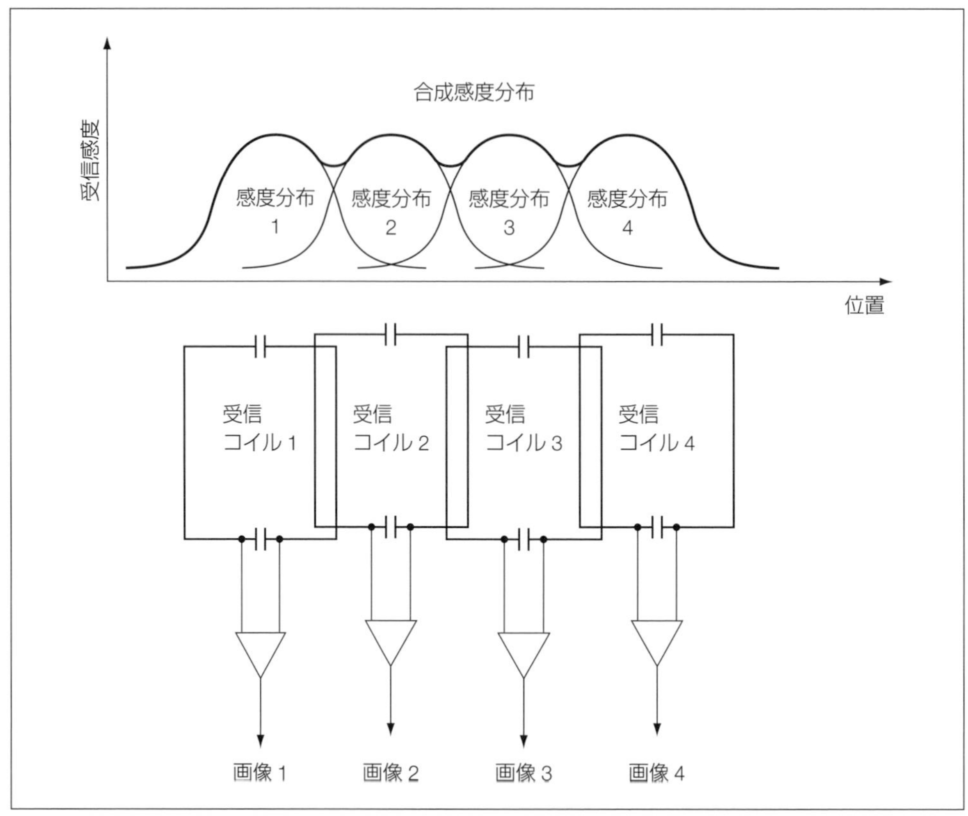

図 8-50　マルチプルコイル（サーフェスコイルアレイ）の構成と感度分布

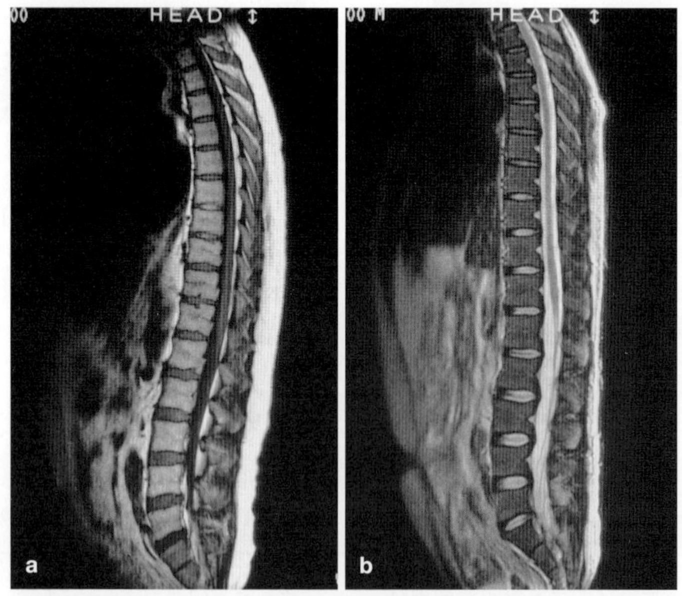

図 8-51　マルチプルコイルを使った撮像例
a：T_1 強調画像，b：T_2 強調画像.

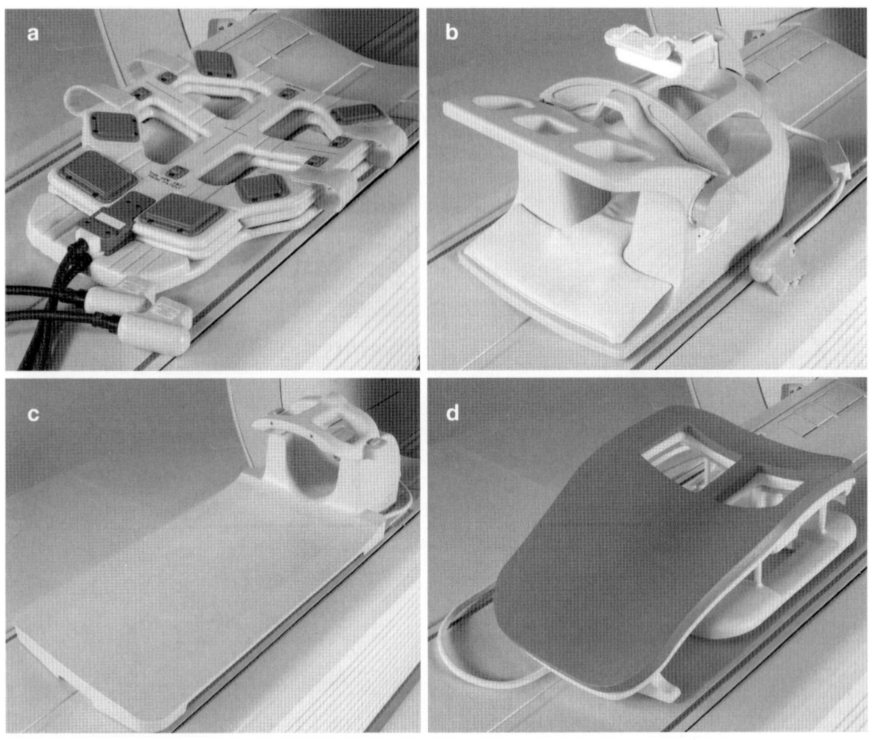

図 8-52　各種マルチプルコイルの例
a：8 チャンネルトルソコイル，b：18 チャンネル頭頸部コイル，c：16 チャンネル CTL コイル，d：7 チャンネルブレストコイル.

る．また，傾斜磁場のスイッチング速度はスルーレートで示され，その単位は T/m/s で表される．典型的には，最大スルーレートは，20T/m/s から 200T/m/s である．

傾斜磁場コイルに電流がパルス的に流れると，電流（すなわち磁場）が変化することにより，周囲の導電部材〔超電導磁石の He 容器や容器内の冷却シールド板，静磁場磁石の磁極材（ポールピース）など〕に変動磁場を打ち消す方向の渦電流が発生する．この渦電流が追加的な微弱な磁場を発生させ，傾斜磁場パルスの形状をひずませ，また静磁場の均一度を乱すことがある．渦電流はとくに，高速グラディエントエコーシーケンスや MR アンジオグラフィシーケンス，DWI シーケンスなどのように，傾斜磁場を高速にスイッチングするシーケンスで大きく，画質劣化の原因になる．そこで，**図 8-53** のように磁石側の導体に流れる渦電流を抑制するために

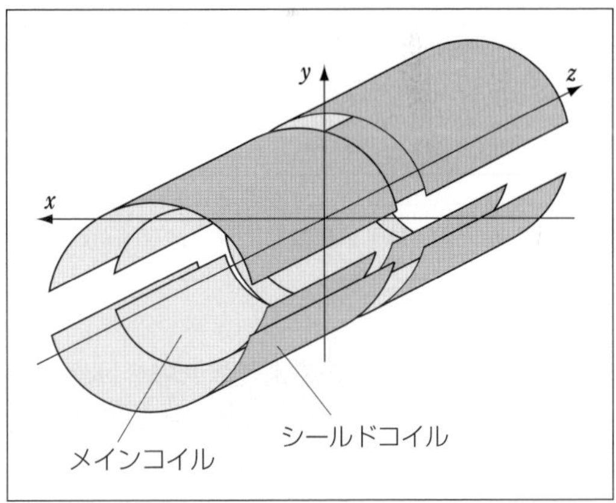

図 8-53　アクティブシールド傾斜磁場コイルの概観図

メインコイルの外側にシールドコイルを設けた傾斜磁場コイルが用いられることが多い．これを，**アクティブシールド型傾斜磁場コイル**（active shielded gradient magnetic field coil：ASGC）とよぶ．

ASGC では，コイルの外側の漏れ磁場が**図 8-54**

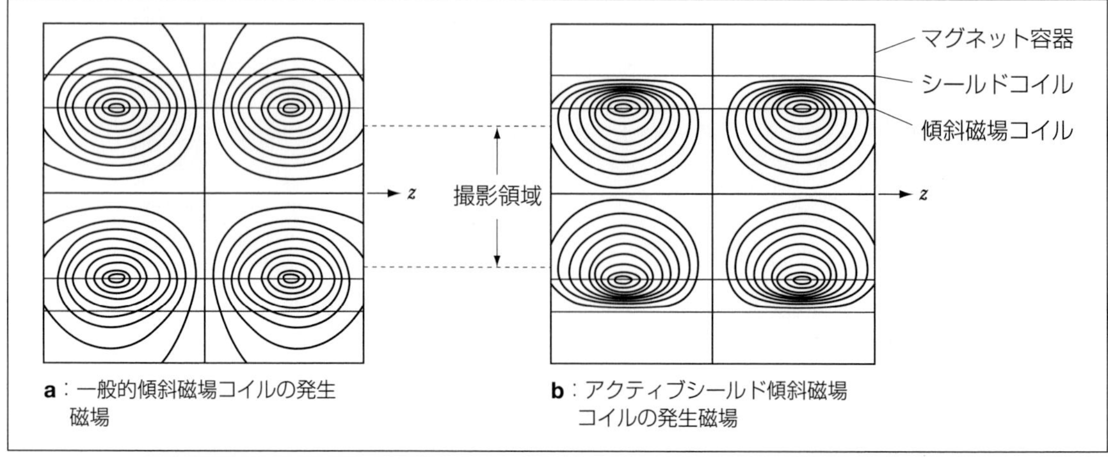

図 8-54　傾斜磁場コイルの発生磁場

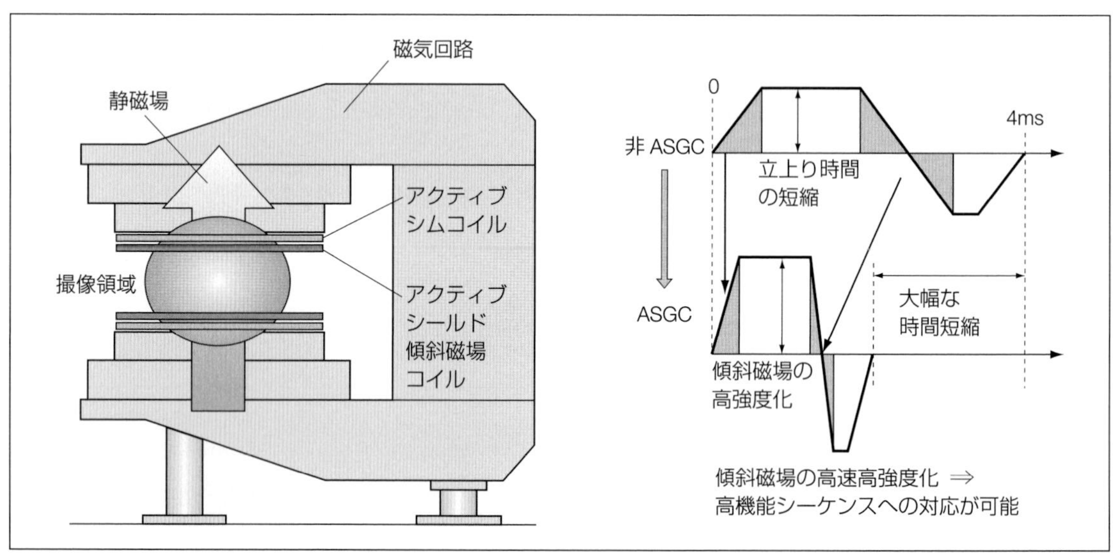

図 8-55　オープン MRI におけるアクティブ傾斜磁場コイル（active shielded gradient coil：ASGC）の実装と効果

のように大幅に減る．このような ASGC は水平型 MRI だけでなく，オープン型 MRI でも採用されている（**図 8-55**）．ASGC により，高スルーレートでも渦電流が抑制され，高速に傾斜磁場パルスをスイッチングできる．

一方，このような傾斜磁場を実現するために，傾斜磁場コイルに大電流を流すことになり，そのため下記の配慮が必要である．

①磁場中（B）で傾斜磁場に電流（I）を流すと，傾斜磁場コイルに力（F）が発生する（フレミングの左手の法則）．高磁場中で大電流を流すので力も大きい．この力が傾斜磁場コイルの支持体を叩き(変形・振動させる)，太鼓を叩くような大きな音が発生する．静音化技術を併用しても 90dB 近い音が発生し，高磁場になるほど発生する力と音は大きくなる（力は静磁場強度に比例）．この音の低減は大切であり，さまざまな騒音低減技術が開発されつつある．

②傾斜磁場の時間変動（dB/dT）は，生体の神経線維（電気抵抗が小さい）に誘導電流を生ず

る．この電流は，神経のインパルス信号と等価であり，生体へ予期しない影響を与える可能性がある．したがって MRI 装置で用いる，高強度・高速の傾斜磁場駆動の一部の使い方については，公的な規格（IEC 規格）によって使用制限がなされている．

③傾斜磁場電源は大容量大型である．そして，傾斜磁場コイルに印加する電流を発生する電源は，高速かつ高安定が必要である．

④傾斜磁場コイルに大電流が流れるので，コイルの熱抵抗が小さくても，その発熱量は大きい．傾斜磁場コイルの温度上昇を抑えるため水で冷却する．

6　MRI の画質

MRI の画質は静磁場強度，装置の性能や品質管理の状態，被検者自身の特性，撮像条件などによって決まる．とくに撮像条件は，①コントラスト，②アーチファクト，③信号雑音比（SN 比），④分解能，⑤ひずみ，⑥均一性に関与し，画質に影響を及ぼす（**図 8-56**）．そのため MRI 装置の使用に際しては，これらの因子を十分に把握しながら撮像時間を考慮して適切な撮像条件を決定する必要がある．

以下に，画質に関係する各因子と撮像時間に関して述べる．

1. コントラスト

MRI は，パルスシーケンスの選択とその撮像条件の設定によって，プロトン密度，緩和時間（T_1，T_2，T_2^*），流れを強調した画像や，脂肪信号を抑制した画像など，さまざまなコントラストの画像を得ることができる．また，造影剤によって緩和時間を短縮させて，コントラストを増強させることも可能である．画像コントラスト C は，基本的には組織間の信号強度 I_a と I_b の信号強度の違いであるが，信号強度はあくまで相対値なので，異なる画像のコントラストを比較する場合は，次式のように信号強度の和で正規化することもある．

$$C = \frac{I_a - I_b}{I_a + I_b} \tag{8-40}$$

1）スピンエコーのコントラスト

臨床においてゴールドスタンダードであるスピンエコー（p. 170 参照）の信号強度 I は，次式のように組織の T_1 および T_2 値（**表 8-6**），プロトン密度と，撮像時に設定する TE（エコー時間）と TR（繰り返し時間）によって決まる．

$$I = I_0 \exp(-TE/T_2)\left[1-2\exp\left(\frac{-(TR-TE/2)}{T_1}\right) + \exp(-TR/T_1)\right] \tag{8-41}$$

I_0：プロトン密度によって決まる信号強度の初期値

ここで，$TR \gg TE$ なら，180° パルスによる縦磁化への影響は無視できるので，

$$I = I_0 \exp(-TE/T_2)[1-\exp(-TR/T_1)] \tag{8-42}$$

となる．

組織間の T_1 または T_2 の違いによる信号強度差を強調した画像，すなわち T_1 強調画像や T_2 強調画像を得るために，**図 8-57** のように TR と TE を適切に設定する必要がある．具体的には，T_1 強調画像の場合，短い TR（数百～1,000ms）と短い TE（数十 ms 以内）に設定する．一方，T_2 強調画像では，長い TR（数千以上）と長い TE（数十 ms～数百 ms 程度）に設定する．また，プロトン密度強調画像の場合は，T_1 と T_2 の影響を少なくするために長い TR（数千 ms 以上）と短い TE（数十 ms 以内）に設定する．なお，T_1 値は静磁場強度の増加に伴って延長するので（**表 8-6**），T_1 強調画像，T_2 強調画像，プロトン密度強調画像の TR を使用する装置の静磁場強度に合わせて適切に設定しなければならない（縦磁化を変調する手法もある）．

2）グラディエントエコーのコントラスト

図 8-58 のようにグラディエントエコーは，スピ

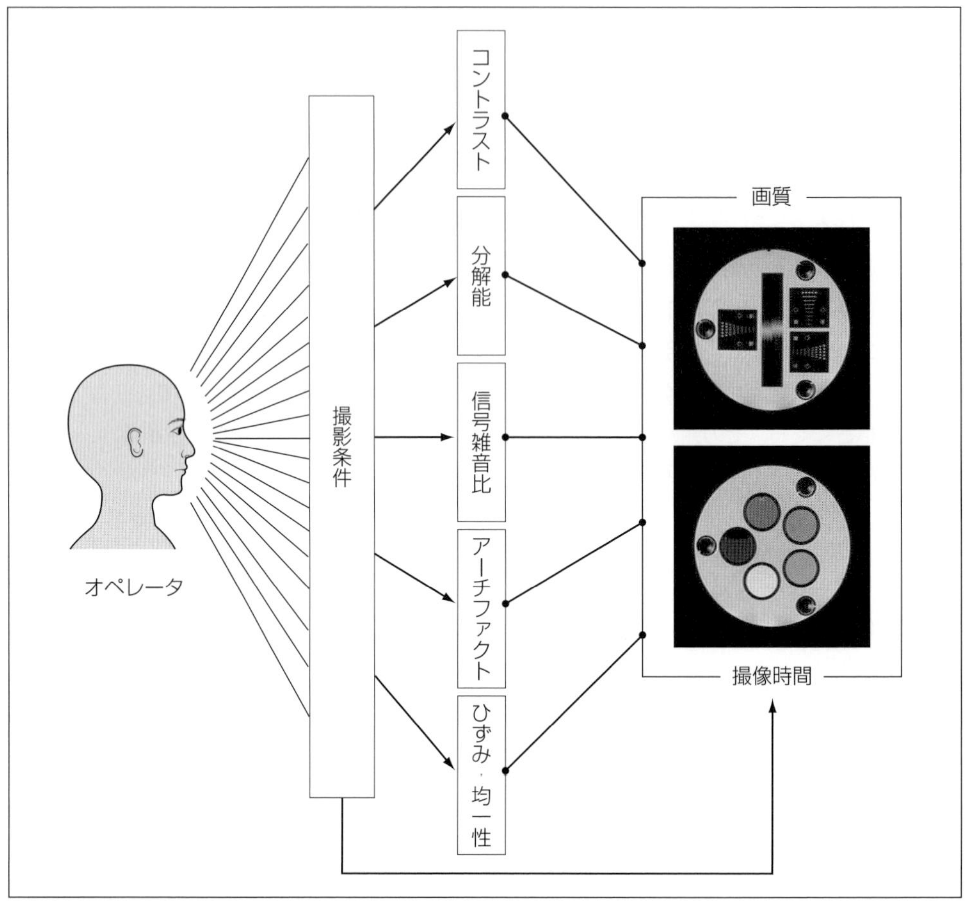

図 8-56　MRI の画質を決定する因子
図中の因子と撮像時間によって MRI の画質が決まる．

表 8-6　各組織の緩和時間（ms）

組　織	T_1			T_2
	1.5T	1.0T	0.5T	
白質	790	680	540	92
灰白質	920	810	660	101
骨格筋	870	730	600	47
肝臓	490	420	320	43
腎臓	650	590	450	58
脾臓	780	680	550	62
脂肪	260	240	220	84

ンエコーと違って，磁場不均一による位相分散を再収束させるための 180°パルスを使用しない．そのため，非常に短い *TE* の設定が可能であるとともに，*TR* も短縮できる．*TR* を短縮すると，残留横磁化が画像コントラストに影響するが，この残留横磁化を利用する場合（後述の SSFP-MR アンギオグラフィ，p.226 参照）と，残留横磁化を取り除く場合がある．

残留横磁化をなくす手法をスポイラとよび，主要な方法として各励起パルスの位相を変化させる．残留横磁化の影響がない場合におけるグラディエントエコーの信号強度 I は，次式のようになる．

$$I = I_0 \frac{\sin\alpha \cdot \exp(-TE/T_2^*)[1-\exp(-TR/T_1)]}{1-\cos\alpha \cdot \exp(-TR/T_1)} \tag{8-43}$$

グラディエントエコーは，*TR*，*TE*，フリップ角度，スポイラの有無などの撮像条件によって，T_1 や T_2，$T_2{}^*$，T_2/T_1 コントラストなど多様な画像コントラストが得られる反面，画像コントラストが複雑である．グラディエントエコーで TR を短縮でき

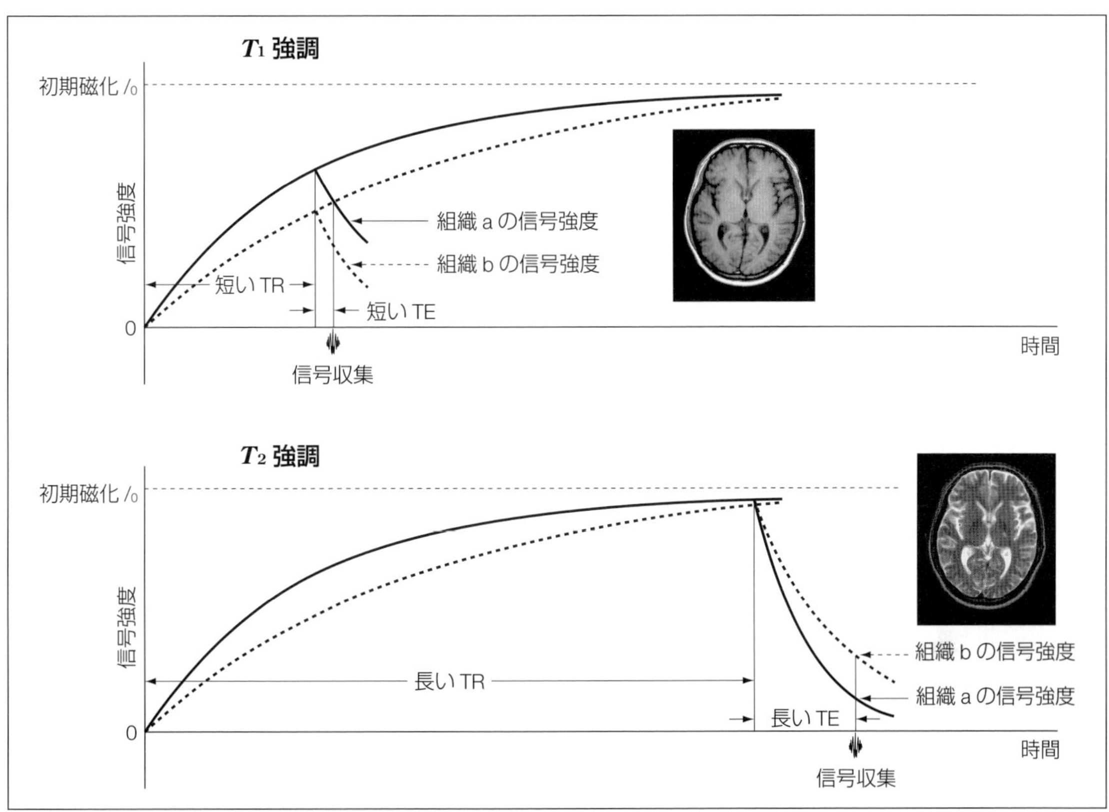

図 8-57　スピンエコーにおける T_1 強調画像と T_2 強調画像〔組織 a（実線）は，組織 b（点線）よりも T_1，T_2 ともに短いものと仮定する（例：組織 a を白質，組織 b を灰白質）〕
組織間の T_1 の違いを強調（T_1 強調画像）するために，上図のように繰り返し時間（TR）を短くして，初期磁化まで縦磁化が回復する前につぎの RF によって励起を行う．この際，T_2 の影響をなくすために，エコー時間（TE）を短くしなければならない．一方，組織間の T_2 の違いを強調（T_2 強調画像）するために，下図のように TE を長くする必要がある．また，T_1 の影響をなくすために TR を長く設定しなければならない．このように，組織によって異なる T_1 または T_2 を強調することで信号強度に差がつき，画像にコントラストが生じる．スピンエコーの場合，T_1 強調では，T_1 が長い組織のほうが低信号となり，T_2 強調では，T_2 が長い組織のほうが高信号となる．

ることは，三次元フーリエ変換法（スライス選択傾斜磁場も位相エンコードを行う）に適しており，MR アンギオグラフィ（p.223 参照）や薄層スライスが必要な場合に使用されている．また，磁化率差に鋭敏なことを利用して，T_2*コントラストによる血腫の診断にも使用されている．

3）他のパルスシーケンスのコントラスト

スピンエコーおよびグラディエントエコー以外の代表的なパルスシーケンスとして，インバージョンリカバリがあげられる．

インバージョンリカバリは，最初に 180° 反転パルスを与えて縦磁化を反転させて組織の縦緩和の差が広がるまで待った後〔この時間を反転時間（inversion time：TI）という〕，スピンエコー（最近は高速スピンエコー）のパルスシーケンスで得た画像データを実数画像表示することで，非常に強い T_1 コントラストを得ようとするものである．また，このインバージョンリカバリを絶対値表示して，自由水信号を抑制する手法（fluid attenuated inversion recovery：FLAIR）や脂肪信号を抑制する手法（short TI inversion recovery：STIR）もある．

FLAIR は，**図 8-59** のように脳脊髄液など T_1 値が水に近い信号成分を抑制して T_2 強調画像を得る

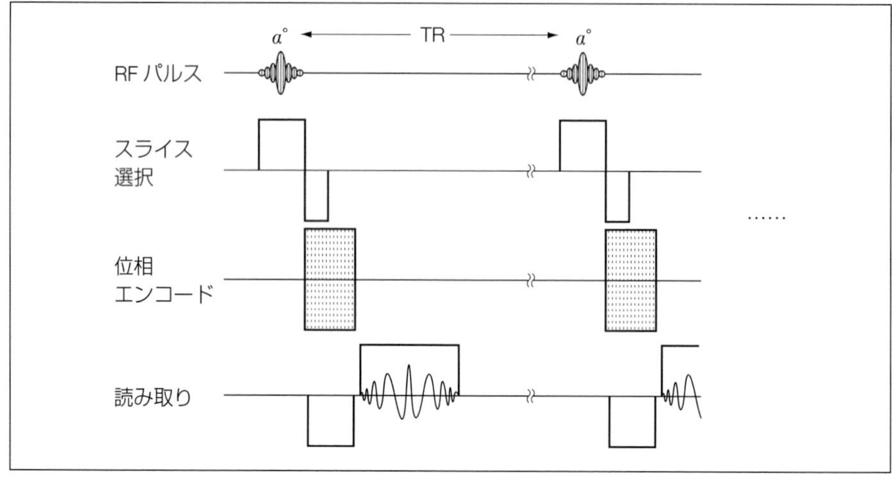

図 8-58　二次元フーリエ変換法におけるグラディエントエコーシーケンスの典型的なタイミングチャート

α 度パルスの位相を励起ごとに変えると，繰り返し時間（TR）が短縮した際に加わる残留横磁化成分をなくすことができる（スポイラ）．なお，三次元フーリエ変換法の場合は，スライス方向も位相エンコードを行う．

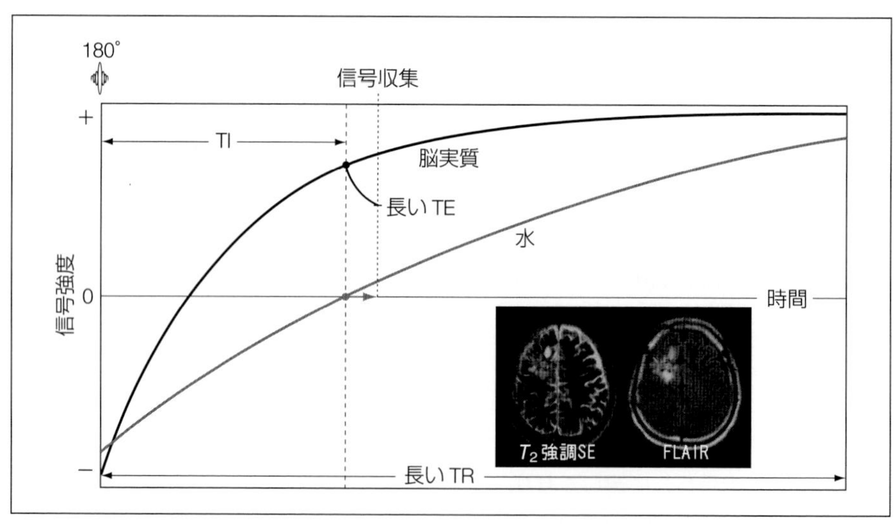

図 8-59　FLAIR の説明

最初に 180° 反転パルスを与えて，もっとも長い T_1 を有する自由水の信号強度がゼロになる反転時間 TI の後，エコー時間（TE）を長くした高速スピンエコーによって信号収集を行う．これによって，脳脊髄液など T_1 が純水に近い信号を抑制した T_2 強調画像を得ることができる．図の画像のように，T_2 強調スピンエコー（SE）像と比較して，FLAIR は脳溝の髄液信号を抑制し，腫瘍および周囲の浮腫を明瞭に描出することができる．

ことができ，脳梗塞，脳腫瘍，脱髄疾患の診断に使用されている．一方，STIR は，**図 8-60** のように脂肪組織の縦磁化がゼロになるように TI を設定して，脂肪の信号強度をゼロにする．低磁場の装置やシミングが困難な頭蓋底や胸部などでも使用できる反面，撮像条件が限定され，脂肪に近い T_1 をもつ組織（血腫や常磁性造影剤に濃染された組織）の信号も抑制されてしまう欠点がある．

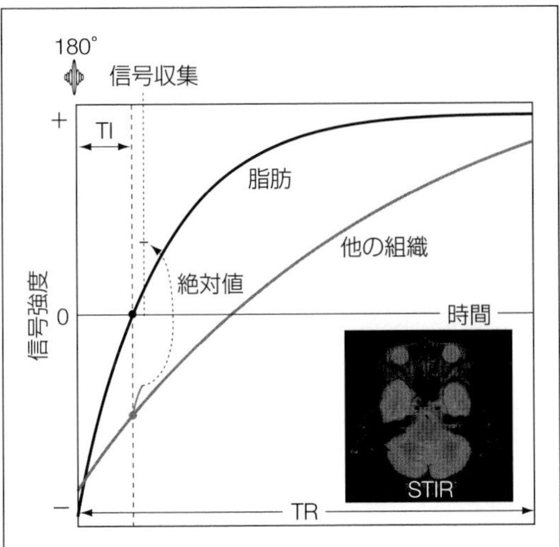

図 8-60　STIR の説明
脂肪組織の縦磁化がゼロになる時間に反転時間 TI を設定して，脂肪の信号強度をゼロにした後，スピンエコー信号を収集する．脂肪よりも T_1 が長い負の信号強度の組織は，画像構築時の絶対値演算によって正になるため，結果として脂肪の信号がもっとも低くなる．脂肪組織の縦磁化がゼロになる TI は，脂肪の T_1 と繰り返し時間（TR）から，$\mathrm{TI} = T_1 \ln[2/\{1 + \exp(-\mathrm{TR}/T_1)\}]$，$\mathrm{TR} \gg T_1$ なら $\mathrm{TI} = T_1 \ln 2 \fallingdotseq 0.693\, T_1$ で求まる．この TI の値は 1.5T では，TR が 1,000ms 以上ならおおむね 150〜170ms である．

なお，STIR 以外で脂肪信号抑制画像を得る手法として，脂肪信号のケミカルシフトを利用して周波数選択的に抑制する手法，バイノミアルパルス（2 項パルス）を使用して水の周波数成分のみを励起する手法，水と脂肪の位相差を使用する手法〔ディクソン（Dixon）法〕がある．

2. 分解能

MRI の分解能は，位相エンコード方向と読み取り方向においてかならずしも等しくはない．ピクセル（またはスライス方向も含めてボクセルという）のサイズ，すなわちピクセルのそれぞれの辺の長さ（撮像視野 FOV/ 撮像マトリックス）に依存する（**図 8-61a, b**）．分解能は，組織の T_2，磁場均一性の影響も受ける．さらに分解能は，SN 比の影響も受ける（**図 8-61**）．

通常のパルスシーケンスの解像特性 MTF（変調伝達関数）は，k 空間が空間周波数軸に相当することからわかるように，データ収集を終えるところまで 1 で，その後急峻に 0 に低下する〔**図 8-62** の ETL（echo train length）＝ 1 の場合〕．しかし，高速スピンエコーやエコープラナー（EPI）のように，撮像時間短縮のため一度に複数エコーを位相エンコードしながら信号収集する高速シーケンスでは，解像特性がさらに変化する．とくに，組織の T_2 が短く，第 1 エコーを k 空間の中心とする高速スピンエコー（実行エコー時間が第 1 エコー）では，位相エンコード方向の画像のボケが顕著になる（**図 8-62**）．これは，高空間周波数成分の位相エンコードデータを T_2 減衰したエコー信号で補填するためである．

3. 信号雑音比

MRI の主要な雑音は，人体に誘導された渦電流より生じる白色雑音である．すなわち人体は，信号源でもあり雑音源でもある．この点が，MR 信号の受信感度を制限している．MRI の信号強度は相対値であるので，画像雑音だけで画質の評価を行うことは意味がなく，一般に信号雑音比（SN 比）によって画質を評価している．

画像 SN 比は，①静磁場強度，②システムキャリブレーション（共鳴周波数，フリップアングルなど），③ゲイン，④コイルチューニングとマッチング，⑤ RF シールディング，⑥コイル負荷，⑦画像処理法，⑧スキャンパラメータの影響を受ける．

SN 比に関与する因子をまとめると，以下のようになる．

① SN 比は，人体による損失が主要な場合，共鳴周波数（静磁場強度）に比例する．ただし，ケミカルシフトの補正を行うと，共鳴周波数（静磁場強度）の平方根にほぼ比例する．

② SN 比は，生体の形状と大きさに依存する（円柱モデルにおける雑音は半径の 2 乗に比例し，球体モデルにおける雑音は半径の 2.5 乗に比例

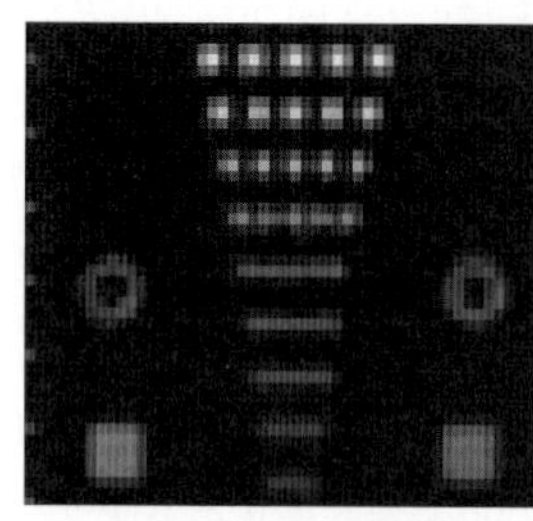
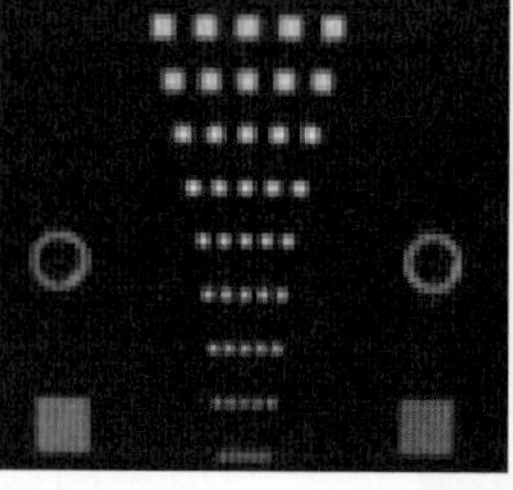

a：256 × 256　SNR ↑　**b**：512 × 512　SNR ↑　**c**：512 × 512　SNR ↓

図 8-61　マトリックスと信号雑音比（SN 比）が分解能に及ぼす影響
撮像視野を一定にして，撮像マトリックスサイズが 256 × 256（a）と 512 × 512（b）で SN 比が十分に高い場合と，512 × 512 で SN 比がきわめて低い場合（c）における分解能ファントムの像．a よりも，撮像マトリックスが大きい（ピクセルサイズが小さい）b のほうが，細かいバーまで分解できる．しかし c に示すように SN 比がきわめて低い場合には，a よりも解像度がはるかに劣っていることがわかる．

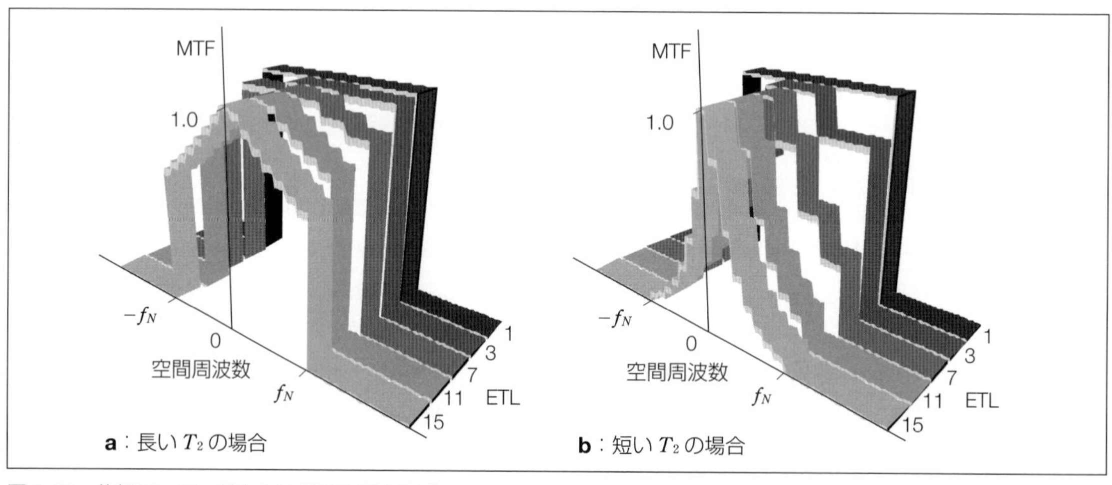

図 8-62　位相エンコード方向における高速スピンエコーの MTF のシミュレーション
第 1 エコーを k 空間の中心として順次 k 空間の正負にデータを割り振った高速スピンエコーで，位相項の変化はないものとする．ETL が 1 の場合は通常のスピンエコーに相当する．f_N はナイキスト周波数である．
T_2 の長いほう（a）が短いほう（b）よりも MTF が低下し，echo train length（ETL）が大きいほど低下の度合いが大きいことがわかる．また MTF が不連続に変化し，ゴーストの原因になっている．

する）．

③ SN 比は，ボクセル容積に比例する．すなわち，ピクセルの 1 辺の長さと，スライス厚に比例する．

④ SN 比は，信号収集時間の平方根に比例する．

以上の関係を知っていれば，撮像条件を変更した際に，SN 比の変化を概算できる．たとえば，③と④の関係から，スライス厚を半分にする場合には，撮像加算回数を 4 倍にして撮像時間を 4 倍にしないと同じ SN 比が得られないことがわかる．もう一つの例として，読み取り方向のマトリックス，FOV，撮像加算回数はそのままで，位相エンコーディング数を 256 から 512 に変更したとする．ボクセルサイズは 1/2 倍になるので，SN 比は 1/2 倍になる．一方，撮像時間は 2 倍になるため，SN 比は $\sqrt{2}$ 倍になる．以上より SN 比は，$\sqrt{2} \times 1/2 \fallingdotseq 0.71$ 倍になることがわかる．

4. アーチファクト

MRI はアーチファクトがきわめて多く，所見のように出現する場合がある．よい MRI とは，いかにアーチファクトを抑制できるか，もしくはアーチファクトが診断目的部位に影響を与えないようにするかに依存しているといっても過言ではない．

なお，アーチファクトの発生原因から考えると，人体由来のものと，装置由来のものに分けられるが，ゴーストのように同じアーチファクトが生じる場合もある．被検者に起因するアーチファクトについては，検査部位，検査目的に応じて，適切なアーチファクト抑制法を適宜選択する必要がある．また，アーチファクト抑制の代償として発生する不利益（検査時間の延長，SN 比の低下，撮像条件の制約など）も十分に掌握しておかなければならない．

一方，ハードウェアに起因するアーチファクトは，定期的に画質管理を行い，アーチファクトが出現した際は，ただちに装置内外ともに，アーチファクトの発生源を装置メーカとともに検証する必要がある．

以下に，代表的なアーチファクトについて解説する．

1）動きのアーチファクト

人体の動きによるアーチファクト（motion artifact）は，血流および脳脊髄液の流れ〔フローアーチファクト（flow artifact）〕，呼吸，心拍動など定常的な動きによるものと，腸管の蠕動（ぜんどう）や同じ姿勢を保持できない場合などに生じる突発的またはランダムな動きによるものに分けられる．なかでも，血流や脳脊髄液の拍動によるアーチファクトは，異常所見と誤認し読影の支障になりやすい．

(1) 周期的な動きによるアーチファクト（ゴーストアーチファクト）

血液や脳脊髄液の拍動，呼吸などの周期的な動きなど，周期的な運動によって生じるゴーストアーチファクト（ghost artifact）は，しばしば問題となる（**図 8-63**）．信号読み取りにおいては，サンプリング時間がミリ秒のオーダなので動きの影響をほとんど無視できるが，全撮像時間において行う位相エンコードではゴーストが発生する．ゴーストは，どの方向に周期運動をしていても，位相エンコードの方向に生じる．

ゴーストの判別は，位相エンコード方向に発生しているか，ゴーストの間隔が等間隔であるか，を指標にする．ウィンドウィングを行ってバックグランド中に発生しているゴーストを詳しく観察することも重要である．

ゴーストアーチファクトを抑制する手段は**表 8-7**に示すように数多くあり，目的に応じて適宜使い分ける必要がある．

(2) ミスレジストレーションアーチファクト（ミスプレースメントアーチファクト，ディスプレースメントアーチファクト）

ミスレジストレーションアーチファクト（misregistration artifact）は，血液のように移動する物体が，位相エンコードと信号読み取りまでに時間のずれがあるために，本来の位置と異なった位置に描出されることにより発生する（**図 8-64**）．

(3) 流体による信号変化

スピンエコーシーケンスでは，90° パルスと180° パルスの時間差によって流体の信号が低下し，これを **high velocity signal loss** とよぶ（**図 8-65**）．とくに，T_2 強調の高速スピンエコー系のシーケンス（p.173 参照）では，長い TE と，多数のリフォーカシングパルスを使用するために信号損失がより顕著となる．high velocity signal loss によるアーチファクトは，血流よりも髄液の拍動のほうが臨床上問題になる（**図 8-65c〜e**）．

これ以外にも流体は，流入（インフロー）効果によって信号を増強させ（TOF-MR アンギオグラフィ，p. 224 参照），またボクセル内の位相分散によって信号が低下しアーチファクトの原因になることがある．

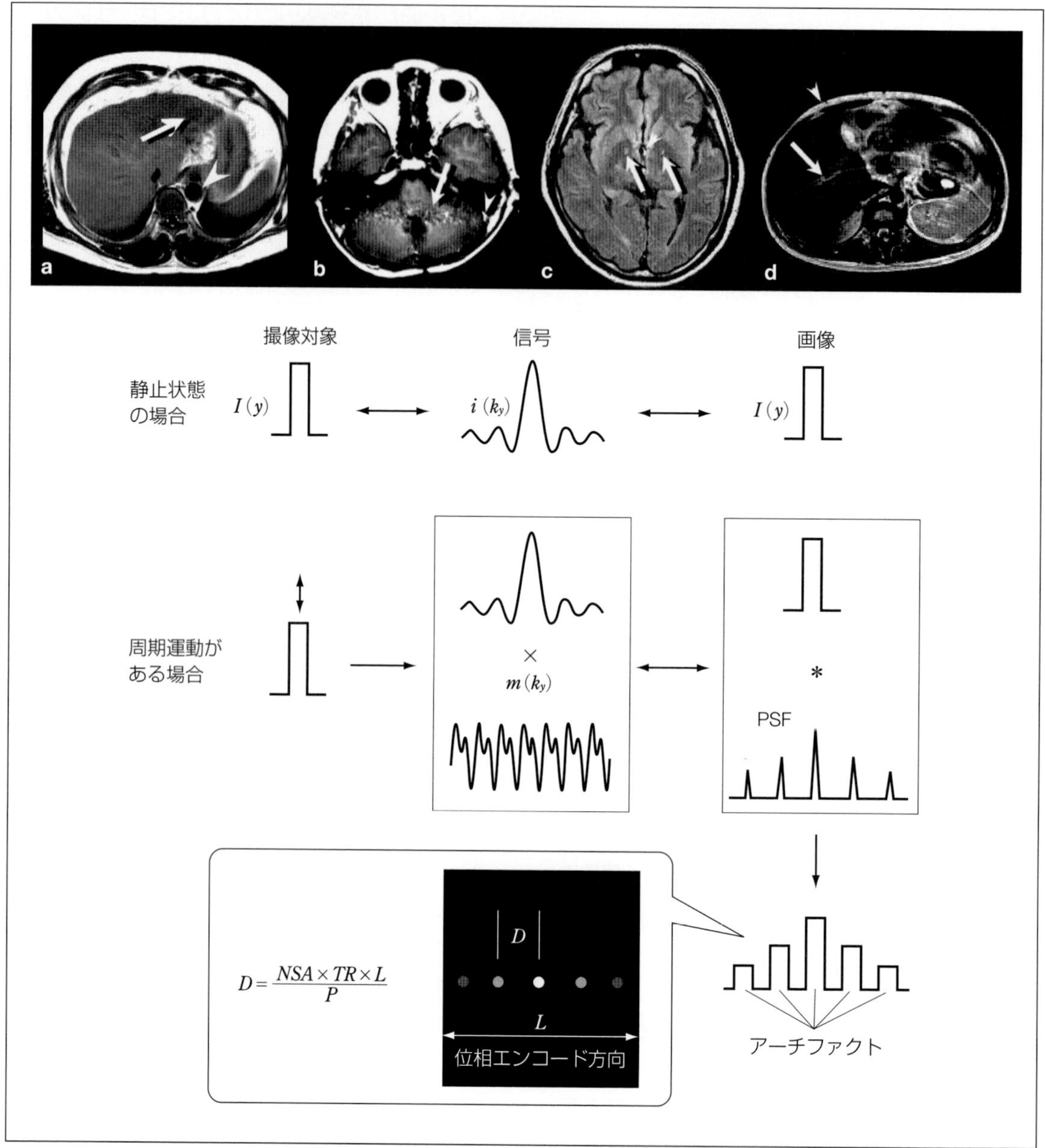

図 8-63　動脈（a），静脈（b），脳脊髄液の拍動（c）および呼吸（d）によるゴーストアーチファクトの画像（矢印がアーチファクトで矢尻が発生源）と，周期運動によるゴーストアーチファクトの発生機序

MR 信号 $i(k)$ は，撮像対象 $I(y)$ をフーリエ変換したものであり，MR 画像はその信号を逆フーリエ変換したものである．撮像対象のどの方向の動きに対しても磁化は変調される．撮像対象の周期運動による信号の変動を変調関数 $m(k_y)$ とすると，撮像対象が周期運動をしている場合の画像は，静止状態の画像と変調関数 $m(k_y)$ の逆フーリエ変換との畳み込み積分として表される．ゴーストアーチファクトの発生する間隔 D（ピクセル数）は，運動周期 P と，TR，信号加算回数 NSA，位相方向におけるピクルセル数 L から推定できる．

表 8-7　周期運動によるゴーストの抑制法

抑制法	有用性	おもな問題点	対象とするアーチファクトの発生源	特別な準備
サチュレーションパルス	＊＊＊	スライス数の低下または TR の延長	血液・髄液拍動，呼吸	—
位相エンコード方向の調整	＊＊＊	発生位置の予測が必要	血液・髄液拍動，(呼吸)	—
呼吸停止	＊＊＊	画質の変化	呼吸	必要
リフェイズ用の傾斜磁場	＊＊	TE の延長	血液・髄液拍動，(呼吸)	—
呼吸波形に応じて生データを配列	＊＊	一定の呼吸が必要（T_1 強調画像に使用）	呼吸	必要
呼吸同期法	＊＊	一定の呼吸が必要（高速スピンエコー T_2 強調画像に使用）	呼吸	必要
ナビゲータエコー	＊＊	呼吸の再現性が必要	呼吸	—
心拍（脈拍）同期法	＊＊	繰り返し時間の制約	血液・髄液拍動	必要
信号加算回数の増加	＊＊	撮像時間の延長	血液・髄液拍動，呼吸	—
動く部位を固定	＊＊	苦痛を増強	呼吸	必要
脂肪抑制法	＊	コントラストが変化	呼吸	—
サーフェイスコイルによって発生源の感度を低下	＊	画像が不均一	血液・髄液拍動，呼吸	必要

＊＊＊：きわめて有用，＊＊：有用，＊：有用な場合あり．

2）折り返しアーチファクト（エイリアシングアーチファクト，フォールディングオーバーアーチファクト）

折り返しアーチファクト（wraparound artifact）は，データの離散的サンプリングの制約を満たさないことにより，撮像視野 FOV 外の信号が撮像領域内に重なることにより発生する（**図 8-66a, b**）．

オーバーサンプリングは，もっとも効果的なアーチファクト抑制法である（**図 8-66c**）．読み取り方向においては，オーバーサンプリングとローパスフィルタによって折り返しアーチファクトを除去できるため問題にならない．しかし位相エンコード方向においては，撮像時間の制約のためにオーバーサンプリングが使用できない場合に問題となる．たとえば，すでに撮像加算回数を 1 にしてハーフスキャン（ハーフフーリエ法 p.223 参照）を使用している場合は，オーバーサンプリングを行って同じ撮像時間で同一の画質を得ることはできない．この場合は，フェイズドアレイコイルの感度分布の違いを利用するパラレルイメージング（p.220 参照）を用いれば折り返しアーチファクトを抑制できる．

その他，①折り返しアーチファクトが目的部位に重ならないように，位相エンコード方向を調整，②折り返しアーチファクトの発生源にサチュレーションパルスを与える，③感度領域の狭いコイル（サーフェイスコイル）を使用，などの方法がある．

3）データ打ち切り（トランケーション）アーチファクト（ギブスアーチファクト，リンギング）

データ打ち切り（トランケーション）アーチファクト（truncation artifact）は，データの有限性（データ収集をある範囲で打ち切ること）によるト

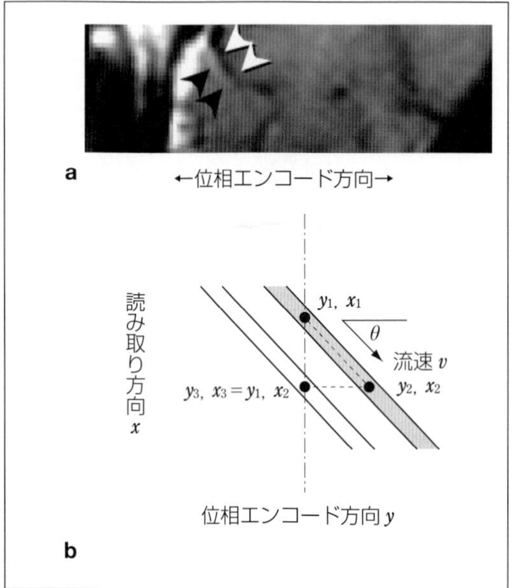

図 8-64　頭部造影 T_1 強調画像の血流によるミスレジストレーションアーチファクト（a；矢尻）とその発生原理（b）

a において，本来の血管の位置（白の矢尻）が黒く抜けて，左下方にずれて血管が描出されている（黒の矢尻）．また血管のずれた方向から，血液が画像の左上方から右下方に向かって流れていることがわかる．

b において，位相エンコードされた任意の位置を（y_1, x_1）とすると，速度 v の流れによって信号の読み出しまでの間に（y_2, x_2）に移動する．しかし位相エンコードされたラインは y_1 であるから，元の位相エンコードのライン y_1 まで平行移動したところ（y_3,x_3= y_1,x_2）に血管が描出される．これを連続して追っていくと，灰色の部分に描出されるべき血管が左下方にずれることになる．血管がずれる距離 I は，$I = v \cos\theta \sin\theta = v(\sin 2\theta)/2$ なので，血管の傾きが 45° の場合に，本来の位置からもっとも離れた位置に描出される．また，ミスレジストレーションアーチファクトは，位相エンコードから信号を読み出すまでの時間が短いほど少なく，位相エンコード方向にリフェイズ用傾斜磁場を加えることで抑制できる．

ランケーションエラーが原因である．

トランケーションアーチファクトは，信号強度が極端に異なる部位で，撮像マトリックスが少ない場合において顕著となる（**図 8-67**）．トランケーションアーチファクトは，読み取り方向と位相エンコード方向の両方において発生するが，通常問題となるのは，撮像時間短縮のために位相エンコード方向のk 空間外側のサンプリング数を減らした場合である（**図 8-67e, f**）．トランケーションアーチファクトのために，存在しない境界や組織，病変があるように見える．

トランケーションアーチファクトの抑制法として，①マトリックスサイズを増加させる（**図 8-67e, f**），②生データフィルタを与える（**図 8-67d**），③目的部位にアーチファクトが重ならないように位相エンコード方向を選択する，などの方法がある．

4）金属アーチファクト

金属アーチファクト（metal artifact）（**図 8-68**）は，強磁性金属と常磁性金属によるアーチファクトに大別される．

強磁性金属の場合は，磁場空間がゆがめられて，ゆがんだ画像または異常信号（ゆがめられた磁場が密の部分は高信号，粗の部分は低信号）が発生する．強磁性体金属の部分は無信号となるが，問題は磁場が大きくゆがめられることによって，離れたスライスに所見のように信号を生じることである（**図 8-68c**）．

一方，常磁性体金属においては，基本的に金属中に発生する渦電流によって金属周囲の信号消失しか起こらないので，金属部分およびその周辺が診断対象でなければ支障が生じることはない（**図 8-68d**）．しかし，安全性の観点から着脱可能なものはすべて取り除くべきである．

金属が脱着不能で安全上問題ない場合は，①スピンエコーを使用する，②ボクセルサイズの縮小やエコー時間の短縮など位相分散が少なくなる撮像条件に設定する，③目的部位の信号消失範囲が少なくなるように位相エンコード方向を調整する，などによってアーチファクトを低減させる．

5）化学（ケミカル）シフトアーチファクト

化学（ケミカル）シフトアーチファクト（chemical shift artifact）は，脂肪成分と水成分をそれぞれ含む 2 種の隣接した組織間において発生する（**図 8-69**）．水と脂肪の共鳴周波数の差によっておのお

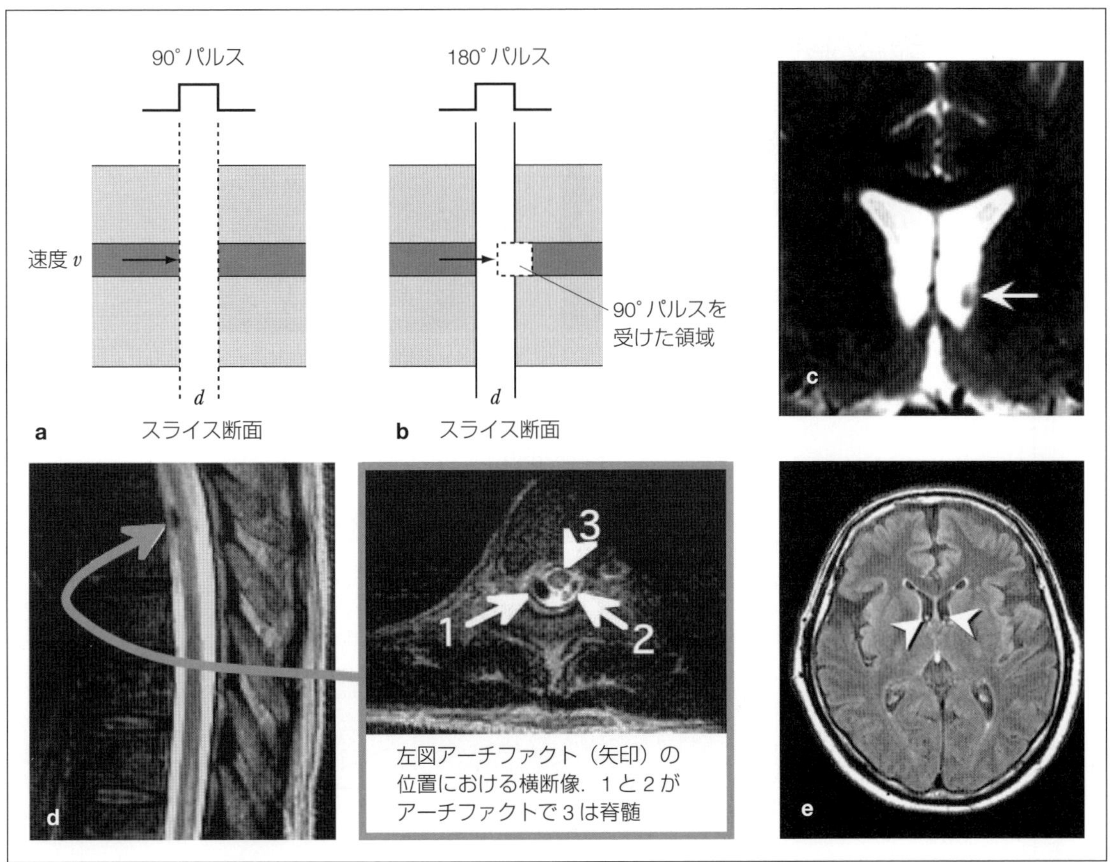

図 8-65　RF パルスの時間差よる流体の信号損失の説明（a，b）とアーチファクトの例（c〜e）
スピンエコーにおいて a の選択的 90° パルスを与えた断面（a の点線内）内の流体は，b の 180° パルスを与える時点においては，位置がずれて（b の点線内）全信号を得ることができなくなる．
流体の速度 v，スライス厚 d とすると，$v \geqq 2d/TE$ の場合に流体の信号が完全に得られなくなる．T_2 強調画像で高信号になる脳脊髄液が，流れの比較的速い場所では信号が低下して，脳室内の病変や動静脈奇形のように見えることがある（c，d の矢印）．
e の FLAIR では，流れによって移動した髄液の信号を抑制できなくなるために，逆に高信号のアーチファクトを生じることもある（e の矢尻）．このアーチファクトの抑制法としては，① RF パルスを広くあてる，②三次元フーリエ変換法を使用する，③脈波同期によってデータ収集時相を選択する，④グラディエントエコーを代用する，などがある．

のの画像上配置される位置が読み取り方向にずれて，信号の重なった部分は高信号の部分と信号が欠落した部分が生じる．水と脂肪のどちらがどの方向にずれるかは，中心周波数と傾斜磁場の勾配の向きによって決まる．静磁場強度に比例して水成分と脂肪成分の共鳴周波数差が増加するため，静磁場強度が高いほどずれが大きくなる．

通常は読み取り方向においてのみケミカルシフトアーチファクトが問題となるが，EPI（エコープラナー）などでごく短時間で位相エンコードを行う超高速シーケンスにおいては，逆に位相エンコード方向のケミカルシフトアーチファクトが問題となる．ケミカルシフトアーチファクトの抑制法として，広帯域の傾斜磁場すなわち読み取り傾斜磁場勾配を高くして水と脂肪信号の位置ずれを少なくする方法がある（**図 8-69c**）．また，脂肪抑制法を使用するのも有効な手法である．

6）磁化率アーチファクト

磁化率が大きく異なる部位の境界では，局所的な

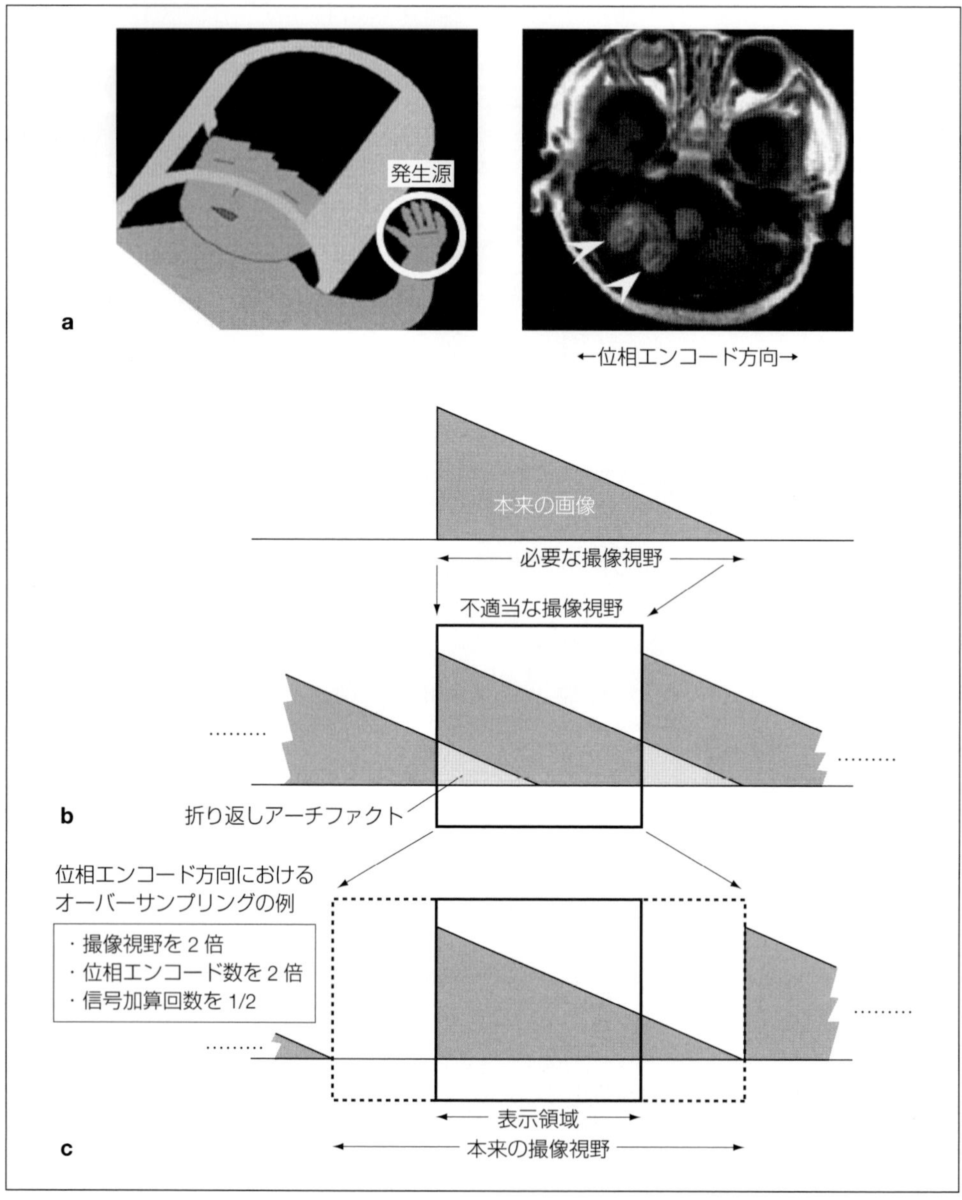

図8-66　折り返しアーチファクトの例と機序

a：造影検査時において乳児が入眠中無意識に挙上した左手の信号が，折り返って小脳に重なったために発生した（矢尻）．

b：撮像視野の設定が不適当だと，離散的逆フーリエ変換後の画像信号が重なって折り返しアーチファクト（明るい灰色の部分）になる．

c：もっとも効果的なアーチファクト除去法は，オーバーサンプリングである．表示領域にアーチファクトが重ならないように撮像視野を広げるとともに，データ収集ピクセル数も増加させてピクセルサイズが変化しないようにする．このままだと位相エンコード方向においては撮像時間が増加するが，その分だけ信号加算回数を減らせば，撮像時間も画像SN比も変わらない．実際には，装置内部で自動的に行っていることが多い．

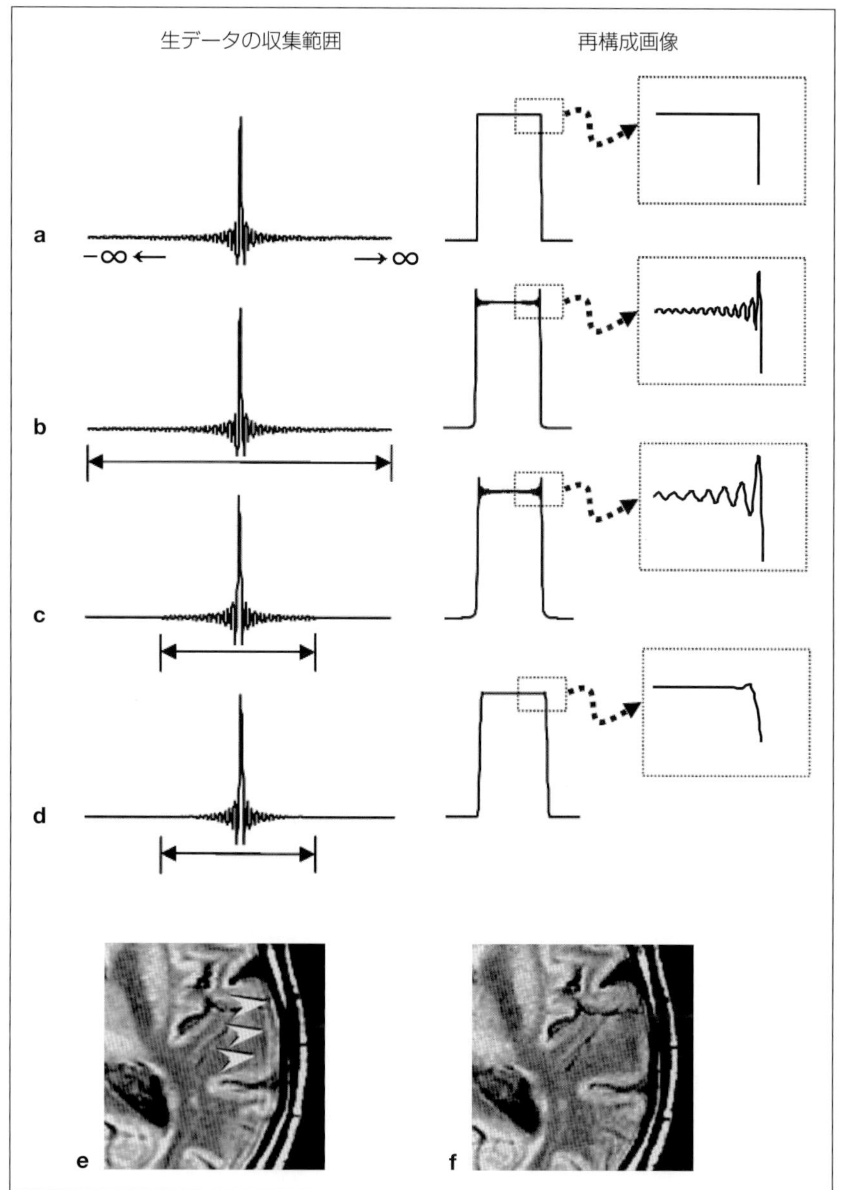

図 8-67　トランケーションアーチファクトのシミュレーションと実例
a〜d：矩形の撮像対象を，無限にデータ収集した場合（a）は，正確に像が復元されるが，256 点（b），128 点（c）（各矢印の範囲）においてデータ収集を打ち切ると，再構成画像にトランケーションアーチファクトが発生する．サンプリング点数が増えると，振幅は変化しないがアーチファクトの幅が縮まるために目立たなくなる（再構成画像の点線内を右側に拡大表示）．c のデータに対してハニングフィルタを与えると（d），トランケーションアーチファクトは低減するが，空間分解能は低下する．
e,f：頭部におけるスピンエコー横断像．位相エンコード方向のマトリックス数が，192 のほう（e）が 256 の場合（f）よりもトランケーションアーチファクト（e の矢尻）が顕著である．

磁場勾配が生じて，位相分散のために信号が消失する．この位相分散は，エコー時間およびボクセルサイズ，帯域幅，局所磁場勾配，静磁場強度に比例する．また，グラディエントエコーにおいて顕著である．とくに，磁化率アーチファクト（magnetic susceptibility artifact）は，頭蓋底（**図 8-70**），腹

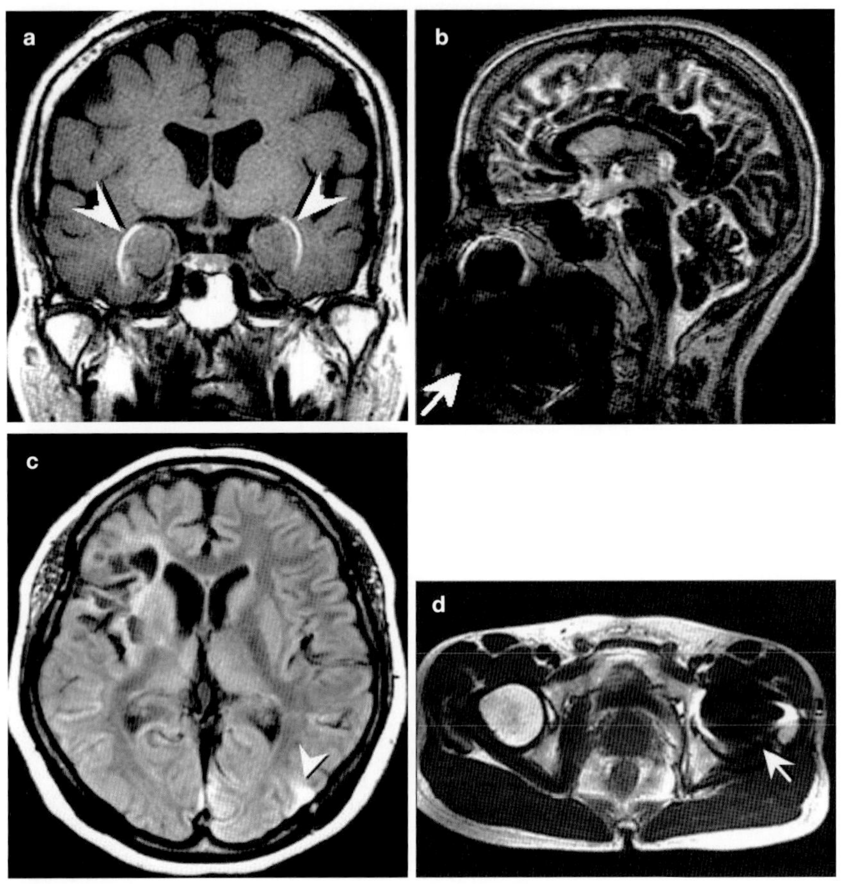

図 8-68　金属アーチファクトの例
a，b：強磁性金属のアーチファクト（a の矢尻）が着脱不能の義歯（b の矢印）によって発生した例.
c：プロトン密度画像において，義歯の強磁性金属によるアーチファクトがかなり離れたスライス面に発生し（c の矢尻），高信号を呈して所見のようにみえる．これは義歯だけでなく，下着の肩の部分の金属によっても起こりうる．
d：左人工股関節に含まれる常磁性金属によるアーチファクト．左股関節部は大部分の信号が消失しているが，右股関節は正常に描出されている．

部（腸管内ガス）のように空気を含む部位において発生しやすい．磁化率アーチファクトは，短いエコー時間，薄いスライス厚，小さいピクセルサイズ，広い帯域幅，スピンエコーの使用によって低減する．

7）パーシャルボリューム効果

パーシャルボリューム効果（partial volume effect）とは，スライス（またはピクセル）内に異なる信号強度の組織が混在するために，本来の組織間の信号強度の違いによって得られるコントラストが低下してしまうことである（**図 8-71**）．パーシャルボリューム効果は，スライス厚またはピクセルサイズを縮小すれば小さくなるが，その代償として SN 比が低下する．そのためパーシャルボリューム効果と SN 比のバランスを考慮しながら，病変の検出に必要なスライス厚もしくはピクセルサイズを設定しなければならない．

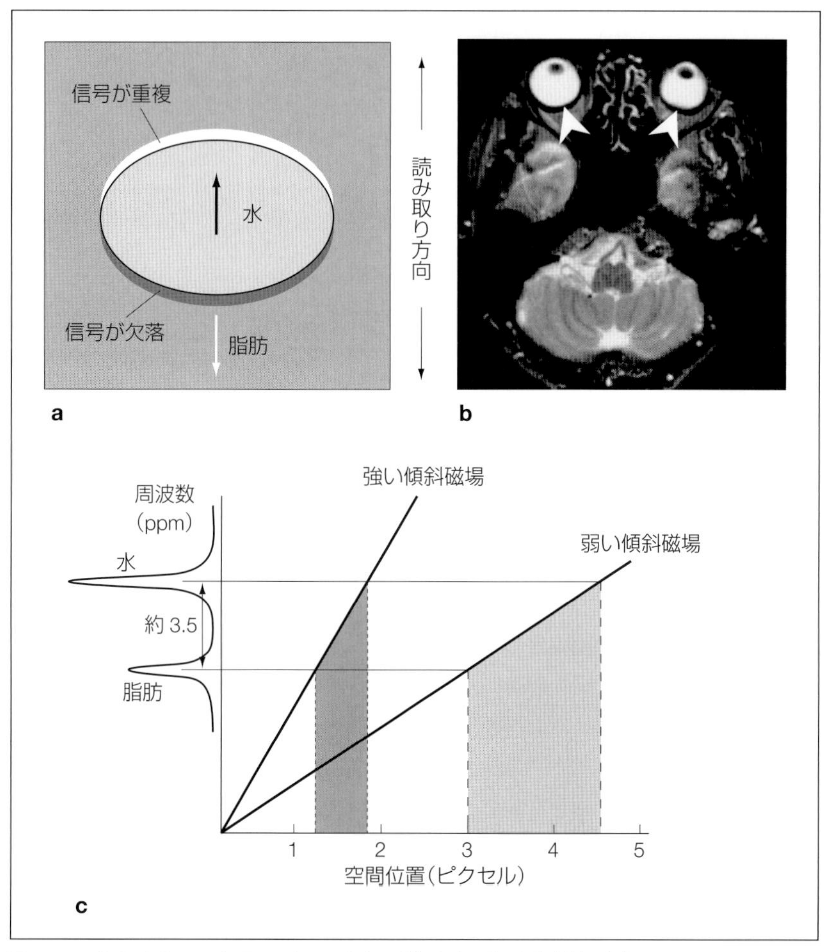

図 8-69　ケミカルシフトアーチファクトの説明（a,b）と抑制法（c）
a：脂肪信号のなかに水信号が存在すると，周波数差に応じたピクセル数だけ読み出し方向に相対的にずれる．そのため水と脂肪の信号が重複する高信号領域と，信号が欠落する領域を生じる．
b：T_2 強調画像において，眼球と眼窩内脂肪組織とのケミカルシフトアーチファクト（b の矢尻）によって，眼球が突出したように描出される．
c：ケミカルシフトアーチファクトによる位置ずれは，傾斜磁場強度が弱いほど（すなわち，サンプリング時間が長いほどまたは受信帯域幅が狭いほど）大きくなる．ケミカルシフトアーチファクトを抑制するためには，傾斜磁場を強くして 1 ピクセルのなかにケミカルシフトが含まれるようにすればよい．

8）マジックアングルアーチファクト（magic angle artifact）

近接するスピン間と静磁場の位置関係によって，双極子結合の時間平均はゼロとなる．この $1 - 3\cos^2\theta = 0$ のときの角度 55° を**マジックアングル**とよび，コラーゲン線維束である靭帯の信号強度が変化して，炎症や断裂と誤認する場合がある．静磁場と靭帯がマジックアングルをなした場合の信号増強は，靭帯自体の T_2 が短いために，TE の短いプロトン密度画像や T_1 強調画像において顕著となる．

9）装置およびパルスシーケンスによるアーチファクト

(1)　ゴーストアーチファクト

位相エンコード方向において第 2 エコー以上で

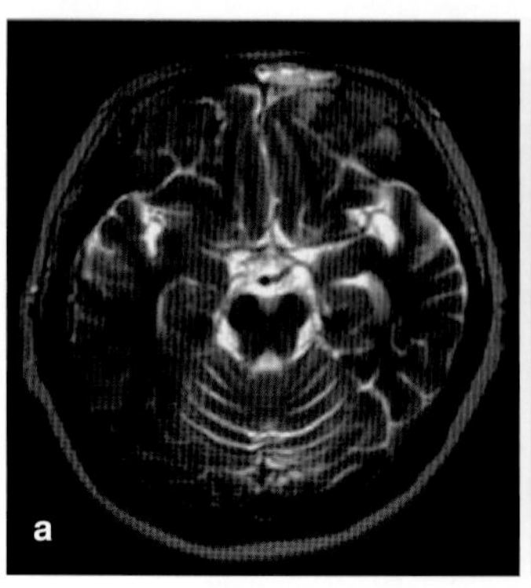

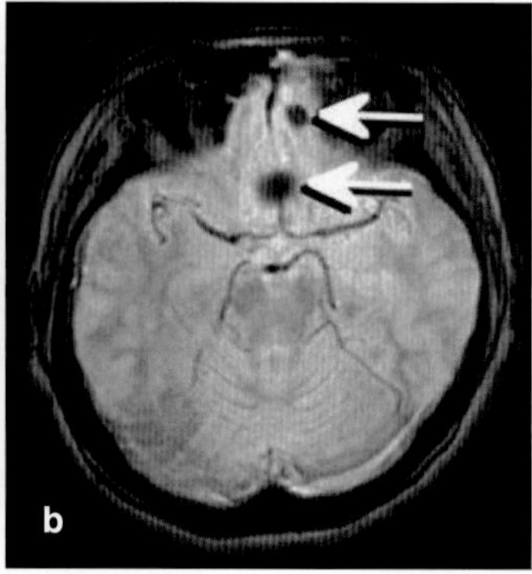

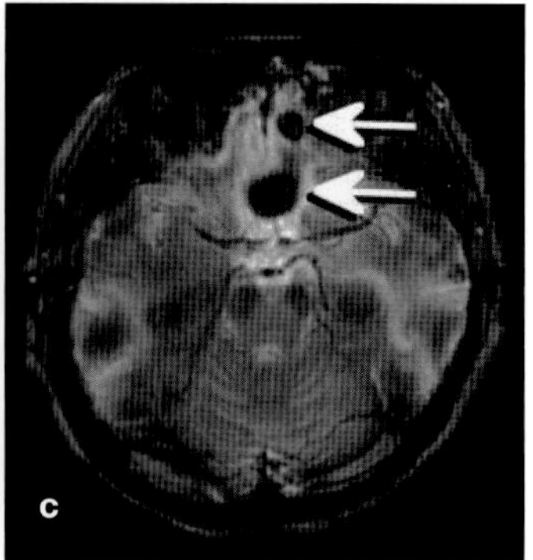

図 8-70　頭蓋底における磁化率アーチファクト
スピンエコー画像（a）と，エコー時間（TE）が 11msec（b）と 34msec（c）のグラディエントエコー画像．スピンエコーでは発生していない磁化率アーチファクトが，グラディエントエコーでは発生し（b と c の矢印），TE が長いほうが顕著である．

生じるアイソセンタに線対称なゴーストは，90°と 180°パルスの関係がずれているのが原因である．位相エンコード方向において 1/2 FOV の場所に出現するゴーストは，信号加算回数が 1 回のとき出現する．画像の辺縁が二重になってぼけるゴーストアーチファクト（ghost artifact）は，検出位置のずれや傾斜磁場コイルからのハム，患者支持台のゆれ，磁石のゆれが原因として考えられる．

高速スピンエコーおよびそのハイブリッド型シーケンスは，k 空間上に埋められる信号が階段状に変化し，位相エラー（sine/sine ゴースト）も起こるなど，本質的にゴーストが発生しやすい．さらに，高速スピンエコーは，FOV が大きい場合，一定方向にゴーストが発生する．これは高次の磁場摂動〔マクスウェル（Maxwell）場〕が原因であり，通常取り除くのが困難である．

なお，EPI では，静磁場の局所不均一や傾斜磁場非直線性による位相エラーのために，エコー数の増加に伴って偶数エコーと奇数エコーの間で大きな位相変化（エコーシフト）が生じて，FOV の 1/2 の位置にゴーストが発生することがある〔N/2 アーチファクト（N/2 artifact）〕．渦電流の影響など磁場の傾斜が線形なら，一次の位相補正で N/2 アーチファクトを抑制可能であるが，局所磁場の不均一性に関しては補正がむずかしい．

(2)　ラインアーチファクト

読み取り方向においてアイソセンタ上に出現する点状のライン（ジッパー）アーチファクト（line artifact）は，位相エンコードごとに UV オフセットが一定でないために生じる．読み取り方向 0Hz の両側に発生するラインアーチファクトは，低周波による妨害が考えられる．また，読み取り方向において任意のオフセンタに生じるラインアーチファクトは，外部からのシステム周波数に近い高周波の混入が考えられ，妨害 RF 周波数とシステム共鳴周波数の差の位置に出現する．一方，位相エンコード方向において FOV の端の位置に生じるラインアーチファクトは，信号加算回数が 1 の場合に必然的に生じるので装置の異常ではない．

(3)　スティミュレイティドエコーアーチファクト

3 回与えられた α°パルスによって発生するスティミュレイティドエコーによって，点線状のアーチファクト（ジッパーアーチファクト），ゴースト（スピンエコーでマルチエコーを使用する際），縞状のアーチファクトなどが生じる．スティミュレイティドエコーアーチファクト（stimulated echo artifact）は，RF パルスの改善，スポイラー傾斜磁場もしくは RF スポイラーの使用によって抑制することができる．

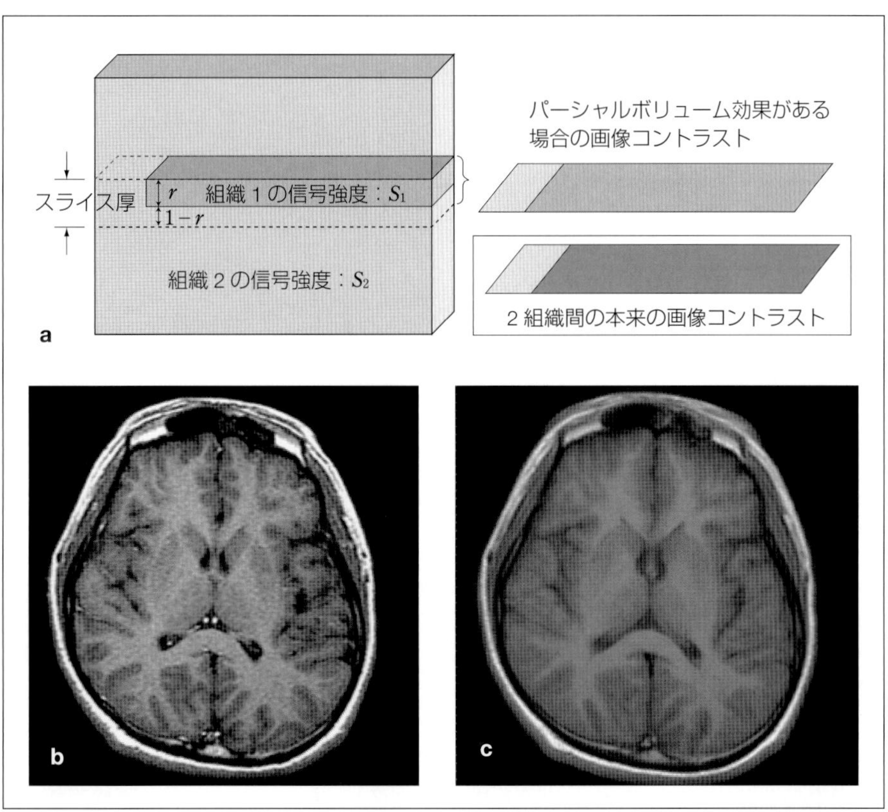

図 8-71　パーシャルボリューム効果の説明（a）と，スライス厚が 3mm（b）および 12mm（c）の場合の頭部画像

a：組織 1 の画像を得ようとした場合に，組織 2 の信号が混在すると，画像コントラストが低下してしまう．パーシャルボリューム効果を受けた画像の信号強度（S_p）は，組織がスライスまたはピクセル中に含まれている割合（r）と各組織の信号強度（S_1, S_2）から，$S_p = rS_1 + (1 - r)S_2$ により算出できる．

b，c：スライス厚に比例して SN 比は増加するが，その反面，パーシャルボリューム効果によって画像コントラストが低下してしまうことがわかる．

5. ひずみ，均一性

通常は，MRI の画像ひずみが，診断において決定的な影響を与えることは少ない．しかし，放射線治療や手術のための計測に MRI を使用する際には，ひずみを考慮しなければならない．一方，MRI の画像均一性は基本的に低い．画像均一性に関与する代表的因子としては，静磁場の不均一性，RF の不均一性，渦電流，傾斜磁場波形の補正，人体の RF 浸透性などがある．

サーフェイスコイルはとくに画像均一性が低い（**図 8-72a**）．比較的均一とされているヘッドコイルやボディコイルでも完全に均一ではなく，RF コイル感度の不均一によって，異常所見のようにみえる場合もある（**図 8-72b**）．事前に装置の特性を把握しておく必要がある．定期的に画質管理を行って，画像均一性が低下している場合は，RF コイル自体の感度調整や画像均一フィルタ処理によって改善される．また，人体の RF 浸透性の影響によって内部まで RF が浸透せず，画像が不均一になる場合もある（**図 8-72c**）．

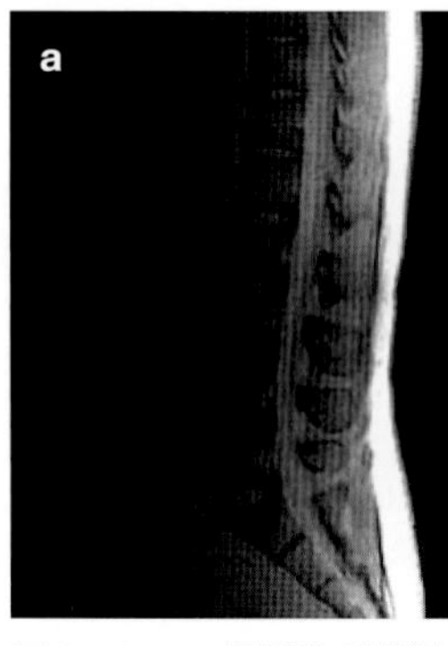

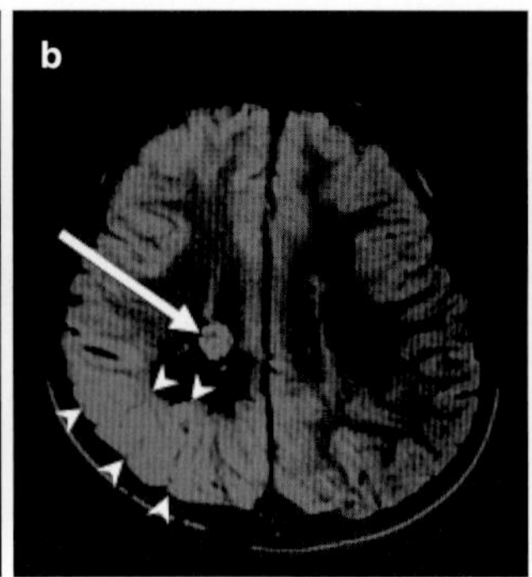

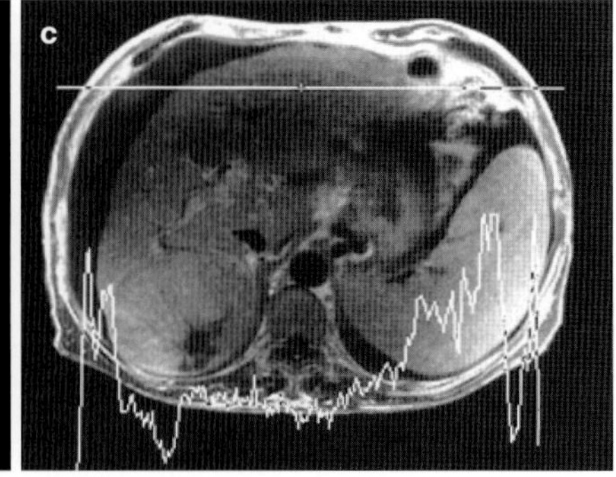

図 8-72　RF 浸透性の影響

a：サーフェイスコイルで得た腰椎の画像．コイルを配置した背部から前側に向けて信号強度が減衰していることがわかる．

b：ヘッドコイルで得た頭部 T_2 強調画像．サーフェイスコイルよりもはるかに均一性が高いヘッドコイルでも，コイル感度の不均一のために病巣（b の矢印）周囲の領域の信号強度が高くなって（b の矢尻），所見のようにみえることがある．

c：ボディコイルで得た腹部の T_1 強調画像．腹水の貯留が激しい被検者においては，内部まで十分に RF が浸透せず，信号が低下することがある．白の実線の位置における信号強度プロファイルが，内部に向かって急峻に低下していることがわかる．RF の浸透度 δ は，$\delta=(2\rho/\mu\omega_0)^{1/2}$，$\rho$：抵抗，$\mu$：透磁率，$\omega_0$：周波数となり，腹水などの導電体の量が多いと $1/\rho$ が大きくなるので，中心まで RF が浸透しにくくなる．また静磁場強度（＝周波数 ω_0）が高いほど浸透度が低下する．

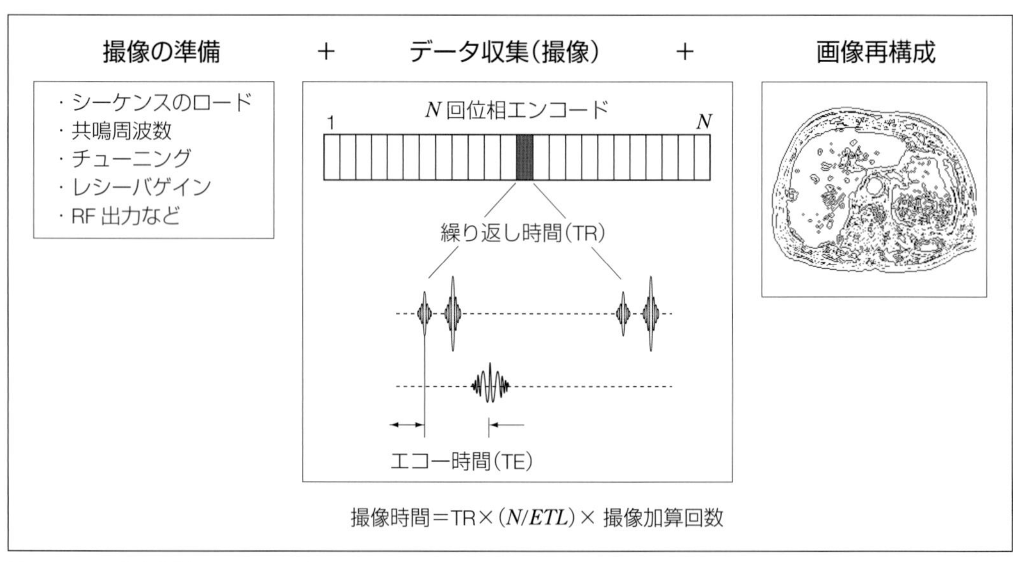

図 8-73　画像を構築するまでの流れ

撮像時間は基本的には繰り返し時間（TR）と位相エンコード数（N）と撮像加算回数の積で表される．1 回の TR のなかで，複数エコーを位相エンコードを行いながら収集する高速シーケンス（高速スピンエコーや EPI など）においては，撮像時間は 1/ エコー数（ETL）になる．再構成は，データを収集しながら行う場合もある．撮像時間は，撮像の準備と画像再構成の時間を含めることもある．

6. 撮像時間

MRI の画質は，撮像時間に強く依存する．

MRI における撮像は，①撮像の準備，②データ収集，③画像再構成に区分できる（**図 8-73**）．これらのなかで，撮像の準備では，まず設定した撮像条件をコンピュータに記憶させ，つぎにシンセサイザの周波数を共鳴周波数に合わせる．また，RF 受信コイルをチューニングしておくとともに，RF 出力とレシーバゲインなども調整している．以上の過程にシミングを加えたり，逆にいくつかを省略することもあるなど，MRI 装置やパルスシーケンスによって異なる．いずれにしても，最近の装置では撮像の準備は短時間で終了する．同様に，画像再構成の時間も格段に早くなっている．撮像時間をデータ収集の時間だけとする場合と，データ収集に撮像の準備と画像再構成の時間を加える場合がある．

本項でこれまで述べた，コントラスト，分解能，SN 比，アーチファクト，ひずみ・均一性は，なんらかの形で撮像時間の影響を受ける（**図 8-56**）．たとえば，撮像視野 FOV を縮小せずに位相エンコード方向の分解能を向上させるためには，基本的には信号収集時間を延長（位相エンコード数を増加）さ

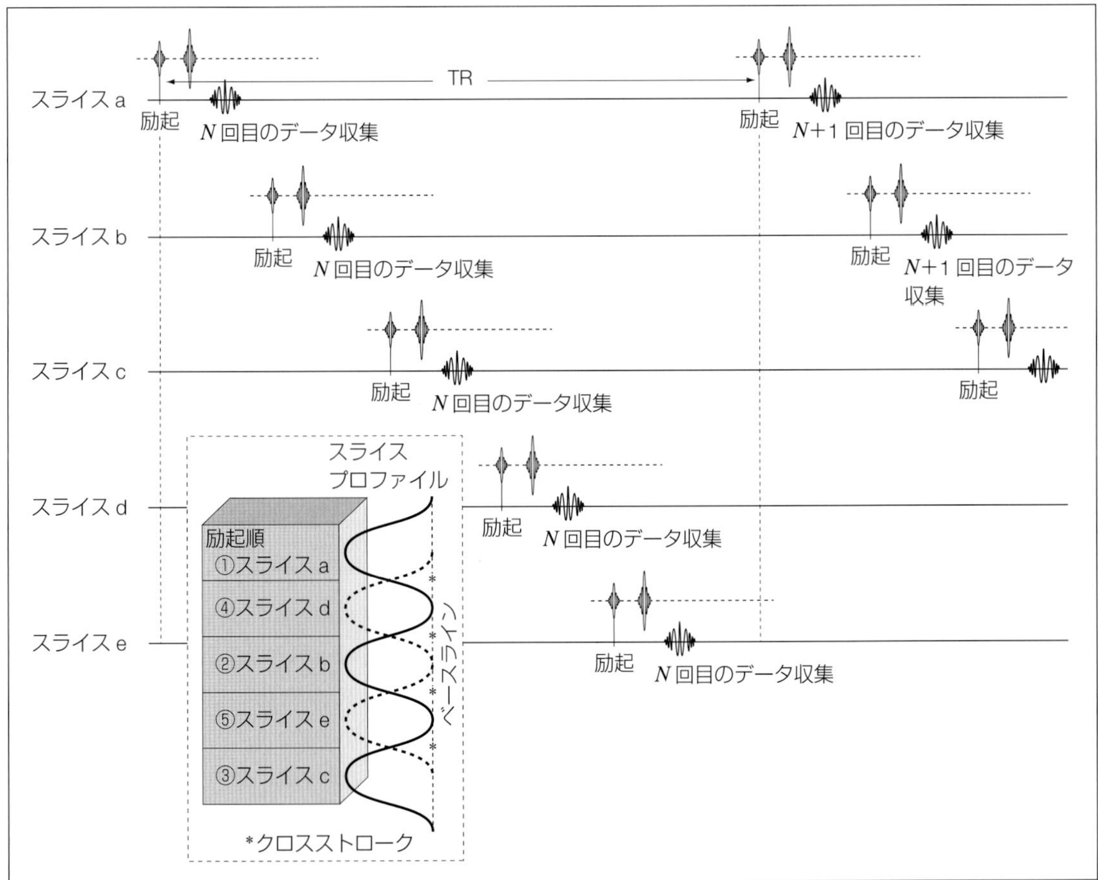

図 8-74　マルチスライスの説明
つぎの位相エンコードのデータ収集過程に移るまでの待ち時間，すなわち TR のなかで，ほかのスライスも励起してデータ収集を行う．そのため TR が長いほど，多くのスライスを撮像できる．したがって，TR のなかで励起しデータ収集できる範囲においては，スライス数が増加しても撮像時間は変わらない．通常，近接スライス間の干渉（クロストーク）を避けるために，スライスの励起を点線枠内のように飛ばして行う．

せないと向上しない．SN 比を向上させるためには，撮像加算回数を増加しなければならない．また，動きのアーチファクトは，エコープラナー（echo planar imaging：EPI）などの撮像時間の非常に短いシーケンスを使用すれば減少するが，その反面，ひずみの影響が問題となる．折り返しアーチファクト，トランケーションアーチファクト，拍動などによるゴーストアーチファクトを削減するためには撮像時間の延長を伴う場合がある．撮像時間を短縮するための代表的な手法を以下に示す．

1）マルチスライス

縦緩和を待つ繰り返し時間の間に，ほかのスライスの励起とデータ収集を行えば，撮像時間を延長しないで複数のスライスを得ることができる（**図 8-74**）．ほとんどの二次元フーリエ変換法で複数のスライスを撮像する際に使用している．

2）位相エンコードラインのデータ収集の削減

（1）長方形マトリックス

k 空間において，位相エンコードライン端の部分のデータを収集しないことによって撮像時間を短縮させる（**図 8-75b**）．この結果，実空間ではピクセルサイズが長方形となる．すなわち，位相エンコード方向の分解能が低下する．位相エンコード数の削減率（すなわち時間短縮率）を n とすると，$1/\sqrt{n}$ 倍に SN 比は向上する．

（2）長方形 FOV

k 空間において，位相エンコードラインを飛ばしてデータ収集を行うことによって，撮像時間を短縮させる（**図 8-75c**）．再構成画像は長方形の FOV となる．分解能は低下しないが，SN 比は，位相エンコード数の削減率を n とすると $\sqrt{n}$ 倍低下する．

（3）ハーフフーリエ法（ハーフスキャン）

ハーフフーリエ法は k 空間上の複素数共益性を利用した撮像法である（**図 8-75d**）．位相エラーがない場合には，位相エンコードラインのマイナス側の値を点対称の位置にあるプラスの値で代償できるために，位相エンコード数を半減することができる．しかし実際には，位相エラーを補正するために半分よりも数ライン余分に位相エンコードを行ってデータ収集を行う．分解能は変わらないが，SN 比は位相エンコード数の削減率を n とすると $\sqrt{n}$ 倍に低下する．

なお，複素数共益性を位相エンコード方向でなく読み取り方向に利用した場合には，エコー時間を短縮させることができる（ハーフエコー，フラクショナルエコー，非対称エコー）．ただし，複素数共益性を位相エンコード方向と読み取り方向の両方に利用することは，点対称のデータがいずれかの方向にしか存在しないためにできない．

3）高速シーケンス

撮像時間を短縮するために，グラディエントエコーのように繰り返し時間を短くするシーケンス，高速スピンエコーや EPI のように，一度に複数のエコーを位相エンコードしながらデータ収集することによって時間を短縮するシーケンス，さらにはこれらを組み合わせたパルスシーケンスなど，高速シーケンスの種類は多種多様である（p. 173 参照）．

たとえば高速スピンエコーでは，位相エンコードをおのおの行いながら一度に得る複数のエコーの数（ETL または turbo factor）だけ，撮像時間が短縮される．ETL が多いと，撮像時間が短縮する反面，画質に影響を及ぼす．また，何番目のエコーをどの位相エンコードラインに配置するかによって，画像コントラストが変わる．

一方 EPI は，高速スピンエコーの 180°リフォーカシングパルスをなくして，位相エンコードしながらグラディエントエコーを収集して，一度の励起で k 空間のすべてを埋める．データ収集の前にプリパルスを与えると，さまざまなコントラストが得られる．必要とする k 空間のデータを一度に収集してしまうのが single-shot EPI であり，k 空間を shot 数（＝位相エンコード数/ETL）に分けて飛ばし飛ばしデータ収集を行うのが multi-shot EPI である．

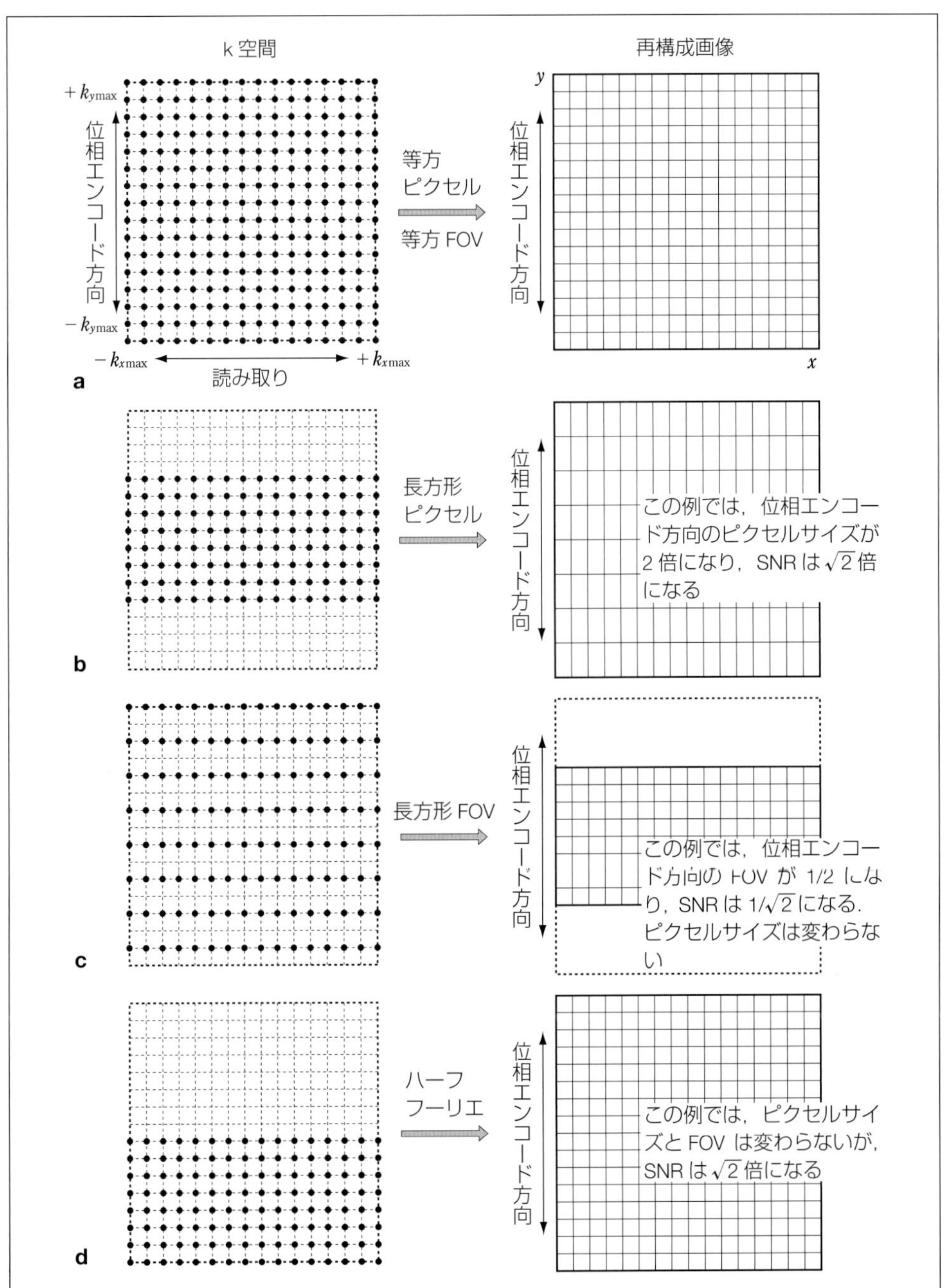

図 8-75　位相エンコードと読み取り方向において等方に k 空間のデータを収集する場合（a）と，位相エンコード方向のデータ収集数を減らして撮像時間を短縮する場合（b〜d）（黒点は k 空間上のデータ収集点）
b：k 空間上の位相エンコードラインの端のほうを収集しないようにすると，位相エンコード方向のピクセルサイズが大きくなって長方形ピクセルになる．SN 比は向上する．
c：位相エンコードラインを飛ばしてデータ収集を行うと，位相エンコード方向の撮像視野（FOV）が縮小して長方形 FOV になるが，ピクセルサイズは変化しない．SN 比は低下する．
d：ハーフフーリエ法（ハーフスキャン）．位相エンコードを削減した部分のデータは，点対称位置の共益複素数の値を利用して置き換える．ピクセルサイズと FOV は変わらず，SN 比は低下する．

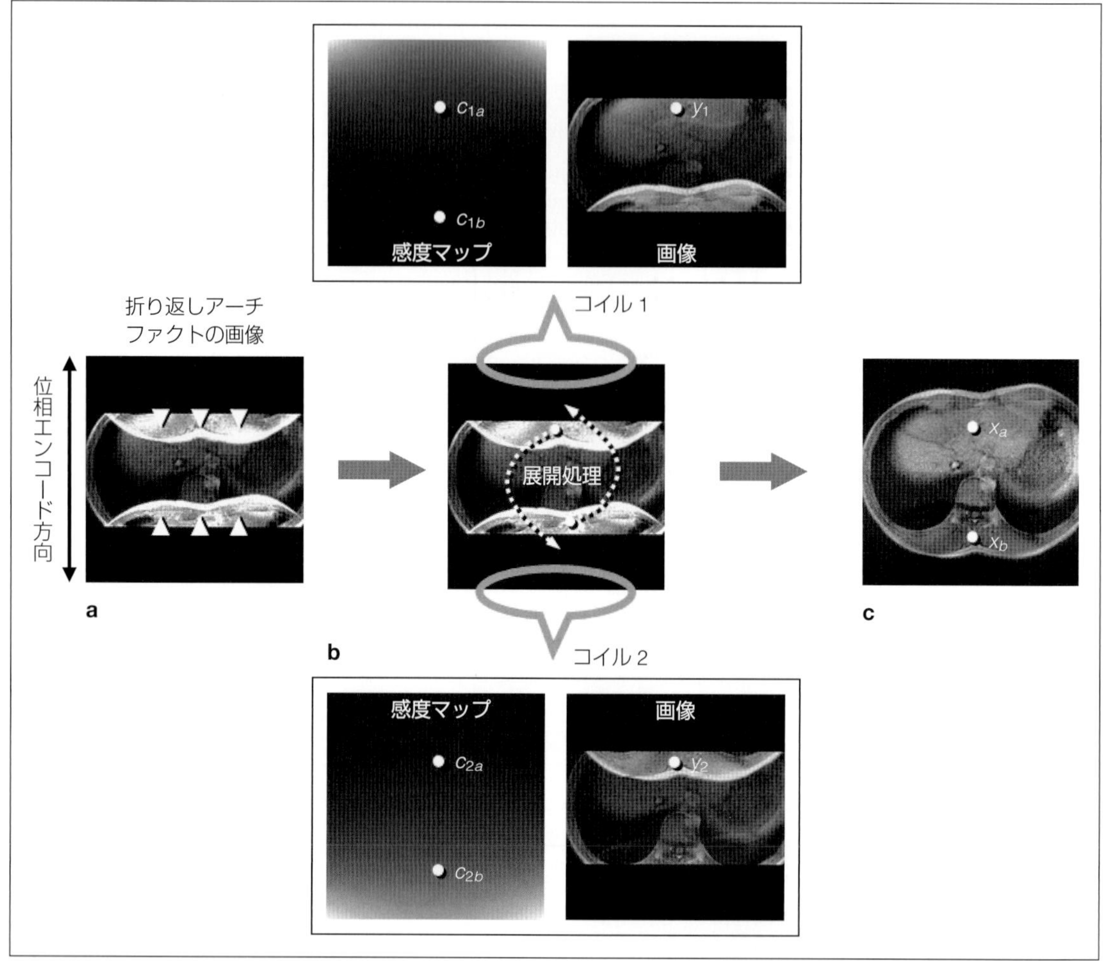

図 8-76　パラレルイメージングの代表的手法である sensitivity encoding（SENSE）法の説明
撮像時間を短縮するために位相エンコードラインを間引いて長方形 FOV にすると，長方形 FOV の外側の信号による折り返しアーチファクトが生じる（a の例では FOV を 1/2 にしている）(a)．そこで，アレイコイルの各コイルの感度マップを使用して，アーチファクトを元の位置に展開処理すれば（b），折り返しアーチファクトが生じない（c）．この展開処理をもっとも単純な 2 つのアレイコイル（同時に信号受信できるコイル）を例に以下に説明する．
各コイル画像において，折り返しアーチファクトの位置の信号強度（y_1，y_2）は，信号が重なる前の位置のそれぞれの信号強度（x_a，x_b）にその位置のコイル感度の係数（c_{1a}，c_{1b}，c_{2a}，c_{2b}）をかけた和で表すことができる．この関係式は，2 つのコイルにおいてそれぞれ得られるので，つぎの二元一次連立方程式となり，感度マップを得られれば信号が重なる前の位置の各信号強度（x_a，x_b）が求められることがわかる．

$$\begin{cases} y_1 = c_{1a}x_a + c_{1b}x_b \\ y_2 = c_{2a}x_a + c_{2b}x_b \end{cases}$$

4）パラレルイメージング

パラレルイメージングは，アレイコイルで同時に得られる各コイル信号の感度分布特性を利用して，位相エンコード方向のデータ収集数を減らすことにより撮像時間を短縮する手法である．実空間上で行う SENSE 系列（**図 8-76**）と，k 空間上で行う SMASH 系列の手法に分けられる．理論的には大部分のパルスシーケンスに適用可能である．どちらの手法も位相エンコード数を削減することによって撮像時間を短縮しているので，エコー時間や繰り返し時間などの基本の撮像条件が同じなら，SN 比は位相エンコード数削減率を n とすると，少なくとも $\sqrt{n}$ 倍に低下する．

7. 画質評価法

1）画質評価の目的

MRI の画像評価の目的としては，日常の画質の変動のチェック，装置の更新やシステム変更に伴うテスト，コイルやパルスシーケンスの比較，病変の検出能の評価などがあげられる．

MRI の画質評価項目として，①信号雑音比（SN 比），②画像均一性，③コントラスト雑音比，④画像コントラスト，⑤スライス厚とスライス位置，⑥ひずみ，⑦アーチファクト，⑧解像特性（分解能），⑨緩和時間などがある．また，病変の検出能の評価には，⑩ ROC（受信者動作特性）解析もしばしば行われている．ただし，画質評価の際には，SN 比と均一性，SN 比とスライス厚などのように，本項で述べた種々のパラメータ間の影響を十分に考慮する必要がある．

評価目的によって，必要な評価法，測定精度，測定回数が大きく異なるので，事前に十分検討した後，最適な手法を実行しなければならない．かりに基準化された方法を使用して報告するなら，正確にその評価法のルールに従って行わなければならない．いずれにしても原書を熟読する必要がある．

以下に，代表的な画像評価法の概要，特徴について述べる．

2）画像信号雑音比の評価

画像信号雑音比（signal-to-noise ratio：SNR,

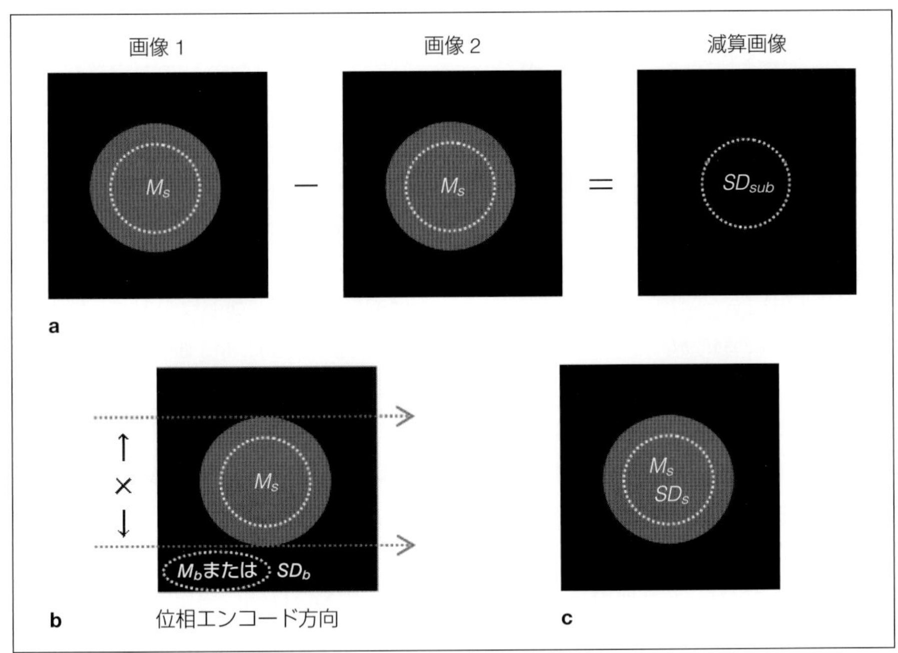

図 8-77　画像 SN 比の各種算出法
図中の白の点線内が関心領域．
a：雑音値を差分画像の標準偏差より得る場合．
b：雑音値をバックグラウンドにおける平均値または標準偏差から得る場合．位相エンコード方向における信号発生部分の範囲（b の×印の範囲）は，アーチファクトが多いので，バッククラウンドの関心領域に設定しない．
c：雑音値をファントム信号領域における標準偏差より得る場合．ただし，この方法はアーチファクトや画像不均一性の影響を受けやすい．

SN 比）は，信号値 / 雑音値であり，信号値はファントム内の関心領域における信号強度の平均値と定義づけできる．しかし，雑音値（コイルと信号源からの熱雑音もしくはほかの広帯域のランダムノイズ）の測定に関してはつぎの 4 種類の方法で異なっており，それぞれ一長一短がある（**図 8-77**）．

(1)　雑音値を，同一条件において同一位置の 2 画像を得て，両者の差分画像の関心領域における標準偏差を $\sqrt{2}$ で割った値にする方法（図 8-77a）

$$SNR=\sqrt{2}M_s/SD_{sub} \quad (8\text{-}44)$$

ここで，M_s は同一条件で得たいずれかの画像におけるファントム中の関心領域内信号強度の平均値，SD_{sub} は信号強度測定と同一関心領域における 2 画像の差分画像の標準偏差である．

この方法は，データ打ち切りアーチファクト（p. 207 参照）および傾斜磁場や RF 送信・受信コイル感度の不均一による画像低周波成分の変動などの影響を除去できるが，2 度スキャンするために装置の経時的変動が値に含まれるとともに，再現性のないシェーディング，ゴーストなどが雑音を増強させる可能性がある．ファントムを用いた SN 比測定に用いられる．

(2)　雑音値を，バックグラウンドから算出する方法（図 8-77b）

$$SNR=\sqrt{\pi/2}M_s/M_b\approx1.253M_s/M_b \quad (8\text{-}45)$$

または

$$SNR=\sqrt{2-\pi/2}M_s/SD_b\approx0.655M_s/SD_b \quad (8\text{-}46)$$

ここで，M_s はファントム中の関心領域内信号強度の平均値，M_b と SD_b はそれぞれバックグラウンドの関心領域における平均値と標準偏差である．これらの式中の $\sqrt{\pi/2}$ と $\sqrt{2-\pi/2}$ は，通常使用している絶対値画像から，本来の雑音値を求めるための補正係数である．$\sqrt{\pi/2}$ をかける（8-45）式のほうが，信頼性は高い．

バックグラウンドの関心領域を適切に設定すれば，シェーディングや種々のアーチファクトの影響を受けない．また，人体とファントムのどちらの画像においても評価可能である．ただし，画像不均一性補正処理やパラレルイメージング（p.220 参照）などを使用したために，信号発生部分の雑音とバックグラウンドの雑音が同じとみなせない場合は，使用できない．

(3)　雑音値を，ファントム内の関心領域における標準偏差にする方法（図 8-77c）

$$SNR=M_s/SD_s \quad (8\text{-}47)$$

ここで，M_s はファントム中の関心領域内信号強度の平均値，SD_s はファントム中の関心領域内信号強度の標準偏差である．この方法のように雑音を信号部分の標準偏差とすると，シェーディングや種々のアーチファクトの影響を受けやすい．したがって，上記（1）と（2）の方法が適用できない場合に限って，この方法を使用する．

3）画像均一性の評価

代表的な画像均一性の評価法は，アメリカ電子工業会（National Electrical Manufactures Association：NEMA）において基準化された診断用 MRI の画像均一性の測定法である．アメリカ物理士協会（AAPM）の方法も測定値の算出方法が若干異なるが，基本的には NEMA の方法に準じている．

NEMA 基準における画像均一性評価法の実用的な利用としては，装置の改良に伴う評価や装置の経時的な品質管理があげられる．NEMA 基準の画像均一性評価法は，MR 画像の均一性にもっとも寄与する低空間周波数領域の不均一度を対象としている．したがって，雑音の影響を最小にするために 9 点ローパスフィルタ処理後，均一度（U）を次式によって算出する．

$$U(\%)=\pm100\times(S_{max}-S_{min})/(S_{max}+S_{min}) \quad (8\text{-}48)$$

ここで S_{max} は関心領域内の最大ピクセル値，S_{min} は関心領域内の最小ピクセル値である．また，NEMA の方法においては，均一度の報告のほかにグレイスケールを変えた均一性マップ（**図 8-78a**）を報告するという特徴がある．

以上の画像均一性の評価は，頭部用コイルや全身用コイルを対象としているが，特殊コイル（サーフェイスコイル，フレキシブルコイル，ヘルムホルツ

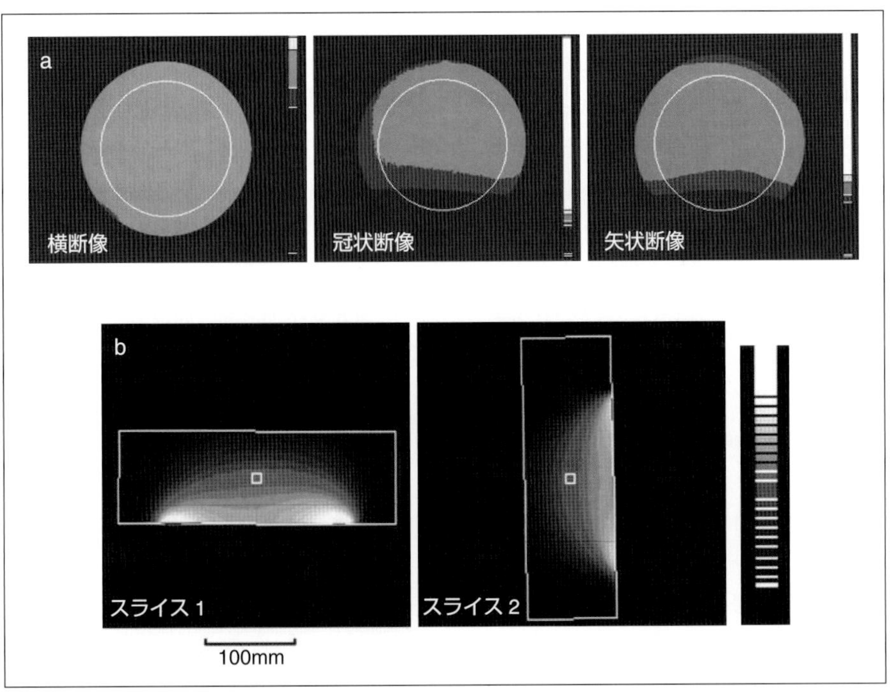

図 8-78　均一性マップの報告例
a：頭部用コイルにおける横断，冠状断，矢状断像の均一性マップ.
b：特殊 RF コイル（円形サーフェイスコイル）における 2 方向の均一性マップ.

コイル，膝や乳房などの特定組織を囲むコイルなど）についても NEMA では基準化している．この評価法は，均一性マップ（**図 8-78b**）とともに SN 比の評価も併せて行うこととしている.

4）コントラスト雑音比の評価

コントラスト雑音比（contrast-to-noise ratio：CNR）の測定は，パルスシーケンスの評価や撮像パラメータの最適化には欠かせない評価法である．画像コントラストと雑音の比によって求める CNR において，分子の画像コントラストは 2 組織間の信号強度差の絶対値としている．一方，分母の雑音は，とくに人体の画像においては，画像信号雑音比の評価（p.221）で述べたように，バックグラウンドから測定することが望ましい．すなわち次式のようになる.

$$CNR = \sqrt{\pi/2}\ |(M_{s1} - M_{s2})|/M_b \approx 1.253|(M_{s1} - M_{s2})|/M_b \quad (8\text{-}49)$$

または，

$$CNR = \sqrt{2-\pi/2}\ |(M_{s1} - M_{s2})|/SD_b \approx 0.655|(M_{s1} - M_{s2})|/SD_b \quad (8\text{-}50)$$

ここで，M_{s1} および M_{s2} は対象とする 2 種類の組織それぞれにおける関心領域の信号強度の平均値，M_b と SD_b はそれぞれバックグラウンドの平均値と標準偏差である．ただし，このバックグラウンドから雑音値を測定する方法は，SN 比の評価法と同様に，画像不均一性補正処理やパラレルイメージング（p.220 参照）などを使用したために，雑音値が関心領域の場所によって異なる場合には使用できない.

7　MR アンギオグラフィ

1．MR アンギオグラフィの種類

MRI で血管を描出した画像を MR アンギオグラ

フィまたはMRAとよんでいる．

MRアンギオグラフィは，black blood MRアンギオグラフィのように血管内腔を低信号に描出させる方法よりも，高信号に描出させる方法が一般的である．血管内腔を高信号に描出させる代表的な方法には，①流入（インフロー）効果を利用したタイムオブフライト（time of flight：TOF），②血流による位相変化を利用したフェーズコントラスト（phase contrast：PC），③造影剤の T_1 短縮効果を使用する造影MRアンギオグラフィ，④定常状態自由歳差運動（steady state free precession：SSFP）によるMRアンギオグラフィがある．これらの三次元画像データから任意の多断面再構成（multi-planar reconstruction：MPR）を行うこともあれば，より立体的に観察するために，最大（または最小）値投影法〔maximum（minimum）intensity projection：MIP〕やボリュームレンダリングまたはサーフェイスレンダリング処理を行っている．

2. TOF-MRアンギオグラフィ

短い繰り返し時間ごとにRFパルスによって励起されている撮像範囲内の縦磁化は，初期状態に戻っていないために小さい．一方，撮像範囲に流入する血液の縦磁化は，それまでにRFパルスを受けていないために大きくなり，高信号になる．TOF-MRアンギオグラフィは，このインフロー効果を利用している（**図8-79**）．短い繰り返し時間とエコー時間のグラディエントエコーを使用し，とくに脳においては三次元フーリエ変換法を使用することが一般的である．

インフロー効果を十分に得るためには，撮像断面に流入する上流部の血液に，RFパルスが当たらないように撮像断面を設定しなければならない（脳なら一般に横断）．これに加えて，①速度補正用の傾斜磁場（後述），②撮像範囲において流入部に近いほどフリップ角度を小さくする方法（流入部から離れるほどインフロー効果が小さくなることを補正するため），③磁化移動パルス（p.235参照）によって脳実質の信号を抑制して相対的に血液の信号を高くする方法，④目的としない血管（たとえば対象が動脈のときに下流から入ってくる静脈血）にサチュレーションパルスを当てる方法，⑤三次元フーリエ変換法で撮像範囲を分割してインフロー効果を上げる（マルチスラブ）方法などを併用している．

3. PC-MRアンギオグラフィ

血液の流れのようにデータサンプリング時に移動しているものは，フーリエ変換後の画像データでは

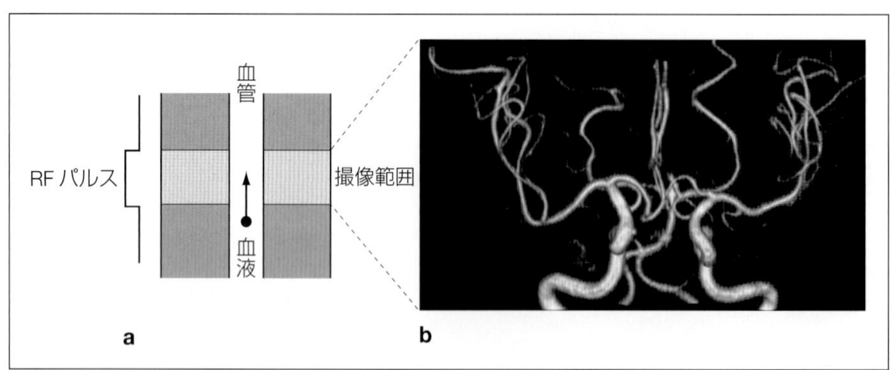

図8-79 TOF法の概要
a：短い繰り返し時間ごとにRFパルスによって励起されていると，縦磁化は戻りきらないために小さいが，撮像断面に流入する血液の縦磁化は，前の励起時にRFパルスを受けていないために大きくなる．
b：三次元フーリエ変換TOF-MRアンギオグラフィによって得た脳動脈の三次元処理画像．

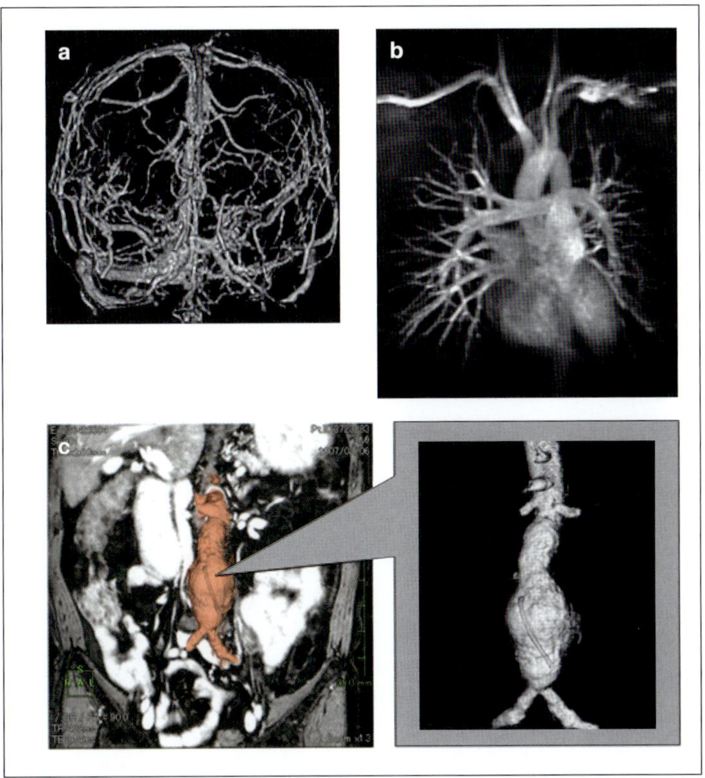

図 8-80　各種の MR アンギオグラフィ
a：三次元フーリエ変換 PC-MR アンギオグラフィによって得た脳血管の三次元処理（サーフェイスレンダリング）画像.
b：三次元フーリエ変換造影 MR アンギオグラフィによって得た胸部血管の MIP 画像.
c：SSFP-MR アンギオグラフィによって得た腹部大動脈の三次元処理（ボリュームレンダリング）画像.

位相変化が生じる．この流速に応じた位相変化を信号強度に変えるために，グラディエントエコー法において規格化した正負の流速エンコード用傾斜磁場を各軸に追加して，血管像を得ている（正→負および負→正と順序を変えて 2 度撮像後に差分して位相誤差をなくしている）（**図 8-80a**）.

PC-MR アンギオグラフィは，流れの向きの情報も得られる．さらに，この原理を利用すれば流速の測定も可能である（**図 8-96**）．代表的な血管の血液流速（髄液流速も含む）を**表 8-8** に示す（ただし，流速にはかなり個体差がある）.

目的の血管を効果的に描出させるためには，目的の血管の血流速度に応じた速度エンコード用傾斜磁場の流速値を設定しなければならない．PC-MR ア

表 8-8　各種部位における血液と脳脊髄液の典型的な流速（cm/s）

	部　位	最大	最小	平均
血　流	頸動脈	80	20	
	大動脈	120	−30	30
	肺動脈	70		10
	中大脳動脈	60		
	大腿動脈	41	−7	10
	動脈の平均			10〜20
	静脈の平均			2〜5
髄液流	中脳水道	4.0	−4.0	
	モンロー孔	0.5	−0.5	
	胸椎レベルの髄液腔	3.0	−3.0	

ンギオグラフィは，上記のように何通りもの速度エンコード用傾斜磁場を加えて撮像する必要があるので，撮像時間が長いという欠点がある．

4. 造影 MR アンギオグラフィ

造影 MR アンギオグラフィは，造影剤の T_1 短縮効果を利用しているため，冠状断面でのスライス設定が可能など，インフロー効果が得られない撮像断面設定でも血管像を得ることができる（**図 8-80b**）．三次元フーリエ変換グラディエントエコー法を使用することが多い．目的とする血管の造影時相をとらえるには短時間に撮像を行う必要があるため，繰り返し時間とエコー時間を最短時間に設定し，これに合わせてフリップ角度を調整して行う．また，撮像時間をいっそう短縮させるために，撮像時間短縮法を組み合わせたり，k 空間上のデータを高速に埋めるような工夫がなされている（6. 撮像時間 p.217〜221 参照）．さらに脂肪組織による高信号領域が障害となる場合は，脂肪周波数選択的反転パルスを使用する場合もある．

よい造影 MR アンギオグラフィを得るには，k 空間上のデータの埋め方が重要であり，三次元フーリエ変換法の場合は三次元の空間周波数座標を頭に描く必要がある．k 空間上のデータの埋め方はいろいろあるが，いずれにしても k 空間の中心部分（低空間周波数）がもっとも画像コントラストに影響するため，k 空間の中心部分のデータを取り込む時相と，目的とする血管への造影剤到達時相が一致していなければならない．撮像のタイミングを調整するために，事前に少量の造影剤を注入して造影剤到達時間を調べる方法と，任意の血管の信号強度をモニタし造影剤が到達して信号強度が増加した段階で撮像開始する方法がある．

5. SSFP-MR アンギオグラフィ

横磁化が残留する極短繰り返し時間のグラディエ

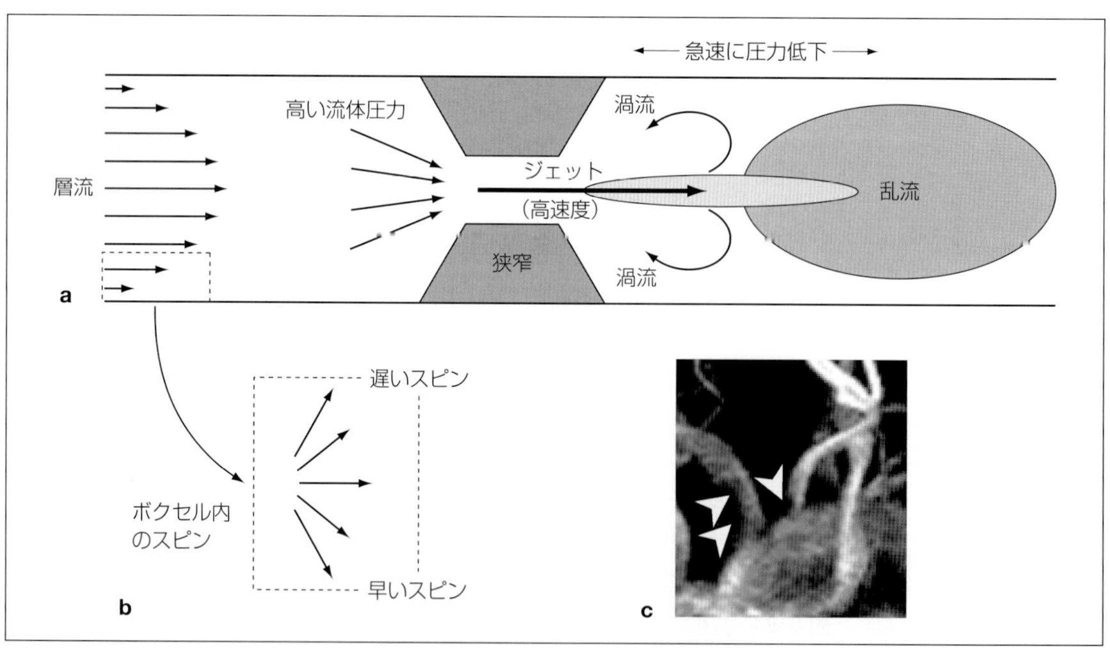

図 8-81　流体による位相分散（intra-voxel phase dispersion）による信号損失の例
a：狭窄部位において流体は加速されて，乱流が発生して信号低下を引き起こす．同時に，急激に流体に加わる圧力が低下するため，ジェットの周囲から管壁には渦流が生じて信号低下をきたす．
b：層流においても速度ベクトルの違いが大きい管壁などは，位相分散を生じる．
c：大動脈弓部の MR アンギオグラフィ．血管分岐部に生じた渦流の位相分散による信号損失が認められる（矢尻）．

ントエコーを使用して SSFP の状態で信号を得ると，画像コントラストは T_2/T_1 に依存する．血液は水とともにほかの組織よりも T_2/T_1 が大きいので高信号となり，血管像が得られる（**図 8-80c**）．最近は，各種血管の描出に成功し，臨床的有用性が多数報告されてきている．

6. 位相分散による信号損失

血管内腔を高信号に描出させる MR アンギオグラフィにおいてもっとも問題となるのは，乱流，渦流，加速度流などによるボクセル内の位相分散（intra-voxel phase dispersion または intra-voxel dephasing）による流体の信号損失である（**図 8-81**）．なかでも乱流は，狭窄部位などによって血液が加速されてレイノルズ数が 2,300〜2,500 を超えた場合に発生し，ボクセル内の位相がランダムになるために信号が消失する．

レイノルズ数（Re）は以下の関係にあるので，

$$Re = \rho v D/\mu \qquad (8\text{-}51)$$

ρ：流体の密度，v：流体の速度，D：管径，μ：流体の粘性率

血液の密度を 1.03g/cm^3，管径を 1cm，血液の粘性率を 0.036gm/cm s とすると，約 84cm/s の速度で乱流が生じることになる．また，血管狭窄病変においては，狭窄部位通過後に渦流も発生して信号が低下する（**図 8-81a**）．さらに，通常の層流においても速度ベクトルの違いが大きい管壁などは，位相分散を生じるので信号が低下する場合がある（**図 8-81b** 点線内）．**図 8-81c** に示す大動脈弓部の MR アンギオグラフィでは，血管分岐部において信号低下が認められる．これは病変ではなく，渦流による信号損失である．

ボクセル内の位相分散を抑制する効果的な手段としては，ボクセルサイズの縮小，エコー時間およびデータサンプリング時間を短縮，速度補正用の傾斜磁場の使用が考えられる．いずれの方法にしても，ボクセル内の各スピンの方向が完全にランダムな成分に対しては，信号をとらえることはできない．

7. 速度補正用の傾斜磁場

MR アンギオグラフィを中心に使用されている流れのアーチファクト抑制法である速度補正（リフェイズ）用の傾斜磁場を読み取り方向を例にして以下に解説する．

傾斜磁場を印加した際の位相〔$\phi(t)$〕変化は，印加時間における周波数の時間積分として表される．静止物体なら正と負に同じだけ傾斜磁場を加えれば，**図 8-82** の $\phi_s(t)$ のようにエコー時間（TE）で位相はゼロになる．一方，撮像対象が等速度で動く場合の位相変化は，**図 8-82a** のように等速度位相

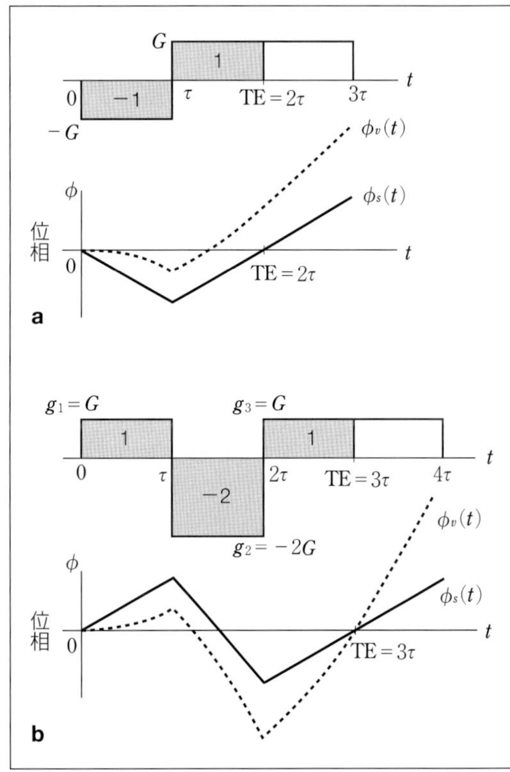

図 8-82　読み出し方向の傾斜磁場において速度補正用傾斜磁場を加えない場合（a）と，加えた場合（b）の時間軸（t）における傾斜磁場波形と位相変化
$\phi_s(t)$（実線）は静止状態の位相成分，$\phi_v(t)$（破線）は等速度の位相成分．a では位相 $\phi_v(t)$ がエコー時間（TE）においてゼロになっていないが，b のリフェイズ用傾斜磁場を加えると位相 $\phi_v(t)$ が TE においてゼロになっている．

成分 $\phi_v(t)$ が二次関数で変化するので，TE においてゼロとならない．$\phi_s(t)$ と $\phi_v(t)$ のそれぞれを，**図 8-82b** のように等間隔で傾斜磁場強度を 1：−2：1のように与えれば，静止成分も等速度成分も TE において位相がゼロになる．ただし，**図 8-82** のような速度補正は等速度のみ考慮しており，加速度以上の次元の速度成分は補正できない．さらに傾斜磁場を加える方法（たとえば加速度項を含めた補正なら−1：3：−3：1の割合）はあるものの，速度補正の代償として TE が延長するため，あまり効果的ではない．

なお，速度補正用傾斜磁場を印加していないスピンエコーの偶数番目のエコーでは，速度補正用傾斜磁場による等速度位相の補正効果を得ることができる〔偶数エコーリフェイジング（even echo rephasing）〕．ちなみにマルチエコーを取得するグラディエントエコーにおいて，リフェイズ用傾斜磁場を与えていない場合の偶数エコーでも，偶数エコーリフェイジングの効果がある．

8 ファンクショナル MRI

MRI 装置は人体の形態情報に加えて，①血流動

表 8-9　ファンクショナル MRI における機能情報の取得法

機能情報			測定値	評価項目	部位	対象	臨床利用
血流動態	外因性物質＝造影剤	T_1 強調 DCE-MRI	信号強度，T_1 値	血液量，透過性表面積	全身	腫瘤性病変	†††
		DSC-MRI	$T_2{}^*(T_2)$値	rCBV，rCBF，MTT	脳	脳血管障害，腫瘤性病変	††
	内因性物質	ASL 法	T_1 値	rCBV，rCBF，刺激に対する血中酸素飽和度変化	脳	脳血管障害，腫瘤性病変	†
		BOLD 法	信号強度	刺激に対する血中酸素飽和度変化	脳	脳賦活領域	†（脳科学領域では，†††）
分子拡散			ADC		中枢神経系を中心に全身	脳血管障害（急性期脳梗塞），腫瘤性病変	†††（脳血管障害）
磁化移動			交差緩和	MTR	全身	腫瘤性病変，多発性硬化症	†
代謝	各種代謝物質		^{1}H や ^{31}P などを含んだ代謝物質の強度		中枢神経系，前立腺　他	腫瘍，変性疾患，虚血性疾患	†
	脂肪		脂肪成分，水成分の信号強度	脂肪含有率	肝臓，骨髄	脂肪肝など組織の脂肪変性	†
	骨代謝		$T_2{}^*$	骨密度	海綿骨	骨粗鬆症	†
弾性			位相	各種弾性係数，コンプライアンス	乳房，肝臓，筋肉，脳（頭蓋内）	腫瘤性病変	†
温度			位相，T_1，$T_2{}^*$，拡散	局所の温度分布	全身	腫瘍などの治療時のモニタ	†

†††：頻繁に利用，††：ときとして利用，†：臨床利用の手前．

態情報や，②組織の水分子拡散，③磁化移動，④代謝，⑤弾性，⑥温度など，人体局所のさまざまな機能情報を得ることができる．これらのイメージングおよび解析法を総括してファンクショナル MRI（fMRI）とよんでいる．

臨床利用もしくは研究されているファンクショナル MRI の大部分は，通常のイメージングと同じように，組織の自由水や中性脂肪にある水素原子（^{1}H）核を信号源としている．パルスシーケンスに RF や傾斜磁場を追加し，また場合によっては造影剤を注入して，信号強度，緩和時間，位相または共鳴周波数などの変化から上述の生体機能情報を得ている（**表 8-9**）．

MRI による機能情報取得法とほかのモダリティを比較すると一長一短があるが，さまざまな機能および形態画像が一度の検査で得られるということは大きな利点である．そのため，これらの画像間の比較や重ね合わせが，ほかのモダリティと比較してきわめて容易であり，少ない被検者の負担でより多くの機能情報が得られる．

1．血流動態

MRI による血流動態評価法は，外因性物質を使用する方法と内因性物質を使用する方法，すなわち造影剤を使用しない方法と使用する方法の 2 種類に分けられる．

造影剤を使用する方法の大部分は，Gd キレート造影剤を非拡散性血液プール分布造影剤として用いている．

一方，造影剤を使用しない方法は，おもに脳において使用され，血液中の ^{1}H スピンをラベリングする arterial spin labeling（ASL）法と，磁化率変化から血中酸素飽和度の変化を評価する blood oxygenation level-dependent（BOLD）法がある．

1）造影剤を使用する方法

常磁性である Gd キレート造影剤の T_1 短縮効果によって血流動態を評価する手法〔T_1 強調の DCE-MRI（dynamic contrast enhanced MRI）〕と，T_2*

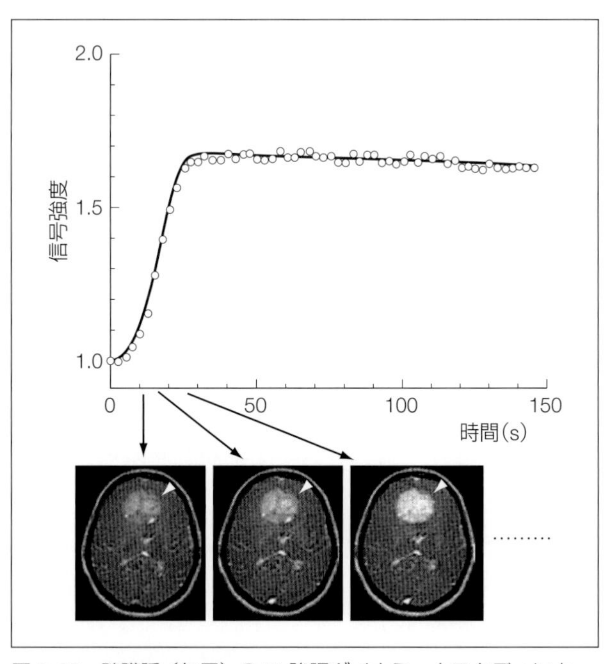

図 8-83　髄膜腫（矢尻）の T_1 強調ダイナミックスタディによって得た時間-信号強度曲線

または T_2 短縮効果によって血流動態を評価する方法〔DSC-MRI（dynamic susceptibility contrast MRI）〕がある．これら以外にフッ化炭化水素や ^{129}Xe などの拡散性の造影剤を利用する手法もあるが，臨床利用にはほど遠い．

T_1 強調 DCE-MRI は，Gd キレート造影剤を急速静脈注入し，短時間撮像を繰り返して得た複数の画像から時間-信号強度曲線（**図 8-83**）または時間-T_1 曲線（T_1 値は造影剤濃度に比例）を求める．この曲線の形状を評価し，さらに血流モデルに当てはめて血液量や permeability surface area（透過性表面積）などの血流動態のパラメータを算出する場合もある．

T_1 強調 DCE-MRI は，肝臓，乳房，骨軟部，泌尿生殖器，心臓，中枢神経系など多数の領域における腫瘤性病変の診断に用いられているが，各時相の撮像時間は，数秒から数十秒と撮像範囲や解析手法によってさまざまである．

一方，Gd キレート造影剤の T_2* または T_2 短縮作用を利用する DSC-MRI は中枢神経系に使用され，基礎理論は indicator-dilution method として 1950 年代に確立されている．この手法の利点は，造影剤が毛細血管系を通過する際の磁化率分布の変化をとらえているために，Gd キレート造影剤が間質腔に漏出しなく T_1 強調 DCE-MRI で評価困難な組織，すなわち血液脳関門が介在している組織の血流動態を評価できるということである．DSC-MRI によって局所脳血液量（regional cerebral blood volume：rCBV，ml/100g），局所脳血流量（regional cerebral blood flow：rCBF，ml/100g/min），局所平均通過時間（regional mean transit time：rMTT）など脳における血液の局所微小循環の情報が得られる．DSC-MRI の概要を**図 8-84** に示す．

DSC-MRI は，脳血管障害や腫瘤性病変の診断に有用とされている．とくに急性期の脳梗塞においては，後述する diffusion MRI によって拡散強調画像を得て対比すると，梗塞巣と周囲の ischemic penumbra の区分が可能になる（**図 8-85**）．DSC-MRI は定量性おいて核医学に劣るが，空間分解能，放射線被ばく，汎用性に関しては優れている．DSC-MRI の誤差要因として，パルスシーケンスおよび撮影条件の問題や，補正値の決定法，動脈入力関数の測定精度，デコンボリューション演算の精度，造影剤の間質腔への漏出があげられる．

2）造影剤を使用しない方法

（1） ASL 法

ASL 法による ^{1}H スピンのラベリングは，脳動脈血中の ^{1}H の磁化の向きを変えることによって行う．ASL 法には，continuous arterial spin labeling（CASL）や pulsed arterial spin labeling（PASL），emerging arterial spin labeling（DASL）がある．代表的な手法である PASL のなかで，基になっている echo-planar MR imaging and signal targeting with alternating radio frequency（EPISTAR）と flow-sensitive alternating inversion recovery（FAIR）の概要を**図 8-86** に示す．

ASL 法は造影剤を使用していないため，何回でも繰り返すことができる．そのため脳の賦活試験にも使用されている．今後は，ASL 法のいっそうの進展が期待される．

（2） BOLD 法

BOLD 法は，刺激に対する脳の賦活部位を同定するために，MRI の BOLD 効果を利用して脳血流の変化を解析する方法である．画像診断よりもむしろ脳科学の領域で必須なツールとなっている．**図 8-87** に BOLD 効果の概要を示す．

BOLD 法によって検出される領域は，かならずしも毛細血管だけでなく細静脈や静脈を含んでしまうが，真の賦活領域におおむね一致することは電気生理学的に検証されている．検出感度を高くするために，より高磁場の装置（1.5T 以上）が使用されている．

2．分子拡散

生体中の水は**図 8-88** に示すように拡散している．この拡散の度合いを画像化するのが，diffusion

定性評価

1. Gd 造影剤を急速静注
2. T_2^*(T_2)強調で連続撮像(≦2sec/ 枚)
3. 組織の造影剤濃度関数 $\Delta R2^*(t)$ を算出
   $\Delta R2^*(t) = -ln(S(t)/S_0)/TE$
4. $\Delta R2^*(t)$ を時間積分（右グラフ灰色部分）
   $\int \Delta R2^*(t)\,dt$ = 相対局所脳血液量(rrCBV)

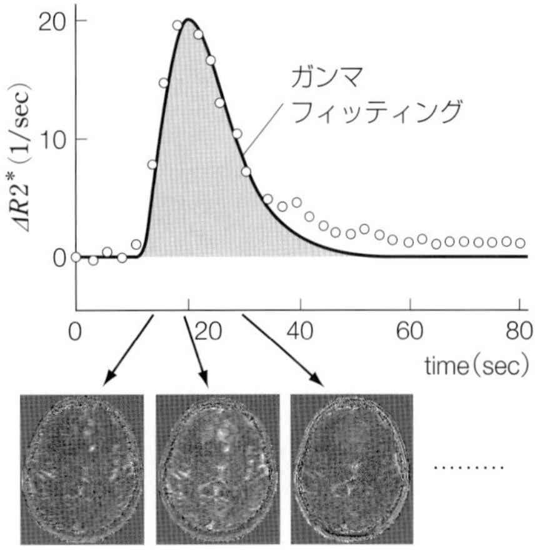

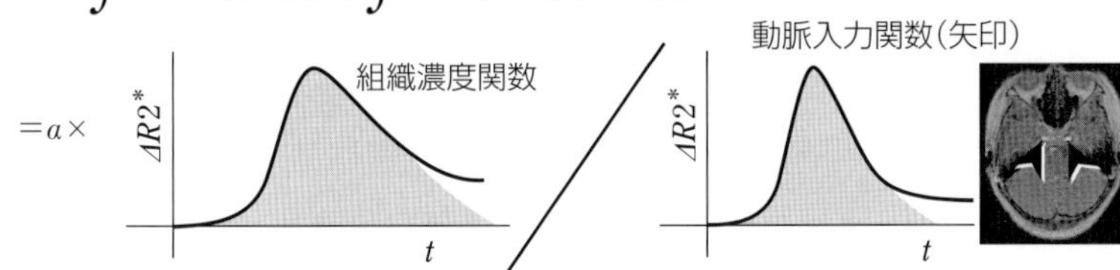

定量評価

5. 「2.」のときに流入動脈の断面も同時に撮像
6. rCBV の算出：
   rCBV = $\alpha \times$ rrCBV(組織)/rrCBV(流入動脈)
   $= \alpha \times \int \Delta R2^*(t)\,dt$ (組織)/$\int \Delta R2^*(t)\,dt$ (流入動脈)

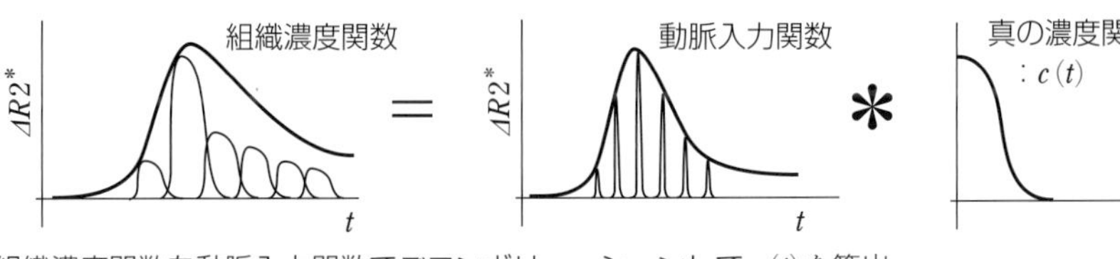

7. rMTT の算出：
   組織濃度関数は動脈入力関数と真の濃度関数 $c(t)$ のコンボリューション

   組織濃度関数 = 動脈入力関数 ＊ 真の濃度関数 : $c(t)$

   組織濃度関数を動脈入力関数でデコンボリューションして $c(t)$ を算出

   rMMT = $\int c(t)\,dt / c_{max}$

8. rCBF の算出：
   rCBF = rCBV/rMTT

   rCBF

図 8-84　DSC-MRI の撮像手順および定性解析法と定量解析法

R_2^*：緩和比（$1/T_2^*$），t：時間，$S(t)$：時間 t における信号強度，S_0：造影剤到達前の信号強度，＊：コンボリューション，α：補正値（= 1/ 組織の密度×ヘマトクリット補正値×シーケンス補正値 = 70.5mL/100g），c_{max}：$c(t)$ の最大値.

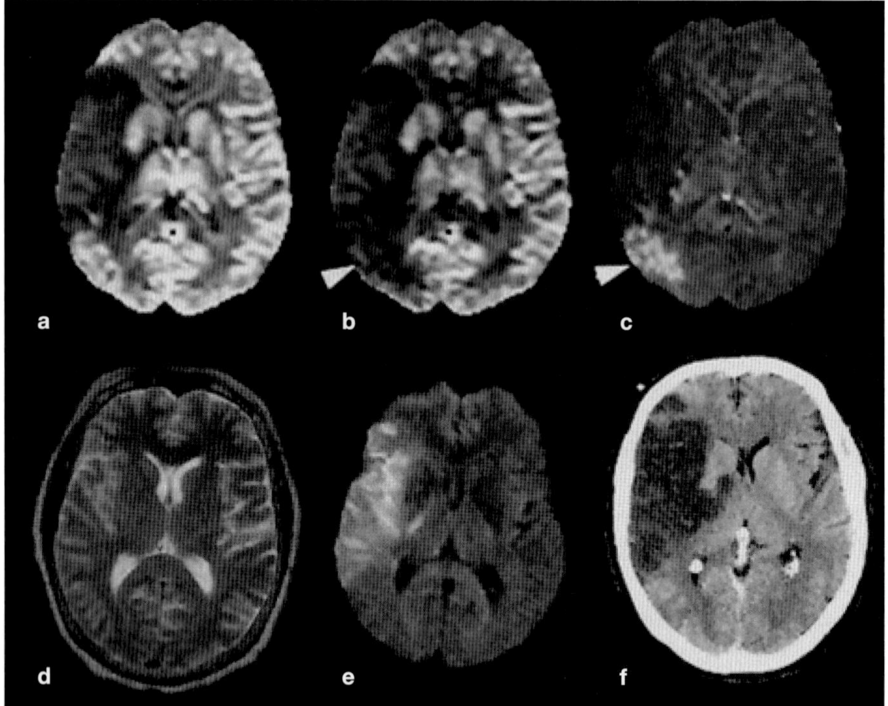

図 8-85　急性左片側不全麻痺の症例における，発症 3 時間後の局所脳血液量（rCBV）計算画像（a），局所脳血流量（rCBF）計算画像（b），局所平均通過時間（rMTT）計算画像（c），T_2 強調高速 spin-echo 画像（d），拡散強調画像（e）

rCBV 計算画像（a）と rCBF 計算画像（b）において，両方の値が低くなっている虚血領域が認められる．さらに，高い CBV と低い CBF を示す虚血領域（b，c の矢印）が存在することがわかる．これは，rMTT 計算画像（c）からもわかるように，auto regulation が働いている虚血領域を同定できることを示唆している．また，T_2 強調画像（d）では異常所見が認められないが，拡散強調画像（e）では梗塞巣が高信号に描出されていることがわかる．これは，3 日後に得た X 線 CT（f）上の梗塞巣の範囲と一致している．

（Ostergaard L, et al: Magn Reson Med 36(5): 726-736, 1996 を改変）

MRI である．拡散は，絶対温度に比例し，物質の粘性と粒子半径に反比例する．

拡散現象は，ブラウン運動のような物質のランダムな広がり，すなわち水分子のランダムウォークであるが，diffusion MRI には，血流や髄液流など方向がそろっていない流れの要素も含まれる（**図 8-89**）．なぜなら，diffusion MRI は，ボクセル中にある水分子 ^{1}H スピンの位相がバラバラになって（intra-voxel dephasing）信号が低下する状態を検出しているからである．したがって，拡散係数を計算した画像も真の水分子の拡散だけを表していないので，見かけ上の拡散係数（apparent diffusion coefficient：ADC）計算画像と称している．diffusion MRI の撮像法自体はそれほど難解ではなく，基本的にはデータ収集前に，必要とする軸に対して正負に同じ波形の強い傾斜磁場（motion probing gradient：MPG）を加えるだけである（p.195 参照）．

MPG の大きさと加えている時間，MPG を与える間隔によって ^{1}H スピンの位相がばらける度合いは決まり，これを **b factor** とよんでいる．最近，短時間で非常に強い傾斜磁場を加えられるようにハードウェアが格段に進歩して 1,000sec/mm^2 以上の b

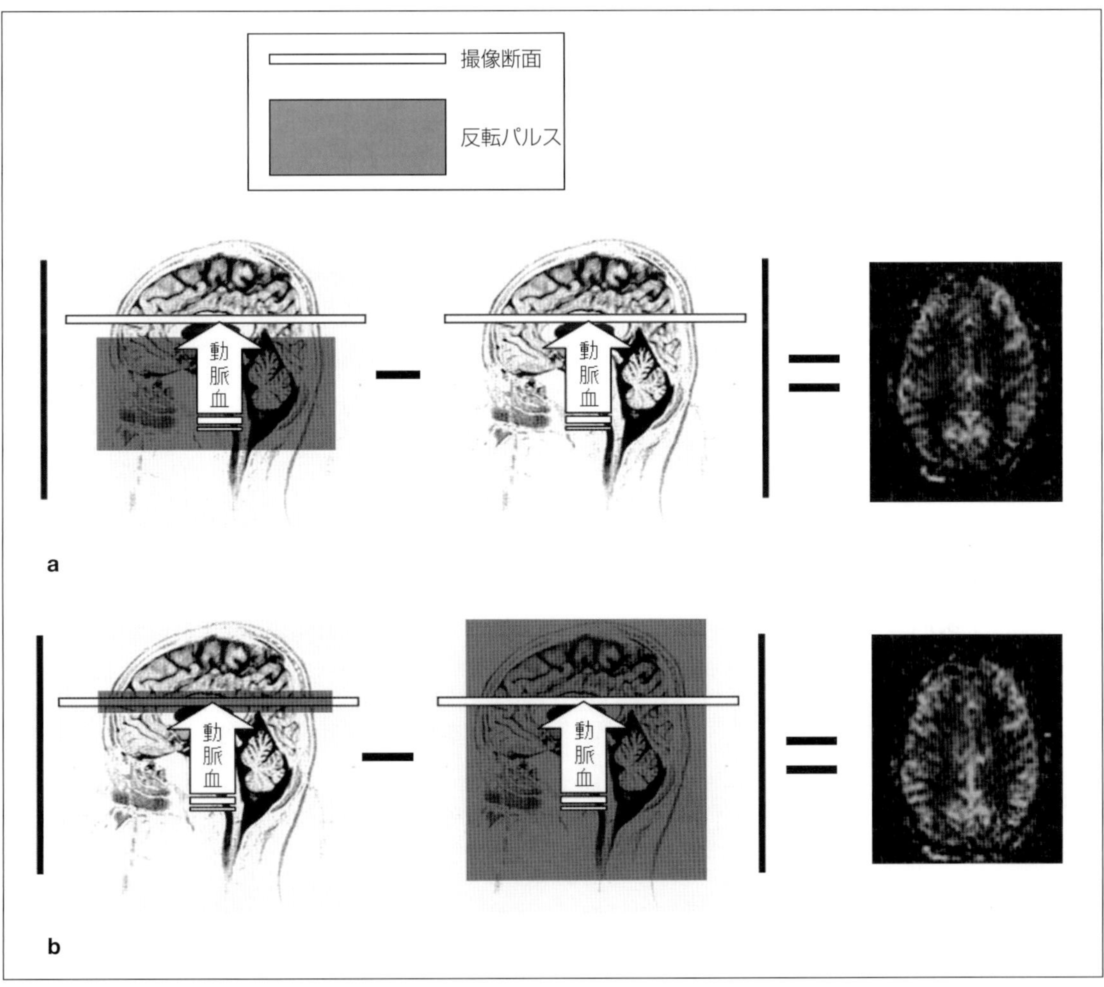

図 8-86　スピンラベリング法— EPISTAR（a），FAIR（b）の概要
どちらの方法も，流入動脈血に対して反転パルスを与えた画像と反転パルスを与えない画像をおのおの撮像して，それらの差分をとることにより血流画像（Wong EC, et al: NMR Biomed 10: 237-249, 1997）を得る．

factor が使用できるようになったことや，diffusion MRI 用の高速シーケンスが実用化されたために，diffusion MRI が積極的に臨床利用されるようになった．臨床においては血流動態の項で述べたように，脳血管障害，とくに急性期の脳梗塞において使用頻度が高い（**図 8-85**）．

急性期脳梗塞では，水分子の拡散が抑制されるため拡散強調画像（diffusion weighted image：DWI）において梗塞巣が高信号，すなわち ADC 計算画像で小さい値となる．その理由は諸説さまざまであるが，虚血による細胞毒性浮腫が，細胞外液腔をひずませるとともに細胞外液量を低下させることが主因とされている．通常は，ADC 計算画像までつくらないで拡散強調画像で診断されている．

これ以外の diffusion MRI の利用としては，中枢神経領域以外も含めた嚢胞性病変や腫瘍の鑑別など腫瘤性病変の診断（**図 8-90**）に使用されている．さらに，神経線維または軸索による水分子の拡散異方性をテンソル解析して，神経路を描出することもできる（**図 8-91**）．

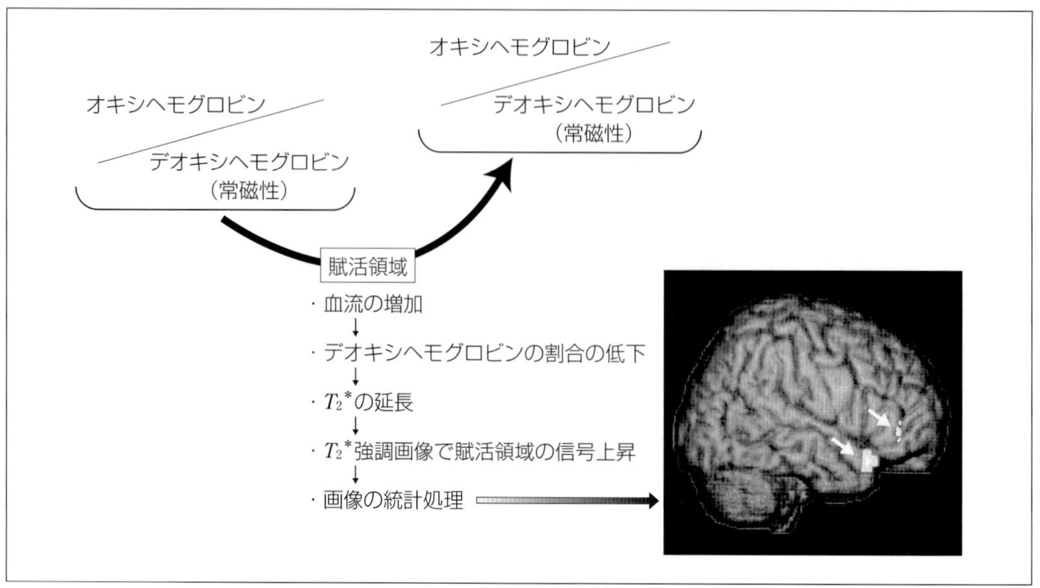

図 8-87　BOLD 法の概要
脳の賦活された領域すなわち刺激を与えられた領域は，血流量が数十%増加するが，酸素消費量は数%しか増えない．そのためデオキシヘモグロビンの割合は低下する．常磁性であるデオキシヘモグロビン含有率が低下すると T_2^* が長くなり，T_2^* 強調画像において賦活された領域からの信号がわずかに上昇する．脳に刺激などを与えた場合と与えない場合を繰り返して撮像した後，画像統計処理を行い，賦活された領域（矢印）を同定する．

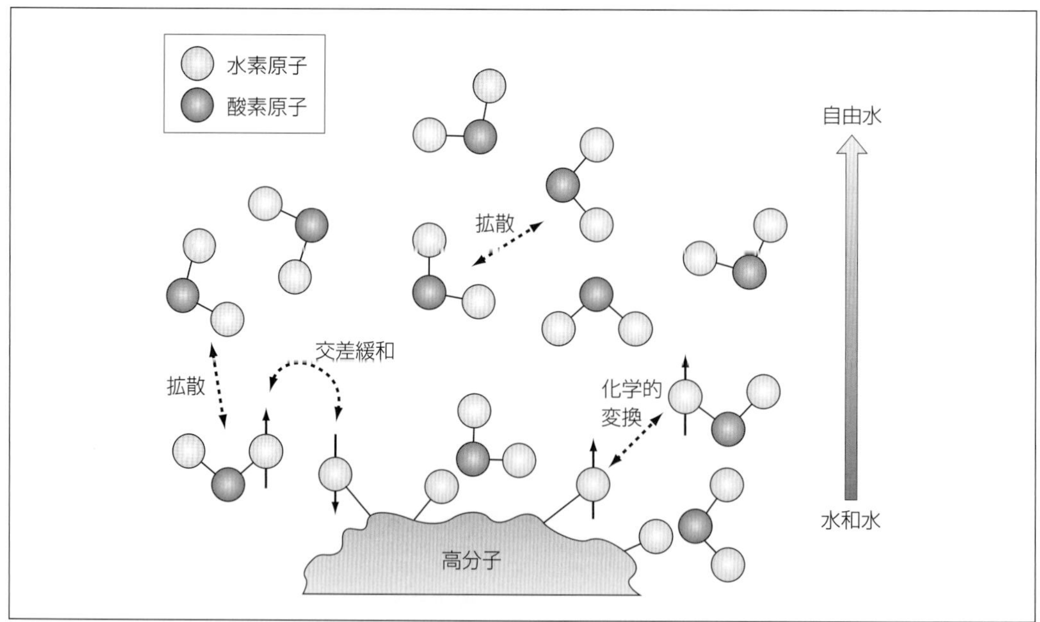

図 8-88　水分子の挙動
自由水は拡散するとともに，ほかの^{1}Hとの化学的な交換や双極子-双極子相互作用による交差緩和が起こっている．

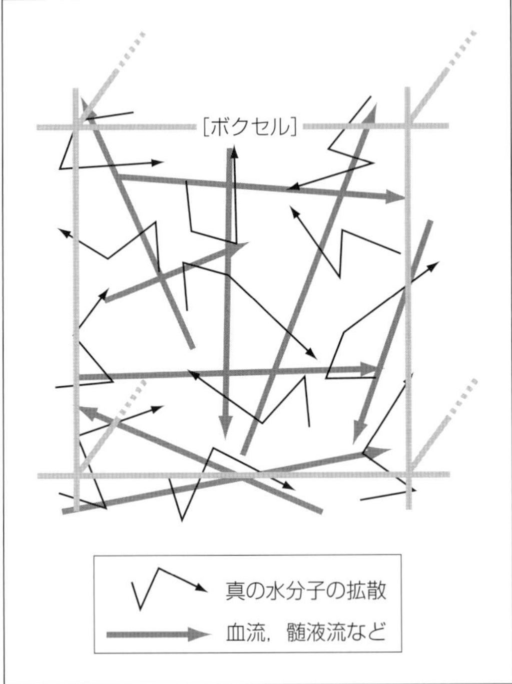

図 8-89　ボクセル内の水分子の動き
ボクセル内の水分子[1]Hスピンの位相がバラバラになると信号が低下する．これは，水分子の拡散現象に加えて，血流や髄液流の方向のそろっていない流れも関与している．ちなみに，水分子の拡散の速度はおおよそ200μm/sec，毛細血管系の血流速度は 500〜1,000μm/sec 程度である．

3. 磁化移動

図 8-88 に示すように，水和水は人体の蛋白質などの高分子の周囲に存在する．この水素結合した状態ではスペクトルが広がり，T_2 が非常に短いために信号を取り出すことができない．そこで，高分子に強い RF を与えて飽和させた磁化を，交差緩和などの作用により自由水の ^{1}H スピンに移動させて信号を低下させる（**図 8-92a**）．この磁化移動の作用を利用し，高分子の存在の有無によって信号強度を変える方法を，magnetization transfer contrast（MTC）法とよぶ．

蛋白などは磁化移動パルスによって信号が落ちるが，血液や脳脊髄液，脂肪はほとんど変化しない．MTC 効果の度合いを臨床評価する際には，一般に magnetization transfer ratio（MTR；1 から MT パルスありなしの信号強度比を引いた値）を計算し，腫瘤性病変（**図 8-92b**）や多発性硬化症など，各種疾患において検討されている．

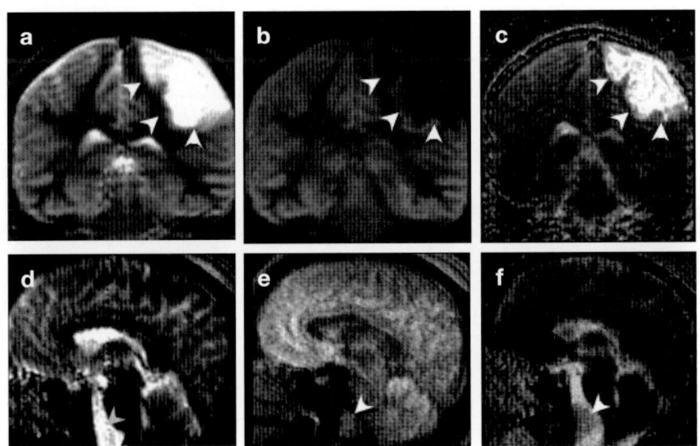

図 8-90　囊胞性病変における diffusion MRI
左頭頂部クモ膜囊胞（a，b，c の矢尻）と橋前神経腸管囊胞（d，e，f の矢尻）．T_2 強調画像（a，d）ではどちらの囊胞も同じように高信号を呈しているが，拡散強調画像（b，e）では，粘性の違いのためにクモ膜囊胞（b）のほうが橋前神経腸管囊胞（e）よりも拡散の度合いが大きく低信号となる．したがって，ADC 計算画像（c，f）では，クモ膜囊胞（b）のほうが橋前神経腸管囊胞（e）よりも高くなる．

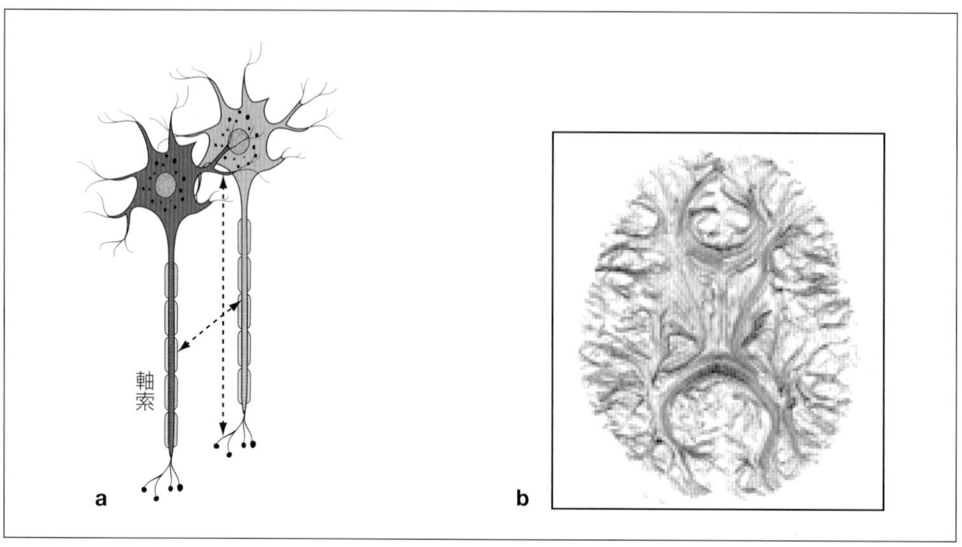

図 8-91　diffusion MRI による神経路の描出
水分子の拡散の自由度（a の点線）は，神経線維または軸索と平行方向では高く，垂直方向では低い．すなわち，水分子の拡散に異方性（anisotropy）が存在するので，各軸ごとに得た拡散の情報からテンソル解析を行えば，神経路を描出することができる（b：MR tractography または MR axonography）．この手法を diffusion tensor MR Imaging（DT-MRI）とよぶ．
（b：Bammer R, et al: Magn Reson Med 48(1): 128-136, 2002 を改変）

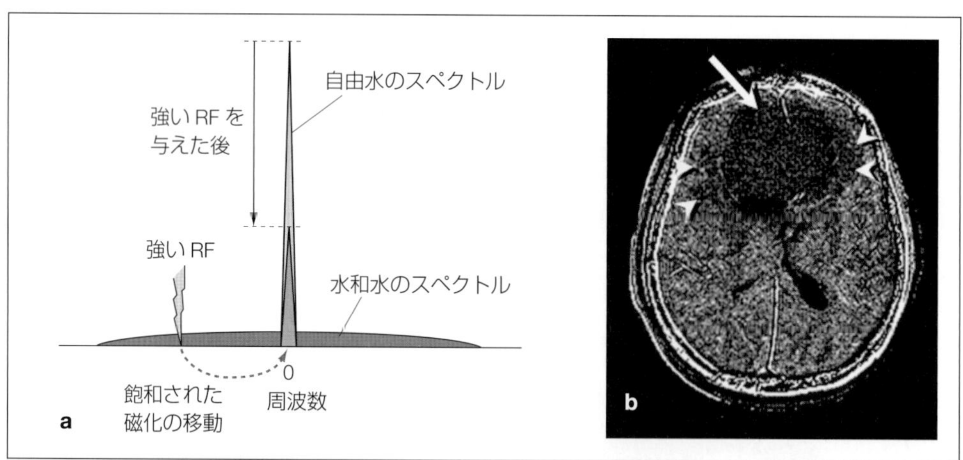

図 8-92　MTC の原理（a）と大脳嗅溝髄膜腫の MTR 計算画像（b）
自由水スペクトルから離れた周波数において（空間的にはスライスから離れた位置），水和水スペクトルに対して強い RF を与えて飽和させると，その磁化が自由水に移動するので自由水スペクトルの強度が低下する．そのため，間接的に水和水の存在，すなわち蛋白などの高分子の存在の有無を同定できる．髄膜腫（b の矢印）の MTR は，MTR 計算画像で脳実質よりも低いことがわかる．また，腫瘍周囲の浮腫（b の矢尻）の MTR も同様に低い値を呈している．

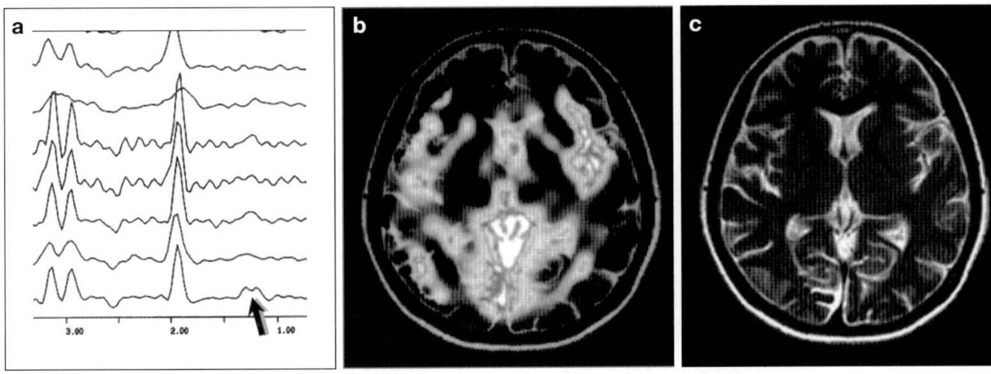

図 8-93　MELAS（ミトコンドリア脳筋症・乳酸アシドーシス脳卒中様発作症候群）患児の母親の^{1}H-MR スペクトル（a）と MRSI の乳酸画像（b）および T_2 強調画像（c）
母親は臨床所見および T_2 強調画像上，異常が認められないが，MR スペクトルでは MELAS に特徴的な乳酸（a の矢印）が代謝されており，MRSI（b）によって乳酸の局在がわかる．

4. 代　謝

MRI はそもそも NMR スペクトル解析に端を発しており，^{1}H や^{13}P などの核種の MRI によって代謝情報を画像化〔MR spectroscopic imaging（MRSI）または chemical shift imaging（CSI）〕しようとすることは，ごく自然で，ある意味で理想的である（**図 8-93**）．しかし，MRSI の撮像時間が非常に長いことや，使用できる装置が少ないことなどの理由のために，広く行われていないのが現状である．画像化しないである特定の単一ボクセルから MRS を得ること（single voxel MRS）においては，数分で終了するので実用性は高い．中枢神経系や前立腺における腫瘍，変性疾患，虚血性疾患などの疾患について検討されている．

なお，代謝情報でも肝臓や骨髄などの組織の脂肪変性の度合い，すなわち中性脂肪全体の含有率を画像化することは，比較的容易である（**図 8-94a, b**）．また，骨密度を $T_2{}^*$ の逆数から算出する方法もある（**図 8-94c**）．

5. 弾　性

現行の MRI による組織弾性評価法（MR elastography：MRE）は，外部から振動子によって振動を撮像対象に伝播させて，そのときに生じる位置の変化（ひずみ）を，phase contrast MRI で得た位相変化から解析している．乳房，肝臓，筋肉において弾性解析が行われており，さらに脳においても弾性が求まっている（**図 8-95**）．ただ，臨床利用においては，病変を振動子で揺すらなければならなく，とくに脳においては侵襲性において問題が残されている．そこで，心周期において変化する頭蓋腔への正味の容積負荷を phase contrast MRI のデータから解析して，頭蓋内のコンプライアンス（動的軟らかさ）を評価する方法もある（**図 8-96**）．

6. 温　度

MRI による温度測定は，①緩和時間（T_1，$T_2{}^*$），②拡散，③位相の変化を利用する 3 手法に大きく分けられる．緩和時間の測定法は，T_1 を測定する場合が多く，T_1 は温度上昇に比例して延長する．しかし，この方法では，温度上昇前後において T_1 を測定しなければならなく，組織ごとに T_1 延長率が既知でなければならない．一方，水分子の拡散を利用する方法は，拡散を決定する直接的因子（p. 230 参照）の一つが温度なので非常に都合がいいように思えるが，動きの影響を受けやすく，緩和時間

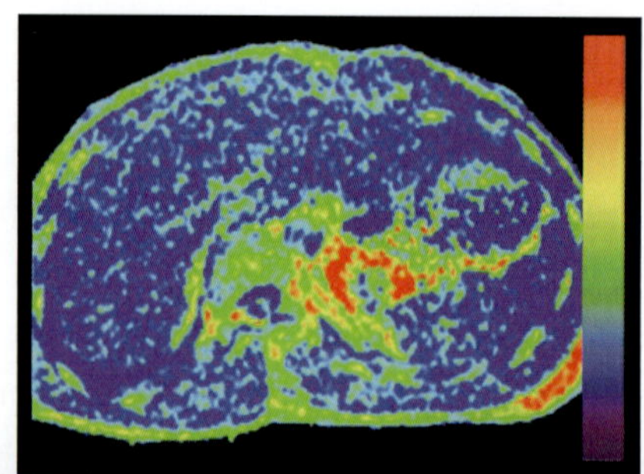

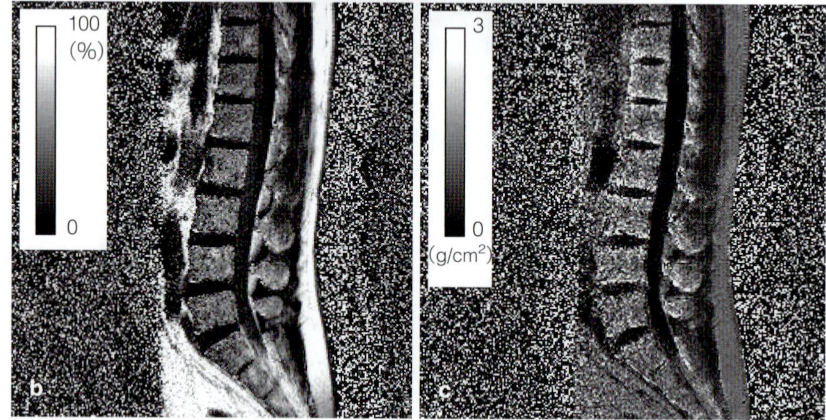

図 8-94　脂肪含有率画像と骨密度計算画像
a：脂肪と水の位相差から算出した肝臓の脂肪含有率画像.
b：周波数選択的脂肪抑制法のオンオフから算出した腰椎の脂肪含有率画像.
c：多重グラディエントエコーから算出した骨密度計算画像.

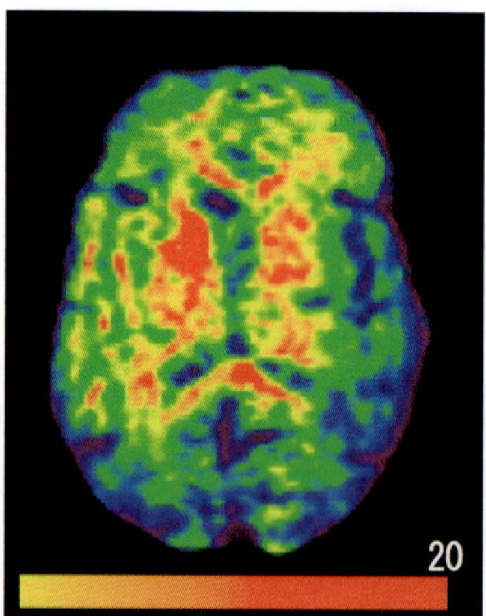

図 8-95　MRE によって得た脳のせん断剛性画像
白質のほうが灰白質よりもせん断剛性が高いことがわかる.
（McCracken PJ, et al: Magn Reson Med 53(3): 628-639, 2005）

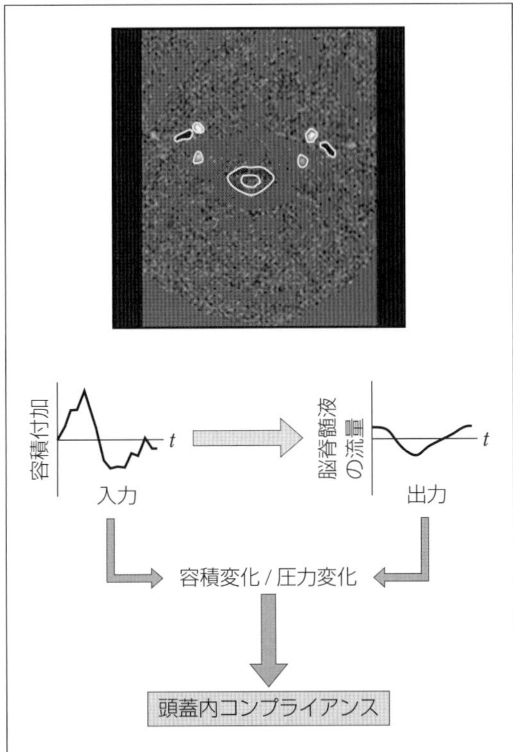

図 8-96　MRI による頭蓋内コンプライアンスの測定手順

歯突起レベルにおいて得た phase contrast cine MRI 画像上で，任意の血管の血流量を測定し，正味の容積変化すなわち容積負荷を測定する．同様に測定した脳脊髄液の流量変化から圧力変化を算出し，圧力変化当たりの容積変化から頭蓋内コンプライアンスを求める．

と同様に温度上昇前の拡散係数を測定しておく必要がある．

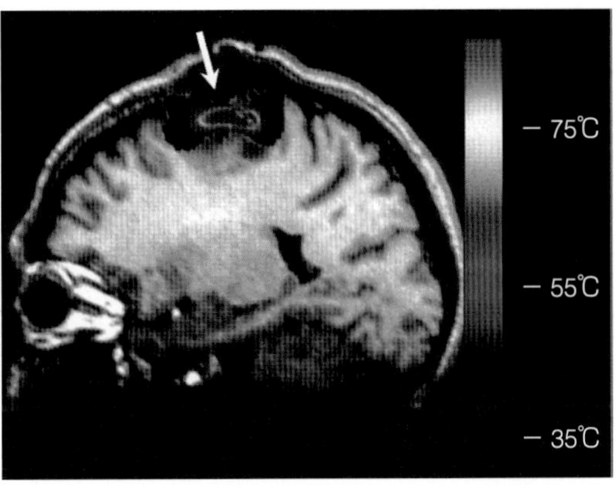

図 8-97　脳腫瘍（矢印）をレーザーによって加熱した際の，位相変化を利用した MRI による温度マップ
(Kahn T,et al:J Magn Reson Imaging 8(1):160-164,1998)

以上の問題がなくもっとも確実な温度測定法は，温度上昇に伴う位相のズレを利用する手法である（**図 8-97**）．温度上昇によって水分子の動きが活発になると，電子の磁場遮へい効果が増強し，水の MR スペクトルが 1°C 当たり約－0.01ppm 変化する．このスペクトル変化は位相換算できるので，位相画像から温度計算画像が得られる．もちろん，水のスペクトル変化を直接測定しても温度測定はできる．現段階では，interventional MRI 自体が一般的でないために，MRI による温度測定はあまり行われていないが，今後はさまざまな臨床利用が期待される．

第9章 核医学診断装置

1 はじめに

医薬品を構成する有機化合物のなかの，たとえば炭素^{12}Cの一部を放射性同位元素である^{11}Cか^{13}Cで置換すると，有機化合物の性質は変わらないが，放射性を有することになる．これを放射性同位元素で標識した医薬品という．

核医学診断装置は，体内に投与されたこれらの医薬品（放射性医薬品）が組織の病変部分に集積していく時間変化を，医薬品から放出されるγ線を体外計測することで組織の病変部分の代謝機能を診断したり，また腫瘍などの存在の有無を診断するための装置である．

2 核医学診断装置の歴史

電離放射線がある種の結晶に当たって吸収されると蛍光を発するという現象は，かなり古くから知られている．1947年にカルマン（Kallmann）は，光電子増倍管の先端にナフタレイン結晶を付けたシンチレーション検出器をはじめて製作した．1948年にはホフスタッター（Hofstadter）がタリウム活性化NaI〔NaI(Tl)〕結晶を開発し，シンチレーション検出器の感度が著しく向上した．一方，試料計測用として1951年にアンガー（Anger）らによって井戸（ウェル）型シンチレーション検出器が導入され，現在でも*in vitro*核医学のみならず，*in vivo*核医学においても尿，血液などの試料測定に用いられている．

体内の放射性同位元素の分布を体外計測し，画像として最初に記録したのは，1951年イギリスのメイノード（Mayneord）らとアメリカのカッセン（Cassen）らである．使用した装置はいずれもシンチレーション検出器を機械的に走査するシンチスキャナであった．その後，1956年にアンガーがシンチレーションカメラ（シンチカメラ，ガンマカメラ，アンガーカメラなどともよぶ）の開発に成功し，現在に至っている．この間，コリメータ，イメージ記録装置，データ処理装置などの周辺機器の目覚ましい進歩があった．また，1953年にはブロウネル（Brownell）らが脳腫瘍診断のためのポジトロン（陽電子）スキャナを開発し，現在のポジトロン放射型CT（PET）装置のさきがけとなった．

単光子放射型CT（SPECT）装置のさきがけは，1963年クール（Kuhl）らによってなされた．1973年のX線CTの成功に刺激されて，シンチスキャナ方式，ガンマカメラ方式のSPECT装置が登場してきたが，ガンマカメラ回転方式のほうが多層の断層面が一度に撮れ，単に横断面のみならず，矢状断面，冠状断面も再構成できる利点があるため，ガンマカメラ回転方式のSPECT装置が広く普及するに至った．

一方，PET装置の考えは，すでに1962年ランコヴィッツ（Rankowitz）らによって提案されており，多くの研究者が理論的，実験的に試みているが，実際に実用的な装置が開発されたのは1975年フェルプス（Phelps）やターパゴシアン（Ter-Pogossian）らによってである．最近は三次元的なデータ収集を行う三次元PETが登場し，臨床利用が行われている．また，SPECT装置においても，ポジトロン放出核種用コリメータや同時計数回路を装着したポジトロン放出核種用SPECT装置が開発

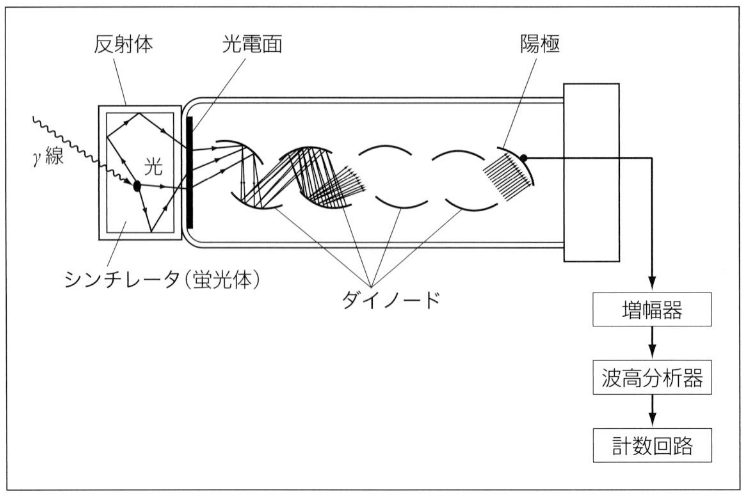

図 9-1　シンチレーション検出器の概略

され，SPECT 装置を用いて ^{18}F 標識フルオロデオキシグルコース（^{18}F-FDG）の臨床利用が行われている．

3　シンチレーション検出器

1. 原　理

シンチレーション検出器は，**図 9-1** に示すようにシンチレータ（蛍光体）と光電子増倍管からなる．放射線がシンチレータに入射してその中でエネルギーを失うと，その失ったエネルギーにほぼ比例した光を放出する．この光を**蛍光**といい，光電子増倍管で電気的パルス信号に変換した後増幅するものである．

シンチレーション検出器の特徴は，①放射線と相互作用するシンチレータ（蛍光体）が固体または液体で，その形や大きさがかなり任意に選択できるので，各種の放射線に適した測定器が得られること，②とくにγ線や中性子線に対して感度の高いものが得られること，③時間分解能が良好であること，④出力パルスを波高分析することによってエネルギーの分析が可能であること，などである．

2. シンチレータ

シンチレータを大別すると無機結晶，有機結晶，プラスチックシンチレータ，液体シンチレータに分けることができる．γ線および比較的エネルギーの大きいβ線の測定には，タリウムを含んだヨウ化ナトリウム〔NaI(Tl)〕，アントラセン，プラスチックなどの無機または有機結晶体を用いる．発生する蛍光の波長は結晶によって異なるが，約 4,000Å であるから，光電子増倍管はこの程度の波長の光に対して，もっとも感度よく応答するようにつくられている．

シンチレータの望ましい特性としては一般的に，①放射線エネルギーの蛍光への変換効率が高いこと，②蛍光の透過性がよいこと，③蛍光の減衰時間が短いこと，④蛍光の波長分布が使用する光電子増倍管の分光感度に適応していること，などである．

γ線用にはなるべく原子番号の大きい元素を含むもののほうが検出効率が高くてよい．

表 9-1 に，各種シンチレータの特性のまとめを示す．

表 9-1　各種シンチレータの特性

シンチレータ	最大発光の波長（Å）	減衰時間（μsec）	密度（g/cm^3）	光収量（相対値）	平均原子番号
無機結晶					
NaI(Tl)	4,100	0.25	3.67	210	50
CsI(Tl)	4,200〜5,700	1.1	4.51	55	54
CsI(Na)	4,100	0.65	4.51	〜100	54
KI(Tl)	4,100	1.0	3.13	〜50	49
LiI(Eu)	4,400	1.4	4.06	74	52
CaF_2(Eu)	4,350	1.0	3.17	〜100	12.7
有機結晶					
アントラセン	4,400	0.032	1.25	100	5.8
トランススチルベン	4,100	0.006	1.16	60	5.7
プラスチックシンチレータ	3,500〜4,500	0.003〜0.005	1.06	28〜48	5.7
液体シンチレータ	3,550〜4,500	0.002〜0.008	0.86	27〜49	5.6

（江藤秀雄ほか：放射線の防護．丸善，1972）

3. 光電子増倍管

光電子増倍管は，**図 9-1** に示すように光電面と順次配列された**ダイノード**とよばれる電極（二次電子面ともよばれる）および陽極（収集電極）からなる．光が光電面に入射するとそのエネルギーを受けて光の強さにほぼ比例した数の電子が放出される．光電面から出た電子（**光電子**とよぶ）は電極で加速されて順次各ダイノードに衝突する．ダイノードもまた光電面と同様，わずかなエネルギーで電子を放出しやすい物質を塗布しているので電子の増倍が行われ，最後に比較的大きな電流となって陽極に集められる．全体の増幅度はダイノードの段数や段間に印加する電圧によって異なるが 10^5〜10^6の増幅度は容易に得られる．

4. 波高（エネルギー）分析器

シンチレーション検出器を用いて，その出力信号（パルス）を計数するためには，波高分析器が必要である．波高分析器としては，種々の形式のものがあるが，これらはシングルチャネル波高分析器とマルチチャネル波高分析器に分けることができる．

シングルチャネル波高分析器には，ある波高（エネルギー）E 以上のパルスのみを取り出して計数する場合（**図 9-2a**）と波高 E と $E + \Delta E$ との間のパルスを選択的に取り出す場合（**図 9-2b**）がある．とくに，前者を**積分波高分析器**，後者を**微分波高分析器**とよぶ．この場合，E をベース電圧，ΔE をチャネル幅またはウインドウ幅とよぶ．ΔE を一定に保ち，E を順次変えて計数すれば波高分布（エネルギースペクトル）が得られる．

図 9-3a にシングルチャネル波高分析器（微分波高分析器）のブロック図を示す．波高弁別回路 1 のしきい値が E，波高弁別回路 2 のしきい値が $E + \Delta E$ に設定されており，その後に弁別回路 1 をトリガし，弁別回路 2 をトリガしないパルス入力が加わったときにのみ出力を出すための逆同時回路（2 つ以上のパルス信号が時間的に同時に発生しなかった場合に限り出力パルスを発生させる回路）がある．

弁別回路への入力波形は，**図 9-3b** に示すように有限の立ち上がり，立ち下がり時間をもっているため，E と $E + \Delta E$ を同時に超える入力パルスでも t_1〜t_2 間および t_3〜t_4 間では E のみを超えている．こ

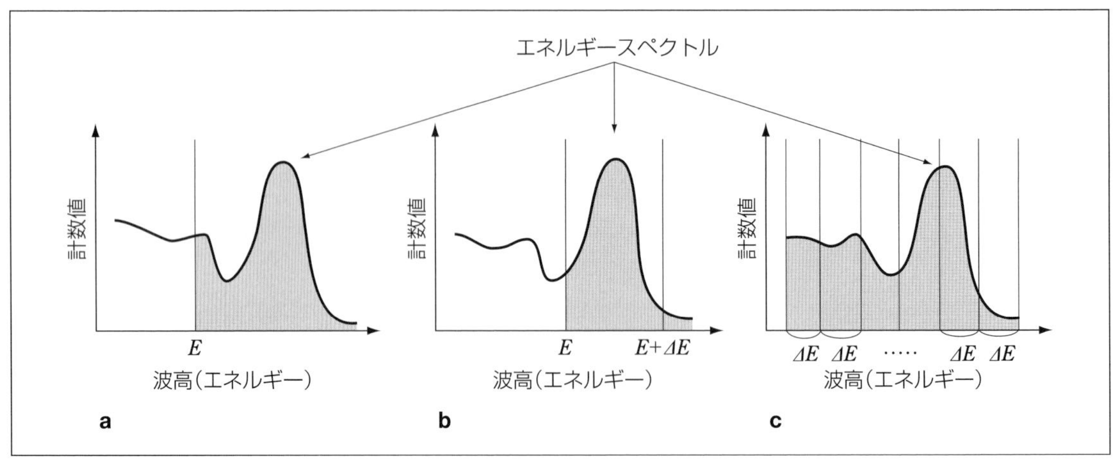

図 9-2　波高（エネルギー）分析
a：シングルチャネル波高分析器（積分波高分析器）を用いる場合．b：シングルチャネル波高分析器（微分波高分析器）を用いる場合．c：マルチチャネル波高分析器を用いる場合．

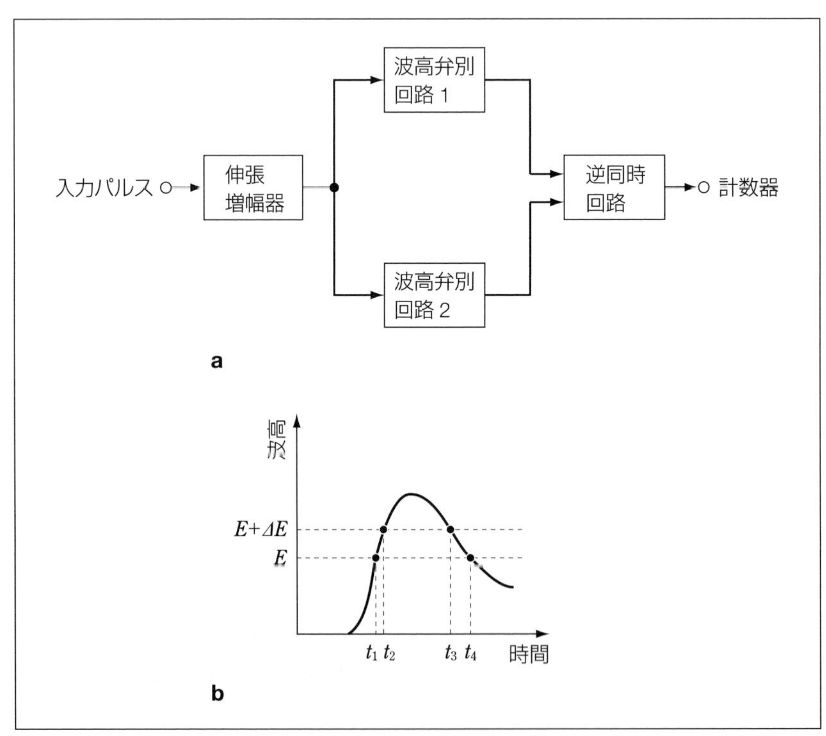

図 9-3　シングルチャネル波高分析器
a：ブロック図，b：波形とトリガ時間．

のとき出力があっては困るので，逆同時性の検出は弁別回路 1 および 2 の出力を伸長して t_4 を過ぎてから行う．弁別回路の安定度は 0.1V 程度であるが，たとえば ΔE を 1V にとり，しきい値の安定度をこれの 1%にとると，弁別回路の安定度として 10mV が必要になる．したがって，弁別回路の安定度を改善するために，波高弁別に先だって増幅度 10 程度の伸張増幅器をおくのが一般的である．

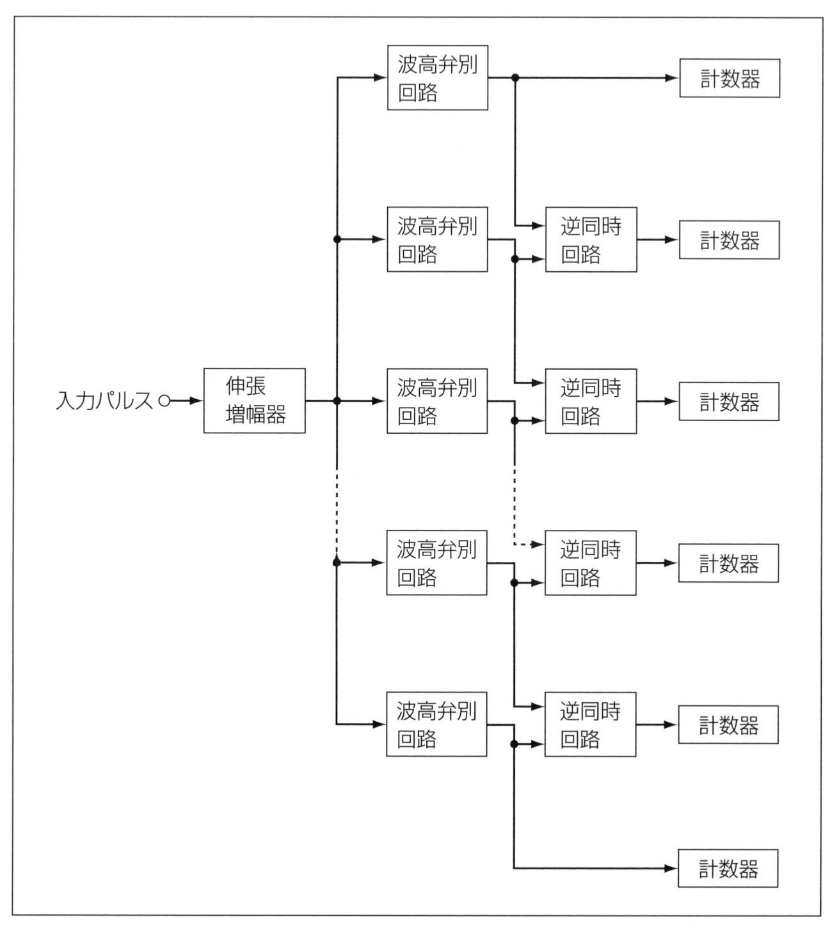

図 9-4　弁別器積み重ね方式のマルチチャネル波高分析器

相隣り合った多数の ΔE 区間の計数を同時に測定できるようにしたものがマルチチャネル波高分析器（**図 9-2c**）で，広い波高範囲にわたるスペクトル分布を短時間に測定できるので多くの利点があり，広く用いられるようになっている．マルチチャネル波高分析器には多くの方式があるが，ここでは現在広く使用されている方式について説明する．

もっとも簡単なものには，前述のシングルチャネル波高分析器を数段積み重ねた方式（弁別器積み重ね方式）があり，そのブロック図を**図 9-4** に示す．入力パルスは伸張増幅器であるしきい値を超えたパルスのみが 10 倍程度増幅される．その後，ΔE 間隔のしきい値をもった弁別回路群に並列に加えられる．弁別回路の出力はそれぞれ相隣り合う弁別回路間で逆同時性を検出され，それぞれの逆同時回路に対応した計数器で計数される．補助回路として，最小のしきい値をもった弁別回路の出力と最大のしきい値をもった弁別回路の出力がそれぞれ計数される計数器をもっている．

この方式では伸張増幅器の飽和のため，実現できるチャネル数は 20 チャネル程度である．チャネル数が 100 以上のマルチチャネル波高分析器で現在実用になっているものは，いずれもパルス波高を時間に変換する方式をとっている．

この方式は**図 9-5** に示すように，入力パルスをパルス波高に等しい時間幅の広い矩形波に変換するとともに，基線が 0V で傾斜が一定のランプ波形をスタートさせる．この瞬間から一定周波数のクロックパルスを計数する方法で時間測定を開始し，ランプ波形の電圧が矩形波の波高と一致する瞬間までの

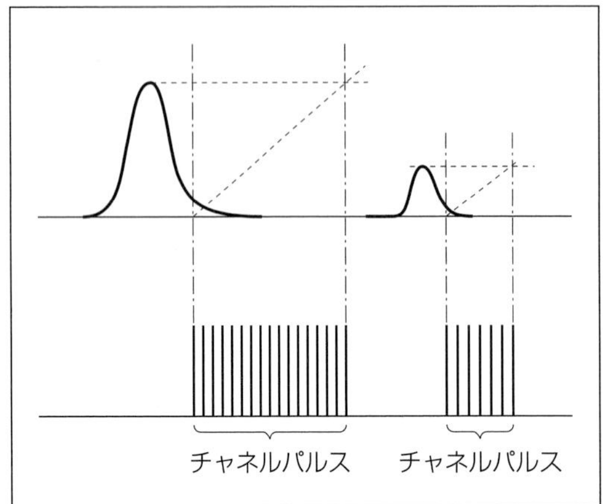

図 9-5　マルチチャネル波高分析器におけるパルス波高-時間変換の原理

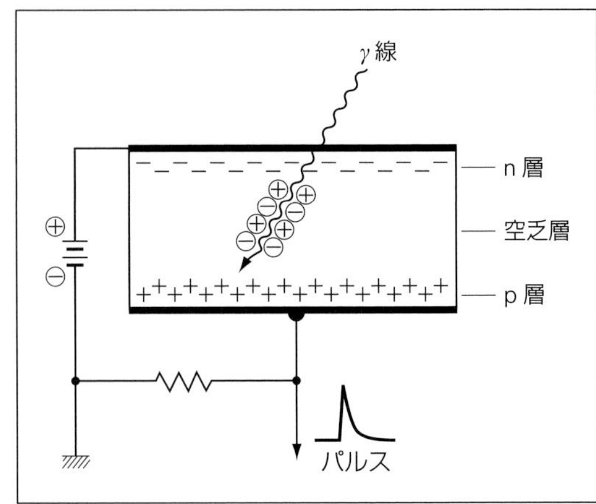

図 9-6　半導体検出器の原理

時間をパルス数の形で求める．したがって，パルス波高と計数されたクロックパルス数は比例関係にある．

このようにして，パルス波高に相当するパルス数に応じて入力パルスを計数すべきチャネルが決定される．

4 半導体検出器

放射線の測定に用いられている電離箱は，放射線による気体の電離作用を利用するものであるが，放射線が固体中を通過する場合にも固体中の電子との衝突によってエネルギーを失い，この際，電子は移動可能な状態に励起されて，あとに電子の孔（見かけ上正の電荷をもった粒子と考えられ，固体中を移動可能で，**正孔**とよぶ）を残す．すなわち，これらの電子-正孔対を利用すれば固体電離箱というべきものが得られる．

図 9-6 に半導体検出器の構造を示すが，半導体検出器はゲルマニウムまたはシリコンを用いた一種のダイオードで，これに整流方向と逆に直流電圧を印加して用いる．

1 対の電子と正孔をつくるのに要する平均電離エネルギー（**W 値**ともよぶ）は，ゲルマニウムで 2.8eV，シリコンで 3.6eV である（気体の W 値の約 1/10）．一方，NaI（Tl）を用いたシンチレーション検出器の場合には 1 個の光電子を光電面から放出するのに要する平均電離エネルギーは約 3keV であるから，同一エネルギーでつくられる電子の数は半導体検出器の場合のほうがシンチレーション検出器よりも約 1,000 倍多い．したがって，半導体検出器の出力パルスの統計的ゆらぎの割合はシンチレーション検出器の場合に比べはるかに小さく，エネルギー分解能は非常によい．

一方，使用時には半導体特有の雑音を減らすために検出器を液体窒素温度くらいまで冷却する必要がある．また，大線量の放射線を照射すると，半導体中に格子欠陥その他の結晶欠陥が生じて検出器の性能劣化をもたらすことが認められている．

5 試料測定装置

人体から採集した試料（血液，組織，排泄物など）の中に含まれている放射性同位元素の量を測定する装置では，用いられる放射性同位元素がγ線放射体であることが多いため，井戸（ウェル）型シンチレーションカウンタが主体となる．

図 9-7 に，井戸（ウェル）型シンチレーション

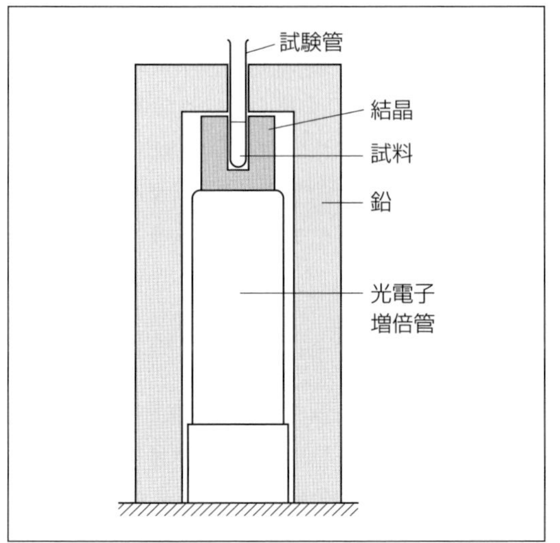

図 9-7　ウェル型シンチレーションカウンタの構造

カウンタの構造を示すが，試料を井戸内に入れて測定を行うため検出効率が高い．井戸（ウェル）型シンチレーションカウンタによる放射能測定は相対測定が主であるが，絶対量を得るためには標準線源を用いて校正する必要がある．β 線放射体の試料測定には液体シンチレーションカウンタが用いられることが多い．

6 体外計測用機器

1. シンチレーションカメラ

シンチレーションカメラは，アンガーによって 1956 年に発表されたもので，**シンチカメラ**あるいは**ガンマカメラ**ともよばれる．**図 9-8** にシンチレーションカメラの構成を示すが，コリメータ，検出部，位置計算回路，画像表示装置などからなる．

シンチレーションカメラは非常に大きな直径を有する薄い平板状の NaI(Tl)結晶（直径 20～50cm，厚さ 0.6～0.9cm）を用いて γ 線を検出する．最近では，矩形状の大結晶（53cm × 41cm など）を用いて上半身を一度に撮像できる装置もある．NaI(Tl)結晶の上には直径 5～7.6cm の光電子増倍管が 37～91 本等間隔に配置され，コリメータを通過して NaI(Tl)結晶に入射した γ 線との相互作用によって発生したシンチレーション（蛍光）を検出する．発生したシンチレーション（蛍光）はそれぞれの光電子増倍管に分散して検出されるが，発光量の分散率はシンチレーション（蛍光）の位置によって異なる．したがって，それぞれの発光量に光電子増倍管

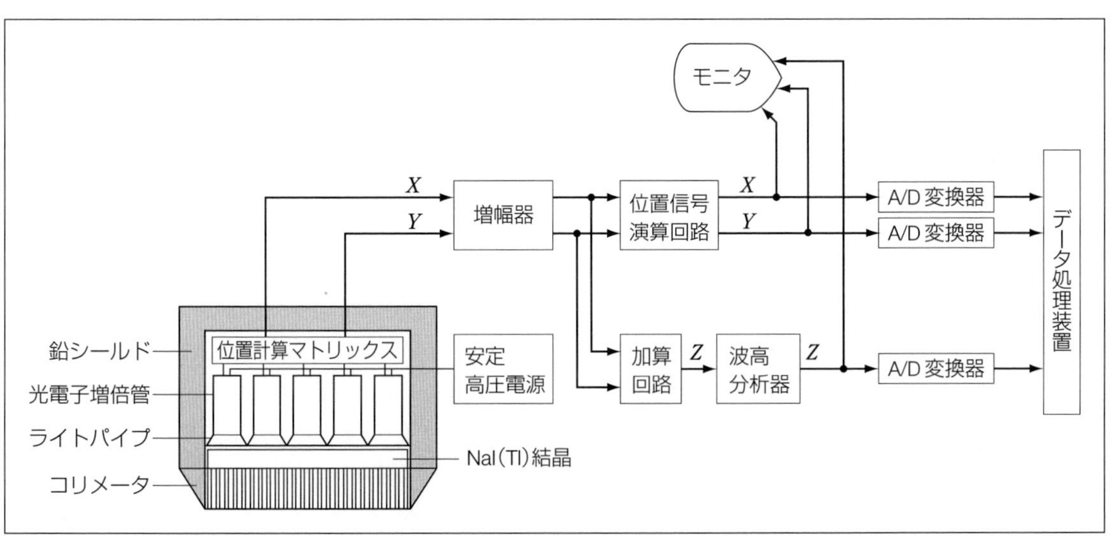

図 9-8　シンチレーションカメラ（ガンマカメラ）の構造

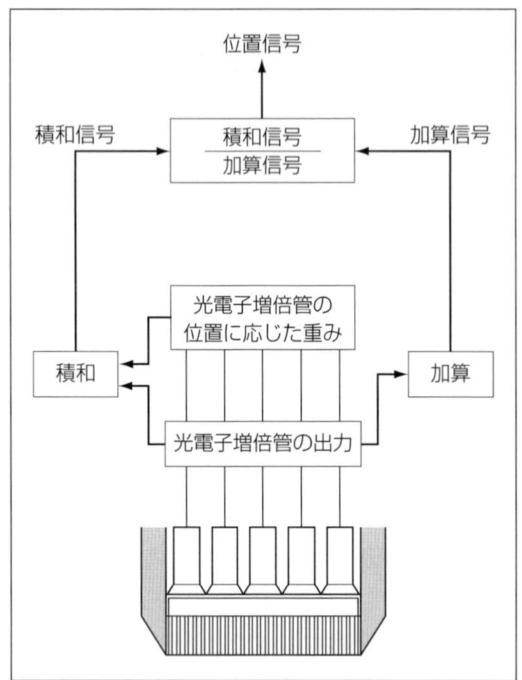

図 9-9　位置計算の原理

の位置に応じた重みを乗算すればシンチレーション（蛍光）の位置を計算することができる．

図 9-9 に，位置計算の原理を示すが，まず光電子増倍管の出力と光電子増倍管の位置に応じた重みを乗算し，それらを加算して積和信号をつくる．一方，光電子増倍管の出力を加算回路ですべて加算して加算信号をつくり，さきほどの積和信号を加算信号で除算すると位置信号が得られる．この計算は X と Y 方向について同時に行われる．これらの位置計算はかつては抵抗電線または遅延電線マトリックス回路を通じてアナログ的に行われていたが，後述するように最近ではデジタル的に行われるのが一般的である．

一方，全発光量に比例する信号（Z 信号）を加算回路により取り出し，波高分析器によって γ 線のエネルギー選別を行い，その出力パルスによって位置信号を輝度変調して表示用モニタに輝点として表示する．また，X-Y 信号や Z 信号はアナログ-デジタル（A/D）変換器によってデジタル（数値）データに変換されてデータ処理装置へ出力される（**図 9-8**）．

最近では，位置計算の初期段階をアナログ回路で行い，その後で A/D 変換している装置もあるが，さらに進んだ装置では光電子増倍管の出力を直接 A/D 変換して位置計算をすべてデジタルで計算している．これらをとくに**デジタルカメラ**とよぶ．

2. コリメータ

コリメータは検出器の先端に装着され，特定の方向からの γ 線のみを検出器に入射させる．これにより検出器は，γ 線の放射位置を正しく検出することができる．コリメータは一般に鉛でつくられ，光学系カメラでのレンズに相当するものである．波高分析器が γ 線のエネルギー選別の役割をするのに対して，コリメータは γ 線の入射方向を選別する機能をもっている．

市販のガンマカメラには，目的に応じて種々のコリメータが標準品として，あるいはオプションとして付属されている．そのおもなものには，①平行多孔コリメータ，②ピンホールコリメータ，③コンバージングコリメータ，④ダイバージングコリメータ，⑤スラントホールコリメータなどがある．**図 9-10** と **図 9-11** にそれらの概略を示す．

1）平行多孔コリメータ

平行多孔コリメータは **図 9-10a** と **図 9-10b** に示すように，鉛円板に垂直方向の孔を平行に多数あけたもので，コリメータの諸特性はコリメータの厚さ，孔の直径，形状，隔壁の厚さなどによって決まる．これらの組み合わせによって中エネルギー用や低エネルギー用のものがあり，ほかに汎用，高分解能用，高感度用など多くの種類のものが用意され，目的に応じて選択することができる．γ 線のエネルギーが高いほど透過力が強いので，解像力を犠牲にしてコリメータの厚さや隔壁を厚くし，また高感度用ほど孔の径を大きくしている．**図 9-10a** は低エネルギー用コリメータであり，**図 9-10b** の高エネルギー用の場合に比べコリメータの厚さが薄くなっ

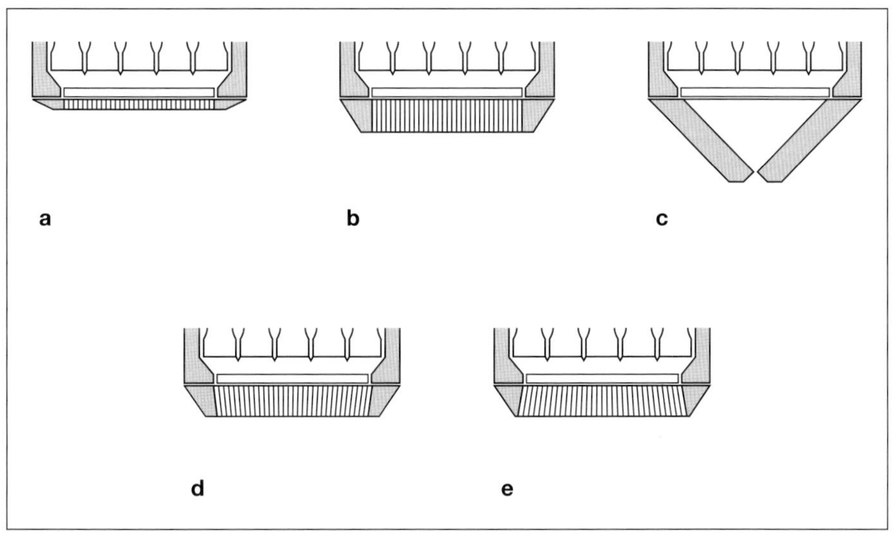

図 9-10　各種コリメータの概略
a：平行多孔コリメータ（低エネルギー用），b：平行多孔コリメータ（高エネルギー用），c：ピンホールコリメータ，d：コンバージングコリメータ，e：ダイバージングコリメータ．

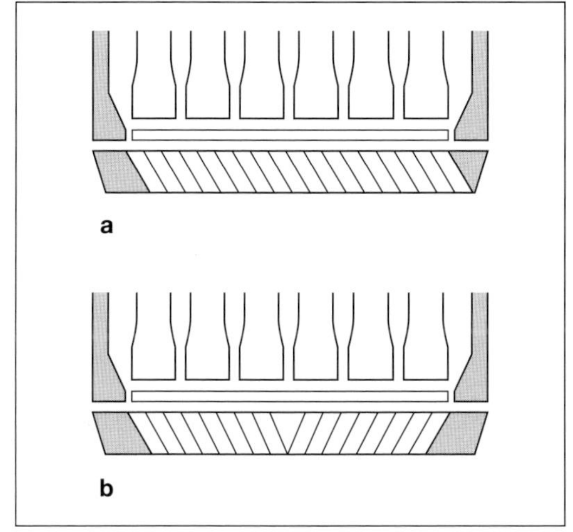

図 9-11　スラントホールコリメータ（a）とバイラテラルコリメータ（b）

ている．

なお，コリメータの適用エネルギーは低エネルギー用は 160keV 以下，中エネルギー用は 300keV 以下，高エネルギー用は 420keV 以下とされている．

2）ピンホールコリメータ

ピンホールコリメータは，**図 9-10c** に示すように頂点に 1 個の小孔を設けた鉛製の円錐構造のもので，小孔の部分には密度の高いタングステン合金を用いたものもある．これにより得られる像はピンホールカメラと同様に倒立像となり，また，コリメータから被写体までの距離に応じて拡大から縮小まで大きさの異なる像が得られる．コリメータを被写体に近接すれば像は拡大する．感度や分解能は距離が増すとともに低下し，近すぎると分解能や幾何学的効率が急速に変化する．このため，距離に幅のある臓器ではひずみのある像が得られる．また，感度が低いことも欠点である．甲状腺のような小さな臓器で拡大像を得るのに適している．

中央に 1 個，その周りに 6 個のピンホールがある 7 ピンホールコリメータを利用すれば，同時に 7 方向から画像を採取することができ，さらに，これらの画像から，カメラ面に平行な縦断層像を得ることができる．また，最近では小動物用の SPECT 装置にも用いられている．SPECT 装置については後述する．

3）コンバージング（収束多孔）コリメータ

コンバージングコリメータは，**図 9-10d** に示す

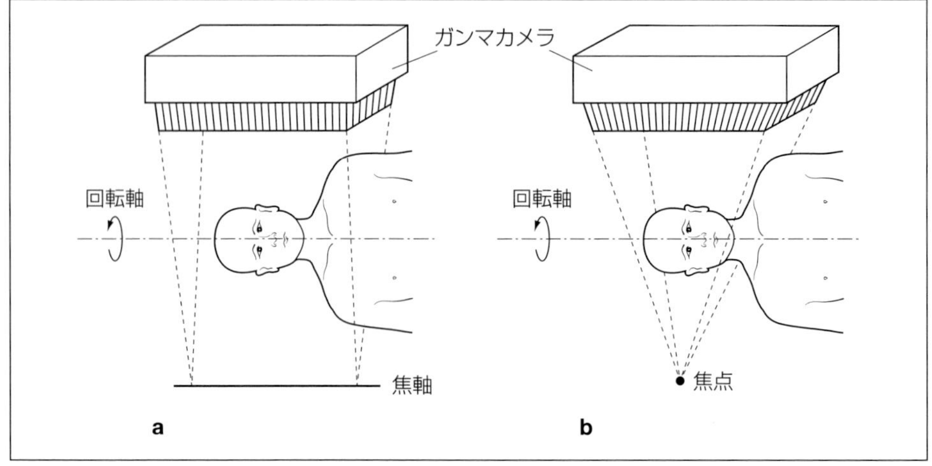

図 9-12　ファンビームコリメータ（a）とコーンビームコリメータ（b）

ようにコリメータの全孔が距離 0.5〜1.5m の一定の点に収束するようにつくられたコリメータである．コリメータから遠ざかるにしたがって，結晶面に投影される像は拡大し，ピンホールコリメータと同様の機能をもつが，ピンホールコリメータは孔が 1 個であるのに対して，多孔であるので感度が上昇する．小さな臓器（たとえば脳や心臓）を拡大して観察するときに用いられる．

4）ダイバージング（拡散多孔）コリメータ

ダイバージングコリメータは，**図 9-10e** に示すように各孔の形をシンチレータ（蛍光体）からみて，拡大形のテーパ状にしたもの（コンバージングコリメータを裏返したようなコリメータ）で，被写体をコリメータ面から離すことで，結晶の直径よりも大きい被写体でも結晶の有効視野に入れることができる．実際には標準のガンマカメラで肺などを検査するときに用いられるが，被写体とコリメータ面からの距離によって縮小率が異なるため像のひずみは避けられない．

5）スラントホールコリメータ

図 9-11a に示すように，平行多孔コリメータの孔の方向を一定方向に傾斜させたものをスラントホールコリメータとよぶ．また，視野を 2 分し互いに反対方向に 30° 傾斜させたものはとくに**バイラテラルコリメータ**とよばれ，2 方向の画像を同時に撮像することができる（**図 9-11b**）．これらは，正面から斜位像を得ることができるので心臓の検査に用いられている．

6）ファンビームコリメータ

図 9-12a に示すように，SPECT を用いた頭部測定時にはスライス面に沿って扇状に集束するファンビームコリメータが用いられることがある．ファンビームコリメータを用いると，ガンマカメラの回転中心付近の分解能が向上し，脳の基底核レベルの微細な観察ができる．画像再構成には前処理として平行ビームの投影データに変換する必要がある．

7）コーンビームコリメータ

SPECT では γ 線をコリメータで収束する必要があり，そのため一般的に測定感度が低下する．そこで，前述のコンバージングコリメータ（**図 9-10d**）を利用しようという研究が行われている．このときのコンバージングコリメータをとくにコーンビームコリメータとよんでいる．

図 9-12b に，ガンマカメラ回転型 SPECT 装置にコーンビームコリメータを装着した場合を示す．

コーンビームコリメータの使用によって検出感度

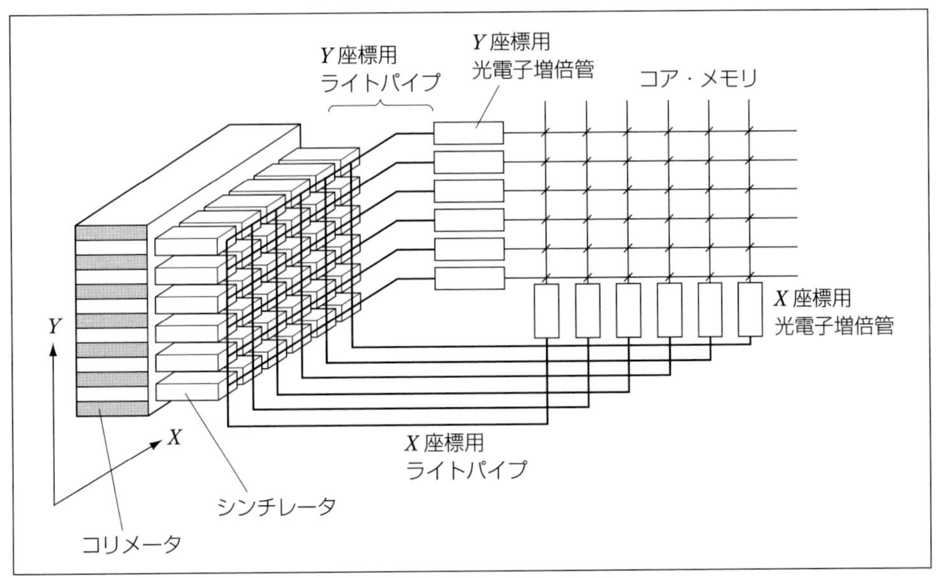

図 9-13　多結晶型ガンマカメラの構造（久田欣一ほか編：最新臨床核医学．金原出版，1988）

は同じ解像力の平行多孔コリメータの約 3 倍，ファンビームコリメータの約 1.4 倍に増大できる．しかし，画像再構成は複雑になる．

3. 多結晶型ガンマカメラ

考案者の名にちなんで，**ベンダーカメラ**ともよばれる．また，オートフロロスコープという名称で商品化されている．

図 9-13 に，多結晶型ガンマカメラの構造を示す．検出器はコリメータ，NaI(Tl)結晶，ライトパイプ，光電子増倍管で構成されている．

NaI(Tl) 結晶は，大きさが 10 × 10 × 38mm の角形で総数 294 個の結晶からなり，それらが 14 行 × 21 列のマトリックス状に配列されており，それぞれ光学的に独立している．光電子増倍管は各行各列にそれぞれ 1 本ずつ設けられ，各結晶から 2 本のライトパイプを通してそれぞれ行と列を決定する光電子増倍管に導かれ，発光した結晶の位置はこれらの 2 つの光電子増倍管の同時計数によって検出される．

結晶が 38mm と厚いため，感度がよく，とくに中あるいは高エネルギーの γ 線の検出に優れている．また，結晶の発光位置の決定が簡単なため時間分解能がよく，高計数率領域における数え落としが少ないため，とくに RI 心血管動態検査（とくに心臓の初回循環における機能評価）などの速い動態の検査に有効である．

4. ホールボディスキャナ（全身イメージング装置）

全身スキャンを行うことは，骨および腫瘍シンチグラフィのように，特別の部位ではなく全身を対象としたシンチグラムを得るために重要である．

検出器を体軸に沿って等速度で移動させることにより，全身の撮像（イメージング）を行うことができる．全身の骨イメージングや ^{67}Ga による腫瘍イメージングに頻繁に用いられている．1 検出器型ガンマカメラ（角型大視野ガンマカメラの場合が多い）の場合には，前面像と後面像をガンマカメラを 1 往復させて撮像する．対向した検出器を 2 個もつ 2 検出器型ガンマカメラを用いると，前面像と後面像の同時撮像が可能となり，検査時間を半分にすることができる．

図 9-14 に全身スキャンによって得られた骨シンチグラム，**図 9-15** に ^{67}Ga による腫瘍シンチグラ

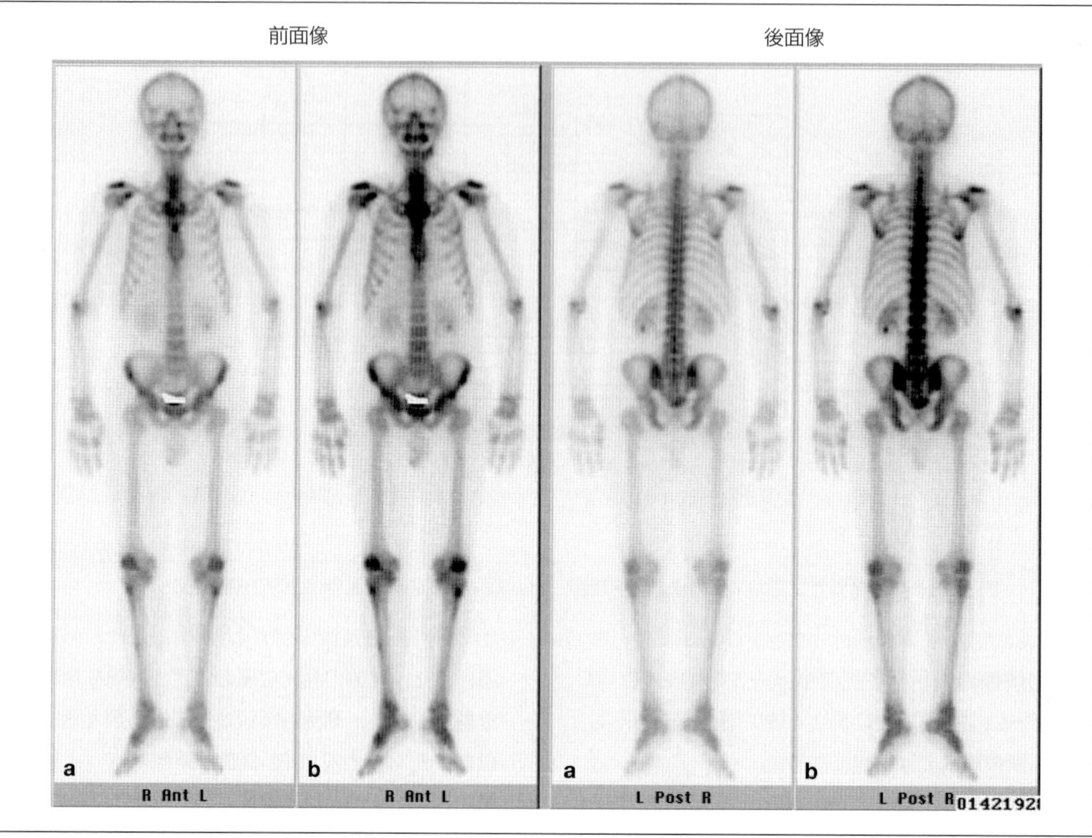

図 9-14　骨シンチグラムの臨床例
2 検出器型ガンマカメラにより撮像した骨シンチグラムで，左の 2 画像は前面，右の 2 画像は後面像である．椎体や病変など高集積部位を診断する淡い画像（a）と肋骨など低集積部位を診断する濃い画像（b）を表示する．

ムの臨床画像例を示す．

7　SPECT 装置

SPECT は single photon emission computed tomography の略である．ここで，single photon という言葉は，後述する PET の場合には陽電子が消滅するときに 1 対（2 個）の γ 線（photon）（**消滅放射線**とよぶ）を発生するのに対して，SPECT 装置で用いる放射性同位元素は原子核の 1 壊変当たり 1 個の γ 線を放出することから名づけられたものである．

SPECT 装置には，**図 9-16** に示すようにガンマカメラ回転型のもの，検出器をリング状に配置したもの，多検出器型のものなどがある．

1．ガンマカメラ回転型 SPECT 装置

図 9-16a に示すように，ガンマカメラに前述の平行多孔コリメータ（場合によってはファンビームコリメータやコーンビームコリメータ）を取り付け，任意の角度ステップで被検者の回りを回転させることにより，各方向への二次元の投影データを収集する．1 回転の測定データから多数の断層像が再構成できるので，それらの三次元のデータから任意の方向の断層像を得ることができる．つまり，横断像のほか，矢状断像や冠状断像が得られ，心臓の場合には短軸面断層像（short axis tomography），長軸面垂直断層像（vertical long axis tomography），

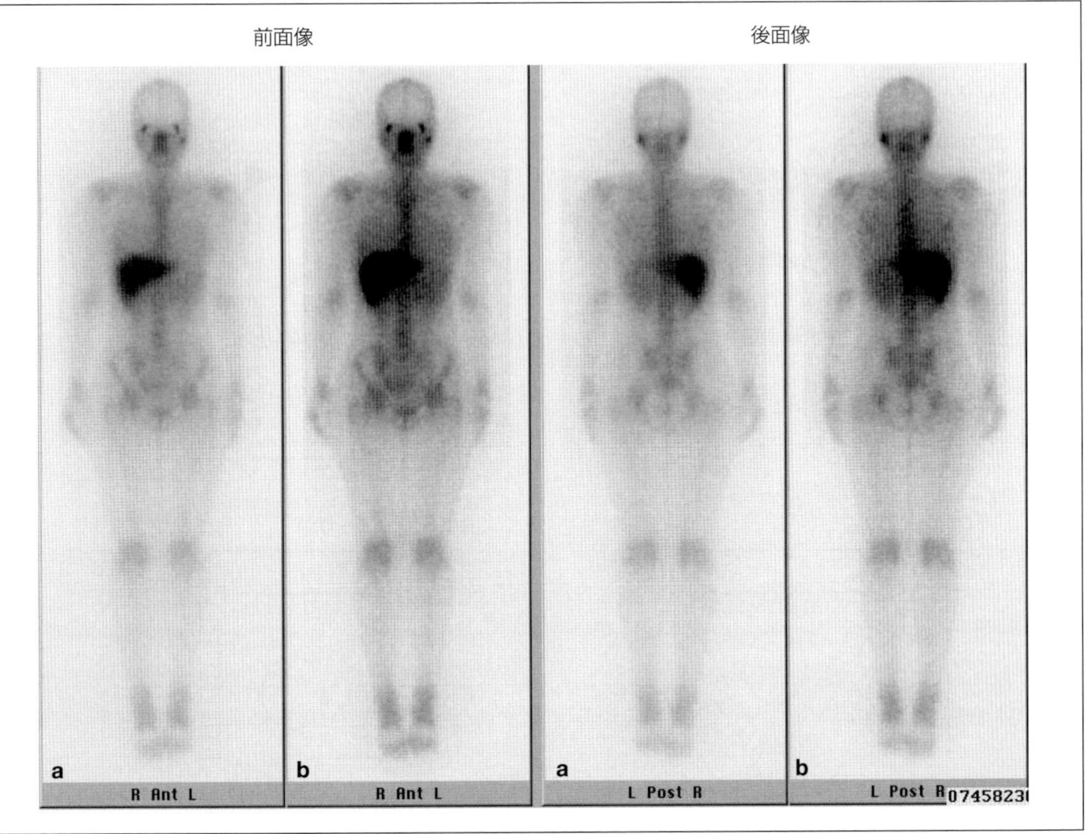

図 9-15　^{67}Ga による腫瘍シンチグラムの臨床例
2 検出器型ガンマカメラにより撮像した^{67}Ga の腫瘍シンチグラムで，左の 2 画像は前面，右の 2 画像は後面である．肝臓が高集積部位となるため腹部を診断する淡い画像（a）と全身など低集積部位を診断する濃い画像（b）を表示する．

長軸面水平断層像（horizontal long axis tomography）などが得られる．

図 9-17 に，心筋 SPECT の短軸面断層像，長軸面垂直断層像および長軸面水平断層像の例を示す．

投影データの収集は原則として 360°方向から行う必要があるが，心筋の検査の場合には 180°収集が行われる場合もある．ガンマカメラの回転半径を小さくすると，被検体と検出器が近づくため空間分解能が上昇する．そのため，ガンマカメラを楕円軌道で回転させる場合もある．

2. リング型 SPECT 装置

頭部専用装置で，円形に配列された検出器の内側を，**図 9-16b** に示すように特殊なコリメータが回転するようになっている．これによって各検出器が視野全体を扇状に走査する．さらに，投影のサンプリング間隔を小さくする目的で，コリメータが 180°回転するごとに検出器リングを微小角度ずつステップ状に回転するようになっている．得られたデータは並べ替えによって各方向へ平行な投影データに変換されたのち画像再構成される．

3. 多検出器型 SPECT 装置

検出感度を高めるため，ガンマカメラを 2 台対向して取り付けたものや，3 台あるいは 4 台取り付けたものもある（**図 9-16c**）．感度が高いため，動態検査にも使用されている．

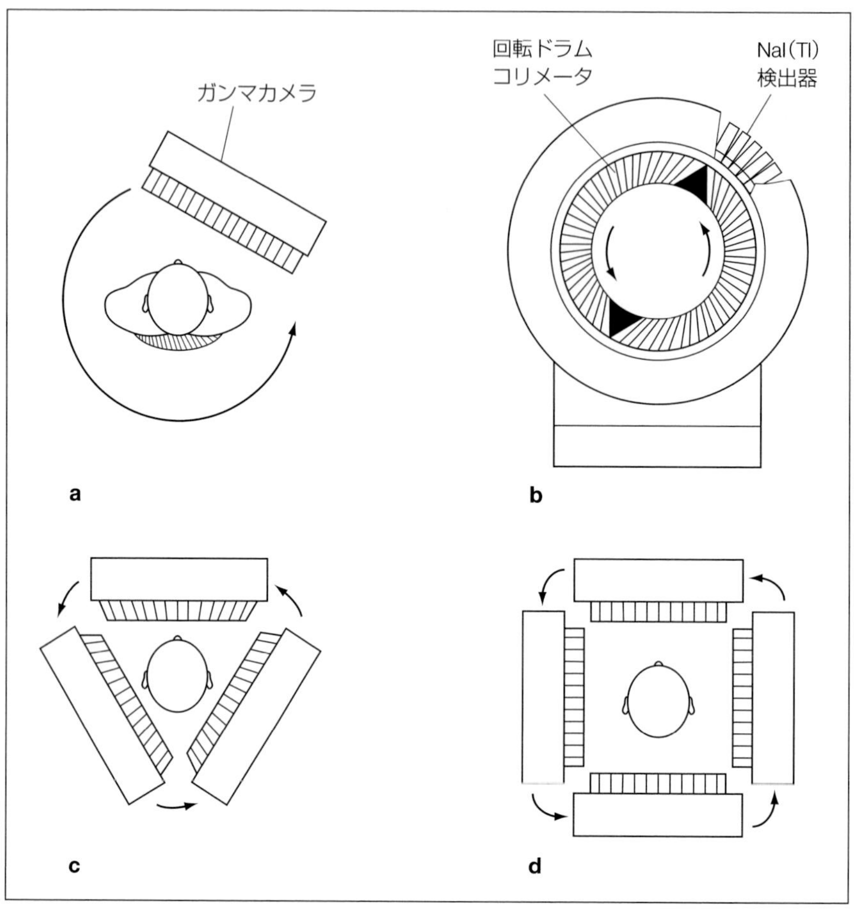

図9-16　SPECT装置の概略
a：ガンマカメラ回転型SPECT装置，b：リング型SPECT装置，c：多検出器型SPECT装置（3検出器の場合），d：多検出器型SPECT装置（4検出器の場合）．

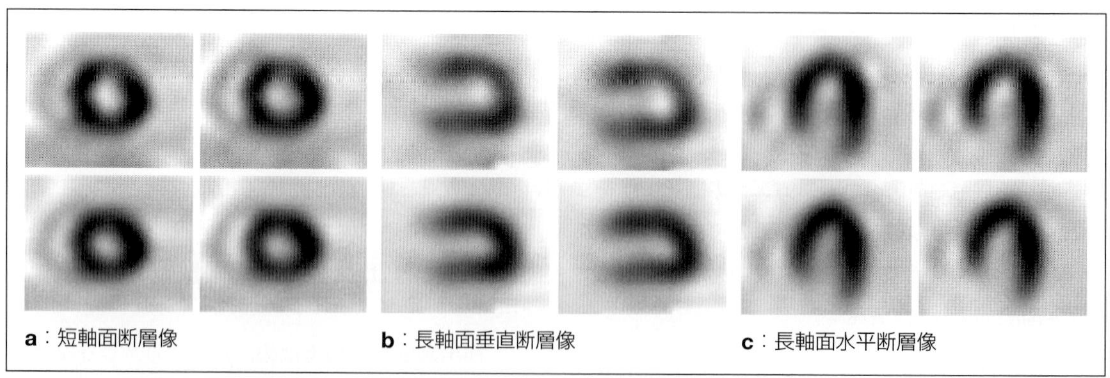

図9-17　心筋SPECTの画像

8 ポジトロン核種用 SPECT 装置

後述する PET は，生体内の生理的・生化学的情報を画像化できる方法として期待が大きい．しかし，サイクロトロンと PET 装置を合わせもった限られた施設しか行えず，もし PET 用の放射性医薬品の体内分布が SPECT 装置を用いて得られるようになれば，PET で応用されてきた種々の生体機能画像診断が多くの施設で利用可能となる．そこで，511keV（消滅放射線のエネルギー）用の超高エネルギー用コリメータを装着した SPECT 装置や通常の SPECT 装置に同時計数回路を装着させて，コリメータなしにポジトロン核種の画像が得られる装置が開発され，臨床に応用されはじめている．これらは基本的に SPECT 装置であるため Z 軸方向の視野が大きく，とくに全身など広い視野の撮像が必要な腫瘍のイメージングには適している．

表 9-2 に，511keV 用の超高エネルギー用コリメータを装着した SPECT 装置と同時計数回路を装着した SPECT 装置の物理特性の比較を示す．コリメータ方式では同時計数回路方式に比べ，感度，空間分解能ともに劣っている．しかし，**図 9-18** に示すように，同時計数回路方式ではコリメータがないため散乱線が多く，かつ偶発同時計数の関与が大きいため放射性医薬品の大量投与ができない．また，現時点ではどちらの方式でも正確な吸収補正が行えないため，定量的解析は困難である．

表 9-2　ポジトロン核種用 SPECT 装置におけるコリメータ方式と同時計数回路方式の比較

ポジトロン核種用 SPECT 装置	感度（cps/kBq/ml）	空間分解能（FWHM）（mm）
コリメータ方式	409	20.0〜24.3
同時計数回路方式	2,700	4.4〜9.2

（Shreve PD,et al：Radiology 207：431-437,1998）

図 9-19 は ^{18}F-FDG 心筋長軸面垂直断層像で，ポジトロン核種用 SPECT 装置で得られた画像と PET 装置で得られた画像を比較して示す．

なお，**表 9-3** は SPECT 装置とポジトロン核種用 SPECT 装置，PET 装置の違いで，通常の SPECT 装置はポジトロン核種に対応していない．留意事項として，SPECT 装置からポジトロン核種用 SPECT 装

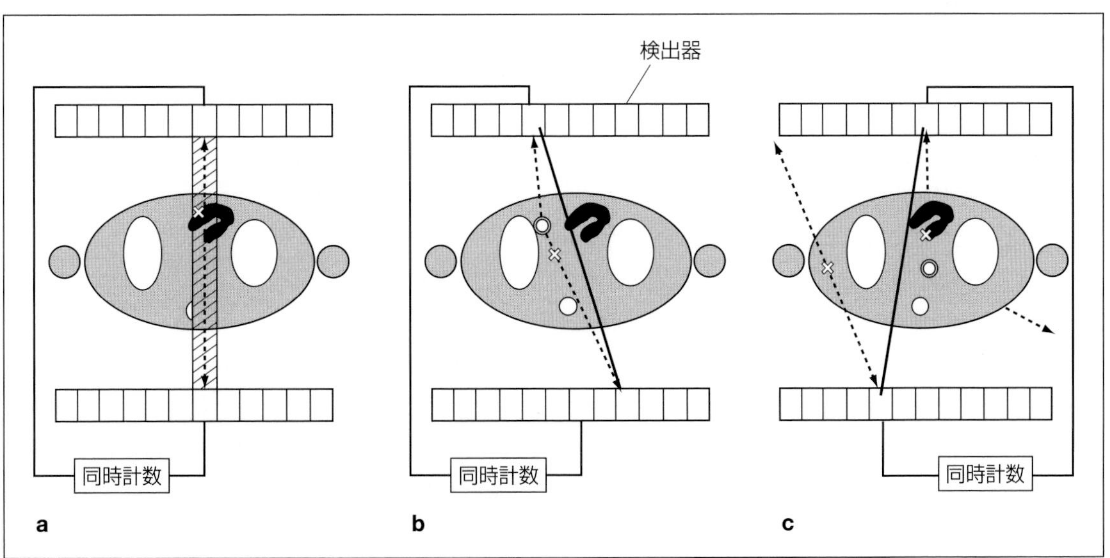

図 9-18　ポジトロン核種用 SPECT 装置における同時計数
a：真の同時計数，b：散乱同時計数，c：偶発同時計数．※は消滅放射線の生成位置，○は散乱位置を表す．

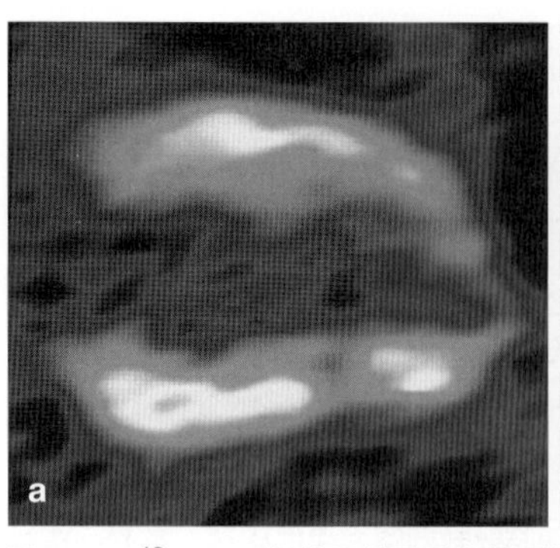
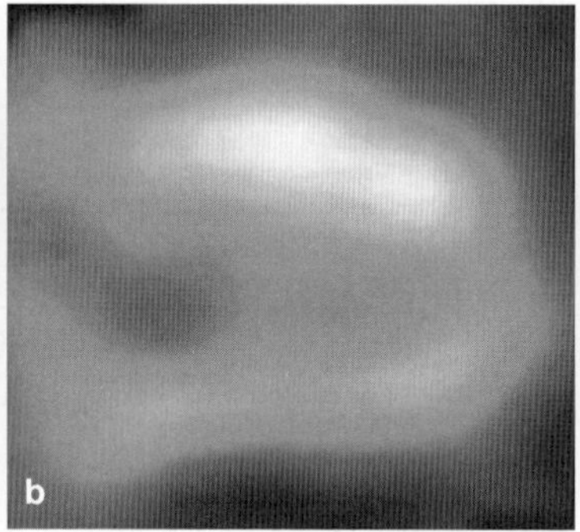
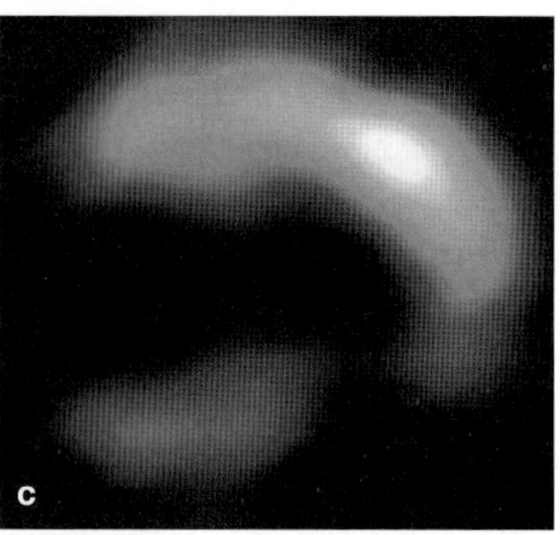

図 9-19　^{18}F-FDG 心筋長軸面垂直断層像の例
a：PET で得られた画像，b：511keV 用の超高エネルギー用コリメータを装着した SPECT 装置で得られた画像，c：同時計数回路を装着させた SPECT 装置で得られた画像.

表 9-3　SPECT 装置とポジトロン核種用 SPECT 装置，PET 装置の違い

	γ 線放出核種	陽電子放出核種
SPECT 装置	可	不可
ポジトロン核種用 SPECT 装置	可	可
PET 装置	不可	可

置に更新する場合は，陽電子放出核種に耐えうる遮へい構造が必要となり，また陽電子放出核種について医療法など新たな届出を行わなければならない.

9　半導体 SPECT 装置

次世代のガンマカメラの検出器として注目されていた CsI（ヨウ化セシウム）とフォトダイオードを組み合わせたモバイル型の半導体検出器型ガンマカメラが商品化されている. 半導体検出器型ガンマカメラは従来の NaI(Tl) のように潮解性がなく，エネルギー分解能に優れている. さらに，光電子増倍管を使用せず直接電気信号に変換するため，軽量で小型化が可能であり，またキャリブレーションが不要であるなどの利点をもっている. また，CdZnTe（cadmium zinc telluride）を用いた SPECT 装置の開発も進められ，心臓用の半導体 SPECT 装置が商品化されている.

10　SPECT-CT 装置

SPECT-CT 装置は，SPECT と X 線 CT が一体となった装置であり，核医学検査と X 線 CT 検査が一度に行える利点がある. また，SPECT 画像と X 線 CT 画像を併用することにより，核医学検査で得られた機能画像に解剖学的情報が付加されるため，診断精度の向上が期待できる. その他に，SPECT-CT 装置で得られた X 線 CT 画像を用いて減弱（吸収）係数マップを作成すれば，位置ずれの少ない減弱（吸収）係数マップが得られるため，不均一減弱補正の精度が向上する.

11　PET 装置

1. 原　理

PET 装置の PET とは positron emission tomography の略で，サイクロトロンで生産された陽電子（ポジトロン）放出核種を使って標識された各種化合物（放射性医薬品）を人体に投与し，その体内分布を，同時計数法を応用して断層像を撮像する装置である. **図 9-20** に PET 装置の原理の概略を示す.

陽電子は，陽子の数が中性子の数より多い放射性

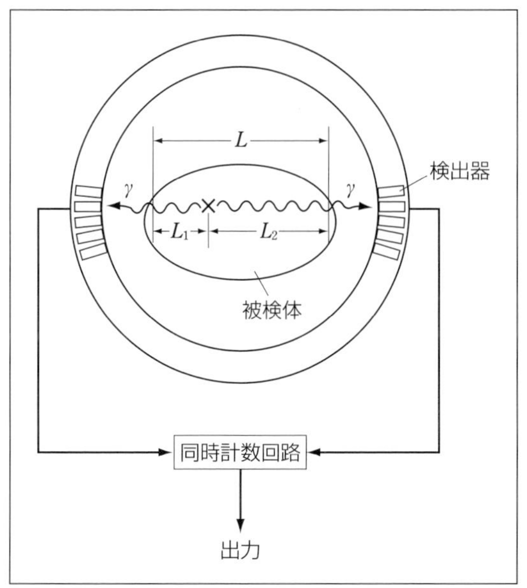

図 9-20　PET 装置の原理
×は消滅放射線の生成位置を表す.

同位元素が崩壊するときに放出される．陽電子は電子と同様に物質中の相互作用によって，しだいにエネルギーを失っていく．エネルギーが数 eV に落ちたところで物質中の電子と衝突して消滅する．このとき，エネルギー保存の法則に従って，両電子はその質量に相当する 511keV の 2 本の消滅放射線（γ 線）となり，互いにほぼ 180° 反対方向に放出される．したがって，これら 2 本のγ線を対向する 2 個の検出器で同時計数することにより，これらの検出器断面を結ぶ線上のどこかに陽電子放出核が存在したことがわかる．また，PET 装置では後述するようにγ線の吸収補正が容易に行える．

一般に SPECT 装置に比べ，感度，解像力および定量性の点で優れている．**表 9-4** に核医学診断装置の比較を示す．

2. 装　置

陽電子の消滅放射線は，一般の核医学で使用され

表 9-4　核医学診断装置の比較

項目	PET	ガンマカメラ			
		SPECT	スタティックスキャナ	ダイナミックスキャナ	ホールボディスキャナ
臨床目的（おもな検査）	脳循環代謝 ブドウ糖代謝など	脳血流シンチグラフィ 心筋血流シンチグラフィなど	甲状腺シンチグラフィ 肝胆道シンチグラフィなど	腎レノグラム 肝受容体シンチグラフィなど	骨シンチグラフィ 腫瘍シンチグラフィなど
使用核種	陽電子放出核種 ^{11}C, ^{13}N, ^{15}O, ^{18}Fなど	γ線放出核種 ^{67}Ga, ^{99m}Tc, ^{123}I, ^{201}Tl など			
使用核種の半減期	2〜110 分	6 時間〜数日			
標識	生体構成成分に標識	単体，合成または生体構成成分に標識			
空間分解能 感度 定量性 操作性	◎ ◎ ◎ △	○ ○ ○ ○	○ － △ ◎	× － △ △	△ － × ○
用途 緊急検査 サイクロトロン 装置価格	研究用・日常診療 対応困難 必要(^{18}F-FDG は除く) 高価	日常診療 対応可能（一部除く） 不要 安価			

◎：最適，○：良好，△：良，×：不可

ている放射線に比べ511keVとエネルギーが高いため，検出効率の高い検出器が要求される．また，同時計数を行う関係で時間特性の優れたものが望ましい．BGO（bismuth germanate）結晶は原子番号が大きく，高密度で，511keVのγ線に対して大きな減衰率をもっているので，現在ほとんどのPET装置にはこのBGO結晶と光電子増倍管を組み合わせたシンチレーション検出器が用いられている．しかし，BGOは発光効率，発光減衰時間などの点で理想的なものではなく，BGO結晶に代わる次世代のPET装置用シンチレータとして，LSO（cerium-doped lutetium oxy-orthosilicate）やYSO（yttrium oxyorthosilicate）がある．これらの特性をNaI(Tl)やBGOと比較して**表9-5**に示す．

PET装置には，通常のγ線計測による撮像にはない優れた特徴がある．その第1は，先ほど述べたように180°反対方向に放出される2本のγ線を検出しているため，解像力および感度が両検出器間の場所によらずほぼ一様であり，深部の放射性同位元素の分布がより鮮明に描出され，精度の高い定量的な情報が得られることである．また，同時計数を行うため，SPECT装置のようにコリメータを使用する必要がない．そのため，コリメータによる減衰がなくなり，SPECT装置に比べて感度が高い．

表9-5　ポジトロンCT用シンチレータの特性

	NaI(Tl)	BGO	LSO	YSO
密度（g/cm^3）	3.67	7.13	7.4	4.54
実効原子番号	50	72	66	39
最大発光波長（nm）	413	480	420	420
屈折率	1.74	2.15	1.82	1.80
発光減衰時定数（nsec）	230	300	40	70
相対発光効率	100	8〜16	50〜75	85
潮解性	あり	なし	なし	なし

第2は，γ線の吸収補正が正確に行えることである．PETでは，**図9-20**に示すようにγ線の吸収は場所によらず，被検体を横切る全長$L(=L_1+L_2)$のみに関係した一定値$\exp(-\mu L)$となる．ここで，μは消滅放射線の減弱（吸収）係数である．上記のことは，消滅放射線のエネルギーが511keVと大きいため，μの値がSPECTの場合と異なり，組織によって大きく変化しないためでもある．$\exp(-\mu L)$は，外部線源を用いて被検体の形状を測定することにより求めることができる．

3. 三次元PET

現在，多くのPET装置の検出器は多数のBGO

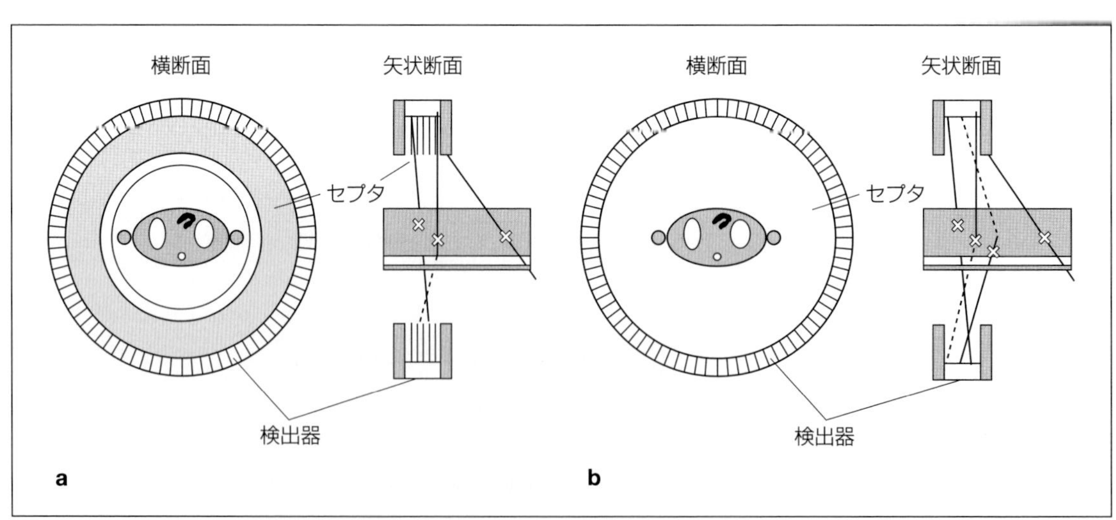

図9-21　二次元PETと三次元PETの比較
a：二次元PET，b：三次元PET．

ブロック検出器を円筒状に配列した構造になっており，各 BGO 結晶のつくる検出器リングの間には，スライスセプタ（リング状のシールド板）が設けられ，スライス面と大きい角度で入射する γ 線を除去して偶発同時計数や散乱同時計数による雑音を低減している．しかし，これらのスライスセプタによる吸収損失や測定立体角の制限から，得られる画像の統計精度が低下する欠点がある．そこで，これらの欠点を克服するために，スライスセプタを撤去してスライスと大きく傾斜する方向の同時計数も検出する三次元 PET 装置の開発も行われ，すでに市販されているものもある．この装置を用いると検出感度の向上が期待できる．

図 9-21 に従来の二次元 PET と三次元 PET の比較を示す．

なお，従来の PET 検査は，病院内にサイクロトロンを保有している施設のみ陽電子放出各種を製造して行っていたが，^{18}F-FDG については製薬会社による製造が承認され PET 装置の導入のみで行うことができるようになり，また脳腫瘍，肺癌，乳癌，悪性リンパ腫，原発不明癌などは保険診療になったことから最近著しく普及している．

12 サイクロトロン

サイクロトロンは，核反応によって放射性同位元素を製造するために用いる加速器である．その構造は，**図 9-22** に示すように強い電磁石の極の間に金属性の加速箱を設け，この中に**ディー**（dee）とよばれる半円形の金属性の中空電極を 2 個おき，これに高周波電圧をかけるようになっている．このためディー電極間にはその間隙に高周波の電場が生ずる．一方，外から加速しようとする粒子（水素，重水素，ヘリウムなど）ガスを真空に引いた加速箱のほぼ中央に送り込み，加熱フィラメントで放電を起こさせてイオン化する．ディー電極の高周波の電場に入射されたイオンはその力で加速されディー電極内に入る．電極内部には電場はないのでイオンは電

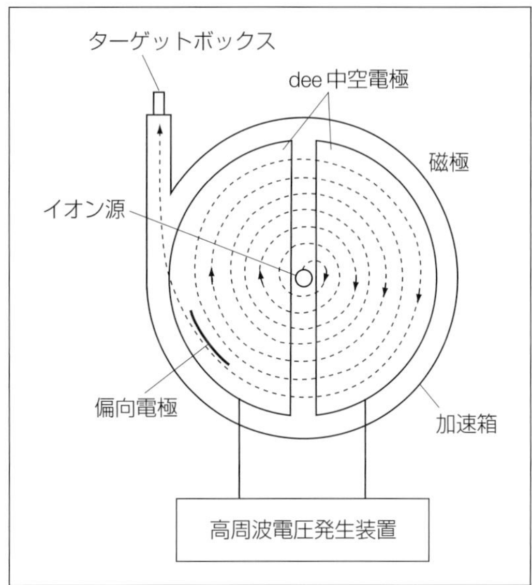

図 9-22　サイクロトロンの構造

表 9-6　サイクロトロンによる放射性同位元素の製造

製造核種	半減期	核反応形式	ターゲット物質
^{11}C	20 分	^{14}N(p,α)^{11}C	窒素ガス
^{13}N	10 分	^{16}O(p,α)^{13}N	水
^{15}O	2 分	^{15}N(p,n)^{15}O	^{15}N の窒素ガス
^{18}F	10 分	^{18}O(p,n)^{18}F	^{18}O に水

磁石の磁場の作用で一定の速さ，一定の半径でディー電極内を走り抜ける．

高周波電場の周波数をイオンが電極の間隙を横切るごとに一定の電圧で加速されるように選んでおけば，イオンは間隙を横切るごとに加速され，大きなエネルギーを得ることになる．加速されたイオンはエネルギーの増加とともに回転半径も大きくなり，加速箱の周囲に近づく．そこで，周辺に設けられた偏向電場で軌道を変えられ，外へ取り出される．取り出されたイオンは出口付近に設けられた標的箱内の物質に当たって核反応を起こして放射性同位元素をつくる．

現在では，小型のサイクロトロン（**ベビーサイクロトロン**とよぶ）が開発され，病院内にも設置でき，自家製の放射性同位元素を病院内に設置した PET 装置で用いることが可能になっている．

表 9-6 に，製造核種と核反応形式の例を示す．

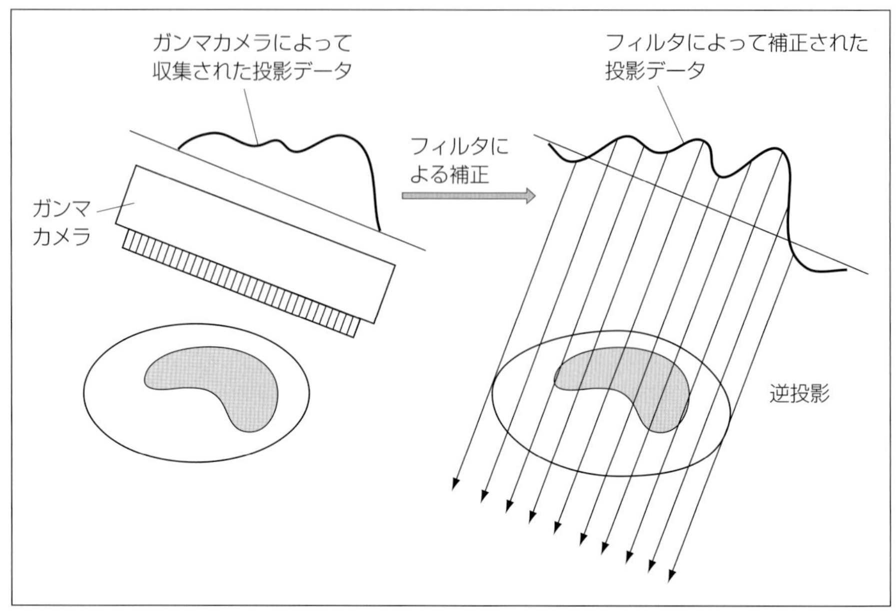

図 9-23　SPECT の画像再構成法――重畳積分逆投影法（フィルタ補正逆投影法）の原理

13 画像再構成法

SPECT や PET の画像再構成法の基本原理は，X 線 CT の場合と同じであるので詳細は第 7 章を参考にされたい．基本的には重畳（ちょうじょう）積分逆投影法（フィルタ補正逆投影法）と逐次（ちくじ）近似法が主として用いられている．しかし SPECT や PET では，体内におけるγ線の吸収や散乱の影響があるため，これらの補正を行う必要がある点で X 線 CT の場合に比べて若干複雑である．

（1）　重畳積分逆投影法（フィルタ補正逆投影法）

重畳積分逆投影法（フィルタ補正逆投影法）の原理は第 7 章でも示したが，**図 9-23** に示すように，まず各投影データにボケを補正するためのフィルタを重畳積分することによって補正した投影データをつくり，これらを逆投影する．このときの重畳積分は，空間周波数に比例して高周波成分を増強する役目をもつ．また，このときに用いるフィルタを**画像再構成フィルタ**とよび，原則的にはラマチャンドラン（Ramachandran）フィルタが使用されるが，高周波領域をサイン関数で遮断したシェップ-ローガン（Shepp-Logan）フィルタが汎用されている．

画像再構成フィルタは SPECT や PET 画像の解像力と統計雑音（ノイズ）のバランスを図るうえで重要な役割を果たす．統計雑音（ノイズ）を軽減するには，シェップ-ローガンフィルタよりもゆるやかなフィルタを用いるか，あるいはあらかじめ投影データに平滑化を施す．とくに，ウィナーフィルタやバターワースフィルタを用いて周波数特性の最適化を図ることによって，SPECT や PET 画像の信号雑音比（SN 比）やコントラストが向上する．

なお，各投影データに対するフィルタ操作を周波数空間で行う場合にはフィルタ補正逆投影法とよぶ．重畳積分逆投影法とフィルタ補正逆投影法はフィルタ操作の実効方法が異なるだけで，両者はまったく等価である．この方法は簡便で短時間に計算できるため，SPECT や PET の画像再構成には一般にこの方法が用いられている．しかし，線状のアーチファクトが生じたり，再構成した SPECT や PET の画像の値が負になるなどの欠点がある．

（2）　逐次近似法

逐次（ちくじ）近似法の場合には，まず画像に適当な初期値を与えておき，この画像から測定方向に沿って画素の値を積算して投影の値を求め，これを実測した投影データと比較する．もし両者に差があれば，そのビームに沿った画素の値を修正する．このような操作をすべての投影データについて順次行い，1 回の逐次近似を終了する．この操作をさらに何回か繰り返すことによって最終的な断層像が得られる．この方法は，先ほどのフィルタ補正逆投影法と比較して，計算に要する時間が長い欠点があるが，投影データを計算するときに，γ 線の体内での減弱を考慮することによって正確な減弱補正を行うことができる．

最近，逐次近似法のうち**期待値最大化アルゴリズム**（**EM アルゴリズム**とよぶ）が注目され，臨床の場にも普及している．本法の詳細は文献 7 を参考にされたい．

本法は，①不均一な減弱補正が可能，②再構成した画像の値が負にならない，③再構成した画像の値の総和が保存される，④線状のアーチファクトが現れない，などの利点がある．その反面，①計算に長時間を要する，②逐次近似の回数とともにノイズが増強する，などの欠点がある．

しかし，これらの欠点を補う方法もいくつか考案され，とくに逐次近似を加速するための方法もいくつか開発されている．なかでも，最近 ordered subsets EM（OS-EM）法が開発され，EM アルゴリズムの高速化が可能となり，PET だけでなく SPECT の画像再構成法の主流になっている．

1. SPECT における減弱補正

SPECT で用いられている放射性同位元素のγ線のエネルギーは比較的低いため（80～400keV），体内での吸収や散乱の影響が大きく，SPECT の定量性を劣化させる大きな原因となっている．

図 9-24 に，SPECT におけるγ線の吸収と散乱の概要を示す．なお，吸収と散乱を合わせて減弱とよぶ．また，**図 9-25** には ^{99m}Tc について，水，骨，肺におけるγ線の透過率と組織の厚さとの関係を示すが，組織の厚さが 10cm の場合，水，骨，肺における透過率はそれぞれ 0.22，0.05，0.74 となり，とくに水や骨の吸収が大きいことがわかる．また，組織によって透過率（吸収）が大きく異なることも重要である．したがって，SPECT を用いて体内の放射性同位元素の濃度を正確に測定するためには，これらの補正が必要である．

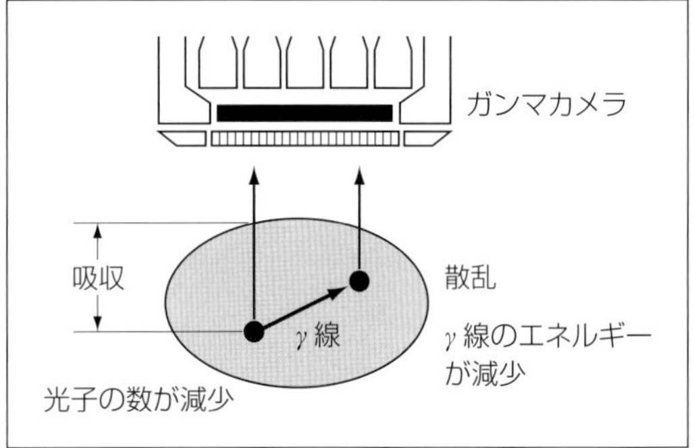

図 9-24　SPECT におけるγ線の吸収と散乱

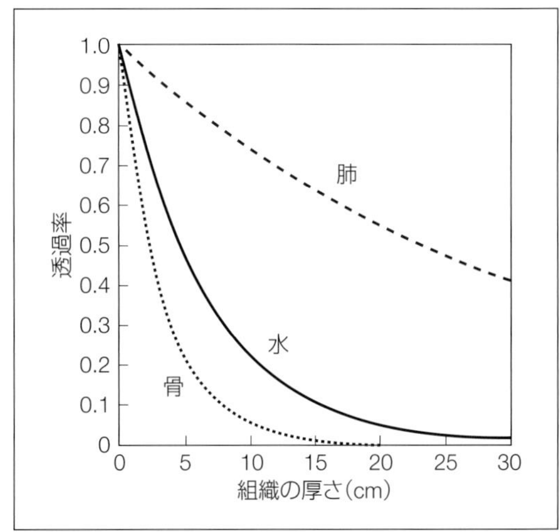

図 9-25　^{99m}Tc のγ線に対する水，骨，肺における透過率と組織の厚さとの関係

SPECT におけるγ線の減弱補正法には，大きく分けて均一減弱補正法と不均一減弱補正法がある．

1）均一減弱補正法

この方法は体内でのγ線の減弱が均一と仮定して補正を行うもので，代表的な方法としてソレンソン（Sorenson）の方法やチャン（Chang）の方法がある．

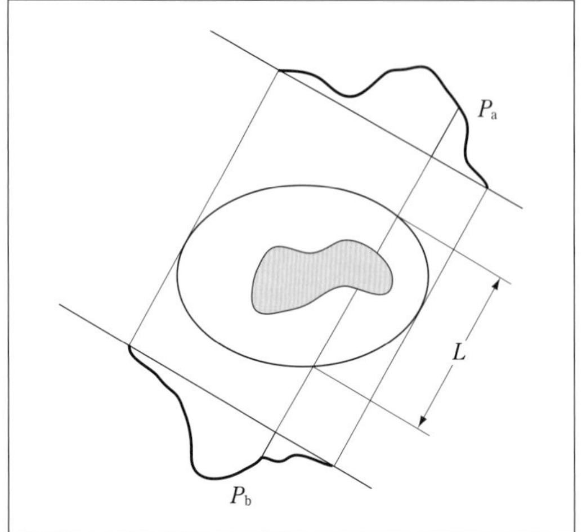

図 9-26 ソレンソン法による吸収補正
P_a, P_b はそれぞれ対向する投影データを表す．

(1) ソレンソンの方法

被検体の一部に一定濃度の放射性同位元素が存在する場合を想定して，対向した投影データ（P_a,P_b）から次式によって新しい投影データ（P_{new}）を計算する．

$$P_{new}=\frac{\mu L}{2}\exp(\mu L/2)\ \frac{\sqrt{P_aP_b}}{\sinh(\mu L/2)} \qquad (9\text{-}1)$$

ここで，μ は γ 線の減弱（吸収）係数，L は**図 9-26** に示すように測定ビームが被検体を横切る長さを表す．このようにして計算した投影データをフィルタ補正逆投影法を用いて画像再構成する．

(2) チャンの方法

本法は**減弱補正マトリックス法**ともよばれ，まず対向する投影データの算術平均を用いてフィルタ補正逆投影法で画像再構成し，その各画素にあらかじめ計算で求めておいた減弱補正マトリックスを乗ずる方法である．この減弱補正マトリックスの画素値は，各画素からあらゆる方向への γ 線の減衰の平均値の逆数として求められる．

以上のほかにも，荷重逆投影法や放射後補正法などがある．

2）不均一減弱補正法

実際には，体内での γ 線の減弱は均一でないため，上記の均一減弱補正法では正確な補正は不可能である．そこで，このような不均一な減弱の補正にはX線CTと同じように，外部線源を用いて透過データを収集して体内での γ 線の減弱（吸収）係数の分布を測定し，測定した減弱（吸収）係数のデータと前述の逐次近似法を用いて減弱補正を行う．このような減弱補正法を不均一減弱補正法とよぶ．多検出器型SPECT装置を用いると通常のSPECTのデータ（放射データ）と透過データを同時に収集することができ，収集時間の短縮や体動による位置ずれのないデータを得ることができる．最近は，SPECT-CT装置が開発され，本装置で得られたX線CT画像から作成した減弱（吸収）係数マップを使用することで不均一減弱補正法の精度も大きく向上している．

2. PETにおける減弱補正

PETでは，前述したように同時計数法が用いられるために，1対の消滅放射線の双方が同時に検出器に到達する確率はそのビームに沿った被検体を横切る全長によって決まり，ビーム上の線源の位置に依存しないという性質がある．そのため，すべての同時計数した消滅放射線の吸収損失を実験的に求めて補正することができる．この吸収損失は，被検者に放射性医薬品を投与する前に，被検者の周囲にリング状の外部線源を挿入して空データ（被検体のない状態で外部線源を用いて測定した透過データ）と透過データを測定することによって求めることができる．

3. SPECTにおける散乱線補正

図 9-24 に示すように，γ 線が体内で散乱されたあとに検出されると，γ 線の方向が変化するため画像は正しく再構成されず，バックグラウンドノイズやアーチファクトの原因になる．第1の対策は，エネルギー分解能のよい検出器を用いて，エネルギーウインドウの幅を狭くすることである．しかし，

エネルギーウインドウの幅を狭くすると検出感度が低下するため，つぎのような補正法が用いられている．

1）デコンボリューション法

アクセルソン（Axelsson）らによると，投影方向に沿っておかれた線線源からの散乱線に対する応答関数は，その中心点から両側にすそをひく指数関数で近似できる．そこで，この関数を用いて投影データをデコンボリューションすることによって散乱成分を除去する．つまり，

$$U = I - I \otimes f \tag{9-2}$$

ここで，I，f，U はそれぞれ測定投影データ，散乱線に対する応答関数，散乱線を補正したあとの投影データを表す．また，$\otimes$ は重畳積分を表す．

図 9-27 に，線線源を用いて測定した投影データ（線広がり関数）の例を示すが，破線が散乱線に対する応答であり，これを指数関数で近似する．

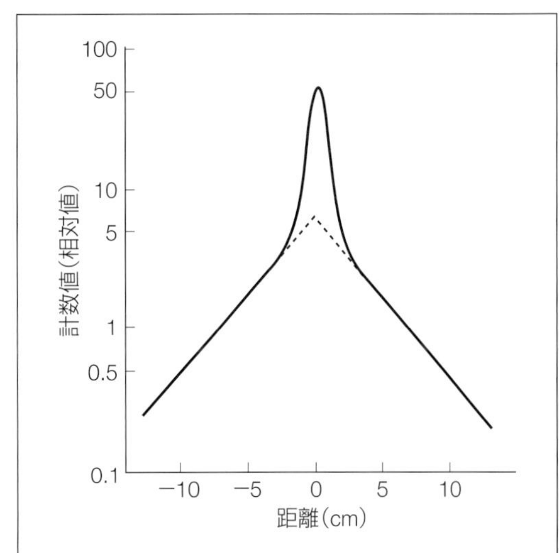

図 9-27　線線源を用いて測定した線広がり関数の例
破線は散乱線に対する応答を表し，指数関数で近似する．

2）エネルギーウインドウ法

図 9-28 に，散乱体のある場合に測定した投影データの γ 線のエネルギースペクトルの例を示すが，エネルギーウインドウ法では，フォトピークの下に散乱線計測用のエネルギーウインドウを設けて投影データを測定し，そのデータを用いてフォトピークのエネルギーウインドウで測定した投影データまたは再構成画像を補正する．この方法を **dual energy window（DEW）法**とよぶ（**図 9-28a**）．つまり，

$$U = I - k \cdot S \tag{9-3}$$

ここで，I と S はそれぞれフォトピークおよび散乱線計測用のエネルギーウインドウで測定した投影データを表す．k の値は被検体，用いる放射性同位

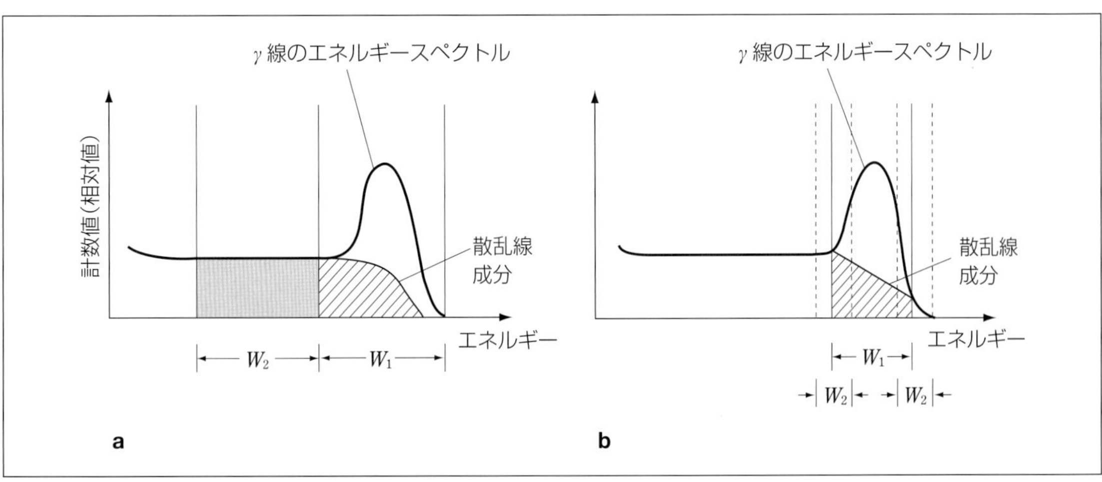

図 9-28　SPECT における散乱線の補正法（エネルギーウインドウ法）
a：dual energy window（DEW）法，b：triple energy window（TEW）法．W_1，W_2 はそれぞれフォトピークおよび散乱線計測用エネルギーウインドウのウインドウ幅を表す．

元素，ガンマカメラのエネルギー分解能などに依存するが，ファントム実験やモンテカルロ法を用いたシミュレーションなどで求めている．通常，0.6 が用いられている．

さらに，フォトピークのうえにも散乱線計測用のエネルギーウインドウを設けて補正する **triple energy window（TEW）法**も開発されている（図 9-28b）．この方法では，散乱線補正後の投影データは，

$$U = I - \left(\frac{I_l}{W_2} + \frac{I_r}{W_2}\right)\frac{W_1}{2} \qquad (9\text{-}4)$$

となる．ここで，I_l，I_r はぞれぞれフォトピークの左側と右側に設定したエネルギーウインドウで測定した投影データを表す．また，W_1，W_2 はぞれぞれフォトピークと散乱線計測用のエネルギーウインドウのウインドウ幅を表す．

3）トランスミッション法

この方法では，透過データと空データから二次元の散乱成分の比を求め，あらかじめ線線源を用いて測定しておいた散乱線に対する応答関数（指数関数で近似）と二次元の投影データとの重畳積分値に乗算して，投影データから減算して散乱線を補正する．この方法は透過データを必要とするため，上記の 2 つの方法に比べ若干煩雑である．

4．PET における散乱線補正

PET では，消滅放射線の一方または双方が散乱された後同時計数される場合があり，SPECT と同様に画質や定量性を劣化させる原因となる．この補正には，SPECT の場合と同様なデコンボリューション法が一般的に用いられている．

5．SPECT における空間分解能補正

SPECT では，空間分解能を向上させるためガンマカメラの前面にコリメータが装着されているが，ガンマカメラの空間分解能はコリメータから線源までの距離に依存する．そこで，γ 線が線源から検出器までの距離に依存した点広がり関数に従って検出器に入射すると仮定し，その関数を OS-EM 法に組み込んで補正する試みが行われている．

14　核医学診断装置の品質管理

1．ガンマカメラの品質管理

信頼性のある画像データを得るためには，ガンマカメラの性能をつねに良好な状態に保つことが重要である．

ガンマカメラの性能評価項目には，①固有分解能（コリメータを装着していないときのガンマカメラの分解能），②総合分解能（コリメータを装着したときのガンマカメラの総合的な分解能），③固有視野均一性（コリメータを装着していないときのガンマカメラの均一性），④総合視野均一性（コリメータを装着したときのガンマカメラの総合的な均一性），⑤固有直線性，⑥エネルギー分解能，⑦計数率特性，⑧総合感度などがある．

①分解能：総合分解能の測定には，線線源を用いて線広がり関数を測定し，固有分解能の測定には点線源と鉛スリットファントムを用いて線広がり関数を測定する．また，鉛バーファントムによる視覚的評価も一般的である．

②均一性：総合視野均一性はコリメータを装着した状態で ^{99m}Tc などで満たした平面ファントムを用いて測定し，固有視野均一性の測定はコリメータをはずした状態で点線源を用いて行う．この場合，点線源と検出器面との距離は有効視野の 5 倍以上とする．

③感度：^{99m}Tc などの既知量の線源を用いてコリメータを装着した状態で評価する．

④直線性：鉛スリットファントムとマルチチャネル波高分析器を用いた定量的評価法と鉛バーファントムを用いた視覚的評価法がある．

⑤エネルギー分解能：エネルギー分解能の測定は，^{99m}Tc とマルチチャネル波高分析器を用いてエネルギースペクトルを測定して行う．そのとき，^{57}Co を用いてエネルギーを校正する．

⑥計数率特性：コリメータをはずした状態で，既知の線源を増加させたときの計数率を測定し，計数率の追随性および 10%または 20%の計数損失を起こす計数率を評価する．

なお，それぞれの測定方法の詳細はアメリカ電気工業会（NEMA）や日本アイソトープ協会で提案されているので，巻末の参考文献（14，15）を参考にされたい．

2．SPECT 装置の品質管理

SPECT 装置では，ガンマカメラの基本性能のほかに，①機械的座標中心や検出器の回転中心，②SPECT 画像の分解能，③均一性，④感度，⑤濃度直線性，⑥部分容積効果などの性能を把握し，初期性能維持のための定期的な測定管理が SPECT 画像の品質管理として重要である．これらの測定方法についても，NEMA や日本アイソトープ協会で提案されているので，巻末の参考文献（16）を参照されたい．

3．PET 装置の品質管理

PET 装置の品質管理には，①空間分解能，②散乱率（全同時計数に対する散乱同時計数の割合），③感度，④計数損失および偶発同時計数，⑤濃度均一性，⑥吸収・散乱補正の精度，⑦高計数率特性，⑧部分容積効果などを測定することが重要である．これらの測定方法については，日本アイソトープ協会の測定指針（巻末の参考文献 17）があるので参考にされたい．

15　PET-CT・MR の事情

1．PET-CT 装置

PET-CT（ポジトロン断層・コンピュータ断層複合撮影）複合装置は，**図 9-29** に示すように PET 装置に X 線 CT 装置（以後，CT 装置）が複合された装置で，検査手順や CT 単独撮影が考慮され，一般的に CT 装置が寝台側に配置されている．たとえば，^{18}F-FDG の検査手順は，体幹部（頭部および鼠径部を含む）を CT 装置で連続撮影した後に，**図 9-30** のように 5〜7 区分（5〜7 ベッド）した範囲を PET 装置または寝台が移動して収集する．検査時間は 1 ベッドあたり 2 分とすると CT 撮影を含めて約 15〜20 分程度になる．

PET 画像は，腫瘍の検出や脳代謝の測定により機能画像として評価されるが，その単独画像のみでは詳細な位置情報の把握は困難である．そのため，この装置では冠状断面像や水平（横）断面像などの PET 画像に解剖学的情報である CT 画像を付加し，より正確な位置や範囲を一度に診断できるようにした．**図 9-31** に CT 画像，PET 画像および重ね合わせ画像を示すが，重ね合わせ画像では骨盤内の集積部位が明確に把握できる．また，腫瘍の診断指標で

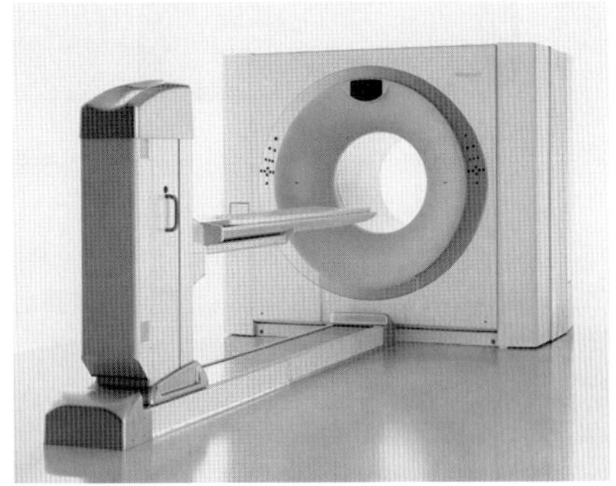

図 9-29　PET-CT 装置の外観（シーメンス旭メディック㈱提供）

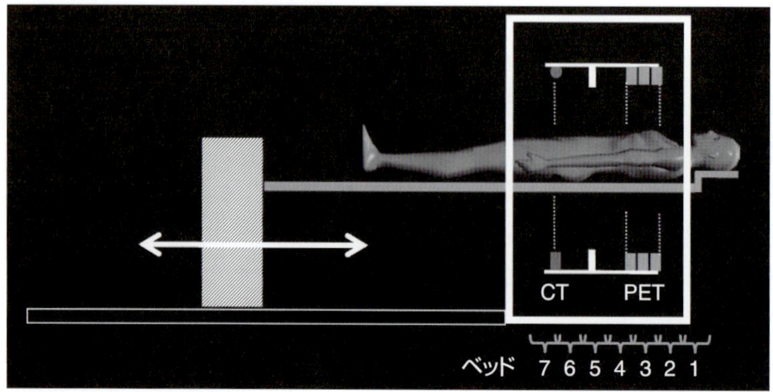

図 9-30　PET-CT 装置の撮像形態

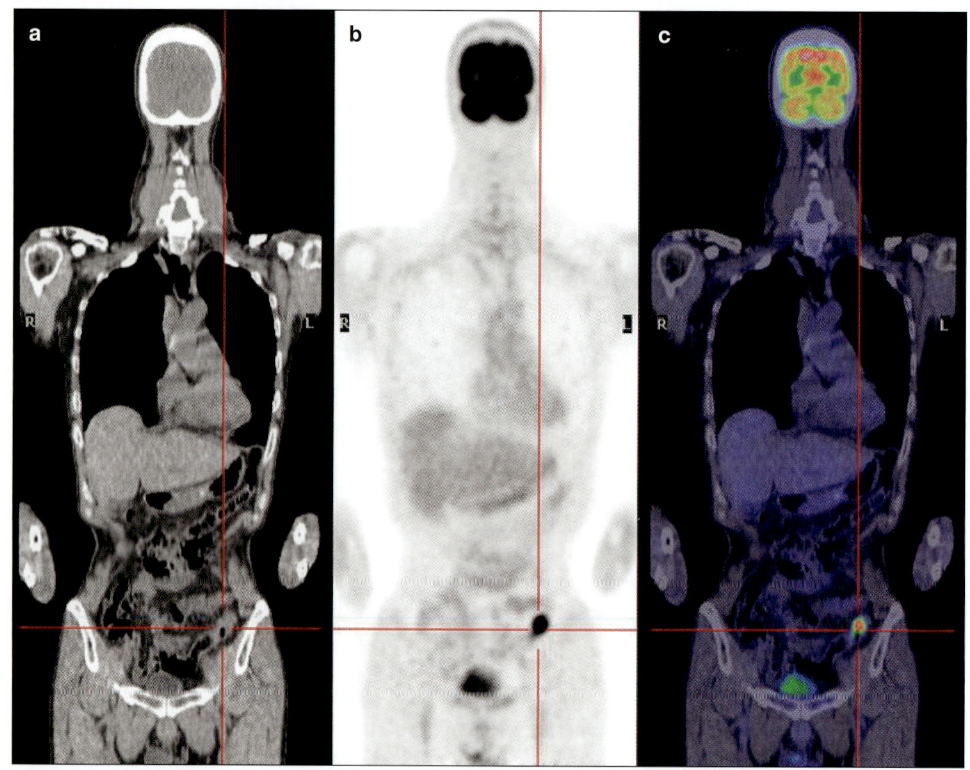

図 9-31　^{18}FDG 集積例
a：CT 画像，b：PET 画像，c：重ね合わせ画像.

ある SUV（standard uptake value）の半定量測定法は，集積が低い場合でも関心領域（region of interest：ROI）を CT 画像に設定して位置関係を特定できその測定精度が向上する.

CT 画像は，このほかにも PET の収集原理に伴う消滅 γ 線の減弱補正に利用される．これまでの減弱補正法は，前述したとおり ^{68}Ge-^{68}Ga の外部 γ 線による透過型スキャン（transmission scan）により，体内の減弱の程度を把握しその割合に応じた補正が行われた．しかし，精度がよいトランスミッション画像を得るには，ある程度の時間を要するため，全身収集では検査時間が長くなり，さらに線源

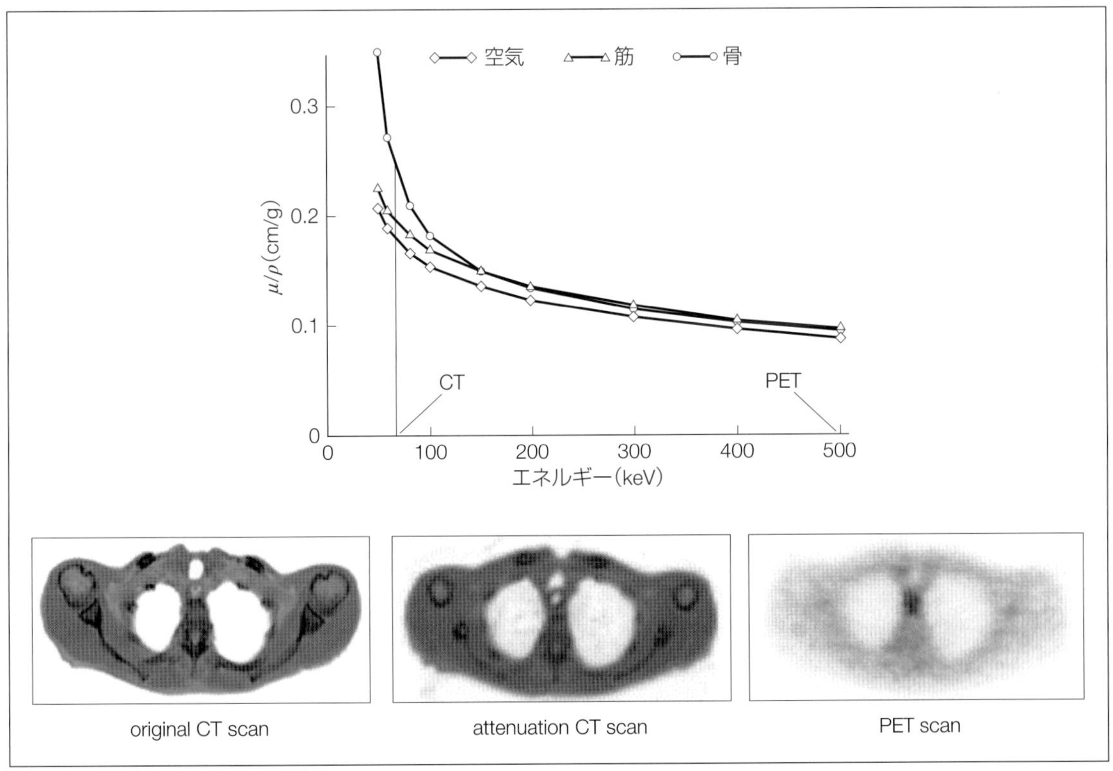

図 9-32　減弱補正用 CT 画像への変換方法（シーメンス旭メディック㈱提供）
グラフ：エネルギーの違いによる減弱補正値の変化，左下：CT 画像，中央下：減弱補正画像，右下：PET 画像．

は半減期により強度が低下するため定期的に交換する必要があった．そこで，短時間で比較的ノイズの少ない CT 画像を減弱補正に利用する方法が導入された．ただし，X 線 CT のエネルギーは消滅 γ 線と比べてかなり低く，また減弱の程度は物質の密度と原子番号に依存するため単一の係数による補正が困難であることから，CT 画像の画素値ハンスフィールド単位（Hounsfield unit：HU）をもってしきい値により数種類に区分して変換するハイブリッド（hybrid）法や HU ＝ 0 を境界とする変換式で補正する Bilinear 法などが考案された．

図 9-29 の装置では，300HU をしきい値として骨部とそれ以外の部位を分離のうえ，(9-5) 式でそれぞれの画素値を，**図 9-32** のように組織の平均エネルギーを 70keV とした減弱係数（μ_T）に変換する（μ_W は水の減弱係数）．

$$\mu_T = \mu_W(HU/1000 + 1) \qquad (9\text{-}5)$$

ここで，骨やその他の組織に対し既知の係数で補正し，同時計数 LOR（line of response）に対して投影（フォワードプロジェクション）することで減弱補正が行われている．なお，CT 画像は PET 画像より分解能が優れることから，その違いが境界部の過大補正となるため，データを投影する前に CT 画像にフィルタ処理を行い，分解能を調整しなければならない．

このように CT 画像を利用して減弱補正が行われるようになったが，歯科治療での金属や整形外科の人工骨頭によるアーチファクト，さらに造影検査や透視検査により体内に残存する高原子番号物質は過大補正の原因となるため，減弱補正をしない画像も作成し確認する必要がある．また，PET の撮像方法は自由呼吸であるのに対し，CT は短時間撮影であることから，横隔膜など画像にずれを認めることを念頭におかなければならない．

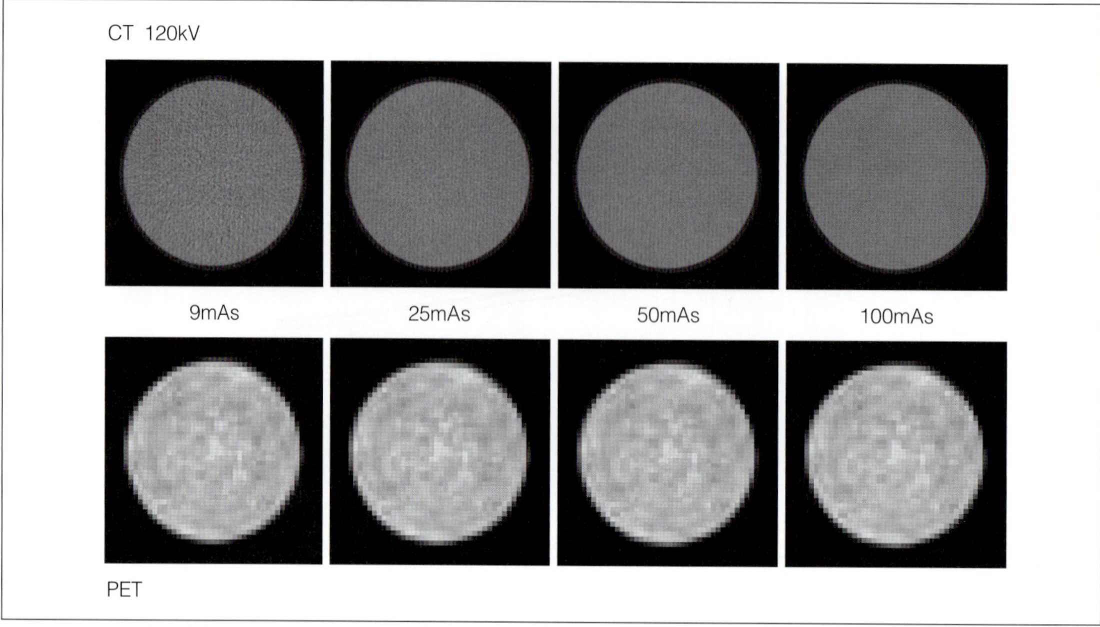

図 9-33　管電流の違いによる PET 画像への影響

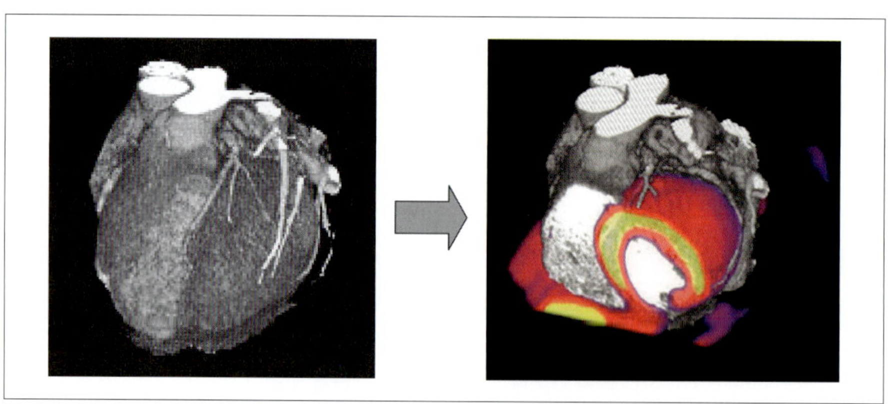

図 9-34　心臓 CT と $^{13}NH_3$ 心筋血流像の重ね合わせ（シーメンス旭メディック㈱提供）

なお，CT 画像を診断より透過型 CT 画像として優先させる場合は，被検者の被ばく低減を考慮して低電流で撮影することも有用である．**図 9-33** は，管電圧を一定にし，管電流を変化させた CT 画像による減弱補正後の PET 画像を提示するが，管電圧に依存した CT 画像の画質による変化は PET 画像に対してあまり影響を及ぼさないことが確認できる．

最近の PET-CT 装置における CT のマルチスライス（チャネル）化は，心臓では冠動脈撮影の CT 画像と ^{18}F-FDG の心筋糖代謝や，**図 9-34** に示す $^{13}NH_3$ の心筋血流の重ね合わせ画像による診断が可能となり，責任病変の早期発見・治療へ利用されている．

2. PET-MR 装置

CT 画像に比べ，MR 画像は軟部組織の描出性に優れるため，PET で得られる機能情報を重ね合わせる形態画像として注目されている．

MR scanner
PET scanner

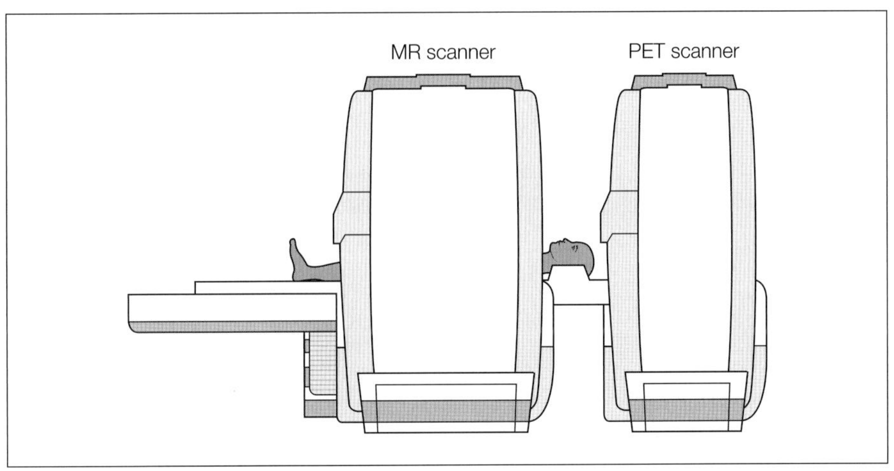

図 9-35　PET-MR 装置の外観（シーメンス旭メディック㈱提供）

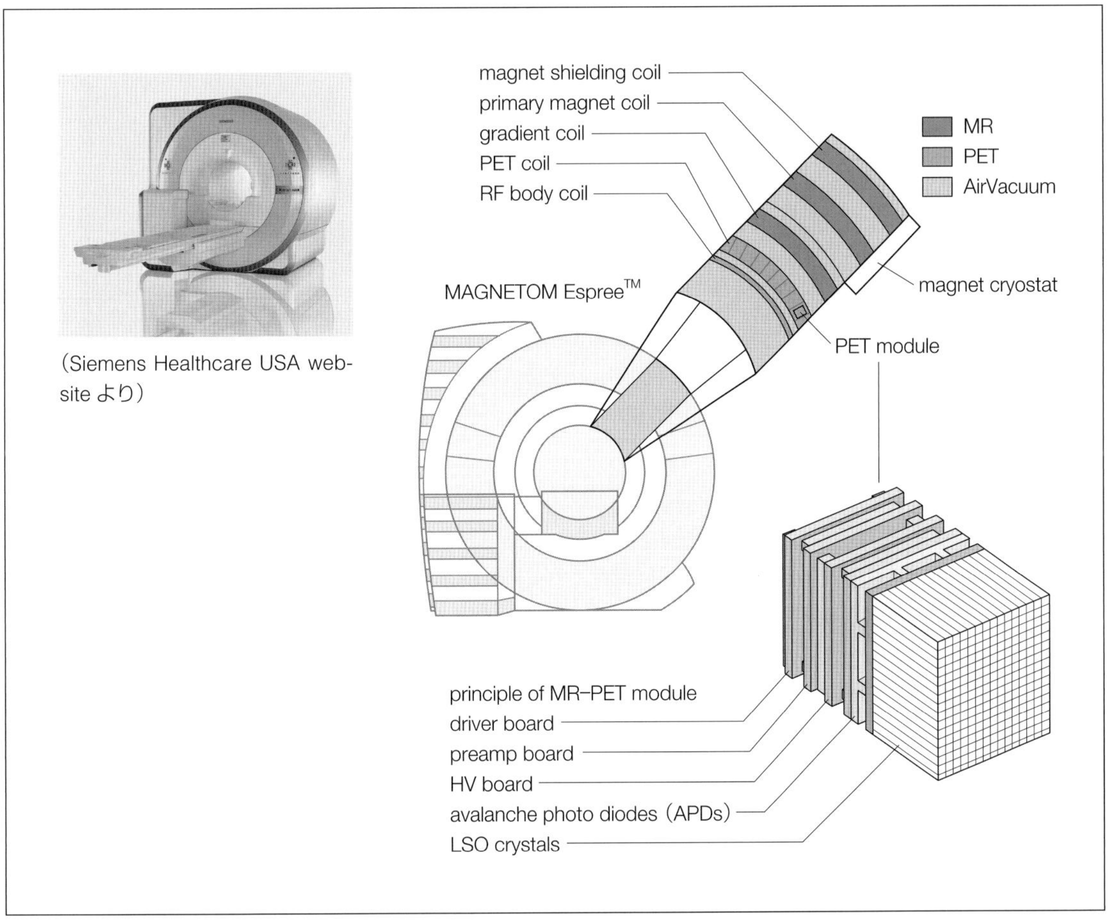

(Siemens Healthcare USA website より)
magnet shielding coil
primary magnet coil
gradient coil
PET coil
RF body coil
MR
PET
AirVacuum
magnet cryostat
MAGNETOM Espree™
PET module
principle of MR–PET module
driver board
preamp board
HV board
avalanche photo diodes (APDs)
LSO crystals

図 9-36　PET-MR 装置の構成（シーメンス旭メディック㈱提供）

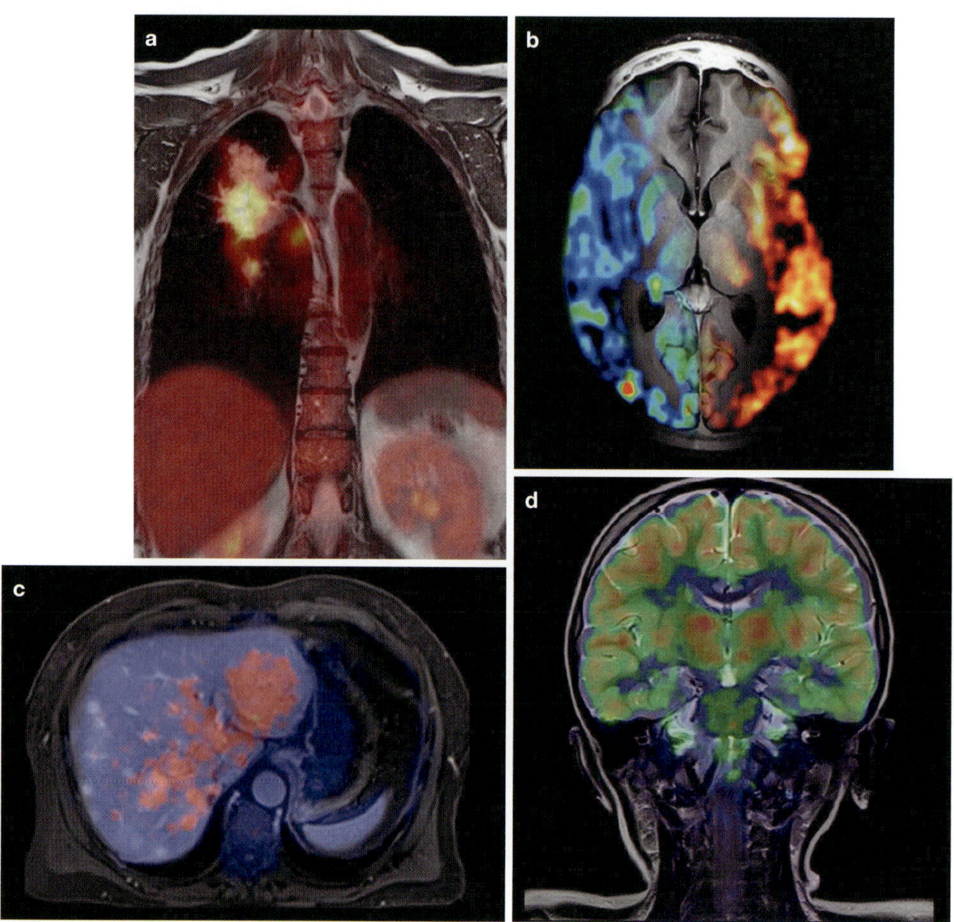

図 9-37　PET-MR 同時収集の画像（Siemens Healthcare USA website より）
a：胸部，b：頭部，c：肝臓，d：小児頭部.

本来，MR 装置は強力な磁石を利用するため，PET の検出器を強力な磁界内に収めることはむずかしい．よって当初，**図 9-35** に示すような PET 装置と MR 装置を並べて設置する方法の装置が発売されたが，現在では**図 9-36** の検出器においてスプリット型の磁石で管球をはさみこむ方法（統合）が利用されている.

PET-MR（ポジトロン断層・磁気共鳴コンピュータ断層複合撮影）装置は，分子イメージングにも応用され，その概念は，生体内で発生した分子・細胞レベルでの現象を非侵襲的に検出し画像化・応用することであり，たとえば PET により薬剤が実際の標的分子へ到達（集積）する過程を画像化し，これは各種疾患における関連分子レベルの変化として定量化できるため有効と考えられている.

ここで，PET-MR 装置による同時収集画像を示す．**図 9-37a** は胸部 PET-MR 画像（コロナル像）で，MR 検査中に PET 検査が完了するため機能情報を同一フェーズにて表示でき正確な病態が把握できる．また，ダイナミック収集を同時に行う**図 9-37b** の頭部 PET-MR 画像では形態画像に加え機能情報や生理的情報が得られ，**図 9-37c** の肝臓 PET-MR 画像ではトレーサの取り込みを腫瘍の特性として画像化する．なお，小児領域における被ばく線量の軽減も期待されている（**図 9-37d**).

MR 画像は，このほかにも PET の消滅 γ 線の減

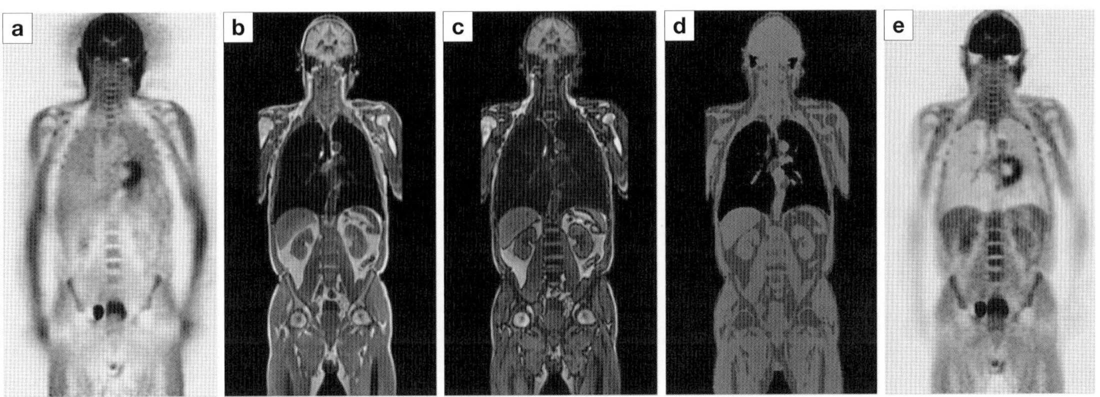

図 9-38　減弱補正用 MR 画像への変換方法（シーメンス旭メディック（株）提供）
a：減弱補正前の PET 画像．b：肺野と輪郭を抽出するための MR 画像．c：水と脂肪，または軟部組織を抽出するための MR 画像．d：組織セグメンテーション 511keV 対応の（CT の）減弱係数に割り当て．e：減弱補正後の PET 画像．

弱補正にも利用される．ただし，CT 画像は画素値ハンスフィールド単位を有するが，MR 画像は陽子密度を表す画像のため，たとえば空気と骨が類似する色調になる．よって，脂肪抑制（Dixon 法）による in phase と opposed phase を組織セグメンテーションの基準とした補正がなされる（**図 9-38**）.

第10章 超音波診断装置

超音波診断装置では超音波プローブにて生体内に超音波パルスを照射し，臓器間の境界や組織から反射・散乱された超音波を同じプローブにて検出する．この検出された信号を元に生体内の反射体・散乱体を画像として表示している．安全で簡便にリアルタイムの画像が得られることから，多くの臨床領域で使用されている．ここでは超音波の性質，超音波診断装置の特徴・原理，使用上の留意点，最新の技術などについて述べる．

1 超音波の生体特性

1. 生体内音速と波長

診断に使用される超音波は，分解能と減衰の関係から一般に 2〜10MHz 程度である．超音波の周波数 f，波長 λ，音速 c との間には

$$\lambda f = c \qquad (10\text{-}1)$$

の関係があり，生体の軟部組織の平均音速は水の音速に近く 1,530m/sec 程度であるため，3.5MHz の超音波の生体内での波長は 0.44mm となる．

生体組織の音速は**表 10-1** で示すように各組織で異なり，また温度でも変化する．この音速の変化は超音波画像のひずみの原因となるが，一般には平均音速をもって一定とみなしている．

2. 超音波の伝搬特性

超音波振動子から放射される超音波は，伝搬媒質が均一とすると，伝搬特性は周波数（パルス波のときは波形）と振動子の形状による．振動子から放射される超音波は，はじめ平面波として直進するが，やがて球面波として広がっていく．この伝搬特性を示すビームパターンについて，連続波でピストン振動する円板振動子について示したのが**図 10-1** である．

ここで，超音波ビームが直進する範囲は，

$$\chi < d^2/4\lambda \qquad (10\text{-}2)$$

d：振動子の直径，λ：波長

であり，近距離音場という．また，$\chi > d^2/4\lambda$ の範

表 10-1 生体組織の音響特性

物質	音速 (ms^{-1})	音響インピーダンス (10^6 kgs^{-1}·m^{-2})	水に対する反射率 (%)	吸収係数 / 周波数 (dB·cm^{-1}·MHz^{-1})
水	1,540	1.53	0	0.0022
空気	330	4×10^{-3}	99.9	12
血液	1,570	1.61	0.06	0.18
脂肪	1,450	1.38	0.27	0.63
筋肉	1,585	1.70	0.28	1.2
腎臓	1,561	1.62	0.08	1.0
肝臓	1,549	1.65	0.14	0.94
頭蓋骨	4,080	7.80	46.0	20
黄銅	4,490	38.0	86.0	—

（佐藤　茂：診療画像学Ⅱ．日本放射線技師会雑誌増刊号 36：112，1989）

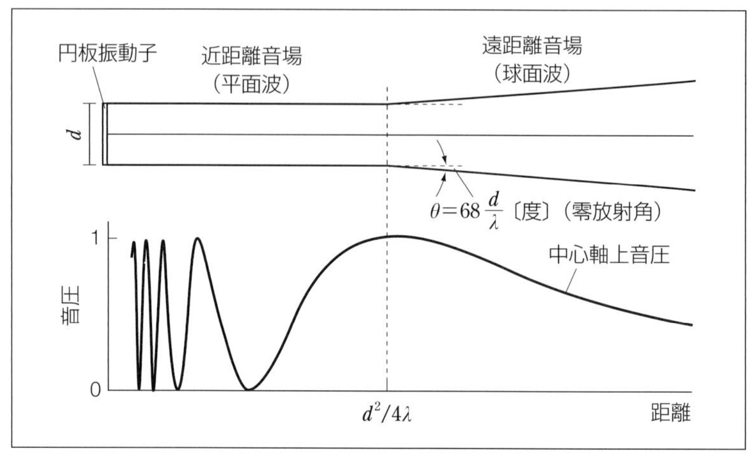

図 10-1　円板振動子の超音波ビームパターン（佐藤　茂：診療画像学Ⅱ．日本放射線技師会雑誌増刊号 36：111，1989）

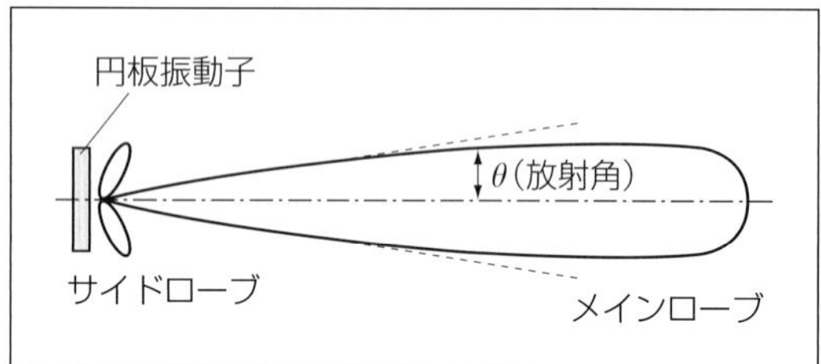

図 10-2　円板振動子の指向特性

囲は超音波ビームが広がっていく遠距離音場である．

このビームパターンは超音波画像の方位分解能（超音波走査方向の分解能）に関係しており，目的に応じて超音波周波数と振動子口径を選択することが重要である．さらに，分解能のよいビームパターンを得るために，凹形振動子や音響レンズによりビーム収束することが一般に行われており，口径が大きく周波数の高いほうがビームをより狭く絞ることが可能である．また，パルス波（間隔をおいて繰り返す波）を用いたときは超音波周波数はある帯域をもつためより複雑となるが，傾向は連続波と同じであり，簡便な作図法などがよく使用される．

図 10-2 はビームパターンを極座標で示したもので，指向性パターンである．この図よりわかるように，前方に直進するメインローブ（main lobe）以外に別の方向に伝搬するサイドローブ（side lobe）があり，超音波画像におけるアーチファクトの原因の一つになっている．

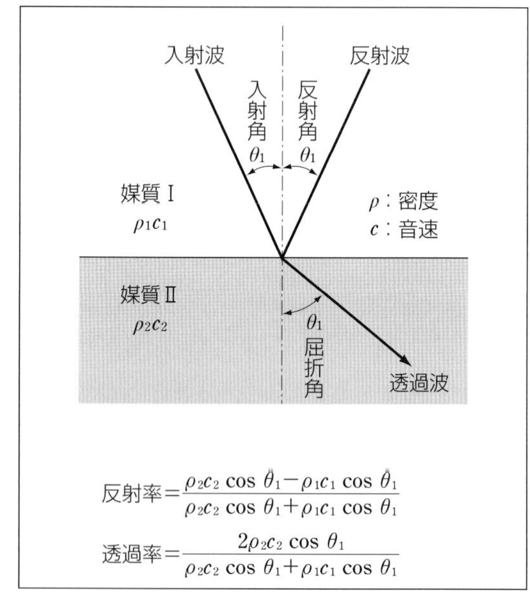

図 10-3　超音波の反射と屈折

3．超音波の反射と散乱

超音波は可聴音と異なり光に似た性質があり，**図 10-3** に示すように２つの媒質の境界で反射，屈折

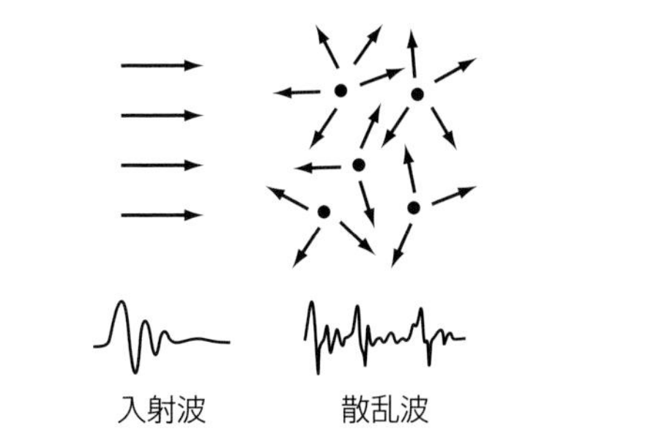

図 10-4　超音波の散乱（佐藤　茂:診療画像学Ⅱ．日本放射線技師会雑誌増刊号 36：112，1989）

しながら伝搬する．境界面での反射強度は，2 つの媒質の密度 ρ と音速 c の積（ρc；**音響インピーダンス**という）の差による．

この音響インピーダンスについて，各生体組織での値を**表 10-1** に示す．これからわかるように，軟部組織と空気や骨などはこの ρc が大きく異なるため，ほとんど反射してそれ以上伝搬しない．

さらに，生体内では**図 10-4** に示すような波長より小さい反射体からの散乱現象もあり，実際の生体内では反射，屈折と散乱が混在している．このほかに反射面の形状や粗さ，超音波の周波数や入射角，指向性などによっても，得られる反射波は複雑な影響を受ける．

4．超音波の減衰

超音波の生体内の減衰は，超音波が球面波として伝搬することによる拡散減衰のほかに，吸収減衰と散乱減衰がある．拡散減衰は距離の 2 乗に反比例して減衰していく．

吸収については超音波吸収係数 α は一般に，α/f（f：超音波周波数）が一定の関係があり，高い周波数になるほど吸収が大きくなる．分解能をよくするためには，高い周波数を用いる必要があるが，反対に吸収による減衰が大きくなって，遠い部位まで到達しなくなる．腹部領域では体表から最低 15cm くらいまで描出する必要があるため，通常 3〜4MHz の周波数が用いられる〔生体軟部組織の減衰係数は約 1（dB/cm･MHz）である〕．

生体組織の吸収係数は**表 10-1** に示す．超音波画像はこれらの吸収の影響を受けており，画像より吸収の大きさを推定して組織の正常，異常などの判断を行っている．

2　超音波画像診断装置の特徴と限界

超音波診断装置は超音波パルス反射法を用い，生体の軟部組織の断層像を映像化するもので，ほかの X 線，CT，MRI などの画像診断装置に比較すると，つぎのような特徴をもっている．

①リアルタイムで画像の表示が可能である．
②安全性が高い（X 線被ばくがない）．
③装置が小型で可搬性が高い．
④超音波ドプラ法により血流などのドプラ情報が得られる．
⑤比較的安価である．

このため，腹部，心臓をはじめとして乳腺，甲状腺，泌尿器，産婦人科などの広い分野で超音波診断が応用されている．

これらの特徴に対して，超音波診断の限界としてはつぎのようなものがある．

①超音波の波長は X 線に比べ長く，分解能には限界がある．
②超音波特有のサイドローブ（side lobe）や多重反射などのアーチファクト（artifact）がある．
③視野が狭い．
④アーチファクトを見分ける必要があり，画像の見方に慣れが必要である．

こうした限界があるものの，前述したとおり，ほかの診断法にはない特徴をもっていることもあり，診断領域によっては第 1 に行われるべき検査である．

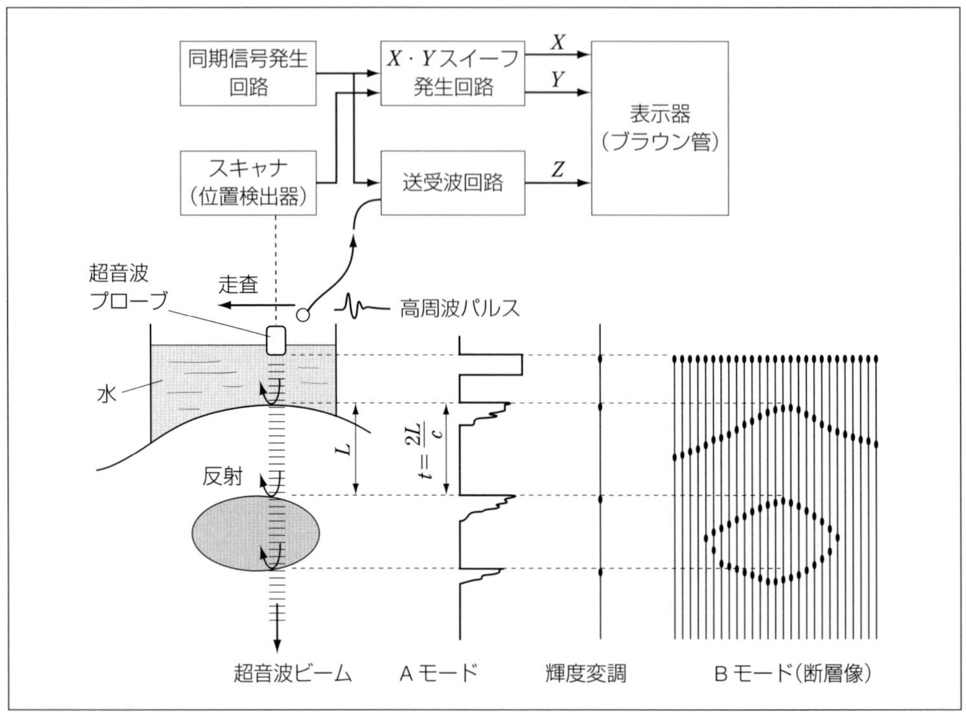

図10-5　パルス反射法による超音波断層法の原理（佐藤　茂：診療画像学Ⅱ．日本放射線技師会雑誌増刊号36：113，1989）

3　超音波画像診断装置

1．原　理

超音波画像診断装置は，超音波パルス反射法を応用したもので**図10-5**に示す原理である．

超音波プローブはジルコン酸チタン酸鉛磁器（セラミックス）などの圧電素子からなり，電気信号を機械振動に，またその逆の機械振動を電気信号に変換する電気・機械変換器である．パルス反射法では超音波パルスの送受信を一つの圧電振動子で兼用している．この圧電振動子からなる超音波プローブに数MHzでパルス幅が数μsec（波数としては数波）の電気的高周波パルスを一定周期で印加して生体内に超音波パルスを放射する．

放射された超音波パルスは生体組織間でρc（音響インピーダンス）の差のある部位で一部反射し，ほかは透過する．反射された超音波は同じプローブで受信され電気信号に変換されたのち，さらに増幅，検波されて，反射信号が得られる．ここで，発信してから受信するまでの時間をt，プローブと反射源までの距離をLとすると，

$$t = 2L/c \qquad (10\text{-}3)$$

c：音速

であり，tよりLが求められる．

反射信号の表示にはつぎの3つの基本モードがある．

①**Aモード**：横軸（ブラウン管の時間軸）に深さ，縦軸に反射強度（受信波形）を示したもので，もっとも基本的な表示法であるが，臨床では使われなくなってきた．

②**Bモード**：超音波ビームを走査しながら得られる反射信号をブラウン管上で輝度変調し，走査に応じた表示を行うもので，超音波断層像が

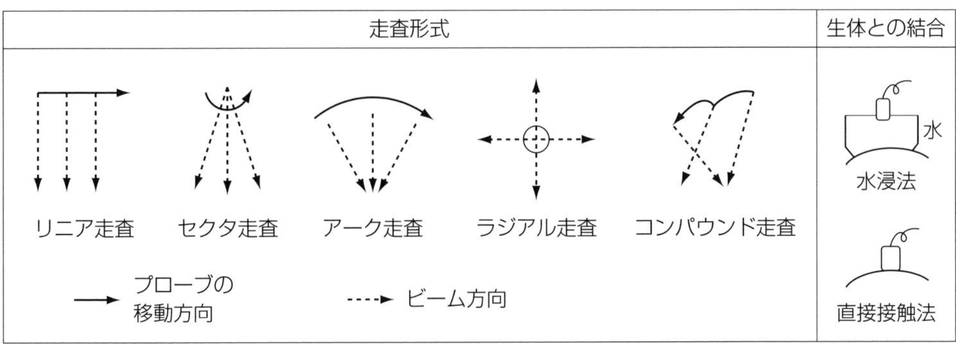

図 10-6　走査形式による基本的分類（佐藤　茂：診療画像学Ⅱ．日本放射線技師会雑誌増刊号 36：114, 1989）

得られる．この B モードが一般に，超音波画像とよばれるものである．

③ **M モード**：反射源の時間的位置変化を反射信号の時間変化ととらえ，運動曲線として表示するもので，M モード心エコー図として広く使用されている．

なお，現在の超音波画像診断装置は，超音波信号をデジタル化し，デジタルフレームメモリからなる DSC（digital scan converter）によって超音波走査をテレビ（TV）走査に走査変換して TV モニタに表示している．また，記録装置としては静止画にマルチフォーマットカメラやビデオプリンタなどが，M モードや動画ではラインスキャンレコーダや VTR が使用されており，最近では CD，MO，DVD などのメディアよる記録，ネットワークを介したサーバへの記録管理も普及してきている．

2. 超音波の走査方法

超音波の走査方法は，**図 10-6** に示す．

その走査方法には，振動子を先端に 1 つだけ装着したプローブをモータなどにより動かし，そのプローブの位置や角度の情報と合わせて画像としモニタに表示する機械走査と，振動子を多数装着したプローブを用いて電子スイッチにより制御して走査を行う電子走査がある．

1）機械走査

超音波振動子を高速機械走査するもので，高速回転させる方法と反復往復（首振り）運動する方法の 2 種類がある．通常は，いずれもセクタ走査（超音波ビームを扇状に広げる走査方式）であり，メカニカルセクタ走査とよばれており，メカニカルセクタ走査でも高速な走査により 20～30 フレーム /sec のリアルタイム画像を得ることができる．

また，機械走査には，振動子を回転させ 360° の円形画像を得ることのできるラジアル走査があり体腔内走査用として，とくに消化管や血管内へ挿入するカテーテルタイプの細径プローブに用いられている．

2）電子走査

これには基本的にリニア走査とセクタ走査がある．

リニア走査は**図 10-7** のように，多数個の振動子を直線上に配列し，電子的に順次切り替えて超音波ビームを直線的に移動するものである．画像の解像力を向上させるには 1 画面の走査線密度を高くする必要があるが，それは振動子間のピッチで決まる．しかし，**図 10-7a** のように振動子を 1 個ごとに切り替えるとビームが広がるため，**図 10-7b** のように振動子を何個かのグループで駆動し，順次各振動子をずらしていく方法が一般に行われている．

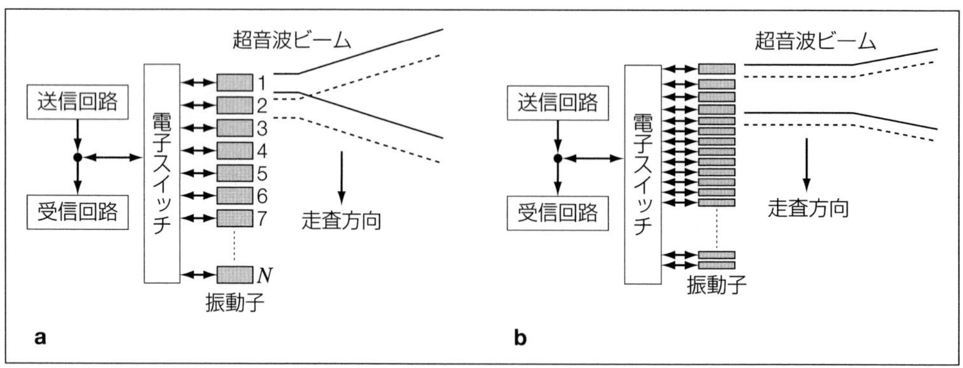

図 10-7　リニア電子走査の原理

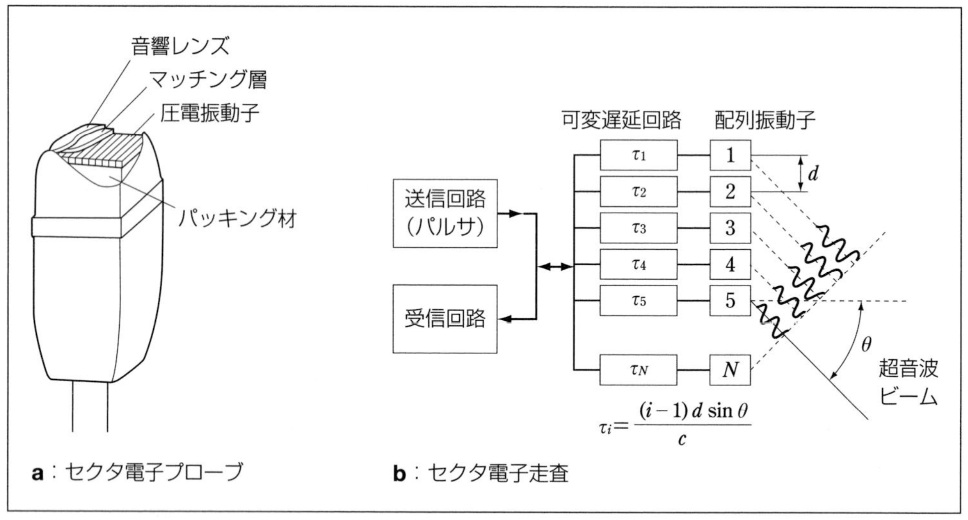

図 10-8　セクタ電子走査の原理（佐藤　茂：診療画像学Ⅱ．日本放射線技師会雑誌増刊号 36：115, 1989）

コンベックス走査はリニア走査と基本的に同じであるが，配列振動子を凸状に並べたもので，カーブドリニア走査ともよばれる．

一方，セクク走査は**図 10-8** に示すように，N 個の配列振動子からの波面が走査角 θ 方向で一致するように，各振動子の駆動時間をそれぞれ変化させるもので，電気的に制御することによって，合成された超音波ビームは θ 方向のみ伝搬する．また受信でも，各振動子での受信反射信号に送信と同じ遅延時間を与えて加算すると，θ 方向の反射信号だけが強め合って，その方向の指向性をもつ．この遅延時間制御を超音波パルスの繰り返しごとに変化させればセクタ走査が可能である．

3）機械走査と電子走査の比較

電子走査は，機械走査に比べて可動部がなく，そのため機械走査のような音を振動子から体表接触部まで伝えるための音響媒体（液体）もないため信頼性が高い．また，一般にプローブが小型，軽量で操作性に優れているほか，電子的制御による超音波ビームの収束（電子フォーカス）や B モード走査，ある特定方向の走査を交互に行って B モードと M モードやドプラの同時表示を行う同時 M/D 走査などが可能，などの利点がある．

これに対して機械走査は，比較的簡単なシステムでセクタ走査が可能なほか，7.5MHz 以上の高周波

表 10-2　各種走査方式の比較

方　式	リニア電子走査	セクタ電子走査	メカニカルセクタ走査	コンベックス走査
走査形状				
走査手段	電子走査	電子走査	機械走査	電子走査
近距離の視野	大	小	小	中
深部での視野	小	大	大	大
エコーウインドウ	大	極小	小	中
同時 M/ 同時ドプラ	可	可	不可	可
フォーカス	可	可	アニュラアレイによる	可
特　徴	近距離視野が広い	肋間走査	高周波化容易 装置が安価	深部広視野 圧迫走査 腹部でもっとも広く用いられている

表 10-3　各種走査方式と適用部位

適用部位		適応周波数（Hz）	リニア	コンベックス	セクタ（電子/ メカ）	その他
腹　部	肝　臓	3M〜7M	○	◎	○(肋間走査)	
	胆　嚢		○	◎	○	
	膵　臓		○	◎	○	
	脾　臓		○	◎	○	
	消化管		○	◎	○	
泌尿器	腎　臓	3M〜7M	○	◎	○	
	前立腺	3M〜7M				経直腸走査
産婦人科		3M〜7M	○	◎	○	経腟走査
心　臓		3M〜5M			◎	
表在性臓器(乳腺，甲状腺)		7M〜15M	◎	○		
小児（心臓，頭部）		5M〜10M		△	◎	
脳（術中）		5M〜10M		△	◎	
眼　科		5M〜20M		△	◎	

注）ドプラでは感度が問題となり，2MHz 程度が用いられる．
◎：最適，○：良好，△良

化が容易である．また最近では，リング状の振動子を使用したアニュラアレイ（annular array）によって，機械走査でも電子フォーカスが可能となり，電子スキャンの二次元アレイに匹敵する高画質を得ている．

このように，機械走査，電子走査ともそれぞれ特徴があり，目的や使用部位により使い分けられている．

表 10-2, 10-3 に, 現在よく使用される走査方式をまとめたが, 心臓では肋間からのぞき込むセクタ走査が中心で, 腹部では体表近くの視野が大きいリニア走査と, エコーウインドウ (echo-window) が小さく深部視野が広いセクタ走査を, それぞれ目的に応じて使い分けている. 腹部用としては, リニア走査よりもリニアとセクタの両方の特徴があるコンベックス走査が, 体表との密着性や操作性などの点からも, よく使用されるようになってきている.

3. 超音波診断装置の性能

装置の性能としては総合感度, 階調特性, 分解能, 表示精度がある. このなかで分解能は重要で, 図 10-9 に示すように, つぎの 3 種に分けられる.

①方位分解能：走査方向の分解能.

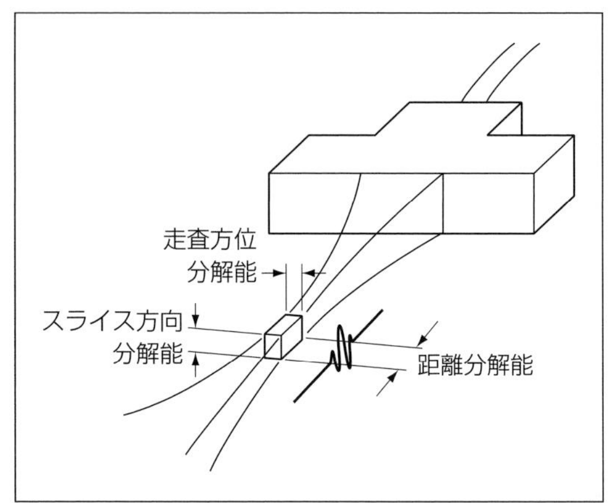

図 10-9　空間分解能（佐藤　茂：診療画像学Ⅱ. 日本放射線技師会雑誌増刊号 36：117, 1989）

②スライス方向分解能：走査方向と垂直方向（断層像の厚み方向）の分解能.

③距離分解能：超音波の進行方向の分解能で, 超

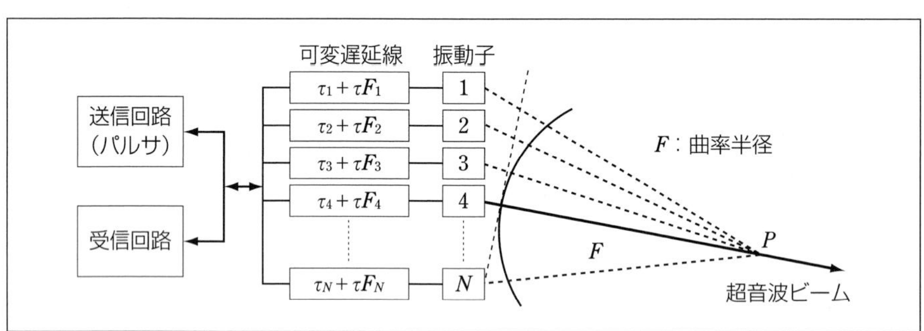

図 10-10　電子フォーカス法

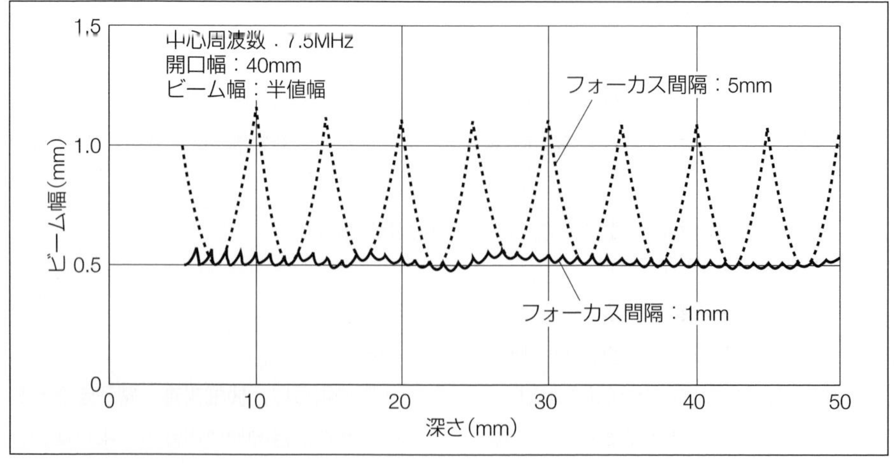

図 10-11　ダイナミックフォーカスによるビームパターンの例

音波パルス波形により決まる．

電子走査では，①の方位分解能を改善するために，**図 10-10** のように，各振動子に送信する波面が収束点で一致するように，駆動時間を電子制御する電子フォーカスが一般的に行われている．そして最近では，1 点でのフォーカスから数点でフォーカスされた画像をフレームメモリ上で合成することや，**図 10-11** に示すように，受信時に連続的に各深度に応じてフォーカスを行うダイナミックフォーカスが実用化され，解像力の大幅な改善が実現されている．

これに対して，走査方向に垂直の方向（スライス方向）は，通常は音響レンズによっており，1 点でのフォーカスである．機械走査の場合，最近では 5～15 程度のリングからなるリング振動子を用いて電子フォーカスを行うアニュラアレイ方法によって，スライス方向の分解能の改善が行われている．

以上の空間的分解能のほかに，超音波信号の階調方向のコントラスト分解能も重要である．一般に使用されているデジタルスキャンコンバータ（DSC）は 6～16 ビットでデジタル化しているが，このほかにシステム全体の振幅特性が影響する．また，見やすさを改善するため，フレーム相関（画像のフレーム間での平均処理）などの画像処理も行われている．

装置の性能を決定するものとして，電子走査では電子駆動チャネル数および受信のチャネル数がある．サイドローブ（**図 10-2** で示す，斜め方向にも放射される超音波）やグレーティングローブ（grating lobe）などのアーチファクトを減少させるためには，振動子のエレメントピッチを狭くする必要があるが，分解能を向上させるには，より大きな口径が必要なため，より多数のチャネル数が必要となる．

グレーティングローブは，振動子によって合成される波面が，目的の方向以外に合成されてビームを形成するものである．**図 10-12** は，各エレメント（振動子の一つ一つ）によって出る超音波が，メインローブ方向以外にグレーティングローブとして発生していることを示す模式図である．

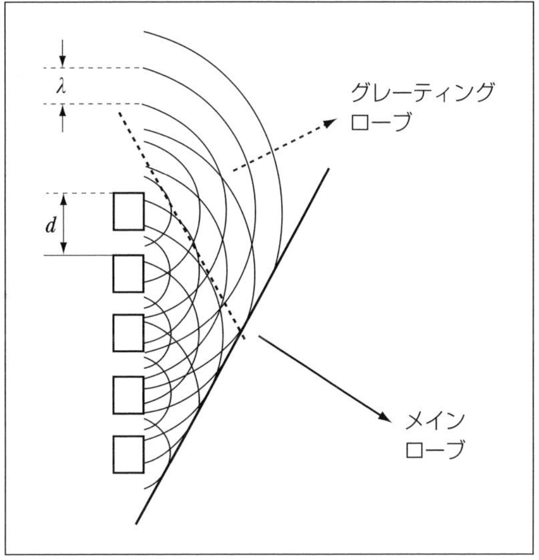

図 10-12　各エレメント（振動子の一つ一つ）によって出る超音波がメインローブ方向以外にグレーティングローブとして発生

このグレーティングローブを発生させない条件は，

$$d < \lambda/(1 + \sin\theta_M) \qquad (10\text{-}4)$$

d：エレメントピッチ，λ：波長，
θ_M：メインローブの走査角度

となる．

開発当初のリニア走査では 16 チャネル程度であったものが，最近では数十チャネルから，多いものでは百チャネルを超えるようになり振動子を多チャネル化し，駆動の口径をより大きくしてアーチファクトの低減と分解能の向上を図っている．

さらに 1990 年代から，IC 技術の進歩に伴い急速に超音波診断装置のデジタル化が進んできた．これは受信ビームの形成のために各チャネルで受信された信号に遅延をかけて加算する受信ビームフォーマーのデジタル化である．デジタルビームフォーマーの利点は，

①信号処理精度が高い，
②高速に焦点切り替えが可能，
③並列信号処理が可能，

などのほかにも，受信信号がデジタル信号として出

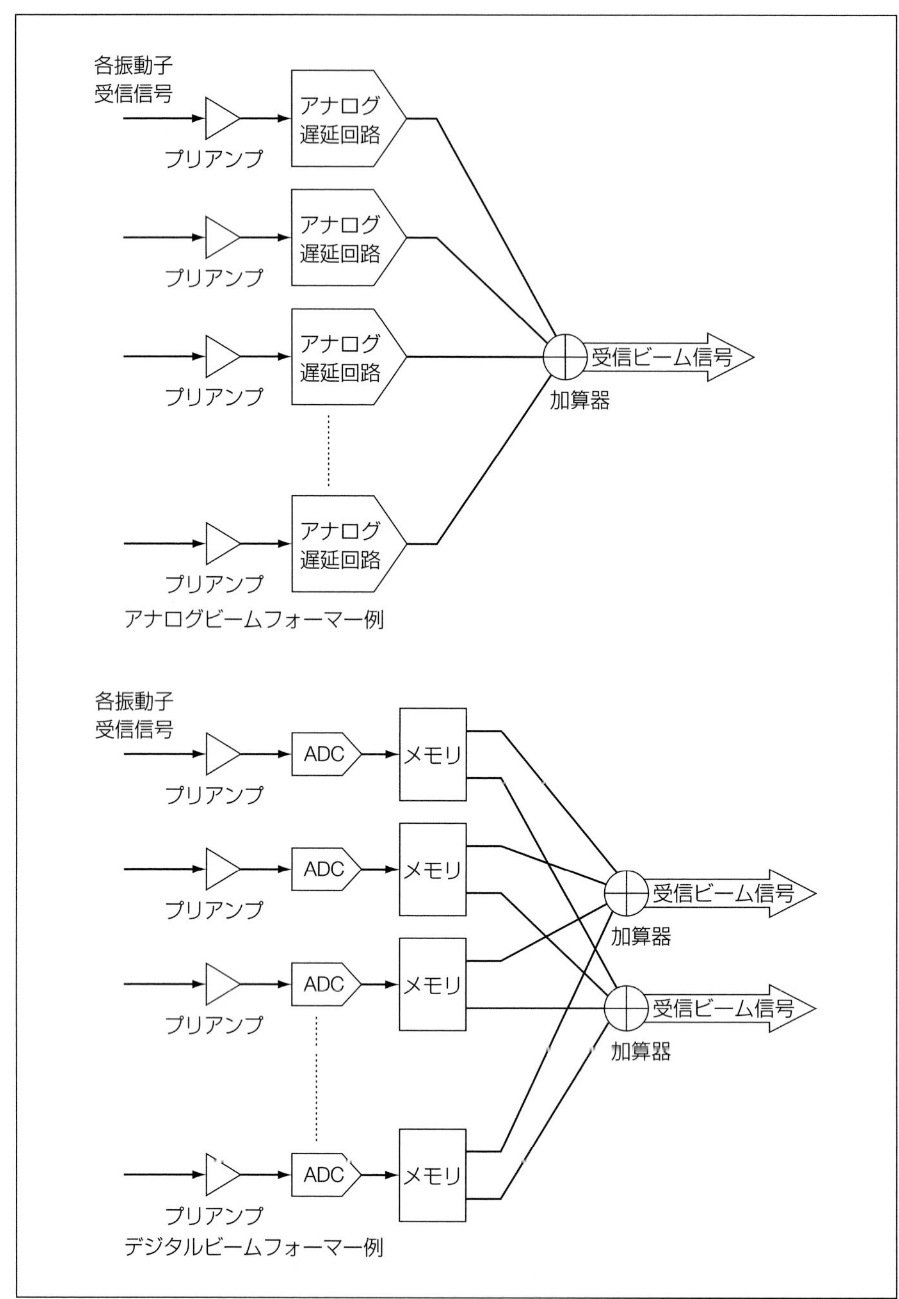

図 10-13　アナログビームフォーマーとデジタルビームフォーマーの構成

力されるため，ドプラ，カラードプラなどの処理が容易になるという利点もある．

図 10-13 はアナログビームフォーマーの例であり，アナログ遅延素子を用いて各チャネルの信号を遅延させて加算し，焦点上で細いビームを形成している．

超音波診断装置では，超音波を送信した後の時間に応じて焦点を移動させて，視野深度全体にわたって分解能のよい画像を得るダイナミックフォーカスとよばれる技術を用いている．焦点を変えるには信

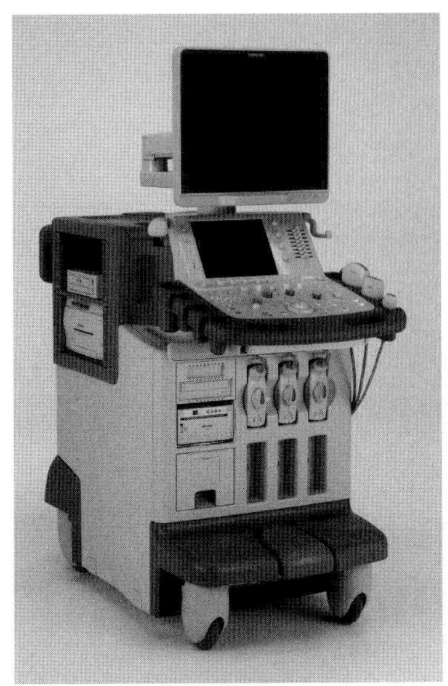

図 10-14　超音波画像診断装置

号を受信しながら遅延時間を切り替えているが，アナログでは切り替え時間が大きい．一方，デジタルビームフォーマーは受信信号をデジタルに変換してメモリに書き込み，読み出しアドレスを変えることで高精度の遅延をかけている．そのため，遅延時間も非常に短時間に切り替えることができ，細かく焦点を移動できる．

図 10-11 に示すダイナミックフォーカスの効果は，焦点間隔 5mm では分解能が不均一であるが，1mm では高分解能で均一な画像が得られ，デジタル化によって大幅に画質が改善されている．

さらにデジタルでは並列処理が可能であり，1 回の送信で複数の受信焦点信号を演算することで，複数の走査線信号を得ることができる．この機能によりリアルタイム性が向上してきている．

図 10-14 に，一般的な超音波画像診断装置の外観を示す．

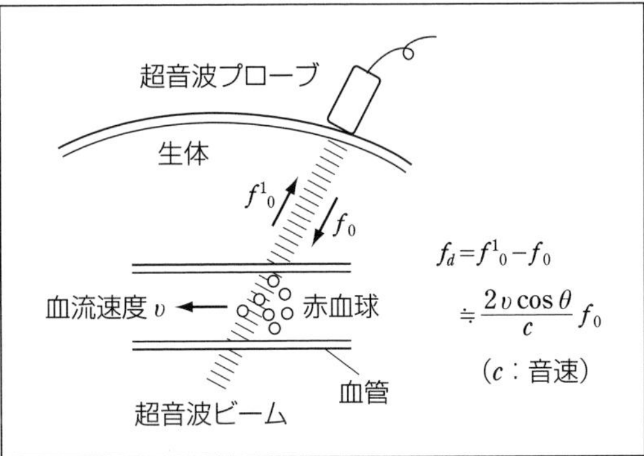

図 10-15　超音波のドプラ効果（佐藤　茂：診療画像学Ⅱ．日本放射線技師会雑誌増刊号 36：120，1989）

4　超音波ドプラ法

1．超音波ドプラ法

超音波ドプラ（Doppler）法は，超音波のドプラ効果を応用して体外から血流情報を得るもので，近年急速に発展した分野として心臓領域では必須の検査になってきており，また腹部領域でも一般化してきている．

図 10-15 のように，超音波が血管内を流れる赤血球から散乱を受けると，その反射周波数がドプラ効果によって送信周波数 f_0 よりわずかに偏移する．この偏移周波数（ドプラシフト周波数 f_d）は次式で与えられる．

$$f_d = 2vf_0 \cos\theta / c \qquad (10\text{-}5)$$

c：音速（約 1,530m/sec），
θ：超音波ビームと血流のなす角度

この式より，f_d は血流速 v に比例するため，f_d を検出すれば v を知ることが可能である．ここで，f_0 を 2MHz，$\theta = 0°$ とすると，v が 1m/sec のとき f_d は約 2.6kHz であることがわかる．実際には，流れと超音波ビームのなす角度 θ を計測する必要があるが，誤差があった場合の影響は，超音波ビームと流れのなす角度 θ が大きいときほど大きくなるため，プローブの当て方を調整して，できるだけ超音

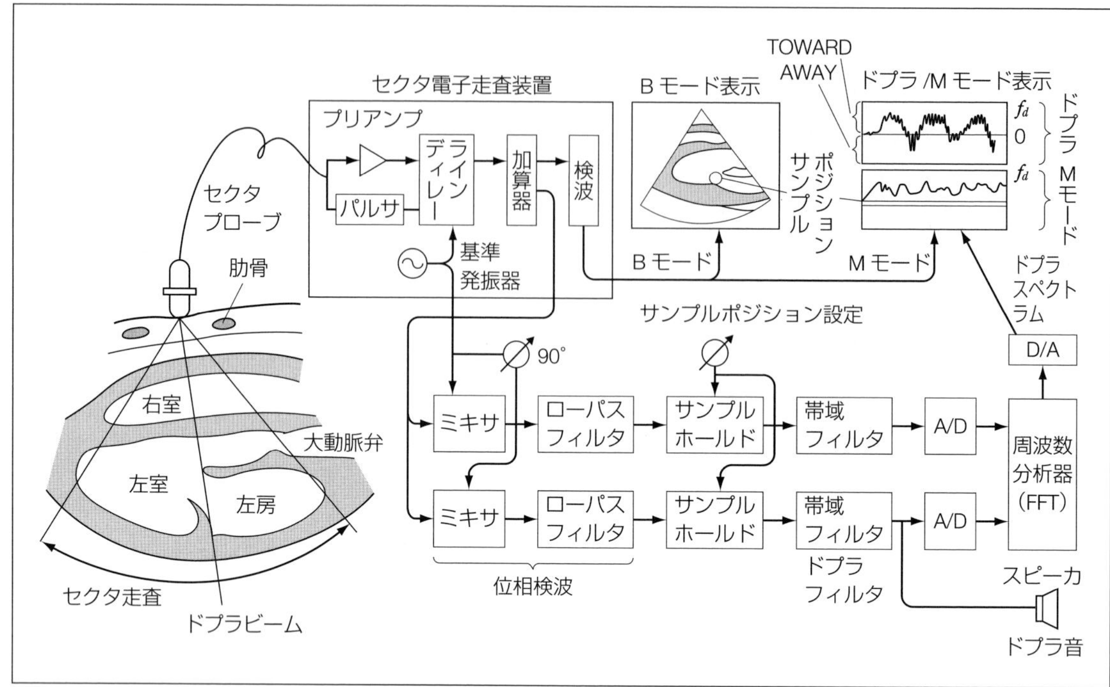

図 10-16　ドプラ法と断層法の複合装置（佐藤　茂：診療画像学Ⅱ．日本放射線技師会雑誌増刊号 36：121，1989）

波ビームと流れの角度 θ を小さくする必要がある．

超音波ドプラ法には送波する超音波によりつぎの 2 種類がある．

①連続波（CW）ドプラ（continuous wave）

②パルス（PW）ドプラ（pulsed wave）

連続波ドプラは距離分解能がなく，ビーム方向すべてのドプラ信号が重畳されるが，高速血流計測に優れており，狭窄部の数 m/sec 以上の測定に用いられ，簡易ベルヌーイの式，

$$\text{圧較差}\quad P\ (\mathrm{mmHg}) = 4V^2 \qquad (10\text{-}6)$$

V：血流最大速度（m/sec）

で，速度 V より圧較差（$4V^2$）を簡便に求めることが行われている．実際に 2.5MHz プローブで約 ± 7m/sec まで計測可能である．

また連続波ドプラには，振動子の構造によりステアリングタイプと分割振動子タイプの 2 つがある．

ステアリングタイプは，通常の断層検査に用いられるセクタ電子走査プローブを，ドプラ検査時には送信用と受信用にチャネルを分けて用いるもので，送信受信のビーム方向を電子走査と同じく自由にステアリングできる特徴があり，現在の主流である．

分割振動子タイプは，振動子を送信用と受信用に 2 分割した連続波ドプラ専用のもので，ペンシル形状のためペンシルプローブといわれている．このタイプはドプラ専用で断層画像は得られない．

パルスドプラはパルス波を使用しているため，ある特定の深度のみのドプラ信号を検出することが可能で，心腔内や大血管の測定に使用されている．しかしパルス波のため，その繰り返し周波数の制限による折り返し現象が生じ，計測可能流速範囲に制限があって，深部の高速血流測定は不可能である．実際に 2.5MHz プローブで約 ± 1m/sec までである．

このように，両者はそれぞれ利点と欠点があるので，目的に応じて併用されている．

現在の実用的ドプラ装置は B モード法との複合化がなされており，B モード上でドプラのサンプリング位置を設定・確認しながら血流情報を検出している．**図 10-16** に，そのブロック図を示す．ここでは，ミキサで受信信号の位相検波を行い，サンプリングホールド回路で特定の深さのドプラ信号のみ

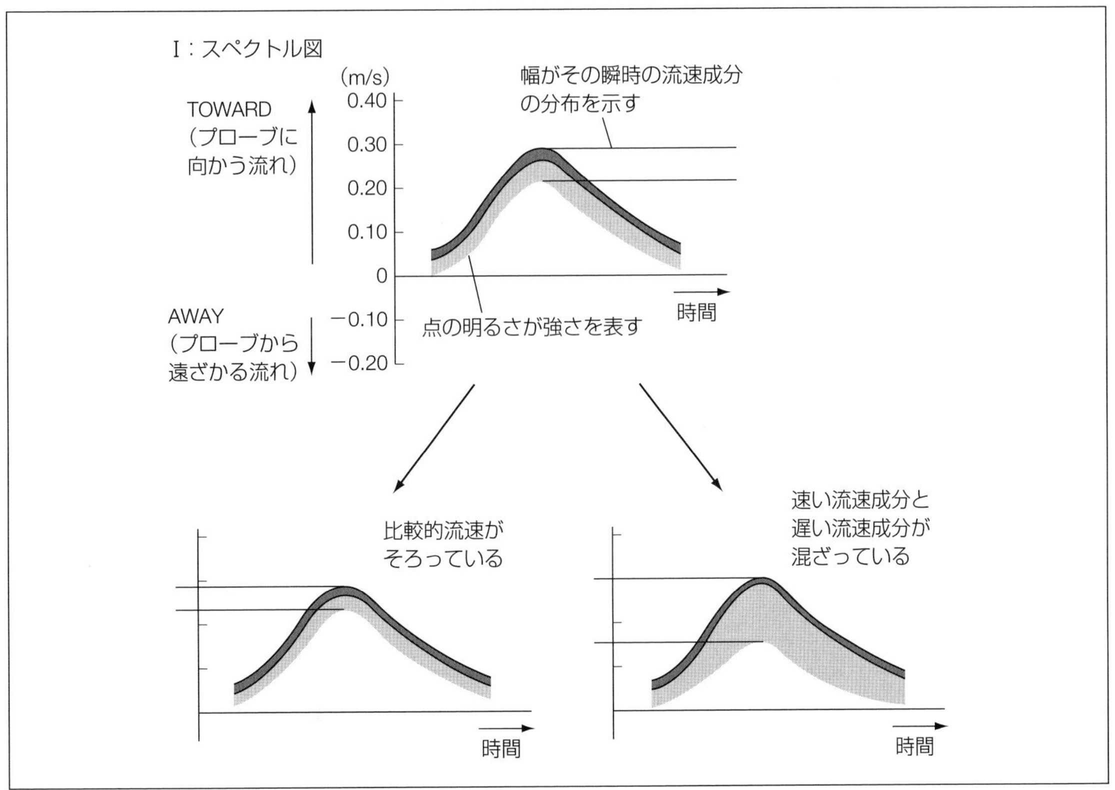

図 10-17　ドプラ波形の意味

を取り出している．ドプラフィルタは，必要としている血流ドプラ信号と，比較的動きの遅い心臓壁や血管壁からの低周波ドプラ信号を除去するためのものである．

ドプラ信号の表示には，ドプラ信号から速度に比例するドプラ周波数として表示するための周波数分析が必要である．初期には，ドプラ信号を単にスピーカで音として聞くことや，ゼロクロス法による平均周波数を求める方法など，定量性に乏しい方法が用いられていた．

現在では回路技術の進歩により，リアルタイムで高速フーリエ変換（FFT）する FFT 法が実用化されている．表示は，FFT の出力を横軸に時間，縦軸にドプラ周波数（速度），各ドプラ周波数の強さ（パワー）を輝度で示すスペクトラム表示が使用され，さらにプローブに近づく流れと遠ざかる流れとを方向分離して表示している．また，スペクトラムの広がりによって乱流か層流かの判断も可能である．

図 10-17 に，実際のドプラ波形が意味する内容を示す．ドプラ波形にみえるそれぞれの点の明るさが，その流速成分の強さを示し，輝点の分布が縦方向に広く，太い帯状であれば速い流速から遅い流速まで，いろいろな流速成分が混ざっていることを示す．また逆に，輝点の分布が狭ければ流速がそろっていることを示す．

2. カラードプラ断層法

1）概　要

カラードプラ断層法（カラーフローマッピング：CFM）は，パルスドプラ法が 1 点の血流情報であるのに対して，二次元的血流情報をリアルタイムで表示するものである．一般的に，プローブに近づく流れを赤，遠ざかる流れを青のカラー表示にしている．このカラードプラ法はレーダで用いられている

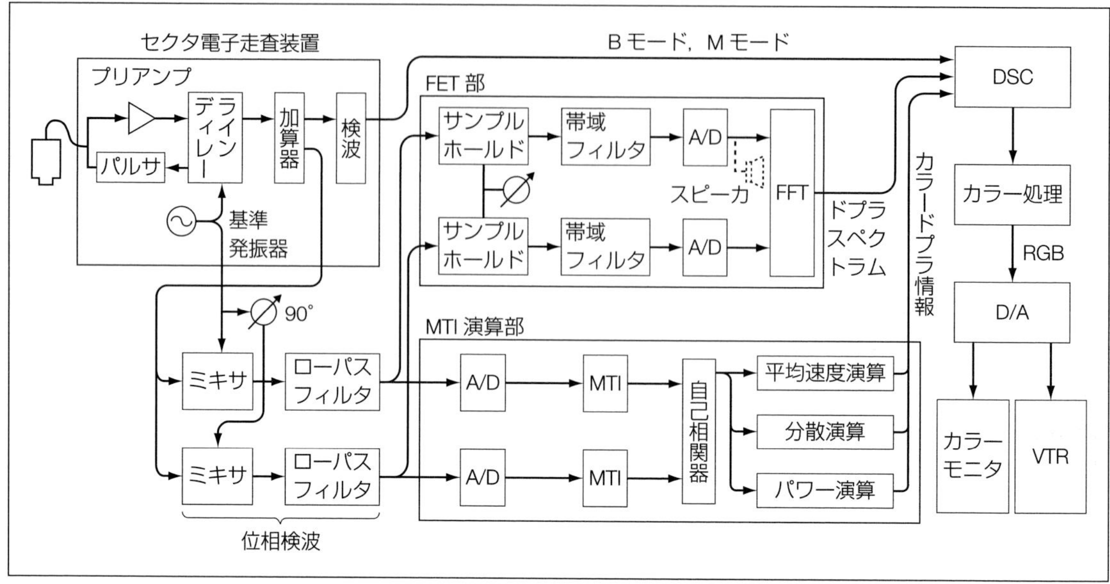

図 10-18　カラードプラ断層装置の構成（佐藤　茂：診療画像学Ⅱ．日本放射線技師会雑誌増刊号 36：122，1989）

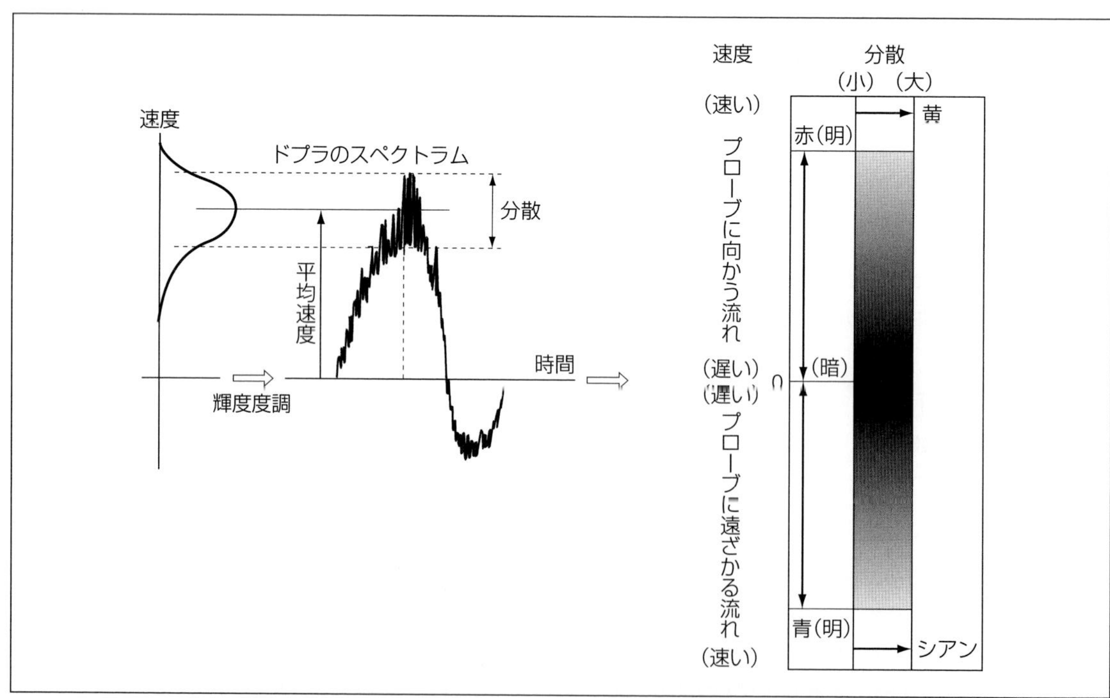

図 10-19　カラードプラ断層法の速度-分散表示（佐藤　茂：診療画像学Ⅱ．日本放射線技師会雑誌増刊号 36：123，1989）

MTI（移動目標指示装置）の技術を応用したもので，1983 年ごろから実用化された．血流情報の二次元リアルタイム表示のため，血流の方向や逆流，短絡血流などの異常血流の様子が容易に識別可能なため，急速に普及した．

カラードプラ法の装置ブロック図を**図 10-18** に示す．この原理は，基本的にパルスドプラ法と同じであるが，超音波ビーム方向のドプラ信号を効率的に検出するために MTI フィルタを使用して，心臓壁などの不要な固定反射信号を除去している．

ドプラ信号の分析には，自己相関法などにより各点の平均ドプラ周波数（平均速度）や分散値（速度の乱れ度）をリアルタイムで算出している．

表示は**図 10-19** に示すように，方向を赤と青，速度（ドプラ周波数）を赤と青の輝度，分散を緑の色相による速度-分散表示が一般的である．そのほかに，速度のみの表示やドプラ信号の強さ（パワー）表示などが開発されている．心臓分野では速度-分散表示が定着しているが，末梢血管や腹部血管では速度のみの表示も使われている．

このカラードプラ法の利点としては，二次元的な血液の流れの方向がわかり，異常血流の検出が容易なことがあげられる．一方，問題点としては，二次元的情報を得るために時間の制約があり，速度測定の精度が悪く，また低流速の検出がむずかしいということがある．これらの問題点を改善しようとすると，フレームレートが少なくなり，リアルタイム性に問題が生じてくる．

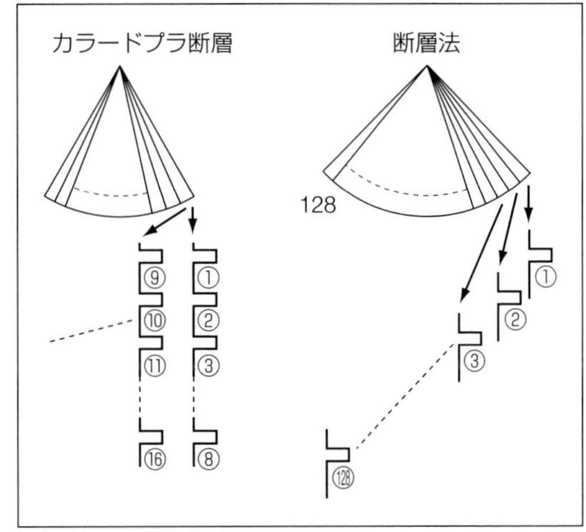

図 10-20　カラードプラ断層法のスキャニング

つぎに，カラードプラ法での血流の検出方法について述べる．通常の断層法では，**図 10-20**（カラー

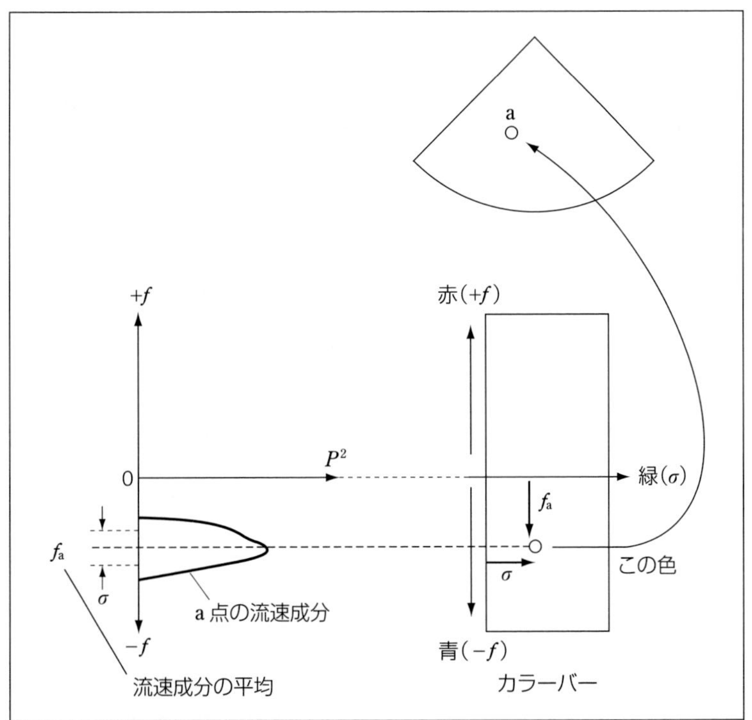

図 10-21　流速-分散表示の例
ある a 点の色は，その部分の流速の平均値（f_a）に相当する色と，その部分の流速の分散（σ）に相当する色を加えた色として表示される．

ドプラ断層法のスキャニング）にあるように，それぞれの走査線の方向に 1 回ずつ超音波パルスを出して断層像を得ているが，カラードプラの場合には，ある瞬間のエコーだけではドプラシフトを検出できないので，同じ場所のパルスエコーを何回かとって時間的変化をみる必要がある．このため，通常のエコー断層法に比較して，フレーム数が下がるという問題点がある．

図 10-21 に，流速-分散表示の例を示す．**図 10-21** に示すように，カラーの表示は，流れの方向を赤－toward，青－away で表すほか，速度を色の明るさで表し，流速の乱れ（分散）を緑の加色で表す．つまり，カラードプラの場合には，スペクトルの縦軸に対応したものを輝度で表示し，スペクトルの幅・分散を黄色みがかった色，あるいは緑みがかった色にすることによって，分散の程度がわかるようにしている．この表示法は，弁逆流などの速い流れが明るく表示されるため，おもに循環器検査に用いられる．この場合，遅いものは暗い表示になってしまい，腹部に用いる場合には，これでは非常にわかりにくい．

腹部検査用に用いられているのが，色相を使った速度表示である．この表示法ではスピードは遅くても明るさは同じであり，赤系は速度の遅いもの，黄色系は速度の速いものを表示している．また“折り返し（aliasing）”という現象を目だたなくするために，速度に応じて白くしていくなど，色の割り当てを工夫している．さらに，遅い速度を表示する目的で従来使われてきたものに，返ってくるドプラのエネルギーの強さを示すパワー表示モードがある．

2）応　用

カラードプラ法に加えて，カラードプラの M モード表示やパルスドプラ法を併用して特定部位の血流速度を精度よく計測することが行われている．また，高速血流速度を計測するために，電子スキャン用と CW ドプラ用とが複合化されたデュープレックスドプラ法や，電子セクタプローブを送受波用に 2 分割して CW ドプラもとれるステアリング CW ドプラ法などがある．これらはカラードプラ法と併用して検出することが実用化されている．さらに，メカニカルセクタやリニア電子走査によるカラードプラ法が実用化され，用途が拡大されてきている．

最近では新しい血流イメージング法として，ドプラ信号のパワーの加算平均表示により，赤血球などの移動している物体の散乱波パワーを表示するパワードプラ法，さらに感度を向上させたカラーアンギオ法（color angio）や，三次元空間内の血管を遠近シェーディングをつけて表示する三次元カラー遠近表示法（3D color perspective），また残像感を残すカラーパーシスタンス法（color persistence），最高流速をホールド表示するカラーキャプチャ（color capture）などが製品に組み込まれてきている．

以上のように，従来の B モードによる形態的診断に加えて，カラードプラ診断法やパルスドプラ・CW ドプラによる機能診断を併用する超音波の複合的診断が心臓分野では一般的になっており，また腹部領域でも低流速の検出能の向上，高感度化，高分解能化などにより実用化されてきている．さらに，血流ではなく心臓の壁運動の評価のために，カラードプラ法を組織の運動速度検出に適用し，解析する組織ドプラ法（tissue Doppler imaging：TDI）も研究されている．

5　超音波画像のアーチファクト

超音波診断装置は，急速に高分解能化，高画質化が進んで広く普及されてきたが，ほかの画像診断にないアーチファクトがあり，注意を要する．

つぎに，アーチファクトの代表的なものをあげる（**表 10-4**）．

①サイドローブによる虚像
②グレーティングローブによる虚像
③多重反射による虚像
④超音波の繰り返しによる残留エコー
⑤屈折による虚像

表 10-4　超音波画像のアーチファクト

アーチファクト	実　例	説　明
サイドローブ	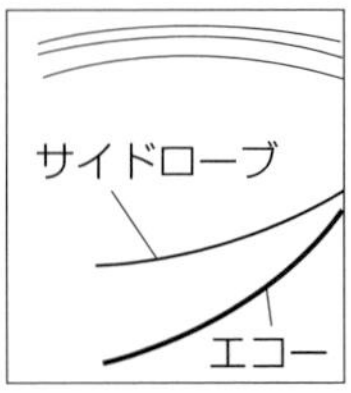	超音波ビームの指向性によるもので，強いエコーに対して円弧状に虚像が出ることが多いが，複雑に現れる場合もあるので，注意が必要
グレーティングローブ	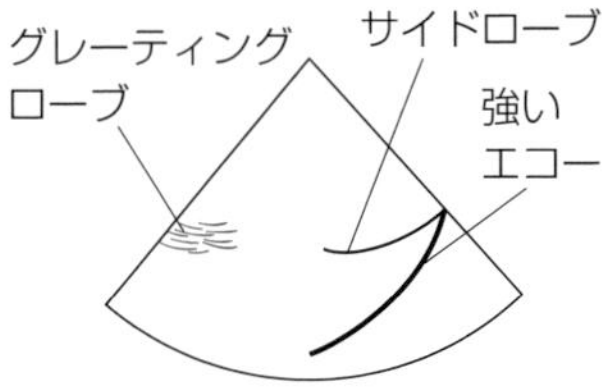	セクタ走査のときに出やすいもので，強いエコーがある場合，反対方向に虚像が出る
多重反射	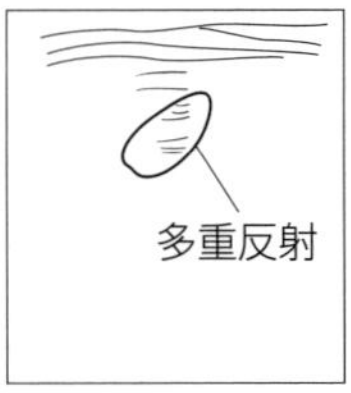	振動子の表面と組織（肝表面など）で多重反射が起こり，胆嚢内などに多重エコーが現れる そのほか組織間でも多重反射がみられる
繰り返しによる残留エコー	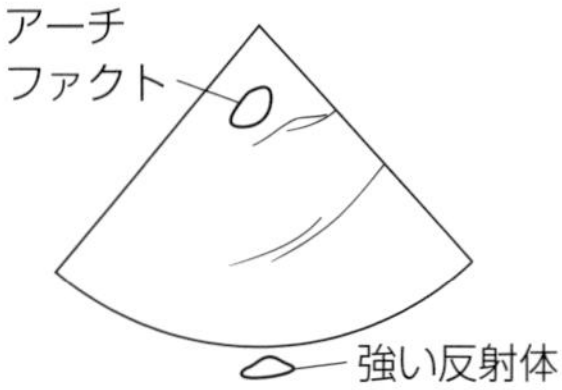	超音波の繰り返しを速くすると，視野外の深い部分にある強い反射が視野に表示されてしまうアーチファクト 同時 M モードを行うと，このアーチファクトがやぶれ傘状にみえることがある
屈折による影響	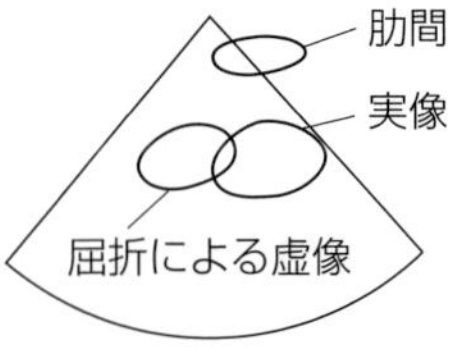	超音波が屈折することにより，本物と異なる位置に表示されてしまう．めがね像などとよばれているものもある
ドプラの折り返し現象	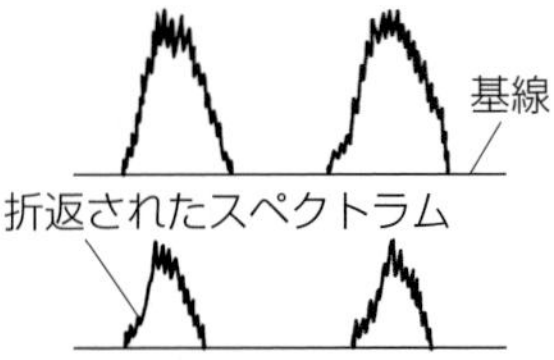	超音波の繰り返し以上に高いドプラ周波数は，反対側に折り返されて表示される．この折り返しが数回あると乱流パターンのようにみえる
ドプラのミラーイメージ	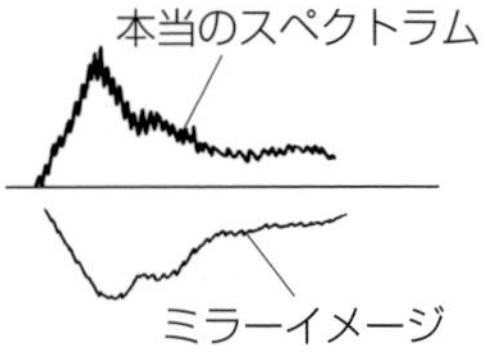	装置でドプラ信号が飽和したりチャネル間のバランスが正しくないと，ミラーイメージが出る

（佐藤　茂：診療画像学Ⅱ．日本放射線技師会雑誌増刊号 36：125，1989）

⑥ミラー効果による虚像

超音波の性質や装置の能力とその限界を知って診断する必要がある．

このほかに，ドプラ法ではつぎのものがある．

①折り返し現象：パルス繰り返し周波数（PRF）の 1/2 を超えるドプラシフト周波数の場合に起こる現象．

②飽和などによるスペクトラムのミラー現象．

6 プローブと臨床応用

1．一般的なプローブの種類

1）リニアプローブ

得られる画像の形は長方形で，プローブ（探触子）と体表面との接触面は大きい．視野が広くとれる反面，肋骨の間から観察する心臓の検査には向かない．ビームの方向は垂直で，そのため走査線の密度は均一である．おもに体表臓器である甲状腺などに適している．最近では血管の検査によく使われるようになり，その需要は増している（**図 10-22**）．

2）コンベックスプローブ

得られる画像の形は八の字形で，プローブと体表面との接触面はリニアプローブに近い．比較的視野が広くとれ，体表との接触性も優れているので，現在は腹部臓器全般に使われている．ビームの方向は放射状であるが，走査線の密度は比較的均一である（**図 10-23**）．心臓の検査には向かないが，最近は体表との接触面を小さくしたマイクロコンベックスプローブが開発され（**図 10-23**），携帯用エコーの心臓の検査にも利用されている（**図 10-50**）．

3）セクタプローブ

得られる画像の形は扇形で，プローブと体表面との接触面は小さい．体表に近い部位の視野は狭いが，離れるに従い大きな視野が得られる．そのため，肋骨の間から観察する心臓の検査に適している．ビームの方向は放射状であり，走査線の密度は体表から遠い深部で疎になるために分解能が低下する（**図 10-24**）．

2．特殊なプローブ

1）経食道プローブ

心臓を観察する場合，肺や肋骨があるため十分に観察できないことが多い．とくに人工弁や細菌性心内膜炎時の疣贅（ゆうぜい）の観察は体表からは困難なことが多い．診断がその後の治療方針に大きく影響する場合は，清明な画像が得られる経食道エコー法をためらうことなく選択することが望ましい（**図 10-25**）．

2）経直腸・経腟プローブ

腹部でも体表面から前立腺や骨盤内臓器を観察することはむずかしい場合が多い．また，産科領域でも体表面から胎児を観察することはかならずしも容易ではない．このような場合は，正確な診断を得るためには経直腸や経腟プローブのような体腔内エコーを用いると診断が容易になることが多い（**図 10-26**）

3）穿刺用プローブ

腹部腫瘍の生検や治療，たとえば肝細胞癌などでは経皮的エタノール注入療法（percutaneous ethanol injection therapy：PEIT）のときに超音波ガイドで穿刺したほうが正確で，合併症も少ない．

コンベックスプローブに穿刺用のアダプターを付けることで比較的簡便に操作が行える．最近では CT の画像を取り込み，超音波のプローブの操作で，CT の任意の画像をリアルタイムに表示できる方法が開発され，より正確で安全な治療が期待される（**図 10-27**）．

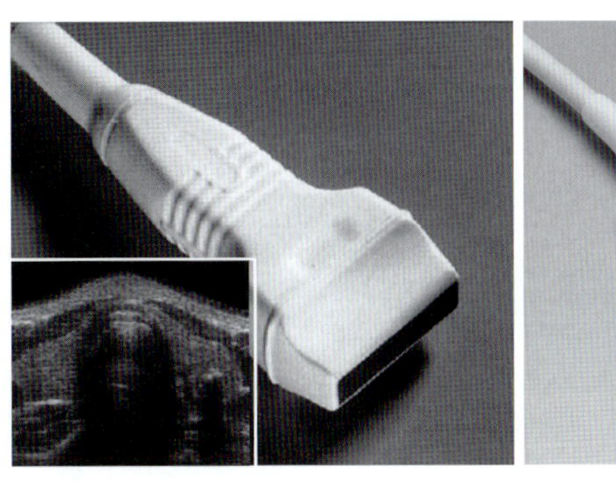
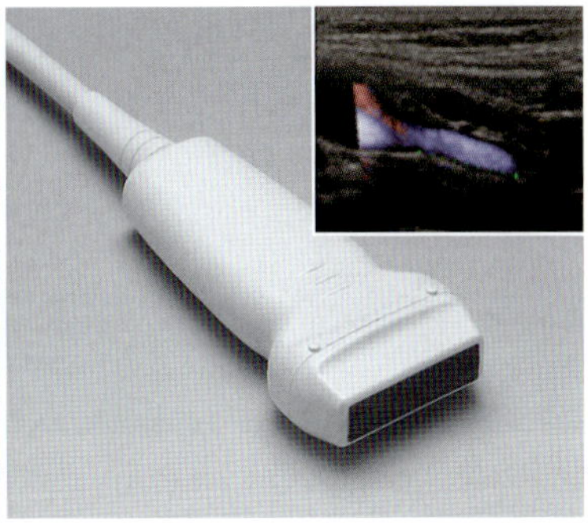

図 10-22　リニアプローブ
左：体表面—甲状腺の観察（GE Healthcare 提供），右：体表面—頸動脈の観察（アロカ㈱提供）．

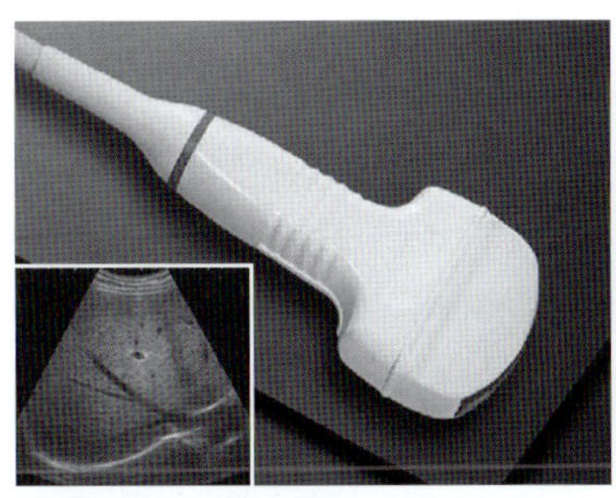
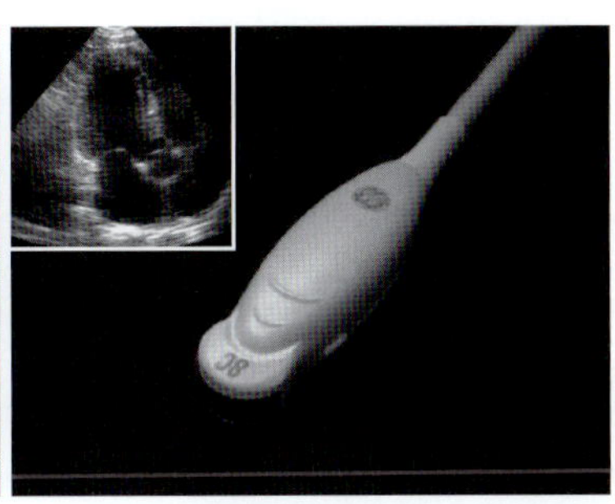

図 10-23　コンベックスプローブ
左：腹部—肝臓の観察，右：マイクロコンベックス—心臓の観察（GE Healthcare 提供）．

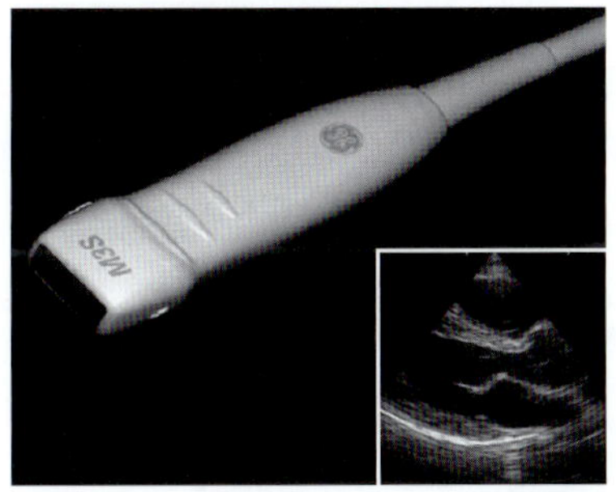

図 10-24　セクタプローブ—心臓の観察
（GE Healthcare 提供）

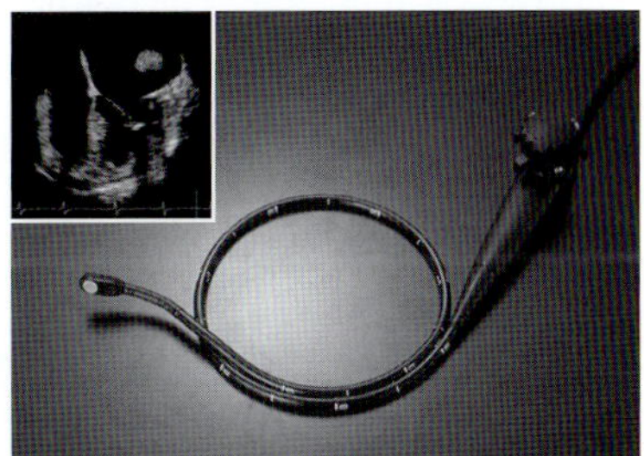

図 10-25　経食道プローブ—心臓の観察
（東芝メディカルシステムズ㈱提供）

4）胎児 3D エコー

コンベックスプローブを機械的に走査し，三次元画像を取得する．おもに動きの遅い腹部，とくに産科領域で胎児の診断に用いられる（**図 10-28**）．胎児の微妙な表情もとらえることができるので，母親にも人気が高いため，導入している産科医院が増えている．

3．よりよい画像を得るための技術

1）単結晶

超音波トランスジューサの圧電材料は，電気的エネルギーを機械的エネルギー（この場合は超音波の発生）に変換する重要な要因である．その変換効率

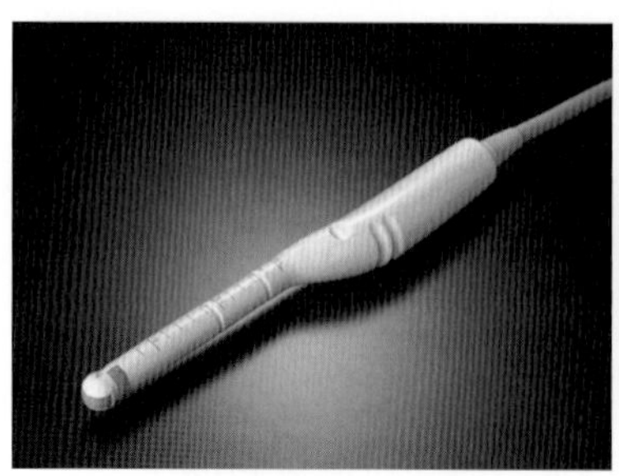
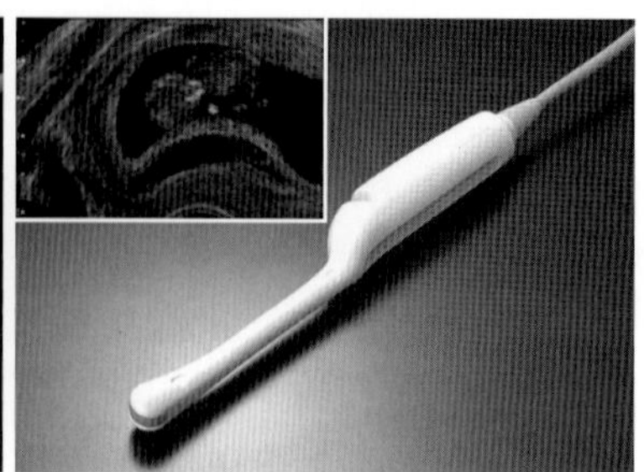

図 10-26　経直腸・経腟プローブ
左：経直腸プローブ（㈱日立ヘルスケア・マニュファクチャリング提供），右：経腟プローブ―胎児の観察（東芝メディカルシステムズ㈱提供）．

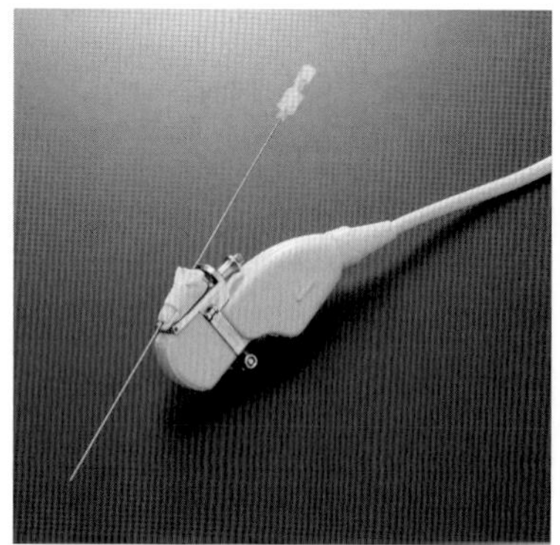

図 10-27　穿刺用プローブ（㈱日立ヘルスケア・マニュファクチャリング提供）

は画質や透過性に影響する．従来から PZT（チタン酸ジルコン酸鉛）セラミックスが使用されているが，多結晶化合物のため個々の双極子の配向が不完全で，変換効率に制約があった．単結晶は従来の PZT セラミックスに比べて優れた音響特性があり，電気機械結合係数は PZT の約 10 倍の変換効率を有している．そのため，人体への超音波エネルギーの伝達が効果的に行われるので，広帯域での超音波到達度と感度が向上する（**図 10-29**）．

2）ハナフィレンズを用いた音場の均一化

スライス厚方向のビーム幅の調節は，一般的に音響レンズによって調節されているが（**図 10-30**），この場合，ビーム幅が焦点近くで収束し，一定にならない問題がある．素子の厚みを部分的に変化させ

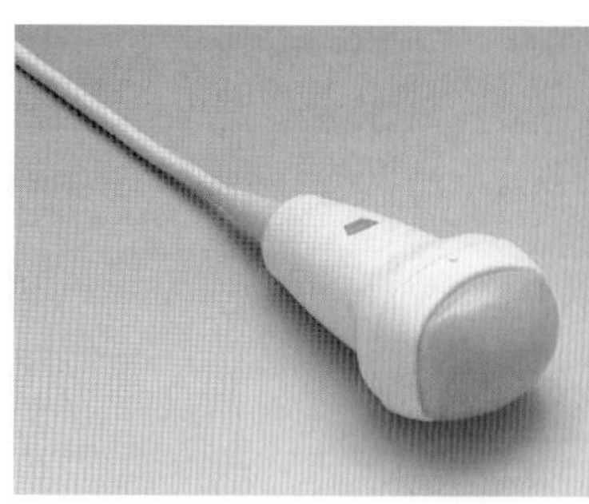
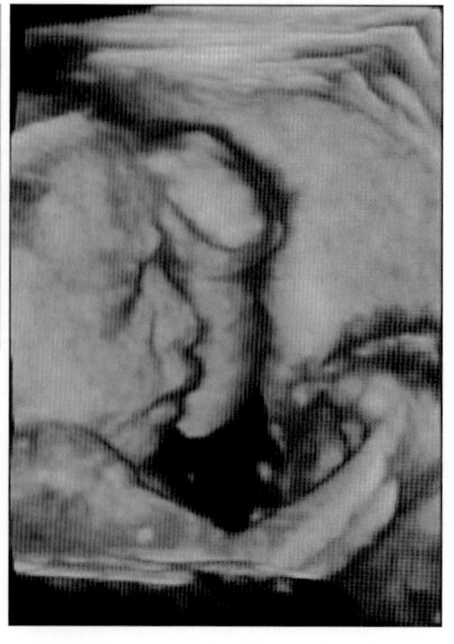

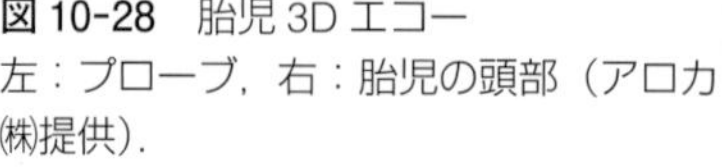

図 10-28　胎児 3D エコー
左：プローブ，右：胎児の頭部（アロカ㈱提供）．

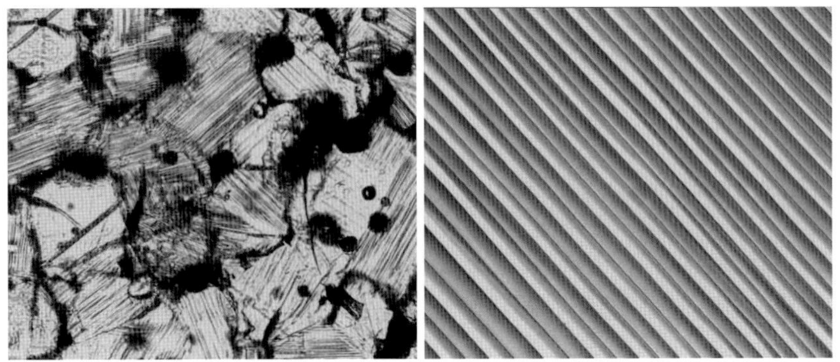

図 10-29　PZT セラミックス（左）と単結晶（右）（フィリップスメディカルシステムズ㈱提供）

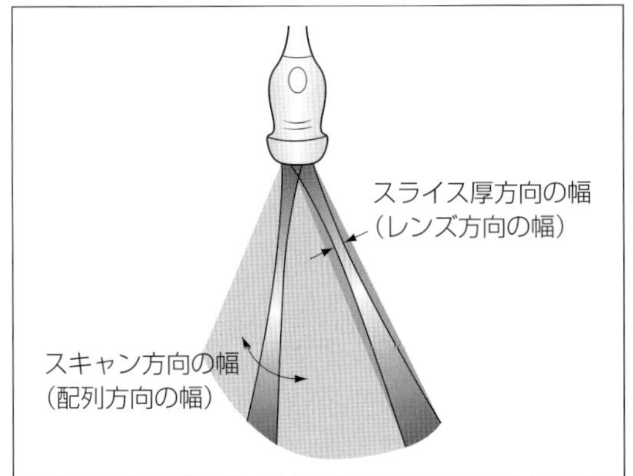

図 10-30　電子スキャンプローブによるビームの幅（持田シーメンスメディカルシステム㈱提供）

る（ハナフィレンズ：中心から外側に向けて連続的に厚みを変える）ことにより，中心部分からは狭い口径の高い周波数の超音波が発生し，外側からは広い口径の低い周波数の超音波が発生する．これによって，近距離から遠距離までのスライス厚方向に対して均一な音場をつくることができる（**図 10-31**）．

3）マトリックス振動子を用いた音場の均一化

通常のプローブでは発信・受信素子が横に 1 列に並んでいるだけであるが，碁盤の升目のように二

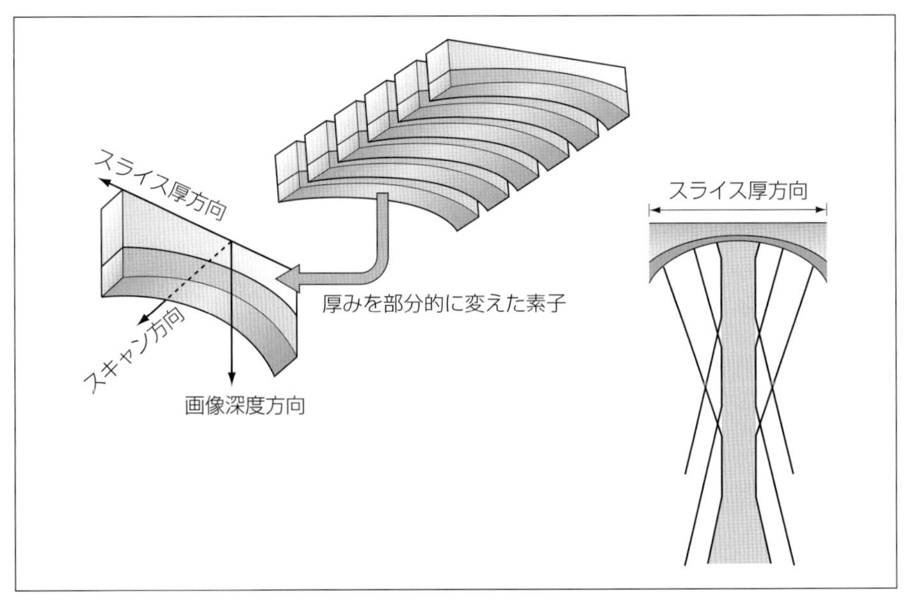

図 10-31　ハナフィレンズを用いた振動素子と音場（持田シーメンスメディカルシステム㈱提供）

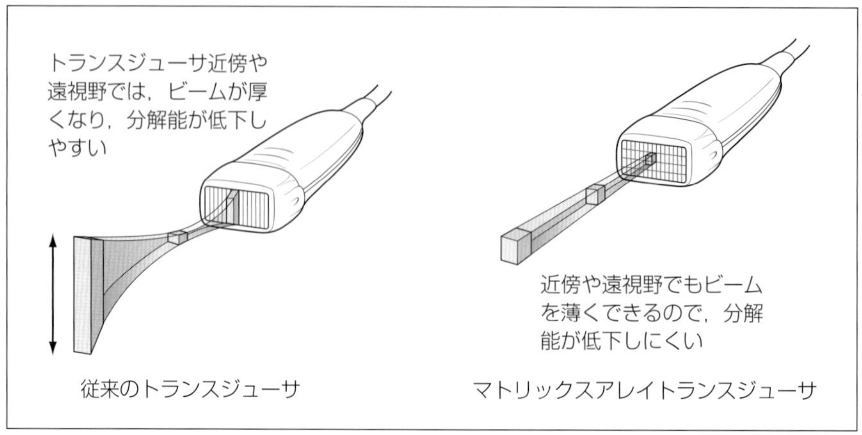

図 10-32　ビームの厚さ方向の焦点化（GE Healthcare 提供）

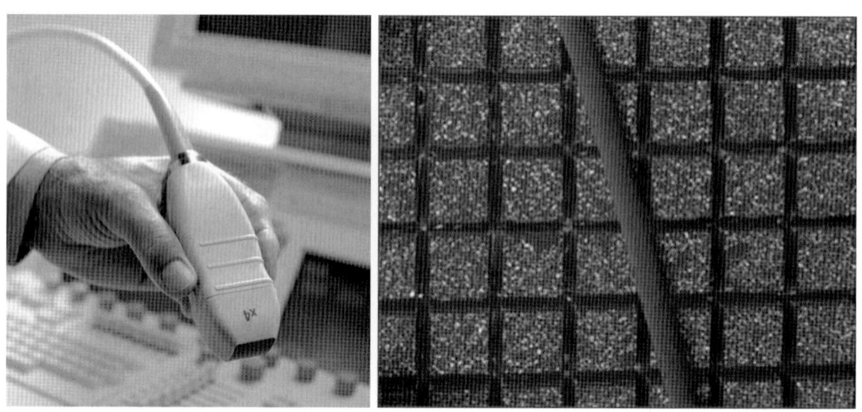

図 10-33　マトリックストランスジューサ（フィリップスメディカルシステムズ㈱提供）

次元的な素子配列をすることで，従来のプローブでは固定であったビームの厚さ方向にもダイナミックにフォーカスを変更することが可能となった．この技術で近視野から遠視野まで明瞭な画像が得られる（**図 10-32**）．

4）マトリックス振動子を用いた三次元画像

従来は二次元画像を再構築して三次元画像を得ていたが，時間がかかるうえ，リアルタイムで観察することができなかった．マトリックス状の振動子（**図 10-33**）を用いることで，ピラミッドのようにスキャンすることが可能で，三次元情報を一気に収集することができる．この情報を用いてリアルタイムの三次元画像を表示することが可能となった（**図 10-34，10-35**）．各振動子は髪の毛ほどの幅で，約 3,000 の素子を駆動する必要があるため，このプローブの作製には高度の技術を要する．

7　新手法

1．コントラスト技術

赤血球ほどの微細な泡（マイクロバブル）は超音波照射により，反射，振動し，ときには破裂する．このときの反射波はさまざまな周波数成分を含んでいる．組織からの反射波はおもに基本波成分である

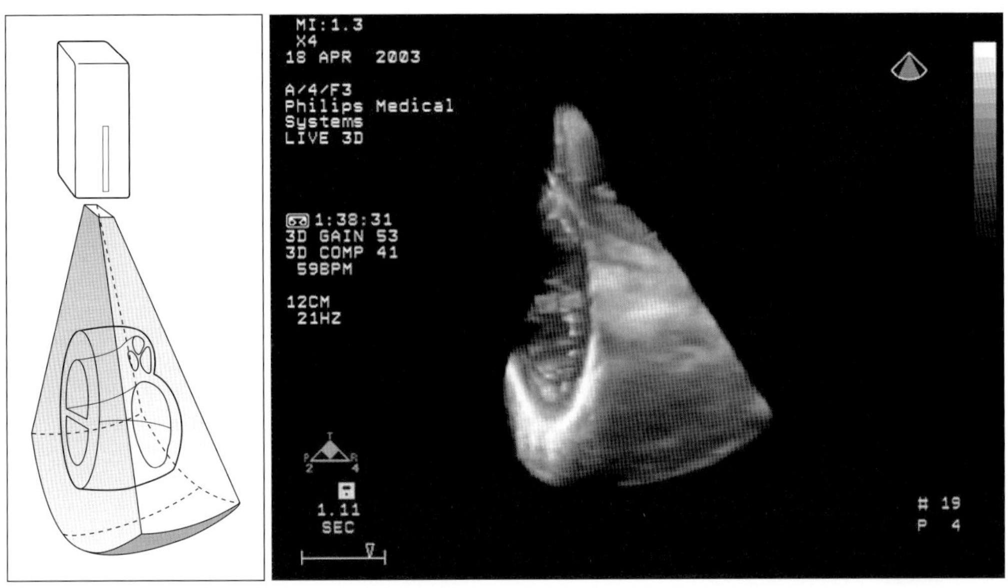

図 10-34　ライブ三次元イメージ―左室短軸僧帽弁レベル（フィリップスメディカルシステムズ㈱提供）

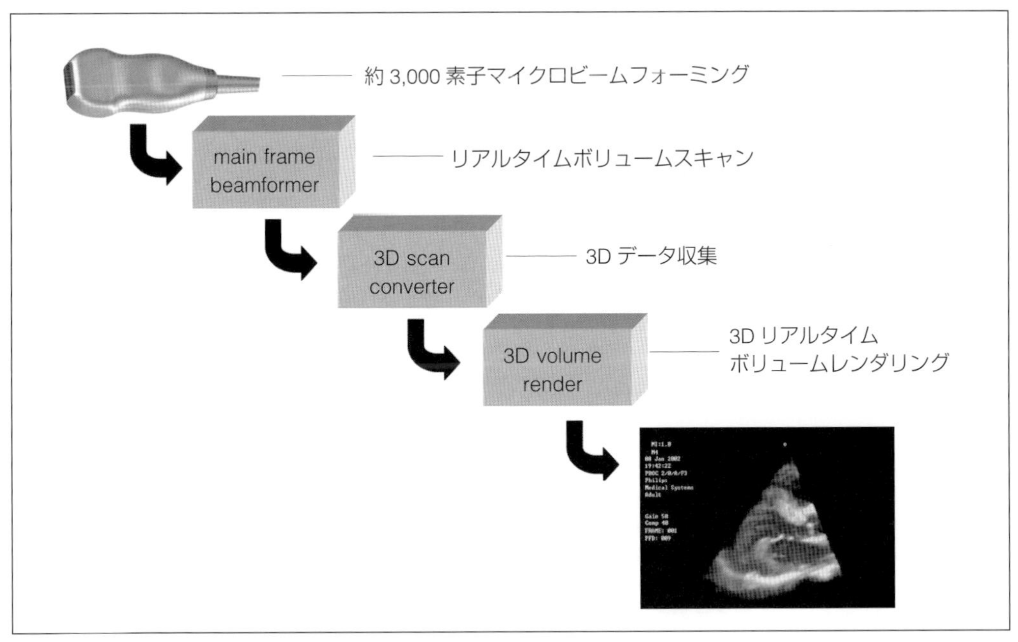

図 10-35　三次元表示までの過程（フィリップスメディカルシステムズ㈱提供）

ので，基本波成分を除いた反射波で画像を構成すると，マイクロバブルが強調された画像になる．このような画像処理で静脈から注入されたマイクロバブルが灌流されている部位を鮮明に描出することが可能となった．これらの技術から派生して現在，一般の検査に使われるようになったのが，**組織ハーモニックエコー法**である．

1）基本的な技術（セカンドハーモニック法）

組織やバブルは送信された基本周波数を反射する

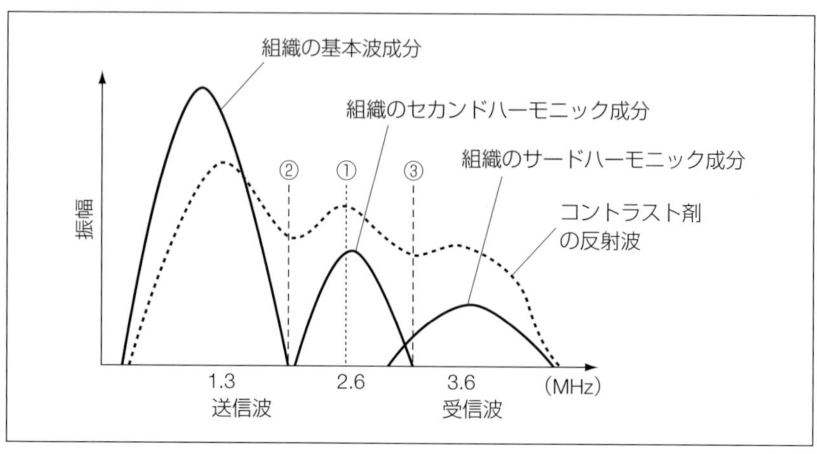

図 10-36　組織とマイクロバブルからの反射波

際に，同じ周波数のものだけではなく，その整数倍の周波数の波を反射する．このような反射を**非線形反射**という．反射された整数倍の周波数の波のことを**ハーモニック成分**とよぶ．

セカンドハーモニック法は，基本周波数の送信に対し基本周波数の2倍の周波数（二次高調波）の信号を画像化する技術である．セカンドハーモニック法は1996年から臨床応用され，いまや心筋コントラストエコー法を施行するうえで基本となる必要不可欠の技術である．血液や心筋組織は線形性が強いためハーモニック成分は小さいが，バブルは非線形性が強いために大きなハーモニック成分が生じる．

セカンドハーモニック法を用いることで，バブルからの反射信号を効率よく分離することができる．高音圧で画像化するときには，マイクロバブルが崩壊し，リアルタイムでの観察がむずかしいため，一般に間欠送信法（数秒に1回の照射）が必要である．

2）高音圧で用いられる技術（1.5ハーモニック法とウルトラハーモニック法）

セカンドハーモニックモードは線形性の強い組織信号と非線形性の強いバブル信号をうまく分けるために考案された手法であるが，組織も完全に線形性の反射をするわけではなく，ティッシュハーモニックとよばれる信号が発生するために，実際にはセカンドハーモニック法で組織およびバブルの両者を完全に分離することはむずかしい（**図 10-36** の①の線）．

ところが，基本波とセカンドハーモニック波との間（**図 10-36** の②の線）またはセカンドハーモニック波とサードハーモニック波の間（**図 10-36** の③の線）では，組織からの成分はかなり減少し，マイクロバブルからの信号と分離しやすくなることがわかった．②の部位で受信する方法が1.5ハーモニック法，③の部位で受信する方法がウルトラハーモニック法である．

本来このような信号は微弱で画像化が困難であったが，受信技術などの発達で画像化が可能になり，セカンドハーモニック法よりも組織とバブルの分離が明確になった．

3）低音圧で用いられる技術（パルスインバージョン法）

セカンドハーモニック法と同様に，バブルが超音波に対して非線形反応を起こすことに着目した手法である．位相が180°反転した同じ強度，形の2つの波を（2つの波は鏡像関係にある**図 10-37** の①と②）送信する．線形性の強い組織では2つの波

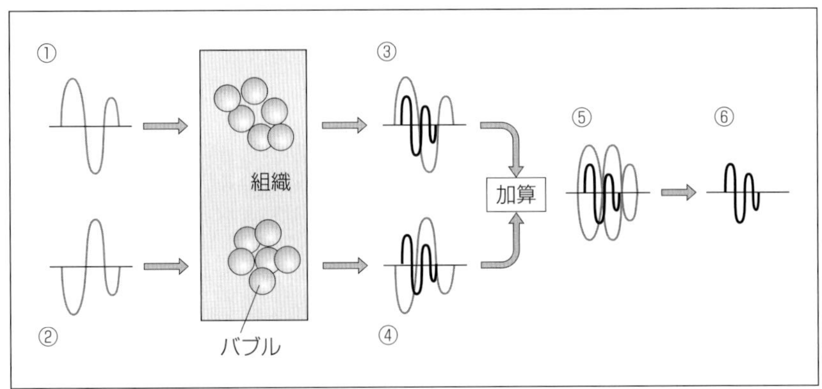

図 10-37　パルスインバージョン法の原理

は送信時と同じような波で受信される．つまり，2 つの波の鏡像関係は変わらない（**図 10-37** の③と④の細い線の波）．この 2 つの波を加算すると信号がキャンセルされ認識されない．非線形性の強いバブルでは 2 つの波の位相関係が変化し，送信時と異なった位相で受信される．つまり，2 つの波の鏡像関係は変化する（**図 10-37** の③と④の太い線の波）．この 2 つの波を加算しても信号がキャンセルされず，バブルが認識される．この結果，バブルの存在した部位が鮮明に画像化される（**図 10-37** の⑤と⑥）．低音圧での画像化が可能なため，マイクロバブルの崩壊が少なく，リアルタイムでの観察に向いている．

4）腹部での造影法（マイクロフローイメージング）

マイクロバブルを高音圧で観察すると，高輝度が得られる半面，マイクロバブルは崩壊し，持続的な造影を得ることができない．低音圧の観察では微小気泡の消失は抑えられるので，流入するマイクロバブルの様子をリアルタイムに観察できるが，マイクロバブルが末梢血管までいきわたるとほぼ平衡状態の画像となり，血管系のダイナミックな血流は観察しにくくなる．

そこで，一定時間だけ高音圧送信を行い，観察断層面内の微小気泡を消失させた後，ふたたび低音圧映像法に戻すと，微小気泡が観察断層面内に再流入する動態が映像化できる．しかし，高音圧照射後の画像（**図 10-38b**）は，血流の速い比較的大きな血管は確認できるものの，細かい血管にはマイクロバブルが到達していない．しばらく微細血管分枝の染影を待つと（**図 10-38c**），ついには観察されないままふたたび肝実質全体が微小気泡で充満してしまうので（**図 10-38d**），微細な血管の観察はむずかしい．マイクロフローイメージング法は高音圧照射から低音圧送信に復帰した直後から，画像ピクセルごとに信号の最大値をキャプチャーしながら表示する方法である．

図 10-38e は，**図 10-38b〜d** のデータをマイクロフローイメージング法で表示したものであり，1 枚の画像ではまばらであった微小気泡信号が，フレームを重ねるごとに血流に沿って重畳され，微細な血管構造が表示される．

2．心機能の新しい評価法

1）ストレイン法

狭心症や心筋梗塞のような虚血性心疾患が増加してきた今日では，心エコー法で局所の壁運動を評価する重要性はますます高まっているが，依然として局所の壁運動評価は主観的な肉眼評価で行われるこ

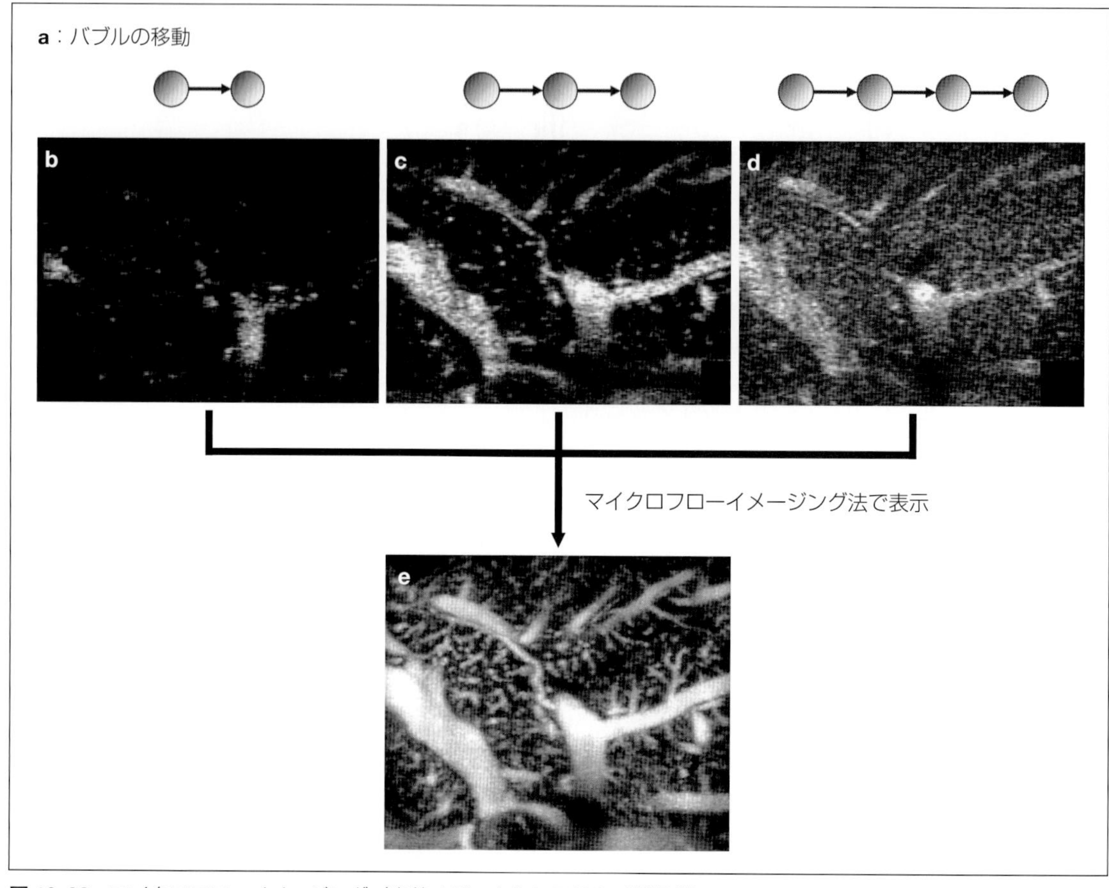

図 10-38　マイクロフローイメージング（東芝メディカルシステムズ㈱提供）

とが多い．そのため，熟練者と初心者の壁運動評価に違いがあることもまれではない．また，収縮力を評価する壁運動だけでなく，収縮のタイミング（遅延など）がわかるなど，客観性の高い評価が可能となる．

組織ドプラ法を用いて，比較的速度の遅い心筋内のある 2 点の速度と距離情報から，心臓そのものの動きの影響を受けにくいストレイン（ひずみ）やストレインレート（単位時間当たりのひずみの勢い）を表示できるようになった．これにより，収縮性の客観的な評価だけではなく，心臓の局所の収縮のタイミングも明瞭に評価できるようになった（**図 10-39**）．

現在この方法は，重症の心不全患者に CRT（心臓再同期療法）の適応を決定する重要な評価法となっている．しかし，ドプラ法を利用するために，超音波の音線（ビーム）方向と心筋の運動方向のなす角度が大きい場合は誤差が大きくなるため中心部以外のストレインは観察がむずかしいなどの難点があった．

その弱点を解決するために，B モード法の輝度のパターンを認識し，そのパターンを時間的に追従して，速度，位置情報を得て，ストレインやストレインレートを表示できる方法が開発された（**図 10-40**）．この方法により，角度依存性がなくなり，心臓のどの部位でも測定可能となった．また，心筋を分割して，各部位の情報も個別に簡便に得ることができるようになった（**図 10-41**）．

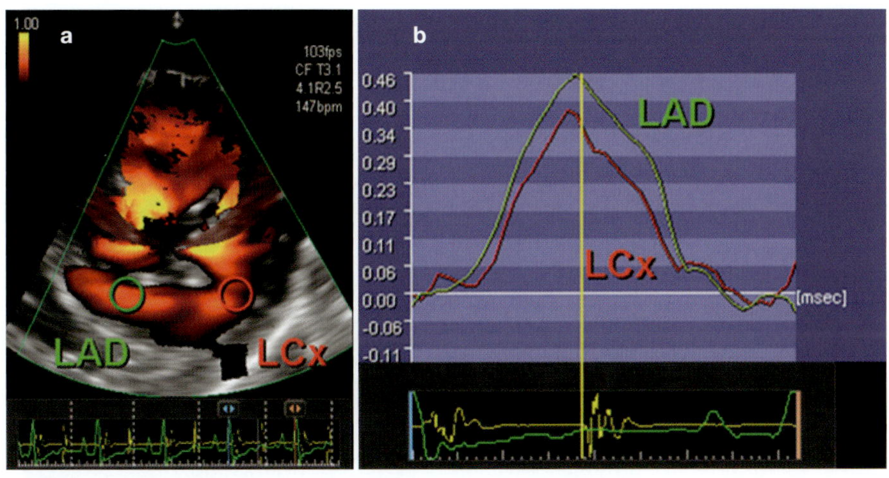

図 10-39　正常左室短軸像のストレイン画像
左前下行枝領域（LAD）と回旋枝領域（LCx）のストレイン波形正常心筋のストレインはほぼ収縮末期にピークを示す（黄色の線は大動脈弁閉鎖の時相を示す）（Okuda K, et al：Impact of the coronary flow reduction at rest on myocardial perfusion and functional indices derived from myocardial contrast and strain echocardiography. J Am Soc Echocardiogr 19：781-787, 2006）

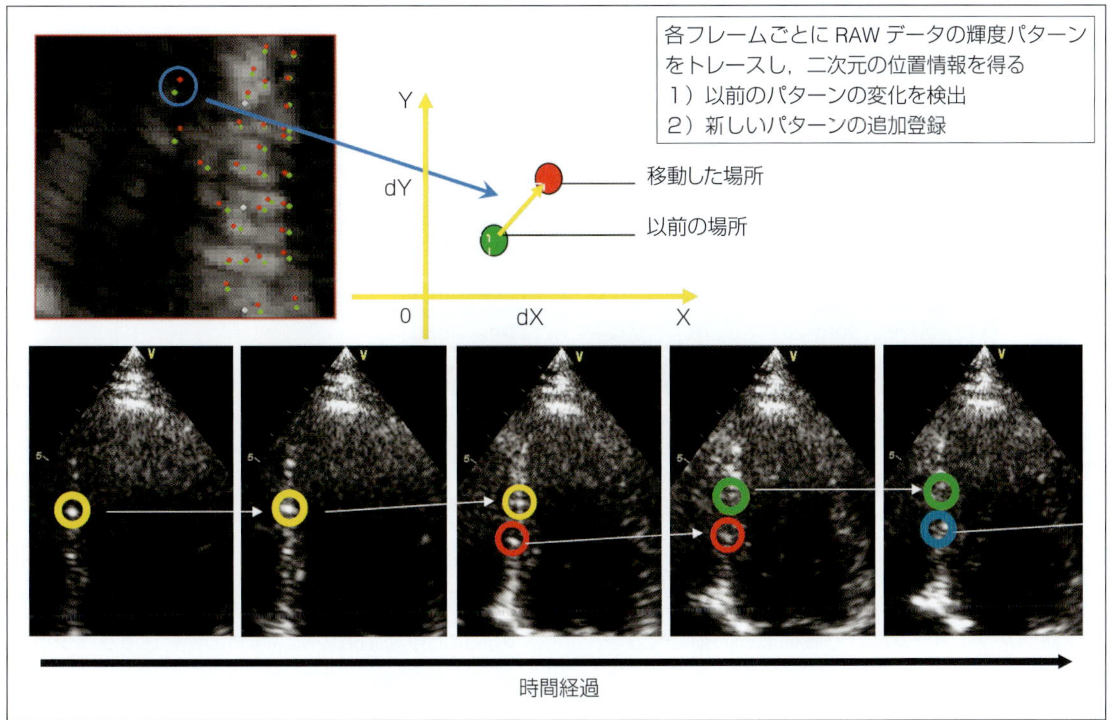

図 10-40　2D Strain の原理（GE Healthcare 提供）

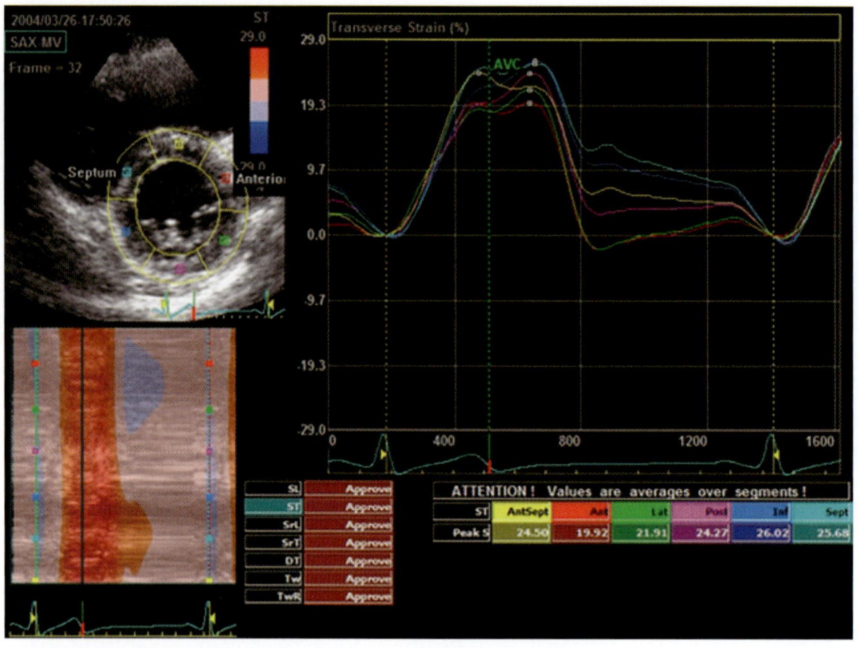

図 10-41　セグメント別の表示（GE Healthcare 提供）

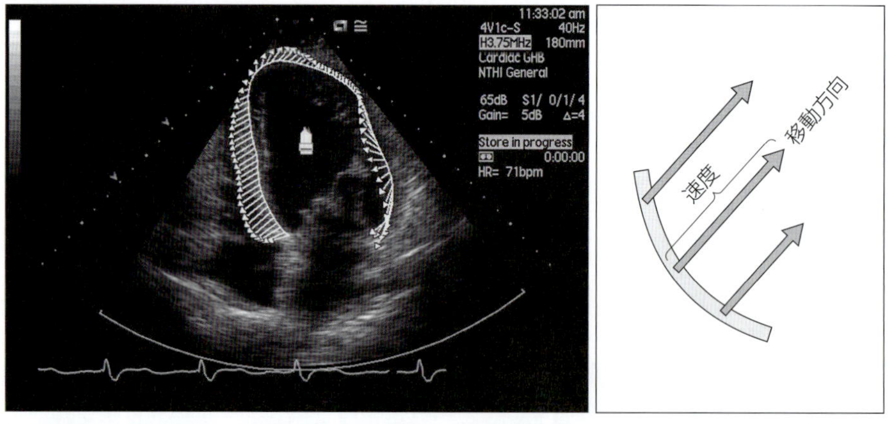

図 10-42　velocity vector imaging（VVI；速度ベクトル表示法）（持田シーメンスメディカルシステム㈱提供）

2）ベロシティベクターイメージング（VVI）

組織ドプライメージは，心臓構造物の動きをカラー表示する方法であるが，ドプラ法を使用しているので，体表においたプローブに向かうか離れるかの方向の動きしか検出できない．本当の心臓の動きの方向がプローブの方向と直交する場合には，ドプラ法では感知できなくなる．

このようなドプラ法の欠点を解決する手段として，2D モード上に任意に引かれたライン上の個々の点における組織の瞬時瞬時の移動速度をベクトル表示する方法─ベロシティベクターイメージング（VVI；速度ベクトル表示法）が考案された（**図 10-42**）．矢印の向きは組織の移動の方向を，矢印の長さは移動速度を表す．この方法は，サンプリングポイントの周囲のスペックルパターンが，1 フレーム

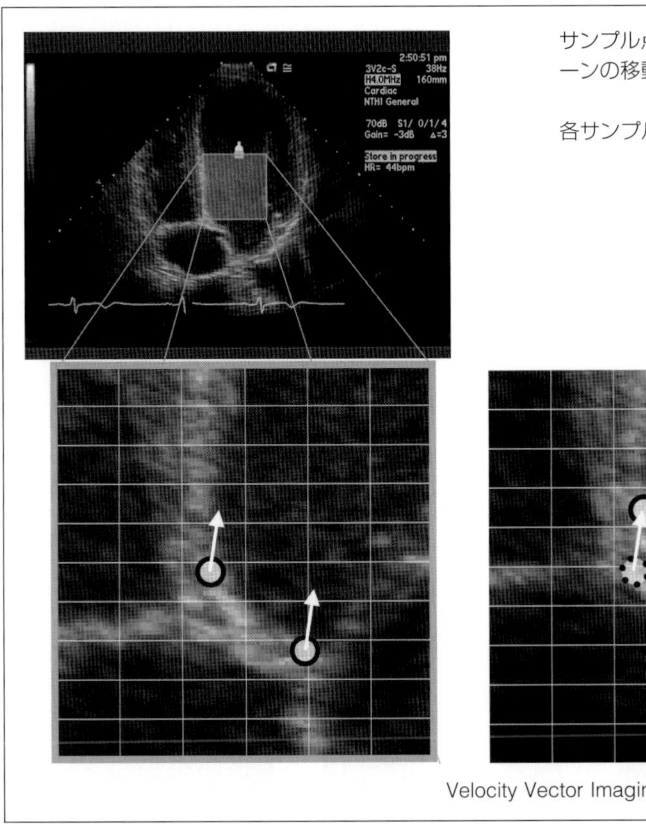
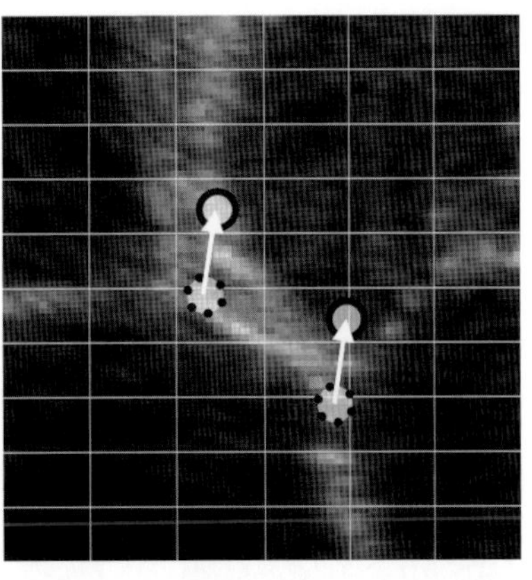

図 10-43　VVI の原理（持田シーメンスメディカルシステム㈱提供）

間にどの方向にどれだけ動いたかを計測することで速度を割り出し，ベクトル表示するので角度依存性がない（**図 10-43**）．精度を向上させるために単純なトラッキングだけでなく，心筋運動の周期性や隣接する領域との動きの整合性などを加味してベクトルを表示している．

この方法の特徴は，ドプラ法のように角度依存性がなく，超音波ビームに直角方向の動きも検出でき，局所および全体の動きが，組織カラードプラよりも直感的に判断しやすいことである（**図 10-44**）．

3. その他の新技術

1）画像コンパウンド（複合）技術

生体の組織に無数に存在する細かい散乱体からのエコー信号は，超音波パルスの干渉によって点状のスペックルパターンが生成され，不鮮明な画像の原因の一つである．これらのスペックルは組織の構造とは無関係であり，その信号を軽減することで，構造物が相対的に強調されコントラスト分解能が向上する．

音波の干渉によって生じるスペックルパターンを低減するには，送受信条件を変化させる方法が有効である．送受信条件を変えるとスペックルパターンは変化するが，構造物の境界として検出されるエコー信号の位置は変化しない．異なる送受信条件によって得られた複数のエコー信号を合成し，平均値の画像を再生成する技術―画像コンパウンド（複合）技術を用いることで，スペックルパターンの軽減が可能となる．

具体的には 2 種類の方法がある．

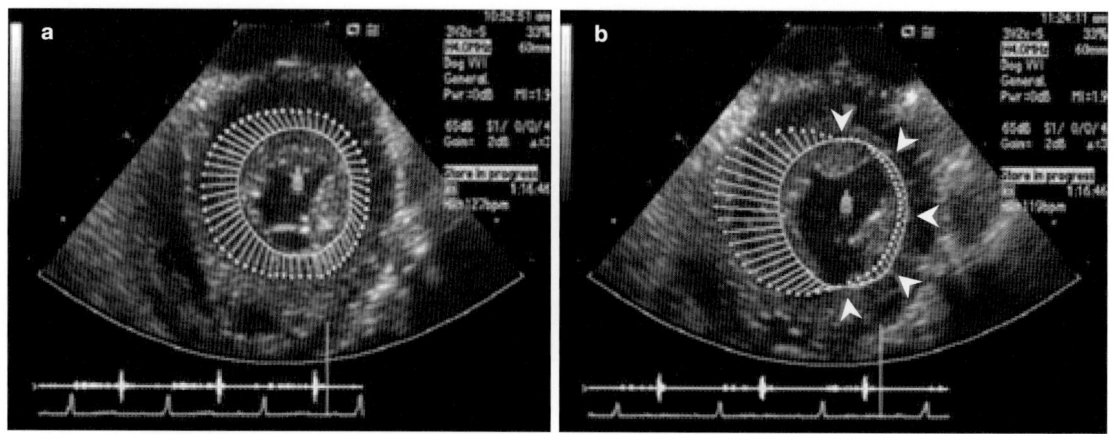

図 10-44　VVI の実際
a：正常の心筋短軸像での VVI．b：左回旋枝完全閉塞時の心筋短軸像での VVI．向かって右方向の矢尻の表示がほとんどなく無収縮を表している（Asanuma T, et al：Spatial extent of postsystolic thickening during myocardial ischemia：Evaluation by velocity vector imaging．J Echocardiography 4：84-85，2006）

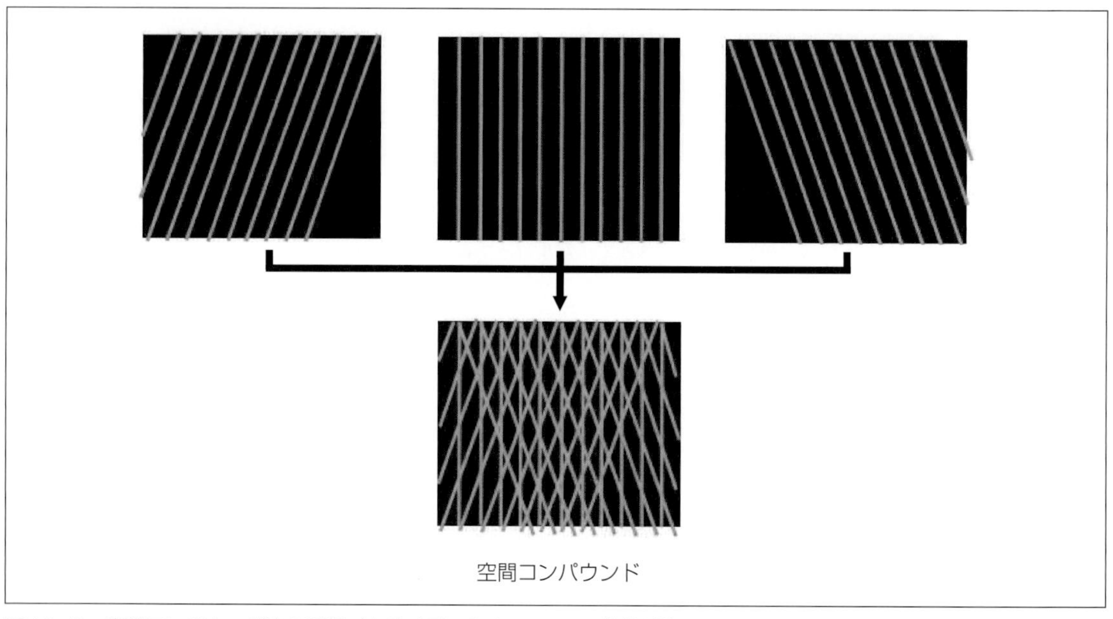

図 10-45　空間コンパウンド法の原理（東芝メディカルシステムズ㈱提供）

①周波数コンパウンド法：エコー信号を受信後，中心周波数を変化させて，周波数帯域の異なる受信信号を複数生成する．これらを独立に信号処理し，その後にこれらの信号を加算平均し，コンパウンド画像を構成する．

②空間コンパウンド法：受信時のチャネル位置とフォーカシングの方向を変えて複数のエコー信号を生成し，加算平均する（**図 10-45**）．

これらの方法で，スペックルパターンの低減以外に，多重反射の低減や構造物境界の検出能向上が期待される．寒天グラファイトファントムの例（**図 10-46**）では，コンパウンド法を使用後，画像全体のスペックルパターンの平滑化により粒状ざらつき感が軽減されており，均一性，コントラスト分解能

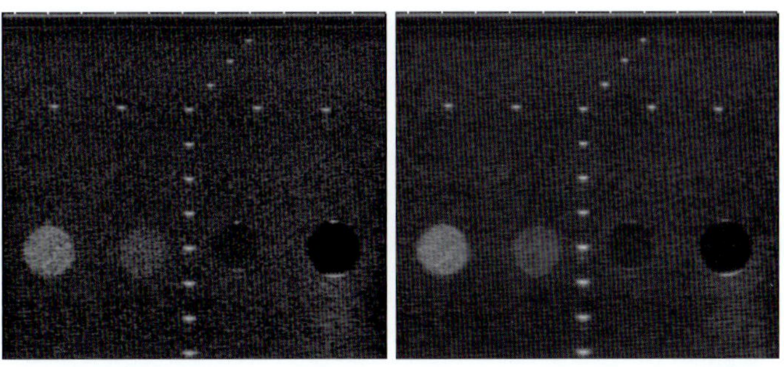

図 10-46　寒天グラファイトファントム像
左：コンパウンド法なし，右：コンパウンド法あり（東芝メディカルシステムズ㈱提供）

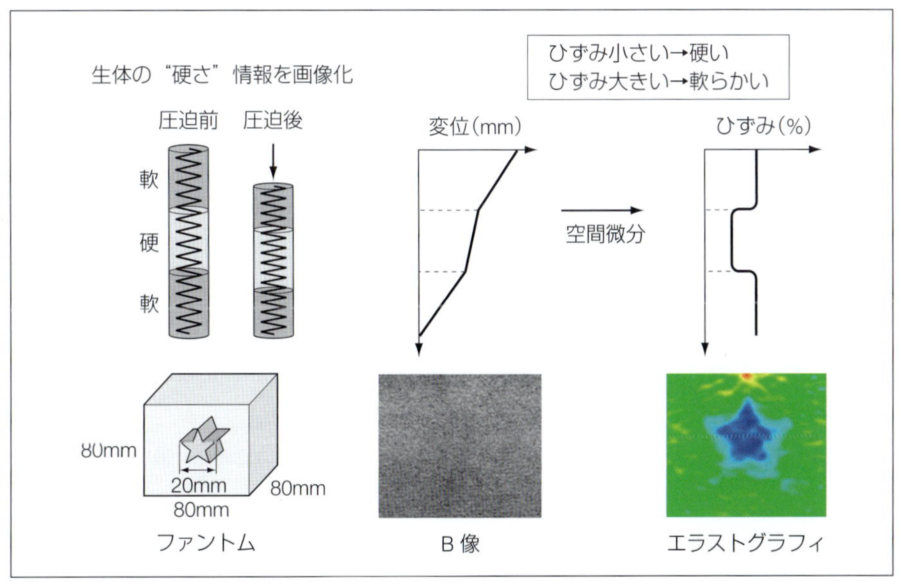

図 10-47　エラストグラフィの原理（㈱日立ヘルスケア・マニュファクチャリング提供）

が向上していることがわかる

2）組織の硬さの表示：エラストグラフィ

乳腺などでは正常組織と腫瘍組織の音響インピーダンスの差が少ないため，高度な熟練をもってしても腫瘍が明瞭に描出されない場合もある．超音波（B モード法）では腫瘍の良・悪性を鑑別するのがむずかしく，確定診断を得るためには細胞診や針生検などの侵襲的診断法が必要とされていた．

癌組織では，その進展とともに一般に組織の硬化が起こっている．従来から触診法では重要な所見であったが，定量的や客観的な指標はなかった．

超音波を用いて硬さを画像化しようとする組織弾性イメージング機能（エラストグラフィ）が開発された．これは，超音波プローブを生体に接触させ，ゆっくりとわずかに押すだけで組織の硬さを画像化できる方法で，プローブを押したときに生じるひずみが，軟らかい部分では大きく，硬い部分では小さいという原理を利用している．

図 10-47 に示すように，硬いバネ（腫瘍組織）と軟らかいバネ（正常組織）が連結されたモデルで，上から圧迫した場合，硬いバネ（腫瘍組織）はほとんど変形せずに同じ量だけ下方に変位するが，軟らかいバネ（正常組織）は形が大きく変化して，

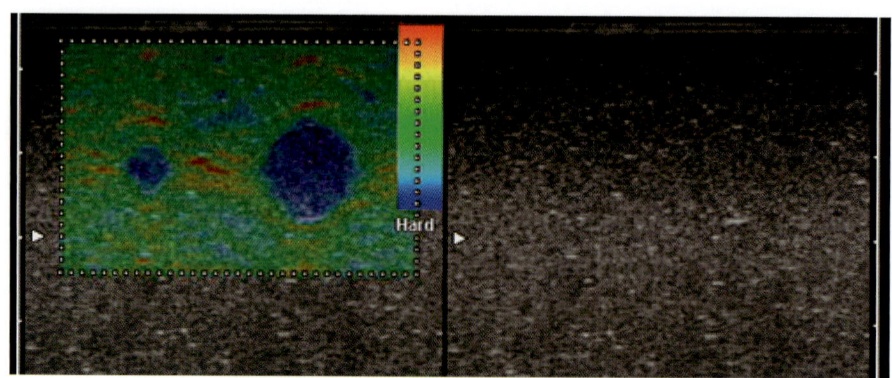

図 10-48　ファントムの圧迫像（㈱日立ヘルスケア・マニュファクチャリング提供）

下方に変位する．

この変化をBモードで表示するとわずかな変化しかとらえられないが，変位分布の空間微分をとることでひずみや硬さの情報としてより明瞭にとらえることができる．しかし，従来はその情報量の処理に時間を要し，実時間表示が困難であったが，演算アルゴリズムの開発と，CPUの演算処理能力の向上で，硬さの程度を実時間でしかも見やすいカラー表示として，超音波画像上に表示することができるようになった（**図 10-47**）．

図 10-48 はファントムの圧迫像であるが，音響インピーダンスの差が少ない場合，たとえ硬さに違いがあってもBモードの画像では区別することはできないが（**図 10-48** の右），エラストグラフィでは明瞭にその差を表示することができ（**図 10-48** の左），乳がん検診などで有用性が高まっている．

3）血管の観察：高周波プローブの開発と動脈硬化の測定

近年，生活習慣病の予防，とくに糖尿病や高脂血症の早期発見，早期治療が重要な課題となっている．それらの評価には血液検査所見と同様に血管，とくに動脈の検査も重要視されるようになってきた．そのため，血管：動脈や静脈を描出し，その評価もできる技術も開発されるようになってきた．高周波リニアプローブの性能が向上したことによって，頸動脈などの形態的な評価としては血管の内膜と中膜が厚くなる内膜中膜複合体厚（IMT）を測定したり，内膜の一部分が盛り上がるプラークなどを観察できるようになった．

血管の壁の硬さは脈波伝播速度を測定することで，血管全体の評価は従来より可能であったが，局所の血管の硬さを簡便かつ正確に測定することは困難であった．たとえば，血管の硬さの指標である β 値（stiffness parameter）は，

$$\beta = \ln（収縮期血圧／拡張期血圧）/〔（最大血管径-最小血管径）/最小血管径〕 \quad (10\text{-}7)$$

で求められる．収縮期血圧と拡張期血圧は一般の血圧計で求められるが，画像に表示される血管の径の計測は分解能の限界から精度が高くなかった．

最近では画像に表示される血管の信号ではなく，その元になっている画像処理前の生の信号〔radio frequency（RF）信号〕を計測することで，精度が高く，しかも自動的にその信号を追尾（トラッキング）することが可能となった．実画像でトラッキングゲートを設定することで血管壁をゲートが追従し，リアルタイムの血管径変化が得られ，その後に血圧データを入力すると動脈硬化の指標が表示できるようになった（**図 10-49**）．

4）ポータブルエコーの登場

ポータブルエコーの開発は，1996年にアメリカ国防総省が戦場に持ち運べる超音波診断装置を企業

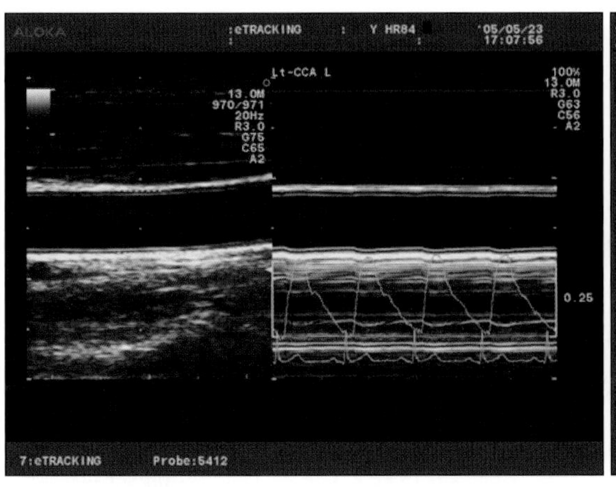

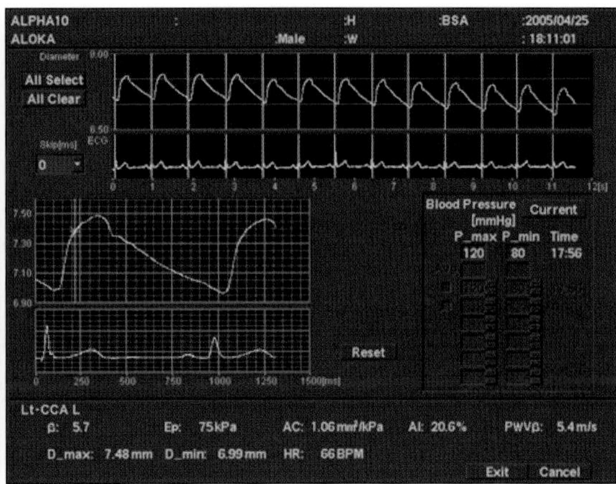

図 10-49　血管壁の自動トラッキングと硬化度の表示（アロカ㈱提供）

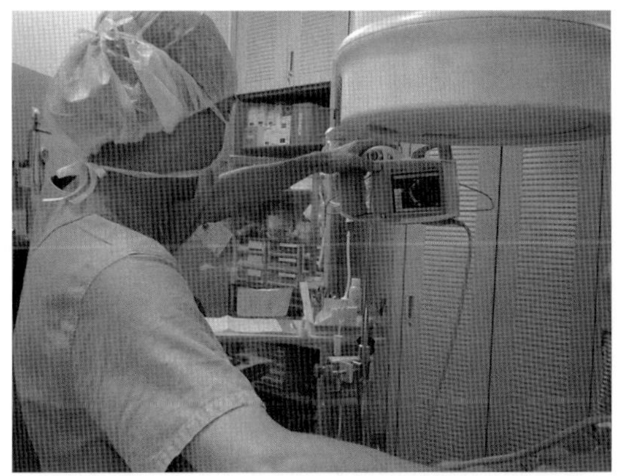

図 10-50　カテーテル室でのポータブルエコーの使用

に依頼したことから始まる．1999 年からポータブルエコーが市場に出回るようになった．当初の画質は十分ではなく，機能も制限されていたが，最近の機種ではカラードプラ法をはじめ，ルーチン検査で必要な機能は整備されるようになってきた．画質も高級機種にも見劣りしないほどまでになってきた．

小型化に成功したことから救急の現場，カテーテル室（**図 10-50**），ICU や CCU で汎用されるようになり，的確ですばやい診断ができるようになったことで，在宅医療など臨床の現場での使用が広まってきている．

8　超音波診断の安全性

超音波診断装置の電気的・機械的安全性は一般の医用機器と同じであるが，ほかの装置と異なるのが，音響出力に対する安全性である．従来から超音波診断の安全性は高く，胎児診断にも広く使用されてきたが，最近の装置の進歩によるプローブの効率向上やドプラ法の普及により，超音波の安全性に対する認識が高まってきている．

超音波の強さは，超音波パルスで収束音場を使用しているため，空間的にも時間的にも変化するので，その規定は複雑である．超音波の強さの測定には，全体の音響出力を測定する天秤法と，ハイドロホンによる空間的・時間的分布の測定法がある．空間的・時間的規定としては，

①空間ピーク・時間平均値 I_{SPTA}（spatial peak-temporal average）：音場中で最大，あるいは指定領域中で最大となる音の強さの時間平均値

②空間ピーク・パルス平均値 I_{SPPA}（spatial peak-pulse average）：音場中で最大となる音の強さの一つのパルスのパワーをパルス幅で平均した値

③最大強度 I_m（maximum intensity）：音場中で最大の音の強さのパルスのうち，最大パワーを含む半波長の平均値

などが使用される．

安全性の基準としては，もっとも厳密に規定しているのはアメリカのFDA（食品医薬品局）で，I_{SPTA} 720mW/cm^2，I_{SPPA} 190mW/cm^{2}を限度としていた．

しかし近年ではFDAの基準も，患者への超音波照射ができる限り小さなレベルで最大限の診断情報を与えるとの観点から，生体への熱的指標（TI）と機械的指標（MI）をTVモニタ上に表示し，操作者の判断で音響パワーを調整可能にしている．ここで，TIは超音波照射により吸収されるエネルギーで，生体へ及ぼす熱的影響（温度上昇）に関する指標で，

$$W_{\mathrm{o}}/W_{\mathrm{deg}} \qquad (10\text{-}8)$$

W_{o}：トータルパワーの時間平均，
W_{deg}：1度上昇に必要なパワー

MIは生体内で伸長された気泡が圧縮・破裂する際のエネルギーによる機械的影響の指標で，

$$P_{\mathrm{r}}3/\sqrt{f_{\mathrm{c}}} \qquad (10\text{-}9)$$

P_{r}：負の音圧，f_{c}：中心周波数

で示される．最近はこのMI，TIで音響パワーレベルを表示するのが一般的になっている．

超音波の安全性は，まだ測定法を含めて流動的で，その生体作用も明確でないことが多いが，今後さらに研究，検討され，国際的にも統一されていくものと思われる．

9　超音波診断機器の将来

超音波診断装置は1940年代に始まり，種々の変遷を経て，1970年代後半になって電子スキャンの実用化によるリアルタイム表示が急速に発展した．そして技術革新により，分解能・画質の向上のほか，装置の小型化，低価格化も進み，画像診断装置としての地位を確立し，第2の聴診器とよばれるまでになってきた．また，機能診断であるドプラ法も1980年代になるとカラードプラ断層法が実用化し，目覚ましく普及していった．

今後の超音波診断は，これらの革新的技術のうえに立って，さらにつぎのような課題を中心に発展していくものと思われる．

①分解能，画質，感度のさらなる向上
②カラードプラ法の応用，発展
③三次元表示を含むデータ処理とファイリング技術，システム化技術の発展
④臨床応用ソフトウェアによる応用範囲の拡大
⑤超音波造影剤（コントラスト剤）のさらなる発展
⑥高密度実装技術による装置の小型軽量化
⑦超音波治療への発展（超音波のパワーの応用）

これらの課題とともに超音波診断の定量化が今後追求されていくものと考えられる．

第11章 眼底検査装置

近年，眼底検査は眼科領域の検査に用いられるだけでなく，成人病予防の手段として用いられるようになってきている．これは，瞳孔の奥にある眼底を，眼底撮影装置（眼底カメラ）とよばれる専用の撮影装置を用い，眼球の内壁面を瞳孔と眼球レンズ系（角膜，瞳孔，水晶体）を通して観察し，眼底の血管，網膜，視神経を調べる検査である．眼科領域では網膜剥離や眼底出血，緑内障などの目の疾患を調べるときに行い，成人病検査では血圧，高脂血症，糖尿病の血管への影響，動脈硬化の程度などの早期発見に使用している．

1 眼底検査装置の種類

眼底検査装置には，大きく分けて 2 種類の装置がある．散瞳撮影装置と無散瞳撮影装置とよばれる撮影装置である．

散瞳撮影は散瞳薬（瞳孔を開かせる薬）を用いて撮影を行うため，視野が広く広範囲の眼底の観察に向いている．しかし，散瞳薬を用いる手法のため，医師でなければ扱うことができない．また，散瞳薬を用いているため，検査直後に運動や自動車の運転などは行ってはならず，散瞳薬の効果が弱まるまで 4〜5 時間室内待機が必要である．最近では，検査後に縮瞳薬を使用して短時間で帰宅可能にしている施設もある．ごくまれに，散瞳薬で緑内障を発症する可能性も報告されている．

これに対し無散瞳撮影は，自然散瞳による撮影を行うため，医師以外の診療放射線技師や臨床検査技師，看護師などが行うことができる検査方法である．しかし，眼底を観察しやすくするためには，自然散瞳を促すため部屋を暗くしたり，撮影装置に暗幕をかけるなど，瞳孔が開きやすい環境を整えることが必要である．自然散瞳のため撮影画角は 45°が基準であり，また眼底部の撮影には瞳孔を通して強い光を入れなければならないが，人体の対光反射により瞳孔が閉じてしまうため（縮瞳），無散瞳撮影では連続撮影が困難である．さらに眼球への入射光に対し眼底から得られる反射光がとても微弱（1/500〜1/1,000 程度）なこと，角膜や水晶体からの散乱光，撮影領域に瞼やまつげが入るなど，さまざまな困難・障害を解消しなくてはならない．

図 11-1 に無散瞳撮影装置を示す．

2 眼底撮影装置の構造

眼底撮影装置は，眼底からの反射光に基づいて眼底を撮像する眼底撮像光学系と，眼底撮像光学系での眼底画像の撮影位置を指定するための眼底観察用ユニットを備える．このほか，被検眼の収差を補正するために，眼底撮像光学系に収差補正ユニットなどが配置された撮影装置もある．

光学系の概略を**図 11-2** に示す．眼底を照明するための照明光を出射する光源として，被検眼に視認されにくい近赤外域の照明光（800nm 前後）が出射される．光源としては，半導体レーザや発光ダイオード，また光源に赤外線フィルタを用いたものなどが用いられる．赤外光源から眼底に至るまでの光路には，レンズや有孔ミラー（ビームスプリッタとしてハーフミラーを使用する装置もあり），走査部，2 枚のプリズムからなる視度補正部などが配置される．赤外光源から出射された照明光は，レンズによ

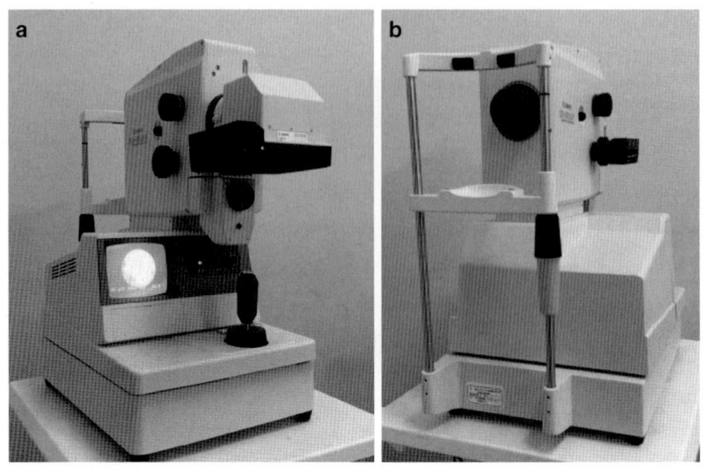

図 11-1　無散瞳眼底撮影装置外観
a：操作者側，被検者側.

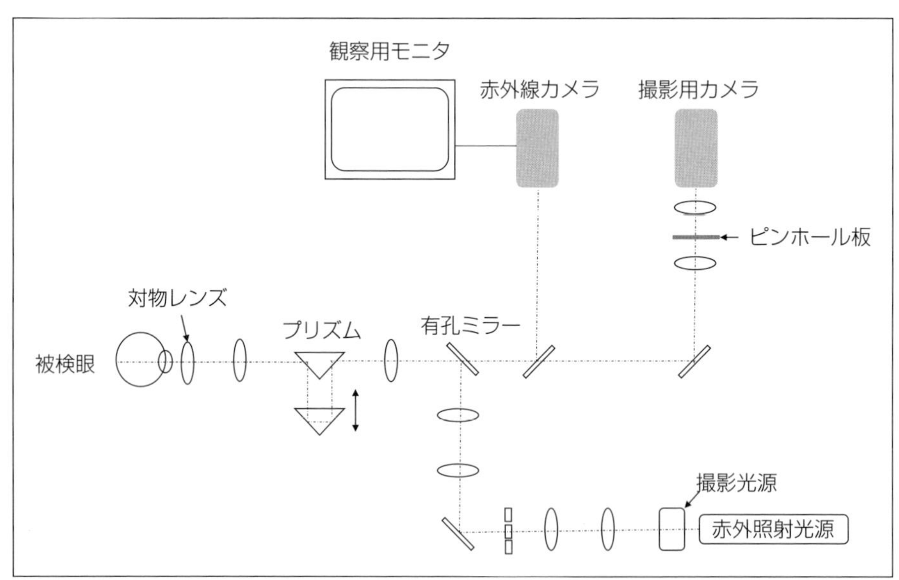

図 11-2　眼底撮影装置の光学系

り平行光束とされ，レンズによりリレーされ，被検眼の眼底に集光し，観察することとなる.

また半導体レーザを光源とした場合，走査部にて照明光を眼底上で二次元的に走査し，眼底で XY 方向に照明光を走査する．走査部を経た照明光は，レンズにてふたたび集光され，視度補正部，レンズを経て被検眼の眼底に集光し，走査部によって眼底上を二次元的に走査することとなる.

なお，視度補正部は駆動部を有し，一方のプリズムが**図 11-2** で示す矢印方向に移動することにより光路長を変えることができ，視度補正を行っている．このようにして，照明光を眼底に照射する赤外照明光学系が形成される．この反射光を赤外線カメラにて被検眼の眼底画像を観察用としてリアルタイムに取得している.

また，撮影時には撮影光源からリング状の白色光

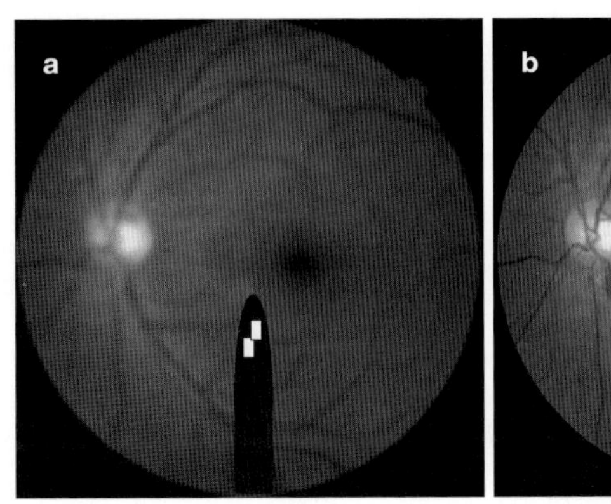

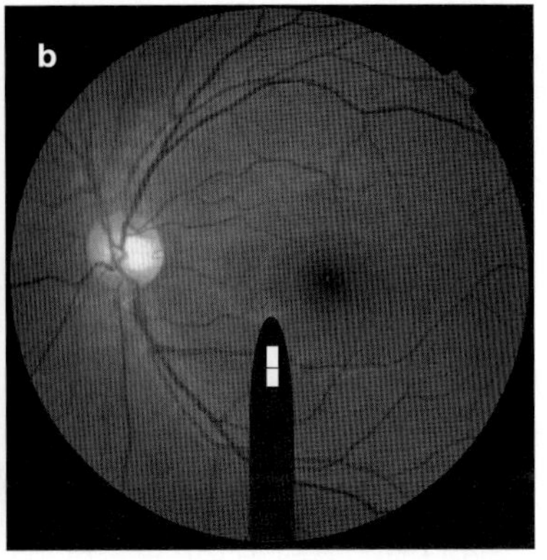

図 11-3　スプリット指標
a：ピントがずれているスプリット指標，b：ピントが合っているスプリット指標.

を照射し，眼底からの反射光は，前述した赤外照明光学系を逆にたどり，有孔ミラー中心部を通り，撮像用カメラに向かう．このとき，フレア除去機能を搭載した機種では，レンズを介してピンホール板のピンホールに焦点を結び，ピンホールにて焦点を結んだ反射光はレンズを経て受光素子に受光される．なお，照明光の一部は角膜上で反射される（フレア光）が，ピンホール板により大部分が除去され，角膜反射の画像への悪影響が低減される．このため，受光素子は角膜反射の影響を抑えて，眼底からの反射光を受光可能となり，良好な画質となる．

ピント調整は，シャイネルの法則を用いたスプリット指標（**図 11-3**）により行われる．これは**図 11-4** に示すように，眼前の 2 つのピンホールを通して物体をみる場合，距離が異なり屈折がずれていると 2 つになり，屈折が合っていれば固視対象部の物体が 1 つになることを利用している．

現在，画像撮影用カメラとしてはデジタルカメラが主流となっている．撮影画角は 30～60° などがあるが，無散瞳撮影装置では 45° が一般的に使用されている．

最近では，眼底からの反射光に基づいて撮像する眼底撮像光学系とは別に，被検眼の波面収差を検出するための波面センサを有し，眼底に測定光を投影し，その反射光を波面センサにて受光する収差検出光学系と，収差補正するための眼底撮像光学系に配置された収差補正機構がついた装置もある．さらに，装置によってはピントが合うと自動的に撮影されるオートシャッタ機構や，瞬き防止機構，まつげ検出機構など，画質向上に寄与した機構が取り入れられている．また小瞳孔の場合，光量不足になりやすいため，自動的に光量を上げるなどといった露光補正機構がついた装置も使用されている．

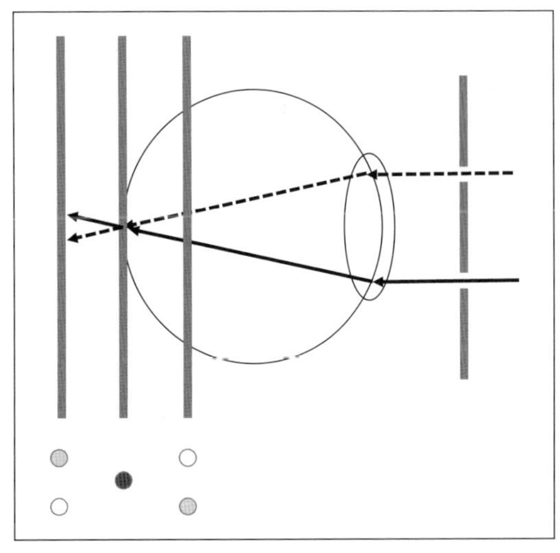

図 11-4　眼底撮影装置のピント調整法

3 無散瞳眼底撮影装置で得られる正常画像とアーチファクト

検診などで撮影される撮影体位は，**図 11-5** に示す乳頭黄斑位が一般的で，視神経乳頭部（視神経と眼動脈，眼静脈が集まっている箇所）と黄斑部（網膜中心で注視点となる箇所）が左右対称位置に描出されることが多い．このほかに，病変目的に合った乳頭位，黄斑位，乳頭上側位，乳頭下側位，乳頭鼻側位，周辺位などがある．

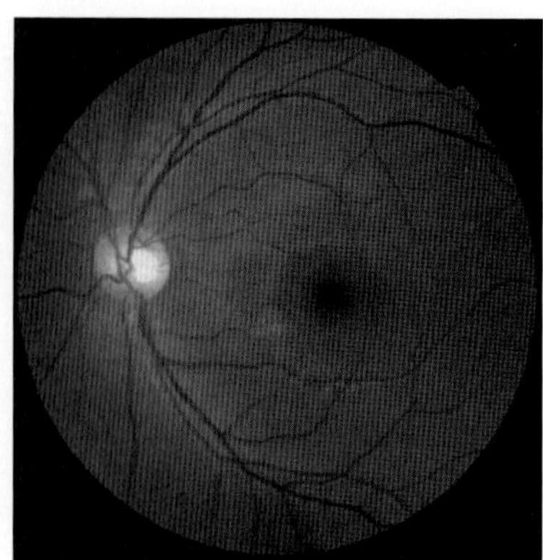

図 11-5　乳頭黄斑位

アーチファクトには，おもに上下左右方向のズレにより生じる「ケラレ（三日月状アーチファクト）」とよばれる三日月状の白い影が生じる．これは発生した方向と反対にずれているために生じる．また，作動距離が適正でなかった場合に，フレアアーチファクトとよばれる未露光部が生じることにより画面全体の縁がぼける現象が生じる．これ以外に，瞼やまつげ，涙などの散乱が原因となって生じるアーチファクトもある．

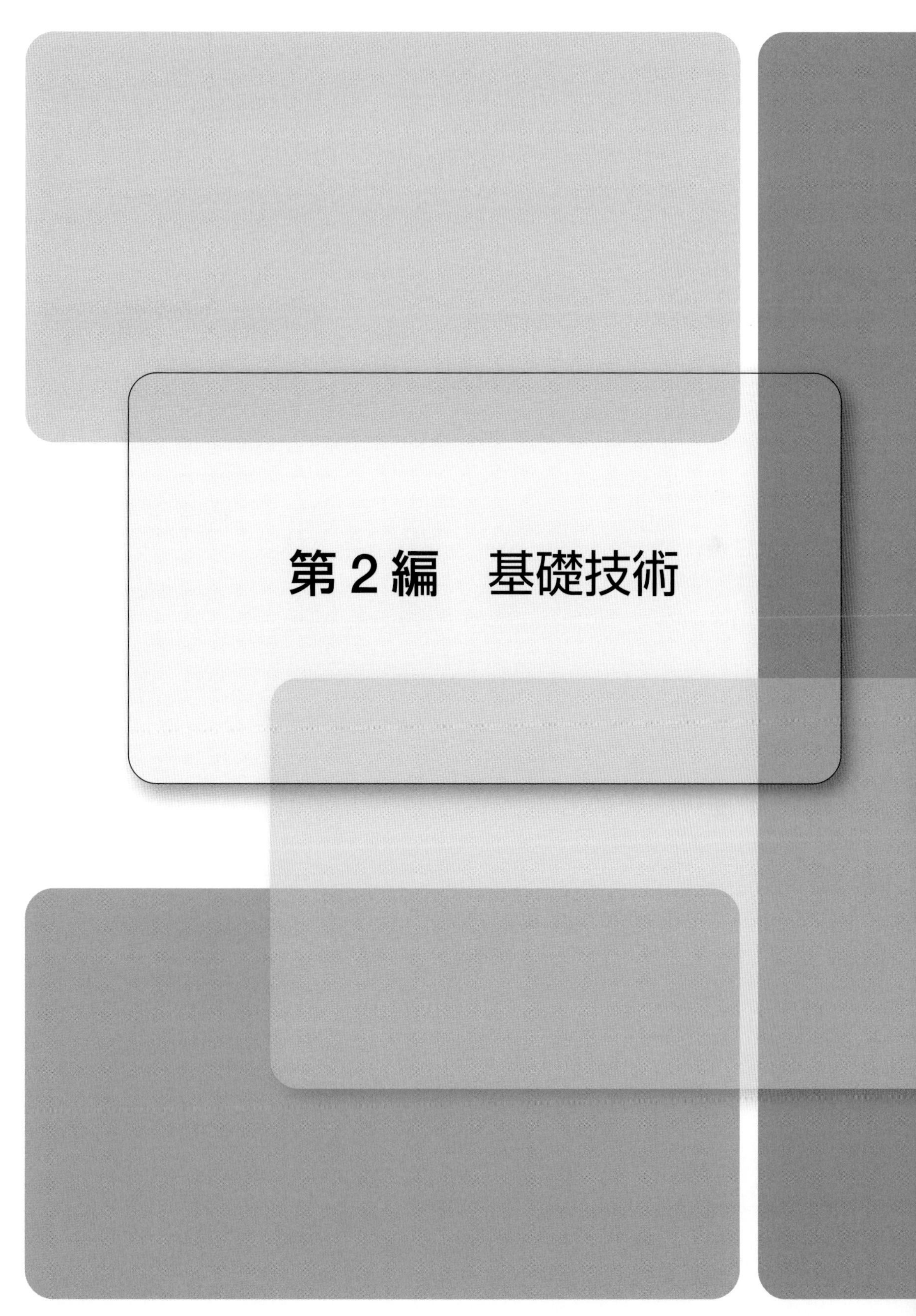

第 2 編　基礎技術

第1章 X線の物理

1 X線の発生

1. X線の発生

図1-1 に示すように，回転陽極型X線管の陰極フィラメントから発生した熱電子が，回転陽極と陰極の間に加えられた高電圧に加速されて回転陽極の実焦点となるターゲット（target）部分に衝突し，ターゲット物質中のWまたはMo原子などと相互作用して運動エネルギーを失うときに，そのエネルギーの一部が陽極のターゲット部分から電磁波として放出される．この電磁波のうち，振動数 ν（/s）が約 10^{18}（/s）以上がX線である．

X線は，電磁波としての波動性と光（量）子（photon）としての粒子性を示す．これを**X線の二重性**（duality）という．いま，X線管電圧（加速電圧）を V（V），電子の電荷を e（1.602×10^{-19} C），質量を m（9.11×10^{-31} kg），陽極のターゲット部分への入射速度を v（m/s）とすると，電子のもっている運動エネルギー E_0（eV）は，

$$E_0 = eV = \frac{1}{2} mv^2 \qquad (1\text{-}1)$$

である．

このエネルギーの一部が陽極のターゲット物質と相互作用し，X線光子のエネルギーとして放出される．**図1-2** は，光子エネルギー E（eV），

$$E = h\nu \qquad (1\text{-}2)$$

h：Plank 定数（6.626×10^{-34} Js）

を横軸にとったときのX線スペクトル（エネルギースペクトル）である．

X線スペクトルには，特性（固有，示性）X線（characteristic x-rays）と連続（制動，阻止，白色）X線（continuous x-rays）がある．特性X線は陽極のターゲット物質に固有の線スペクトル（line

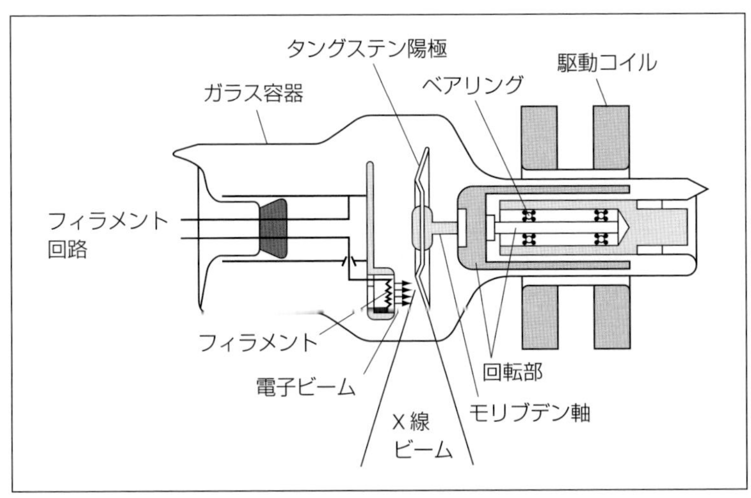

図1-1 回転陽極X線管（Johns HE, et al：The Physics of Radiology. 3rd ed, Charles C Thomas Publisher, Springfield, 1969）

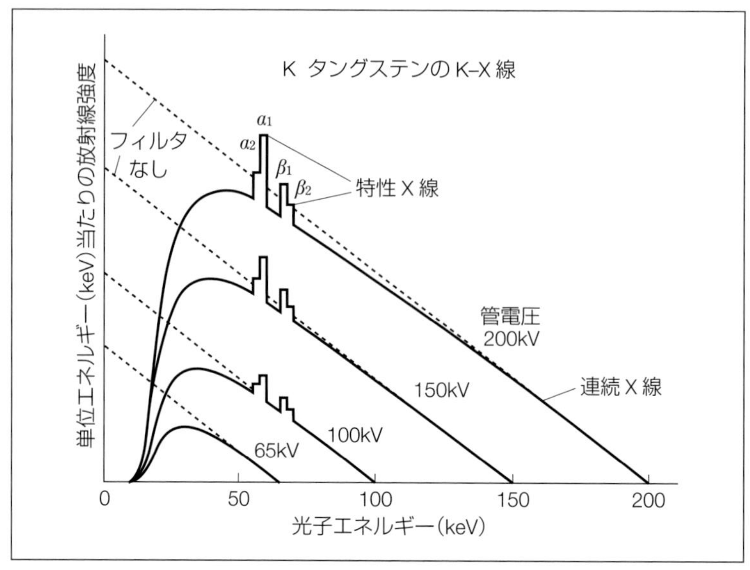

図 1-2　管電圧65，100，150，200kVのときに，Wターゲットから発生したX線のスペクトル（Johns HE, et al：The Physics of Radiology. 3rd ed, Charles C Thomas Publisher, Springfield, 1969）

spectrum）の呼称で，連続X線はX線管電圧のピーク電圧 V（kV）に相当する光子エネルギー E（keV）まで連続的に現れるスペクトルの呼称である．この2種類のX線は，入射した熱電子と陽極のターゲット物質中での相互作用の違いで発生する．

2. X線の発生効率

発生X線のエネルギー総量 E は，X線管電圧 V（V）の2乗，管電流 I（A），陽極のターゲット物質の原子番号 Z の積に比例する．

$$E = CZV^2I \tag{1-3}$$

このX線のエネルギー総量と熱電子を発生するのに必要な電気エネルギー（電力）$P = VI$（W）の比をX線の発生効率 η といい，

$$\eta = \frac{E}{P} = \frac{CZV^2I}{VI} = CZV \tag{1-4}$$

C：定数≒ 1.1×10^{-9}

で表す．この発生効率はX線管電圧60kVで約0.5%で，100kVで約0.8%である．残りのエネルギーは熱損失となり，陽極を加熱することになる．

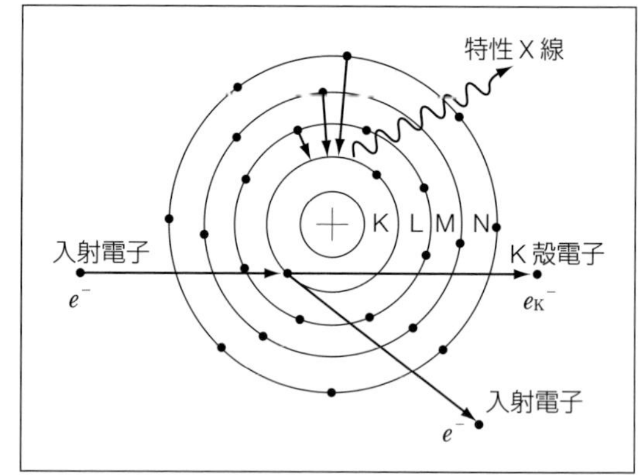

図 1-3　特性X線の発生過程

3. 特性X線

特性X線は，**図 1-3** に示すような相互作用により発生する．すなわち，電子が陽極中の原子のK殻，L殻などの軌道電子と衝突して，その軌道電子を原子の外に放出する．放出された軌道のエネルギー準位 W_0 は空位になるので，すぐに上のエネルギー準位 W_1（L殻，M殻など）の軌道電子が落ちてきて，空位を満たす．このときに，両軌道間の結合エネルギー差 $W_1 - W_0$ だけのエネルギー E,

$$E = h\nu = W_1 - W_0 \qquad (1\text{-}5)$$

をもつ X 線（K_α, K_β, L_α, L_β）が放出される．これが特性 X 線である．たとえば，**図 1-2** に示すように，W の特性 X 線には，59.321（keV）の $K_{\alpha1}$-X 線（$L_3 \rightarrow K$），67.244（keV）の $K_{\beta1}$-X 線（$M_3 \rightarrow K$），8.395（keV）の $L_{\alpha1}$-X 線（$M_5 \rightarrow L_3$），9.670（keV）の $L_{\beta1}$-X 線（$M_4 \rightarrow L_2$）などがある．特性 X 線の振動数 ν の平方根と陽極のターゲット物質の原子番号 Z との間には，

$$\sqrt{\nu} = C(Z - \sigma) \qquad (1\text{-}6)$$

C, σ：定数

の比例関係が成り立つ．これを，**モーズリー**（Moseley）**の法則**という．

4. 連続 X 線

連続 X 線は，**図 1-4** に示すような相互作用により発生する．すなわち，電子が陽極中の原子の原子核に衝突するか，原子核のクーロン力で軌道を曲げられ，エネルギーを失って発生する X 線が連続 X 線である．

連続 X 線のスペクトルを制動 X 線（bremsstrahlung）として，古典量子論を用いて最初に説明したのがクラマース（H.A. Kramers）である．

クラマースは，**図 1-5** の右上に示すような，薄いターゲット（thin target）から放出される制動 X 線の光子エネルギー幅 dE 当たりの X 線強度分布（energy spectrum）$\Psi_0(E)$ が加速電子の運動エネルギー E_0 以下では一定，すなわち，

$$\Psi_0(E)\,dE = C\,dE \quad (E < E_0) \qquad (1\text{-}7)$$

C：定数

を導いた．

また，**図 1-5** の左に示すような厚いターゲット（thick target）内では，電子は侵入した深さに比例して運動エネルギーを失い，それぞれが（1-7）式で示した一定値のエネルギースペクトルで制動 X 線を発生すると，その合計が E_0 から左上に引いた点線となる．この制動 X 線の光子エネルギー幅 dE

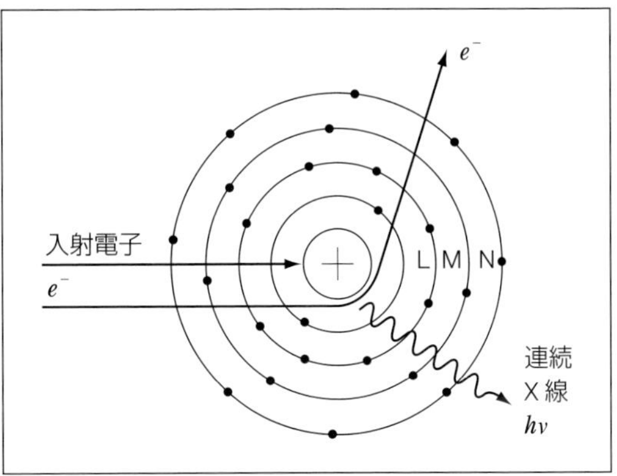

図 1-4　連続 X 線の発生過程

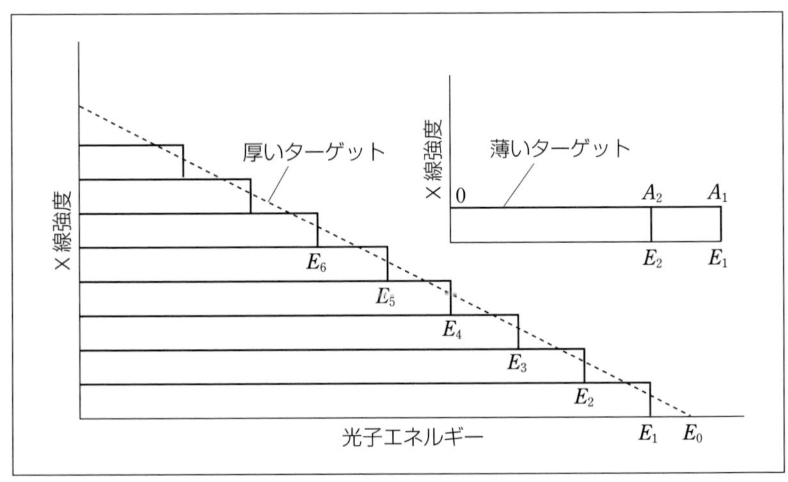

図 1-5　制動 X 線のエネルギースペクトル（ターゲットが薄い場合と厚い場合）（Johns HE, et al：The Physics of Radiology. 3rd ed, Charles C Thomas Publisher, Springfield, 1969）

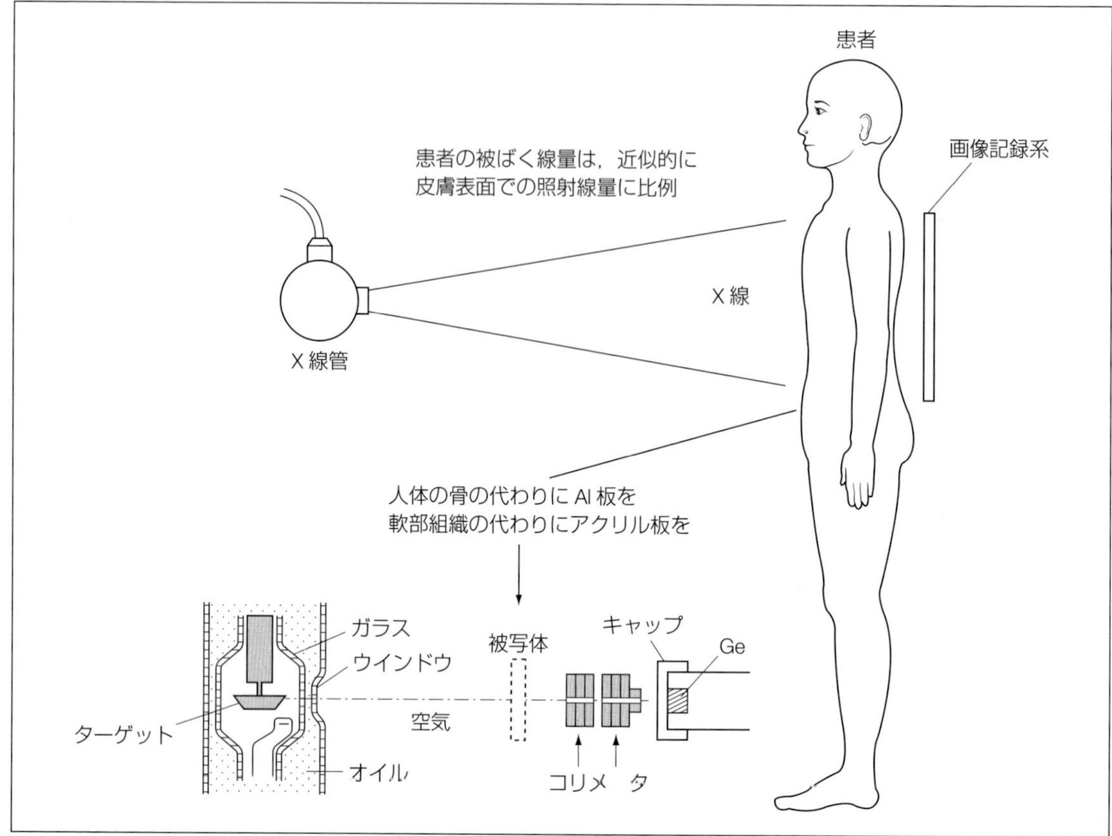

図 1-6　医学診断用 X 線写真撮影系

当たりのエネルギースペクトルを $\Psi_0(E)$として，

$$\Psi_0(E)dE = C'Z(E_0 - E)dE \quad (1\text{-}8)$$

C'：定数，Z：ターゲット物質の原子番号

を導いた．この（1-8）式を**クラマースの式**という．この式を使って求めた制動 X 線のエネルギースペクトル $\Psi_0(E)$ が**図 1-2** の破線である．

クラマースの式は，X 線管に直流電圧 V_0 を印加して，単位管電流を流す場合に適用できるが，交流電圧を整流して印加する場合は，管電圧，管電流とも時間の関数 $v(t), i(t)$ となるので，

（1-8）式は，

$$\Psi_0(E) = \frac{C'Z\int_{t_1}^{t_2} i(t)\{ev(t) - E\}\,dt}{\int_{t_1}^{t_2} i(t)\,dt} \quad (1\text{-}9)$$

C'：定数，$t_2\text{-}t_1$：$v(t), i(t)$ の一周期

となり，管電圧波形と X 線管の v-i 特性がわかれば計算できる．

2　X 線の減衰

1．X 線撮影系での減弱

X 線管の陽極ターゲットから発生した X 線は，**図 1-6** に示すように画像記録系に記録されるまでに，X 線管を構成する物質，フィルタ，空気，被写体（人体やファントム）などと相互作用（光電効果，コヒーレント散乱，コンプトン散乱など）して減衰（減弱）（attenuation）する．

以下，この減弱について説明する．

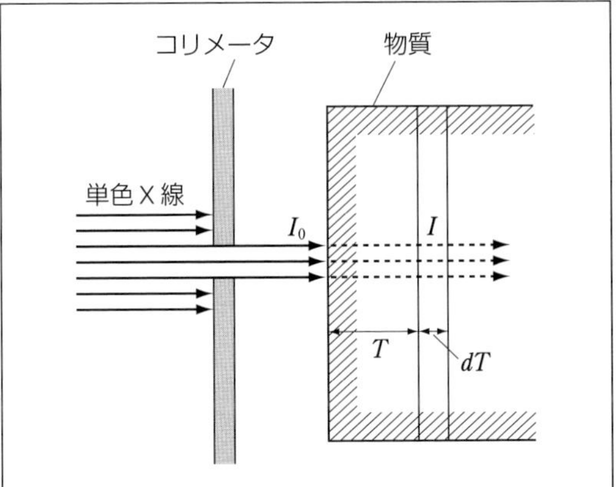

図 1-7　物質との相互作用による減弱

2. 指数関数の法則と減弱係数

図 1-7 に示すように，単色 X 線が物質に垂直に入射するとき，その入射 X 線の強度を I_0，物質の厚さ T と $T + dT$ 間で減弱する X 線の強度を $-dI$ とすると，厚さ T での X 線の強度 I は，つぎの微分方程式，

$$dI/dT = -\mu I \tag{1-10}$$

を変数分離し，両辺を積分すると，

$$dI / I = -\mu dT$$
$$\log_e I = -\mu T + C$$
$$I = C' \exp(-\mu T)$$

となり，$T = 0$ のとき，$I = I_0$ より，$C' = I_0$ となる．したがって，

$$I = I_0 \exp(-\mu T) \tag{1-11}$$

μ：比例定数

と表せる．これを**指数関数の法則**（exponential law）という．ここで使用した比例定数 μ（m^{-1}）を**線減弱係数**（linear attenuation coefficient）といい，入射 X 線のエネルギー，物質の種類，密度で異なる．そのため通常，μ を密度 ρ（kg/m^3）で割った質量減弱係数（mass attenuation coefficient）μ/ρ（m^2/kg）を用いる．また，一つの物質を構成する成分が何種類もあるとき，その物質の μ/ρ は構成成分の重量の加重平均，

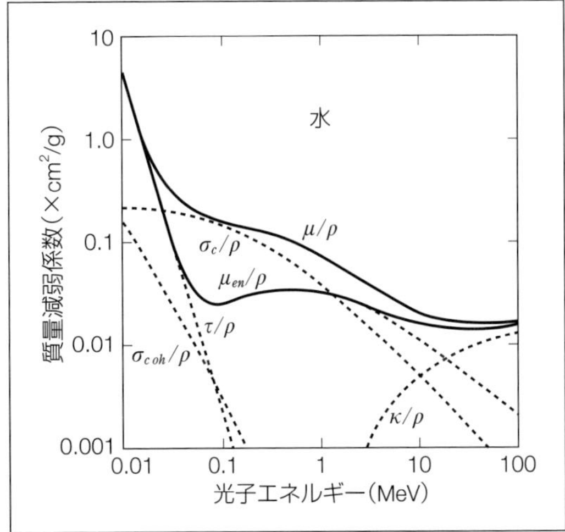

図 1-8　水に対する質量減弱係数（岡島俊三：医学放射線物理学．p.105，南山堂，1990）

$$\mu/\rho = \sum_i w_i \mu_i/\rho_i \tag{1-12}$$

w_i：構成成分 i の重量比

となる．

この μ/ρ は，X 線光子と物質との相互作用である光電効果 τ/ρ，コヒーレント散乱 σ_{coh}/ρ，コンプトン散乱 σ_c/ρ および電子対生成（電子対創生）κ/ρ からなり，それらの和として，次式のようになる．

$$\frac{\mu}{\rho} = \frac{\tau}{\rho} + \frac{\sigma_{coh}}{\rho} + \frac{\sigma_c}{\rho} + \frac{\kappa}{\rho} \tag{1-13}$$

この例として，水の場合について**図 1-8** に示す．

3. X 線スペクトルの減弱

（1-9）式で示した陽極ターゲットから発生した特性 X 線を含む連続 X 線は，**図 1-6** に示した X 線管の窓から放射されるまでに X 線管を構成する物質中で相互作用を受けて減弱し，**図 1-2** の実線で示した X 線スペクトルとなる．すなわち，X 線管の窓から放射される X 線のエネルギースペクトル $\Psi(E)$ は（1-11）式から，

$$\Psi(E) = \Psi_0(E) \exp\{-\sum_i \mu_{0i}(E) T_{0i}\} \tag{1-14}$$

$\mu_{0i}(E)$：光子エネルギー E での X 線管を構成する各物質 i の線減弱係数

T_{0i}：各物質 i の厚さ

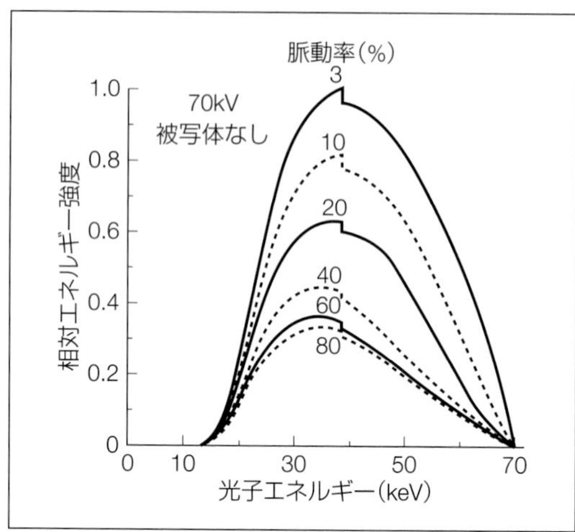

図 1-9　X 線管から 2m の距離（空気中）での X 線のエネルギースペクトル（管電圧 70kV）

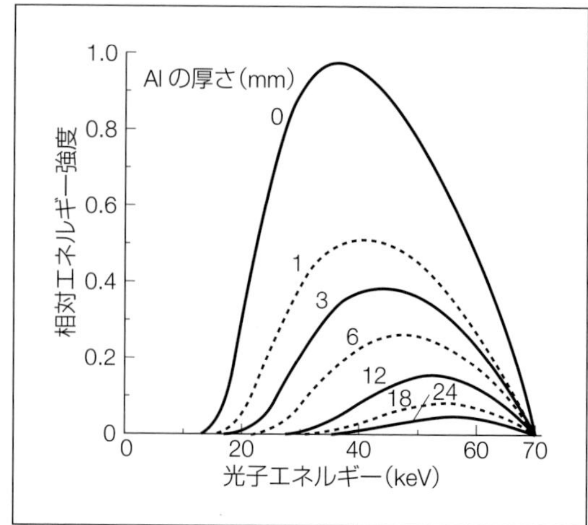

図 1-10　種々の厚さの付加フィルタ（アルミニウム）透過後のエネルギースペクトル（管電圧 70kV）

で表される．

この $\Psi(E)$ が，さらにフィルタ，空気，被写体（人体やファントム）などを透過するときに，それらを構成する物質と相互作用して減弱する．フィルタ，空気，被写体などを透過後の X 線のエネルギースペクトル $\Psi(E, T)$ は，次式のようになる．

$$\Psi(E, T) = \Psi(E)\exp\{-\sum_i \mu_i(E)T_i\} \quad (1\text{-}15)$$

$\mu_i(E)$：光子エネルギー E でのフィルタ，空気，被写体などの線減弱係数

T_i：フィルタ，空気，被写体などの厚さ

この $\Psi(E, T)$ の一例として，X 線管から 2m の距離（空気中）で，フィルタ，被写体を入れずに，**図 1-6** に示した半導体（高純度 Ge）検出器を用いて測定した管電圧 70kV の X 線のエネルギースペクトル $\Psi(E, T)$ を**図 1-9** に示す．この図は，管電圧脈動率を 3～80%まで変化させた場合の，3%のピーク値を 1 としたときの相対エネルギー強度を示してある．**図 1-9** で，38keV のところに吸収端がみられるが，これは X 線管ガラス中の Ba 原子の吸収端である．

また，アルミニウム（Al）などのフィルタを付加すると，**図 1-10** のように，フィルタでスペクトルの低エネルギー成分が吸収されて，患者の被ばく線量（patient dose）は低減する．しかし，スペクトルは高エネルギー成分だけが残り，その強度も減弱する．すなわち X 線の線質（quality）が硬く（hard）なり，画像記録系に入射する照射線量（線量）（exposure；mAs 値に比例）が減少することになる．このため，必要な写真濃度が得られるところまで照射線量を増やす必要がある．

4. 照射線量減弱曲線と半価層

X 線の照射線量が被写体の厚さに対してどのように減弱していくかを示す曲線が照射線量減弱曲線（exposure attenuation curve）である．この照射線量減弱曲線を求めるには，（1-15）式の被写体透過後の X 線のエネルギースペクトル $\Psi(E, T)$ に空気の質量エネルギー吸収係数 $(\mu_{en}/\rho)_{air}$ を掛けて，照射線量スペクトル

$$\chi(E, T) = \Psi(E, T)(\mu_{en}/\rho)_{air} \times 4.734 \times 10^{-12} \quad \text{(C/kg·mAs·keV)} \quad (1\text{-}16)$$

を求め，これを X 線光子のエネルギー 0 から最大エネルギー E_0 まで積分すると，被写体（厚さ T）透過後の照射線量

$$\chi(T) = \int_0^{E_0} \chi(E, T)dE \quad \text{(C/kg·mAs)} \quad (1\text{-}17)$$

が求まる．これを厚さ T を横軸にしてプロットすれば，**図 1-11** に示すような照射線量減弱曲線が求まる．

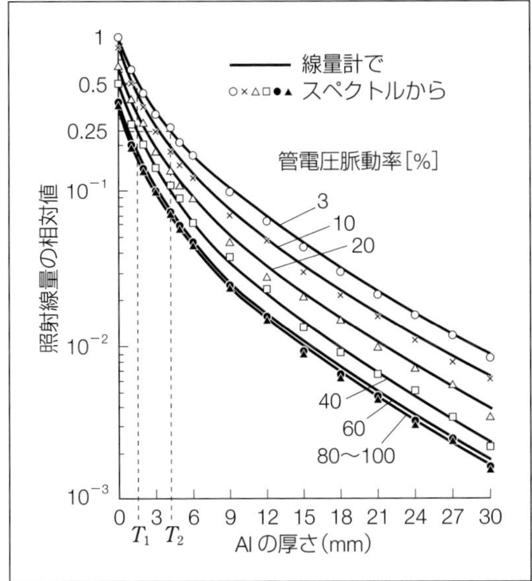

図 1-11　Al の照射線量減弱曲線（管電圧 70kV）

この照射線量減弱曲線から半価層（half value layer：HVL）を求めると，被写体の厚さが 0 のときの照射線量を基準として，照射線量が 1/2 になるときの被写体の厚さ T_1 を**第 1 半価層**という．さらに，照射線量が 1/2 から 1/4 になる被写体の厚さ T_2 を**第 2 半価層**という．

この第 1 半価層と等しい半価層をもつ単色 X 線のエネルギーを**実効エネルギー**（equivalent energy）といい，X 線の線質を表す簡便な指標として使っている．また，第 1 半価層と第 2 半価層の比 T_1/T_2 を**均質係数**（homogeneity coefficient）といい，X 線のエネルギー分布の広がりを表す簡便な指標として使っている．

3　X 線像の形成

1．X 線による画像の形成

1）増感紙-フィルム系の画像形成

被写体を透過して減弱した X 線が画像記録系に入射すると，X 線像が形成される．画像記録系として，通常，増感紙-フィルム系（screen-film system）を使う．減弱した X 線を増感紙で蛍光に変換，増幅し，フィルムが感光して被写体の X 線像を形成する．この像形成過程を X 線スペクトルからみると，**図 1-12a** に示すように被写体透過後の X 線の光子数スペクトル（photon spectrum）

$$N(E, T) = \Psi(E, T)/E \qquad (1\text{-}18)$$

と，**図 1-12b** に示すような増感紙-フィルム系の感度スペクトル（sensitivity spectrum）

$$S(E) \sim 1/\phi(E) \qquad (1\text{-}19)$$

との積をとる．ここで，$\phi(E)$ は光子エネルギーごとの一定の写真濃度を形成するのに必要な光子フルエンス（photon fluence）で，断面積 da の球体にあらゆる方向から入射する放射線粒子数 $dN(E)$ とすると，$\phi(E) = dN(E)/da$ と表される．

（1-18）式と（1-19）式の積から，写真感度スペクトル（radiographic sensitivity spectrum）$R(E, T)$ を求め，全エネルギー範囲で積分すれば，被写体の厚さ T の関数として写真感度

$$R(T) = \int_0^{E_0} R(E, T)\,dE = \int_0^{E_0} N(E, T)S(E)\,dE \qquad (1\text{-}20)$$

が求まる．この写真感度 $R(T)$ を被写体の厚さ T に対してプロットすると，**図 1-13** に示すような写真感度減弱曲線（radiographic attenuation curve）となる．この写真感度減弱曲線の傾き g とフィルムの特性曲線の勾配（gradient）G と被写体の厚さの差 ΔT との積が，濃度差 $\Delta D = Gg\Delta T$ となる．これが X 線写真のコントラスト（radiographic contrast）である．この図からわかるように，被写体の厚さ（または，組成）が変わるとコントラストが変わるので，被写体の X 線像が形成されるのである．

2）散乱 X 線の影響

X 線が被写体を透過すると，被写体内で X 線が散乱されて散乱 X 線（scattered x-ray）が発生する．したがって，画像記録系のある一点の画素には，**図 1-14** に示すように，一次 X 線（primary x-ray）P

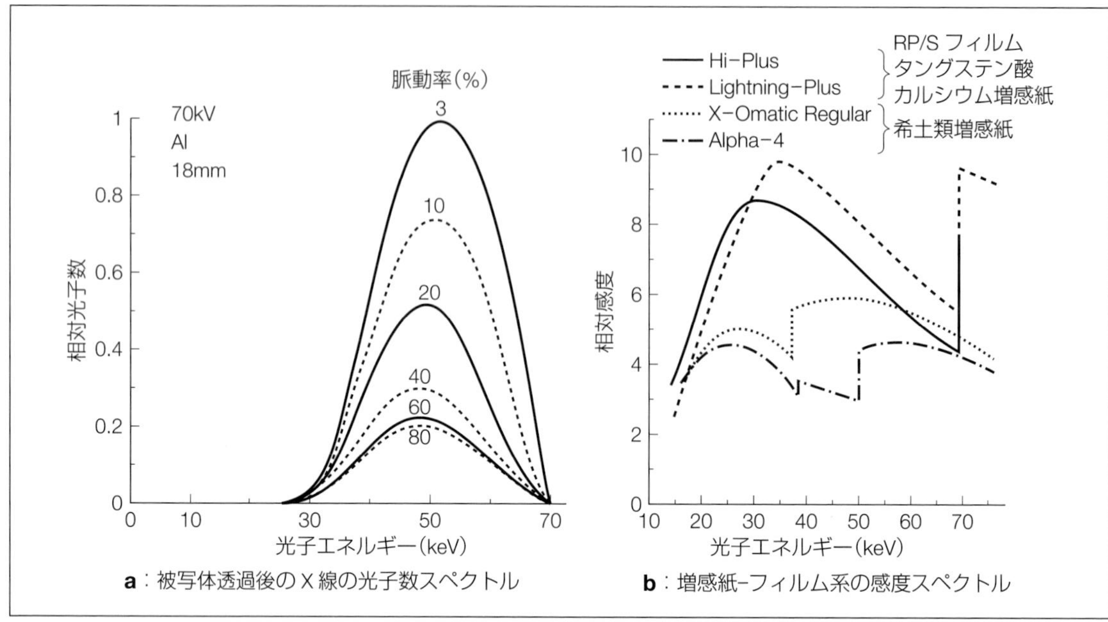

図 1-12　写真感度減弱曲線の求め方

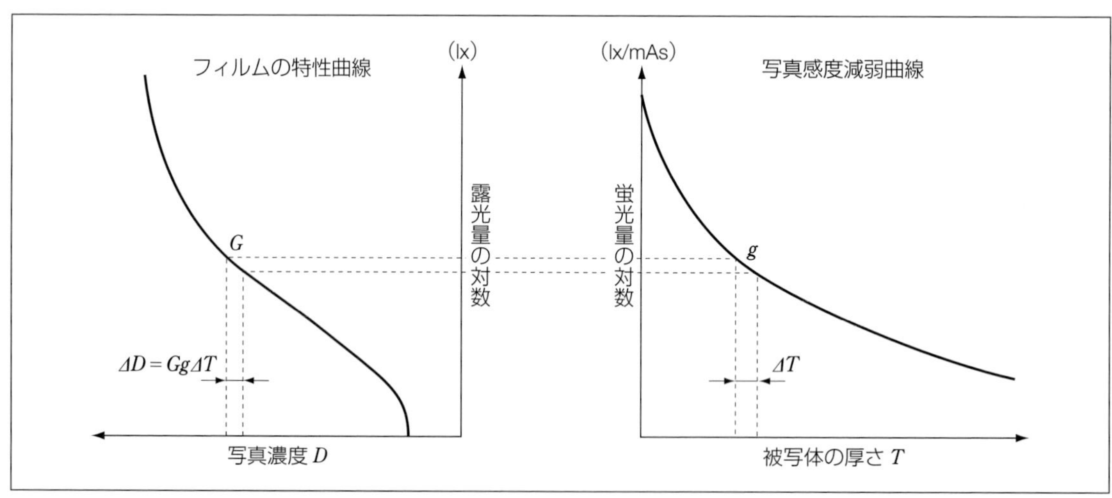

図 1-13　増感紙-フィルム系の画像形成

以外にも，一次 X 線とは異なるエネルギー分布をもったさまざまな入射角度の散乱 X 線 S が入射する．一般に，この散乱 X 線は画像のコントラストを下げて画質を低下させるので，できるだけグリッド（grid）などで除去しようとする．しかし，散乱 X 線を除去すると，その分，写真濃度が低下し，濃度を上げるために余計に X 線を照射しなければならず，逆に患者の被ばく線量が増加する．

患者の病巣を識別できる最小のコントラストになるように，散乱 X 線をある程度フィルム面に入射させれば，少ない照射線量（mAs 値に比例）で写真濃度を上げることができる．その結果，患者の被ばく線量も最小ですむ．

ここでは，診断に支障のないコントラストの画像を得るときの散乱線含有率を求める手法を説明する．

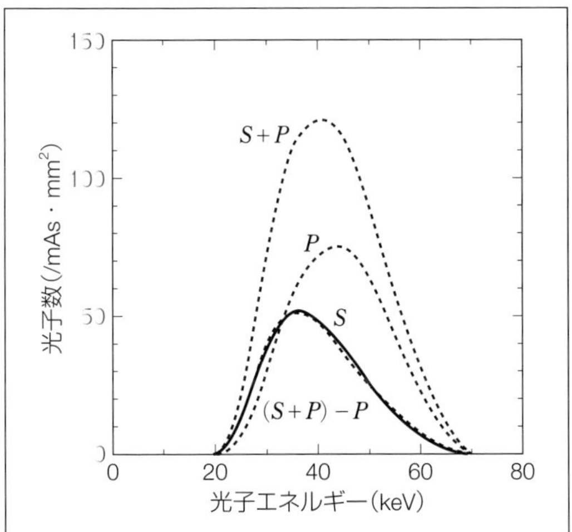

図 1-14　散乱 X 線と一次 X 線のスペクトルの分離測定結果の一例

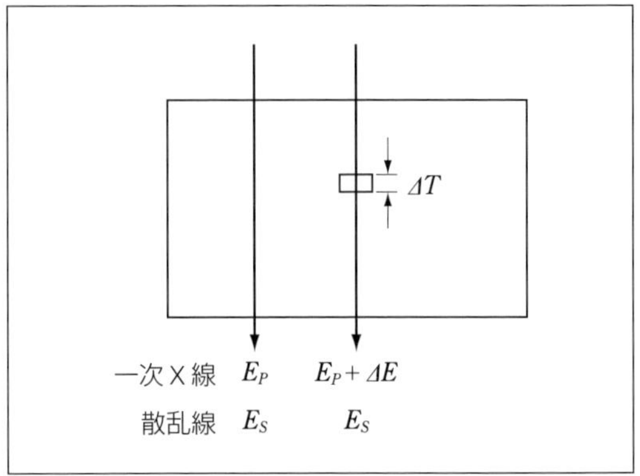

図 1-15　散乱線が写真コントラストを下げる効果

図 1-15 に示すように，一様な厚さの被写体内に，わずかに X 線の吸収率の違う微小部分（厚さ ΔT）があるとする．2 つの部位のフィルム面での mAs 当たりの増感紙の蛍光量〔前項 1）の写真感度に近似的に比例する〕は，一次 X 線の寄与によるものをそれぞれ，E_P，$E_P+\Delta E$ とし，散乱 X 線の寄与によるものは一様で，E_Sで混入するものとする．

散乱 X 線を含めた 2 つの部位のコントラスト ΔD_S は前項 1）で述べたように，$\Delta D_S = Gg\Delta T$ で表され，この厚さの差 ΔT が X 線の透過線量の差となり，写真感度減弱曲線の傾き g を介して，蛍光量の差 $(\log e)\{\ln(E_P+\Delta E+E_S)-\ln(E_P+E_S)\}$ となるので，

$$\begin{aligned}\Delta D_S &= G(\log e)\{\ln(E_P+\Delta E+E_S)-\ln(E_P+E_S)\}\\ &= G(\log e)\{\ln(E_P+\Delta E+E_S)/(E_P+E_S)\}\\ &= G(\log e)\{\ln(1+\Delta E/(E_P+E_S))\} \qquad (1\text{-}21)\end{aligned}$$

と表される．さらに，$\Delta E \ll E_P+E_S$ と仮定して，$\ln(1+\Delta E/(E_P+E_S))$ の項をマクローリン展開すると，

$$\Delta D_S \fallingdotseq G(\log e)\Delta E/(E_P+E_S) \qquad (1\text{-}22)$$

となる．ここで，$S=E_S/(E_P+E_S)$ とおいて，(1-22) の式を変形すると，

$$\Delta D_S = G(\log e)(\Delta E/E_P)\ (1-S) \qquad (1\text{-}23)$$

と表される．ここで使用した S は，蛍光量で表した散乱線含有率である．

一次 X 線だけの場合のコントラスト ΔD_P は，

$$\Delta D_P = G(\log e)\Delta E/E_P \qquad (1\text{-}24)$$

であるから，散乱 X 線を含む場合のコントラスト低下率は，(1-23) 式と (1-24) 式から，

$$\Delta D_S/\Delta D_P = 1-S \qquad (1\text{-}25)$$

となる．

一方，散乱線含有率が S ならば，1mAs 当たりの蛍光量が $1/(1-S)$ 倍と大きくなる．したがって，写真濃度を同じにするのに必要な mAs 値は，一次 X 線だけの場合に比べて，$(1-S)$ 倍と小さくなって，患者の被ばく線量も $(1-S)$ 倍に下がることになる．すなわち，散乱 X 線があれば，コントラストが $(1-S)$ 倍に低下する代わりに，患者の被ばく線量も $(1-S)$ 倍に減少する．

2. 画像の幾何学的形成

X 線像は，被写体の形，大きさ，立体構造によってさまざまに変化する．その原因は，X 線管焦点から放射される X 線ビーム（x-ray beam）が末広がりに拡散する円錐形をしているためである．

1）画像の拡大

図 1-16 に示すように，X 線写真撮影時に，X 線管焦点と被写体，フィルムが互いにある距離だけ離

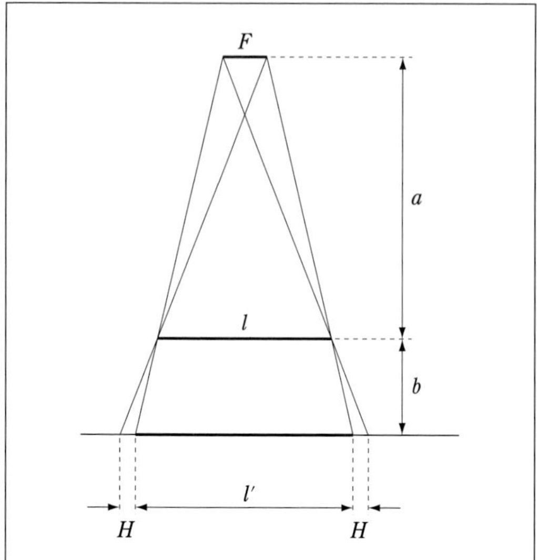

図 1-16　画像の拡大像と半影

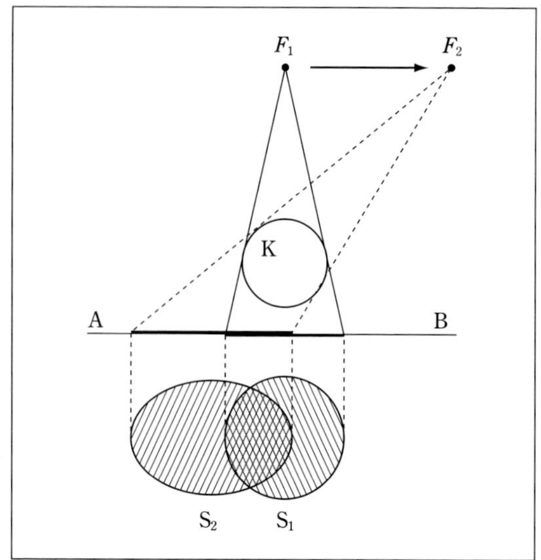

図 1-17　焦点の位置による画像のひずみ（柳瀬敏幸ほか：レントゲンの取扱い方．p.198，裳華房，1976）

れている場合，X 線像は拡大（enlargement）されて撮影される．

いま，被写体の大きさを l，X 線管焦点-被写体間距離を a，被写体-フィルム間距離を b とすると，フィルム面上の X 線像の大きさ l' は，

$$\begin{aligned} l' &= \{(a+b)/a\}\cdot l \\ &= \{1+(b/a)\}\cdot l \\ &= M\cdot l \qquad (1\text{-}26) \end{aligned}$$

M：拡大率　$M=(1+b/a)$

と M 倍に拡大される．

また，焦点がある大きさをもっているので，この焦点の大きさ F によって X 線像に幾何学的なボケが発生する．これが半影である．この半影 H の大きさは，

$$H=(b/a)\cdot F=(M-1)\cdot F \qquad (1\text{-}27)$$

となる．

2）画像のひずみ

図 1-17 に示すように，被写体は立体構造をもち，厚みがあるため，X 線の入射方向によって診断部位の X 線像にひずみ（distortion）が発生する．すなわち，X 線が斜めから入射すると診断部位の形がひずむ．また，診断部位がフィルムに近いか遠いかで，フィルムに写る X 線像の拡大率が変化するので，その大きさもひずむ．

第2章 X線管装置と付属器具

1 X線管装置

1. X線の発生と熱電子

X線管装置は，一般に高電圧で加速した電子を金属（ターゲット）に衝突させてX線を発生させる．なお，加速した電子を金属に衝突させずに強い磁場で曲げてX線を発生させるシンクロトロン放射光（synchrotron radiation）は，指向性，強度，スペクトルの点で一般の診断用X線管装置のX線質より優れているとされ，医療診断用途に向けて盛んに研究されているが，ここでは現在普及している診断用X線管装置についておもに記述する．

X線を得るには電子の発生が不可欠で，電子を発生させるにはつぎのような方法がある．

①物質を高温に加熱し，電子を飛び出させる（熱電子放出）．

②高速の陽イオンと物質を衝突させる（電離作用）．

③物質に光を当てて光電子を放出させる（光電効果）．

④金属の表面に電界をかけて電子を引き出す（電界放射）．

現在の診断用X線管は，①によりタングステン製フィラメントを加熱して熱電子を発生させている．X線管が誕生してまもないころは，②のガスの電離により電子を発生させていた．金属の先端を尖らせて④の電界放出（field emission）で電子を得る装置には，ほかに電子顕微鏡があるが，X線管でも冷陰極形として用いられており，非常に速い現象の透視画像を撮影するものがある（フラッシュX線管装置）．

X線管は基本的には熱電子を放出する陰極と，電子を受けてX線を発生させる陽極からなる二極真空管である．フィラメントを加熱し相対する陽極に正電位を加えると，フィラメントから放出された熱電子が電界によって加速され，電子ビームとして陽極に向かって流れる．この電子ビームの量は両極間の電圧を上げていくと増加するが，ある値から増えずに飽和する．飽和したときの電子ビーム電流値を**飽和電流**とよぶ．リチャードソン（Richardson）とダッシュマン（Dushmann）は，金属の単位表面積から放出される電子ビームの電流密度J（A/m^2）は次式で表されることを示した．

$$J = \eta \cdot A \cdot T^2 \cdot \exp(-\phi/k \cdot T) \qquad (2\text{-}1)$$

η：透過率と名づけ表面の状態で変わる

A：実験によって求められた熱電子放出定数〔120.4A/cm^2·K^2〕，〔120.4×10^4 A/m^2·K^2〕

ϕ：金属の仕事関数（J）

T：金属の絶対温度（K）

k：ボルツマン（Boltzmann）定数 1.38×10^{-23}（J/K）

（2-1）式から，純金属を熱陰極として用いる場合，多量の電子放出を得るためには陰極の動作温度を高めるか，仕事関数が小さい材料を選択することが必要となる．たとえば，融点が高く高温動作が可能なタングステン（W），モリブデン（Mo），レニウム（Re），タンタル（Ta）などが考えられる．X線管の陰極に使用されているのは，もっとも融点が高いタングステンがほとんどである．ほかの電子放出材料としては，六ホウ化ランタン（LaB_6）やいくつかの酸化物がブラウン管や電子顕微鏡などの電子銃に使用されているが，微量のガスの影響により

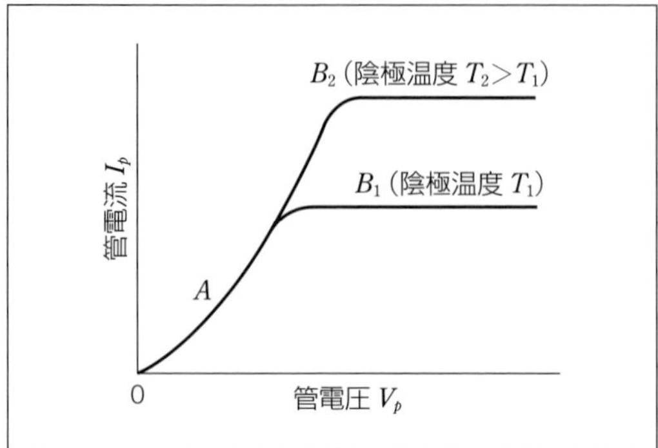

図 2-1　陰極の温度をパラメータにとった二極管特性

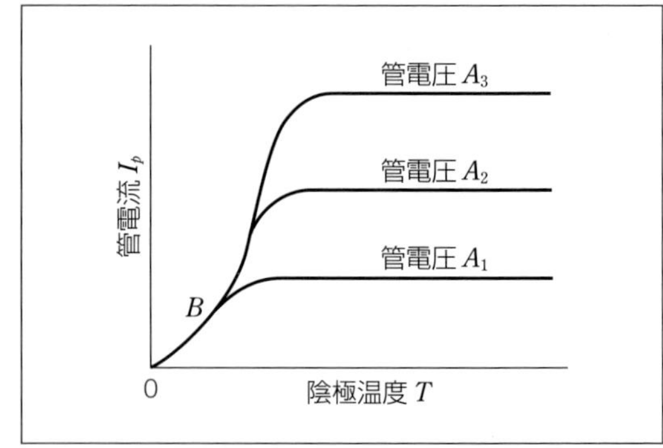

図 2-2　陽極電圧をパラメータにとった二極管特性

電子放出量が不安定になったり，価格が高いなどの理由のため，X 線管ではあまり使用されない．

また，二極管では管電圧 V_p を上げていくと，**図 2-1** のように管電流 I_p が増加するが，やがて一定値（B_1）に達するとそれ以上管電圧を高めても増加しない．このときの電流を飽和電流といい，陰極が放出できる電子量で決まり，陰極の温度を上げて放出電子量を増やせば飽和電流は多くなる（B_2）．このような陰極の温度で決まる特性の範囲を**温度制限領域**という．

図 2-2 は陰極温度と管電流 I_p の関係を示しており，ある管電圧 A_1 では陰極温度を高めても管電流 I_p は増加しなくなり，管電圧を A_2，A_3 と上げれば図のように変化する．

このような範囲では，空間中にある電子量が多いため，電子同士の反発の影響（空間電荷効果）が顕著となる．したがって，電子源から空間に放出される電子の量と電界の強さで管電流が決まり，これを**空間電荷制限電流**という．空間電荷制限電流 I はつぎのように表される．

$$I=\left(\frac{4}{9}\right)\varepsilon_0\sqrt{\left(\frac{2e}{m}\right)}\times\left(\frac{V^{3/2}}{d^2}\right) \qquad (2\text{-}2)$$

ε_0：真空誘電率（$8.85\times10^{-12}\ \mathrm{C^2\cdot N^{-1}\cdot m^{-2}}$）
m：電子の質量（9.11×10^{-31} kg）
e：電子の電荷（1.60×10^{-19} C）
V：電極間電圧（V）
d：電極間距離（m）

たとえば，V = 100kV，d = 10mm の場合，I = 7.38×10^5（A/m^2）となる．

（2-2）式から，電流 I は電圧 V の 3/2 乗に比例し，電極間距離の 2 乗に反比例することがわかる．

実際の X 線管装置では高電圧・小電流で動作し，そして大焦点ほど温度制限領域となり，低電圧・大電流，小焦点ほど空間電荷制限領域で動作する傾向にある．

2. X 線管の歴史

X 線は，1895 年 11 月 8 日，レントゲン（W.C. Röntgen）により陰極線の実験中に発見された．以来，X 線の利用が普及するとともに X 線管もさまざまに発展してきた．**表 2-1** に X 線管の歴史をまとめる．

3. 診断用 X 線管の構造

1）固定陽極 X 線管

現在使われている X 線管は，原理的にはクーリッジ管で，フィラメントをおよそ 2,500℃程度まで加熱して熱電子を発生させ，高電圧で加速してターゲットにぶつけて X 線を発生する．

図 2-3 は，固定陽極 X 線管（stationary anode X-ray tube）の構造を示すもので，陽極と陰極および真空気密と両極間の絶縁を兼ねるガラスバルブからなる．

陰極はタングステンフィラメント，集束電極，導

表 2-1　X 線管の歴史

年	項目	使われた X 線管の構造・特徴
1895 年	レントゲンによる X 線の発見	クルックス管 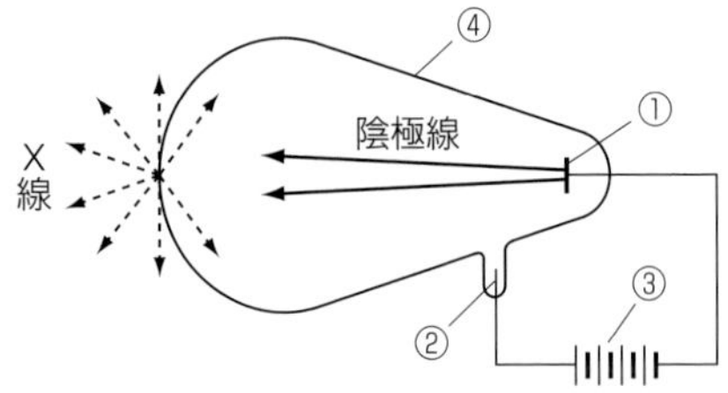 クルックス管の模式図 ①陰極，②陽極，③高圧電源，④真空ガラス管 ガス X 線管（1930 年ころまで普及） 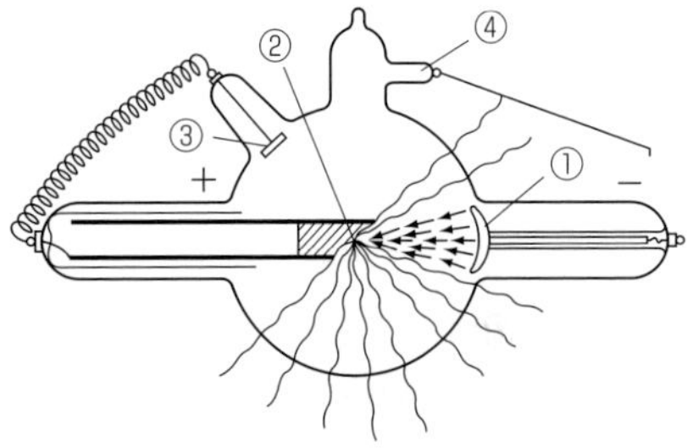 ガス X 線管 ①陰極，②陽極，③補助陽極，④ガス圧力調節管
1913 年	クーリッジ管の発明（W.D.Coolidge）	特徴 ①長時間安定性（管内が高真空のため） ②管電圧に関係なく管電流を調整可能 ③交流高電圧のまま X 線を発生可能
1918 年	クーリッジ管（ラジエータ付）の発表 (W.D.Coolidge)	radiator type クーリッジ管
	線状焦点管の発明（O.Goetze）	 線状焦点管

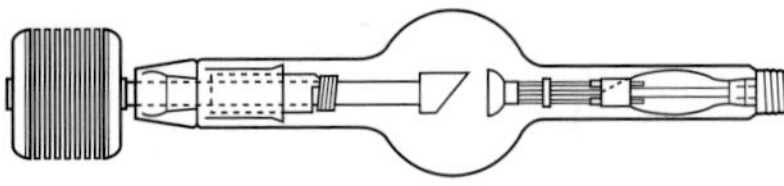

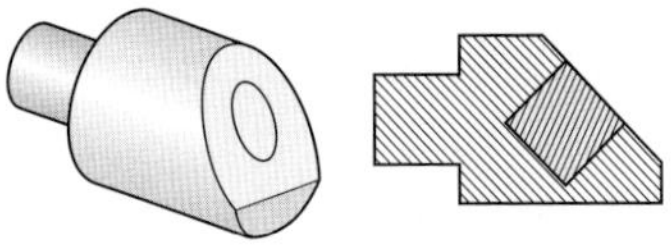

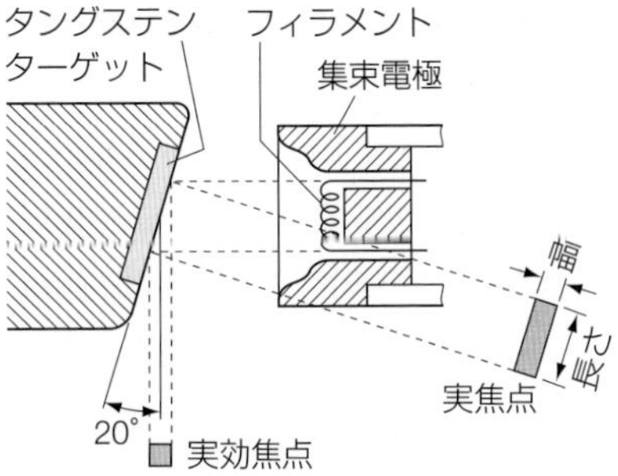

表 2-1　X 線管の歴史（つづき）

年	項目	使われた X 線管の構造・特徴
1919 年	油浸型 X 線管装置の発明 バイテ（Weite），バートレット（Bartlett）	
1927 年	両方の対策を十分に講じた装置はフィリップス社から 1927 年 Metalix として発表された．	
1929 年	Rotalix（フィリップス社の商品名）実用化（A. Bouwers）	 最初の Rotalix の構造と外観
1932 年	シーメンス社，熱放射冷却による新しい回転陽極管（PANTIX）を発表（A.Ungelenk）	
1936 年	ゼネラル・エレクトリック（GE）社が真空高温中の軸受を潤滑する技術について開発し，玉軸受にバリウムを蒸着して騒音と摩擦トルクを減少し，長寿命を実現した X 線管を 1936 年，発表した．	 バリウム蒸着膜で潤滑した X 線管

入端子（ステム）などから構成される．フィラメントはコイル状に巻かれており，これを線状に張って集束電極の溝の中に取り付ける．集束電極の材料は高温でガスの放出が少ない高純度の鉄（Fe）やニッケル（Ni）がおもに用いられる．なお，**図 2-4** のように，陰極に 2 つのフィラメントを設け，大焦点用（大電流），小焦点用（高精細）として使い分けるものが回転陽極 X 線管では多いが，固定陽極 X 線管ではほとんどが単焦点である．

陽極の大部分は銅からなり，その先端にタングステン（W）の板が埋め込まれている．熱伝導性を確保するため，両者は高温でも十分に密着している必要があり，タングステン（W）の周りを銅（Cu）で鋳込んでつくることが多い．タングステン板を**ターゲット**とよび，ここに高速電子が衝突して，**図 2-3** 中の黒い大きな矢印の方向に X 線を発生する．発生する X 線強度 ε は（2-3）式で表される．k は定数で，おおよそ 10^{-9}，Z は原子番号，V は加速電圧である．

$$\varepsilon = k \cdot Z \cdot V \qquad (2\text{-}3)$$

したがって，X 線強度は原子番号に比例するので，ターゲット金属は原子番号の大きいものが望ましい．また，ターゲットは高速電子の衝突により高温となるので，融点が高く蒸気圧が低いことが必要

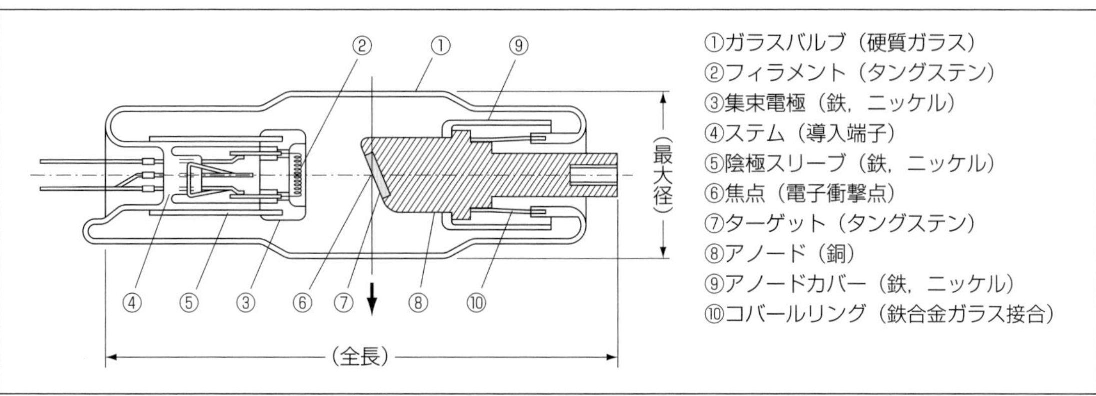

図 2-3　固定陽極 X 線管の構造

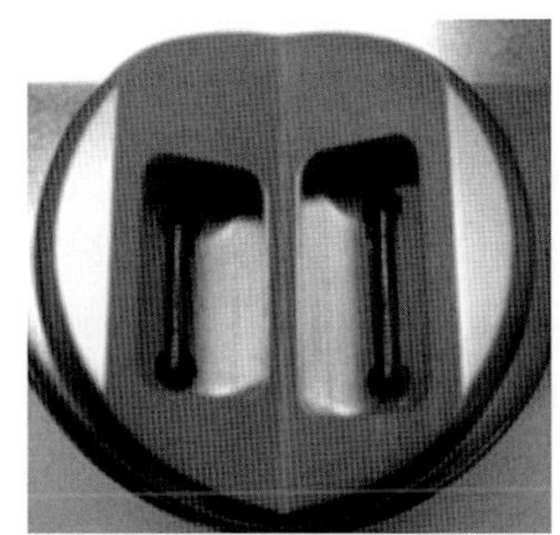

図 2-4　代表的な回転陽極 X 線管の陰極

で，これらの理由からもっぱらタングステンが用いられる．

X 線は高速電子がターゲットに衝突した部分から発生し，この衝突部分を**焦点**（focus）という．**表 2-1** 中の線状焦点管の図は陽極と陰極の断面である．この図のターゲット角度は管軸の垂直方向に対して 20° 傾斜しており，焦点（電子衝突面）は長方形をなす．焦点の大きさは中心放射方向からみた面積で表し，これを**実効焦点**という．一般には，電子衝突面に形成される焦点を**実焦点**とよび，実効焦点を単に**焦点**とよぶことが多い．

ガラスバルブは管球内部を高真空に保つとともに，陰極と陽極間に印加される高電圧を絶縁する役目をもつ．そのためバルブ材料として用いるガラスには，つぎのような条件を満たすことが必要である．

①気体の通過量（リーク）が少なく内部を 10^{-4} Pa 程度の高真空に維持できる．

②電気絶縁性が高い．

③加熱による加工が容易で，金属性のリングなどとの溶着性に優れる．

④熱膨張係数がリングのそれに近い．

⑤ X 線の吸収が少ない．

⑥機械的強度が高く，高温の絶縁油などに対する化学的耐久性がある．

ガラスバルブの中央部分には，銅やステンレスの金属で構成されたメタルバルブが用いられることもある．この場合，X 線を放射する部分は X 線透過性のよいベリリウム（Be）を用い，下地の金属にろう付けなどで接合している．メタルバルブ X 線管は，透過 X 線量が多い，散乱 X 線が少ない，耐熱性が高く機械強度が強い，ターゲットとバルブ間の距離を短くできコンパクトになる，などの特徴をもつ．

固定陽極 X 線管は，回転陽極 X 線管の普及により現在では小型で低コストな面を生かして，可搬型の小型装置（ハンディタイプや競走馬用）や歯科用の小容量のものか，工業用として使用される許容負荷の小さいものに用いられる

2）回転陽極 X 線管

電子衝撃による X 線の強度 ε は（2-3）式で示されるが，その発生効率はきわめて悪い．ターゲットをタングステン（原子番号 $Z = 74$）とし加速電圧が 120kV の場合，X 線の発生効率は 0.9%で，残り

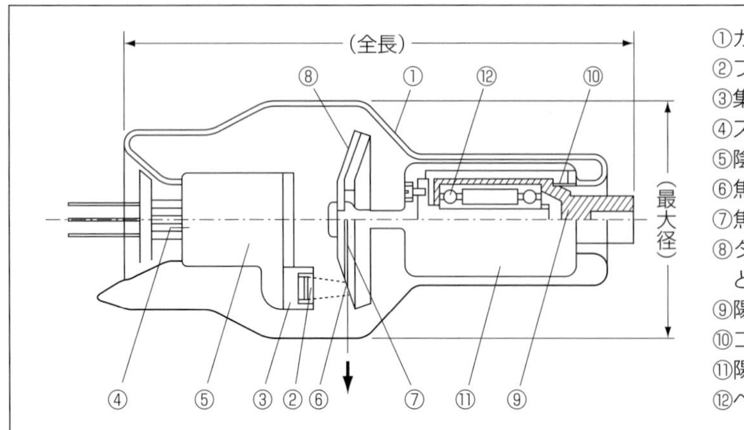

図 2-5　回転陽極 X 線管の構造

は熱となる．医療用 X 線管では，診断に必要な画質を得るため電子ビームの電流は数十から数百ミリアンペアを流すのがふつうで，たとえば 200mA とすると 24kW のエネルギーがターゲットに入り加熱する．

解像度の高い画像を得るためには焦点は小さいほうがよく，上記の撮影条件の場合，一般的には 1mm 前後の焦点とする．このように小さい面積に強大なエネルギーを入れると，タングステンといえども融点を超えてしまい，X 線管装置として機能しなくなる．そこで，ターゲットを回転して焦点を移動させ，冷却する回転陽極 X 線管装置が誕生した．

図 2-5 は回転陽極 X 線管（rotating anode X-ray tube）の構造を示したものである．陽極に回転機構を備えたことを除けば，構成は固定陽極 X 線管と同様で，図中黒い大きな矢印の方向に X 線が発生する．陰極は集束電極とタングステンフィラメントからなるが，その位置は管軸よりはずれている．陽極は回転子と傘状のターゲットからなり，誘導電動機のモーターコイルの回転磁界により高速で回転する．傘状ターゲットが回転するので，電子が衝突する部位はターゲットの円周に沿って帯状に広がる．そのためターゲットの電子衝撃面積は増大し，短時間負荷の場合，焦点の単位面積当たりの入力（～kW）は固定陽極管よりはるかに大きくすることができる．

回転陽極 X 線管のおもな特徴は，その回転機構と傘状のターゲットにある．軸受は多くはボールベアリングが用いられているが，最近，ガリウム（Ga）合金からなる液体金属を潤滑剤とした滑り軸受も実用化されている．ボールベアリングの潤滑には，鉛，銀などのサブミクロン単位の薄い膜が多用されている．

薄膜金属による固体潤滑では，一般的な油潤滑と異なり流動性が悪いため，騒音が大きい，あるいは音の大きさや音色が変動するといった問題がつきまとうばかりでなく，膜厚管理が不適当な場合は，摩擦トルクが過大になり回転速度が低下して焦点面の温度上昇を招く．その結果，異常放電（アーキング）やターゲットの溶融といった不具合を生じる危険性があるので，回転陽極管では軸受潤滑がつねに重要な技術課題となっている．

傘状ターゲットはタングステン，あるいはタングステンにレニウム（Re）などを微量添加した合金でつくられる．そのため耐熱性が高いので 1,000℃近い高温で使うことができ，熱伝導よりはるかに大きい輻射での放熱が可能となり，固定陽極 X 線管よりも高い陽極冷却率が得られる．

3）X 線管装置の構成

診断用回転陽極 X 線管装置の構造図を**図 2-6** に示す．

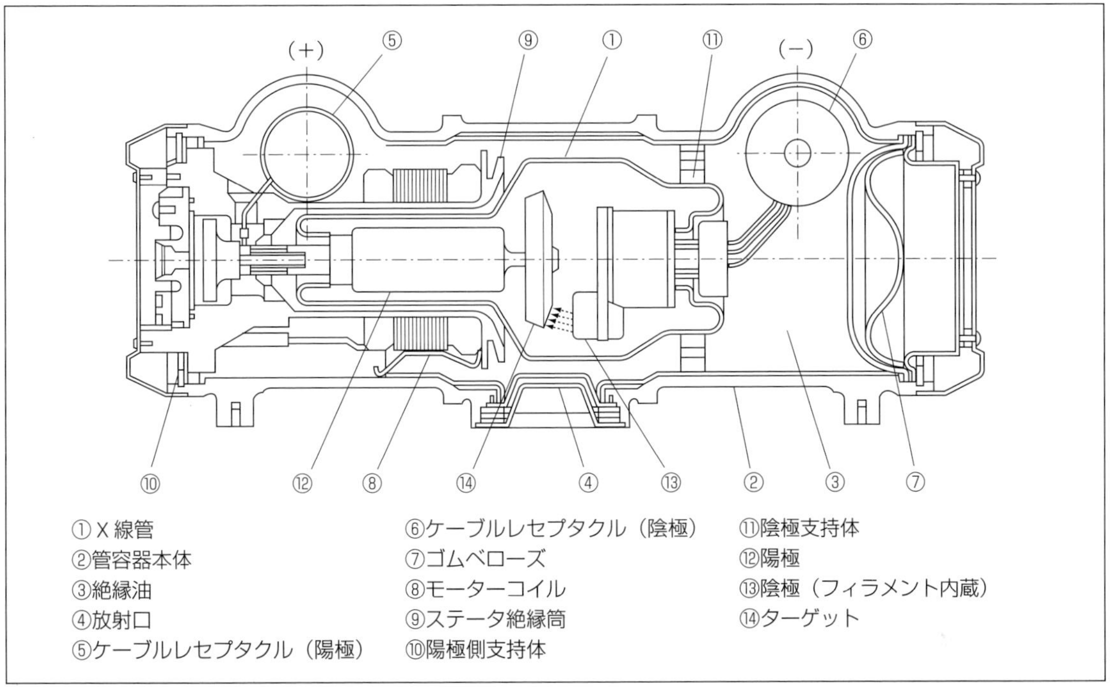

図 2-6　診断用回転陽極 X 線管装置の構造

X 線管①はアルミ合金製の管容器本体②のなかで絶縁油③により満たされ，陽極側支持体⑩と陰極支持体⑪により固定される．管容器本体の内側は，X 線の漏えいを防ぐため薄い鉛板で内張りされ，中央部に X 線透過性のよいエポキシ樹脂製の放射口④が取り付けられる．管容器本体には陽極用と陰極用のケーブル（レセプタクル）⑤⑥から X 線管の陽極端と陰極側ガラスバルブの導入端子にリード線が伸び，高電圧が印加される．陽極側は 1 本のケーブルで通電されるが，陰極側は大焦点フィラメント，小焦点フィラメント，ガス吸着材（ゲッタ）加熱，共通端子など，複数本のケーブルが互いに絶縁されて用いられる．また，管容器本体の陰極側には，温度上昇による絶縁油の膨張を吸収するゴムベローズ⑦がつくことが多い．

陽極を回転駆動するモーターコイル⑧は，陽極側支持体の一部を構成するステータ絶縁筒⑨により陽極側ガラスバルブの外周に同心円状に支持され，陽極側支持体に設けられた低圧回路端子板を介して電力が供給される．モーターコイルは接地電位で使用されるので，陰極と陽極の両方に高電圧が印加される中性点接地方式の場合，ステータ絶縁筒の一部をラッパ状にして対陽極間の絶縁を強化している．

絶縁油を含めた管容器全体の熱容量は，収納される X 線管より数倍から 10 倍大きい．そのため，X 線管の熱容量が 200kJ 以下と小さい場合，および使用頻度や平均入力が低い場合は，管容器表面からの自然放熱のみで許容温度（80℃前後）を超えることはない．しかし，CT 用で代表される大容量高入力 X 線管装置となると，管容器からの放熱だけでは許容温度を超えてしまうので，ラジエータ（放熱器）とポンプで構成される冷却器を用いて強制的に絶縁油を冷却する．温度が過度に上昇すると，油や樹脂の絶縁性能が低下するばかりでなく，ゴムベローズの膨張が限界を超える．そこで，管容器の温度が高い陽極側に 80℃前後でスイッチが入るサーモスタットを設け，この温度を超えないように管理している．

CT 用回転陽極 X 線管装置の外観を，**図 2-7** に示す．X 線管装置冷却率を高めるため冷却器を備えて

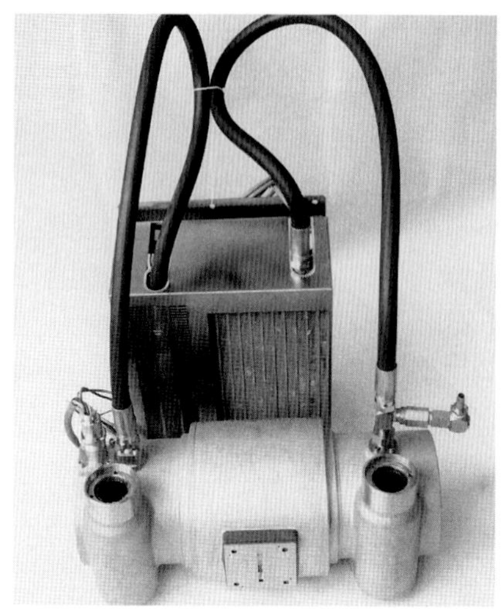

図 2-7　CT 用 X 線管装置

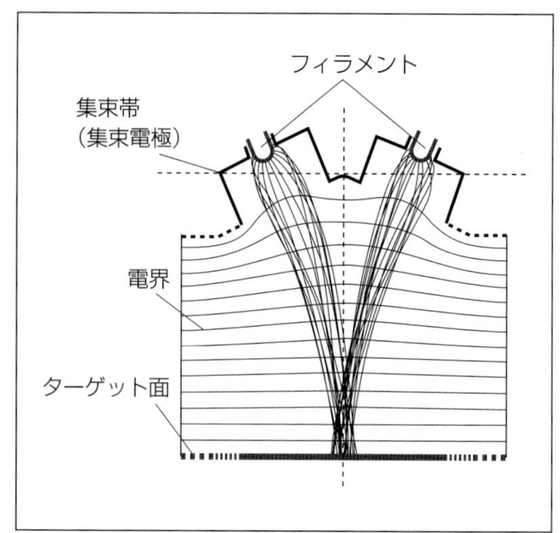

図 2-8　X 線管の電子軌道

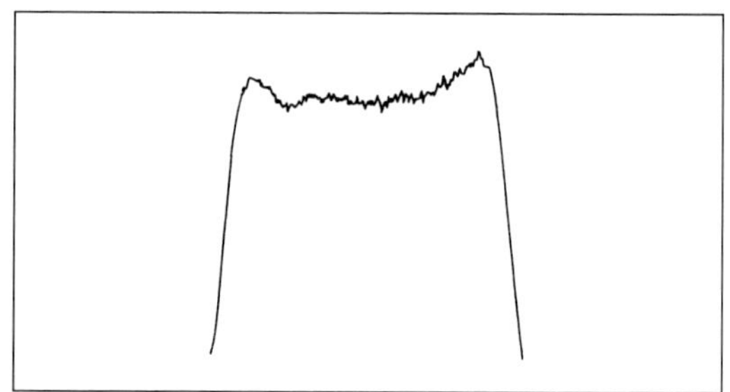

図 2-9　焦点の濃度分布

おり，重量は合わせて約 50kg（本体 31.2kg，冷却器 18.5kg）である．管容器の形状は，X 線放射口に対するケーブルレセプタクルの取り付け位置により分類され，それぞれのよび名で取り付け位置がわかるようにしており，たとえば**図 2-7** の管容器は V 型とよんでいる．

4. X 線管の特性

1）焦点の形成とその測定

（1） 焦点の形成

フィラメントから出た熱電子は，**図 2-8** に示すように陰極の形状で形成する電界により加速・集束され，ターゲット面で焦点を形成する．**図 2-8** は二次元モデルで電子の軌道を解析したもので，フィラメントや集束体，等電位面などが描かれている．この位置関係において，フィラメントの比較的ターゲットに面した側から発生した電子によってできる焦点を**正焦点**，フィラメントの側面から出射した電子によって形成される焦点を**副焦点**という．電界のレンズ作用により，フィラメントの中心部から発せられた電子は直進するが，出射点が中心から側面にずれるほど電界によって曲げられ，陽極に至る前で交差する．よって副焦点はフィラメント側面からの電子が寄せ集められるため電子密度は正焦点よりも高い．

図 2-9 は，焦点をピンホールカメラで撮影した像の濃度をマイクロデンシトメータで測定した結果で，X 線の強度分布，いい換えれば電子密度分布を示す．両側の 2 つのピークは副焦点によるもので，通常はこの図のように正焦点と副焦点の幅を一致させることが多い．

焦点の大きさは，集束体の断面形状と電極間距離，およびフィラメントの大きさにより設計する．**図 2-10** は集束体の断面を表しており，焦点の幅はフィラメント深さ d を変えることにより**図 2-11** のように変化する．フィラメントの位置が深くなると電界の集束体内部への入り込みが大きくなり，副焦点への集束作用が強くなるため，交差点が陰極側へ

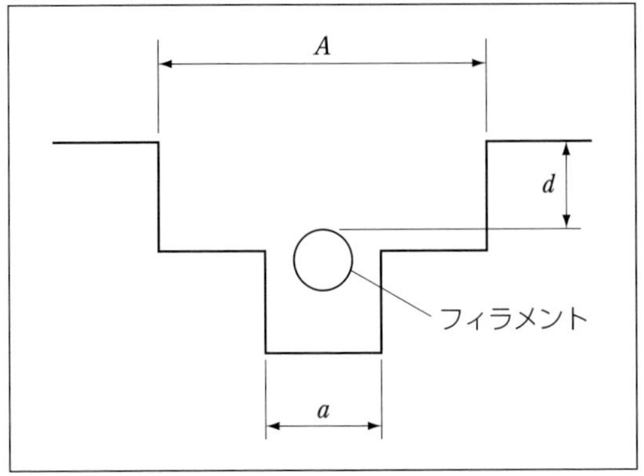

図 2-10　集束電極の断面と主要寸法

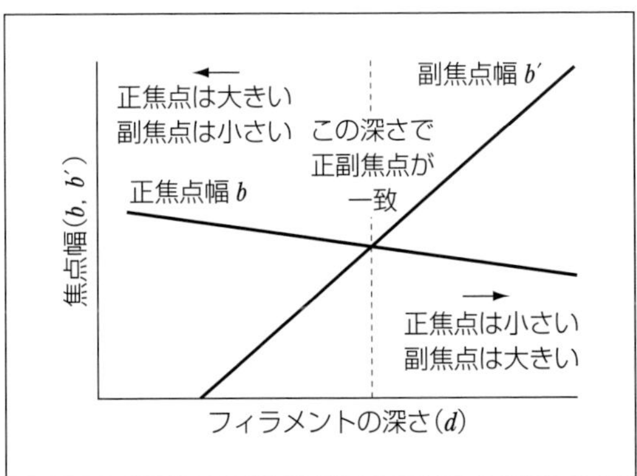

図 2-11　フィラメント深さと焦点幅の関係

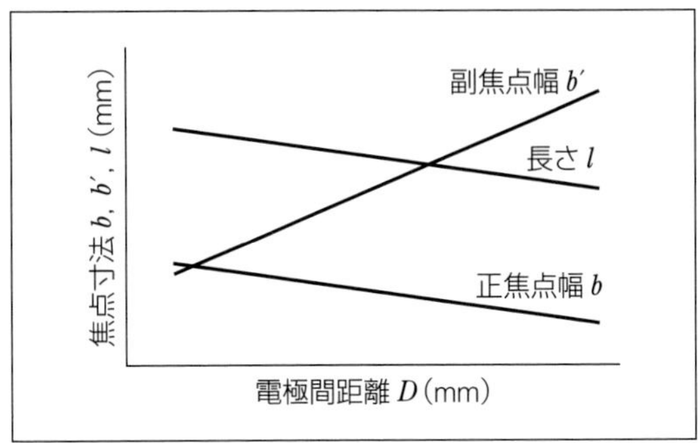

図 2-12　電極間距離と焦点寸法の関係

移動し幅は大きくなるが，前述のように正焦点を形成する電子軌道はほぼ直進するため，深さ d による正焦点幅の変化は小さい．通常は**図 2-11** にみられる，正焦点と副焦点が一致するフィラメント深さで設計する．

図 2-8 の電子軌道例では，電極間距離が長くなると正焦点の幅は小さく，副焦点は軌道が交差点するため幅が大きくなる．さらに紙面に垂直方向の焦点長さ l も，集束電界により小さくなる．**図 2-12** はこれらの関係を示す．電極間距離が長くなると，管電流は流れにくくなる〔(2-2) 式参照〕.

管電流が小さい場合は加速電圧を変えても焦点の大きさはそれほど変化しないが，低電圧大電流では電子同士が互いに反発しあって，焦点は大きくなる（空間電荷効果）傾向にあるので，この点を考慮して設計する必要がある．**図 2-8** のような 2 つのフィラメントをもつ陰極では，それぞれの大きさや形状とともに 2 つを同一の位置に一致させねばならない．この重なりに影響するのは，2 つのフィラメントの溝がなす角度と電極間距離である．とくに溝角度は集束体の温度により変化し，重なり具合を変えるので，設計ばかりでなく測定にも注意し，一定の熱負荷を与えたあとに測定するべきである．

(2)　焦点の測定

焦点寸法の測定は，JIS において詳細に規定されており，現在は JIS Z 4704 と JIS Z 4120 が有効となっている．ともに欧州規格 IEC60336 をもとにしているが，JIS Z 4704 は 1993 年に第 3 版として発行された IEC60336 を，JIS Z 4120 は 2005 年に第 4 版として発行された IEC60336 をもとに作成した規格である．

両者のおもな相違は，焦点寸法測定方法として，JIS Z 4704 はスリットカメラ法，ピンホールカメラ法，解像力法の 3 つを規定していたのに対し，JIS Z 4120 ではスリットカメラ法のみとなった．また，JIS Z 4704 では焦点像の読み取りは拡大鏡を使った目視であったのに対し，JIS Z 4120 では焦点像をマイクロデンシトメータで走査して得られた濃度分布（line spread function：LSF）から求めることになった．この間の変遷の経緯は JIS Z 4120 付属書 C に国際規格策定の経緯として詳細に解説されている．今後，国際的な標準化が進む過程で JIS Z 4704 は廃止される見込みなので，ここでは JIS Z 4120 の

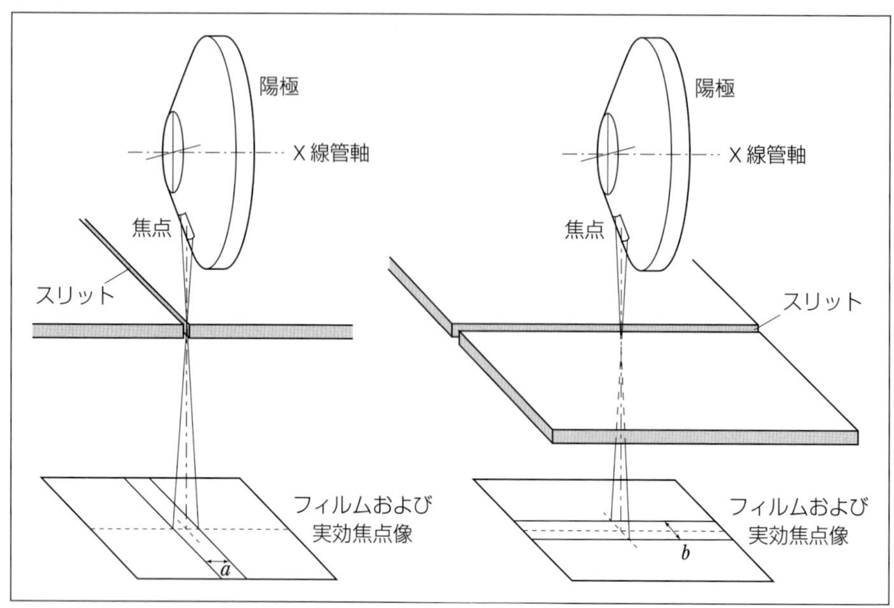

図 2-13　焦点像の測定配置図（スリットカメラ法）

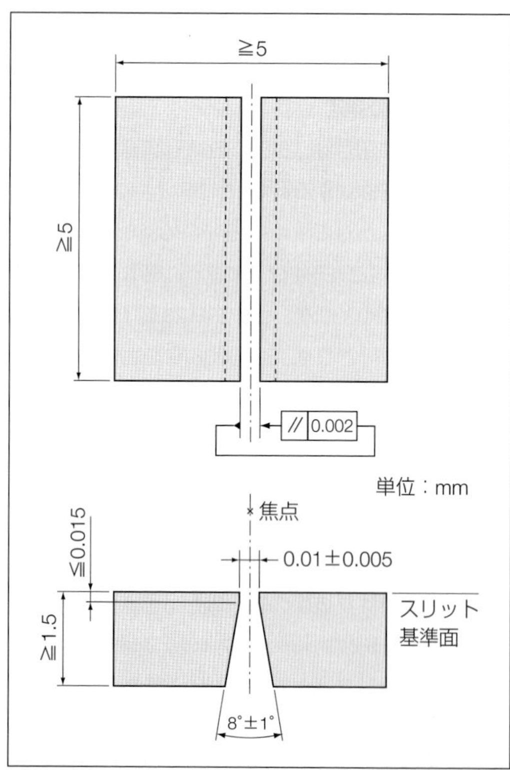

図 2-14　スリットおよび基板の形状・寸法

内容について紹介する．

図 2-13 に，スリットカメラ法の焦点像の測定配置図を示す．スリットと基板の形状，寸法は**図 2-14** に，焦点像に対する拡大率は**表 2-2** のように規定されている．

また，撮影時のX線条件を**表 2-3** に示す．焦点寸法は，スリットカメラで撮影された焦点像をマイクロデンシトメータで読み取った濃度分布（LSF）から求めるが，**図 2-15** に示すようにピーク高さの15%位置で幅を読み取る．焦点の公称焦点値は，つぎの数値から割り当てるものとされている．

0.1〜0.25 は 0.05 ステップ

0.3〜2.0 は 0.1 ステップ

2.2 以上は 0.2 ステップ

表 2-2　焦点X線像の拡大率

公称焦点値 f	拡大率 $E=n/m$
f ≦0.4	E≧3
0.4< f <1.1	E≧2
1.1≦ f	E≧1

表 2-3　X 線条件

	公称最高管電圧（kv）	要求する管電圧	撮影時間	要求する X 線管電力
コンピュータ断層撮影を除く撮影	$U<75$	公称最高管電圧	要求する光学濃度に必要な時間	IEC60613 で固定した公称陽極入力の 50%
	$75 \leqq U \leqq 150$	75kV		
	$150<U\leqq 200$	公称最高管電圧の 50%		
コンピュータ断層撮影		120kV		

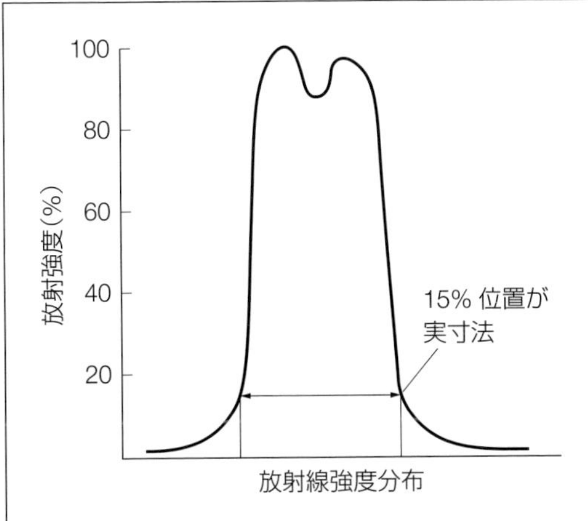

図 2-15　LSF と焦点寸法

表 2-4　公称焦点に対する焦点寸法の最大許容値

公称焦点値	焦点寸法の最大許容値（mm）	
f	幅	長さ
0.1	0.15	0.15
0.15	0.23	0.23
0.2	0.30	0.30
0.25	0.38	0.38
0.3	0.45	0.65
0.4	0.60	0.85
0.5	0.75	1.10
0.6	0.90	1.30
0.7	1.10	1.50
0.8	1.20	1.60
0.9	1.30	1.80
1.0	1.40	2.00
1.1	1.50	2.20
1.2	1.70	2.40
1.3	1.80	2.60
1.4	1.90	2.80
1.5	2.00	3.00
1.6	2.10	3.10
1.7	2.20	3.20
1.8	2.30	3.30
1.9	2.40	3.50
2.0	2.60	3.70
2.2	2.90	4.00
2.4	3.10	4.40
2.6	3.40	4.80
2.8	3.60	5.20
3.0	3.90	5.60

注記：公称焦点値 0.3〜3.0 の最大許容値は，係数 0.7 で補正されている．

表 2-4 には幅および長さの最大許容値を示す．最小許容値は示されていない．

(3)　焦点試験の適用

X 線管の焦点は画質に影響を与える重要な仕様であり，幅や長さの焦点寸法はもとより，MTF やブルーミング値の測定に適用される．MTF は変調伝達関数（modulation transfer function）のことで，焦点スリット写真をマイクロデンシトメータによって走査して濃度分布を求め，この X 線強度分布をフーリエ変換して得られる．

図 2-16 のように，横軸に空間周波数（Lp/mm）をとり，縦軸の MTF は周波数ゼロのとき 1.0 となるように表示する．理想的な点線源ではどこまでも細かい線（line）を識別できるが（**図 2-16** の A），焦点は幅をもつために線幅が細くなるにつれてみえなくなる（**図 2-16** の B）．さらに実用の焦点は多かれ少なかれ**図 2-9** のような双峰性を呈するので，解像度が低下する（**図 2-16** の C）．**ブルーミング値**は X 線管の実効焦点の特性を表し，規定の試験管電圧における 0.1s での最大許容管電流と，その

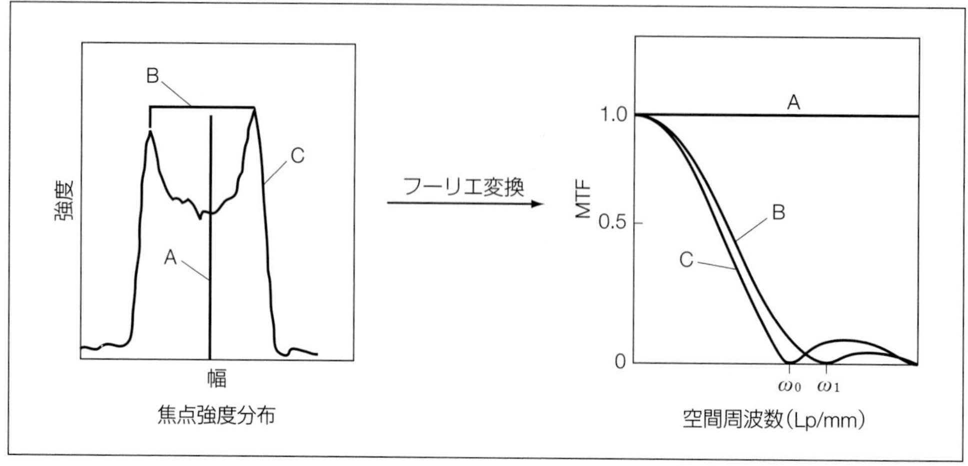

図 2-16　焦点強度分布と MTF の関係

半分の管電流で得られた 2 つの解像限界の比である.

図 2-17 は 1.0mm 焦点と 0.65mm 焦点を，管電圧 75kV と 40kV で管電流を変化させた際の，ピンホールカメラ法で撮影した焦点写真である．管電圧 75kV では 1.0mm 焦点の形状は 500mA まで管電流を増加させても変わらないが，40kV では 0.65mm は 300mA で明らかに大きくなる．1.0mm 焦点でも管電圧 40kV では 500mA まで増加させると，同様に空間電荷効果により焦点が大きくなる．管電流を増しても焦点が変化しないとブルーミング値が 1 となるが，上記のように小焦点で管電圧が低いと空間電荷効果により管電流が増すにつれて焦点幅が大きくなる．ブルーミング値が 1 か，1 に近い焦点を得ることがよい設計といえる.

1.0mm 焦点

管 電 圧	75kV		
管 電 流	500mA	300mA	100mA
焦点写真			
管 電 圧	40kV		
管 電 流	500mA	300mA	100mA
焦点写真			

0.65mm 焦点

管 電 圧	40kV		
管 電 流	300mA	200mA	100mA
焦点写真			

図 2-17　焦点形状への管電圧・管電流の影響

2）X 線の放射強度分布

ターゲットから放射される X 線の空間強度分布は，管電圧，ターゲット材質およびその厚さなどによって決まるため複雑なものとなる．しかし，ターゲットの厚さが非常に薄い場合は，加速電圧による放射強度分布を**図 2-18** のように表すことができる．50～150kV 程度の加速電圧においては，強度分布は三次元のすべての方向に対してほぼ等しく放射される．加速電圧が高くなるにつれ，電子の直線性が強くなり，その分布はしだいに前方に集中す

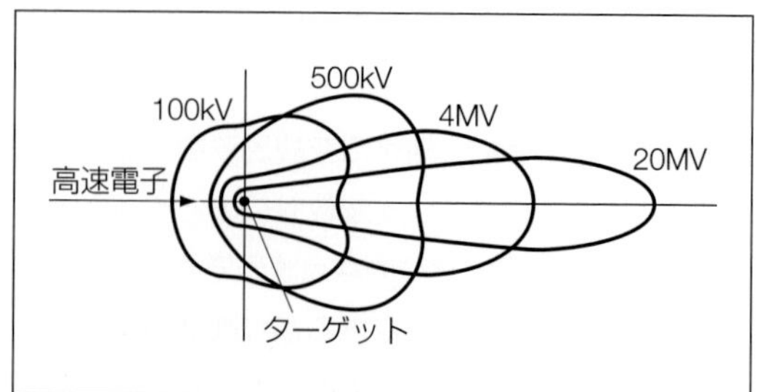

図 2-18　薄いターゲットの場合の空間強度分布

る．それで，診断用途として反射形のターゲットを用いることは，耐熱強度の維持や熱容量の面ばかりでなく X 線の強度分布からも合理的で，さらに電子ビームに対しほぼ直角の方向の X 線を利用するのも効果的である．

診断用 X 線管における高速電子は，ターゲット表面のみでなくある深さまで侵入する．たとえば，加速電圧 120kV でタングステンターゲットの場合，その深さは約 15μm である．そのため，X 線はターゲットの表面のみでなく内部からも多く発生し，かつターゲットによる減衰も加わるので，X 線の強度分布は**図 2-18** とはかなり異なってくる．**図 2-19** はこのような関係を説明するものである．

図 2-18 によれば，100kV 前後の加速電圧でも X 線の放射強度は斜め前方がもっとも大きい．したがって，**図 2-19** の OA 方向より OC 方向のほうが強度は大きい．しかし，O 点で発生した X 線は，OC 方向ほどターゲットの厚い層（OY）を通るためより多くの吸収を受け，逆に OA 方向ほどその吸収は少ない．結局，OC 方向は放射強度は大きいが，OA，OB より厚いターゲット層を通過するため，多くの発生 X 線がターゲット面から出る以前に減弱される．この関係はターゲット角度 θ により変化し，θ が小さいほど減弱による影響は急激となる．

図 2-20 は，ターゲット角度 18° の X 線管の管軸方向における強度分布で，縦軸は最大強度を 100 とした相対強度，横軸は主放射軸を 0 として陰極側，陽極側に角度を振っている．付加フィルタなしの場合，中心では最大強度の 95%，陽極方向は 7° で最大強度の 80%，13° で約 50%と変化が大きい．反対の陰極方向は変化が少なく，20° で 90%程度である．これらの傾向は管電圧に対して変わることは少なく，50〜140kV の間でほぼ同じである．フィルタが付くと均等性は向上し，Al（アルミニウム）20mm では，中心で最大強度の 97%，陽極方向 13° で 80%に改善される．

このように，陽極方向の均等性は大幅に向上するが，陰極方向は吸収が大きくなると若干低下する．

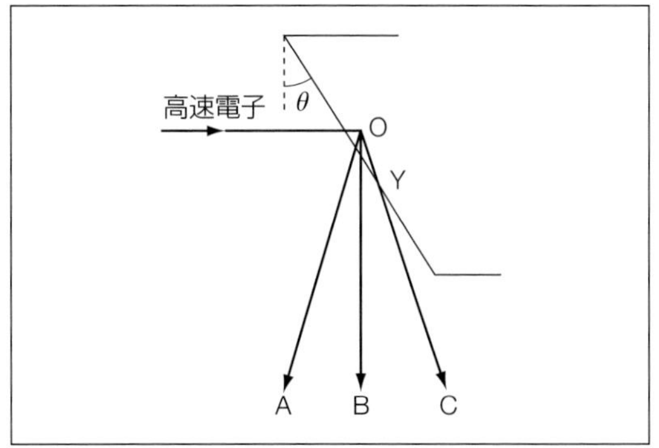

図 2-19　厚いターゲットから発生する X 線

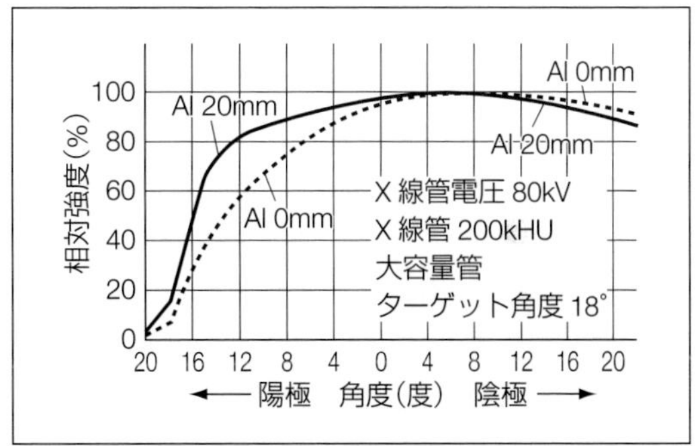

図 2-20　ターゲット角度 18°，管軸方向の強度分布

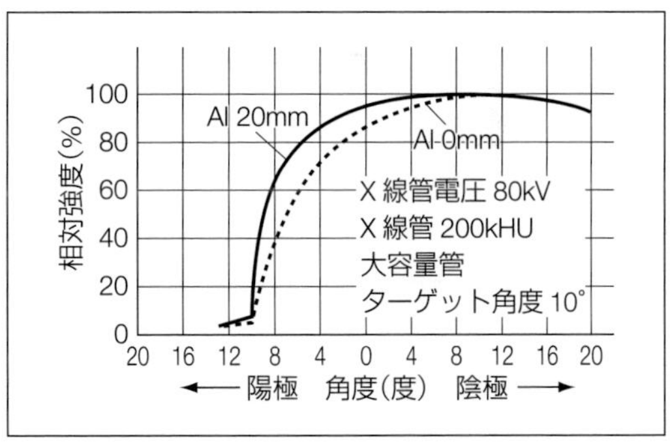

図 2-21　ターゲット角度 10°，管軸方向の強度分布

図 2-21 はターゲット角度 10° の X 線管の強度分布で，付加フィルタなしの場合，中心では最大強度の 85%であるが，フィルタ Al 20mm が入ると 96%となり，かなり均等になる．それでも陽極方向 6° で 80%に減少し，これ以上では急激に低下する．すなわち，ターゲット角度が小さくなると照射野は狭くなる．

3）X 線管の管電流特性

クーリッジ管の特徴として，管電流は，フィラメントの加熱電流を変化させることにより，管電圧に関係なく任意の値に調整できる．しかし，これは許容負荷が小さく焦点の大きい固定陽極管についてであって，最大許容電流が大きく焦点が小さい回転陽極 X 線管においては，その特性はかなり変わる．

図 2-22 は，焦点 1mm の回転陽極管のフィラメント加熱電流 I_f と管電流 I_p の関係を，管電圧をパラメータに表したものである．加熱電流 4.25A では管電圧が変化しても管電流はほとんど変わらないが，加熱電流を 5A に高めると，管電圧 50kV では管電流は 350mA，同じ加熱で 100kV にすると管電流は 480mA となり，管電流は 1.37 倍に増加する．このことから，この X 線管はフィラメント電流 4.25A では温度制限領域，フィラメント加熱電流 5A では空間電荷制限領域で動作していることがわかる．このように回転陽極管の管電流特性は，負荷条件により温度制限領域から空間電荷制限領域まで変化する．なお，**図 2-22** において管電圧 150kV の曲線が途中で止まっているのは，陽極側の許容負荷に到達し，これ以上管電流を流すと陽極にダメージを与えるためである．二極管の特性は，前述したように飽和電流と空間電荷制限電流で表される（p. 323 参照）．

図 2-23 は，二極管の陰極と陽極の間に正弦波電圧を印加したときに流れる管電流 I_p を模式的に示すものである．管電圧が v_1 の場合，フィラメント加熱電流 I_{f1} では a 点まで管電圧の 3/2 乗に比例して管電流が流れるが，a 点以上は管電圧を高めても電流は飽和しており変化しない．その結果，電流波形は i_{p1} のように方形波状となる．つぎに，加熱電流を I_{f2} に増加すると，v_1 まで空間電荷制限領域に入るので，電流 i_{p2} は電圧の 3/2 乗に比例した波形となる．管電圧を v_2 にすると，加熱電流が I_{f1} であれば管電流は立ち上がりが早くなるだけで，v_1 の場合とほぼ同じである．また，I_{f2} に加熱電流を高めると b 点で飽和し，波形は i_{p2} となる．さらに I_{f3} に増すと，v_2 でも空間電荷制限領域となり，3/2 乗波形となる．

以上をまとめると，低電圧，大電流，小焦点ほど空間電荷制限で 3/2 乗波形になる傾向があり，また高電圧，小電流，大焦点ほど温度制限の方形波に近くなることがわかる．ただし，これらは平行平板電極の特性から考察したものであって，実際の X 線管では集束電極の絞り作用が加わるため単純ではな

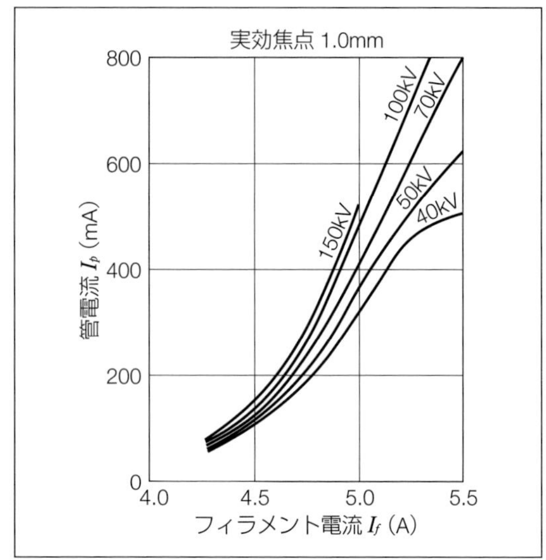

図 2-22　フィラメント加熱電流と管電流の関係

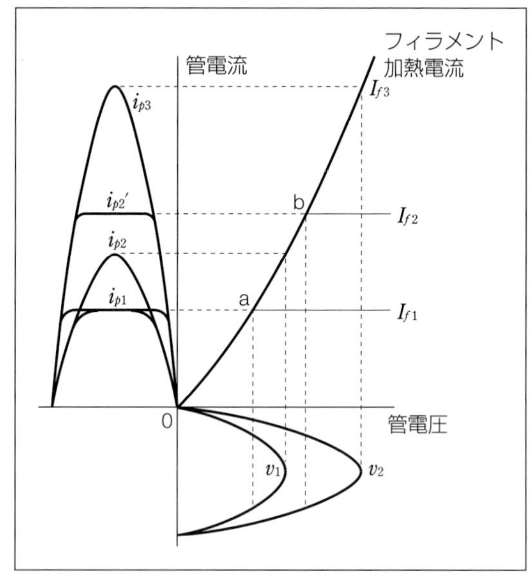

図 2-23　X 線管 v-i 特性と管電流波形

く，波形は上記のように極端には変化しない．焦点の形状や寸法は，フィラメントの比較的側面から発生した電子を，集束電極により陽極方向に偏向させ，電子密度を高めて決めている．

小焦点ほど電極溝幅を狭くし，偏向効果を大きくする必要があり，その結果，電子通路が絞られ電子は流れにくくなる．したがって，同じ管電流を流すには，焦点が小さいほど熱電子放射（エミッション）を増さねばならず，小焦点ほど空間電荷密度が高くなる．フィラメント後方で発生した電子は，管電圧によって生じる電界分布が作用しないため空間電荷として滞留するが，管電圧が高くなるにつれ陽極に達する確率は増す傾向にある．このようなことから，X 線管における空間電荷制限と温度制限の境界は，**図 2-22** ほど明瞭ではなく，これらが混合して現れる．管電流は電極間距離の 2 乗に反比例するため，この距離によっても変化する．

現在の X 線管の電極間距離は 15〜18mm のものが多いが，画質向上という診断上の要望から，X 線管は小焦点大電流の傾向が強い．このような要求に対しては，電極間距離を 10〜12mm に近づけた X 線管も製作されるようになっている．電極間距離が近づくと，ターゲット角度の傾きでできる，内周側と外周側の電極間距離の差による影響が大きくなるので，フィラメントの電子発生面を**図 2-24** のように，ターゲットと同じ角度に傾斜させることが多い．フィラメントの寿命を考慮して，その加熱は，素線の線径により幅はあるが 5.5A 前後を上限としている．この電流以内で必要な管電流が得られるよう，素線径，巻き径，ピッチ，長さなどを設計する．

4）焦点外 X 線

電子がターゲットに衝突すると一部の電子は反射し，あるいは励起されて金属から飛び出す電子もあり，これらを**二次電子**とよぶ．

陰極と陽極の近傍には，印加された管電圧によって**図 2-25** のような電界があり，陰極からの一次電子線 CF によって焦点 F から放出された二次電子

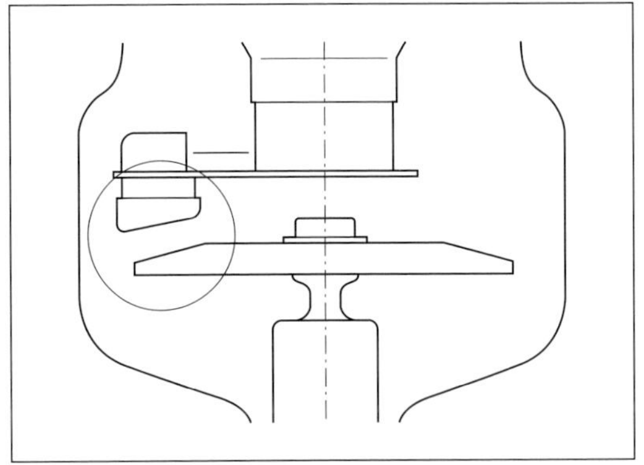

図 2-24　小焦点大電流 X 線管の電極構造

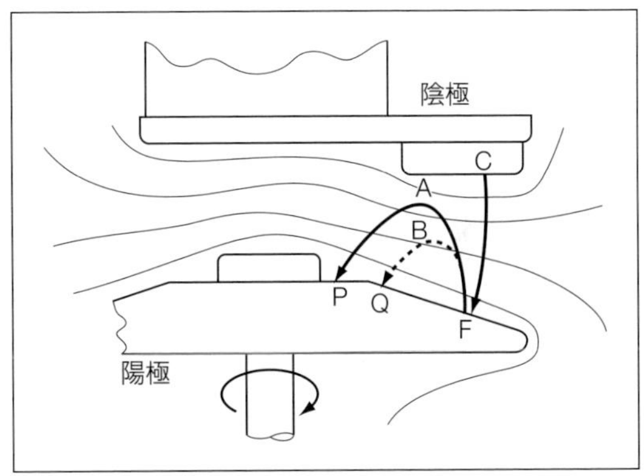

図 2-25　二次電子の挙動（田部貞夫：焦点外 X 線：X 線管および X 線装置の研究（第 1，3 章），第 5 号．X 線研究協議会，1961）

は，F から電界に逆らって進むがしだいに減速され，点 A で電界に垂直な速度成分がゼロとなって反転したのち，ふたたび電界により加速され，AP の軌跡を描いてターゲットに衝突する．点 F から点 A までに失うエネルギーと，点 A から点 P までに得るエネルギーは等しく，二次電子がターゲットに衝突するエネルギーは点 F から放出される際のエネルギーに等しい．二次電子のエネルギー範囲は広く，また点 F から放出される角度も一定ではないので，二次電子は焦点 F の近傍からかなり離れたところまで分布する．

高エネルギーの二次電子は上述のように FAP という軌跡，低エネルギーの二次電子は B で反転して FBQ という軌跡をとるので，高エネルギーの二

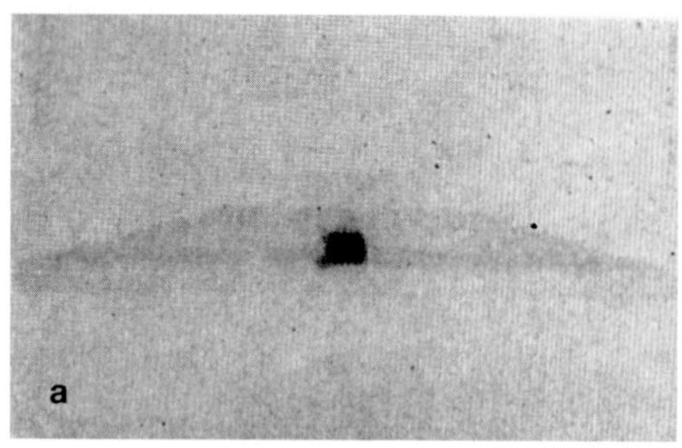
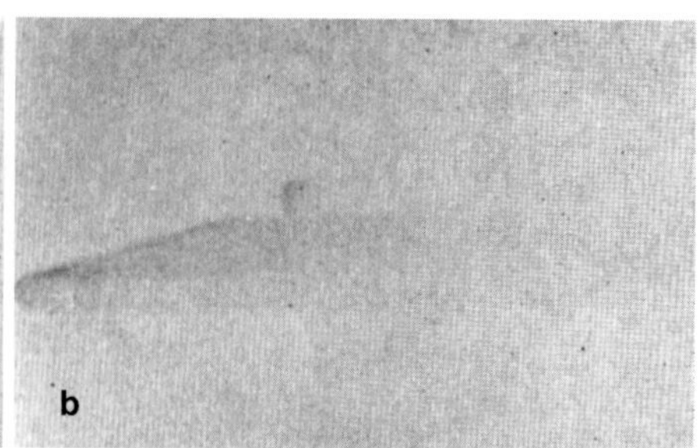

図 2-26　回転陽極 X 線管の焦点外 X 線
a：正面，b：側面.

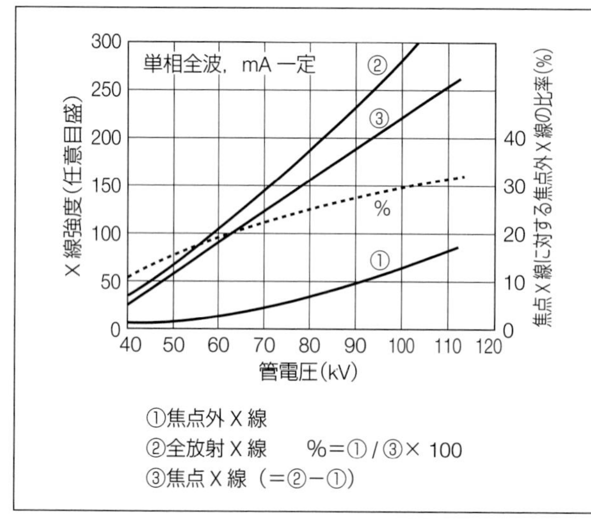

図 2-27　焦点外 X 線の焦点 X 線に対する割合
（田部貞夫：焦点外 X 線：X 線管および X 線装置の研究（第 1，第 3 章），第 5 号．X 線研究協議会，1961）

次電子ほど焦点から離れたところに，低エネルギーの二次電子ほど焦点近くに突入する.

二次電子も X 線を発生させる．X 線管の焦点のピンホール写真を撮影する際，露出量を多くすると，陽極全体の像もみえてくる（**図 2-26**）．これは，焦点以外の陽極表面から二次電子により X 線が放射されているからで，この X 線を焦点外 X 線という．焦点外 X 線が多くなるとフィルム全体にかぶりを与え，X 線写真のコントラストを低下させる.

図 2-27 は，ターゲット角度 18°の X 線管の，焦点正面方向に放射される焦点外 X 線と焦点 X 線の強度を測定し比較したもので，60kV で焦点 X 線の約 20%，100kV で約 30%の焦点外 X 線が発生している．しかし，これは広い面積から発生するためかなりの量になるのであって，放射密度で比較すると約 1/300 程度と小さく，また広い放射面から発生するので，焦点外 X 線は実質的にはほとんど像はつくらないが，一様なかぶりを与えることになり，像のコントラストを低下させることになる.

図 2-28 は，焦点外 X 線の強度分布を求めたもので，X 線管軸を中心に焦点方向から 30°間隔で測定した結果である．焦点の近傍では高い X 線強度を示すが，焦点から離れるにつれて減少する．**図 2-29** は焦点外 X 線の線質をアルミニウム半価層で調べたもので，焦点近傍は軟質で，焦点から離れるに従って硬質になることがわかる.

焦点外 X 線を除去するには，①管内のターゲット周辺に遮へい体を設けるか，②管容器（ハウベ）の放射コーンを奥深く管球（バルブ）の近くまで入れ，開口も小さくし，多重シャッタを用いる方法が

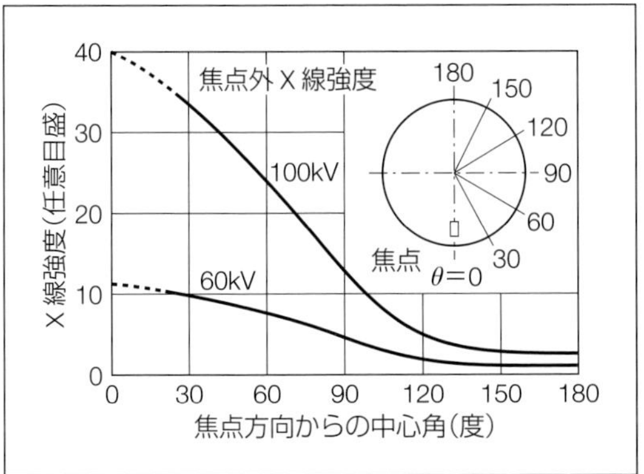

図 2-28　焦点外 X 線の方向別強度分布（田部貞夫：焦点外 X 線：X 線管および X 線装置の研究（第 1，3 章），第 5 号．X 線研究協議会，1961）

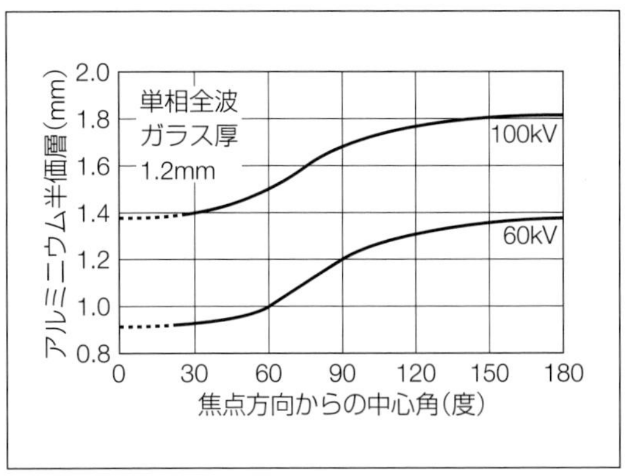

図 2-29　焦点外 X 線の線質（田部貞夫：焦点外 X 線：X 線管および X 線装置の研究（第 1，3 章），第 5 号．X 線研究協議会，1961）

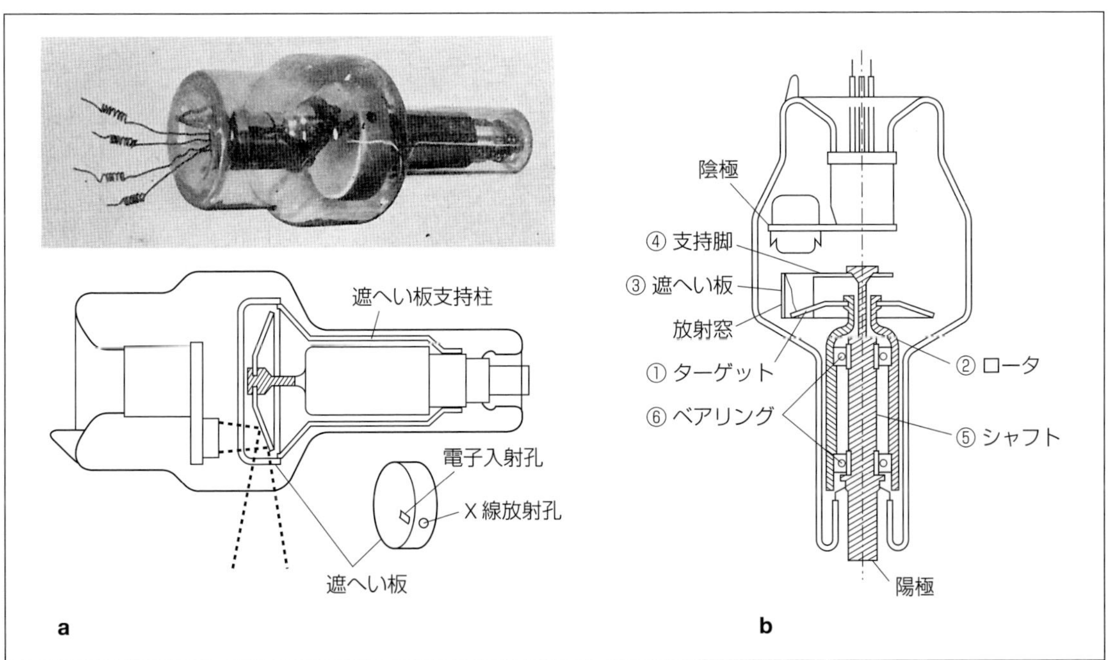

図 2-30　焦点外 X 線遮へい形 X 線管〔a：田部貞夫，西村憲一：回転陽極 X 線管の焦点外 X 線とそれをしゃへいした試作 X 線管．島津評論，16（3）：5-14，1959；b：吉田，芳賀，小山：回転陽極 X 線管 M5133 －焦点外 X 線しゃへい型．東芝放射線資料，48：17-22，1963〕

ある．

①については，1960 年ころ，**図 2-30** のようにモリブデンの遮へい体を設けた X 線管がつくられている．**図 2-30a** の遮へい体はターゲット全体をおおうお椀型で，電子入射孔（6 × 12mm 長方形）と X 線放射孔（ϕ8mm 円形）が設けられ，4 本の金属柱で陽極根元に固定されていた．**図 2-30b** は陽極の回転構造が異なり，陽極軸が固定，ベアリングの外輪（アウターレース）が回転するもので，陽極軸を伸ばしてその先端に遮へい体を設けた．これらは，コントラストの向上がみられ，焦点外 X 線の除去効果は高かったが，製造技術上の困難な問題

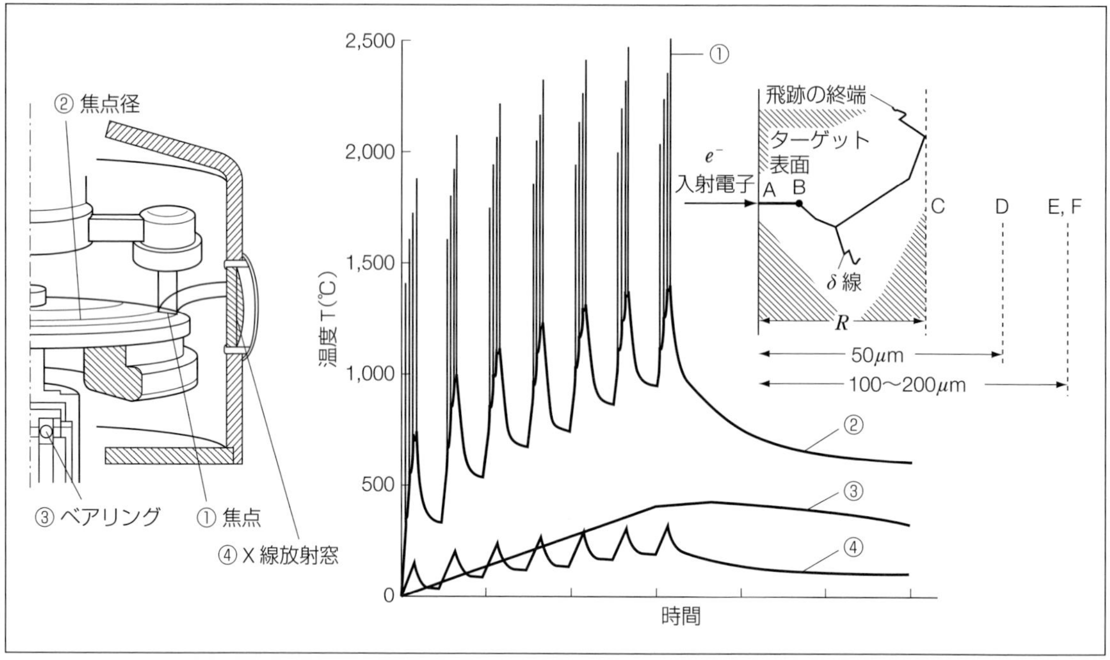

図 2-31 X 線管の熱の発生と移動

が多く，現在は製造されていない．

上述②の，開口の小さな放射コーンを奥深くバルブの近くに設ける方法がもっとも有効で，かつ経済的なため用いられている．

5. 許容負荷と熱容量

1) X 線管と熱

X 線の発生効率はきわめて悪く，入力エネルギーの 99%以上が熱となるため，X 線管の性能には熱が大いにかかわる．許容負荷と熱容量はともに X 線管装置の耐熱性を表す尺度で，許容負荷はターゲット焦点面のミクロ的な温度上昇により，熱容量は陽極，おもにターゲット全体の温度上昇により決められる．

回転陽極 X 線管について熱の挙動，具体的にはターゲットで発生した熱がどのように大気に放熱されるか考えてみる．ターゲットは回転しているため，そこに形成される焦点の軌跡はある幅（実焦点の長さに相当する）をもって円周状に連なる（**図 2-31**）．軌跡の幅の中心と回転軸の距離を**焦点軌道径**という．

焦点軌道径のある一点 A に着目すると，A が陰極の下にきて焦点が形成され，電子線が衝突する間は急速に温度が上昇する（**図 2-31** の①）．その時間はマイクロ秒のオーダで，電子線による加熱が終わると A 点の温度は熱伝導により急速に下がる（**図 2-32**）．しかし，A 点がつぎに陰極の下にきたときは，その前の温度より上昇している．このように，A 点は陰極の下にきて電子線の衝突を受けるたびに，瞬間的に温度が急上昇するとともに平均的な温度も徐々に上がる．その結果，焦点径の焦点以外の平均的温度は**図 2-31** の②のようになる．

A 点の 50μm 下の D 点は A 点からの熱伝導によって温度上昇するため，なだらかな変化をたどり，A 点から遠ざかるにつれて（E，F），さらに瞬間的な温度の上昇は少なくなり，X 線を発生している間平均的に温度上昇するだけとなる．X 線の発生時間は，負荷の種類によってミリ秒から百数十秒まで大

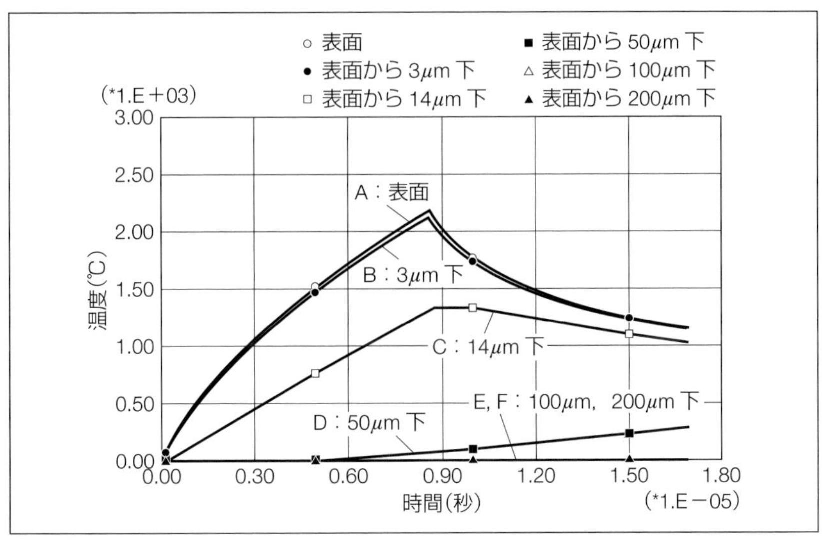

図 2-32　焦点の表面とその直下の温度変化

きく変わる．

ターゲットの焦点で発生した熱は，熱伝導によりターゲット全体の温度を高め，その熱はターゲットを支持する軸から陽極全体へ伝わり，固定部（軸受ハウジング）から絶縁油へ熱伝達する．ターゲットの温度がしだいに高くなり，500℃を超えると輻射伝熱量が陽極を伝わる放熱量より支配的に多くなる．かりにターゲット動作温度を 1,000℃と仮定すると，輻射による放熱量は陽極を伝わるそれより約 10 倍大きい．

ターゲットからの輻射熱はバルブ（外囲器）に伝わり，バルブから絶縁油に熱伝達される．絶縁油の温度が上がると，管容器（ハウベ）に熱が伝達し，管容器の表面で空気に放熱される．熱容量の大きな X 線管装置になると，管容器の表面のみで放熱するだけでは足らず，ラジエータと，油を強制的に循環させるポンプからなる冷却器を備え，X 線管装置と冷却器とはホースでつなぐことが多い．

ターゲット表面の温度が上昇すると，タングステンといえども蒸発量が増え，また内部に吸蔵されていたガスも出てきて，異常放電（アーキング）が生じやすくなる．さらにターゲット表面温度が高くなり，融点の 3,410℃を超えた部分は溶け，表面の荒れあるいは大規模な溶融に至る．

陽極の回転系のなかでは，ベアリングがもっとも過酷な使用条件におかれており，潤滑剤の枯渇や磨耗を防止するうえで温度管理が必要である．**図 2-31** の③は，ベアリングの温度変化を示している．また，ガラスバルブや絶縁油も温度が高くなりすぎると絶縁性や機械強度が低下したり，ガスを放出して X 線管の放電や破壊の原因となる．バルブの X 線放射窓付近は二次電子の衝突によっても温度上昇する．**図 2-31** の④はそのことを示している．

2）許容負荷

X 線管を熱的に破壊しないように，負荷には許容される範囲を設けている．負荷の種類は通電時間で分け，短時間負荷，長時間負荷，混合負荷，さらに CT 負荷がある．

①短時間負荷：数 ms～数 s の撮影時の負荷をいい，一般撮影がこれにあたる．この場合の許容負荷は焦点面の温度により決まる．

②長時間負荷：数十から数百秒に及ぶ透視を行う場合で，入力は小さいので焦点面の温度は問題とならない．負荷時間が長いので熱エネルギーが陽極に蓄積され，陽極全体の温度を上昇させ

る．

③混合負荷：スポット撮影のように透視と撮影が組み合わされる場合や，集団検診のように短時間負荷が繰り返される場合で，短時間負荷と長時間負荷が混合したものである．

④ CT 負荷：シングルスキャン，ダイナミックスキャン，およびボリュームスキャンに分けられ，これらを組み合わせる場合もある．シングルスキャンとダイナミックスキャンは短時間負荷を高い頻度で繰り返す場合に相当し，ボリュームスキャンは短時間負荷と大電流透視の中間のような負荷である．

CT 負荷と混合負荷の許容負荷は焦点面の温度で決まる場合と，陽極全体の温度で決まる場合とがある．

3) 短時間負荷

どのような負荷でも，焦点が小さいほど鮮明な画像が得られることは明らかであるが，焦点が小さくなるほどターゲット面上のエネルギー密度は高まり，温度が上昇するので一定の制限が加えられる．この負荷は，1 回の撮影時の電流が大きく，その負荷時間は数秒以内，撮影間隔が数分以上という場合で，おもに焦点の瞬間的な温度上昇によって許容負荷が決まる．移動する熱点の温度上昇の解析から，回転陽極 X 線管の許容負荷 Q はつぎの近似式で表される．

$$Q = K \cdot l \sqrt{(w \cdot n \cdot d)} / \sin\theta \qquad (2\text{-}4)$$

K：定数，l：焦点長さ，w：焦点幅，n：陽極回転数，d：焦点軌道径，θ：ターゲット角度

タングステンの融点は 3,410℃であるが，ガスの放出やタングステンの蒸発防止，および寿命信頼性を考慮して，2,800℃程度を上限とすることが多い．すなわち，上限温度を超えないように，エネルギー量 Q を許容負荷と設定する．

（2-4）式によれば，許容負荷は焦点長さに比例して，焦点幅と陽極回転数および焦点軌道径の平方根に比例して増大させることができる．**図 2-33** は普通回転（60Hz）と高速回転（180Hz）の許容負荷を比べたもので，1s 以下ではほぼ$\sqrt{3}$倍となっている．しかし，負荷時間が長くなると，焦点面の平均温度が上昇してくるため，1 回の電子加熱を解いた（2-4）式は成立しなくなる．ターゲット角度（実焦点面と基準軸とがなす角度）を小さくすると，同じ実効焦点に対して実焦点面積を大きくできるので許容負荷は増大する．**図 2-34** はこの関係を表し，17° の X 線管に対して 10° では約 1.7 倍の許容負荷をとれることを示す．

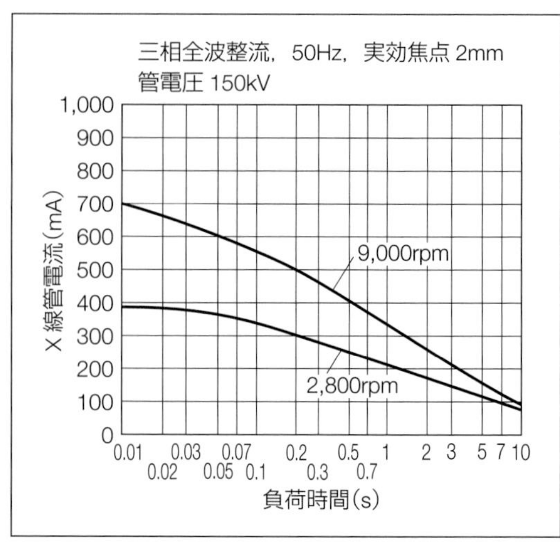

図 2-33　陽極回転数による許容負荷の変化

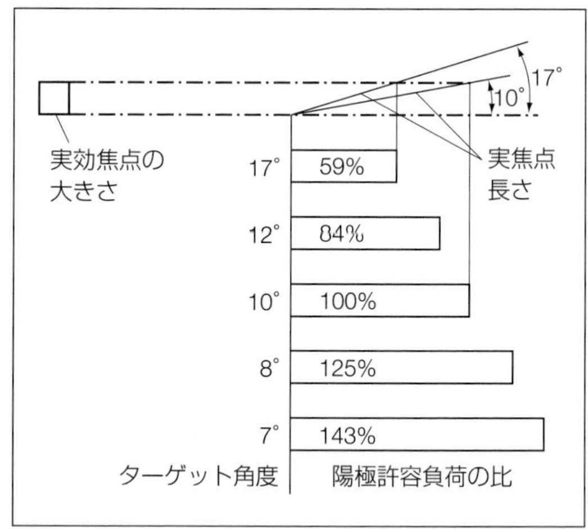

図 2-34　ターゲット角度による許容負荷の変化

従来，回転陽極 X 線管のターゲット角度は一般のフィルム撮影が主だったので 17° 前後が多かった

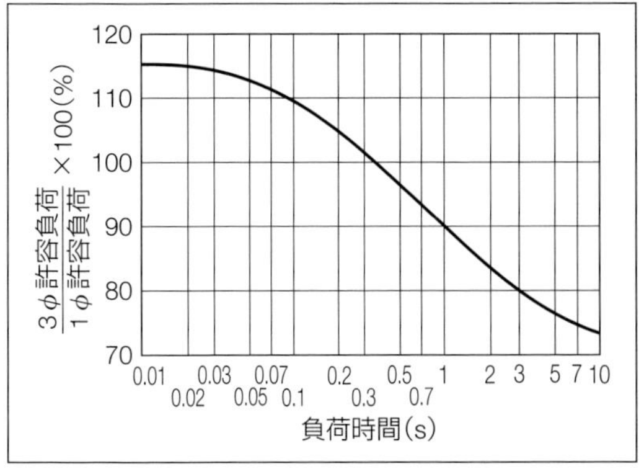

図 2-35　単相と三相の最大許容負荷の比較

が，術式の多様化に対応して 12° や 10°，CT 用ではファンビームとして用いるので 8° や 7° のものもある．ターゲット角度が小さくなると利用線錐の角度も小さくなるので，広い部位を撮る場合には向かないが，10° では拡大撮影用として許容負荷を優先し，微小焦点大電流を達成している．

単相全波整流のように脈動する負荷では，平均入力に対し尖頭入力（波高値）が大きいので平滑波形より制限される．**図 2-35** は単相と三相の最大許容負荷を比較したもので，同一の管電圧，管電流でも，入力としては三相 12 ピークのほうが 1.4 倍大きいにもかかわらず，0.3 秒以下では三相 12 ピークのほうが許容負荷を大きくすることができる．**図 2-31**，**2-32** で説明したように，瞬間的な温度上昇で制約を受けるからである．

単相全波整流に対し半波整流の場合，休止期間があるため全波整流の 1.4 倍程度の入力が許容される．したがって，半波整流の許容負荷は単相全波の 0.7 倍に制限される．自己整流も同様であるが，ターゲットの焦点から陰極へ向かって流れる逆電流のおそれがあるため，最高許容温度が 2,000℃程度に制限される．そのため，単相全波の 0.5 倍程度しか許容されないことになる．

X 線管の最大単発負荷定格（短時間最大入力）は回転陽極では 0.1 秒，固定陽極は 1 秒の入力（W）で表され，陽極入力（X 線管入力）は X 線ばく射時の X 線管の陽極に加えられる電力をいう．電力 P（W）は（2-5）式で与えられる．

$$P = f \cdot U \cdot I \qquad (2\text{-}5)$$

U：管電圧値（kV），I：管電流値（mA），

f：管電圧リプル百分率によりつぎのように異なる定数

$f = 1.00$：リプル百分率が 10%以下（たとえば，三相 12 ピーク）

$f = 0.95$：リプル百分率が 10%を超え 25%以下（たとえば，三相 6 ピーク）

$f = 0.74$：リプル百分率が 25%を超える（たとえば，単相 2 ピーク）

上述のように，単相と三相の最大許容負荷は負荷時間とともに変化するので，入力の換算は単純ではない．そこで，通常は使用する X 線装置に応じて電源の特性を考慮した定格を表す図表がメーカから添付される．

公称陽極入力（最大入力）とは，焦点寸法，管電圧，管電圧波形，陽極回転数などで決まる陽極入力の最大許容値で，1 回の短時間ばく射に許容される公称陽極入力を**最大単発負荷定格**という．これは，冷状態，つまりターゲットをはじめとして陽極が十分に冷えた時点，厳密には後述の陽極冷却曲線図において陽極熱量がゼロのときの状態で許容される値である．

最大単発負荷定格は**絶対最大入力**ということが多い．絶対とは，電源変動や計測装置などの誤差を考慮してもその値を超えてはならないという意味で，電子管製造業でよく用いられる用語である．よって，いたずらに管球の寿命を短縮しないように，通常はこの値の 90%以下で使用される．

図 2-36 は最大単発負荷定格の例を示したもので，横軸に負荷時間，縦軸に管電流（平均値）をとり，管電圧（ピーク値）をパラメータとしている．各管電圧曲線の下側が使用範囲，上側は過負荷となる．なお，この図のなかで低い管電圧の曲線が途中で折れ，矢印より上では破線となっているのは，X 線管が空間電荷制限領域で動作するためで，この領域における管電流は管電圧にのみ支配される．焦点寸法は許容負荷を大きく左右するが，焦点寸法には許容差があり，呼び寸法が 0.8 以下では 50%増しまで適合する．そのため同一の呼び寸法の焦点でも

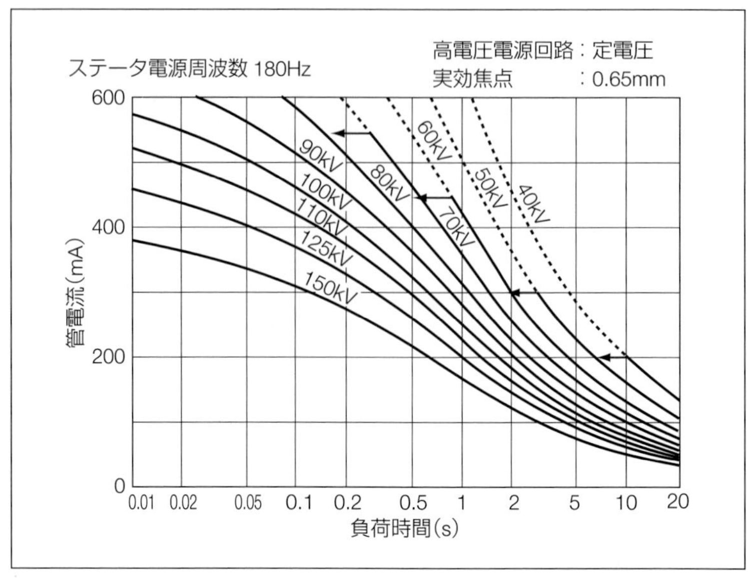

図 2-36　最大単発負荷定格の例

最小と最大では入力に対する余裕度は大きく異なる．

4）長時間負荷

単位面積当たりの負荷が軽い場合，焦点面の温度上昇は問題とならず，陽極全体の温度が負荷を制限する．陽極全体の温度はその熱容量と冷却特性により決まり，熱容量が大きいほど温度上昇は緩やかとなり，冷却特性が高いほど連続的に多くの熱量を加えられる

陽極で発生する熱量は管電圧，管電流，時間の積に比例し，この積が実効値で表されれば，ジュール（J）あるいはワット秒（Ws）となる．しかし，既述のように X 線装置の管電圧はピーク値，管電流は平均値で表されるのが慣例のため，ヒートユニット（HU）という独特な熱単位が，つぎのように定義されて用いられている．

①単相全波整流回路，単相半波整流回路，自己整流回路の場合

HU 値＝ $U \times I \times t$
1 秒当たりの HU 値＝ $U \times I$

②三相全波整流回路またはこれと同等のリプル百分率をもつ回路

HU 値＝ $U \times I \times t \times 1.35$
1 秒当たりの HU 値＝ $U \times I \times 1.35$

③定電圧回路の場合

HU 値＝ $U \times I \times t \times 1.41$
1 秒当たりの HU 値＝ $U \times I \times 1.41$

なお，U：管電圧（kV），I：管電流（mA），t：負荷時間（s）である．

単相全波整流でも高電圧ケーブルの長さが 1 極につき 6m 以上で，管電流が 10mA 以下の場合は，高電圧ケーブルの浮遊静電容量で波形が平滑化されるため②に相当し，係数は 1.35 となる．HU 値とほかの単位との換算は，1HU が 0.71J に相当するとして行う．

$$1\text{HU} = 0.71\text{Ws} = 0.71\text{J} = 0.17\text{cal}$$

HU は X 線管装置の熱量を表す特別な単位として長く用いられてきたが，現在では SI 単位系への統一によりジュール（J）やワット（W）で表すよう改められた．しかし，一部では依然として根強い慣用的な使用がなされている．

陽極に許容される最大の蓄積熱量を**最大陽極熱容量（陽極蓄積熱容量）**といい，この熱量を陽極に加えた状態から入力を断って放置した際，減少していく陽極の残留熱量を時間の関数として表した曲線を

陽極冷却曲線という．この時間経過のなかで，残留熱量の減少する割合を**陽極冷却率**といい，その最大値を**陽極最大冷却率**という．陽極最大冷却率はワット（W）または単位時間当たりのヒートユニット値（HU/s または HU/min）で表す．

最大陽極熱容量はターゲット材の比熱と質量，および基準温度と使用温度との温度差に比例するので，これを大きくするためにはターゲットを大径化，あるいは厚くして質量を増すか，使用温度を高めればよい．しかし，使用温度を高めるには各部材の耐熱性を増し，製造プロセスも変更しなければならず，困難かつ不経済なので，一般には質量を増して大容量化を達成している．なお，基準温度は室温（常温）の 20℃とすることが多い．

陽極と同様に，X 線管装置に許容される最大の蓄積熱量を **X 線管装置蓄積熱容量**といい，この熱量を加えた状態から冷却していく過程のなかで残留熱量の減少する割合を **X 線管装置冷却率**，これを時間の関数として表した曲線を **X 線管装置冷却曲線**という．使用する単位は陽極の場合と同じで，ワット，単位時間当たりのヒートユニット値である．

X 線管装置最大冷却率は最高温度になっているときの X 線管装置の放熱の割合を示すもので，これと同じ割合で長時間連続的に負荷を加えることができる．すなわち，ある管電圧においては，

最大冷却率(W) / 管電圧(kV) = 管電流(mA)　(2-6)

に相当する管電流の範囲内で使用できる．

たとえば，最大冷却率 420W の X 線管装置で管電圧 100kV の場合はつぎのようになる．単相全波整流でも，一般に高電圧ケーブルの長さは 6m 以上使用され，平滑されて X 線管入力の定数 f は 0.95 となる．

$$420(\mathrm{W}) / [0.95 \times 100(\mathrm{kV})] = 4.4(\mathrm{mA})$$

また，HU 表示の場合はつぎのようになり，

$$420/0.71 = 592(\mathrm{HU/s})$$
$$592(\mathrm{HU/s}) / [1.35 \times 100(\mathrm{kV})] = 4.4(\mathrm{mA})$$

この範囲内の管電流で連続使用できる．

連続的に一定の負荷を加えた場合，陽極または X 線管装置に熱量が蓄積されていく状態を示す曲線を

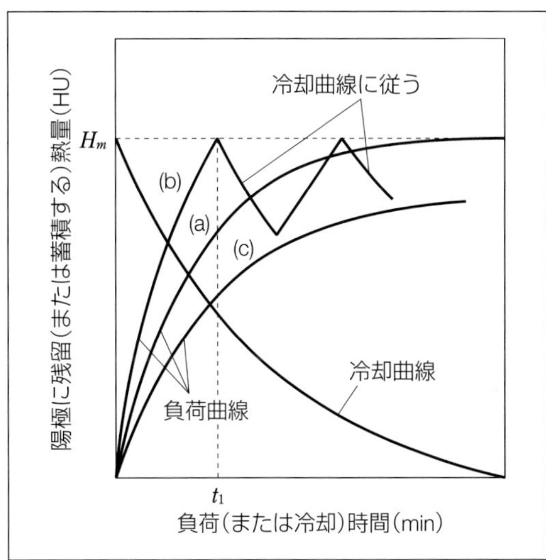

図 2-37　負荷曲線と冷却曲線

負荷曲線といい，横軸に負荷時間，縦軸に熱量（J あるいは HU）をとる．通常は冷却曲線も併記し，その場合は横軸は負荷時間とともに冷却時間となる．縦軸の熱量は対象とする部材の温度に対応し，熱量と温度はほぼ比例する．

最大冷却率に等しい負荷を加えると，**図 2-37** の曲線（a）のように熱量，いい換えれば温度は H_m で飽和する．これより大きな負荷を加えると曲線（b）のように増加し t_1 で H_m に達するので，この時点で負荷を中止し，冷却曲線に従って冷却してから使用する必要がある．小さな負荷の場合は，加えられる熱量（入力）より放熱量（冷却）のほうが多く，曲線（c）のように H_m 以下で飽和するので負荷の中断なしに使用できる．

図 2-38 は，陽極熱特性および X 線管装置の全熱特性の例を示したもので，全熱特性では熱容量は陽極の 7.5 倍ほどに増えるが最大冷却率は少ないので，長時間の連続負荷では全熱特性により制限される．

5）混合負荷

IVR（interventional radiology）をはじめとする術式の進展により，混合負荷としてはスポット撮影，集団検診撮影，連続撮影，シネ撮影，骨密度測定な

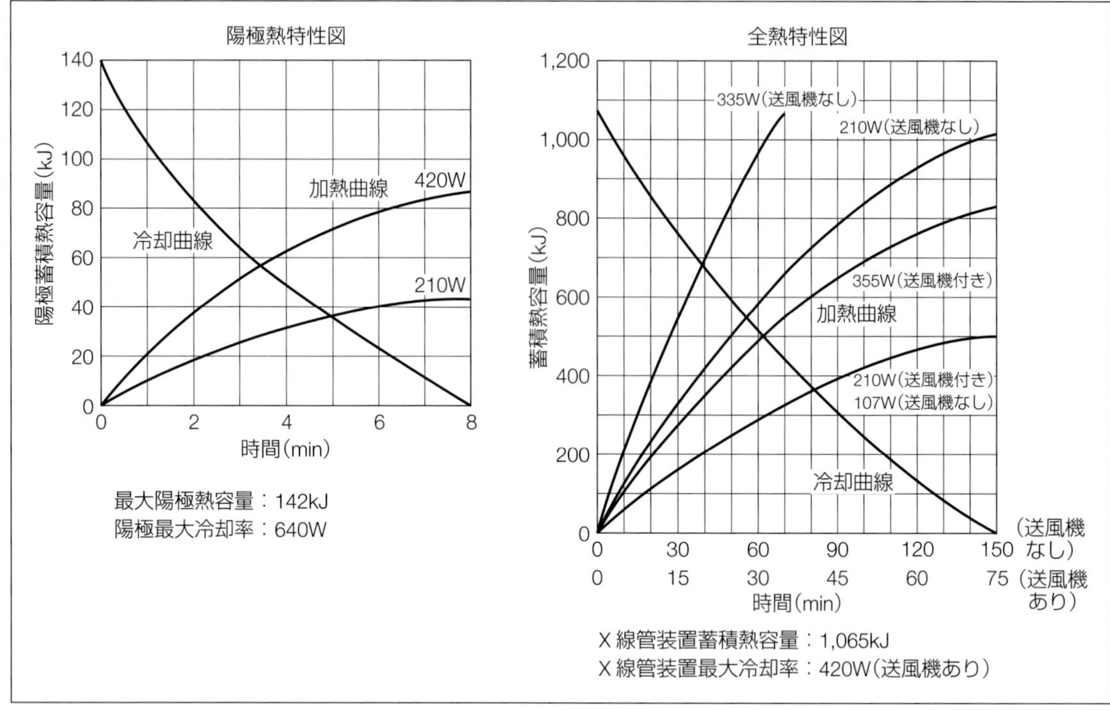

図 2-38　X 線管装置の陽極熱特性と全熱特性

ど多様化しているが，いずれも短時間負荷（撮影）と長時間負荷（透視）の混合したものか，連続撮影（短時間負荷の早い繰り返し）と考えられる．

(1)　スポット撮影

バリウムを飲んでの胃の撮影が代表例で，透視によりターゲット温度が上昇したうえで撮影するため，その短時間負荷は最大単発負荷定格の 70～80%に制限される．また，透視と繰り返し撮影の合計入力を 1 人当たりの所要時間で除した平均値が，X 線管装置で指定されている平均最大入力以下となるようにしなければならない．

例：定電圧電源装置で**図 2-39** に示すような X 線管装置を使用し，つぎのような透視と撮影を行う場合を考える．

透視 85kV　1mA　5min（正味時間）

撮影 80kV　200mA　0.1s　15 回

透視による陽極の蓄積熱量（HU）

$1.41 \times 85\text{kV} \times 1\text{mA} \times 300\text{s} = 35{,}955\text{HU}$

図 2-39 によれば，80kV，0.1s では 500mA まで可能なので，この 80%は 400mA となり，200mA であれば十分許容される．

繰り返し撮影による蓄積熱量（HU）

$1.41 \times 80\text{kV} \times 200\text{mA} \times 0.1\text{s} \times 15 = 33{,}840\text{HU}$

合計蓄積熱量

$35{,}955 + 33{,}840 = 69{,}795\text{HU}$

休止時間などを入れた 1 人当たりの所要時間を 6 分とすると，

$69{,}795/360 = 194\text{HU/s} = 138\text{W}$

となり，この X 線管装置の最大冷却率 420W より少ないので，続けてつぎの透視と撮影を繰り返すことができる．合計熱量を所要時間で割った平均入力が X 線管装置最大冷却率より大きい場合は，入力を減らすか待ち時間を増やして，1 人当たりの所要時間を長くする必要がある．

(2)　低速繰り返し撮影

毎分数回の割合で短時間撮影を繰り返す場合で，集団検診撮影に代表される．ターゲット温度が冷状

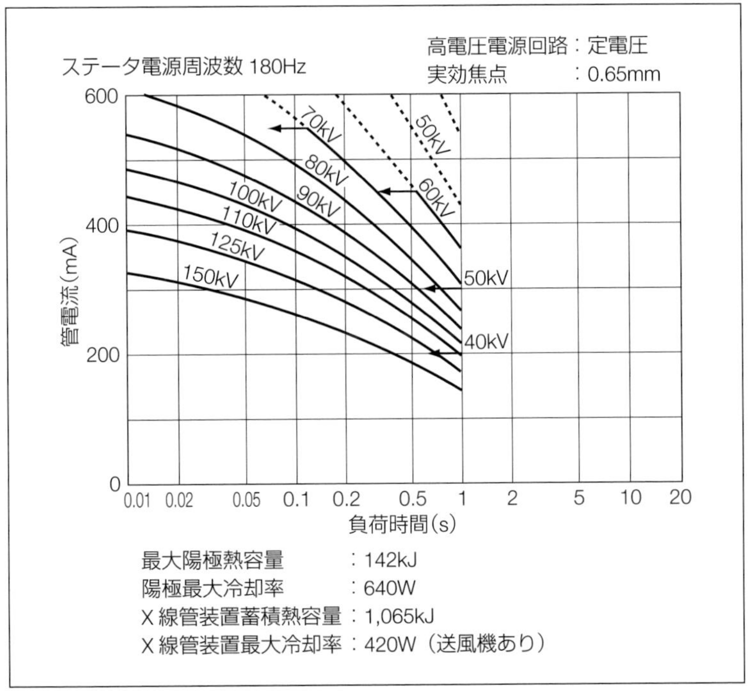

図 2-39　X 線管装置のスポット撮影最大入力

態より上昇するので，1 回当たりの負荷は最大単発負荷定格の 80% 以下とする．許容される撮影頻度は次式の平均入力から求められる．ただし，負荷条件と頻度は同一とする．

平均入力（W）＝ $U \cdot I \cdot f \cdot t/T$　(2-7)

U：管電圧，I：管電流，f：電源回路によって異なる定数，t：負荷時間，T：撮影間隔

この平均入力が使用する X 線管装置の最大冷却率以下であればよい．

例：定電圧電源回路で**図 2-40** に示す X 線管を使用し，つぎの条件で撮影を繰り返す場合を考える．

負荷条件　80kV　300mA　0.1s　20s 間隔

図 2-40 から 80kV，0.1s の最大許容管電流は 620mA で，この 80%は 496mA となり，300mA であれば許容される．平均入力は熱量計算が基本で，定電圧回路でワットで算出するから f は 1.0 となり，

平均入力＝ 80 × 300 × 1.0 × 0.1/20 ＝ 120（W）

この値は，使用している装置の X 線管装置最大冷却率 142（W）に対して余裕がある．

また，最高使用頻度数は次式から求められる．

毎分の最高使用頻度数
＝ 60 ×平均最大入力 /$U \cdot I \cdot f \cdot t$　(2-8)

(3)　高速連続撮影

数十ミリ秒の負荷を連続的に繰り返す循環器系の造影撮影がこれに当たり，熱容量の大きい大容量 X 線管（たとえば，400kJ）が使われる傾向にある．このような連続撮影の負荷に対しては，**図 2-41** に示す入力線図が用意されており，縦軸は管電圧と管電流の積の入力値となっている．

連続撮影装置では，通常 1 秒当たりの撮影枚数とパルス負荷時間とはあらかじめ組み合わされており，たとえば 6 枚 / 秒ではパルス負荷時間は 0.04s である．

例：定電圧電源回路で**図 2-41** の特性の X 線管を使用し，つぎの条件のアンギオグラフィの場合を考える．

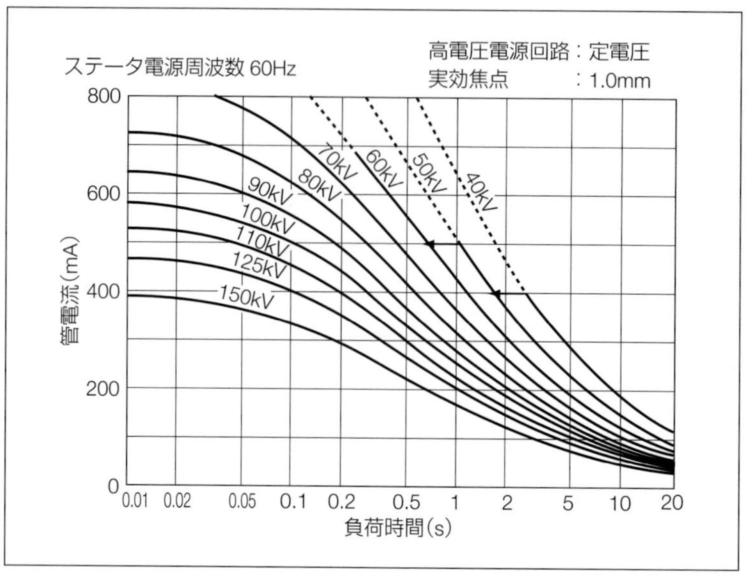

図 2-40　X 線管装置の最大単発負荷定格

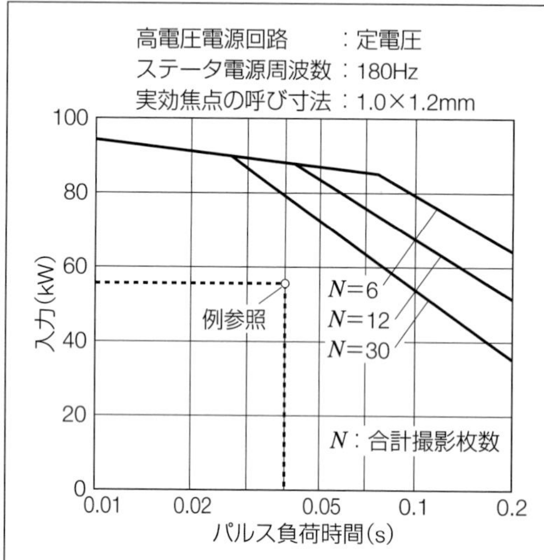

注 1）1 回 /2s～6 回 /s，撮影時間 5s 以下のときに適用する

2）制限領域：管電流により制限を受ける

40kV……30kW　50kV……45kW

60kV……63kW　70kV……84kW

3）連続撮影時の PULSE DUTY（1 枚 /s～6 枚 /s）とパルス負荷時間（s）は，つぎの組み合わせとする

6 枚 /s……0.04s

3 枚 /s……0.10s

2 枚 /s……0.16s

1 枚 /s……0.25s

図 2-41　連続撮影最大入力

負荷条件　110kV　500mA　6 枚 / 秒（0.04 s）で合計 30 枚

入力＝ 110 × 500 ＝ 55kW

入力値 55kW でパルス負荷時間 0.04s のとき，N ＝ 30 の線より少ない点に位置するので許容される．

引き続きこの一連の撮影を繰り返す場合，上記 (2)，(3) で考慮したように，平均入力が X 線管装置最大冷却率を超えないように注意する必要がある．

(4)　シネ撮影および DSA

数ミリ秒のパルス負荷が 30～60FPS（フレーム/s）の割合で 6～20 秒続き，通常透視が組み合わされる．この手技はかなり長時間に及び，しかも撮影時の熱量が多いため，平均入力が X 線管装置の最大冷却率を超えないよう，透視は数ミリアンペア以下に制限される．

図 2-42 は，シネ撮影の場合の最大入力と毎秒フレーム数を，1 カットの時間をパラメータに表したもので，縦軸は管電圧と管電流の積の入力値である．

例：定電圧電源回路で**図 2-42** の特性の X 線管を使用し，つぎの条件のシネ撮影の場合を考える．

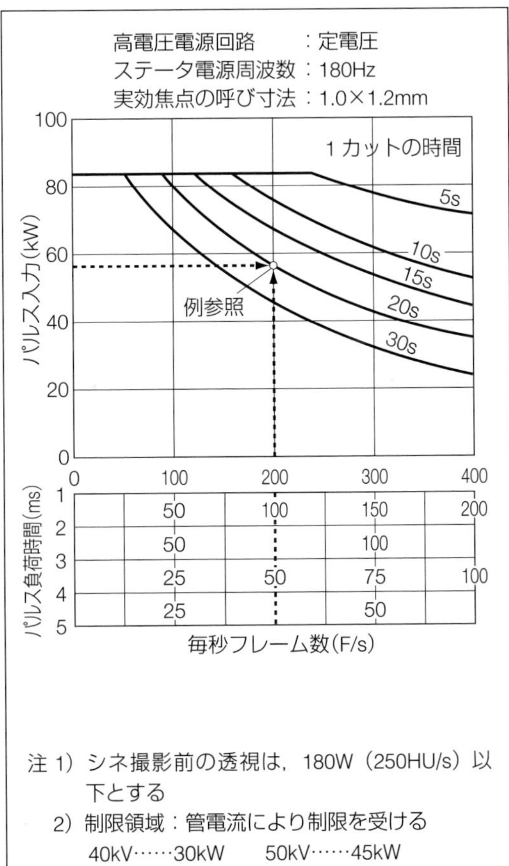

図 2-42　シネ撮影最大入力

負荷条件　80kV　700mA　4ms　50　フレーム/s

入力= 80 × 700 = 56kW

パルス入力値 56kW でパルス負荷時間 4ms，毎秒フレーム数 50FPS のとき（**図 2-42** の◦印）は，1 カットの時間 20s の線上にあるので，20s 以下の時間であれば実行できる．さらに，毎秒フレーム数が 30FPS であれば，1 カットの時間 30s の線上より左に位置するので，30s 以下の時間であれば許容される．

DSA（digital subtraction angiography）は，造影剤を注入する前と後の画像の差をとり，血管を明瞭に観察する手法で，シネ撮影がフィルムに画像を直接写すのに対し，DSA では画像処理コンピュータに記録する．

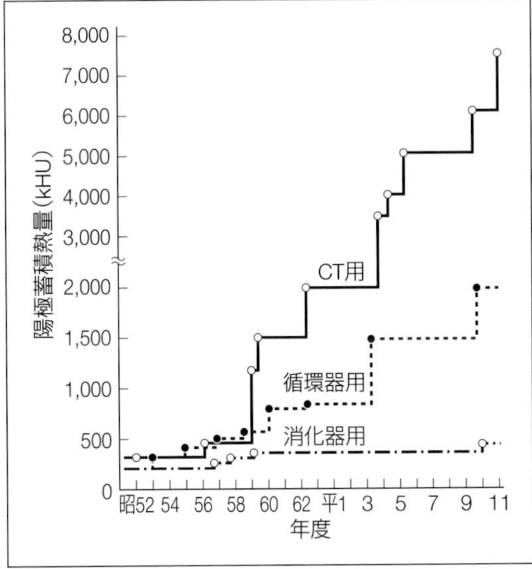

図 2-43　X 線管装置の大容量化の傾向

(5)　骨密度撮影

2 つの異なる管電圧，たとえば 120kV と 80kV で数十ミリ秒ごとにばく射し，X 線透過率の差から骨密度を測定する．管電流は数 mA から数十 mA 前後がよく用いられ，(3) の高速連続撮影の変形と考えることができる．

6）CT 負荷

CT 負荷は混合負荷の一種とみなされるが，負荷と X 線管装置そのものにも特徴があるので詳述する．

(1)　CT 用 X 線管装置の特徴

X 線 CT 装置が 1972 年に実用化されて以来，X 線管は CT 装置の機能向上・拡大に合わせて大容量化が急速に進んだ．**図 2-43** は X 線管の大容量化の傾向をまとめたもので，CT 用の大容量化がとくに顕著なことがわかる．当初は循環器用や消化器用と大差なく，最大陽極熱容量（陽極蓄積熱容量）は 300kHU（212kJ）程度であったが，昭和 50（1975）年代後半には 800kHU（566kJ），さらには 1MHU（707kJ）以上にまで大容量化し，昭和 60 年代前半で 2MHU（1.4MJ）に達したこの大容量化の伸びは，CT 装置の画像処理速度の高速化やダイナミックスキャンの普及と対応している．平成のはじめまで，この伸びは一時緩やかになったが，その後スリップリング CT 装置が実用化され，ボリュームスキャン（スパイラルスキャン，ヘリカルスキャン）により三次元画像が撮影されるようになると，3.5MHU（2.47MJ）から 4MHU（2.83MJ），さらには 7.5MHU（5.3MJ）クラスまで使われるようになった．

CT 負荷の特徴は，つねに最大陽極熱容量の近くで使用されることである．そのため，実際に使用する場合の熱容量は，短時間負荷の項（p.342）で述べたのと同じ理由で最大陽極熱容量の 80～90%とし，これを**使用時最大陽極熱容量**とよぶ．

ダイナミックスキャンでは，それまでのシングルスキャンが一定方向に回転時のみ撮影し，逆回転でもとの位置に戻るときは休止していたのに対し，戻りの逆回転でも撮影し，造影剤の流れなど断層像の時間的な変化を追跡する．また，ボリュームスキャンは一方向に回転したまま被検体の周りを長時間連続して X 線をばく射して，三次元画像や動的な像の変化をみるものである．そのため，1 回の診断の間に入力される熱量は飛躍的に増大し，熱容量の増加と冷却率の向上が進んだ．

ターゲットの熱容量と冷却率を高めるため，厚さとともに直径も増している．厚さは最高で 40mm，直径は 200mm に達するものもある．このようにターゲットの大容量化が進むとその重量が増し，陽極の回転系への負担が過度に重くなる．そこで，ターゲット基材の改善による軽量化を図り，大容量化を達成してきた．

図 2-44 に，ターゲットの熱容量と重量の関係を示す．現在の主流はタングステン（W）とモリブデン（Mo）を 2 層化した張り合わせ型，さらにその下に黒鉛をろう付けしたもの（Re-W/Mo/C）へと推移しており，一部黒鉛の上にタングステンを蒸着したもの（Re-W/C）もある．なお，Re-W とは，タングステンの面荒れを防ぐためにレニウム（Re）を添加して合金化することを示す．

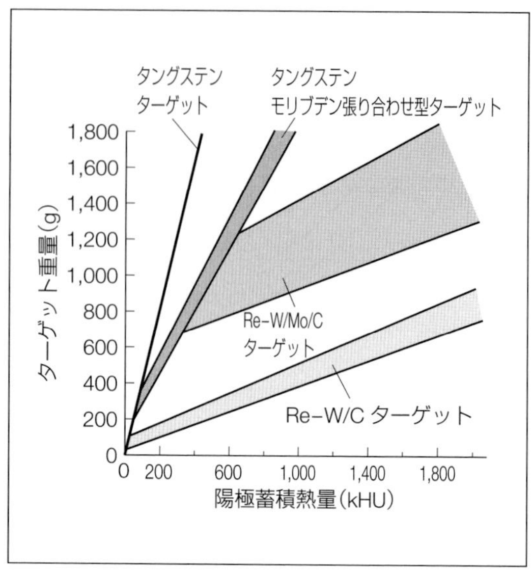

図 2-44　ターゲットの熱容量と重量の関係

CT 負荷では，管電圧は 120～140kV，管電流は 70～300mA が一般的である．スキャン時間（負荷時間）は，シングルとダイナミックスキャンでは 1～7.6 秒，ボリュームスキャンは 100 秒以上に及ぶ場合もある．これらの負荷条件は，診断部位に応じて最適な組み合わせがあり，CT 装置にプロトコル条件としてコンピュータ管理されている．

(2)　温度管理

図 2-45 は CT 用 2MHU X 線管の，ダイナミックスキャンにおけるターゲットの温度変化をコンピュータシミュレーションした結果である．負荷条件は，120kV，250mA，2.9s で，使用時最大陽極熱容量に到達するまでインターバル（スキャンからつぎのスキャンまでのサイクル時間）は 3.8s で，冷却のための待ち時間はない．使用時最大陽極熱容量に近づくと，これを超えないように冷却時間が入り，インターバルはしだいに長くなり 30.7 秒で飽和する．インターバルが徐々に長くなるのは，ターゲットの部位に温度差があるためで，初めは焦点面から遠い位置の温度は低く，温度勾配が大きいため熱伝導しやすく冷却時間は短い．しだいにターゲット内の温度差が少なくなり，1 インターバル内のターゲットを取り巻く熱の入力量と放熱量が等しくな

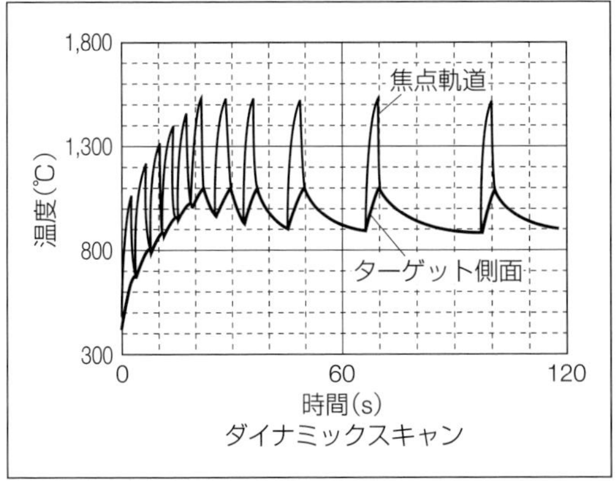

図 2-45　使用中のターゲットの温度変化

ると飽和する．

このように，ターゲットのいくつかの点を考慮に入れて管理するのが理想であるが，リアルタイムで温度制御するには多くの計算時間を要し実用的ではない．そこで，代表点の温度について冷却近似式をつくり，その冷却曲線をコンピュータに入力して管理しており，使用時最大陽極熱容量に到達したあとは，一定のインターバルにして余裕をもたせ，安全側で使用している．

図 2-45 の高い温度は，焦点軌道の平均温度，低いほうはターゲット側面のある 1 点の温度である．焦点面の平均温度はばく射中に 1,500℃程度にまで上昇するのに対して，ターゲットの側面は 1,000℃前後と大きな差がある．このように大容量になるほどターゲット内部の温度分布は大きく異なる．待ち時間を短くするには，陽極最大冷却率を大きくすることが必要で，そのためにターゲットの表面積を大きくしたり，金属バルブの内面を黒化して**輻射率**（ふくしゃりつ）を高め，放射冷却効率を上げている．

代表的な CT 用 2MHU X 線管の負荷・冷却曲線を**図 2-46** に示す．

例：120kV　200mA　3.8s スキャンを行う場合

陽極最大冷却率 3kW の X 線管が使用時最大陽極熱容量に達した際の待ち時間を計算する．

入力される熱量 $= 120 \times 200 \times 3.8 = 91{,}200$（J）

冷却に要する時間 $= 91{,}200/3{,}000 = 30.4$（s）

実際には，陽極の熱容量が減少するにつれ冷却率は陽極最大冷却率より低下する．しかし，30 秒程度の比較的短時間であれば，陽極最大冷却率で一定とみなしても誤差は少ないので，簡略に計算する場合は上記の方法が便利である．正確な待ち時間を計算するには，冷却曲線を積分することになるが，迅速に計算するため冷却曲線から経過時間と減少熱量との近似式をつくって用いている．X 線 CT 装置に

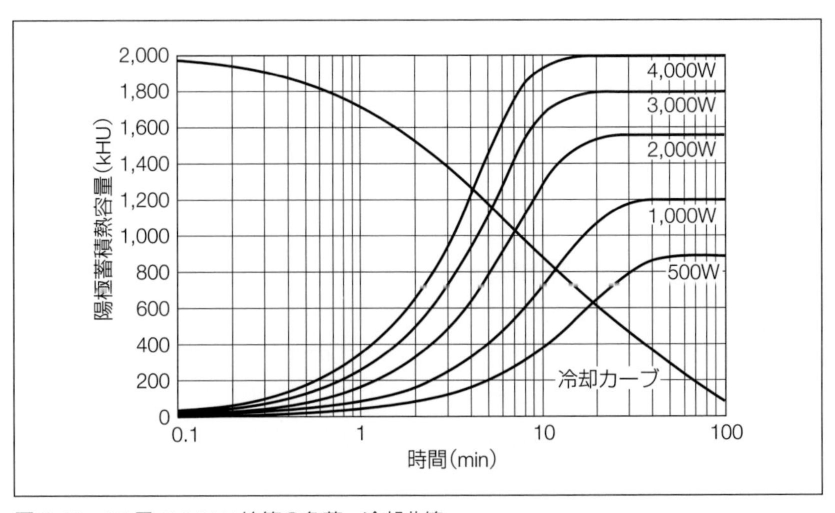

図 2-46　CT 用 2MHU X 線管の負荷・冷却曲線

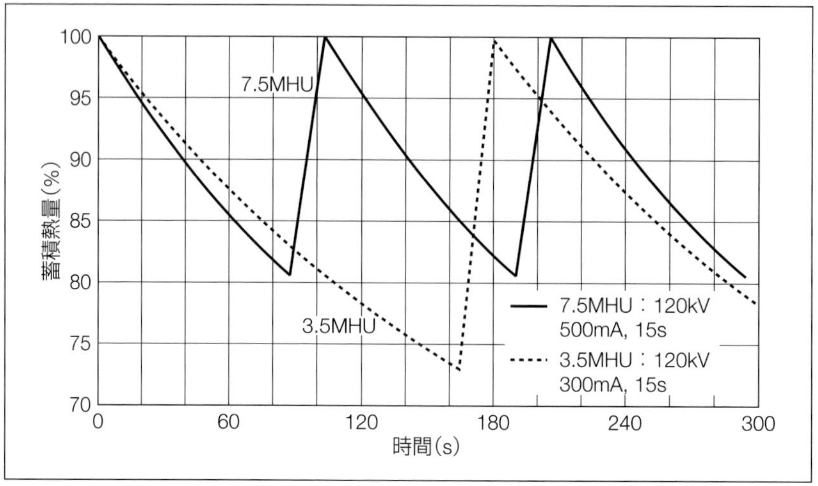

図 2-47　ボリュームスキャンにおけるターゲット熱容量による待ち時間差

は近似式が入力され，陽極熱量と待ち時間をリアルタイムでコンピュータ管理している．

CT 用 X 線管は，使用時最大陽極熱容量に近い温度で長時間動作することが多いので，X 線管装置の最大冷却率は他用途の品種のものより高く設計される．そのため，大型のラジエータと循環量の多いポンプを用いた強力な冷却器を備え，たとえば 2MHU クラスの X 線管装置最大冷却率は 3kW である．

例：絶縁油温度が 75℃，環境（CT 装置内）温度が 40℃のとき冷却率が 3kW の X 線管装置を，油温 85℃で使用する場合の冷却率を求める．

冷却率は温度差に比例する．よって

85℃での冷却率 $= 3\text{kW} \times (85 - 40)/(75 - 40) = 3.9\text{kW}$

温度差を大きくするのに環境温度を低下させてもよく，CT 装置内部を 30℃に下げると，X 線管装置を 75℃で使用しても上記と同じ冷却率となる．

(3)　ボリュームスキャン

X 線管装置や検出器を連続回転させるボリュームスキャンは，画像情報の量や質，ならびに高速性に優れ，近年は CT 装置の中級機クラスにまで広がっている．ボリュームスキャンは 1 回のばく射で数十秒，最高では 100 秒以上に及ぶ長時間にわたって X 線を連続的に発生させるため，陽極の熱容量が大きくかつ冷却率が高い必要がある．

図 2-47 は，3.5MHU と 7.5MHU X 線管装置を用いて 120kV，15 秒間連続的に X 線を発生させる場合の負荷曲線と冷却曲線で，縦軸はターゲットの蓄積熱量，3.5MHU の管電流は 300mA，7.5MHU は 500mA である．1 枚の画像撮影に要する X 線量は一定なので，スキャン速度を高めるほど管電流を増やす．良好な画質維持には 250mAs が目安とされ，500mA では 0.5 秒スキャン，300mA では 0.8 秒スキャンまで高速化しても上記の線量を保てる．管電流を増やすには許容負荷を高める必要があり，7.5MHU X 線管などではターゲット径を 200mm と大径化し，焦点での回転周速度を速めて解決している．また，大径化はターゲットの表面積の増加をもたらし，輻射による放熱量が増えて冷却率が高まるので，つぎのばく射までの待ち時間短縮に有用である．

このように，ボリュームスキャンでは，X 線管球に高い冷却率が求められるため，X 線管装置に付属する冷却器の冷却性能を大きくする必要があり，さらには CT 装置ガントリ内に排出される X 線管装置の熱の放散にも注意を要する．

スキャンの高速化やターゲットの大径化は X 線管装置に生じる遠心力の増大をもたらす．遠心力は回転速度の 2 乗に比例して増えるため，0.5 秒スキャンでは 1 秒スキャンの 4 倍となり，10G を超える．G は重力加速度を表し，10G は自身の質量の 10 倍が重力となって構造体を支持する箇所に作用することになる．そのため，従来の X 線管のような回転軸の一端でターゲットを支える片持ち支持では，軸受や軸に過大な負担がかかり，性能や信頼性を保つのはむずかしい．**図 2-48** のように，ターゲット支持軸を両側へ延ばして軸受を配置すると，軸を曲げようとする作用を減らす設計が可能となり，軸受への負担が低減するとともに，軸に生じて材料を壊そうとする力を軽減する．

検出器を体軸方向に複数に分割して配列し，1 回転で複数の断層画像の撮影が可能なマルチスライス化は，ボリュームスキャンのばく射時間を減らし，X 線管の熱負荷軽減に有効である．

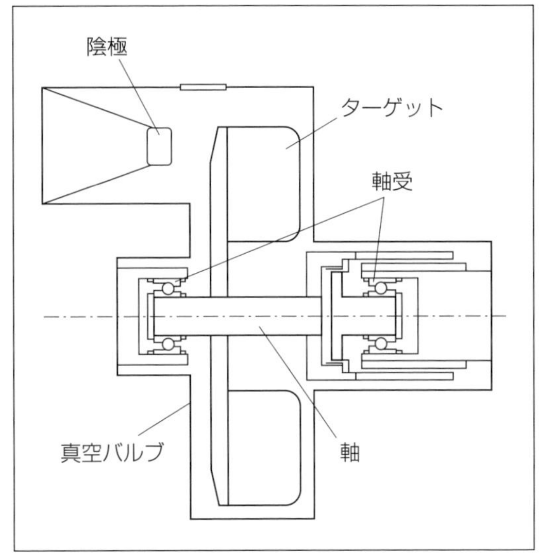

図 2-48　両持ち型の回転陽極 X 線管の構造

7）負荷による焦点面荒れ

X 線管の負荷を大きくすると，焦点の温度はしだいに高まり，一般的なターゲット材料であるタングステンの融点 3,410℃を超えると溶ける．また，溶ける前から蒸気圧は高まり，2,800℃で蒸発速度は 0.01μm/s，3,200℃では 1μm/s となる．

蒸発した金属はバルブ内面に蒸着し，バルブ材がガラスの場合は蒸着した金属に電荷がたまりやすくなって，放電（アーキング）を誘発し耐電圧性能が低下する．よって，タングステンを使用するフィラメントと陽極の上限温度は寿命信頼性を考慮して 2,800℃以下に制限している．メタルバルブ X 線管は，管壁内にタングステンが蒸着することにより生じる耐電圧低下を解消できる．1 ばく射の負荷が大きく，瞬間的な焦点の温度上昇が高いと，蒸発量は

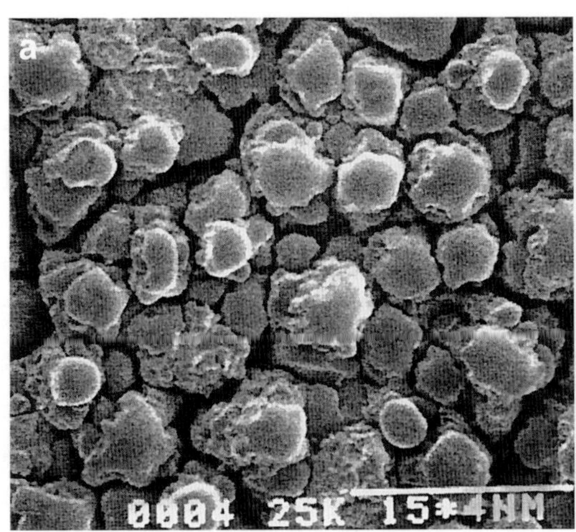

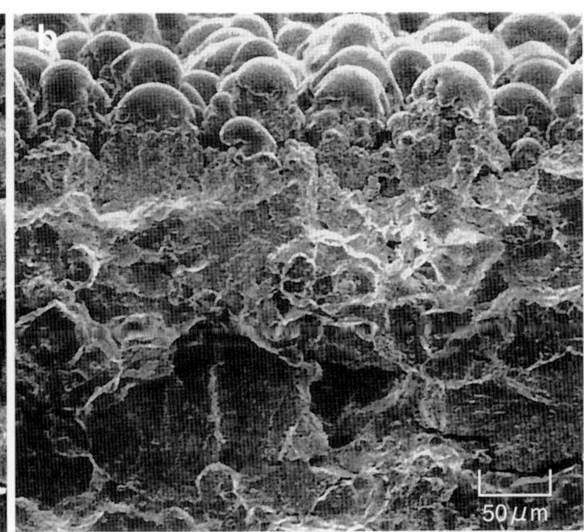

図 2-49　過負荷試験後のターゲット焦点面
a：上からみた焦点面，b：破面と横からみた焦点面．

多くなくても陽極の表面から溶融する．

図 2-49 は，負荷を定格の 140％まで高めたターゲットの断面を拡大して観察した結果で，表面が小さい単位で溶け，雪帽子のようにみえる．また，ところどころクラックが入っている．このように，ターゲットの表面が平坦さを失い荒れてくると，電子は凹み部分に進入し，そこから発生した X 線は，**図 2-50** のようにターゲット自身に吸収され，利用線錐方向の X 線出力はしだいに減少する．**図 2-49** の場合は初期の状態に比べて 20％減少した．

現在の X 線ターゲットは結晶粒を微細化して焦点荒れを緩和するレニウム（Re）-タングステン（W）合金，あるいは鉄-タングステン合金が使用されている．**図 2-51** はレニウム合金ターゲットと純タングステンターゲットの X 線出力を比較したもので，純タングステンターゲットは 2 万回の負荷で 55％に低下するが，Re-W ターゲットでは 87％に低下するだけである．

最近では，製膜技術の一種である CVD（chemical vapor deposition）法を用いて Re-W 結晶をさらに微細化し，X 線出力の低下を防止することが試みられている．

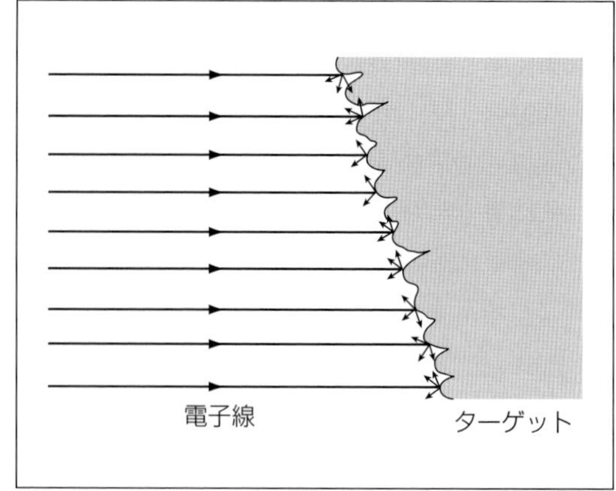

図 2-50　ターゲット面の荒れと X 線発生

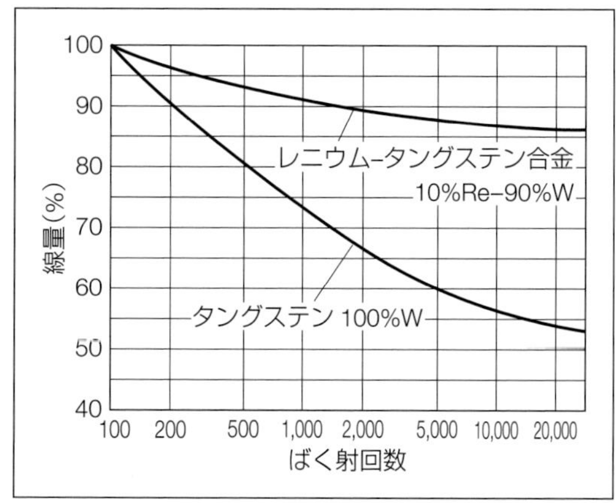

図 2-51　タングステンターゲットとレニウム合金ターゲットの線量損失比較（1 回の負荷は最大定格の 120％）

2　新しい動向

X 線管の基本構造は 1934 年の回転陽極 X 線管の実用化以来，半世紀以上変わらなかったが，近年の工学技術の進展や画像診断技術の進歩に伴う要請に応えるべく，新たなタイプの X 線管が登場してきた．以下，代表的な例について概要を紹介する．

一つは，シーメンス社より発表された Straton tube である．この X 線管はターゲットとバルブが一体化され，真空外に配置された軸受によってバルブ自身が回転する．陰極もバルブと一緒に回転するため，従来のように管軸とずれた位置にあると焦点位置が回転してしまう．そこで，焦点位置を一定に保つために電子源であるカソードを管軸上に設置し，電子軌道を**図 2-52** のように偏向コイルを用いて外部からの磁界を印加して偏向している．このような電子軌道を実現するために，カソードは従来のタングステンコイルではなく，軸対称のボタン形状となっている．外部磁界は真空外にあって回転しないため，焦点位置はつねに一定となる．

この管球の利点は，ターゲットが直接絶縁油で冷却されるため，冷却率が格段に大きいことである．従来の X 線管は，ターゲットで発生した熱は軸受を介して絶縁油に排出される経路と，輻射によって絶縁油に放出される経路で排出される．ボール軸受の場合，ボールは点接触であるため熱抵抗が大きく，ターゲットの冷却はほとんど輻射で行われる．CT 装置のボリュームスキャンのように，ターゲッ

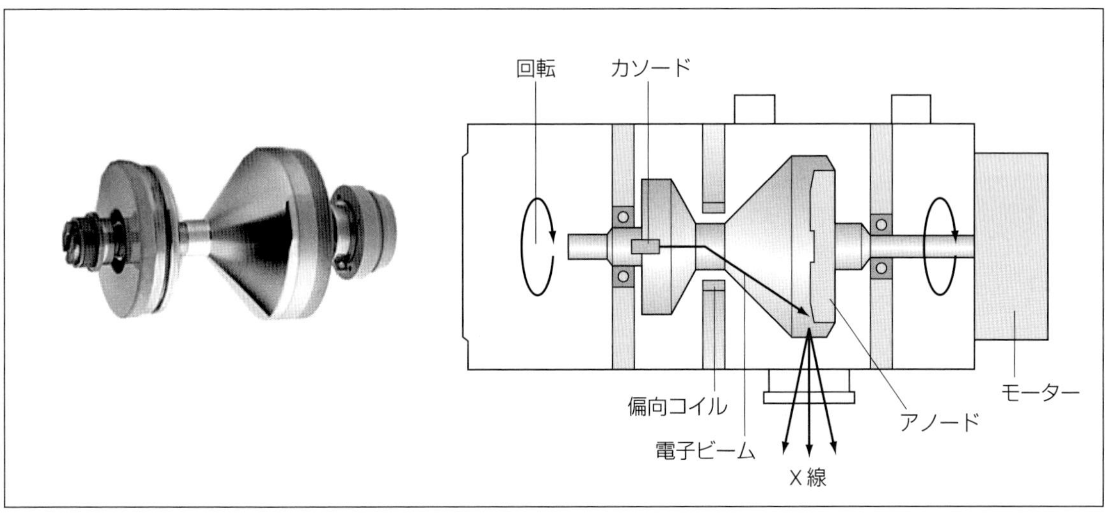

図 2-52　Straton tube の外観と構成概略（シーメンス社ホームページ http://www.medical.siemens.com/）

トの熱容量いっぱいに負荷を入力するような使用法では，最大熱容量まで入力した後には X 線管が冷えるまでの待ち時間が不可欠であり，これによって診断スループットが限定される．

Straton tube は，冷却率の向上によってこの欠点を克服している．これまで CT 用 X 線管は大容量化が進められてきたが，この X 線管の登場はこの流れを変えるものとなる．また，同じように冷却率を高める効果は，すでにフィリップス，東芝などから製品化されている液体金属軸受でも得られる．

もう一つは，近年注目されているカーボンナノチューブの電子放出特性を利用して，これを電子源とする X 線管も開発されている．カーボンナノチューブは直径が数十 nm の炭素のチューブであり，表面電界強度を大きくできるので電界放出による電子放出源として適している．これを用いることの特徴は，加熱電源が不要，高温部分がないので耐熱構造が不要となり小型化が可能となる，などである．この特徴を生かして体内に直接挿入して放射線治療を行うといった利用方法が想定され，開発が進められている．

3　付属機器（絞り）

X 線管装置にもっとも身近な付属機器として，絞り〔コリメータ（collimator）〕について一般 X 線装置用と CT 装置用について記述する．

1．X 線装置用可動絞り

X 線用可動絞り（以下，可動絞り）は，診断に用いる医用 X 線管装置および X 線発生器に取り付け，X 線照射野を調整することができる線錐制限器であり，被ばく線量低減を第 1 の目的に，透視，撮影により得られる画像の画質向上およびシステム操作性の向上などに対し，X 線発生源付属機器として重要な役割を果たす機器である．

可動絞りの構造の代表的一例を**図 2-53** に示す．鉛板を主材料とした線錐制限羽根（①，②，一般的に上羽根という）は利用線錐を必要最小限の X 線照射野に設定するもっとも重要な羽根である．この羽根の駆動方法は，ギアとリンク機構による円弧運動，またはワイヤロープとプーリおよび平行に配置したシャフトによる平行運動の 2 つに大別される．前者は機構が簡素であり，後者は設定する X 線照

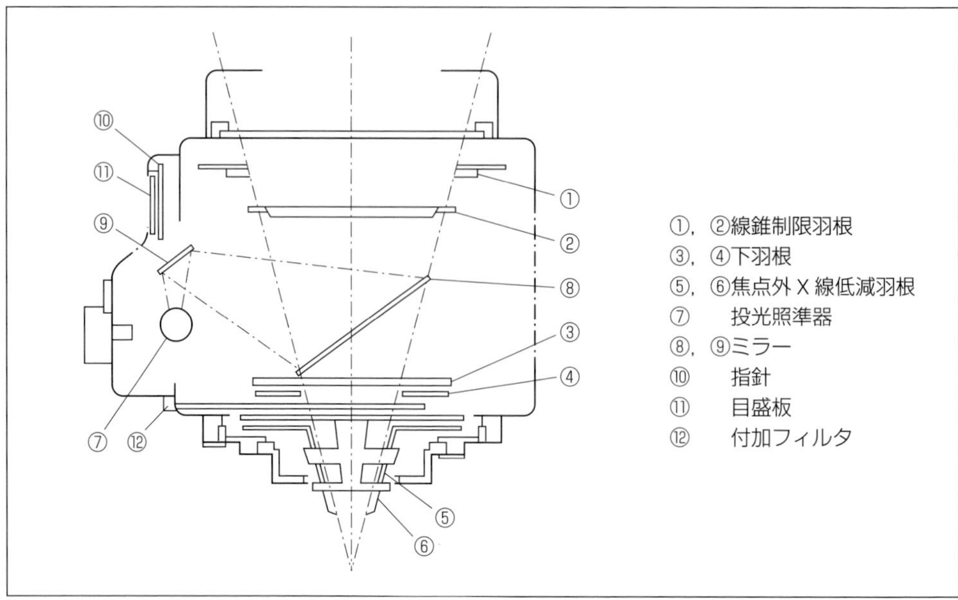

図 2-53　可動絞り構造図（代表的一例）

射野の精度がよいという特徴がある．

この上羽根に連動し，下羽根（③，④）および焦点外 X 線低減羽根（⑤，⑥，一般的に奥羽根という）が動作する．下羽根は，散乱線の減少および可動絞りの漏れ線量低減に大きく寄与し，奥羽根は焦点外 X 線を効果的に低減させる羽根である．

以上，3 つの羽根の個々の性能はもちろんのこと，相互の幾何学的関係と組み立て寸法精度により総合性能が決定される．

X 線照射野の表示は，投光照準器（⑦，一般的にハロゲンランプ使用）から出た光がミラー（⑧，⑨）と上羽根を通過して形成した光照射野を目視する方法と，上羽根と連動する指針（⑩）が X 線照射野の目盛板（⑪）を指示して開度を表示する 2 つの方法によって，X 線を放射せずに確認できる．ただし，投光照準器を備えないものもある．また，X 線の線質を規定する総ろ過を守るため，着脱可能な付加フィルタ（⑫）などが備えられ，可動絞りのおもな機能を発揮する．

可動絞りに対しては，被ばく線量低減と画質向上が重要な役割であるが，これらに関連するつぎの 3 点について記述する．

1）透視時の X 線照射野
2）焦点外 X 線（散乱線含む）
3）固有ろ過と付加フィルタ

1）透視時の X 線照射野

診断時に患者に照射される皮膚線量は，さまざまな部位別の撮影より腹部などの透視がとくに多い．そのため可動絞りの役割としては，X 線照射野を制御して，診断上不要な部位に照射される X 線を低減する必要がある．また，これにより被写体の散乱 X 線量の減少効果が生じ，透視画像の画質向上に好影響を与える．現在は X 線検出器は FPD が主流であるが，検出器としてイメージインテンシファイア（I.I.）を用いた場合は受像面が円形なため，照射範囲を八角形にするなど可能な限り円形にする工夫がなされていた．

2）焦点外 X 線

比較的軟 X 線である焦点外 X 線は，被検者や操作者への被ばく線量を増すばかりでなく，撮影した画像の画質，とくにコントラストに対してもっとも悪影響を及ぼす因子である．そのため，心臓や脳血

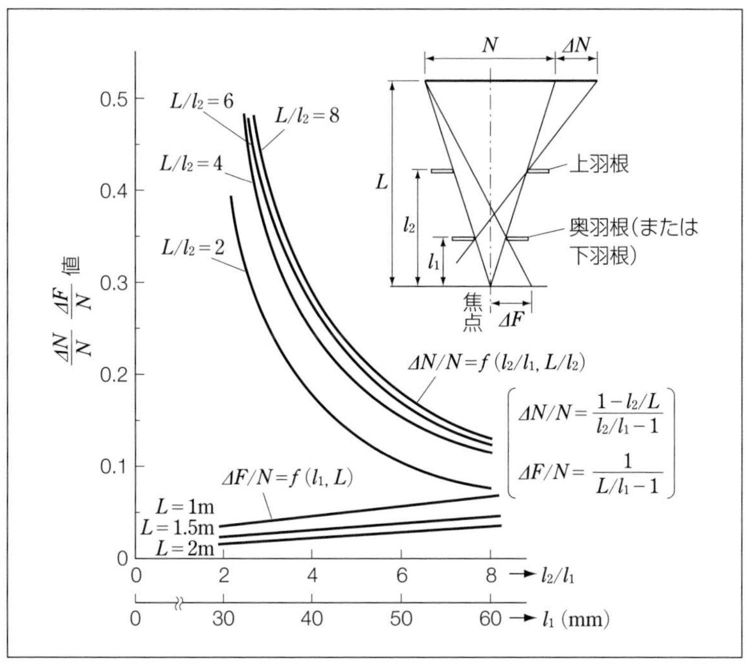

図 2-54　焦点外 X 線の広がり

管などにみられる X 線吸収差の少ない部位，すなわち低コントラストな画像になりがちな部位に対し，可動絞りの焦点外 X 線低減羽根の役割は大きい．

図 2-54 は，可動絞りの羽根寸法や位置関係と焦点外 X 線の広がりを幾何学的に図示したもので，診断上必要な X 線照射野（N）に対し，$\Delta N/N$ および $\Delta F/N$ の両者の値を小さくすることが，焦点外 X 線の影響を少なくすることにつながる．このような条件を満たす位置関係を**図 2-54** から読み取ると，l_1 を小さくし $\Delta F/N$ を小さく l_2 は大きくして $\Delta N/N$ を小さくする必要がある．とくに，X 線照射野内に入り込む焦点外 X 線量は $\Delta F/N$ の値で換算でき，画質上その値を小さくする効果は非常に大きい．

3）固有ろ過と付加フィルタ

可動絞りの固有ろ過値の大部分は，ミラーによるフィルタ効果により生じ，使われる材質および板厚によって決まる．一般的には 1〜1.5mm の厚さのホウケイ酸ガラスに，20〜50μm のアルミニウム

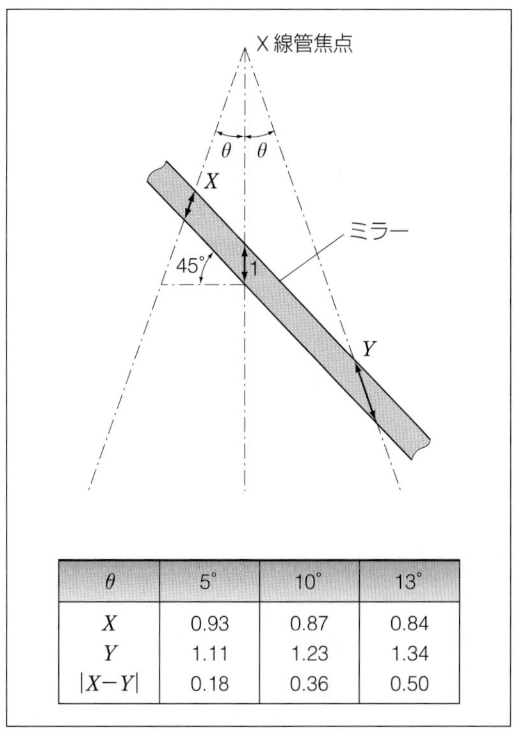

θ	5°	10°	13°
X	0.93	0.87	0.84
Y	1.11	1.23	1.34
|X−Y|	0.18	0.36	0.50

図 2-55　可動絞りミラーによるフィルタ効果

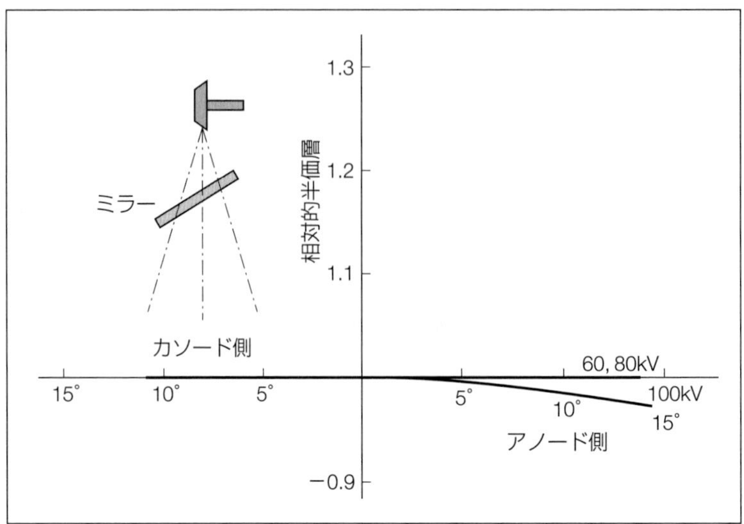

図 2-56　X 線管線質変化と可動絞りミラーの組み合わせによる線質変化

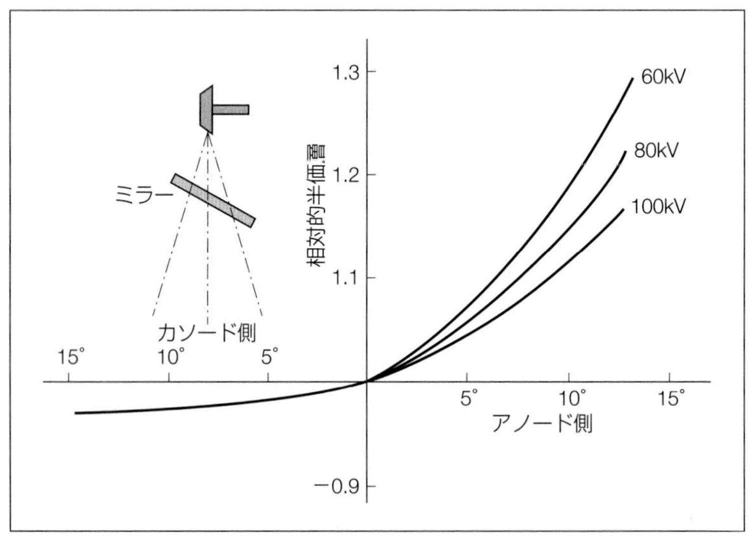

図 2-57　X 線管線質変化と可動絞りミラーの組み合わせによる線質変化

(Al) または銀 (Ag) を蒸着したものを 30〜45° にして取り付けられている．利用線錐中心での固有ろ過値は約 0.8〜1.5mmAl 当量になっている．

ミラーの傾斜により画質への影響がどのように改善されるか，X 線管装置と組み合わせて評価した一例を**図 2-55〜2-57** に示す．**図 2-55** には利用線錐中心の厚みを 1 とした場合の X, Y, $|X-Y|$ の計算値を示す．**図 2-56** と**図 2-57** には，X 線管軸に対しミラーの取り付け方向を変化させ，利用線錐中心の半価層を 1 とした場合の相対的半価層を示す．**図 2-56** は，X 線管の線質変化をミラーのフィルタ効果で相殺し，かつ線量分布の不均等もある程度解消している．**図 2-57** は，線質変化が増長され逆の効果となる．したがって，X 線管装置との組み合わせにおいて**図 2-56** の取り付け方向は画質上良好であり，取り付け姿勢に留意する必要があることがわかる．

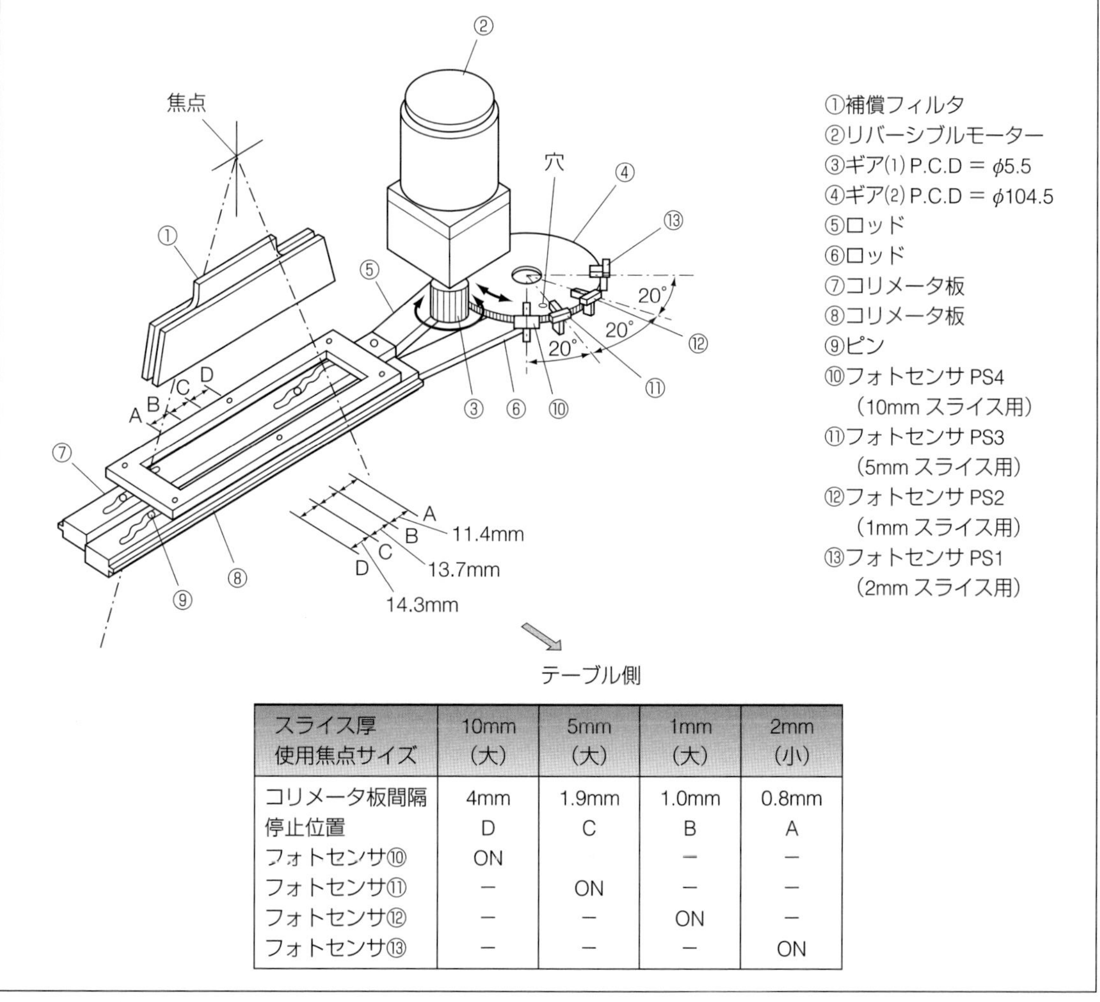

スライス厚 使用焦点サイズ	10mm （大）	5mm （大）	1mm （大）	2mm （小）
コリメータ板間隔	4mm	1.9mm	1.0mm	0.8mm
停止位置	D	C	B	A
フォトセンサ⑩	ON		－	－
フォトセンサ⑪	－	ON	－	－
フォトセンサ⑫	－	－	ON	－
フォトセンサ⑬	－	－	－	ON

図 2-58　X 線管側コリメータ

2. CT 装置用可動絞り

コリメータ（可動絞り）は X 線管側コリメータと検出器側コリメータで構成され，その組み合わせによりスライス厚（たとえば 1mm，2mm，5mm，10mm の 4 種類）と，対応する焦点サイズを選択する．**図 2-58** と**図 2-59** にその機構を示す．

X 線管側コリメータ（**図 2-58**）は，アルミニウム製の補償フィルタ①とスライス厚切り替え部から構成され，切り替えの動作はクランク機構によってつぎのように行っている．すなわち，リバーシブルモーター②により駆動ギア③を介して受動ギア④を回転させる．受動ギア④には 2 本のロッド⑤⑥がピンで回転可能に固定され，ロッド⑤がコリメータ板⑦を押すとロッド⑥はコリメータ板⑧を引っ張る．コリメータ板⑦⑧にはそれぞれ 4 段階の溝が設けてあり，固定されたピン⑨にガイドされて移動し，この溝案内によりコリメータ板⑦⑧の間隔は 4 種のスリット幅を形成する．

受動ギア④に設けた 1 つの穴をセンサ PS1～PS4 が検出し，各スライス厚に対応するコリメータ板⑦⑧の位置を知ることができる．たとえば，センサ⑩が受動ギア④の穴を検出しているときは，10mm

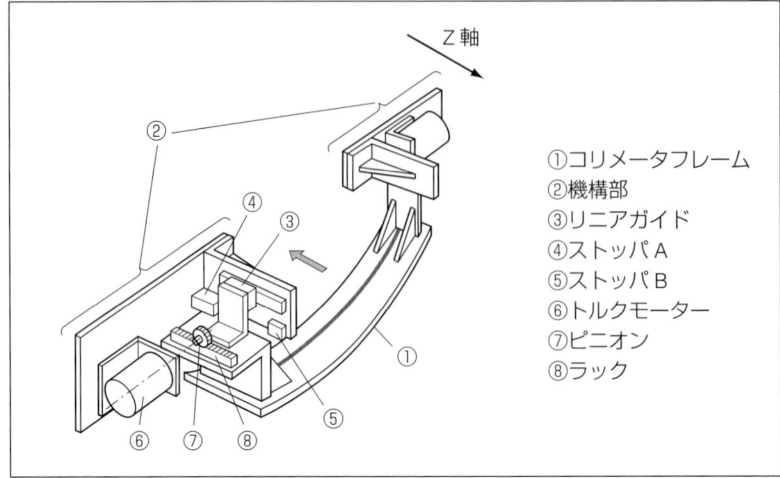

図2-59　検出器側コリメータ

スライス用が選択され，X線管の焦点は大焦点を使用する．また，センサ⑬は2mmスライス用で，このときのみX線管の焦点は小焦点を使用する．スリット幅切替時間は0.5秒以下と高速である．

検出器側コリメータ（**図2-59**）は，コリメータフレーム①と機構部②から構成される．コリメータフレーム①はリニアガイド③で左右両側を支持されZ軸方向に移動が可能である．コリメータフレーム①の移動範囲はストッパA④，ストッパB⑥で制限している．1mmスライス厚はストッパA④でコリメータフレーム①が止まった状態に対応し，1mm以外のスライス厚はストッパB⑤で止まった状態に対応する．すなわち，1mmスライスのみコリメータフレーム①のスリットが検出器の上でX線幅を制限し，それ以外はコリメータフレーム①による制限はない．

トルクモーター⑥の回転が小歯車（ピニオン）⑦，ラック⑧の働きで，コリメータフレーム①のZ軸方向の直線運動に変換される．たとえば，1mmスライス厚を選択すると，モーターが回転しコリメータフレーム①は→方向に移動しストッパAで停止する．停止後もモーターには定格の60%の電圧が継続して印加され続けるので，CTスキャナの動作中，回転板の振動に対しても一定の位置を保持できる．

4　散乱X線除去用グリッド

X線は物質（被写体）を透過するときに，被写体の中のさまざまな物質により方向が変わり，散乱する現象が起きる．このとき発生した散乱X線がFPDなどの受像面に到達すると，本来受光してはいけない部分が受光してしまい，ぼけた画像や低コントラストの画像となる．この散乱線を受像面に入射する前に効果的に除去するのが散乱X線除去用グリッド（以下，グリッド）である．現在のグリッドの原型は1930年代にスウェーデンのリスホルム（E. Lysholm）によって考案され，“リスホルムブレンデ”とよばれ普及した．そのため“リスホルム”とか“リス”とよばれていることもある．

通常，グリッドの必要な撮影部位は成人の頭部，胸部，腹部，骨盤，乳房などであり，つねに使用する部位の撮影ではX線受像面前面に常設する．カセッテを使用して撮影する場合などは，必要に応じて受像面前面に設置し撮影する．

グリッドの形状はカセッテとともに使用する場合，**図2-60**のようにカセッテの大きさに合った長方形や正方形の板状となっている．しかし，イメージインテンシファイア（I.I.）の受像面の前面に設置する場合はI.I.の大きさに合致した円形のグリッ

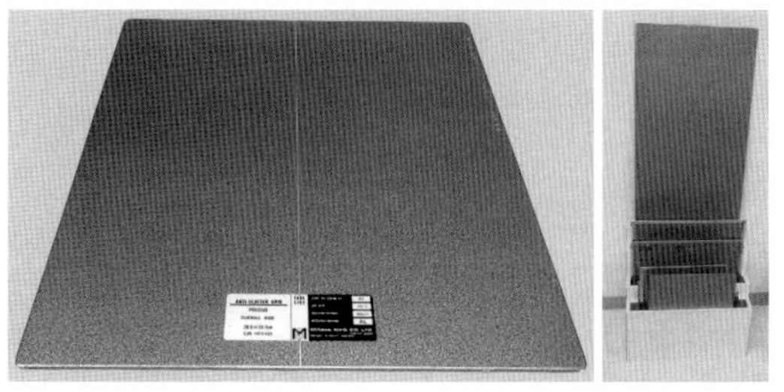

図 2-60　固定グリッド
さまざまなサイズがあり，使用するカセッテや撮影目的に合わせて使用する．長尺カセッテに使用するときは右の長いグリッドを使用する．

ドを使用する

グリッドに要求される基本的な性能は，X 線受像面に入射する散乱 X 線をいかに効果的に除去または減弱させて X 線のコントラストを改善できるかにかかっている．現在主として使用されているグリッドは，多数の細長い吸収物質である鉛箔と中間物質を縦に格子状に並べ集束配列された構造をもつ．中間物質としては X 線透過がよく均等であることから，主としてアルミニウムが使用されることが多い．

図 2-61 に，平行グリッドの散乱線発生と除去原理を示す．被写体に直接 X 線が透過するときに発生した散乱 X 線の多くは，格子状に配列された X 線吸収の大きい鉛箔によって吸収され，直接 X 線のみが受像面に到達するようになっている．**図 2-62** に，グリッドの内部構造がわかるよう部分的にグリッドカバー材を切断除去し，格子状に配列された中間物質として使用されているアルミニウムが露出している写真を示す．平打ちめん状のアルミニウムが写真上で確認できるが，実際はごく薄い鉛箔と交互に格子状に並べられている．矢印で示したところはアルミニウムと鉛が整然と並んだ部分で，平打ちめん状にみえるところは構成物質が理解しやすいように，アルミニウムと鉛箔をほぐした部分である．

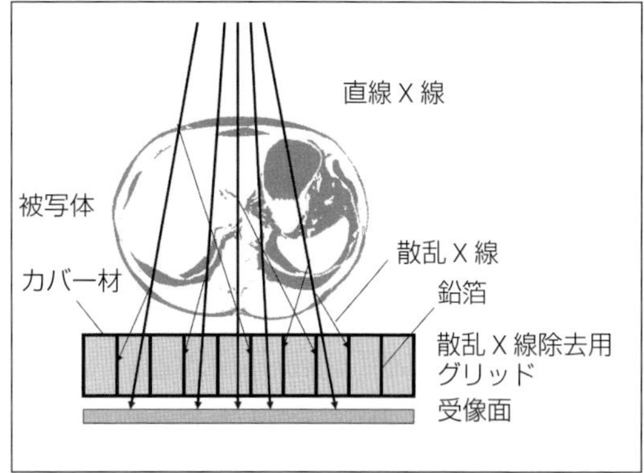

図 2-61　散乱 X 線除去用グリッド
被写体に直接 X 線が透過するときに，体中のさまざまな物質により乱反射した X 線，すなわち散乱 X 線が発生する．直接 X 線のみを透過させ，この散乱 X 線を受像面に到達する前に効果的に除去するのが散乱 X 線除去用グリッドである．

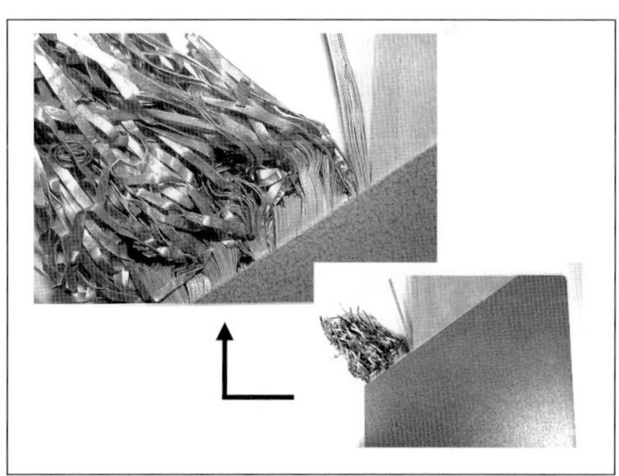

図 2-62　グリッドの内部構造

1. 固定グリッド

受像面前面に静止させて用いるグリッドを固定グリッドという．グリッドには構造上，平行グリッドや集束グリッド，クロスグリッドなどがある．集束グリッドとは，吸収物質の鉛箔の面の延長が集束距離において一つの点で集束するグリッドである．**図 2-63** の上段のように X 線焦点がグリッドの集束点に位置しており，この位置から X 線焦点がずれると直接 X 線の透過率が低下する．よって，決められた使用距離で使用する必要がある．また，グリッ

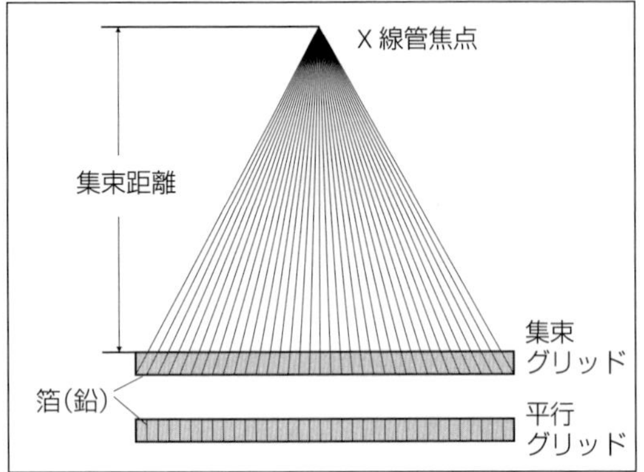

図 2-63　集束グリッドと平行グリッド
集束グリッドは鉛箔の面の延長が集束距離において一つの点に集束するグリッドで，平行グリッドは鉛箔の面が平行に配列されている．

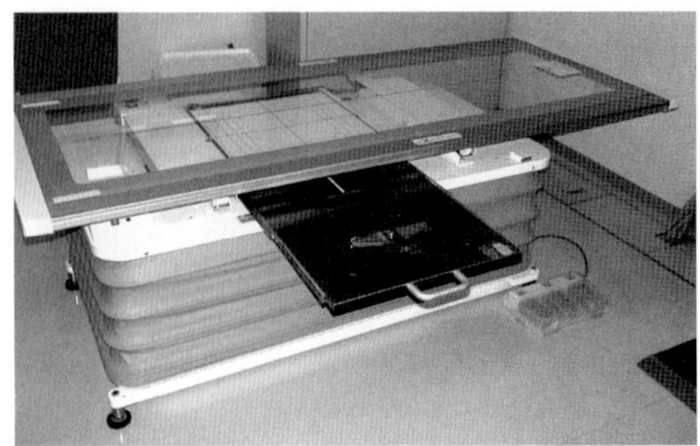

図 2-64　ブッキー装置

ド表面から収束点までの距離を集束距離という．

平行グリッドとは**図 2-63** 下段のように吸収物質の鉛箔と中間物質の面が互いに平行に配列された，X 線の入射面に対して垂直なグリッドである．集束グリッドのように焦点を結ばないため，グリッド集束距離は無限大となる．平行グリッドは，入射面に対して箔が垂直なため一次 X 線の減弱が避けられないグリッドで，構造上 X 線管焦点とグリッドが近くなるほど X 線が斜めに入射するため，一次 X 線の減弱が大きくなる．どうしても平行グリッドを使用するのであれば，分割撮影，長い撮影距離での撮影，病室撮影など，集束型ではむずかしい撮影に限定するべきである．

クロスグリッドとは，2 枚のグリッドをそれらの鉛箔の面が 90° あるいはそれ以外の角度をもつように一体に形成したグリッドで，斜め方向からの X 線入射はできない．このグリッドにより縦横両方向の散乱線を低減させることができる．また，これには 90° 直交グリッドと 90° 以外で交差する斜交グリッドがある．

2. 運動グリッド

グリッドには固定グリッドに対し，箔の縞目（グリッドライン）を消去するために X 線照射中にグリッドが箔と直行する方向に運動する運動グリッド（moving grid）がある．以前，運動グリッドは移動グリッドとよばれていた．このグリッドを運動させる装置をブッキー（Bucky）装置（アメリカでは“バッキー” と発音）とよび，**図 2-64** のように撮影テーブルと一体化しているのが一般的である．半影を可能な限り小さくするために，撮影寝台面とブッキー装置は近接して設置される．また，グリッドの運動距離の中心と X 線中心が正確に入射するように目印がつけてあり，撮影直前には必ず X 線中心の位置を確認する必要がある．

3. グリッドの構造

グリッドの構造は**図 2-65** に示すようになっており，D：箔の間隔（中間物質の厚さ），d：箔の厚さ，h：箔の高さ，f_0：集束距離とした場合，グリッド密度，グリッド比，集束距離は以下のように決められており，さまざまな特徴がある．

1）グリッド密度

グリッド密度＝ $1/(D + d)$．すなわち 1cm 当たりの吸収物質の本数を意味する．グリッド密度が大きいほど，鉛箔の厚さが薄くなるので，鉛箔の陰影であるグリッドラインは目立たなくなり，読影しやすい画像を得ることができる．グリッド密度の種類は 26 本から 100 本/cm までさまざまなものがある

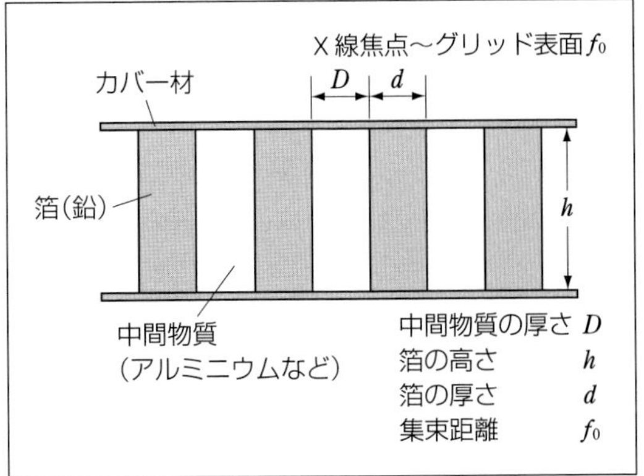

図 2-65　散乱 X 線除去用グリッドの断面図
散乱 X 線除去用グリッドは，おもにアルミ板でできた X 線を透過しやすい薄い中間物質と，X 線を吸収しやすい鉛箔が規則正しく配列されたものに，カバー材（おもにアルミ）が貼られている．

が，グリッド密度の大きなものほど製造は困難になる．グリッドラインが診断の障害となる場合があるため，近年では 60 本/cm の高密度グリッドの採用が増えている．

デジタル画像を多用するようになった現在，アナログ画像のときに現れていたグリッドラインに加えて，モアレや干渉縞現象が発生する可能性がでてきた．これはたとえばコンピューテッドラジオグラフィ（computed radiography：CR）の場合，グリッド密度と装置読み取りピッチの差が小さいと比較的低い周波数領域の大きな反復画像であるモアレ現象が現れる．また反対にその差が大きくなると，比較的高い周波数領域の小さな反復画像である干渉縞現象が起きる．このモアレ現象や干渉縞現象を防ぐには，使用するグリッドをグリッド密度（本数）の異なるものにしたり，グリッドのライン方向と CR の読み取りの方向を直角あるいは斜め位置において撮影する．

また，従来使用の低密度グリッドを高密度グリッドに換えて同等のコントラストを確保し，同一の線量で撮影するには，従来のグリッド比より少し大きいグリッド比を選択する必要がある．散乱線の除去率はグリッドに含まれている鉛の量が大きく関係しているため，鉛の含有量が等しいグリッドを選択すると，被ばく線量の増加が避けられる．

2）グリッド比

グリッド比は h/D で表される．グリッド比はわかりやすくいうと，グリッドの厚さを意味する．物質から出る散乱線の量は管電圧が高くなるほど増大する．グリッドの選択は管電圧に関係し，X 線の管電圧が高いほどグリッド比の大きいグリッドを使用し，管電圧が低い場合はグリッド比の小さい（薄い）グリッドを使用する．グリッド比の大きいグリッドを使用するほど X 線の吸収率が高くなり散乱線除去の効果が大きくなる．よって，同一撮影条件であればグリッド比を大きくすると検出器に到達する線量は少なくなる．またグリッド比が小さいほど露光倍数が小さくなる．

グリッド比の選択は撮影部位，被写体厚などによって異なるが，標準的な目安として撮影管電圧，100kV を境に，100kV 未満を 8：1 以下，100kV 以上では 10：1 以上とする．また，さらに使用管電圧の 1/10 をグリッド比の選択基準とする方法もある．

電圧ごとのグリッド比の選択は，80kV 以下では 6：1 くらい～8：1，80～100kV では 8：1～10：1，100～120kV では 12：1，120～140kV では 14：1 がだいたいの目安となる．

3）集束距離

集束距離 f_0 は**図 2-63** に示すように，集束グリッドの箔の面の延長が集束する線からグリッド入射面までの距離をいう．撮影を行うとき，X 線管焦点からグリッドの表面までの距離が集束距離となるようなグリッドを使用するのが理想である．実際の撮影距離と異なる集束距離のグリッドを使用すると，部分的に一次 X 線も吸収されてしまい，必要とする露光量が得られない．撮影距離が定められた集束距離との差が小さくなればなるほど減弱が小さくなり，集束距離との差が大きくなるほど減弱が大きく，同一の露光量を得るには線量を多く必要とする．

集束グリッドには使用距離限界があるので，撮影距離の設定時に注意を要する．グリッドの使用距離限界は，グリッド入射面に垂直にX線が入射するとき診断に有効なX線像が得られるX線管焦点とグリッドの入射面間の距離であり，その下限の距離 f_1 と上限の距離を f_2 で表示する．

集束グリッドの中心線からのズレがない場合の使用距離限界 f_1 と f_2 は以下の式で求められる．

$$f_1=\frac{f_0}{1+\frac{f_0V_1}{rc}} \qquad f_2=\frac{f_0}{1-\frac{f_0V_2}{rc}}$$

c：実中心線から有効面積の境界までの距離
f_0：集束距離
f_1：使用距離の下限（小数点以下は切り上げ）単位：cm
f_2：使用距離の上限（小数点以下は切り上げ）単位：cm
r：グリッド比
V_1：使用距離の下限での一次X線透過の損失
V_2：使用距離の上限での一次X線透過の損失

平行グリッドの使用距離限界は，

$$f_1=\frac{rc}{V_1} \qquad f_2=\infty$$

となる．

JISでは，この下限と上限の位置にX線管焦点があるとき，グリッドの横方向の両端で40%の一次X線の減弱が生ずることを前提として計算で求めるよう規定している．許容範囲は，グリッド比が低いほど，グリッドサイズが小さいほど，集束距離が遠いほど大きくなる．

4．グリッドの物理的特性・性能

散乱X線除去効率を定量的に評価する手段として，選択度（Σ），コントラスト改善度（K），露出倍数（B）がある．しかしグリッドの個々の性能値としては参考になるが決定的評価要素にはならない．このため，フィルム検査などによって調べる均一性の調査も判定の一つとなる．

グリッドに入射する一次X線の強度を I_p，グリッドを透過する一次X線の強度を I'_p，グリッドに入射する散乱X線の強度を I_s，グリッドを透過する散乱X線の強度を I'_s，グリッドに入射する全X線の強度を I_t，グリッドを透過する全X線の強度を I'_t とした場合，一次X線透過率（T_p）は I'_p/I_p となる．また，散乱X線透過率（T_s）は I'_s/I_s となり，全X線透過率（T_t）は I'_t/I_t となる．

選択度 Σ は T_p/T_s で求まり，大きな値を示すほどよく，散乱X線透過率に対する一次X線透過率の比で表される．

コントラスト改善度 K は T_p/T_t で求まり，一次X線透過率を全X線透過率で除した値で，X線像を形成する一次X線の寄与の割合を示す．この値が大きくなるほど画質が改善する．

露出倍数 B は $1/T_t$ で求まり，全X線透過率の逆数である．全X線透過率は指定された幾何学的条件のもとで，同一写真効果を得るときの，X線束中にグリッドを使用したときとグリッドを使用しないときのX線量の比をいい，露光倍数が小さいほうがグリッドの性能がよい．露光倍数は管電圧により変化する．

均一性は，均一にX線を照射しフィルム検査などによって画像むらがあるかどうかを調べる．

第3章 X線高電圧装置

1 はじめに

1. X線高電圧装置とは

X線は波長が1pm〜10nm程度の電磁波であり，波長領域がガンマ（γ）線のそれと一部重なっている．X線とγ線との区別は波長ではなく発生機構に依存し，軌道電子の遷移を起源とするものを**X線**，原子核内のエネルギー準位の遷移を起源とするものを**γ線**とよぶ．

X線の発生のために，医療の場でもっとも多用されている方法は，排気された空間内において熱電子を発生させるフィラメント陰極とタングステン，モリブデンなどを主材料とする陽極を備えたX線管装置と，その熱電子を加速するための高電圧直流電源の組み合わせによるものである．

このための高電圧電源を，日本工業規格（JIS）ではX線高電圧装置と定義しており，商用の単相または三相電源あるいはバッテリーを電源とし，これを直流高電圧に変換してX線管の陽極と陰極間の電圧を制御する機能，フィラメント（陰極）を加熱ならびに制御してX線管に流れる電流を制御する機能，および透視，撮影条件などを設定，表示する機能などを備えなければならないと規定している．

X線高電圧装置は**図3-1**に示すように，X線管に加える直流高電圧を発生する高電圧発生装置と，この直流高電圧の大きさ，印加時間および流れる電流量など，X線を制御するために必要なすべての付随機能を統合したX線制御装置からなり，**図3-2**に示すようにX線機械装置，映像装置などとともにX線装置を構成する．

2. 用語の説明

医用X線高電圧装置通則（JIS Z 4702）では各用語を以下のように定義している．

①管電圧とは，X線管の陽極と陰極との間に印加される電位差で，通常はピーク値をキロボルト（kV）単位で示す．

②管電流とは，X線照射中にX線管の陽極に衝突する電子ビームによって流れる陽極電流で，その平均値をミリアンペア（mA）単位で示す．ただし，コンデンサ式X線高電圧装置を用いて行う撮影の場合には，波高値ミリアンペアピーク（mAp）によって示す．

③撮影時間とは，撮影に有効な放射線量が得られる時間である．

X線高電圧装置の撮影時間を評価するに際しては，そのタイプに応じて**図3-3〜3-5**に示された定義に則して行われる．

備考：インバータ式，6ピーク形，12ピーク形および定電圧形装置の撮影時間は，管電圧波形の立ち上がり部および立ち下がり部が，所定管電圧に対しおのおの75%になる間の時間である．また，2ピーク形の撮影時間（パルス数）は，電気角45°を超えた部分を**図3-4**に示すように1パルスと数える．

④管電流時間積とは，X線管に負荷をかけることによる電気量で，ミリアンペアで表した平均管電流と秒で表した負荷の継続時間との積として，ミリアンペア秒（mAs）単位で表示する．

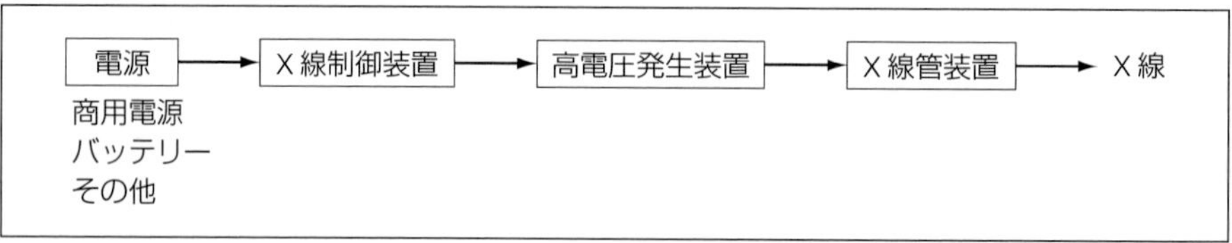

図 3-1　X線高電圧装置の構成

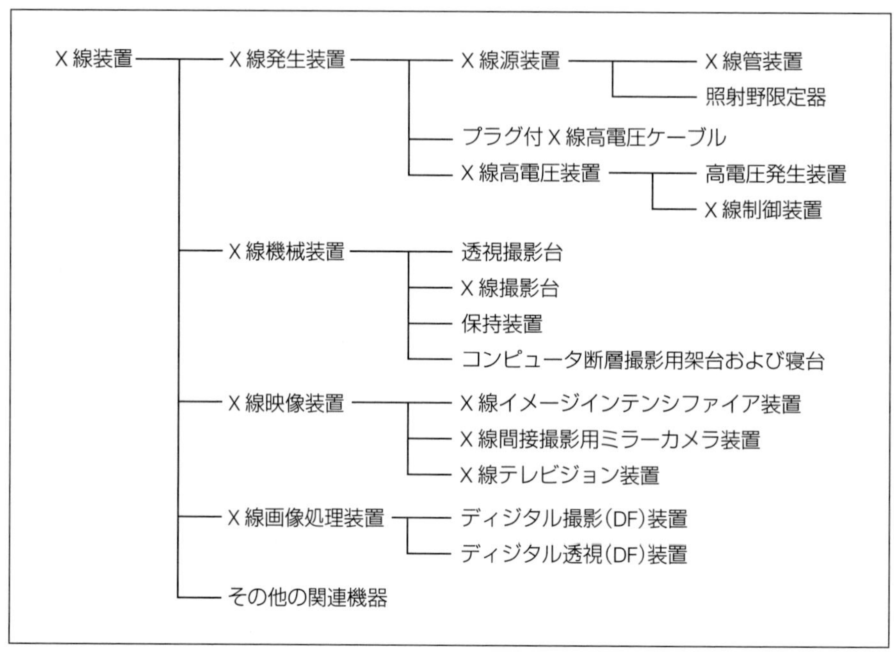

図 3-2　X線装置の構成（JIS Z 4701-1997 p.3）

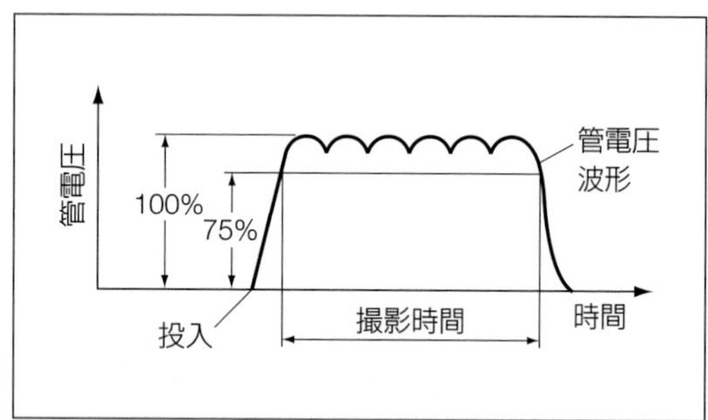

図 3-3　インバータ式および6ピーク形，12ピーク形（日本工業標準調査会：医用X線高電圧装置通則 JIS Z 4702．p. 4，日本規格協会，1999年9月27日制定）

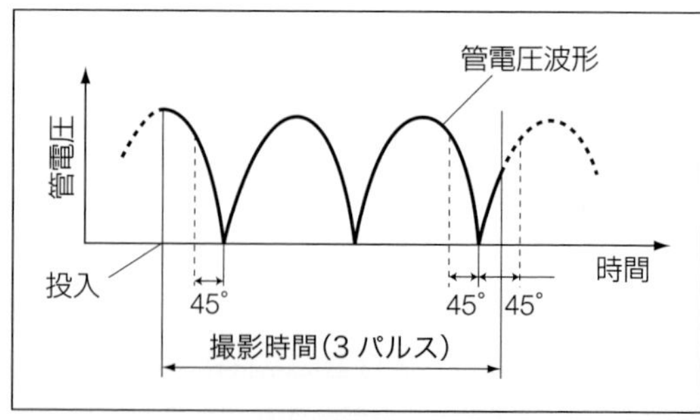

図 3-4　2ピーク形X線高電圧装置の撮影時間（日本工業標準調査会：医用X線高電圧装置通則 JIS Z 4702．p. 4，日本規格協会，1999年9月27日制定）

⑤長時間定格：透視を行う場合の定格で，10分以上連続してX線管に負荷を供給できる最高管電圧の値およびその管電圧における最大管電流の値で示す．

⑥短時間定格：撮影を行う場合の定格で，原則として0.1秒以上X線管に負荷を供給できる最高管電圧の値，およびその管電圧における最大管電流の値の組み合わせにより表示する．ただ

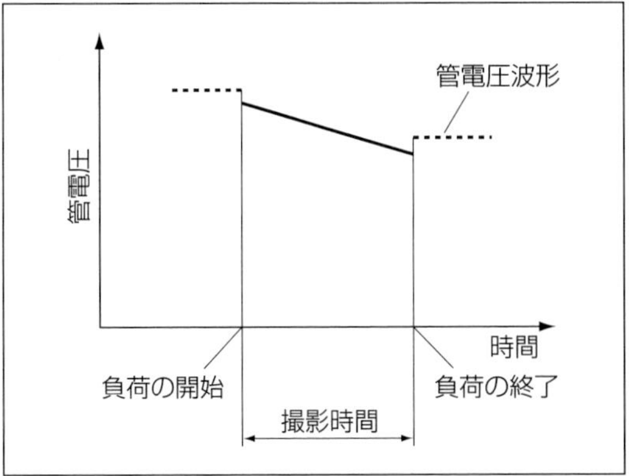

図 3-5　コンデンサ式 X 線高電圧装置の撮影時間（日本工業標準調査会：医用 X 線高電圧装置通則 JIS Z 4702. p. 5，日本規格協会，1999 年 9 月 27 日制定）

し，変圧器式 X 線高電圧装置の場合は 1 秒以上とする．コンデンサエネルギー蓄電形インバータ式 X 線高電圧装置またはコンデンサ式 X 線高電圧装置の場合は，X 線管に対して出力できる最高管電圧の値（kV）と管電流時間積（mAs）または撮影用コンデンサの容量（μF：マイクロファラッド）で表す．

3. X 線高電圧装置に要求されること

X 線高電圧装置の主要な役割は，撮影条件である管電圧，管電流および撮影時間の 3 要素を高精度に，再現性よく制御することである．これを基本として，実用性の点で以下の要求がある．

1）性　能

(1)　管電圧リプルが小さいこと

X 線量は管電圧のおよそ 2〜3 乗に比例するので，管電圧リプルが大きい場合，単位時間当たりの X 線量が減少して撮影時間が長くなる．したがって，管電圧リプルを小さくすることにより，X 線発生効率は向上し，撮影時間が短縮され，X 線被ばくの軽減につながる．管電圧のリプル百分率 ε は以下の計算式によって求める．

$$\varepsilon = \frac{U_{\max} - U_{\min}}{U_{\max}} \times 100\ (\%) \qquad (3\text{-}1)$$

$U_{\max}$：電源の各周期における管電圧波形の最高値

$U_{\min}$：電源の各周期における管電圧波形の最低値

(2)　管電圧，管電流，管電流時間積等の誤差が小さいこと

ここでいう誤差とは，実際の出力値の設定値または表示値に対する誤差のことで，許容される誤差の値は JIS Z 4702 第 7 章に規定されている．たとえば変圧器式およびインバータ式の場合，管電圧の精度は±10%以内でなければならない．

(3)　再現性がよいこと

X 線出力の再現性は変動係数 C で表し，指定の X 線管装置を用いて，連続して測定した 10 回の X 線量から次式によって求める．

$$C = \frac{S}{\overline{K}} = \frac{1}{\overline{K}}\left[\sum_{i=1}^{10} \frac{(K_i - \overline{K})^2}{9}\right]^{\frac{1}{2}} \qquad (3\text{-}2)$$

S：10 回の測定における標準偏差

$\overline{K}$：10 回の測定による相加平均値

K_i：i 番目の測定値

JIS Z 4702 によれば，この変動係数 C を 0.05 以下とする必要がある．

(4)　自動露出制御における X 線出力の直線性がよいこと

自動露出制御機構は，任意の被写体の部位に対して，つねに適正濃度が得られるように制御するもので，X 線写真の再撮影防止や撮影条件設定の省力化を目的として，多くのシステムに利用されている．

この場合，重要なことは X 線の遮断遅れがなく，単位電流時間積（mAs）当たりの X 線量が一定となることである．

(5)　管電流および撮影時間に対する X 線出力の直線性がよいこと

装置の性能を評価するうえで，管電流および撮影時間に対する出力 X 線量の直線性の良否はきわめて重要なファクタである．X 線出力と管電流時間積とは理論上は比例関係にあり，これはすなわち撮影

時間を固定して管電流を変えても，あるいは管電流を固定して撮影時間を変えても，X 線出力はおのおのに対して比例して増減することを意味する．このような直線性が保たれているほど撮影条件設定の自由度が多く，装置の扱いやすさにつながる．

2）小型であること

診断および治療技術が多様化するなかで，X 線システムも年々高機能，多機能化に対応するために複雑化してきており，限られたスペースを有効に使うためにも，装置はより小型であることが望ましい．

3）省資源化

環境問題に対する意識の高まりや医療費抑制政策などの社会的背景もあり，省エネルギー，省設備，省コストであることが強く求められている．

4．X 線高電圧装置の種類と用途

JIS Z 4702 では，X 線高電圧装置は高電圧の発生方法により，大別して下記のとおりに分類され，それぞれの特徴を生かして使用されている．

1）X 線高電圧装置の種類

①変圧器式 X 線高電圧装置：電源の各周期に多ピークの整流出力電圧を供給する単相および三相電源作動の X 線高電圧装置で，電源の各周期ごとに 2 つのピーク値をもつ整流出力電圧が得られるものが 2 ピーク形，6 つのピーク値が整流出力電圧に現れるものが 6 ピーク形，同じく 12 のピーク値をもつものが 12 ピーク形である．

②コンデンサ式 X 線高電圧装置：電気エネルギーを高電圧コンデンサに蓄え，その放電によって X 線管に 1 回の負荷を供給するようにした，撮影用コンデンサの容量が 2μF 以下で X 線照射の開閉を高電圧側で行う X 線高電圧装置である．

③インバータ式 X 線高電圧装置：X 線照射中に直流電力を高周波交流電圧に変換した後，高周波高電圧変圧器により必要な高電圧を得る X 線高電圧装置で，変圧器形およびエネルギー蓄積形の 2 種類がある．撮影時，X 線照射エネルギーを電源設備から供給するものが変圧器形，電池またはコンデンサから供給するものがエネルギー蓄積形である．

④定電圧式 X 線高電圧装置：一般に高電圧制御素子が用いられ，出力電圧のリプル百分率が 4%を超えない電圧波形を出力する X 線高電圧装置である．

⑤その他：自己整流や半波整流式のものもあるが，現在ではほとんど使用されていないので省略する．

2）おもな用途と変遷

X 線高電圧装置には，大電流，短時間撮影手法による鮮鋭度のよい X 線像が要求されることから，変圧器式の 2 ピーク形から発展し，高電圧出力のリプルの少ない 6 ピーク形ひいては 12 ピーク形へと進歩していった．また心臓のシネ撮影や X 線像のデジタル化に対応していっそうの低リプル化やハイブリッド出力化（高低 2 種類の管電圧を瞬時に切り替えて出力する）の要求に応えるために，高電圧回路に電圧制御素子を使用して完全直流を得る定電圧形 X 線高電圧装置も多く使用されるようになった．

続いて，電源設備の制約を解決し，単相電源でも 6 ピーク形もしくは 12 ピーク形並みの出力を可能とするインバータ式 X 線高電圧装置も使用され始めた．その後このインバータ式は高周波化が進み，定電圧装置に匹敵する波形が得られ，かつ実用性も高くなった現在では X 線高電圧装置の主流をなしている．

表 3-1 に，X 線高電圧装置の用途別必要機能と，それに応じて使用される X 線高電圧装置の種類との関係を示す．

表 3-1　X 線高電圧装置の用途別必要機能とそれに応じて使用される X 線高電圧装置の種類

撮影用途		管電圧（kV）	管電流（mA）	撮影時間（s）	必要機能	使用されている X 線高電圧装置
循環器	頭腹部	40～100	800max	0.05～0.2	低電圧，大電流，短時間，高速繰り返し（4 回 / 秒）制御機能	6 ピーク形高電圧装置 12 ピーク形高電圧装置 インバータ式高電圧装置
	心臓	40～100	1,000max	0.001～0.05	低電圧，大電流，極短時間，超高速繰り返し（90 回 / 秒），撮影中の撮影条件の高速調整機能	定電圧形高電圧装置 インバータ式高電圧装置
消化器		50～100	500max	0.01～0.1	頻繁な透視，撮影の切替制御機能	2 ピーク形高電圧装置 6 ピーク形高電圧装置 12 ピーク形高電圧装置 コンデンサ式高電圧装置 インバータ式高電圧装置
一　般		20～150	500max	0.001～8	乳房撮影では低電圧，胸部撮影では高電圧，短時間，断層撮影では長時間制御機能	2 ピーク形高電圧装置 6 ピーク形高電圧装置 12 ピーク形高電圧装置 コンデンサ式高電圧装置 インバータ式高電圧装置

2　変圧器式 X 線高電圧装置

1．2 ピーク形 X 線高電圧装置

2 ピーク形 X 線高電圧装置は，従来，診断用 X 線装置のなかでもっとも多く使用されていた代表的機種である．その後，12 ピーク形やインバータ式が普及してきたが，回路が簡単で安価なことから現在でも広く使用されている．

1）高電圧発生の原理と基本回路

図 3-6 に 2 ピーク形の基本回路を示す．単相の 200V または 400V 電源を単巻変圧器に入力し，これを調整して設定管電圧値にプリセットするとともに，X 線管に設定管電流が流れるようにフィラメントを加熱する．X 線のばく射制御を行う主回路の開閉は，初期のころは電磁接触器により行われていたが，現在は半導体スイッチであるサイリスタにより電子的に行われている．

すなわちサイリスタをオン（導通）させて，単巻変圧器の出力電圧を巻数比の大きい単相変圧器（これを**高電圧変圧器**とよぶ）で昇圧し，高電圧整流素子で全波整流して，直流の高電圧を発生させる方式による．

図 3-7 は管電圧，管電流および X 線強度の波形である．この方式は，電源の 1 周期間に 2 個のピーク値の管電圧が得られることから 2 ピーク形とよばれ，管電圧リプル百分率が 100%であり，X 線写真に寄与しない低エネルギー X 線による被ばくが大きくなる．また，通常は電源の半サイクル単位でしかばく射時間制御ができないため，大管電流を用いた場合，半サイクルの差による写真効果が無視できなくなり，濃度の微調整ができないという欠点がある．

この欠点を補うために考案されたのが任意位相遮断方式である．この方式を適用した回路例を**図 3-8** に示す．X 線ばく射の投入はサイリスタ M_1 のオンにより行い，遮断時はサイリスタ M_2 をオンさせてコンデンサ C とインダクタンス L の間で共振を起こさせ，サイリスタ M_1 に逆方向に電流を流して強

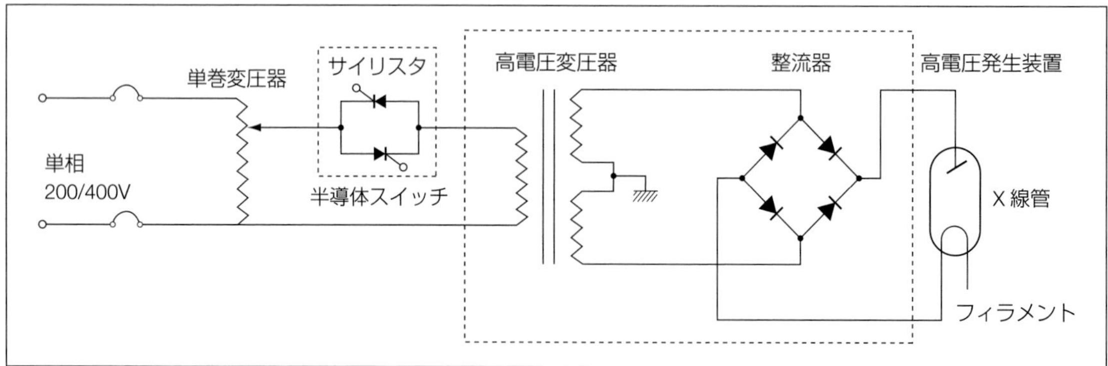

図 3-6　2 ピーク形 X 線高電圧装置の基本回路

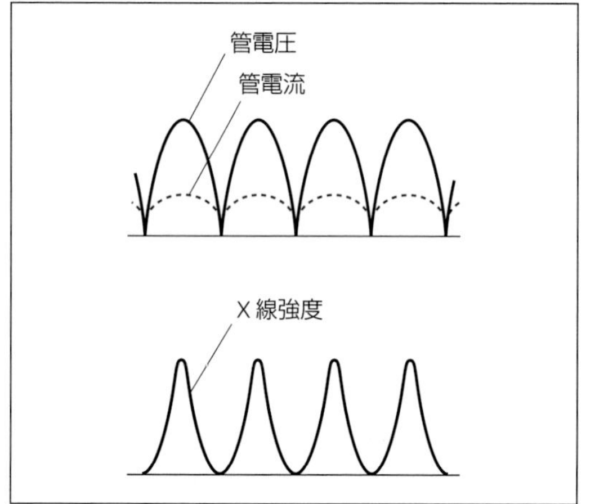

図 3-7　2 ピーク形の管電圧，管電流および X 線強度波形（青柳泰司：新版放射線機器学（Ⅰ）診療画像機器，p.14，コロナ社，2004）

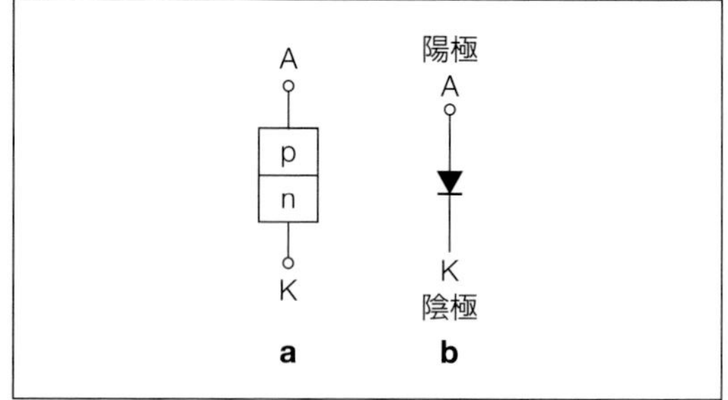

図 3-9　ダイオードの基本構造と記号

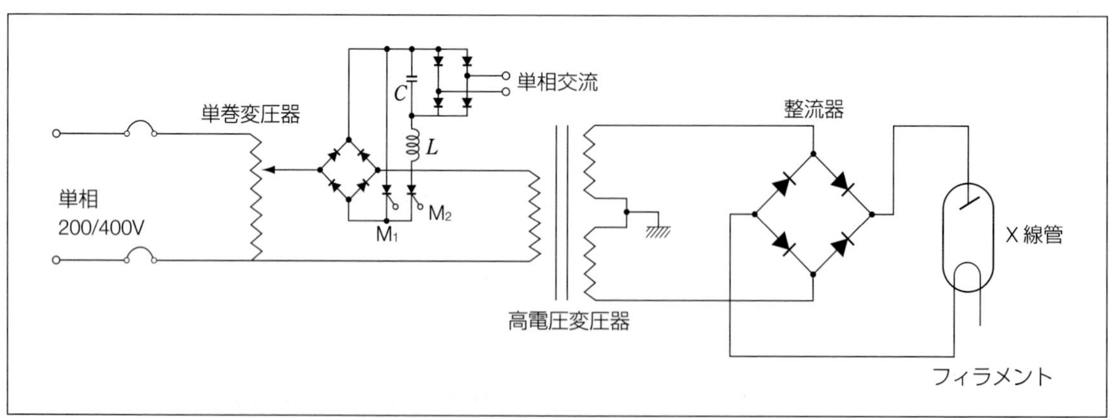

図 3-8　単相任意位相遮断機能 2 ピーク形 X 線高電圧装置

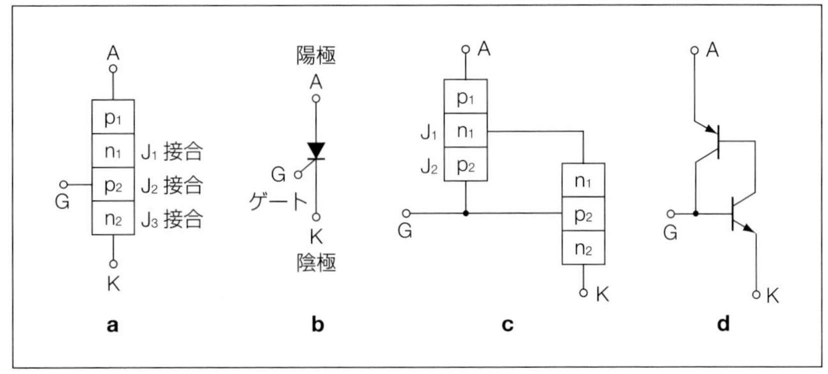

図 3-10　サイリスタの基本構造と記号，モデル
a：基本構造，b：記号，c：等価トランジスタ，d：2 トランジスタモデル.

制的にこれをオフさせる方法である．この方法は電源の位相とは無関係に X 線を遮断できるので，濃度の微調整が可能であり，とくに第 4 章で述べる自動露出制御により濃度調整を行う場合に有効である．なお，電源の投入は，突入電流に起因する異常電圧の発生を防止するため，通常，電源電圧のゼロ位相に同期させている．

備考

①ダイオード：**図 3-9** に示すように p 層と n 層の 2 層からなるダイオードは半導体デバイスとしてもっとも基本的なもので，p 層から n 層に向かって電流は流れうるが，逆方向に電流を通さないという整流作用をもつ．p 層につながるものを**陽極端子**（anode），n 層につながるものを**陰極端子**（cathode）とよぶ．

②サイリスタ：3 つの接合から構成される半導体デバイスであり，**図 3-10** に示すように p 形および n 形のシリコンを 4 層に重ねた構造（pnpn 構造）をもち，p 層，n 層，p 層にそれぞれ陽極端子，陰極端子，ゲート端子（gate）が取り付けられる．

動作原理としては pnp トランジスタと npn トランジスタの 2 つのトランジスタの組み合わせとして説明できる．すなわち，ゲート端子に制御信号が与えられると，npn トランジスタおよび pnp トランジスタで増幅される正帰還動作となり，サイリスタはオン状態となる．

2）高電圧発生装置

高電圧発生装置は，X 線制御装置から供給された交流電圧を必要とする直流高電圧に変換し，これを X 線管に供給するための装置で，高電圧変圧器，高電圧整流器，X 線管フィラメント加熱変圧器，高電圧ソケット（レセプタクル），高電圧切換器，低電圧入力端子などで構成される（JIS Z 4702 表 14 参照）．上記の高電圧部品は通常絶縁油に浸される．

(1)　高電圧変圧器

a. 構　造

変圧器は，入力巻線（一次巻線）の交流電流により変化する磁場を発生させ，それを相互インダクタンスで結合された出力巻線（二次巻線）に伝えてふたたび電流に変換するもので，交流の電圧，電流の大きさを変える機能をもつ．

一般に巻線は互いに独立しており，電力は一方の巻線から磁気回路を通じて他方の巻線に伝達される．巻線のうち，電源に結ばれるほうの巻線を**一次巻線**（primary winding），負荷に接続されるほうの巻線を**二次巻線**（secondary winding）という．

また，場合によってはその電圧の高低によって区別し，**低圧巻線**（low-voltage winding）あるいは，**高圧巻線**（high-voltage winding）とよぶこともある．

X 線高電圧装置用の高電圧変圧器（high-voltage transformer）は**主変圧器**ともよばれ，X 線発生に必

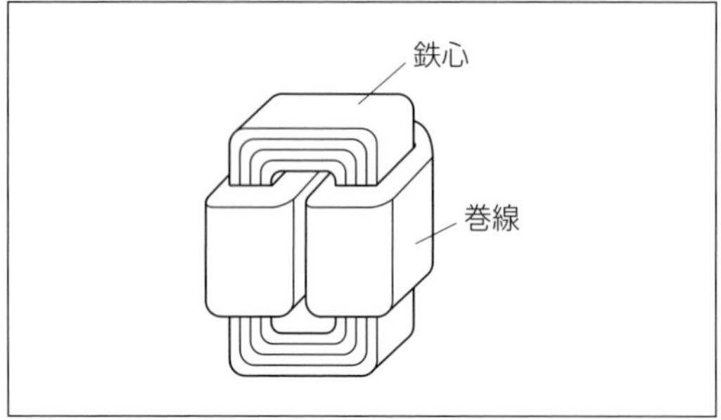

図 3-11　巻鉄心変圧器（単相内鉄形）

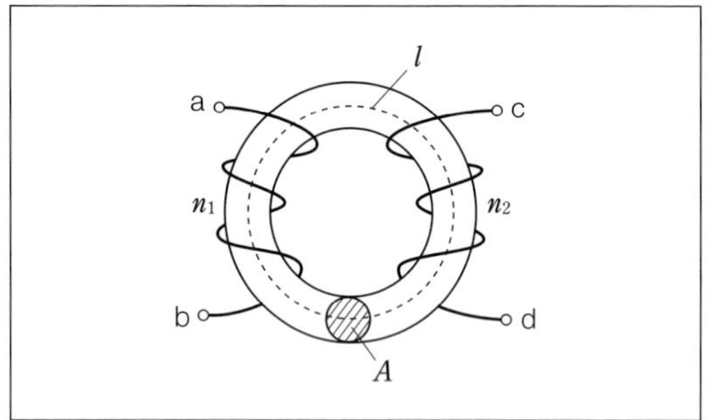

図 3-12　理想変圧器（電気学会通信教育会：変圧器（電気学会大学講座）. p.88, 電気学会, 1965）

要な高電圧を発生させるために，二次巻線の巻数を一次巻線数の数百倍以上としている．

変圧器の鉄心は，**図 3-11** に示すような連続ケイ素鋼帯を渦巻状に巻いて鉄心とした巻鉄心（カットコア）のものが多く使用されている

b．変圧器の理論概要

巻線の抵抗および鉄心の損失がゼロで，鉄心中には磁気飽和の現象がなく，透磁率が一定の理想変圧器として，**図 3-12** の変圧器を考える．

同図において，一次巻線の巻数を n_1，二次巻線の巻数を n_2，鉄心の透磁率を μ，鉄心有効断面積を A，平均磁路長を l，励磁インダクタンスを L とし，この変圧器の二次側を開放して一次巻線の端子 a，b に周波数 f（$=\omega/2\pi$）の正弦波電圧

$$v_1=\sqrt{2}V_1\sin\omega t\ \text{[V]} \qquad (3\text{-}3)$$

を加えると，一次巻線には（3-4）式の励磁電流が流れて，（3-5）式で示される磁束が発生する．

$$i_0=\frac{\sqrt{2}}{\omega L}V_1\sin\left(\omega t-\frac{\pi}{2}\right)\ \text{[A]} \qquad (3\text{-}4)$$

$$\phi=\phi_m\sin\left(\omega t-\frac{\pi}{2}\right)\ \text{[Wb]} \qquad (3\text{-}5)$$

$$\text{ただし，}\ \phi_m=\frac{\sqrt{2}V_1}{2\pi f n_1}\ \text{[Wb]} \qquad (3\text{-}6)$$

$$L=\mu n_1^2\cdot\frac{A}{l}\ \text{[H]} \qquad (3\text{-}7)$$

すなわち，端子 a，b に（3-3）式の正弦波電圧を加えると，最大値が（3-6）式で，位相が電圧よりも 90° 遅れた磁束が生じ，この磁束の変化により一次および二次巻線には（3-8）式，（3-9）式に示す実効値をもつ起電力が誘起される．

$$E_1=4.44n_1f\phi_m\ \text{(V)} \qquad (3\text{-}8)$$

$$E_2=4.44n_2f\phi_m\ \text{(V)} \qquad (3\text{-}9)$$

このように起電力 E_1，E_2 は，それぞれ周波数 f，巻数 n_1 または n_2，磁束 ϕ_m に比例する．

これらの関係から

$$a=\frac{E_2}{E_1}=\frac{n_2}{n_1} \qquad (3\text{-}10)$$

が成立するが，n_2 と n_1 の比 a を**巻数比**という．

つぎに，この二次巻線に負荷を接続すると負荷電流 I_2 が流れ，二次起磁力 n_2I_2 が新たに磁路に加わる．そうすると，一次巻線には励磁電流 I_0 のほかに二次起磁力を打ち消すような電流 I'_1 が一次巻線に流入し，この電流と励磁電流との和が一次電流となって，次式が成立する．

$$n_1I'_1+n_2I_2=0 \qquad (3\text{-}11)$$

$$I_1=I_0+I'_1\ \text{(A)} \qquad (3\text{-}12)$$

励磁電流は変圧器鉄心にヒステリシス現象があるので，**図 3-13** のようなひずみ波形となる．このヒステリシス現象により磁束と励磁電流との間に位相差が生じ，これによる電圧と励磁電流の干渉によって電力が消費される．これが**ヒステリシス損**である．このほかに鉄心に渦電流を生ずるために渦電流損が生じ，これとヒステリシス損との和が鉄損とよばれる．励磁電流はこの鉄損に相当する電力を供給しなければならないので，供給電圧 V_1 と同相の電流分も必要となる．この同相電流は，実際はひずみ波形であるが，以下便宜上，その電流と同一の実効値を有する等価正弦波電流に置き換えて取り扱う．

ここで，励磁電流の実効値を I_0［A］とし，位相

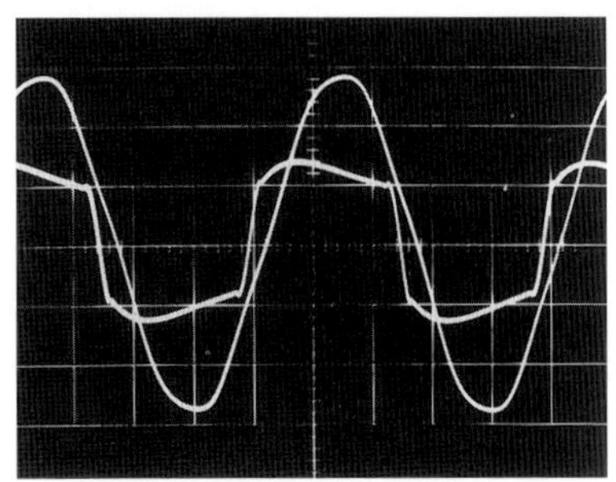

図 3-13　X 線用主変圧器の一次電圧（正弦波）と励磁電流波形（青柳泰司：放射線機器工学（Ⅰ）X 線診断機器，p.90，コロナ社，1992）

関係を次式を満足するように選ぶ．

$$\cos \theta_0 = \frac{鉄損}{V_1 I_0} = \frac{W_w}{V_1 I_0} \qquad (3\text{-}13)$$

これより，励磁電流 I_0 は，

$$I_0 = I_w + I_\mu \qquad (3\text{-}14)$$

で表される．ここに I_w は鉄損のための有効分で，これを**鉄損電流**といい，他方 I_μ は磁界を維持するための無効分で，これを**磁化電流**という．**図 3-14** はこの関係をベクトル図で示したものである．

実際の変圧器の巻線には抵抗があるので，抵抗損を生じ電圧降下を起こす．また，磁束については，**図 3-15** のように一次・二次巻線と共通に鎖交して起電力を誘起する主磁束 ϕ と，一次巻線あるいは二次巻線のみと鎖交する漏れ磁束 ϕ_1，ϕ_2 が生ずる．これらの漏れ磁束によっても，主磁束の場合と同様，巻線中に起電力が誘起される．しかし，これらは電流の通過を妨げる逆起電力となり，電圧降下として考えればリアクタンス降下に寄与することになる．これらをそれぞれ一次，二次の漏れリアクタンスとよび，巻線の抵抗とともに一次および二次側にインピーダンスを形成する．

なお，高電圧変圧器の二次巻線は巻数が多いので多層構造となり，一般にその層間に絶縁紙（あるいは樹脂製の絶縁シート）を挿入する構造をとるので，巻線間には浮遊静電容量が生じる．これが諸特性に与える影響は，周波数が高くなるほど大きくなるが，2 ピーク形や次項で述べる 6 ピークおよび 12 ピーク形装置の場合は周波数が低いので影響は小さい．

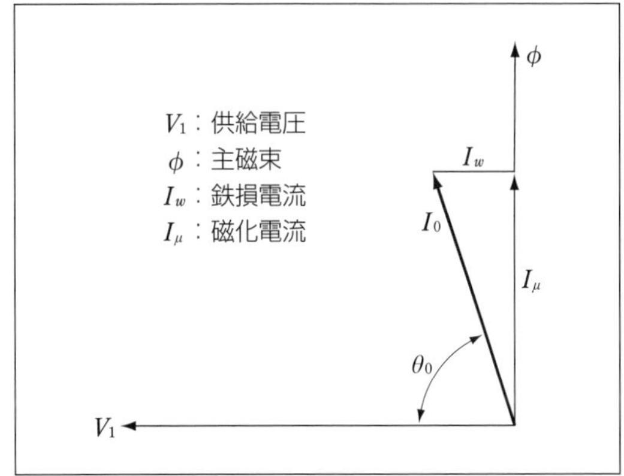

図 3-14　励磁電流ベクトル図

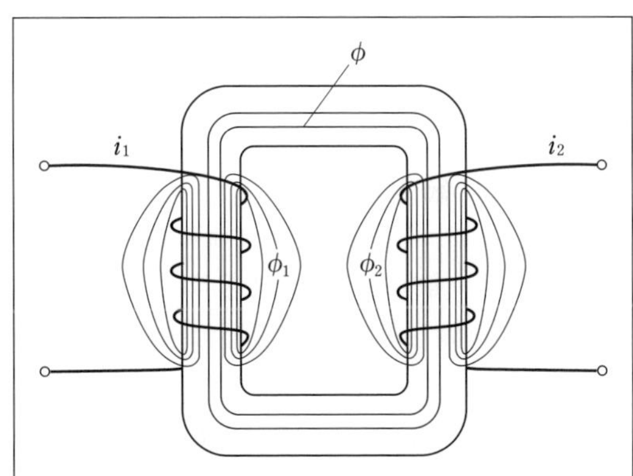

図 3-15　変圧器の漏れ磁束（青柳泰司：放射線機器工学（Ⅰ）X 線診断機器，p.91，コロナ社，1992）

c．励磁突入電流とその防止方法

変圧器に電源を投入したとき，励磁電流はただちに定常状態にならず過渡電流を生じ，その突入電流の波高値は定常の励磁電流の数百倍にも達することがある．この電流は**励磁突入電流**（magnetizing inrush current）とよばれ，その過渡現象，すなわち定常状態になるまでの経過は，投入位相あるいは鉄心の残留磁束の状態に影響される．もっとも大きな励磁突入電流が生ずるのは変圧器が**図 3-16** の P 点，すなわち，ゼロ位相で投入された場合である．この場合，投入後の半周期の間に磁束は $2\phi_m$ の変化をしなくてはならない．

磁束は，残留磁束 ϕ_r がない場合はゼロから始ま

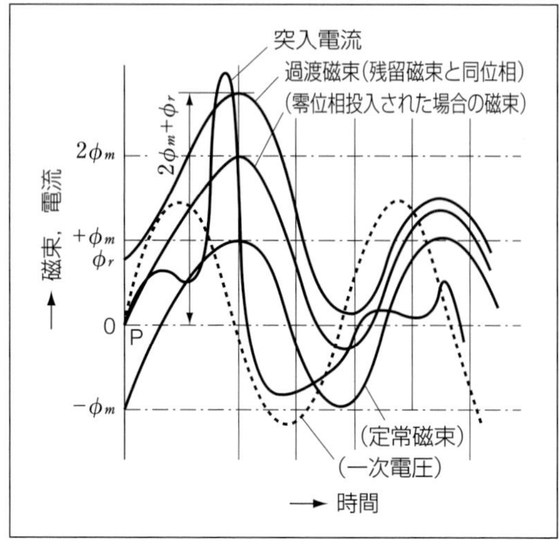

図 3-16　変圧器の突入電流（青柳泰司：放射線機器工学（Ⅰ）X 線診断機器，p.109，コロナ社，1992）

り，電源投入から半周期後における磁束の最大値は $2\phi_m$ となるが，鉄心中に ϕ_r がある場合は，出発点が ϕ_r なので，同じく磁束の最大値は $2\phi_m + \phi_r$ となる．ここでもし ϕ_r が磁束変化方向と同方向にあり，かつ磁束の最大値が鉄心の飽和磁束を超える場合は，さらに大きな突入電流が流れてしまう．

X 線装置のように開閉頻度が多く，通電時間が短い場合，この突入電流を防止しなければ，そのつど X 線出力が変動したり，管電圧が高いとき回路に異常がなくとも過負荷遮断器が作動したりすることがある．これを防止するには，残留磁束の方向と逆に交流投入方向を選ぶか，または磁気回路をつねに一定方向にプリセットし，プリセットした方向と逆方向に投入する方法がとられる．

(2)　高電圧用シリコン整流器

高電圧変圧器の出力を整流する高電圧整流器には当初は高電圧整流管（ケノトロン）が使用されていたが，近年，高耐圧で，内部抵抗が小さく，逆電流が小さいことが要求されるため，シリコン整流器が採用されている．

整流器のある構成例では，1 素子 8kV 定格のシリコン整流素子を約 30 個直列にして逆耐電圧を稼ぎ，順方向電圧降下が 250V 程度（内部抵抗は高電圧整流管の 1/2～1/3），逆電流が 200μA 以下といずれも非常に小さくなっている．

(3)　X 線管フィラメント加熱変圧器

フィラメント加熱変圧器は，通常負の高電位となる X 線管のフィラメントを加熱するための電力を一次側から絶縁して供給するための変圧器である．中性点接地方式 X 線管の場合は，一次-二次間に定格管電圧の 1/2（すなわち 75kV）の高電圧絶縁が必要となり，また最大 5A，16V 程度の電力を供給できなければならない．

一般には，二重焦点 X 線管が使用されるので，フィラメント加熱変圧器は，高電圧発生装置内に大焦点用，小焦点用の 2 個が実装される．

(4)　高電圧切換器

1 台の高電圧発生装置から 2 つ以上の X 線管に対して出力を供給する場合に高電圧出力端子を切り換えるための機構で，高電圧発生装置に内蔵される例が多い．

(5)　高電圧プラグおよびソケット

高電圧発生装置の出力直流高電圧と加熱変圧器の出力を高電圧ケーブルを介して X 線管に導くための接続端子となる高電圧プラグおよびソケットについては，JIS Z 4731 に構造および接続に関する規定がある．詳細は省略するが，ソケットとプラグの接続は，安全上工具を用いなければ取り外しができない構造としなければならない．

(6)　高電圧ケーブル

高電圧ケーブルは，高電圧発生装置の出力高電圧を X 線管に導くとともに，加熱変圧器の出力電力を X 線管フィラメントに供給して加熱させるためのものである．**図 3-2** で示したように，高電圧ケーブルは JIS 規格では高電圧発生装置に含まれないが，ここで説明する．

図 3-17 は JIS C 3407 に示された高電圧ケーブルの断面構造である．一般に中心に 3 本の線心（A 線心が 2 心，B 線心が 1 心）があり，そのすきまおよび周囲を電界緩和のために半導電層でおおい，その外側をゴム絶縁体で囲う．さらにその外側にはスズめっきされた軟銅線で編まれた遮へい層を設けて

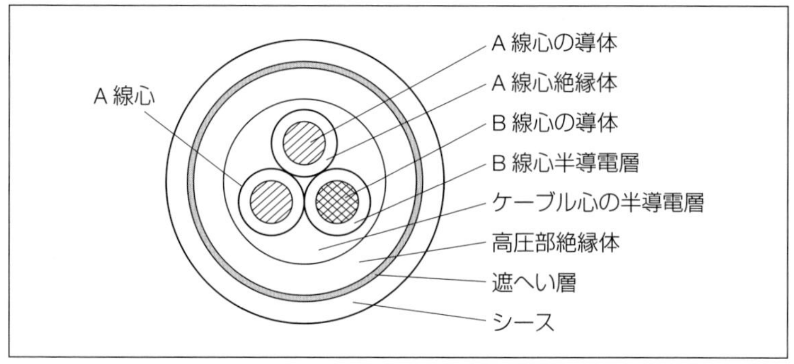

図 3-17　X 線用高電圧ケーブルの断面（JIS C 3407：2003）

おり，この部分を接地する．通常，陽極側では 3 つの端子すべてを短絡するが，陰極側では大焦点用および小焦点用端子として A 線心を，共通端子として B 線心を用いる．

構造上，心線と遮へい層の間には 160～185pF/m 程度の静電容量が生じる．この容量は等価回路として X 線管と並列接続となることから，高電圧波形の平滑化に寄与することになる．ケーブルの長さとしては 5～25m 程度のものがあり，その長さに比例して等価静電容量が大きくなるため，これが管電圧波形にも影響する．

高電圧ケーブルに対する要求としては，安全上十分な耐電圧があること，柔軟性（可とう性）があること，ならびに低損失であることなどがあげられる．

(7)　絶縁油

高電圧の絶縁には，コスト，信頼性，冷却などの点より，一般には電気絶縁油が使用されている．

電気絶縁油は JIS C 2320 で規定されており，X 線装置に用いられているもののは多くは 1 種 2～4 号絶縁油である．

通常の絶縁破壊強度は 30kV/mm 以上であるが，水分，塵埃（じんあい）などの不純物が入ると絶縁破壊強度は大幅に低下してしまうこともある．また，高温下で長時間使用した場合などにはスラッジ化（褐色の沈殿物ができること）が進行して特性が悪化するので留意を要す．

近年では，後述するインバータ式において難燃性で化学的に不活性である 6 種（シリコーン油）が使用されている例もある．

(8)　インピーダンスの影響

a．インピーダンスによる電圧降下

高電圧変圧器の一次および二次側の電圧，電流と管電圧，管電流との間には，高電圧変圧器の一次および二次インピーダンスによる電圧降下，高電圧整流器の電圧降下などを無視すると，以下の関係が成り立つ．

まず，管電流を流さない無負荷状態について考える．高電圧変圧器の一次入力電圧（一次側の誘起起電力）の実効値を E_1，巻数比を a（二次巻数 n_2 と一次巻数 n_1 の比：n_2/n_1）とすると，二次出力電圧（二次誘起起電力）の実効値 E_2 は，E_1 の巻数比 a 倍となる．管電圧は前述のようにピーク値で表し，2 ピーク形の全波整流電圧のピーク値は二次出力電圧 E_2 の $\sqrt{2}$ 倍であることから，管電圧 V_{p0} は，

$$V_{p0}=\sqrt{2}\times a\times E_1\ \text{[V]} \qquad (3\text{-}15)$$

となる．

つぎに，管電流として I_m の負荷をとった際の二次電流の実効値 I_2 は，平均値を示す管電流 I_m を実効値に換算して，

$$I_2=1.11\times I_m\ \text{[A]} \qquad (3\text{-}16)$$

と表せる．ただし，1.11 は波形率で，実効値と平均値の比（$\pi/2\sqrt{2}$）である．

この結果より，一次電流の実効値 I_1 は，

$$I_1=a\times I_2\ \text{[A]} \qquad (3\text{-}17)$$

となる．

以上の関係より，高電圧変圧器の出力 P_0 は，管電流 I_m を流したときの管電圧を V_p として，

$$P_0 = E_2 \times I_2 = (1/\sqrt{2}) \times V_p \times (\pi/2\sqrt{2}) \times I_m$$
$$= (\pi/4) \times V_p \times I_m \ [\mathrm{VA}] \qquad (3\text{-}18)$$

と表せる．

以上のように，各部電圧，電流には上記の基本的関係があるが，高電圧変圧器の理論概要の項で説明したとおり，負荷電流が流れると一次，二次インピーダンスによる電圧降下，高電圧整流器の電圧降下などを生じる．

図 3-18 は２ピーク形装置の負荷特性の一例である．上記インピーダンスの電圧降下分だけＸ線管電圧は一次電圧の巻数比倍よりも小さくなり，当然，管電流が大きいほどこの降下分が大きくなる．したがって，後述するように管電圧はこの点を考慮して前示しなければならない．

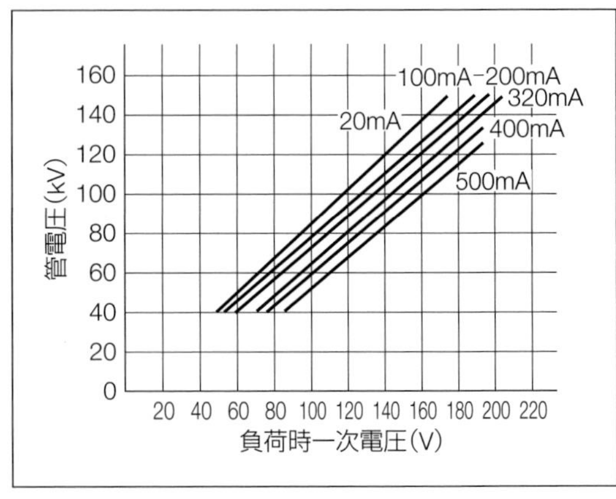

図 3-18　管電圧図表（負荷時）

b. インピーダンスとＸ線出力

高電圧変圧器のインピーダンスが大きい場合，管電流の小さい軽負荷時において，管電流のわずかな変動が管電圧波形を振動させる．また，管電流の大きい重負荷時においては管電圧の立ち上がりを遅くするだけでなく，管電圧波形が三角波に近くなるためＸ線出力の低下を招く．

図 3-19 はインピーダンスが非常に大きい場合の管電圧，管電流波形の例である．**図 3-19a** は100kV，100mA 出力時の波形で，この負荷領域では管電圧波形は振動しやすくなっている．**図 3-19b** は同じく 100kV，200mA 出力時のものであるが，管電圧波形はより三角波に近くなり，正弦波の場合と比較してＸ線出力は 70～80%に低下している．

以上により，高電圧変圧器のインピーダンスは，効率のみならず，管電圧波形の点からもできるだけ小さくすることが望ましい．

3）Ｘ線制御装置

Ｘ線写真を撮影するためには，それぞれの目的によってＸ線の線量，線質を最適な値に設定する必要がある．そのためには，撮影条件であるＸ線管電圧，管電流，撮影時間を任意に制御できなければならない．これを行うための機構をＸ線制御装置とよぶ．

図 3-20 は，２ピーク形装置の全体構成を示す図で，制御装置は以下の構成要素を備える．なお，フィラメントの加熱方式は現在ではほとんどインバー

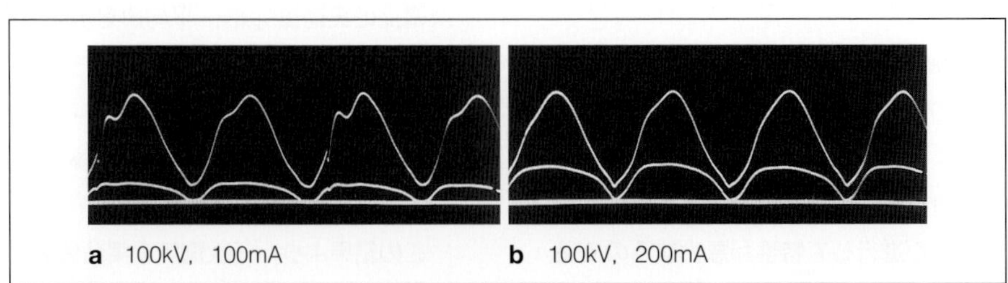

図 3-19　インピーダンスの大きい主変圧器の管電圧・管電流波形例（上：管電圧，下：管電流）
（青柳泰司：放射線機器工学（Ⅰ）Ｘ線診断機器，p.109，コロナ社，1992）

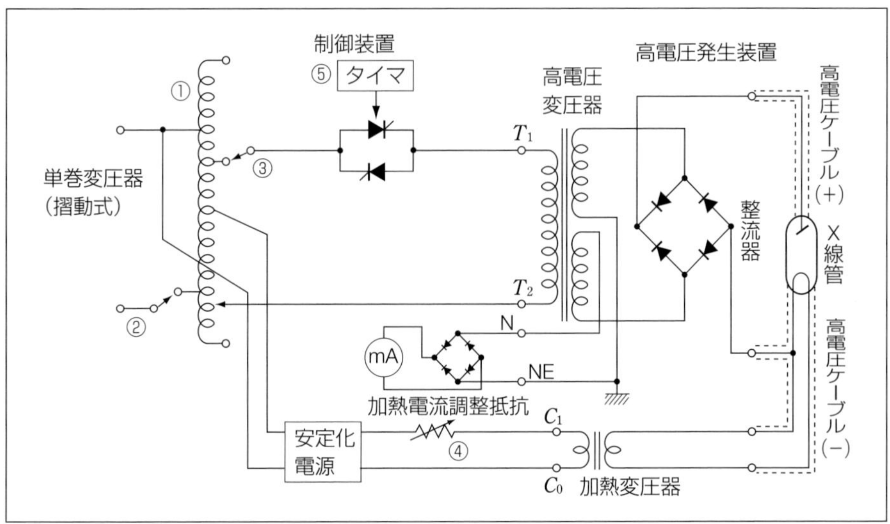

図 3-20　2ピーク形装置の全体回路図

タによる高周波交流加熱方式が採用されているが，ここでは従来の抵抗可変方式について説明する（インバータ式の加熱方式については後述する）．

(1)　電源電圧およびX線管電圧の調整

電源電圧およびX線管電圧は単巻変圧器により調整される．さらに，この変圧器の出力はX線管フィラメント加熱，リレー，その他の補助回路の電源として使用される．

a.　単巻変圧器（auto-transformer）

変圧器は必ずしも互いに絶縁し，独立して巻線を備える必要はなく，一つの連続した巻線で一次・二次回路の一部を共通にすることができる．このような変圧器を単巻変圧器といい，ふつうの変圧器と同様に巻数比に比例した二次電圧を出力する．

図 3-20 に示す単巻変圧器①は，昇圧も降圧も可能なタイプである．このような単巻変圧器においては，入力電圧よりも出力電圧が高くなるとインピーダンスが増大するので，多くの場合最大負荷時において入力電圧と出力電圧が近い値となるように設計される．

b.　電源電圧調整（line voltage regulator）

装置内に供給する電圧をつねに一定値に制御するためのもので，200V電源の場合は一般に基準電圧として200Vになるように，**図 3-20** のタップ②により調整する．

c.　X線管電圧調整（tube voltage regulator）

一般に管電圧を20～150kVの範囲で1～2kVのステップで制御できる機構が必要となる．そのため，単巻変圧器は**図 3-20** の③に示すように摺動（しゅうどう）ブラシの位置を微調整できる機構を有している．

(2)　X線管電流回路

X線管フィラメント加熱変圧器の一次電圧を制御して管電流調整を行う回路である．このための方法として，**図 3-20** の④に示すように，一次側に直列に可変抵抗を入れ，これを制御している（可変抵抗方式）．

a.　加熱電圧の変動とその影響

可変抵抗方式では，電源電圧が変動した場合，それが直接的に加熱変圧器の入力電圧の変動につながりやすい．また，負荷が加わることによって加熱電圧が低下するが，フィラメントの温度には熱慣性があるため，実際に管電流が減少するまでには時間がかかる．したがって，管電流は時定数の異なる複数の変動要因をもつ．

以上の要因による管電流の変動を防ぐために，加熱回路の電源は鉄共振形の安定器（スタビライザ）などにより安定化が図られる．

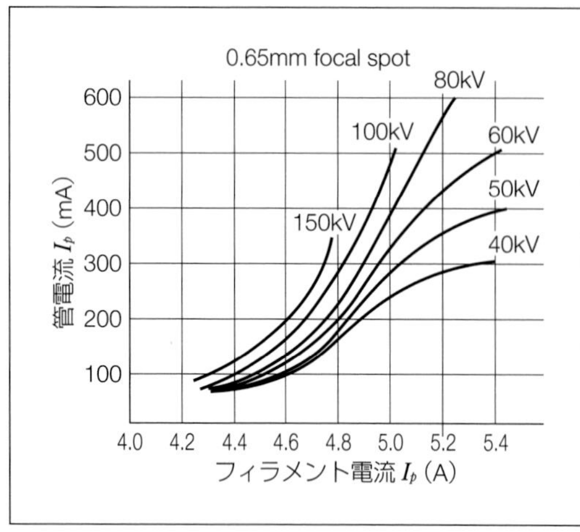

図 3-21　X 線管フィラメント加熱特性

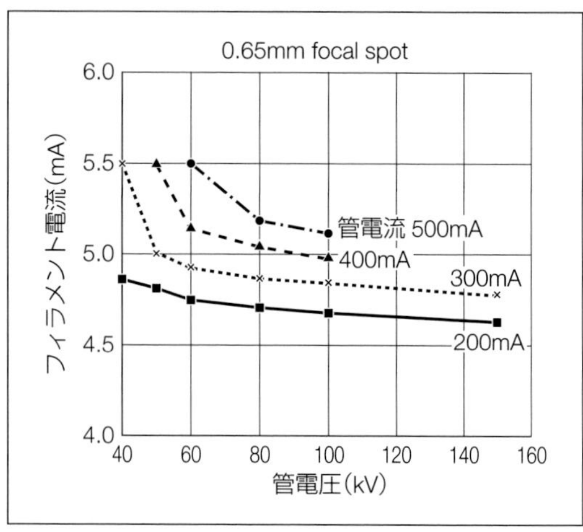

図 3-22　空間電荷補償時の管電圧とフィラメント電流の関係

b. X 線管空間電荷補償

X 線管の管電流特性により，同一加熱でも管電圧の上昇に伴って管電流も増加する（第 2 編第 2 章 p. 335 参照）．

図 3-21 は，ある X 線管におけるこの関係を示したものである．管電流を一定に保つには，管電圧の上昇とともにフィラメント電流を**図 3-22** に示す特性に応じて低下させる必要がある．これを X 線管の空間電荷補償とよび，各管電流設定値に対して補償電圧を連動して変えることにより，管電圧に関係なく管電流の調整が可能となる．

この補償は，現在のインバータによる加熱方式ではマイクロコンピュータによるフィードバック制御により高精度に行われている．

c. X 線管電流測定回路

X 線管電流は X 線管に直列に電流計を接続することにより測定できるが，完全防電撃のため，**図 3-23** に示すように，高電圧変圧器の中性点で測定している例が多い．

しかし，中性点で管電流を測定する方法では，高電圧変圧器の巻線間や接地電位との間に分布する浮遊静電容量に流れる漏れ電流（100kV 時に 0.5～1.0mA で管電圧に比例）を含むため，正確には測定できない．

この漏れ電流は，大きな管電流のときは問題にならないが，管電流の小さい透視条件では無視できないことから，一次電圧から推定される値で補正している．

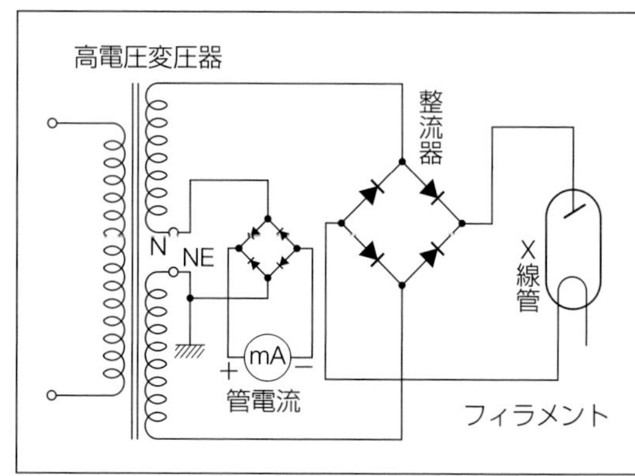

図 3-23　2 ピーク形装置の管電流測定回路

(3)　X 線管電圧前示機構

管電圧は，高電圧のために直接測定することは困難である．そのため一般には，あらかじめ各管電流に対し，実際に出力されると予想される管電圧を高電圧変圧器の一次電圧から間接的に求めて表示するとともに，実際に出力される管電圧が管電圧前示値と一致するよう，摺動式の単巻変圧器の摺動ブラシの位置が制御される．

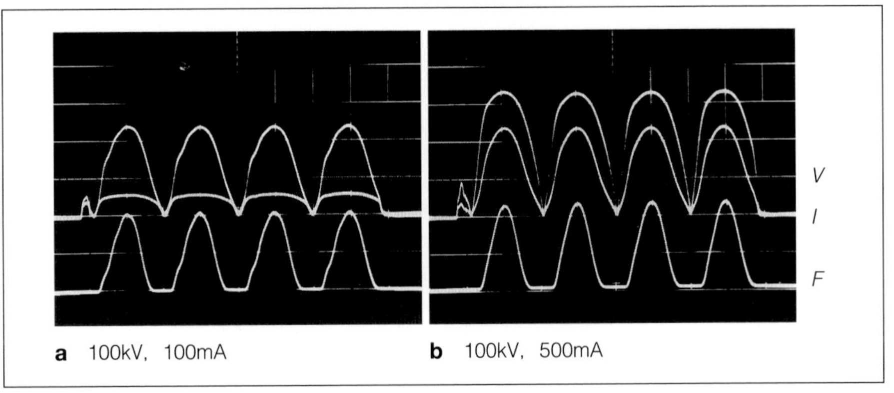

図 3-24　2 ピーク形装置の管電圧 V，管電流 I，蛍光波形 F（アルミニウム 10mm）（青柳泰司：放射線機器工学（Ⅰ）X 線診断機器，p.108，コロナ社，1992）

(4)　限時装置（タイマ）

X 線装置の撮影時間を制御する装置を限時装置（**図 3-20** の⑤）といい，一般には主変圧器の一次側を開閉するタイミングを制御する．その他には三極 X 線管あるいはテトロード管を使用して高電圧側で制御するものもある．

限時装置はふつうタイマとよばれており，その種類も時計式，電動機式，電子式などいくつかあるが，現在ではほとんど電子式である．

4）2 ピーク形装置の特性

図 3-24 に 2 ピーク形装置の管電圧，管電流，蛍光波形を示す．各条件とも管電圧波形の振動が小さく，かつ正弦波形に近くなっており，2 ピーク形装置としては良好な波形である．

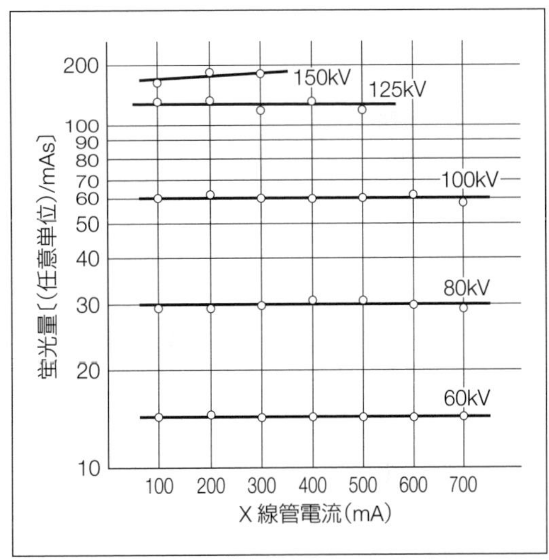

図 3-25　2 ピーク形装置の管電流と蛍光量の関係（青柳泰司：放射線機器工学（Ⅰ）X 線診断機器，p.108，コロナ社，1992）

図 3-25 は，管電流と 1mAs 当たりの写真効果（蛍光量）の関係を示したもので，1mAs 当たりの蛍光量は各管電圧とも定格の管電流まで一定であり，この関係の直線性が保たれていることがわかる．

2. 6 および 12 ピーク形 X 線高電圧装置

6 ピークおよび 12 ピーク形の X 線高電圧装置は，大電力の供給が容易な三相電源を使用した全波整流形 X 線高電圧装置であることから，2 ピーク形装置と比べて大出力を得やすい．また，高電圧出力波形のピーク数が多く管電圧リプルが小さいことから，単位時間当たりの X 線照射量が多く，より短時間，大出力撮影により運動ボケを抑えた X 線像が得られる．さらに，X 線管焦点軌道上の熱分布も均一になるため，X 線管の許容負荷も大きくとれるほか，X 線出力の軟 X 線の含有率が小さいため患者に対する被ばく X 線量も少ない．

以上の特徴により，2 ピーク形装置よりも高電圧

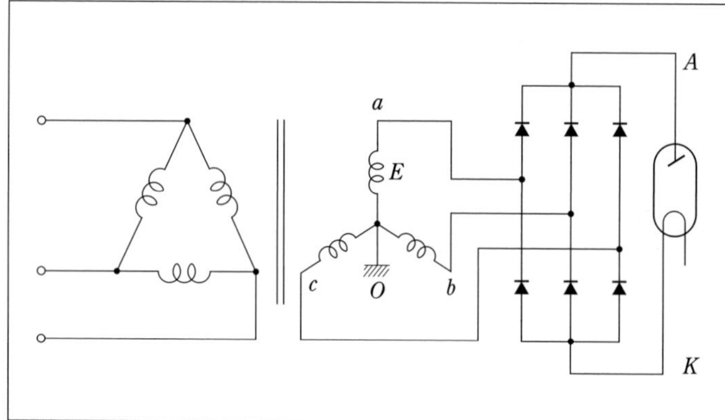

図 3-26　6 ピーク形の基本回路

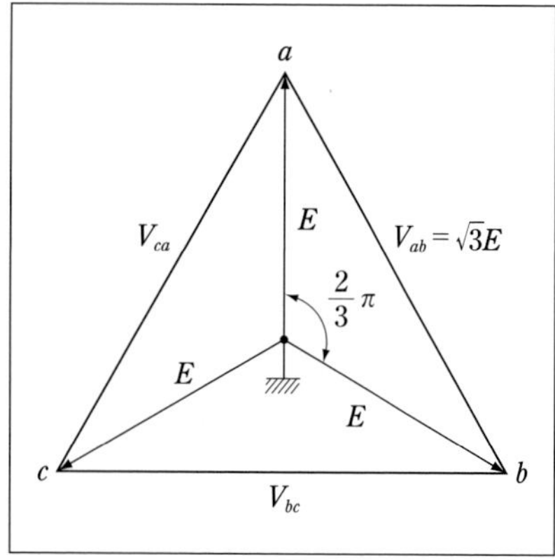

図 3-27　Δ/Y のベクトル図

変圧器，制御回路などが複雑かつ大型化し，価格も高くなるという欠点があるにもかかわらず，後述のインバータ式 X 線高電圧装置が開発されるまでは，動きの速い循環器系の撮影はもとより，一般の撮影にも広く利用されてきた．

1）高電圧発生の原理

6 ピーク形，12 ピーク形装置においては，三相電源電圧を巻数比の大きい三相結線された変圧器（これを**三相高電圧変圧器**とよぶ）で昇圧し，その出力電圧を三相全波整流して直流の高電圧を得る方式が採用されている．そして，この三相高電圧変圧器の一次および二次巻線の結線方式には，他の一般の変圧器と同様に三角結線（Δ 結線）と星形結線（Y 結線）の 2 種類がある．

X 線高電圧装置の変圧器は，付近の通信線への高調波による誘導障害を小さくするために，一次および二次巻線のいずれかを Δ 結線とする必要があり，初期の 6 ピーク形には，接地の必要性から二次巻線を Y 結線とした Δ/Y 結線の変圧器が用いられた．しかし後述するように，その後の改良形では二次巻線に Y 結線を 2 つ用いた Δ/Y･Y 結線の変圧器が採用された．さらに，管電圧リプルを小さくするために開発された初期の 12 ピーク形には Δ/Δ･Y 結線の変圧器が，続いて三相交流電源電圧の位相に関係なく任意の位相で遮断できるようにするために，一次巻線を Y 結線とした Y/Y･Δ 結線の変圧器がそれぞれ採用されるようになったという経緯がある．

（1） 6 ピーク形

6 ピーク形は，三相高電圧変圧器の出力電圧を三相全波整流回路で整流して直流に変換する方式であり，その基本回路を**図 3-26** に示す．

図 3-26 において，二次側の一相の電圧（実効値）を E とすれば，電圧のベクトル図は**図 3-27** に示すようになり，三相全波整流回路に入力する電圧である線間電圧の実効値 V_{ab}，V_{bc}，V_{ca}（a-b，b-c，c-a 間の電圧）は $\sqrt{3}E$ となる．ここで，各相の電圧の瞬時値を次式の e_1，e_2，e_3 のように表すと，それぞれの電圧は，**図 3-28a** に示すように位相が $2\pi/3$（電気角で 120°）ずつずれた三相交流電圧となる．

$$e_1 = E_m \sin \omega t \quad (3\text{-}19)$$
$$e_2 = E_m \sin(\omega t - 2\pi/3) \quad (3\text{-}20)$$
$$e_3 = E_m \sin(\omega t - 4\pi/3) \quad (3\text{-}21)$$

これらの三相交流電圧を三相全波整流回路で整流すると，その出力電圧波形には**図 3-28b** に示すように 1 周期間に 6 個のピークが現れる．

ここで，接地されている中性点と出力間（**図 3-26** の O 点と A または K 間）の電圧の大きさについて考察する．

1）$\omega t = \pi/2$ のとき

（3-19），（3-20），（3-21）の各式に $\omega t = \pi/2$ を代入すると，

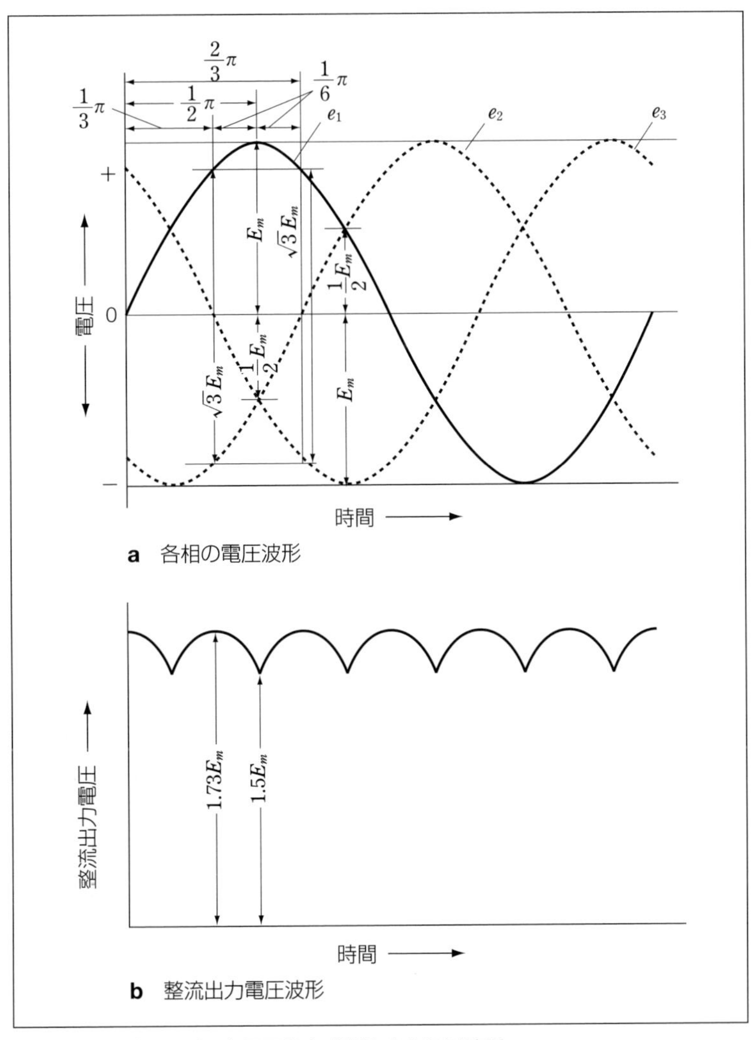

図 3-28　6 ピーク形の各電圧および整流出力電圧波形

$$e_1 = E_m \tag{3-22}$$
$$e_2 = E_m \sin(\pi/2 - 2\pi/3) = -0.5E_m \tag{3-23}$$
$$e_3 = E_m \sin(\pi/2 - 4\pi/3) = -0.5E_m \tag{3-24}$$

となる．この結果，接地電位に対して正側（接地されている中性点 O と全波整流回路の正側 A 間との電圧）は E_m，負側（接地されている中性点 O と全波整流回路の負側 K 間との電圧）は $0.5E_m$ となり，全波整流回路の出力電圧はこれらの和の $1.5E_m$ となる．

2）$\omega t = 2\pi/3$ のとき

（3-19），（3-20），（3-21）の各式に $\omega t = 2\pi/3$ を代入すると，

$$e_1 = E_m \sin 2\pi/3 = 0.866E_m \tag{3-25}$$
$$e_2 = E_m \sin(2\pi/3 - 2\pi/3) = 0 \tag{3-26}$$
$$e_3 = E_m \sin(2\pi/3 - 4\pi/3) = -0.866E_m \tag{3-27}$$

となる．この結果，接地電位に対して正負の電圧は等しくなり，全波整流回路の出力電圧は e_1 と e_3 の絶対値の和 1.73 E_m となる．

以上のように，6 ピーク形の整流出力電圧は，いずれか一相の電圧が最大のとき $1.5E_m$ ともっとも低く，一方その最大値よりも $\pi/6$ 遅れたとき，または進んだときに $1.73E_m$ と最大になる．したがっ

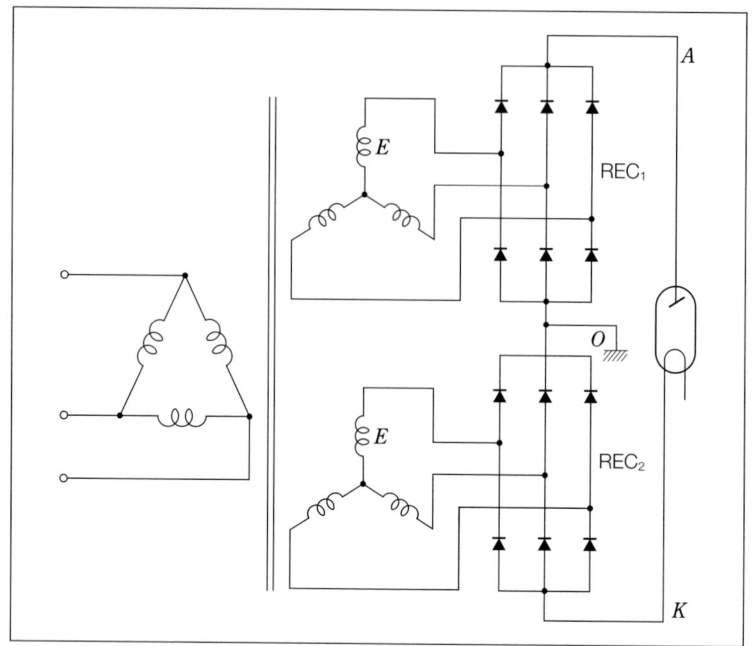

図 3-29　改良した６ピーク形（三相２重６ピーク整流）

て，６ピーク形の管電圧リプル百分率 ε は（3-1）式より

$$\varepsilon = \{(1.73-1.5)/1.73\} \times 100 = 13.4\% \qquad (3\text{-}28)$$

となる．

ただし，この方式は，（3-22）～（3-24）式からわかるように，正負の電圧，すなわち X 線管のアノード電圧（A-O 間の電圧）とカソード電圧（O-K 間の電圧）が非対称となるために，X 線管（通常は中性点接地式）の耐圧不良による破損原因になりうることから，正負の電圧を対称にするために**図 3-29** に示す方式が採用されるようになった．

この改良形は，三相高電圧変圧器の二次側に２組の Y 結線を設け，これらの出力電圧をそれぞれ全波整流してこれらを直列接続し，この接続点を接地した状態でそれぞれの整流出力電圧，すなわち整流回路 REC_1 と REC_2 の電圧を X 線管のアノードとカソードに印加するものである．この方式によると，相電圧とそれぞれの整流出力電圧の関係は**図 3-26** の６ピーク形とまったく同じであるが，アノード電圧とカソード電圧は，**図 3-30** に示すように対称となる．

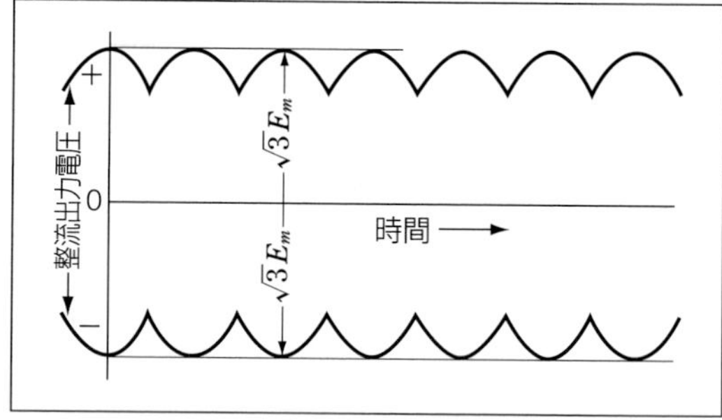

図 3-30　三相２重６ピーク整流電圧波形

なお，管電圧リプル百分率 ε は，理論上は**図 3-26** の６ピーク形と同じ 13.4％であるが，実際には変圧器の漏れリアクタンスによって生じる REC_1 および REC_2 のダイオードの重なり動作（詳細は次項の 12 ピーク形で説明）や高電圧変圧器の二次側の Y 結線間のインピーダンスのアンバランスなどによって 13.4％以上になる．このため，６ピーク形は，その後改善を図った 12 ピーク形の開発により採用されなくなった．

(2)　12 ピーク形

図 3-31 に 12 ピーク形の結線と整流方式を示す．

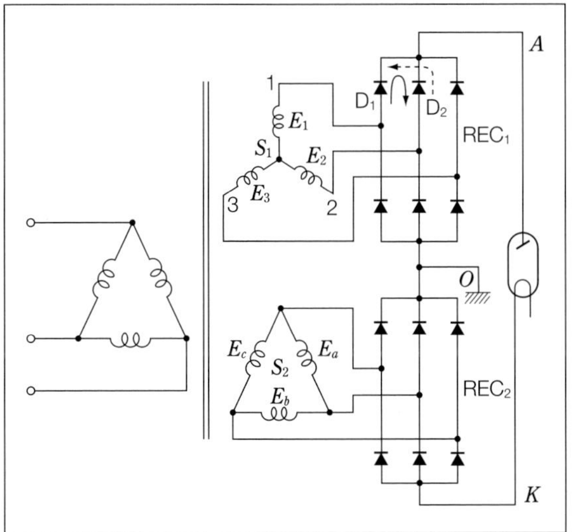

図 3-31　12 ピーク形の基本回路

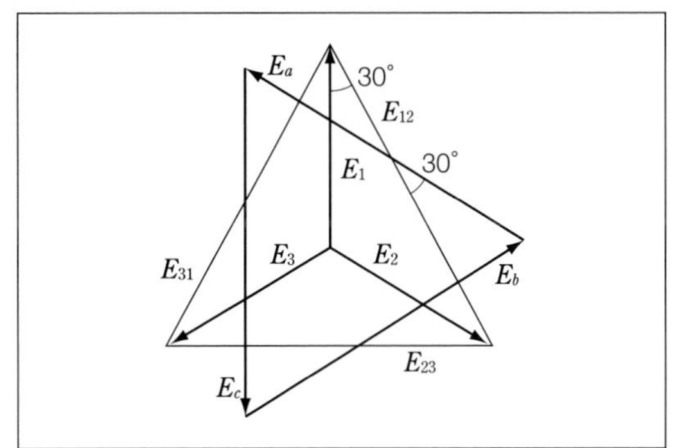

図 3-32　Δ-Y のベクトル図

二次巻線を Y・Δ に結線すると，Y 側（S_1）と Δ 側（S_2）の各電圧の位相間には**図 3-32** のベクトル図に示すように 30°のずれが生じる．ここで，Δ 側の相電圧（E_a，E_b，E_c）を Y 側の相電圧（E_1，E_2，E_3）の$\sqrt{3}$倍となるように二次巻線数を選ぶと，三相全波整流回路 REC_1 と REC_2 の出力電圧ピーク値は等しくなり，おのおのの出力電圧波形は**図 3-33a** のようになる．この結果，トータルの出力電圧（すなわち管電圧）には**図 3-33b** のように 12 ピークが現れる．波形はわずかに正負非対称となるが，その和はほぼ定電圧とみなせる．

ここで，正側（S_1）の電圧 e_1 を

$$e_1 = E_m \sin \omega t \tag{3-29}$$

とすれば，負側（S_2）の電圧 e_2 は

$$e_2 = E_m \sin(\omega t - \pi/6) \tag{3-30}$$

となり，$\omega t = \pi/2$ では

$$e_1 = E_m \qquad e_2 = 0.866E_m$$

となる．したがって $\omega t = \pi/2$（e_1 が最大）となるときの出力電圧は

$$(1 + 0.866)\,E_m = 1.866E_m \tag{3-31}$$

である．

さらに，15°遅れた $\omega t = \pi/2 + \pi/12$ のタイミングでは，e_1 と e_2 は等しく $0.966E_m$ となり，その出力電圧は，

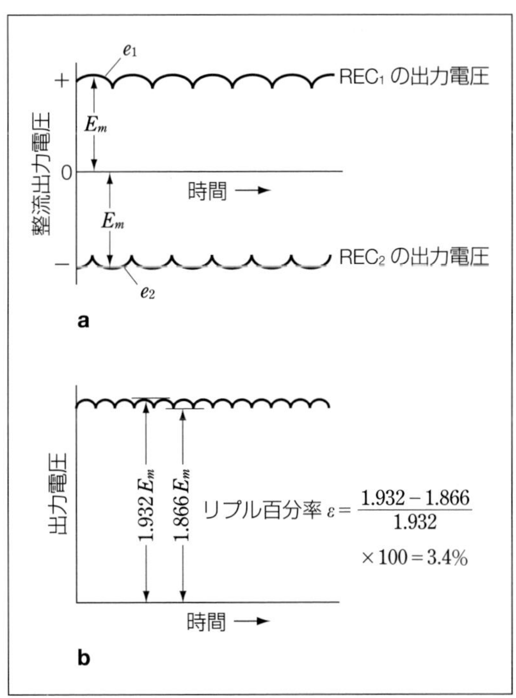

図 3-33　12 ピーク形の整流出力電圧波形

$$2 \times 0.966E_m = 1.932E_m \tag{3-32}$$

である．

したがって出力電圧の最大値は e_1，e_2 の最大値の和の 96.6%となる．

以上より，管電圧リプル百分率 ε は理論上は，

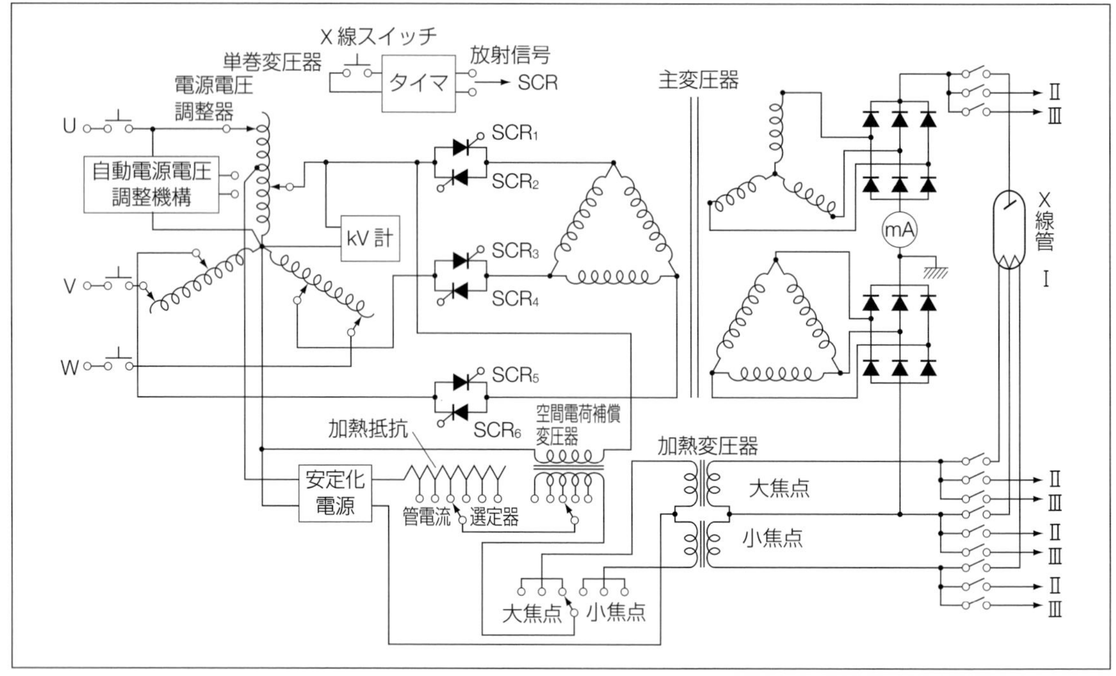

図 3-34　12 ピーク形 X 線高電圧装置の全体回路（青柳泰司ほか：新版放射線機器学（Ⅰ）診療画像機器，p. 67，コロナ社，2004）

$$\varepsilon = \{(1.932 - 1.866/1.932)\} \times 100 = 3.4\% \quad (3\text{-}33)$$

と定管電圧に近いものになり，電力 P は近似的に

$$P \fallingdotseq 管電圧(波高値) \times 管電流(平均値)\ (\mathrm{W}) \quad (3\text{-}34)$$

で表せる．

しかし，管電圧リプル百分率 ε は，実際には三相全波整流回路 REC_1，REC_2 のダイオードに重なり期間があるために（3-33）式で求めた理論値よりも大きくなる．これは，ダイオードと直列にリアクタンス（この場合はおもに三相高電圧変圧器の漏れリアクタンス成分）があると，負荷電流を流すダイオードがつぎの相へ移り変わる（これを**転流**とよぶ）際，二相のダイオード（たとえば D_1 と D_2）に同時に電流が流れる期間（重なり期間）が生じることによる（重なり期間の動作の詳細については巻末の参考文献 3）を参照）．

三相高電圧変圧器は，上記重なり期間を小さくするために，Y 側，Δ 側ともに漏れリアクタンスを小さくする必要があるほか，Y 側と Δ 側のインピーダンスを平衡させ，さらにこの漏れリアクタンスが高電圧側の静電容量との間で共振現象を起こさないよう配慮しなければならない．

2）全体構成

図 3-34 は 12 ピーク形 X 線高電圧装置全体の回路構成を示したものである．

単巻変圧器は一般に Y 接続され，サーボ機構による自動調整を容易とするため摺動式となっている．一般には，基準電圧に対する電源電圧変動が検出され，その変動分をキャンセルするようにサーボ機構が動作し，つねに装置内の電圧を一定に保つ．

管電圧の調整も，同様にサーボ機構によって行われる．前示管電圧を設定したとき，この管電圧に対応する一次電圧とその時点における一次電圧との間に電位差がある場合は，一次電圧が前者の値になるまでサーボ機構が動作することにより，管電圧が調整される．

加熱回路は 2 ピーク形装置で説明した抵抗可変

方式を用いて電源周波数の交流でそのまま加熱すると，電源の2倍の周波数で脈動する交流分が管電流に重畳(ちょうじょう)される．とくに，12ピーク形では管電圧リプルが小さいため，この影響が顕著に現れてしまう．このため，後述するように，最近の装置はインバータ式により高周波の交流に変換して加熱する方法がとられている．

X線の開閉はサイリスタ制御されており，ごく短時間の制御が要求されるため，後述するように強制消弧のものもつくられている．

整流回路の中性点には管電流計が接続され，その一端は接地される．高電圧切換器は一般に高電圧発生装置に内蔵され，3管球切換えが可能である．この高電圧切換器により選定されたX線管に高電圧ケーブルを通じて高電圧が加えられると管電流が流れてX線が放射される．

3) 高電圧発生装置

(1)　三相高電圧変圧器

図3-35に12ピーク形の三相高電圧変圧器の概観と構造を示す．各相に対応する3つの鉄心脚部に設けた巻枠におのおの一次巻線（Δ結線）を巻き，その上に絶縁物を介在させ，上側にはY結線の，下側にはΔ結線用の二次巻線をそれぞれ巻き，さらにそれらを絶縁物でおおう構造としている．巻数比は1脚当たり（Δ－Y）200V電源で約540，400V電源で約270である．

鉄心には板厚500μmのケイ素鋼板が使用され，その鉄心の断面積は，100kV，1,000mA定格の装置で約190cm^2，鉄心重量はおよそ380kgである．

(2)　X線のばく射，遮断

6ピークもしくは12ピーク形においては，大出力定格のものが主であるために，X線ばく射制御能力，すなわちX線ばく射，遮断性能の優劣がX線写真の画質に直接影響する．

2ピーク形の装置においては，電源周波数の半周期ごとに電圧がゼロになる点があり，この点でばく射，遮断（ゼロ位相投入）を行えば，大きな突入電流や過電圧を回避することができた．しかし，6ピークおよび12ピーク形装置の場合は各相間電圧の位相差が120°あり，一相をゼロ位相投入しても他の相は$0.87E_m$で投入されるため，高電圧側では定常値の約1.5倍もの異常電圧を発生することになる．また，遮断時においては，線電流がゼロになるのは$\pi/3$間隔であり，ゼロ位相遮断ではこれより短時間の制御は不可能である．

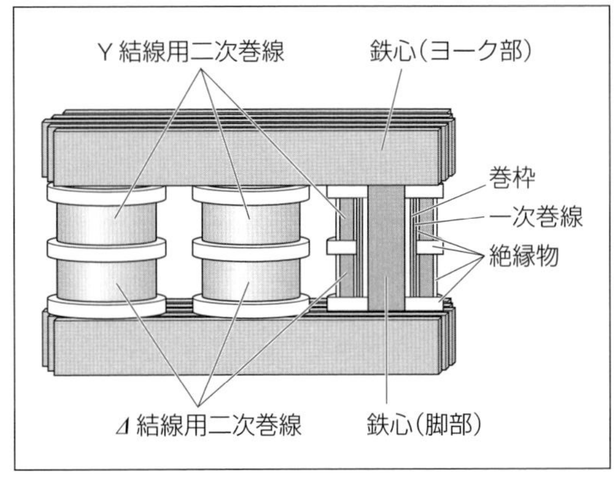

図3-35　12ピーク形装置の高電圧変圧器の概観と構造

このように，従来この種の装置において，**図3-34**に示した方法では，最短1ピークごとの制御が限界であり，大電流，短時間撮影においては写真濃度の微調整が効かないという難点があった．このため，1ms程度の制御能力をもたせる方法がいくつか考案され，実用化されている．

図3-36に，サイリスタスイッチを導入した改良形の基本回路とタイムチャートを示す．Y結線した三相高電圧変圧器の一次巻線の巻始めを引き出して整流し，その両端間にばく射用，遮断用のサイリスタスイッチを設ける構成である．三相全波整流回路の場合，整流出力がゼロになるタイミングはなく，いずれの位相で投入してもステップ状に高電圧変圧器に電圧を印加することになり，過渡的に異常高電圧が発生する．これを防止するため，いったん制動抵抗を通してサイリスタSを導通させた後，所定時間経過した時点でサイリスタMを導通させて制動抵抗を短絡し，その後定常動作に入ることとしている．

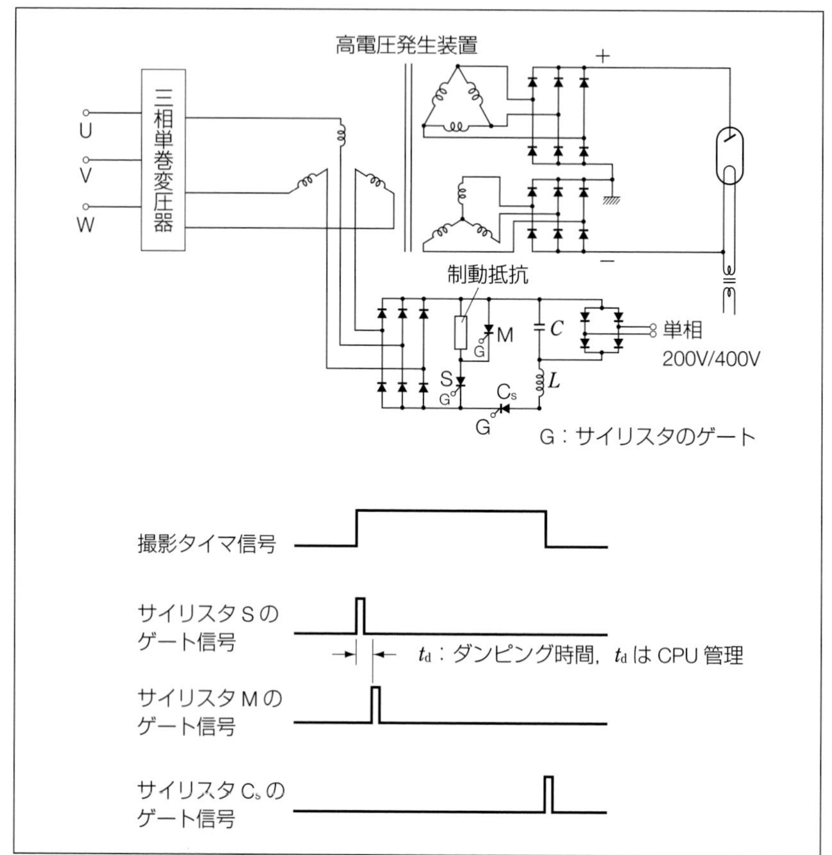

図 3-36　任意位相遮断機能スイッチ回路（木村博一：最近の医用画像診断装置．p.82，朝倉書店，1988）

制動抵抗の値とサイリスタSの導通からサイリスタMの導通までの時間は，X線負荷条件（管電圧，管電流）によって最適化する必要があり，これはマイクロコンピュータなどにより行われる．この2段投入方式は，管電圧の振動条件を利用して立ち上げるために，立ち上がりスピードも数百 μs と高速となる．

一方，撮影タイマ時間経過時点においては，遮断用サイリスタ C_sを導通させ，コンデンサCの電荷でサイリスタSとMに逆バイアスをかけて強制遮断することにより，任意位相遮断機能が得られる．

(3)　励磁突入電流の防止（高電圧変圧器の偏磁化防止）

6ピークおよび12ピーク形においても2ピーク形装置と同様に，残留磁束の方向と同方向で投入されれば大きな励磁突入電流が流れるので，2ピーク形と同じ方法でこれを防止している（p.373参照）．

4）X線制御装置

(1)　電源電圧制御回路

電源電圧は無負荷状態で±10%程度変動し，さらに負荷をとると低下する．これらの変動に対しても装置は安定に動作しなければならないので，装置の入力電圧を任意の範囲に調整できる機構が必要となる．このため，**図 3-34**に示したように，実際の電源電圧を検出し，入力電圧が基準値に一致するよう，サーボモータによるブラシの摺動（しゅうどう）を自動制御している．

(2)　X線管電圧制御回路

管電圧も，摺動式の三相単巻変圧器のブラシを位

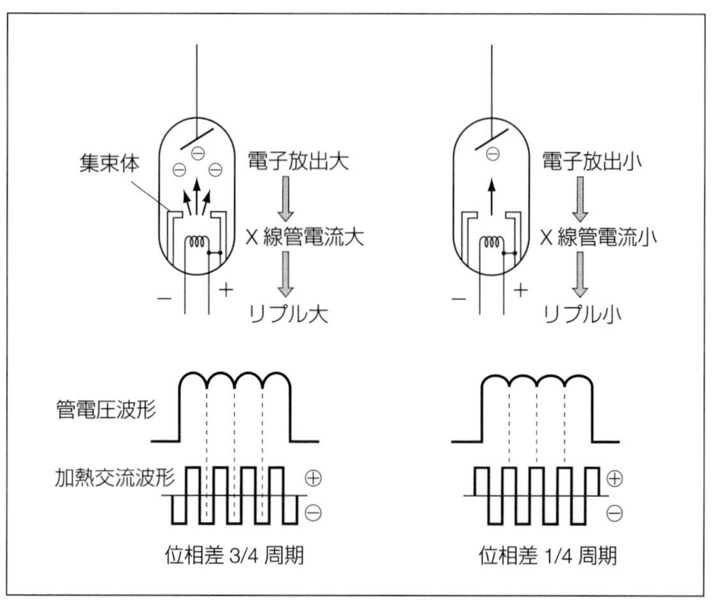

図 3-37　フィラメント加熱電圧と管電圧リプル（木村博一：最近の医用画像診断装置. p.85, 朝倉書店, 1988）

置調整することにより制御される. 回路の動作原理は電源電圧調整回路とほぼ同じであり, 負荷条件に応じて基準電圧となる設定電圧を調整する. 管電圧前示機構も 2 ピーク形と同様に, 負荷電流に対して補償が行われる.

(3)　X 線管電流制御回路

a. フィラメントの加熱方式

従来, フィラメント加熱回路は 12 ピーク形装置においても, 2 ピーク形装置で説明した直列抵抗可変方式を採用していた. そのため, 管電流は加熱電源の 2 倍の周波数で脈動し, これによって管電圧および X 線強度が 100Hz（電源周波数が 50Hz の場合）で変動していた. この影響は低電圧, 大電流の条件でより大きく, またこの方式では管電流の自動制御が困難なことから, 近年のフィラメント加熱回路はインバータによる高周波交流加熱方式へと進歩してきた.

このインバータ方式については詳細に後述するが, 電源周波数の数十倍以上の周波数で加熱するので, 従来みられた管電流のリプルは大幅に低減できている.

なお, インバータ方式以外に, 加熱変圧器の二次側出力（高電圧側）を整流して直流で加熱する方法によっても管電流のリプルを低減できるが, これには交流加熱ではみられないやっかいな現象が伴う. すなわち, 負荷時間が長くなると, フィラメント電流を管電流と同じ方向に流して加熱した場合は管電流は漸次増大し, これと逆方向に流して加熱した場合は減少してしまう現象である. また, この方式は新たに高耐圧部品を必要とし, 大型で高価となる. したがって, 現在はインバータ式による高周波交流加熱で十分な性能を得ていることもあり, 採用されていない.

b. 管電圧リプルの低減方法

ある種の二極 X 線管の場合, **図 3-37** のように, そのフィラメントは直熱形で, その一端は集束体と同電位となっている. このような構造の X 線管に対してフィラメントを交流で加熱した場合, 集束体は三極 X 線管のグリッドと同様な役割を担う. つまり集束体に対してフィラメントの電位が負となる場合は熱電子が放出されやすくなり, その逆では抑制される. この効果を積極的に利用することによ

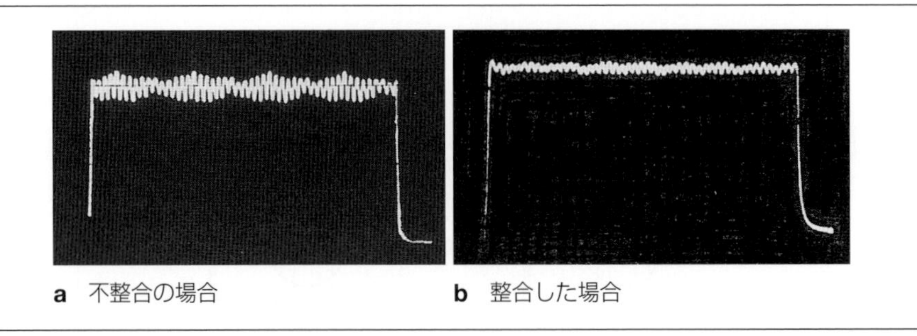

図 3-38　高電圧整流リプルと加熱電圧の関係
条件：80kV，100mA，50ms，20kV/div，10ms/div
（木村博一：最近の医用画像診断装置．p.85，朝倉書店，1988）

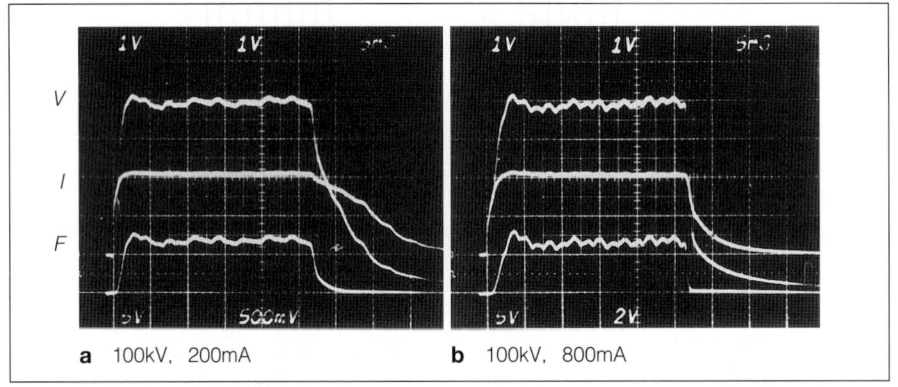

図 3-39　12 ピーク形装置の管電圧 *V*，管電流 *I*，蛍光波形 *F*（青柳泰司：放射線機器工学（Ⅰ）X 線診断機器，p.167，コロナ社，1992）

り，管電圧リプルを低減することができる．

つまり，管電圧が低くなる位相でフィラメントの電位が集束体に対し負の位相に，また管電圧のピークの位相でその逆の正の位相にそれぞれなるように加熱電圧の位相と周波数を合わせることにより，管電圧リプルの低減を図ることができる．

図 3-38 に，12 ピーク形装置に**図 3-37** の方式を適用した場合の出力波形例を示す．**図 3-38a** は管電圧リプルの周波数と加熱周波数が異なった場合の管電圧波形であり，周波数の違いによるビート（うなり）が発生している．一方，位相と周波数を合わせた**図 3-38b** においては管電圧リプルが改善されており，ビートも発生していないことがわかる．

c. X 線管空間電荷補償

空間電荷補償の基本的な考え方は 2 ピーク形と同じである．先に述べたように，フィラメント加熱はインバータによる高周波交流加熱方式が一般的となっており，マイクロコンピュータを用いてきめ細かく補償をしている．

5）12 ピーク形装置の特性

図 3-39 に 12 ピーク形装置の管電圧，管電流，蛍光波形を示す．各条件とも立ち上がりが速く，安定した波形となっている．管電圧リプル百分率は 100kV，800mA の条件で約 5%で，後述するように 2 ピーク形装置の 1.6 倍の X 線量が得られている．これによって，短時間，大出力撮影による運動ボケの小さい X 線像が得られるようになった．

なお，その他の特性は後述のインバータ式 X 線高電圧装置との比較のなかで説明する．

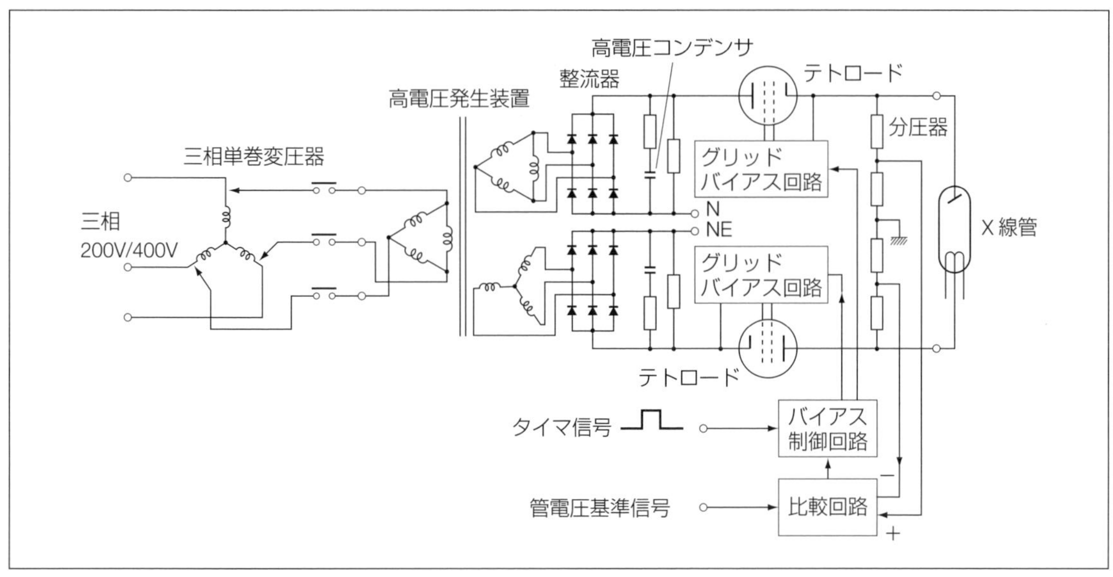

図 3-40　定電圧形 X 線高電圧装置のブロック図（木村博一：最近の医用画像診断装置．p.79，朝倉書店，1988）

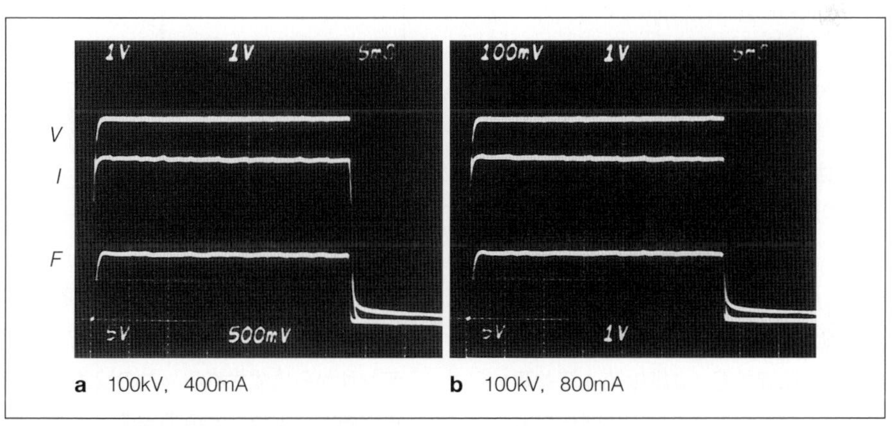

図 3-41　定電圧形装置の管電圧，管電流，蛍光波形
V：管電圧，I：管電流，F：蛍光波形，5ms/div.
（青柳泰司：放射線機器工学（Ⅰ）X 線診断機器，p.168，コロナ社，1992）

3．定電圧式 X 線高電圧装置

定電圧式 X 線高電圧装置の一般的な構成は，前述の 6 ピーク形もしくは 12 ピーク形 X 線高電圧装置の高電圧直流出力側に平滑コンデンサを接続し，この出力端と X 線管との間に高電圧制御素子を直列に接続したものである．**図 3-40** にその回路ブロック図を示す．

この方式では，高電圧制御素子としてテトロードとよばれる四極真空管を用いることにより，X 線のばく射制御を行うとともに制御素子を一種の可変抵抗として動作させ，高電圧整流出力に含まれるリプルを吸収することができる．**図 3-41** にその波形例を示すが，非常にリプルが小さく，立ち上がりの速い理想に近い直流出力が得られていることがわかる．また，高電圧の制御をばく射中に高速に行うことができるため，ハイブリッド出力制御（管電圧を瞬時に切り替えて高低 2 出力を得る）やシネ撮影における被写体状況（造影剤の注入や呼吸の状態など）に即応したX線出力の最適化などが可能である．さらに，電源位相に制約されることなく任意のタイミングでX線のばく射，遮断制御ができるため，心電同期撮影などにも適している．

以上により，定電圧式は心臓関連の診断を行う場合には必須の装置であったが，その反面，高電圧側の構成部品が増加し，しかも高電圧制御素子は真空管であり，これが消耗品となるため，装置の大型化と高価格化が避けられなかった．したがって現在は，後述するインバータ式X線高電圧装置の飛躍的な性能向上により，この分野もインバータ式に置き換わっている．

3　コンデンサ式X線高電圧装置

コンデンサ式X線高電圧装置は，高電圧コンデンサをあらかじめ充電しておき，X線管を通じてその電荷を放電させることによりX線を発生させる方式で，小容量電源で大電流短時間撮影ができる．わが国においては，上記の特徴を生かして，胸部のX線集団検診が広く行われるようになってからこの装置が注目された．以降，三極X線管やフォトタイマによる自動露出制御技術（詳細は第4章参照）などの開発により，胸部および胃部の集団検診用，院内回診用などに広く使用されている．

この装置には，高電圧の発生方式により，倍電圧整流回路とコッククロフト・ウォルトン回路（多段式整流回路）の2つの方式があるが，現在では重量軽減の点で有利な後者が多く採用されているので，これについて記述する．

1．高電圧発生装置

1）高電圧発生の原理

図3-42は，コッククロフト（J. D. Cockcroft）とウォルトン（E. T. S. Walton）による変圧器出力電圧の最大値 E_m の6倍に昇圧する回路を示しており，それぞれ高耐圧の6個の整流体と6個のコンデンサから構成される．この回路は，電源変圧器の正の周期（実線）と負の周期（点線）で，それぞれのコンデンサが順次整流素子（ダイオード）を介して充電されることにより昇圧機能をもつ．すなわち，正の周期のとき整流素子1を介してコンデンサ C_1 に E_m が充電されて b_1 の電位は E_m になり，つぎに電源電圧の極性が反転して負の周期になると電源電圧の最大値 E_m とコンデンサ C_1 に充電された E_m との和である $2E_m$ が整流素子2を介してコンデンサ C_1' に充電され，a_1 の電位は $2E_m$ となる．以下，同様にして整流素子3〜6を介してコンデンサ C_2〜C_3' が順次充電されていき，最終的に a_3 の電位は電源電圧の最大値 E_m の6倍となる．なお，この方式の各コンデンサおよび各整流素子の耐圧は $2E_m$ である．

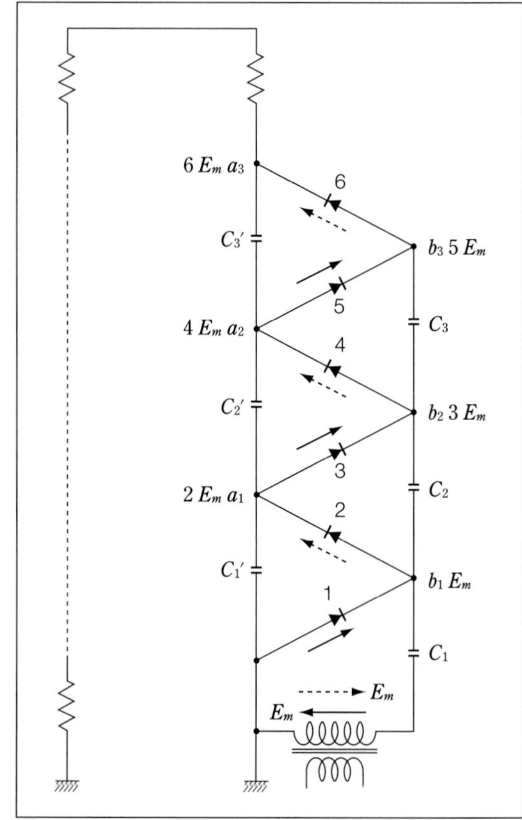

図3-42　コッククロフト・ウォルトン回路

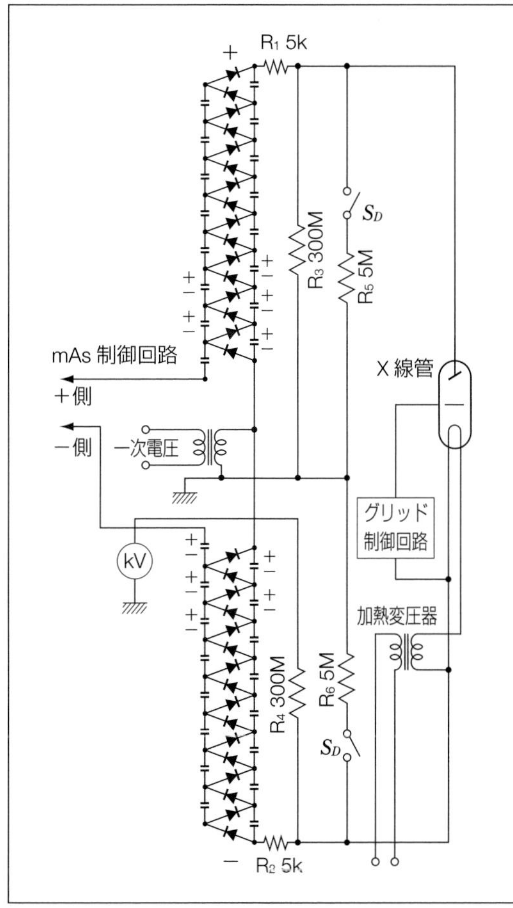

図 3-43　コッククロフト充電回路（青柳泰司：放射線機器工学（I）X線診断機器，p. 190，コロナ社，1992）

以上は負荷を接続しない場合の動作について述べたが，a_3 点から負荷をとる場合は，整流器の順電圧降下や配線抵抗による電圧降下により出力電圧は $6E_m$ よりも低下する．この接続で下段（高電圧変圧器側）のコンデンサ2個と整流器2個の組み合わせ，すなわち a_1 点までのものを1段と称するが，さらに昇圧したい場合は，同様にコンデンサと整流素子を追加して段数を増やしていけばよい．負荷による電圧降下は段数が多いほど大きく，また変圧器から遠いほど大きくなる．シリコン整流器は，電圧降下が小さいためコッククロフト・ウォルトン回路には好都合の整流素子である．

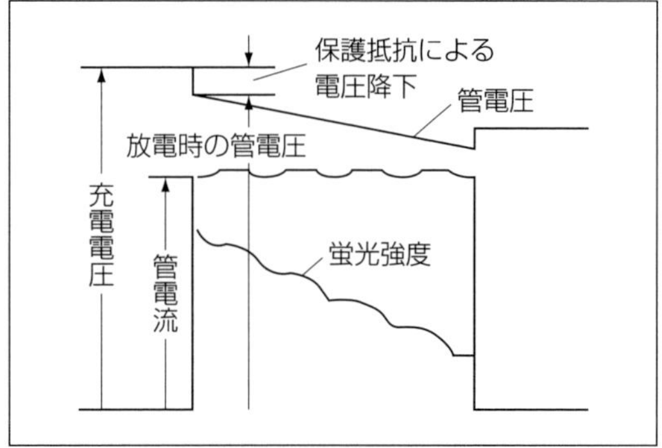

図 3-44　保護抵抗による電圧降下（青柳泰司：放射線機器工学（I）X線診断機器，p. 190，コロナ社，1992）

2）高電圧充電回路

前項で説明したコッククロフト・ウォルトン回路方式をそれぞれX線管のアノード側とカソード側に適用した高電圧充電回路を**図 3-43** に示す．最高管電圧が150kV，合計16段とした例である．同図の R_1，R_2 はX線管放電時の異常振動を抑えX線管を保護するための保護抵抗で，それぞれ2〜5kΩの抵抗が用いられる．したがって，X線ばく射時はこれらの抵抗による電圧降下があり，管電流が大きくなるほど充電電圧と放電電圧の差が広がる．たとえば，保護抵抗の合計を10kΩとした場合は，100 mA当たりの電圧降下は1kVとなる．**図 3-44** はこの関係を示したもので，低電圧大電流の条件ほど写真効果（蛍光強度）は大幅に低下することになる．

R_4 は充電電圧測定用の高抵抗で，カソード側の充電電圧を測定するためのものであり，一般に200〜500MΩのものが使用される．また，R_3 はアノード側とカソード側の電圧をつねに等しくする機能をもつ．

R_5，R_6 は残留電荷放電抵抗で，これと直列接続されたスイッチ S_D は電源投入前は常時閉じられている．過剰電荷を放電させる場合（設定管電圧を下げる場合）は，S_D を閉じたまま電源をいったん切り，充電電圧計が所望の電圧まで降下した時点でふたたび電源を投入する．コンデンサ容量1μF，R_5+

R_6＝ 10MΩとした場合，電圧が半減するまでの放電に要する時間は約7秒である．

3）X線のばく射と遮断

図 3-43 の回路におけるX線のばく射と遮断は，グリッド制御回路を用いて三極X線管のグリッド電圧を制御することによってなされる．

X線をばく射するには，三極X線管のグリッドとカソード間をほぼ短絡状態にしなければならない．一方，X線の遮断のためには，カソードに対してグリッドに約－3kVの電圧をかける必要がある．なお，グリッド制御回路はフィラメントと同電位となるため，高電圧絶縁しなければならない．

2. 制御装置

1）mAsとX線量の関係

コンデンサに蓄えられる電荷Qは，

$$Q = CV \quad (3\text{-}35)$$

C：コンデンサ容量，V：充電電圧

で表される．ここでCをμF，VをkV単位でそれぞれ表せば，Qの単位はmAsとなる．

たとえば，コンデンサ容量1μFの装置で100kVに充電すれば，コンデンサに蓄積される電荷は100mAsとなり，この値が全放電する場合の最大mAsとなる．もし放電（ばく射）開始後90kVまで低下した時点で終了した場合，その間に放電される電荷ΔQは，（3-35）式より放電前後の電荷の差を計算してΔQ = 10mAsとなる．すなわち，コンデンサ容量が1μFの場合，1mAs当たりの電圧降下は1kVとなる．

コンデンサ式装置のmAsは蓄積電荷量が有限のため，変圧器式装置のmAsと同一に考えることはできない．つまり，充電電圧と遮断電圧の差がわずかな場合，たとえば容量1μFの装置で100kVに充電し，わずか2mAs放電（98kVで遮断）する程度であれば，その写真効果は近似的にmAsに比例する．しかし，mAsを増大させるにつれ管電圧は低下するので，しだいに写真に対する寄与が小さくなり，50mAs以上になるともはや写真効果は変わらなくなってしまう．**図 3-45** はこの関係を示したものである（アルミニウムAlの厚さ20mmの縦軸のスケールはAの0.1倍）．

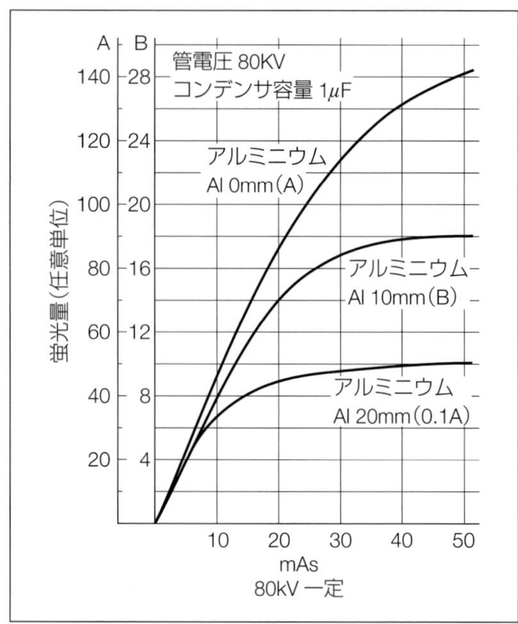

図 3-45　mAsとX線量の関係（コンデンサ容量1μF）（青柳泰司：放射線機器工学（Ⅰ）X線診断機器，p. 193，コロナ社，1992）

コンデンサ式装置の制御方式としては，遮断電圧をあらかじめ設定して放電電圧が設定値に達したときに放電を停止するkV制御方式と，mAsをあらかじめ設定し放電電荷量が設定値に達したときに放電を停止するmAs制御方式があるが，現在はmAs制御方式が一般に広く用いられている．

なお，三極X線管はcut off状態でもわずかなX線が放射される．これを**暗流X線**といい，充電したまま放置すれば，無用なX線が外部に放射されることになる．そのためコンデンサ式装置には暗流X線防止のシャッタが取り付けられている．

2）ばく射時間と特性

コンデンサ式装置において，放電開始時の管電圧をE_0，そのときの管電流をI_0，t秒後の管電圧を

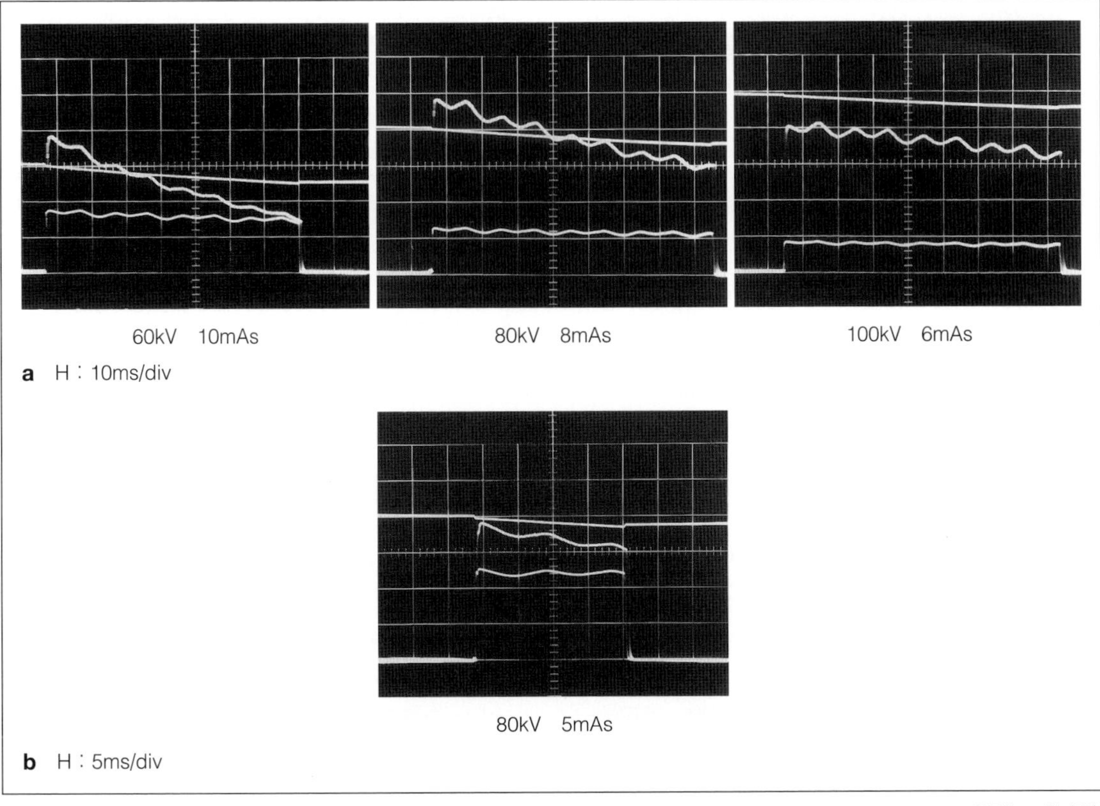

図 3-46　コンデンサ式 X 線装置の管電圧，管電流波形（管電圧 20kV/div，管電流 100mA/div，Al 10mm 透過後の蛍光強度，コンデンサ容量 1μF）（青柳泰司：放射線機器工学（Ⅰ）X 線診断機器，p.196，コロナ社，1992）

E，そして X 線管を単純な抵抗（抵抗値 R）とみなせば，

$$E = E_0\, e^{-t/RC} \tag{3-36}$$

$$\therefore t = RC \ln \frac{E_0}{E}$$

$$= \frac{E_0}{I_0} C \ln \frac{E_0}{E} \tag{3-37}$$

の関係が成り立ち，X 線出力はばく射時間とともに低下する．

管電流の値は X 線出力と直接関係はないが，X 線管の許容負荷の範囲内で管電流を大きくしたほうが，ばく射時間を短縮し，被検者の体動による画質悪化は抑制できる．しかしその反面，管電流の増加にともない，保護抵抗による管電圧降下が顕著になっていく．たとえば，保護抵抗が 10kΩの場合，管電流を 250mA とすると，電圧降下は 2.5kV にもなる．これは写真効果の低下を招き，その影響は充電電圧が低いほど著しい．

図 3-46 に，実機による 60〜100kV の各条件における放電波形例を示す．**図 3-46a** においては，右側の条件ほど管電圧をより高く，管電流をより低く設定しているが，それに従って長時間を要しても mAs は増えない代わりに管電圧降下は抑制されていることがわかる．他方，**図 3-46b** は 5mAs のときの波形であるが，**図 3-46a** と比べて管電流を約 2 倍（240mA ピーク）としているため，同じ mAs を得るためのばく射時間はほぼ 1/2 に短縮されている．撮影条件は，以上のような諸特性を勘案して設定されなければならない．

コンデンサ式装置の線量，線質については，おおよその目安として，コンデンサ容量 1μF，100kV，5mAs 程度の放電でほぼ 12 ピーク形装置に，10〜15mAs で 6 ピーク形装置に，20〜25mAs 放電で 2 ピーク形装置にそれぞれ相当する．

4 インバータ式X線高電圧装置

1. 概 要

“X線高電圧装置に要求されること”(p.367参照)で説明したように，X線管に加える20〜150kVの管電圧は，立ち上がりが高速でリプルのない波形が理想である．また，X線管に流れる管電流は，0.5〜1,000mAの範囲が必要で，さらにX線のばく射時間は，透視時は連続，撮影時は最短1msから5s程度まで制御できなければならない．

これらの要求に対し，コンデンサ式は大電流の点に，2ピーク形は短時間撮影の点に，そして12ピーク形は三相の電源設備が必要であることと小形化に難点があるほか，さらに現状以上の精度，再現性および機能の向上はむずかしい．

インバータ式はこれらの課題を解決するために開発されたもので，その基本原理は，単相または三相の商用電源電圧を整流して直流電圧に変換し，この直流電圧をインバータ回路により商用電源よりも高い周波数の交流に変換後，高電圧変圧器で昇圧し，ふたたび整流して直流の高電圧をX線管に印加する電力変換方式に基づいている．

このインバータ方式の特徴としては**表3-2**に示すとおり，単相電源で12ピーク形X線高電圧装置と同等以上のX線出力が得られ，小形で高い精度と再現性をもち，しかも任意位相遮断を可能とすることなどがあげられる．このような特徴をもつインバータ式X線高電圧装置は，パワー（電力，電気機器），エレクトロニクス（電子，半導体），ならびにこれらを結びつけるコントロール（制御）の3つの基本技術のうえに立つパワーエレクトロニクス技術およびその周辺技術の進歩により，そのインバータ動作周波数は当初の数百Hzのものから現在では100kHz程度のものまで開発されている．

表3-2 インバータ式X線高電圧装置の特徴

項 目	特 徴
1. 高効率	管電圧脈動の低減によりX線量が増大し，X線発生効率が向上
2. 高度な精度，再現性	管電圧の高速フィードバック制御により電源や負荷変動に対して安定化され，精度，再現性が向上
3. 小型化	高電圧変圧器鉄心の断面積の低減により大幅な小型化が可能

2. インバータ式X線高電圧装置に必要な技術

1）電力の変換と制御

電力は基本的にはエネルギー量であるが，その形態には周波数（直流も含めて），相数，電圧，電流といった情報も含まれている．

電力の変換といった場合には，この電力の形態のなかの一つ以上を，実質的に電力損失を生じさせないで変えることを意味している．これを図示したのが**図3-47a**で，電力の変換では電源から出力へのエネルギーの流れが重視される．これに対して，電力の制御といった場合には，**図3-47b**に示すように，制御入力に対する出力の関係，すなわち情報の流れに注視すべきである．

以上のように，単に交流を直流に変えるだけであれば電力の変換であるが，同時に直流の電圧・電流を調整する場合には電力の変換と制御を同時に行っていることになる．そこで，最初に電力の変換と制御の基本ユニットである電力用半導体デバイスについて述べ，その後それを組み合わせた電力の変換および電力の制御について説明する．

(1) 電力用半導体デバイスの種類と特性

電力の変換と制御のもっとも基礎的な動作であるオン，オフのスイッチング動作には，2ピーク形X線高電圧装置の項で説明したサイリスタなどの電力用半導体デバイスが使用される（p.371）．これら完全に静止化された高速の電子スイッチを用い，そ

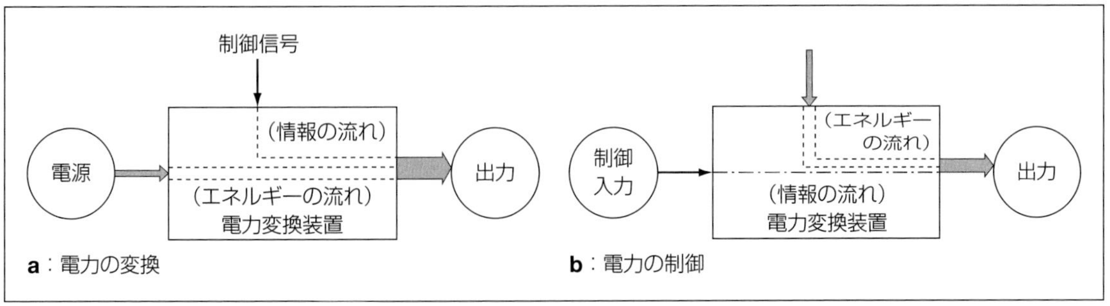

図 3-47 電力の変換と制御の基本機能（大野栄一：パワーエレクトロニクス入門．p.7，オーム社，1984）

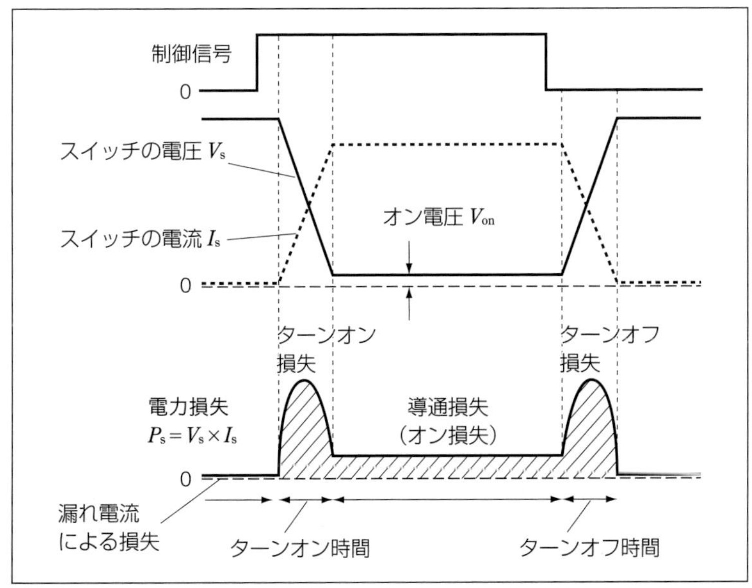

図 3-48 半導体スイッチングデバイスにおいて発生する電力損失

のオンとオフの時間比を制御することによって，電力をきめ細かく変換・制御することができる．

このようなデバイスでは，**図 3-48** に示すように，その動作を通じ，その電圧と電流の干渉によってスイッチング損失（ターンオン損失とターンオフ損失の総称）と導通損失が発生する．このため，高速スイッチングが可能でオン電圧の低いデバイスほど損失が小さく，より優れたものといえる．スイッチング損失はスイッチングごとに発生し，動作周波数に比例して増加するため，高周波化するにはより高速動作が求められる．また，大電流を制御しなければならない大容量の装置ほど導通損失が小さくなければならない．X 線高電圧装置に適用されるインバータは，これらデバイスの進歩とともに高周波化され，それを高性能化に生かしてきた．

以上のような方法で電力の制御を行う電力用半導体デバイスには多くの種類があるが，ここでは最近のインバータ式 X 線高電圧装置に使用されている代表的なデバイスのみを取り上げる．

a．バイポーラパワートランジスタ

バイポーラトランジスタは，その名の示すように，その動作の主役を正孔と電子の 2 つの極性のキャリヤが果たすものであり，オン電圧が低いことを特徴とする．エミッタ，ベース，コレクタの 3 領域からなる電流駆動形素子である．

バイポーラトランジスタは本来，線形増幅機能をもつデバイスであるが，これを遮断領域と飽和領域で用いることによって，電力スイッチとして利用する．このデバイスは，インバータの動作周波数は最大 10kHz 程度まで，並列接続により 100kW の大容量装置にまで使用された．

b．パワー MOSFET

MOSFET は metal oxide semiconductor field effect transistor（MOS 形電界効果トランジスタ）の略語である．電界効果トランジスタは，ドレイン・ソース両電極間の電流通路（チャネル）の電気伝導特性がゲート電極の及ぼす電界効果によって制御されるトランジスタであり，MOSFET はその制御ゲート電極部を，金属（metal）-酸化物（oxide）-半導体（semiconductor）で構成したものである．

電圧駆動形のため，駆動回路から大電流を流す必要がなく，駆動回路が小型化できる．ゲート電極真下に誘起されるチャネルの伝導度変調を利用する多数キャリヤデバイスであるため，少数キャリヤデバイスであるバイポーラトランジスタに比べ，高速スイッチングが可能である．しかし，オン電圧はバイポーラトランジスタに比べて若干大きく電流容量が小さいので，おもに中小容量の装置に使用されている．

c．IGBT

IGBT は insulated gate bipolar transistor（絶縁ゲート形バイポーラトランジスタ）の略語で，MOSFET のもつ高速スイッチングおよび電圧駆動特性と，バイポーラトランジスタの低オン電圧特性を併せ持つデバイスで，これらの特徴を生かし最近のインバータ式 X 線高電圧装置において主流となっている．

d．IPM

IPM（intelligent power module）は，複数の IGBT をその駆動回路と保護回路を含めて高集積パッケージに納めたパワーモジュールである．インバータ式 X 線高電圧装置においてはフィラメント加熱回路や X 線管の陽極駆動回路などに適用されている．

表 3-3　電力変換の基本様式

出力＼入力（電源）	AC	DC
DC	順変換（整流）	直流変換
AC	交流電力調整	逆変換
	周波数変換	

AC：交流，DC：直流
（大野栄一：パワーエレクトロニクス入門．p.16，オーム社，1984）

表 3-4　電力の変換装置

出力＼入力（電源）	AC	DC
DC	整流装置	DC チョッパ
AC（f_0）	交流電力調整装置	インバータ
	サイクロコンバータ	

AC：交流，DC：直流
（大野栄一：パワーエレクトロニクス入門．p.17，オーム社，1984）

e．将来のパワーデバイス

将来の X 線高電圧装置への適用の可能性がある半導体デバイスとしては，シリコン（Si）の物性値の限界を超える低い電力損失，高速スイッチング，高温動作が期待できるシリコンカーバイド（SiC），窒化ガリウム（GaN），ダイヤモンドなどによるものがある．これらは，将来的には X 線高電圧装置の劇的な小型化・高性能化に貢献する可能性を秘めている．

(2)　電力変換回路方式

電力変換の基本的な考え方については，先述したとおりであるが，これを電力の形態である直流と交流の間の変換としてとらえて表示したのが**表 3-3** である．また，**表 3-4** は同じ関係を変換装置について示したものである．

a．順変換（AC → DC 変換）

交流電力を直流電力に変換するのが順変換で，一般に**整流**ともよばれている．商用電源を直流に変換したり，2 ピーク形装置や 6 ピークおよび 12 ピーク形装置で説明した高電圧変圧器の出力を直流に変

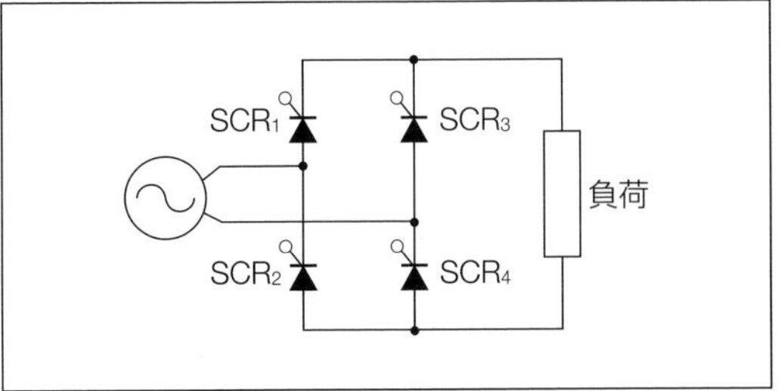

図 3-49　整流の基本回路（単相全波回路）

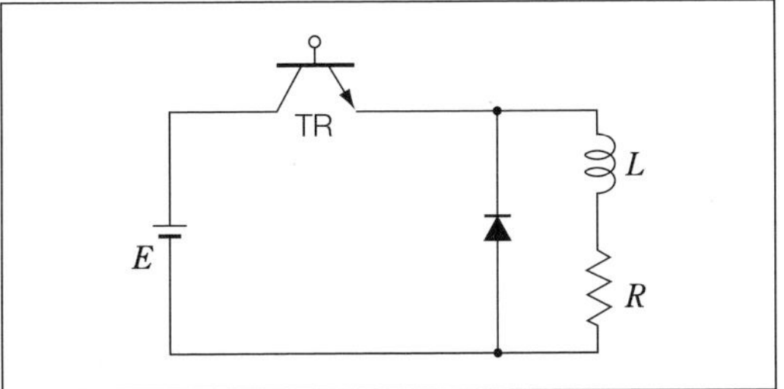

図 3-50　DC チョッパ基本回路

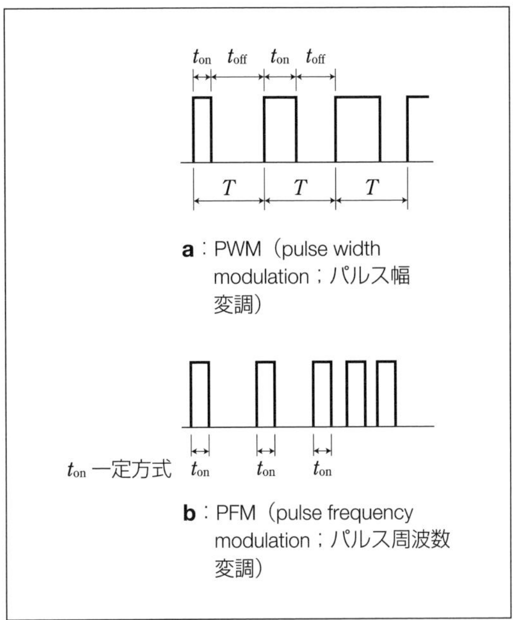

図 3-51　パルス変調による直流電力の制御

換する動作などがこれに当たる．

この一例として，単相交流電圧を全波整流する回路を**図 3-49** に示す．デバイスにダイオードを用いた場合は電圧制御は不可能で単なる整流となるが，サイリスタを用いた場合にはその点弧位相を変化させることにより直流出力電圧を制御できる．この場合，単なる電力の変換ではなく直流電力の制御をしているので制御整流とよばれる．

b．**直流変換（DC → DC 変換）**

直流変換は電力変換というより直流電力の制御というべきもので，DC チョッパ（DC chopper）とよばれている．この出力をインバータの入力直流電源とするとともに，管電圧の調整を行う装置もある．

図 3-50 にトランジスタ TR によるチョッパ回路の基本回路例を示す．この DC チョッパによる電力の制御はトランジスタのオン時間とオフ時間を制御して平均電力を調整する時間比率制御（time ratio control）を基本とするが，通常 DC チョッパにおける時間比率制御は，**図 3-51** に示す以下のパルス変調方式によって実現される．

①パルス幅変調（pulse width modulation：PWM）：周期 T を一定としてオン時間 t_{on}（パルス幅）を入力に応じて変化させる変調方式

②パルス周波数変調（pulse frequency modulation：PFM）：オン時間 t_{on} またはオフ時間 t_{off} のいずれかを一定とし，入力に応じてパルスの繰り返し周波数 f（周期 T の逆数）を変化させる方式（**図 3-51** は t_{on} 一定の例）

c．**逆変換（DC → AC 変換）**

整流を順変換としたので，その逆に直流を交流に変換することを逆変換とよぶ．英語では inversion であり，これを行う逆変換装置は**インバータ**（inverter）とよばれる．

図 3-52 に基本回路とその動作を示す．E_s は直流電源電圧で，タイミング a でスイッチ S_1 と S_4 をオンし，これと対抗するスイッチ S_2 と S_3 をオフにすると負荷には右向きに電流 I_L が流れて V_L で示す方向に直流電圧 E_s が印加される（このとき負荷にかかる電圧の極性を正とする）．つぎに時間 T が経過したタイミング b でスイッチ S_1 と S_4 をオフにし，その後電源短絡を防止するために時間 T_d（これを

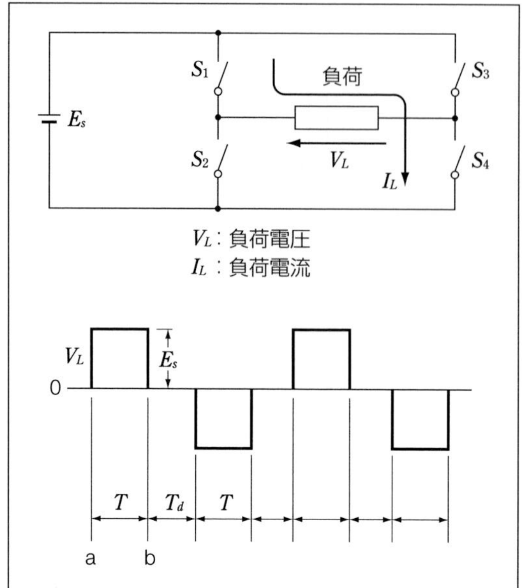

図 3-52　インバータの基本回路と動作

インバータの休止期間とよぶ）経過後にスイッチ S_2 と S_3 をオンにすると，負荷にはこれまでとは逆の方向，すなわち負の電圧が発生する．このように，スイッチ S_1，S_4 とスイッチ S_2，S_3 をある時間が経過するごとに交互にオン，オフすることによって負荷には波高値を E_s とする方形波の交流電圧が発生する．

インバータ式 X 線高電圧装置では，インバータ用のスイッチとして電力用半導体デバイスを用いて高速にスイッチングすることにより，高周波の電力をその負荷である高電圧変圧器以降に伝達する．

インバータには種々の方式がありその分類を**図3-53** に示すが，X 線高電圧装置にはいわゆる自励式インバータが用いられている．

1．非共振形インバータ

図 3-53 に示したとおり，非共振形インバータには電圧形と電流形があるが，X 線高電圧装置には負荷である X 線管に電圧源が必要であることから電圧形インバータが用いられる．

電圧形インバータは，直流電圧源と負荷の間に介在させた複数の半導体デバイスの制御により，理想的にはインバータのインピーダンスをゼロとし，負荷に電圧源としての交流を供給する．このインバータの入力となる直流電源は，出力インピーダンスが低いことが要求され，交流電源を整流して用いる場合はその整流回路の出力側に比較的大きな平滑コンデンサを必要とする．

通常，負荷は誘導性となるため，**図 3-54** の基本回路に示すように，主デバイスとしての各トランジスタ（TR_1～TR_4）と逆並列に帰還ダイオード（D_1～D_4）が接続されているのが電圧形インバータの特徴といえる．これら帰還ダイオードはつぎの働きをする．**図 3-55** は L-R 負荷に対する非共振電圧形単相インバータの電圧，電流波形である．電圧の極性が切り替わった直後（TR_1 と TR_4 のオフ）から負荷の特性で決まる一定期間において，その誘導性から電流は以前と同じ方向に流れ続けようとする．このため，いずれのトランジスタにも電流は流れえず，この間電流は D_2 と D_3 を通って電源に帰還する．電流がゼロになった後に初めて TR_2 と TR_3 が導通し，反転した電圧に対応する極性の電流が負荷に流れ始める．このように，各トランジスタとそれ

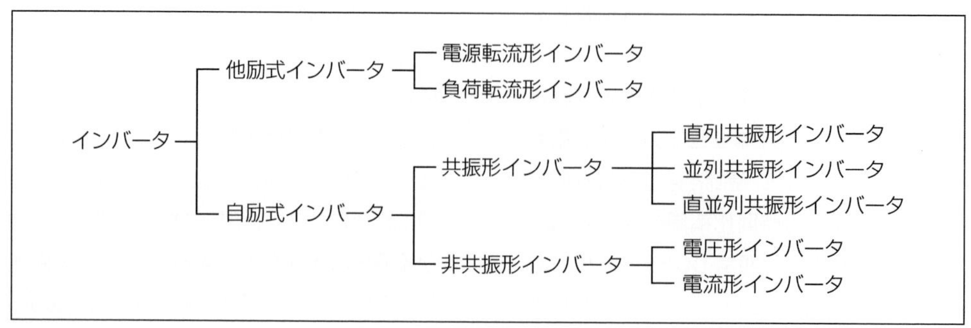

図 3-53　インバータの分類

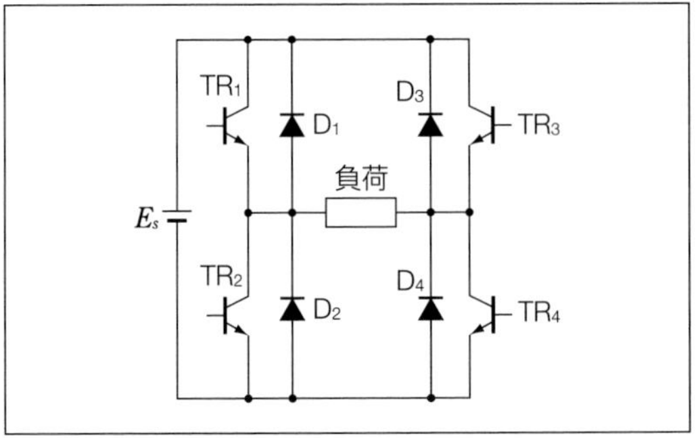

図 3-54　非共振電圧形単相インバータの基本回路（トランジスタを用いた場合）

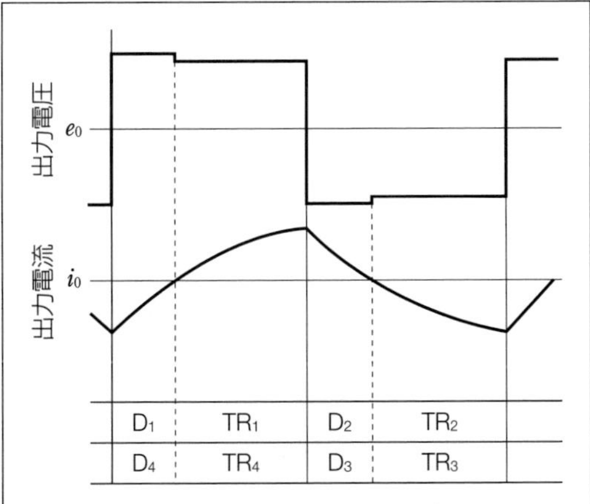

図 3-55　非共振電圧形単相インバータの電流波形（大野栄一：パワーエレクトロニクス入門．p.150，オーム社，1984）

に逆並列接続されたダイオードが相補的に振る舞うことにより，負荷特性に影響されることなく，振幅が電源電圧に等しい方形波電圧を出力できることになる．

2．共振形インバータ

共振形インバータは，共振現象を利用して大電力を負荷に供給できる方式であり，直列共振形と並列共振形および直並列共振形があり，X 線高電圧装置にはいずれの方式も採用されているが，ここでは比較的理解しやすい直列共振形についておもに記述する．

直列共振形は，**図 3-56** の基本回路に示すように，負荷と直列に接続されたコンデンサ（容量 C）とインダクタ（インダクタンス L）とで直列共振回

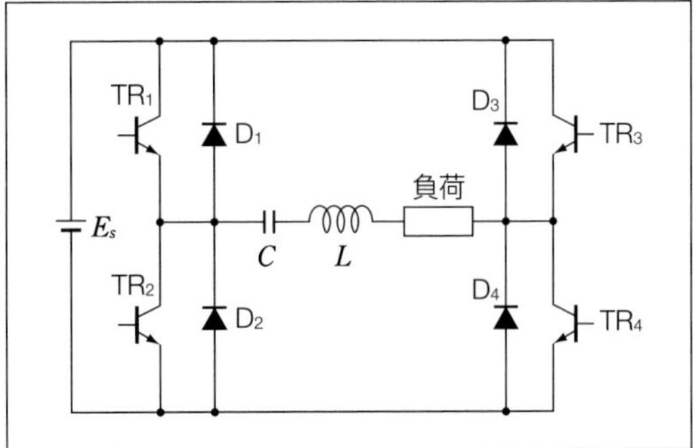

図 3-56　直列共振形単相インバータの基本回路

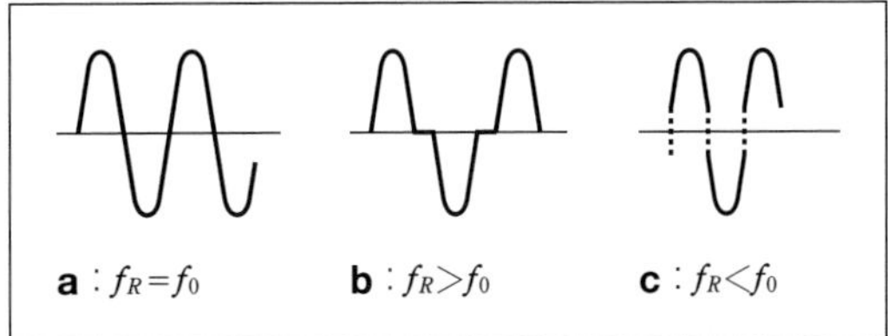

図 3-57　直列共振形単相インバータの出力波形
f_R：共振周波数，f_0：インバータの動作周波数．

路を形成する．このインダクタは，インバータ式 X 線高電圧装置の場合，おもに高電圧変圧器の漏れインダクタンスが支配的となる．この回路における共振周波数 f_R は，

$$f_R = \frac{1}{2\pi\sqrt{LC}}\ [\mathrm{Hz}] \tag{3-38}$$

であるから，TR_1～TR_4 をオン，オフするインバータの動作周波数を f_0 とすれば，このインバータの負荷の波形は，f_R と f_0 の大小関係によりおおよそ**図 3-57** のような様相になる．

すなわち，$f_R = f_0$ および $f_R > f_0$ の場合には，負荷電流の極性が反転して負の半サイクル期間に D_1，D_4 に負荷電流が転流し，トランジスタ TR_1 と TR_4 は自然にオフする．一方，$f_R < f_0$ のときは転流が遅くなり，負荷電流を強制的にオフする格好になる（TR_2 と TR_3 の動作についても同じ）．

この共振形インバータの出力の制御は，インバータの動作周波数 f_0 を可変とする方法のほか，周波数固定でインバータの動作位相をシフトする方法（たとえば，トランジスタ TR_1 に対して TR_4 の位相

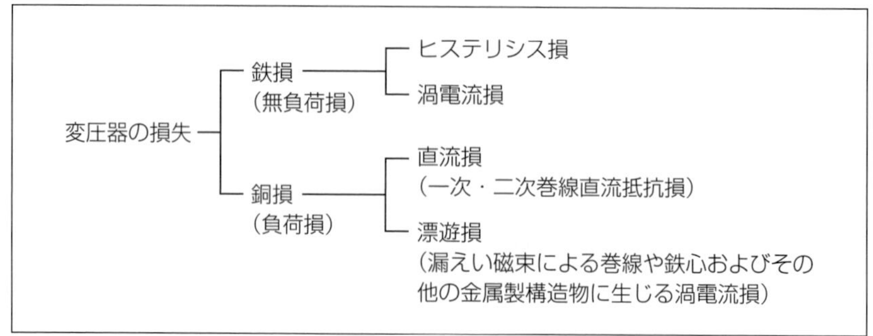

図 3-58　高電圧変圧器の損失の分類

を，TR_2 に対して TR_3 の位相をそれぞれシフトしてオン，オフ制御する）などにより行われる（詳細は“周波数固定位相差制御方式”p. 403 参照）．

並列共振形については，詳細は省略するが，負荷と並列に接続したコンデンサを共振に利用する回路方式である．実際の装置では，高電圧変圧器の二次巻線の層間に生ずる浮遊静電容量と，同じく高電圧変圧器の漏れインダクタンスや配線のインダクタンスを活用して共振回路を形成している例がある．

なお，共振回路の抵抗分を R とすると，$R \geqq 2L/C$ となる条件では非振動的となり，共振形というより，先に説明した非共振形に近い動作となる．

2）高電圧変圧器

変圧器の基本的理論は 2 ピーク形 X 線高電圧装置の項（p.369 参照）で説明したので，ここでは周波数を高くした場合の課題をおもに取り上げる．

（1）　周波数と小型化の関係

（3-8）式，（3-9）式で求めたように，変圧器の誘起電圧 e は，巻数比 a（$= n_2/n_1$）を一定として（3-39）式で表される．

$$e = Kn_2 fBA \ [\mathrm{V}] \qquad (3\text{-}39)$$

K：比例係数，n_2：二次巻線数，f：周波数 [Hz]，
B：磁束密度［T］，A：鉄心有効断面積［m^2］

これらの関係より，理論上周波数 f を高くすることにより鉄心の断面積 A および一次・二次巻線数 n_1，n_2 を低減できるので，高電圧変圧器を小型化することができる．

しかし，あまり周波数を高くしすぎると，次項で述べるように鉄心の損失や漂遊損（ひょうゆうそん）が過度に増加してしまう．また，二次巻線数を少なくしていくと巻線 1 ターン当たりの電圧分担が大きくなりすぎ，絶縁設計上の問題が生じる．その他，一次巻線と二次巻線には高電圧絶縁のために一定以上の距離を確保する必要があることも加わり，変圧器の小型化には限界がある．出力が数十 kW 級以上の大容量装置では，高周波損失の小さい鉄心を用いた場合でも，現状 20～50kHz が小型化の限界とみられる．

（2）　周波数と損失の関係

周波数を高くすると高電圧変圧器における損失は増大し，それが温度上昇を招いて部品の信頼性や絶縁耐圧低下につながるので注意を要する．この損失は一般に**図 3-58** のように分類できる．

a．鉄　損

鉄損は磁性体を交流で磁化したときに生じる損失である．変圧器に一次電圧を加えるだけで負荷をとらなくても発生するため，**無負荷損**ともよばれる．鉄損 W_i はおおまかにヒステリシス損 W_h と渦電流損（うずでんりゅうそん）W_e からなり，一般に，

$$\begin{aligned} W_i &= W_h + W_e \\ &= K_1 f B^{1.6} + K_2 f^2 B^2 \ [\mathrm{W}] \qquad (3\text{-}40) \end{aligned}$$

K_1，K_2：比例定数，f：動作周波数，
B：磁束密度［T］

で表される．このようにヒステリシス損は周波数に比例し，渦電流損は周波数の 2 乗にそれぞれ比例して増大する．このため，高周波領域では渦電流損の比率が高まる．

近年，インバータ式 X 線高電圧装置用の高電圧

変圧器に用いられる鉄心素材としては，渦電流損を低減できる板厚の薄い珪素(けいそ)鋼板，アモルファス，ナノ結晶軟磁性材料のほか，同じく渦電流損の低減に有効な抵抗率の高いフェライト材などがある.

b. 銅　損

銅損は変圧器から負荷電流をとることで生じるために**負荷損**ともよばれ，直流損と漂遊（負荷）損に分けられる.

直流損は一次，二次巻線の直流抵抗による損失で，これを低減するためには，小型化とのバランスも考慮しつつ巻線径を大きくするか巻線長を短くして巻線の抵抗値を小さくすること以外に方法がない.

一方，高電圧変圧器は高電圧絶縁のために一次巻線と二次巻線間には適切な絶縁距離を確保しているために必然的に漏えい磁束が発生し，これが主として巻線と鎖交することによって電圧が誘起され，渦電流損が発生する．これを**漂遊(ひょうゆう)（負荷）損**という.

この損失も無視できないほど大きいことが実験や磁界解析によって認識されており，巻線の交流抵抗を小さくする（後述のリッツ線化）ほか，巻線の冷却方法などにも工夫が必要になる．また，高電圧変圧器周囲の金属部分（支持金具類，高電圧タンクなど）にも漏えい磁束による漂遊損が発生するので，部品の配置にも配慮を要する.

(3)　構　造

図 3-59 はインバータ式 X 線高電圧装置用の高電圧変圧器の構造の一例である．また，**図 3-60** にはこの高電圧変圧器の巻線の結線方法を示した．これは単相内鉄形の変圧器で，その二次側に接続する高電圧整流器とともに絶縁油中で使用する．一次巻線と二次巻線はそれぞれ 2 脚に分けて配置している.

一次巻線は一層構造とし，仕様によって異なるが，約 10〜30 ターン程度である．2 脚分を並列に接続することによって電流容量を確保するとともに漏れインダクタンスを低減できる．線材としては，渦電流と表皮効果を抑制するためにリッツ線（多数の絶縁した細線を用いた集合撚線(よりせん)）が多用される.

二次巻線は巻数が多いので多層構造とし，高電圧を得るために直列接続するとともに，層間に巻いた絶縁紙の枚数，線材径，層数，各寸法を調整して耐電圧と層間の静電容量および漏えいインダクタンスの最適化を図っている．二次巻線を 1 脚ごとに 2 分割しているのは，おもに巻線層間に生じる浮遊容量低減のためである.

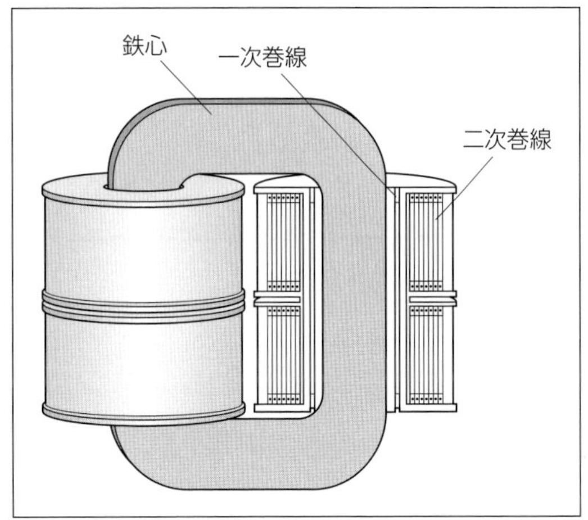

図 3-59　インバータ式 X 線高電圧装置用高電圧変圧器の構造

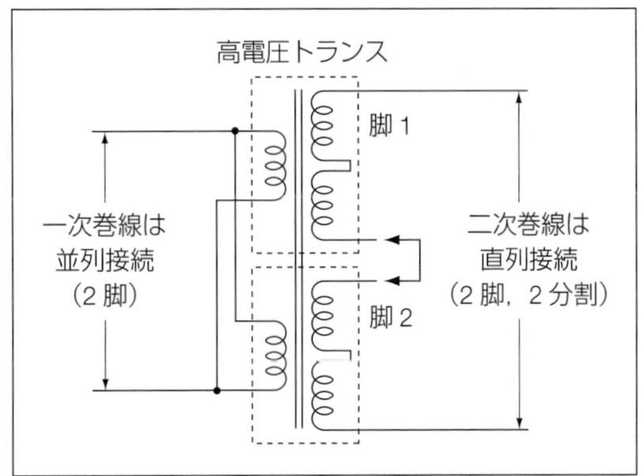

図 3-60　インバータ式 X 線高電圧装置用高電圧変圧器の巻線結線

3）X 線管電圧，管電流の制御

X 線高電圧装置には立ち上がりが速く，リプルの小さい安定した管電圧波形が要求されるが，管電圧には以下に述べるような変動要因があるので，精度や再現性の点からも，これらにいかに対処するかが装置の性能を左右する.

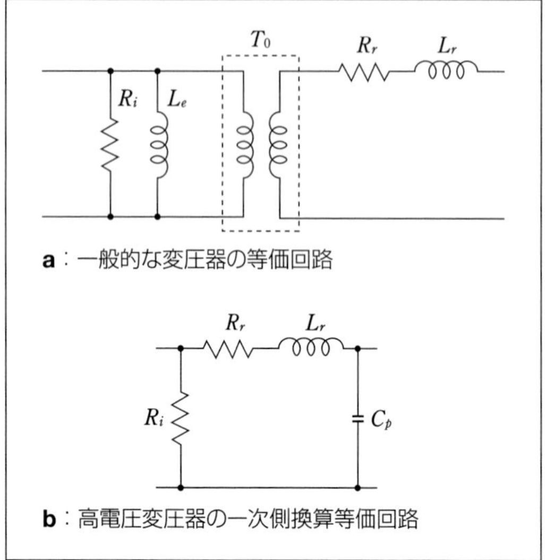

図 3-61　高電圧変圧器の等価回路

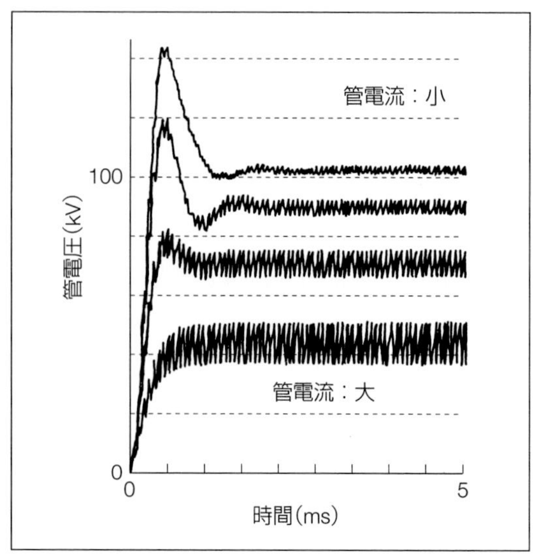

図 3-62　共振形インバータ式 X 線高電圧装置の無制御時の管電圧波形特性

(1)　管電圧変動の要因

a．回路インピーダンスの影響

変圧器の等価回路は，一般的に**図 3-61a** に示すように，励磁インダクタンス L_e，理想変圧器 T_0，漏えいインダクタンス L_r および損失相当分の抵抗（R_i：鉄損，R_r：銅損）で表すことができる．

インバータ式 X 線高電圧装置の高電圧変圧器は，これに二次巻線の層間に存在する等価集中浮遊容量 C_p を付加し，さらに二次巻線以降の回路定数を巻数比によって一次側に換算することにより，**図 3-61b** のような等価回路として考えることができる．励磁インダクタンス L_e は，実際上漏えいインダクタンス L_r に比べて 2 桁程度大きく，過渡応答特性と定常特性にほとんど影響しないのでここでは省略した．抵抗 R_r には，負荷電流に依存する損失，すなわち巻線の直流損，漏れ磁束による一次巻線や鉄心，固定用金具などに生じる渦電流損などが含まれる．また，抵抗 R_i は一次電圧の 2 乗に比例する損失としておもに鉄損を表現している．

高電圧変圧器の後段には高電圧整流器の各インピーダンスと大きな静電容量を有する高電圧ケーブルが接続され，それらすべてを含む電気振動系が形成されて管電圧波形の応答に影響する．

図 3-62 は，共振形インバータ式における無制御時（オープンループ）の管電圧の立ち上がりの様相を示す．負荷条件により特性が大きく変わっており，負荷抵抗のより高い（管電流が小さい）領域のほうが立ち上がり時に不安定であるが，定常状態のリプルは小さいことがわかる．

b．直流電源電圧変動の影響

交流電源を整流し，これをコンデンサで平滑してインバータ回路の入力直流電源電圧とする方式では，交流電源電圧の不安定さは直接管電圧変動の要因となる．とくに，管電圧の立ち上がり時にはコンデンサの電荷が放電してその電圧が低下するので，これらの変動に対しても管電圧を安定に制御できなければならない．

バッテリーを電源とする場合は，時間経過による変動をも考慮しなければならない．

c．フィラメント温度の影響

フィラメント温度が変動すると管電流が不安定となり，X 線管の等価抵抗も変わる．これによって，上記電気振動系が変化して管電圧波形に影響するので，フィラメント温度の安定化も不可欠である．

(2)　自動制御による管電圧，管電流の安定化

管電圧または管電流にフィードバック自動制御を

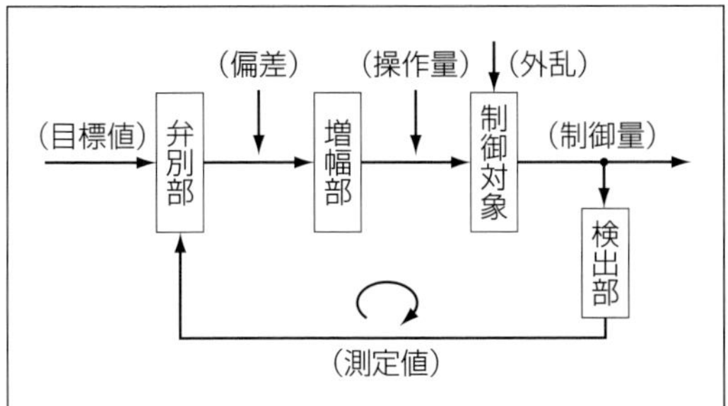

図 3-63　自動制御系の構成（高井宏幸：自動制御理論. p.4, オーム社, 1966）

施すことにより，上記の変動要因に対しても出力の安定を保つことが可能となる.

これを行うための自動制御系の基本構成を示したのが**図 3-63** である．ここで，制御対象は制御量を発生する部分のことで，制御される装置または機械のことをさし，管電圧または管電流を制御するインバータなどがこれに当たる．目標値は目標とする管電圧または管電流のことで，**設定値**，**基準値**などともよばれる．この目標値と検出部による測定値とを弁別部で差し引いて偏差を求め，この偏差を増幅部において必要な程度まで増幅し（その出力は**操作量**ともよばれる），制御対象の出力が目標値と一致するように制御される.

ただし，実際には，上記のように制御対象内のインダクタンス，静電容量などのエネルギー蓄積要素によって引き起こされる過渡現象とともに電源電圧・負荷の変動などの外乱があるので，これらに対して適切に制御するための補償要素が必要であり，後で詳述するように複雑な制御系となる.

以上のような制御により，2 ピーク形装置や 12 ピーク形装置などでは得られない高度な精度や再現性を実現できるのがインバータ式の特徴である.

3. 変圧器形インバータ式 X 線高電圧装置

変圧器形には，“インバータ式 X 線高電圧装置に必要な技術”の項（p.394）で説明した各種電力変換の組み合わせにより種々の方式がある．ここでは，三相交流電源から受電する共振形と非共振形の代表例について説明する.

1）共振形（周波数固定位相差制御方式）

(1)　動作説明

a. 管電圧制御

図 3-64 にこの方式の回路構成を示す．広負荷範囲に対応するため，サイリスタで構成する整流回路でインバータの入力直流電圧をおおまかに調整し，インバータできめ細かなフィードバック制御を行うことにより管電圧を安定化する方式である．インバータ電流波形の特性から，インバータの電力用半導体デバイスを自己遮断領域で使用することが前提で，損失低減に適した IGBT を採用している.

この共振形は，高電圧変圧器の漏えいインダクタンス L_t とこれと直列接続したコンデンサ C_s とで共振させて一次巻線に正弦波状の電流を流し，負荷に大電力を供給できる方式であり，インバータ回路の動作周波数は

共振周波数 $f_r = 1/(2\sqrt{L_t C_s})$

の近傍に固定している.

管電圧は X 線管と並列に接続された抵抗とコンデンサからなる分圧器（コンデンサは図示せず）で検出され，これと設定値とを比較し，両者が一致するようにインバータの位相差がフィードバック制御される．**図 3-65** にこの位相差制御の動作原理を示す．スイッチング素子 $IGBT_1$ に対して $IGBT_4$ を，$IGBT_2$ に対して $IGBT_3$ の位相を ϕ だけシフトし，この ϕ を 180°～0° まで変化させることによって出力をゼロから最大値まで制御する．この装置では，位相差 ϕ に対する出力特性は非線形となり，ほぼ余弦曲線に近くなる.

この装置に適用された管電圧フィードバック制御系を**図 3-66** に示す．比例，積分，微分制御系を基本として入力電圧の変動補正を加え，さらにもともと制御対象がもっている位相差の非線形性に対する補正として余弦の逆関数を組み込むこと（定常特性補正）によって線形化する構成としてある.

外乱としての入力直流電圧変動に対する補正をし

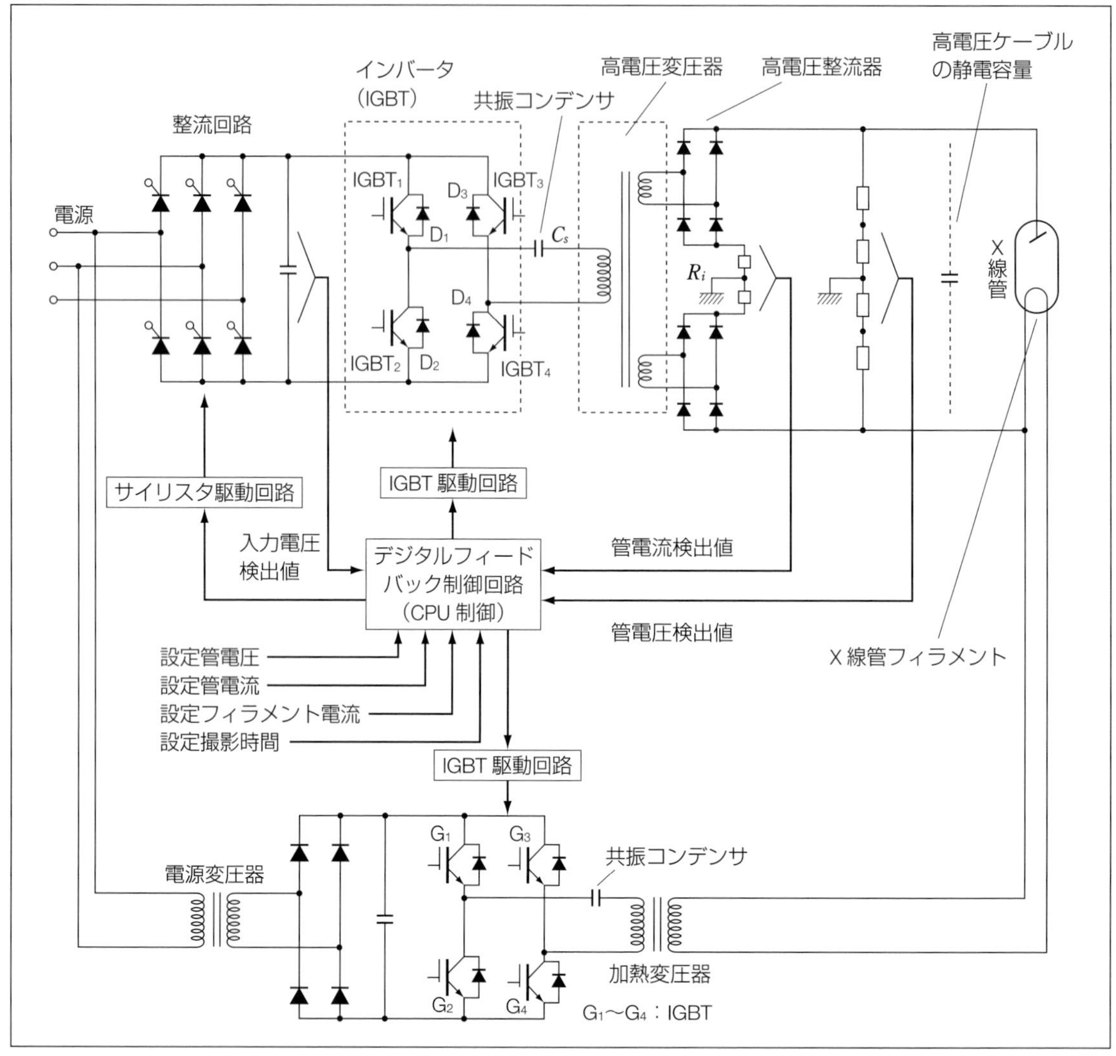

図 3-64　共振形インバータ式 X 線高電圧装置の回路構成（周波数固定方式）

ているため，フィードバック制御系のゲイン（K_p, K_i, K_d）はその変動の程度によらず定めることができる．

以上の制御に要する各種信号処理の取り込み，演算などは，**図 3-66** の破線で囲まれた範囲において，高速のマイクロコントローラを用いてソフトウェアにより処理される．また，すべての撮影条件に対する制御系ゲイン（K_p, K_i, K_d）は最適化され，過渡応答の安定化が図られている．

b. 管電流制御

フィラメントを加熱するための電力は，絶縁および電圧調整用の加熱変圧器を通じて供給される．

本例では，加熱変圧器に高周波交流を入力するインバータ回路として，管電圧制御と同様の周波数固定の共振形インバータ方式を用いている．

図 3-67 にフィラメント加熱および管電流の制御系を示す．フィラメントには熱慣性があるため電流制御系のみでは加熱の立ち上がりが遅くなるので，**図 3-68** に示すように，フィラメント電流を急峻かつ過度に立ち上げて加熱する．すなわち，矩形状の設定フィラメント電流波形にこれを微分した波形を加えることによって目標とするフィラメント電流波

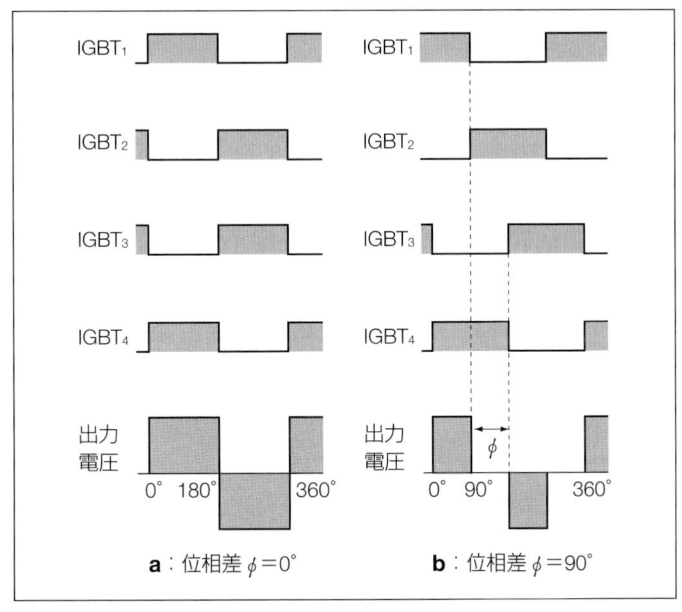

図 3-65　周波数固定共振形インバータ式 X 線高電圧装置の出力制御方式

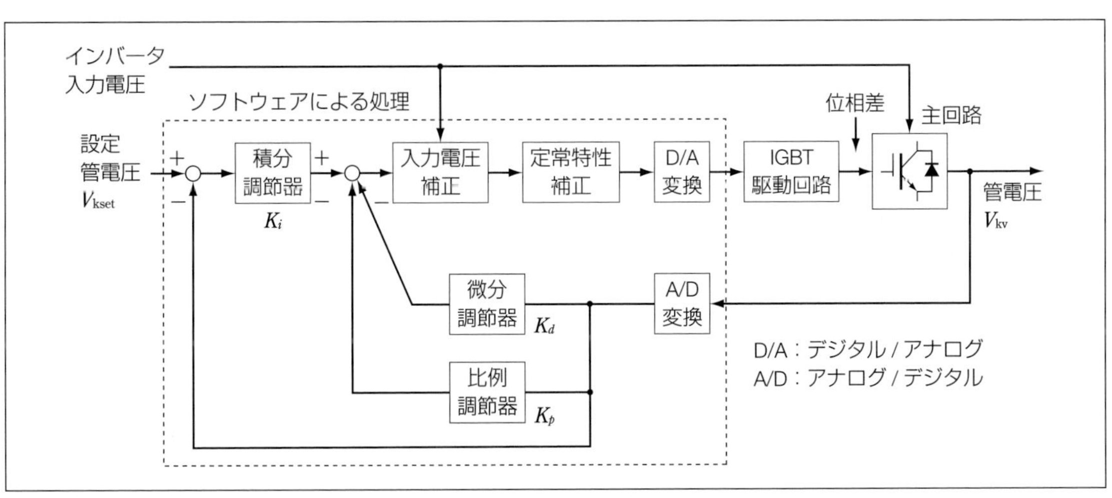

図 3-66　周波数固定共振形インバータ式 X 線高電圧装置の管電圧制御系ソフトウェアによる処理

形をオーバーシュートさせる方式である．立ち上がり後には，設定管電流と実際の管電流を比較し（管電流は**図 3-64** の R_i の電圧降下より検出する），その差がゼロになるようにインバータの位相差を制御する．この制御系も比例，積分，微分による補償要素で構成しており，これによって電源電圧やフィラメント抵抗の変動などの外乱に対する補正を可能としている．なお，本方式は加熱変圧器と高電圧ケーブルのインダクタンスを共振要素として利用している．

図 3-67 の点線で囲まれた部分はマイクロコントローラを用いてソフトウェアで処理されている．これによって空間電荷補償，高電圧ケーブル長に対する補正などをきめ細かく行えるため，高い精度と再現性が実現できる．現在，フィラメント加熱のインバータ動作周波数は可聴領域を超える 15kHz 以上

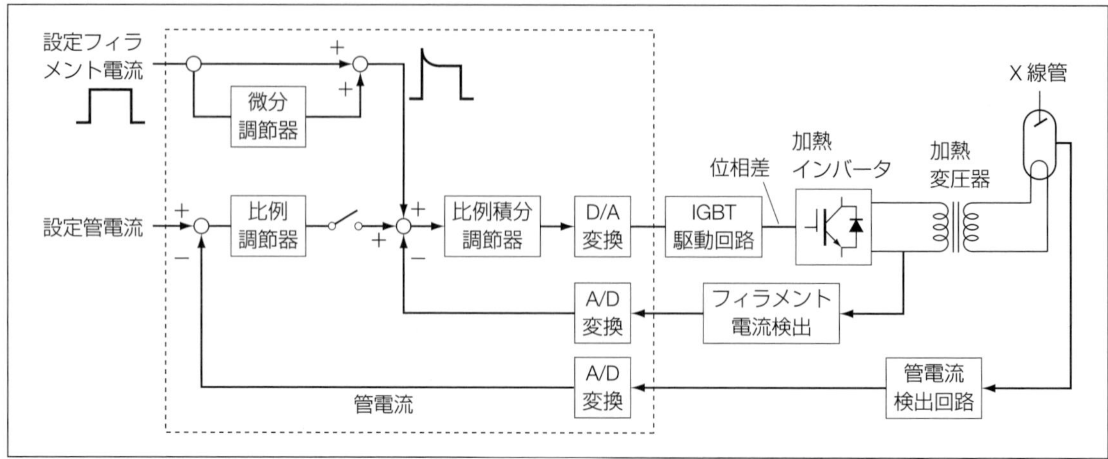

図 3-67　フィラメント加熱および管電流制御系

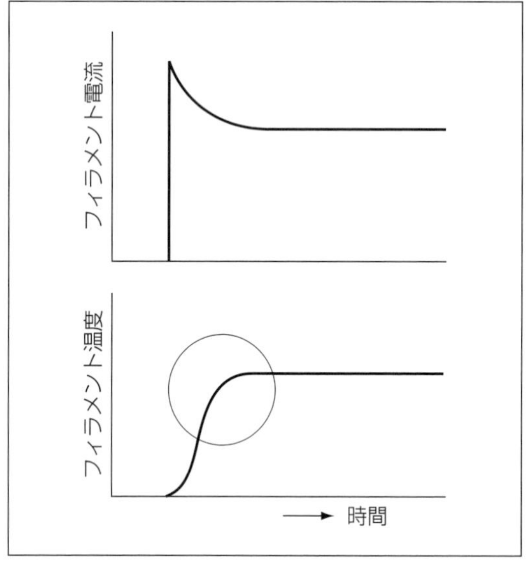

図 3-68　フィラメント加熱の高速化

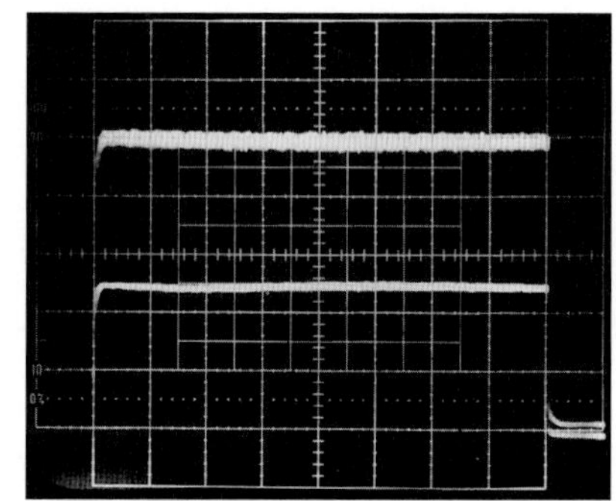

図 3-70　周波数固定共振形インバータ式 X 線高電圧装置の管電圧，管電圧波形
条件：100kV，1,000mA，ばく射時間：80ms
上：管電圧，20kV/div，下：管電流，400mA/div

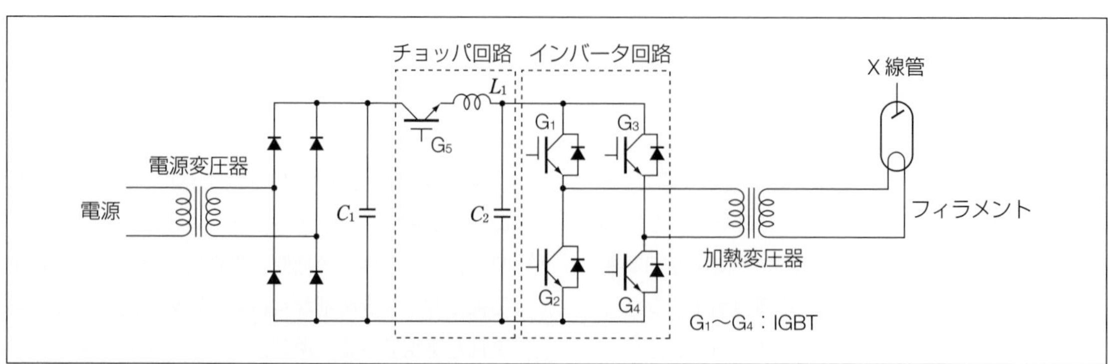

図 3-69　非共振形インバータ回路を用いたフィラメント加熱回路

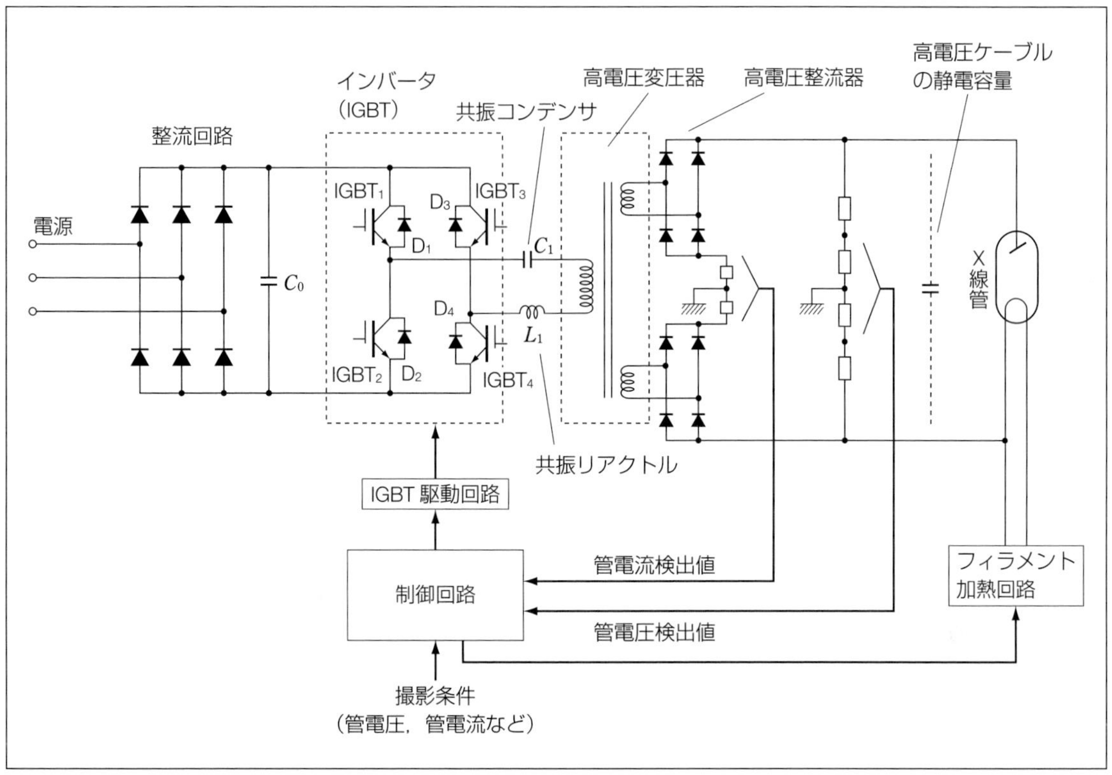

図 3-71　共振形インバータ式X線高電圧装置の基本回路構成（青柳泰司：放射線機器工学（Ⅰ）X線診断機器（別冊）. p.25，東京都立医療技術短期大学診療放射線学科放射線機器工学研究所，1992）

に高周波化されている.

なお，上記は周波数を固定した位相差による制御の例であるが，このほかの方法として周波数可変方式や非共振形インバータで加熱する装置もある.

図 3-69 は非共振形インバータによる加熱回路の例である．交流電源を整流後，この出力直流電圧をチョッパ回路に入力し，IGBT G_5 によりチョッパのパルス幅で電圧調整した後，G_1～G_4 で構成されたインバータ回路で高周波交流に変換する．この交流電圧を加熱変圧器で絶縁および電圧調整してその出力電圧をフィラメントに供給することにより，上記共振形と同様に管電流を制御する方式である.

(2)　管電圧，管電流波形

図 3-70 に**図 3-64** の回路方式による管電圧，管電流波形を示す．主回路のインバータ周波数を 20kHz，加熱回路のインバータ周波数を 15kHz とし，管電圧 100kV，管電流 1,000mA の 100kW を出力したときの波形である．周波数が 20kHz と高いので，高電圧ケーブルの寄生静電容量だけでも管電圧リプル百分率は小さく，3%以下である．立ち上がり時間は約 600μs で，ほぼ定電圧装置に近い波形である.

このように理想に近い波形が得られることによって，循環器シネ撮影にもインバータ式が適用されるようになった.

2）共振形（周波数可変制御方式）

(1)　動作説明

図 3-71 にこの方式の回路構成を示す．交流電源を三相全波整流回路で整流し，平滑コンデンサ C_0 で平滑してインバータ回路の入力としている．パワーデバイスには IGBT を使用し，最大 50kHz までの範囲で動作周波数を調整して管電圧を制御する．高電圧変圧器と直列にインダクタ L_1 と共振コンデ

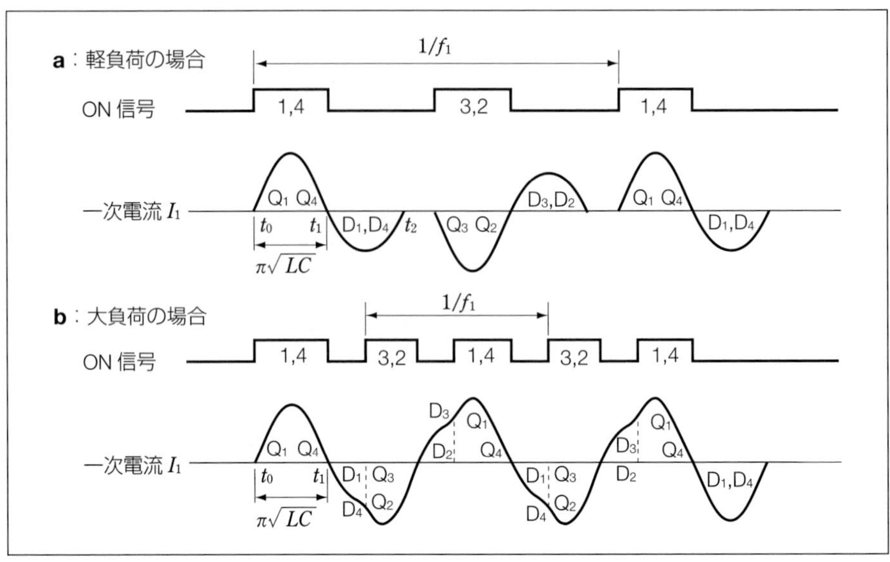

図 3-72　周波数可変共振形インバータ式 X 線高電圧装置の IGBT の動作と一次電流の関係（青柳泰司：放射線機器工学（Ⅰ）X 線診断機器（別冊）．p.25，東京都立医療技術短期大学診療放射線学科放射線機器工学研究所，1992）

ンサ C_1 を接続し，これらによって共振回路を形成している．

図 3-72 にインバータ回路の各 IGBT のオン，オフ動作と高電圧変圧器の一次電流の関係を示す．**図 3-72a** は管電流が小さい負荷の場合で，IGBT_1，IGBT_4 がオンすると回路のインダクタンス L（高電圧変圧器の漏えいインダクタンスと L_1 の和）と C_1 が共振して電流は上昇し，C_1 に電圧が充電されるが，電圧の上昇とともに電流はしだいに減少し，L と C_1 の電圧が等しくなった時点で一次電流はゼロとなる（t_0〜t_1 間）．一次側から IGBT_1，IGBT_4 を通じて電流が流れる t_0〜t_1 の期間は，この回路の共振周波数の逆数の 1/2，つまり $\pi\sqrt{LC}$ となる．しかし，その後も回路のインダクタンス成分には一次電流によって蓄積された電磁エネルギーがあり，これがダイオード D_1，D_4 を介して C_0 に充電される（t_1〜t_2間）．つぎに IGBT_2 と IGBT_3 がオンすると，上記と逆の極性に正弦波状の共振電流が流れる．

管電流が大きい負荷の場合には，動作周期，つまり IGBT_1，IGBT_4 をオフしてから IGBT_2 と IGBT_3 をオンさせる期間を**図 3-72b** のように短縮し，一次電流を連続させる．インバータの動作周波数は $f_0 = 1/2\pi\sqrt{LC_1}$ が最高周波数となるが，パワーデバイスのターンオフ時間があるために実際の周波数は f_0 よりも若干低くなる．

管電圧は，フィードバック自動制御系を用いて目標の管電圧と実際の管電圧との偏差に応じてインバータ周波数によって制御される．

(2)　管電圧，管電流波形

波形は省略するが，管電流の増大につれてインバータ動作周波数が高くなるため，そのリプル率はより小さく，立ち上がり時間も高速になるという特徴がある．

3）非共振形

(1)　回路構成と動作

図 3-73 に，非共振形インバータを適用した装置の一例として CT 装置用に開発した 48kW 級 X 線高電圧装置の回路構成を示す．CT スキャナ回転部に搭載するため，とくに小型・軽量化が要求される装置である．

ここで整流回路として使われている昇圧形高力率 AC-DC コンバータは，パワーデバイスとして IGBT を用いた高周波 PWM 制御により三相交流電

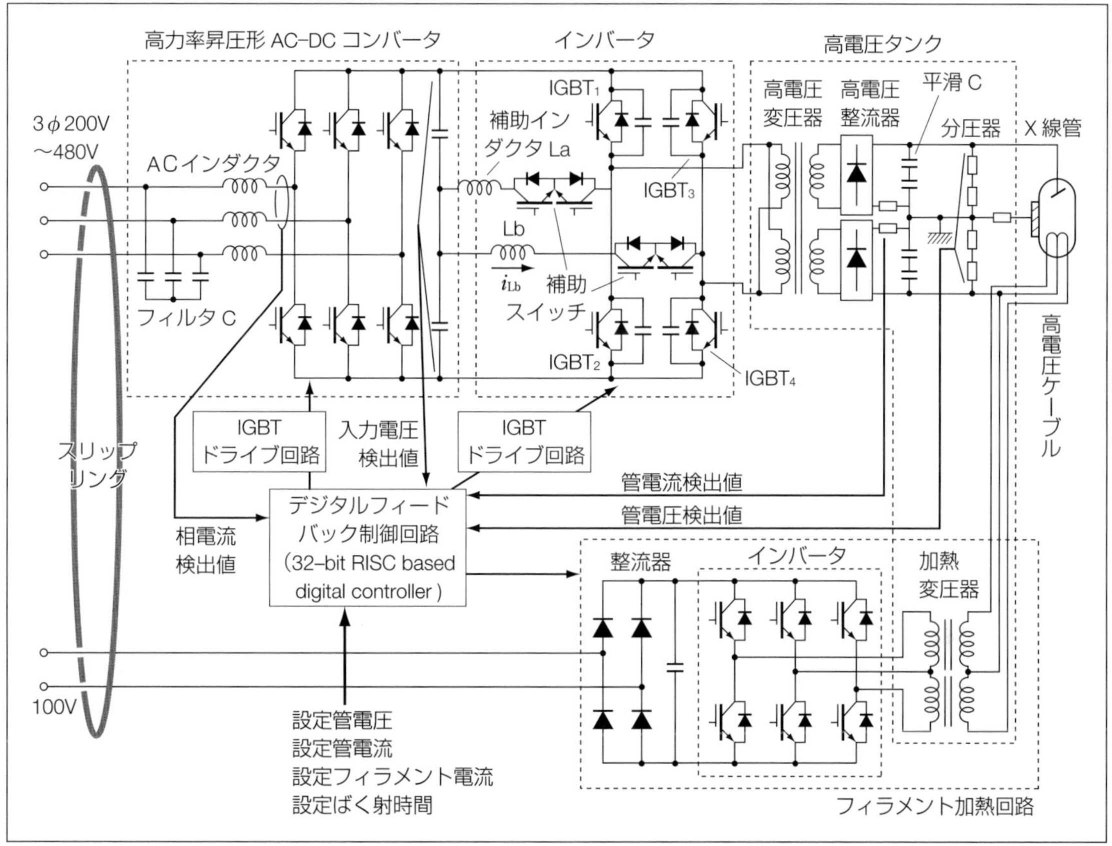

図 3-73　非共振形インバータ式 X 線高電圧装置の基本回路構成（CT 装置用に開発された 48kW 級 X 線高電圧装置）

源から入力される相電流を正弦波状にして高力率化すると同時に出力を高電圧化（最大 750V_{dc}）する機能をもつ．高電圧化により，共振を利用しなくとも十分な電力を負荷に供給可能とし，かつ高電圧変圧器の巻数比を低減している．

AC-DC コンバータの出力直流電圧はインバータ回路で高周波交流に変換されるが，このインバータは周波数固定の位相差 PWM 制御と組み合わせた部分共振形ソフトスイッチング方式を適用して小型・軽量化を図っている．このインバータの出力は，ナノ結晶磁性材を鉄心として用いた高電圧変圧器により所定の電圧まで昇圧され，その出力は整流された後 X 線管に印加される．制御方式は**図 3-64** の方式と同様である．

(2)　ソフトスイッチング動作

ソフトスイッチングとは，**図 3-48** に示したスイッチング損失がほとんど発生しないスイッチング方式であり，V_s あるいは I_s のうち少なくともどちらかがゼロの状態，すなわち V_s と I_s とが互いに干渉しない状態でスイッチングを行う動作をさす．これにはさまざまな方式があるが，本インバータでは IGBT に並列接続されたロスレススナバキャパシタと補助インダクタとの部分共振が使われている．

補助回路（補助インダクタ＋補助スイッチ）は，メインデバイスである IGBT の電流が，つねにターンオン時にはその逆並列ダイオードに流れ，一方ターンオフ直前に IGBT 側に流れている状態をつくる．

以上の構成と動作により，ターンオン時は IGBT 側に流れている電流はゼロ，かつ電圧 V_{ce} もほぼゼロなのでターンオン損失はゼロとなる．他方，ターンオフ直前には IGBT 側に電流が流れている状態と

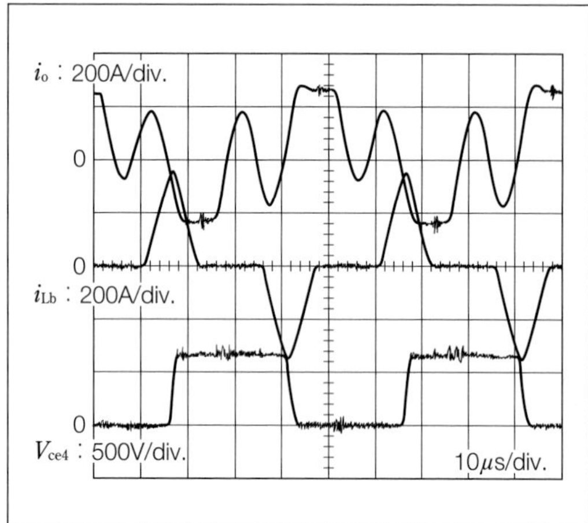

図 3-74　各部電圧・電流波形
i_0：インバータ出力電流，i_{Lb}：補助電流，V_{ce4}：$IGBT_4$ のコレクタ・エミッタ間電圧

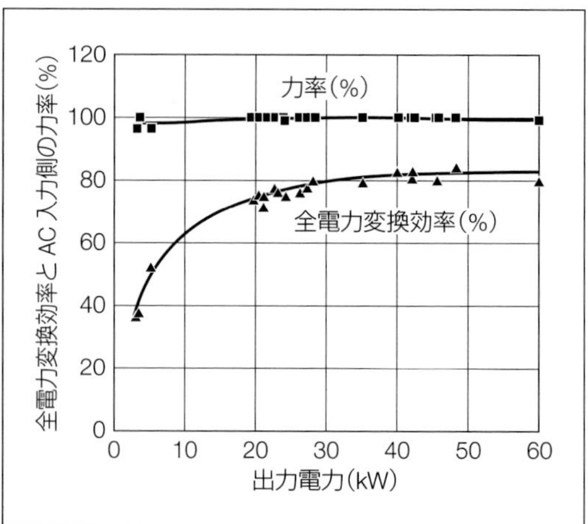

図 3-75　全電力変換効率と AC 入力側の力率（200V_{ac} 入力時の実測値）

したので，V_{ce} はオン電圧（2～3V 程度）しかない．この状態からターンオフ動作に移ると，電流は急速にゼロとなる一方で，ロスレススナバキャパシタにより V_{ce} はゆっくりと上昇するために V_{ce} と I_c の干渉はわずかでありターンオフ損失もほとんど発生しない．

インバータ出力電流 i_o，補助電流 i_{Lb}，および $IGBT_4$ のコレクタ・エミッタ間電圧 V_{ce4} の波形例を**図 3-74** に示す．スイッチング時に三角波の補助電流 i_{Lb} を流すことにより，V_{ce4} の立上がりと立ち下がりが緩やかに変化しており，ソフトスイッチング動作が確認できる．このようなスイッチング方式の導入により IGBT 並列数の低減および冷却装置の小形化・簡素化が実現されている．

(3)　全電力変換効率と力率

図 3-75 に全電力変換効率と AC 入力側の力率の実測値を示す．20kW から 60kW に至る広範囲の負荷領域において 80%前後の高い電力変換効率が実現され，また全負荷範囲にわたって 100%近い力率が得られている．

4.　エネルギー蓄積形インバータ式 X 線高電圧装置

エネルギー蓄積形は蓄電池またはコンデンサに蓄えたエネルギーをインバータ回路の直流電源とする X 線高電圧装置である．小型で高性能な点をメリットとして，院内回診用や集団検診用（胃部，胸部）などに利用されている．

1）蓄電池エネルギー蓄積形

蓄電池エネルギー蓄積形は，院内回診車に搭載されてコードレス化が可能となった．蓄電池は，**図 3-64** や**図 3-71** に示した回路に対してインバータ回路の直流電源部に接続される．蓄電池の容量とその搭載スペースおよび重量のバランスより，現在その最大出力は 32kW 程度のものまである．

2）コンデンサエネルギー蓄積形

コンデンサエネルギー蓄積形は，おもに胃部，胸部集団検診用に使用されている．この分野の X 線装置は従来，コンデンサ式が主流であったが，ほぼインバータ式に移行した．回路方式は共振形，非共振形のいずれも実用化されている．

図 3-76 は非共振形回路方式の例で，電源変圧器の出力を交流電源側に接続された逆並列サイリスタのゲート位相を制御することにより整流し，コンデンサ C_1 に撮影条件に相当した電圧を充電する．X 線ばく射時は，この電圧をチョッパ回路に入力し，

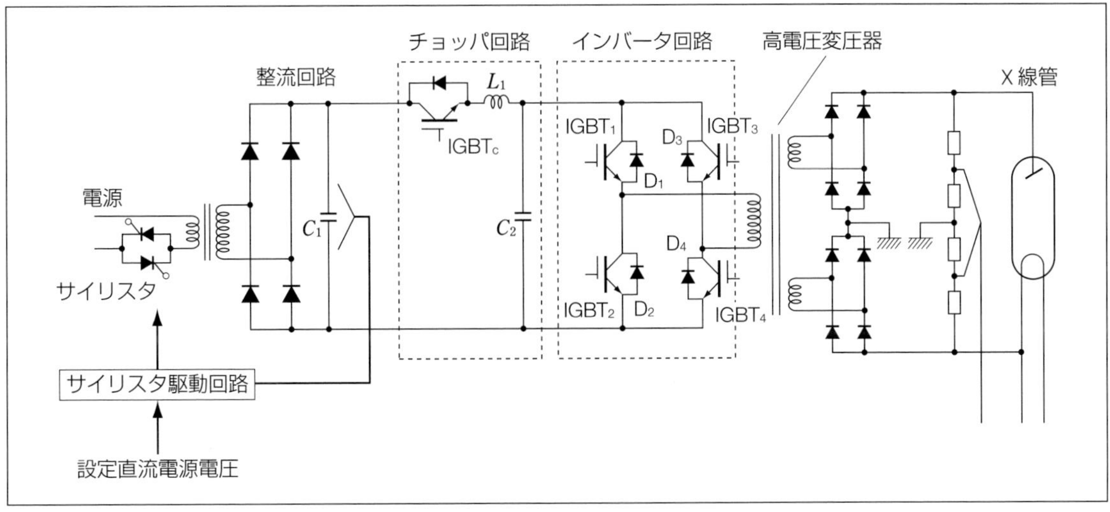

図 3-76　コンデンサエネルギー蓄積形の回路構成（非共振形インバータ式の例）

IGBT$_C$ のパルス幅により出力を制御する.

胃集団検診用の場合は，設置スペースの点よりコンデンサ容量は 15 万μF，出力は 5kW 程度である.

5. インバータ式 X 線高電圧装置の特性と特徴

現在，インバータ式 X 線高電圧装置は共振形，非共振形を含めてインバータ周波数は数百 Hz〜100kHz 程度のものが実用化されている．開発初期から比べるとインバータ周波数は大幅に高周波化されリプル百分率が数%以下，管電圧の立ち上がり時間および立ち下がり時間も 1ms 以下となり，ほぼ定電圧に近くなった．ここでは，変圧器式 X 線高電圧装置と対比しつつその特性および特徴について述べる.

(1)　管電圧，管電流波形特性

インバータ式は周波数を数十 kHz 以上とすれば共振形，非共振形のいずれの方式でも管電圧リプルが小さく定電圧装置（**図 3-41**）に近い波形となる．また立ち上がり時間は 1ms 以下と短く，立ち下がり時間についてもインバータ周波数の高周波化により高圧側の付加平滑コンデンサが必要なくなったので著しく改善されている（**図 3-70** の波形は付加コンデンサなし，高電圧ケーブル長が 15m（約 170pF/m）の場合で，立ち下がり時間は約 0.7ms である）.

このように，インバータ式においては管電圧リプルは非常に小さいので，電力 P は 12 ピーク形と同様に（3-34）式で表すことができる.

なお，2 ピーク形のリプル百分率は 100%（**図 3-24**），12 ピーク形のリプル百分率は約 10%前後と小さくなるが，付加コンデンサがあるために立ち上がり時間が 3〜5ms 程度である（**図 3-39**）.

(2)　照射線量

高電圧発生方式の違いによる写真効果は，吸収体透過後の定電圧装置を 1 とすると，理論上 2 ピーク形装置では 0.533，12 ピーク形装置では 0.955 である．しかし，実際の装置では，理想波形よりもリプル百分率が大きいため 12 ピーク形装置では 0.8〜0.95 程度である.

周波数の低い初期のインバータ式では，12 ピーク形装置とほぼ同等の出力であったが，高周波化された最近の装置では非常にリプルが小さく，定電圧装置に近い出力が得られるようになった．**図 3-77** に，1mAs 当たりのインバータ式（最大定格出力 50kW，単相 200V，50kVA 電源）と 12 ピーク形（最大定格出力 85kW，3 相 200V，75kVA 電源）の照射線量を比較して示した．200mA から 630mA

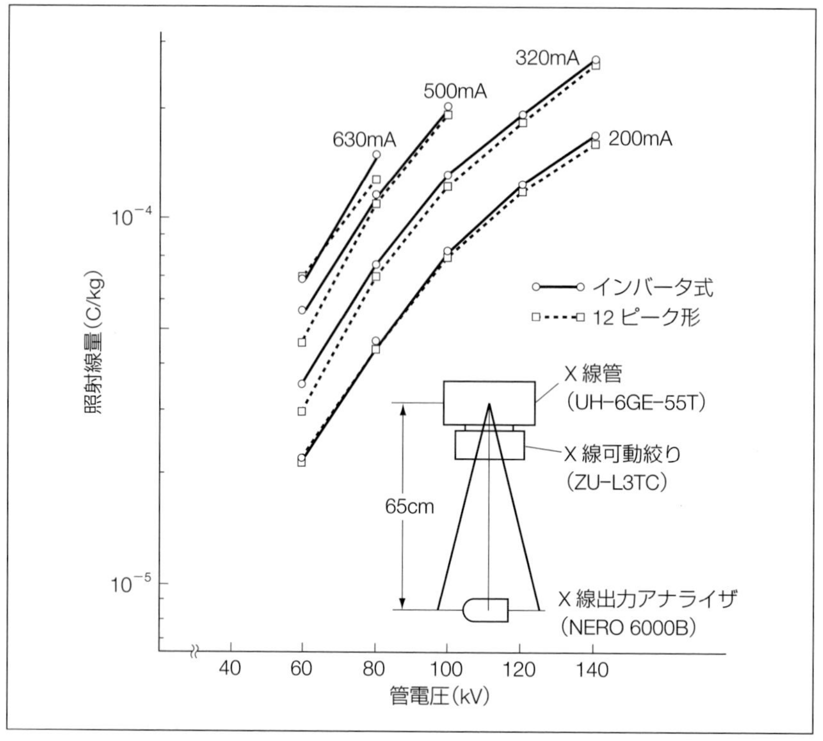

図 3-77　インバータ式と 12 ピーク形装置との照射線量の比較

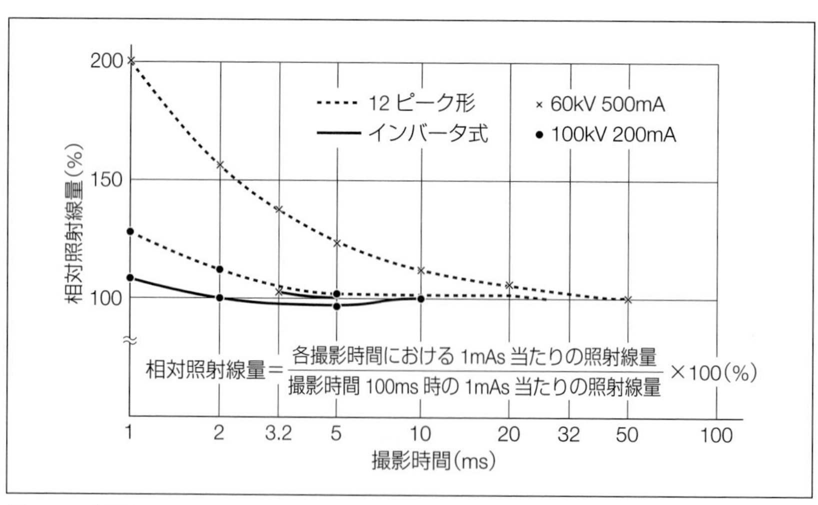

図 3-78　撮影時間と 1mAs 当たりの照射線量の関係

までのいずれの条件においてもインバータ式の照射線量が上回っている．このように，インバータ式は 50kVA の単相電源からでも最大 50kW の出力が可能でありしかも 12 ピーク形以上の X 線出力が得られている．

(3)　撮影時間と X 線出力の直線性

図 3-78 に撮影時間と 1mAs 当たりの照射線量の関係を示す．12 ピーク形では，撮影時間に対する X 線出力の直線性は撮影時間が短くなると低下する．これは管電圧の立ち上がり，立ち下がり時間に

起因するもので，1mAs 当たりの蛍光量を 100ms のときと比べると，最短撮影時間 1ms では 2 倍近い差が生じる場合がある（60kV，200mA の例）．一方，インバータ式では，立ち上がり，立ち下がり時間が 1ms 以下と短いので，最短撮影時間 1ms においても相対照射線量はほとんど増加せず，X 線出力の直線性は大幅に改善されている．

(4)　管電流と X 線出力の直線性

12 ピーク形は，リプル百分率が大管電流領域ほど大きくなり，X 線出力が最大 20%程度低下するため，X 線出力の直線性がよくなかった．しかし，動作周波数の高い最近のインバータ式はすべての負荷領域でリプル百分率が非常に小さくなっており，直線性において顕著な改善がみられる．**図 3-79** にこの関係を示す．

(5)　X 線線質

図 3-80 の測定システムにおいて照射線量の減弱特性を測定し，12 ピーク形と比較した．その結果を**図 3-81** に示す．インバータ式のほうが減弱の度合いが小さく（透過率が高く），X 線の線質が良好であることがわかる．

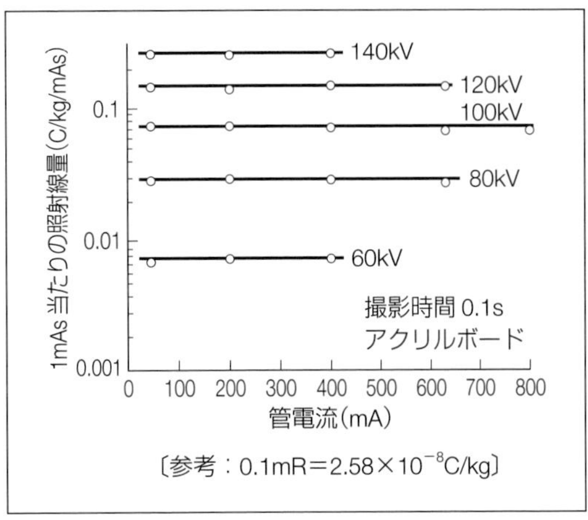

図 3-79　管電流と 1mAs 当たりの照射線量の関係

(6)　精度，再現性

a. 精　度

X 線装置において，もし前示設定条件と実際の出力値に大きな誤差があると，目的とする X 線写真濃度が得られなくなるため，誤差は可能な限り小さいほうが望ましい．

12 ピーク形の管電圧，管電流の精度は 1～2%程度であるが，最近のインバータ式においては，フィードバック制御により高精度の制御がなされ，誤差はほとんどなくなっている．

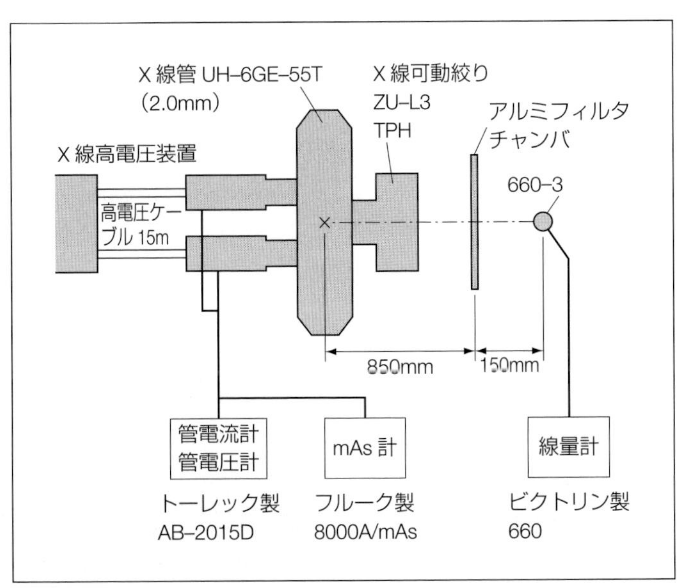

図 3-80　出力 X 線の線質測定システム

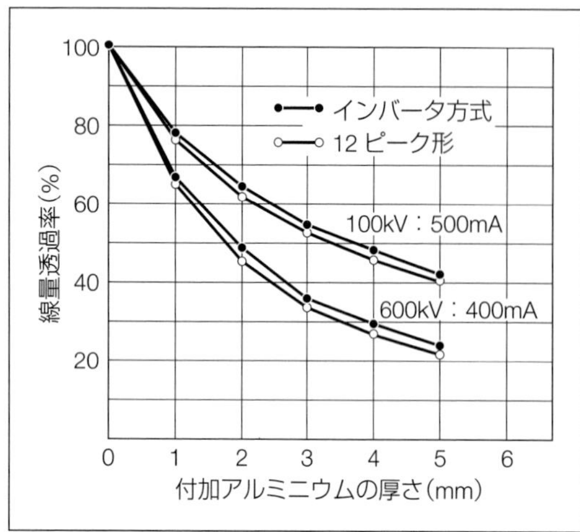

図 3-81　照射線量の減弱特性

b. 再現性

再現性とは，さまざまな使用状態において同一条件で繰り返し動作させたときの安定性を表すもので，変動係数（C）を用いて評価する〔(3-2) 式〕.

12 ピーク形の X 線出力の再現性は，比較的長い撮影時間（50ms）では C が 0.02 以下，短時間（1～5ms）では 0.05 以下である．これに対し，インバータ式は管電圧，管電流のフィードバック制御により，電源や負荷の変動，各部温度の昇降などの影響を受けにくくなったので，C は 0.002 以下と著しく向上している.

(7)　シネ撮影装置特性

図 3-82 は 80kV，500mA，パルス幅 2ms とした管電圧波形である．高周波化して高圧側付加コンデンサをなくしたので，管電圧の立ち上がり，立ち下がりが速く，リプルが非常に小さくなっている．したがって，1 フレーム当たりの撮影時間が 4ms 程度の大出力，高速応答が要求されるシネ撮影も可能であり，従来のテトロード制御の定電圧形に代わって循環器用にも利用されるようになった.

シネ撮影では，X 線吸収差によって起こる露出変化をなくすための自動露出機構（第 4 章で説明）により管電圧は基準値から± 25%程度変化するが，この変化に対して管電圧の波形（リプル，立ち上がり，立ち下がり時間，シネパルス幅など）に変化が

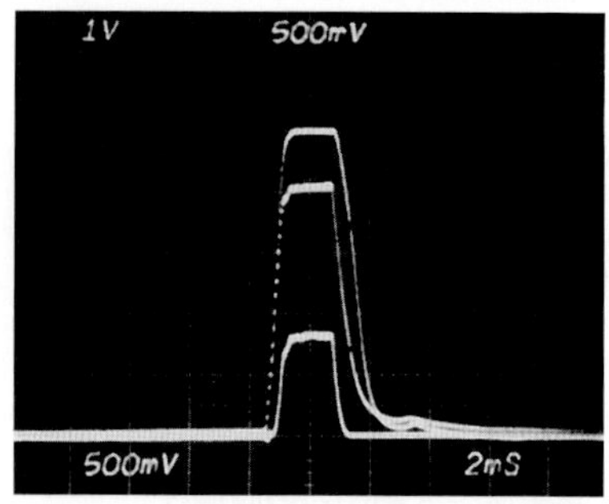

図 3-82　80kV，500mA，パルス幅 2ms の管電圧，管電流，蛍光波形（安部真治ほか：日本放射線技術学会誌，51（8）：1154，1995）

なるべく生じないことが望ましい．上記のインバータ式はこれらの用件を満たしており，循環器用として十分実用的なものになっている.

(8)　小型化

インバータ式の大きな特徴の一つは装置の小型化に寄与できることである.

周波数が数百 Hz の初期のインバータ式では高電圧変圧器は小型になったが，部品点数が以前とあまり変わらず，制御装置も含めるとそれほど小型にはならなかった．しかし，最近ではインバータの高周波化，電力用半導体スイッチングデバイスの高速化とモジュール化，マイクロエレクトロニクス技術や回路技術の進歩により著しく小型化されている．たとえば 50kW 以上の装置では，高電圧発生装置と制御装置を一体化してこれと操作卓の 2 つの最少構成とすることにより，システムの設置面積が 12 ピーク形装置の 1/2 以下に縮減されている．また，100kW 級の循環器用においても従来の定電圧装置で用いていたテトロード制御装置が不要となり，同じく設置面積は 1/2 以下となった.

5　新しい動向

1. 高電圧パワー半導体スイッチによる高速パルス透視システム

治療のために透視時間が長くなる IVR（インター

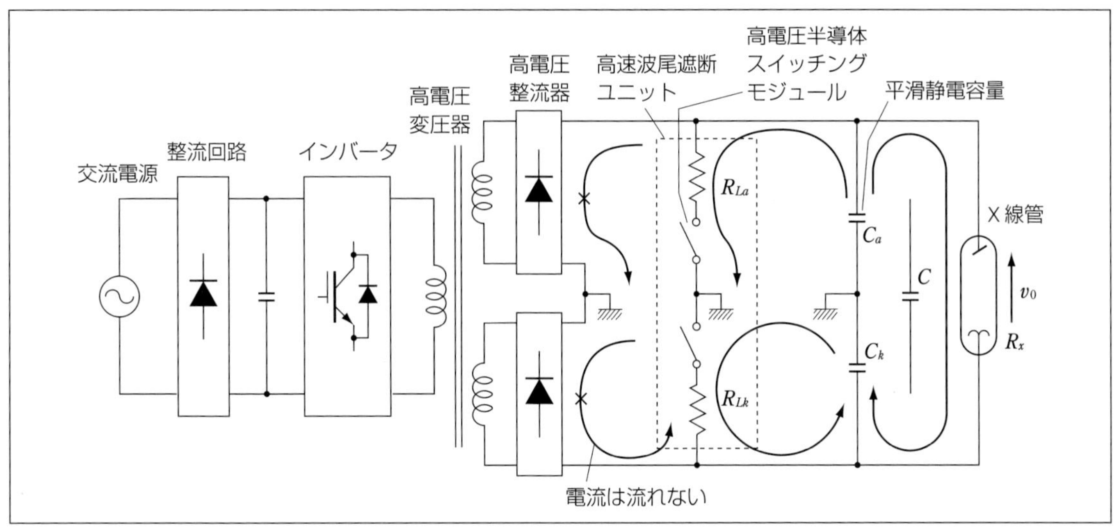

図 3-83　高電圧パワー半導体スイッチによる高速パルス透視システムの構成と平滑静電容量に蓄積された電荷の放電経路

ベンショナルラジオロジー）が普及した昨今では，画像に寄与せずに被ばくを増加させる低エネルギーの無効 X 線をいかに低減させるかが重大なテーマの一つである．このため，従来からテトロード管方式や三極 X 線管によるパルス透視装置が使用されてきたが，これらの装置は非常に大型でかつ高価なシステムであった．

これに対し，ここで述べる高電圧パワー半導体スイッチによる管電圧高速下降装置は，非常に小型で，既存の高電圧装置への接続をも可能とし，真空管と異なり半永久的な寿命をもち，かつメンテナンスが不要であるなどの優れた特徴をもち，近年普及しつつあるものである．

1）高速パルス透視システムの構成と動作

図 3-83 は，高電圧パワー半導体スイッチを内蔵した管電圧高速下降装置による高速パルス透視システムの構成と高電圧側の平滑静電容量に蓄積された電荷の放電経路を示す概念図である．この図中で高電圧パワー半導体スイッチングモジュールは，実際には駆動回路や分圧回路から構成されるハイブリッド形スイッチである．

高電圧変圧器で昇圧された交流高電圧は高電圧整流器で直流に変換されるが，この際直流高電圧側の平滑静電容量には電荷が蓄えられる．平滑静電容量は，管電圧リプルを低減するために積極的に挿入されることもあるが，これは高電圧ケーブルの浮遊静電容量と並列であり，結局これらの合成容量が X 線管と並列接続されることになる．高電圧整流器は逆方向に電流を流すことはできないので，この静電容量に蓄積された電荷は X 線管以外に放電する経路はない．そのためとくに管電流が小さくなると平滑静電容量からの放電のために長い時間を要し，管電圧の下降が遅くなる．

図 3-83 では，高電圧パワー半導体スイッチングモジュールが，X 線管の陽極・アース間と陰極・アース間におのおの設けられており，平滑静電容量に蓄積された静電エネルギーの一部は X 線管で，また大部分が高電圧パワー半導体スイッチに直列に接続された抵抗器 R_{La}，R_{Lk}（X 線管の等価抵抗値よりも大幅に小さい抵抗値）にて熱エネルギーに変換される．平滑静電容量を C［F］，放電開始時の管電圧を v_0［V］，単位時間当たりの高電圧パルス数すなわちパルスレートを f_r［pulse/s］としたとき，抵抗器で消費される電力 P_0［W］は，(3-41) 式で表すことができる．

$$P_0=\frac{1}{2}C\cdot v_0{}^2\cdot f_r\ [\mathrm{W}] \qquad (3\text{-}41)$$

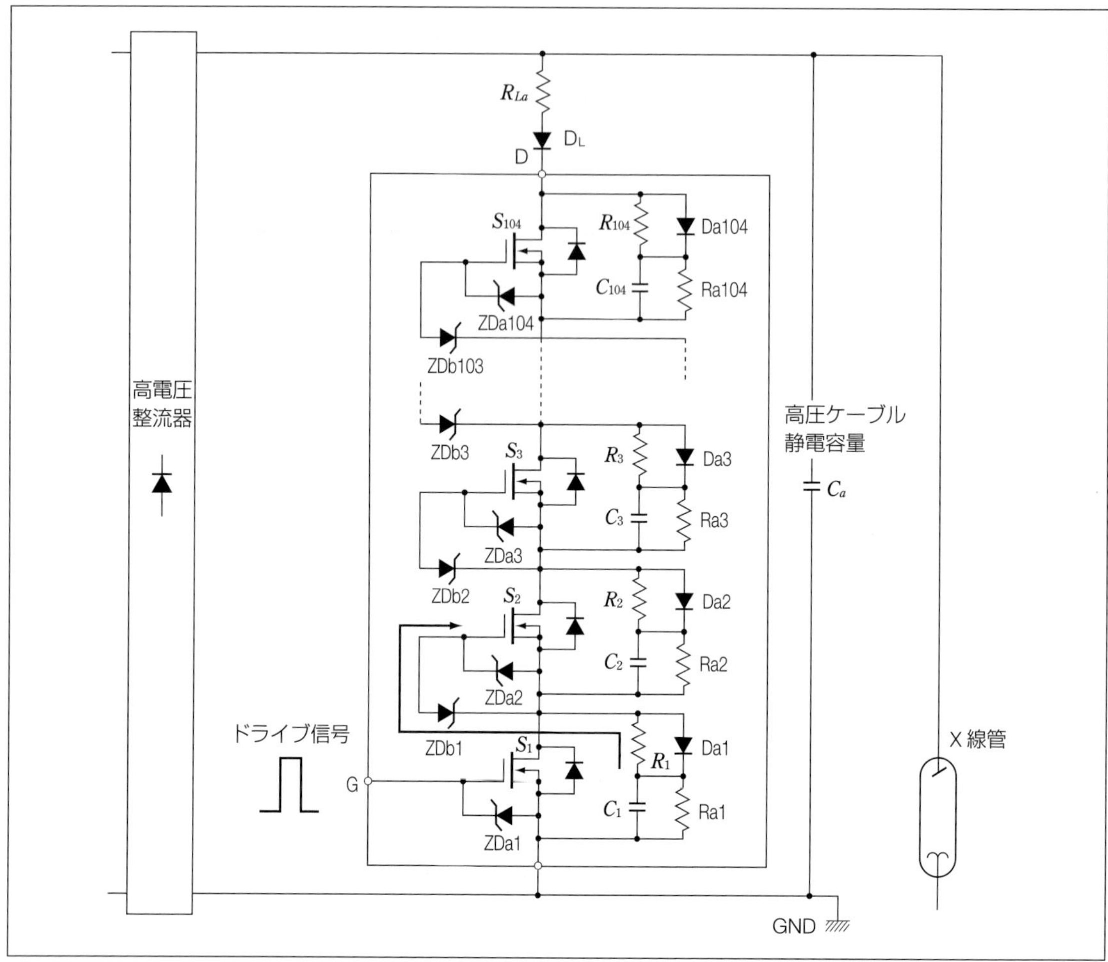

図 3-84　高電圧パワー半導体スイッチング回路とその動作原理

（3-41）式は，抵抗器の発熱が平滑静電容量 C に比例して増大し，これを放熱させるために管電圧高速下降装置のサイズが大きくなることを示している．高電圧側に平滑静電容量を付加した場合には 2kW 以上の発熱が生じる可能性がある．

2）高電圧パワー半導体スイッチの構造

図 3-84 は，MOSFET 多段直列形高電圧パワー半導体スイッチ回路の一例を示している．最大 75kV にも達する高電圧で動作するスイッチを一つの半導体デバイスで実現することはできないので，ここでは多段直列に接続した半導体スイッチとその駆動回路から構成するハイブリッド半導体スイッチとしている．この例では，一つのスイッチングモジュール当たり MOSFET を 104 個直列接続し，これを X 線管に対して陽極側と陰極側におのおの接続している．

これらすべてのスイッチを個々に駆動するには，駆動回路の規模が大きくなり実用的でないため，ここでは直列追従駆動（順次点呼方式）のスイッチング回路方式を採用し，光ケーブルからこのスイッチングモジュールのゲートに駆動信号が入力されると，ドレインとソースが導通して一つのスイッチのように動作させるようにしてある．

この高電圧スイッチングモジュールの動作としては，まず 1 段目の MOSFET S_1 を駆動すると，この

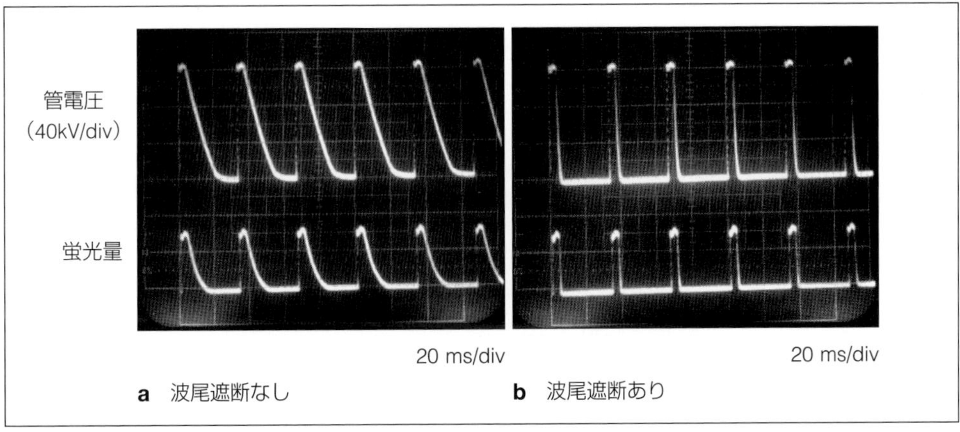

図 3-85　管電圧波形と蛍光量波形に対する高電圧パワー半導体スイッチの効果（120kV/20mApeak パルス幅：4ms，パルスレート：30 pulse/s，高電圧ケーブル長 31m）

S_1 のターンオン動作によって分圧コンデンサ C_1 の電荷がゲート電流制限抵抗 R_1 とツェナーダイオード ZDb1 を経由して 2 段目の MOSFET S_2 のゲートに電荷をチャージし，これをターンオンさせる．つぎも同様に，順次いちばん上の MOSFET S_{104} までおよそ 100μs の時間でターンオン動作する．それぞれの MOSFET には，定常時およびスイッチング動作時に電圧の分担が均等になるように，直流的には Ra1，過渡的には C_1 と Da1 からなる分圧回路を接続してある．また，外部回路の電位変動による分圧コンデンサ C_1～C_{103} の放電を阻止するためにダイオード D_L を設けている．

3）特　性

図 3-85 は，ある測定システムを用いた場合の高電圧パワー半導体スイッチ使用前後における管電圧波形と蛍光強度波形を示している．これによれば，高電圧パワー半導体スイッチを用いて高速下降させた場合は，管電圧が約 2ms で，また蛍光強度波形では約 1ms でほぼゼロまで下降していることがわかる．また，同時に測定したファントム表面における線量やファントム等価線量，散乱線量においても顕著な低減効果がみられ，本システムの有効性が裏づけられている．今後より広い臨床応用分野で使用されることが望まれる．

2. 今後の展望

X 線高電圧装置は，これまで各種電力変換技術，制御技術，高電圧絶縁技術，解析技術（回路，電磁界，熱流体など），パワーデバイス，絶縁材料，磁性材料，その他多くの技術・材料などの進歩・改良と相まって進化を遂げてきた．今後もそれら周辺技術と融合し調和を図りつつ，現在よりもさらに高性能で，環境負荷が小さく，小型・軽量であることに加え，より信頼性や操作性に優れた装置が開発され，高度化・多様化していく臨床現場に対応しつつ，ますます進展していくことが期待される．

第4章 自動露出制御装置と操作パネル

1 自動露出制御装置

1. 概　要

X 線写真の撮影条件である管電圧，管電流，撮影時間は，人体の任意部分について，つねに適切な写真が得られるように設定されなければならない．

撮影条件は，被写体の部位とその X 線吸収の程度がわかればいちおう決定できるが，撮影のつどその部位の吸収を測定するのは困難なので，被写体の厚さと吸収が一定の関係にあるものとして厚さから設定する場合が多い．しかし，この関係は部位によって変わり，さらに同一部位でも吸収に個人差があるため，常時写真が適正濃度となる条件を選ぶことは至難の業である．このため，多くの場合，使用者の経験に頼った補正がなされてきた．

自動露出制御装置とは，これを補うために任意部位について，つねに適正濃度の写真が得られるように考案されたもので，フィルムなどの X 線画像の受像器に入射する X 線の線量または線量率（単位時間当たりの線量）を，画像構成の目的に好適な値となるように制御する装置のことをさす．そして，これは透視 X 線条件をリアルタイムに決定するための自動線量率調整装置（automatic exposure rate control：AERC）と，撮影の X 線条件を決める（狭義の）自動露出制御装置（automatic exposure control：AEC）に大別される．

AERC は通常，透視用受像器として使用されるイメージインテンシファイア（image intensifier：I.I.）の出力である可視光画像信号を光電子増倍管〔フォトマルチプライヤーチューブ（photomultiplier tube：PMT）〕などの受光素子で電気信号に変換し，この信号が I.I. に入射する X 線の線量率に比例すると考えられることから，その出力レベルがある一定の範囲におさまるように，X 線出力強度を透視中にリアルタイムで自動的に変化させるフィードバック制御系で構成される．

他方，AEC には，①撮影に先だち，その位置決めのために行われる透視時に得られた被写体の X 線吸収に関する情報から撮影 X 線条件を決定するための機構と，②フォトタイマに代表されるように，撮影中にセンサにより検出した X 線強度に比例した信号を積分器により時間積分し，この出力がある一定の値になったときに自動露出制御装置からの出力信号で X 線のばく射を終了させる（ばく射時間を自動設定する）機構とがある．

自動露出制御装置には，そのシステムの種類ごとの特性や用途に応じて複雑・多様な補正機能を備えることが実用上欠かせない．

なお，自動制御システムの X 線出力の安定性に関しては，医用 X 線高電圧装置通則 JIS Z 4702（第 7 章）において，X 線フィルムの濃度の変化はつぎの値を超えてはならないと規定されている．

1）被写体の厚さを一定にしておいて，管電圧の変化に起因する濃度の変化は 0.15
2）管電圧を一定にしておいて，被写体の厚さの変化に起因する濃度の変化は 0.20
3）管電圧および被写体の厚さの両者の変化に起因する濃度の変化は 0.20
4）管電圧および被写体の厚さとも変化しない場合の濃度の変化は 0.10

2. 原　理

1) フォトタイマの原理

フォトタイマは適正な写真濃度を得るための機構である．**図 4-1** に立位撮影台用のフォトタイマの構成例を示す．

X 線撮影のために X 線高電圧装置により決められた条件で X 線管から照射された X 線は，被写体を透過した後，受光部である増感紙-フィルム系により画像化される．このとき自動露出制御装置用 X 線センサにより，受光部に入射する X 線量を通常線量率に比例した電流信号（i_p）として計測する．フォトタイマ制御回路では，この i_p を電流 / 電圧変換するとともに増幅して電圧信号（V_p）に変換し，これを積分回路に入力する．

いま，受光部の X 線エネルギー吸収による画像濃度（D）の増加の割合に i_p が完全に比例していれば，

$$dD/dt \propto i_p \propto V_p \qquad (4\text{-}1)$$

$$\therefore V_c = \int V_p dt \propto D \qquad (4\text{-}2)$$

t：撮影時間

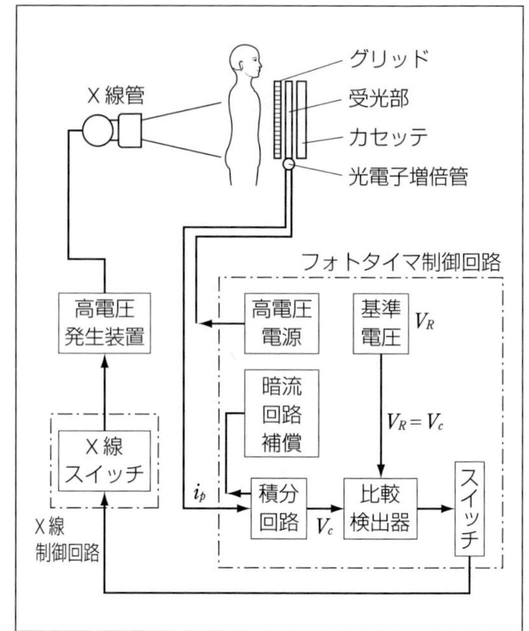

図 4-1　フォトタイマの構成

となり，積分回路の出力電圧（V_c）は，画像濃度（D）に比例する．

そこで，この V_c と撮影濃度の基準電圧 V_R とを比較検出器により比較し，両者が一致したときに X 線高電圧装置に対して X 線遮断信号を出力すれば，

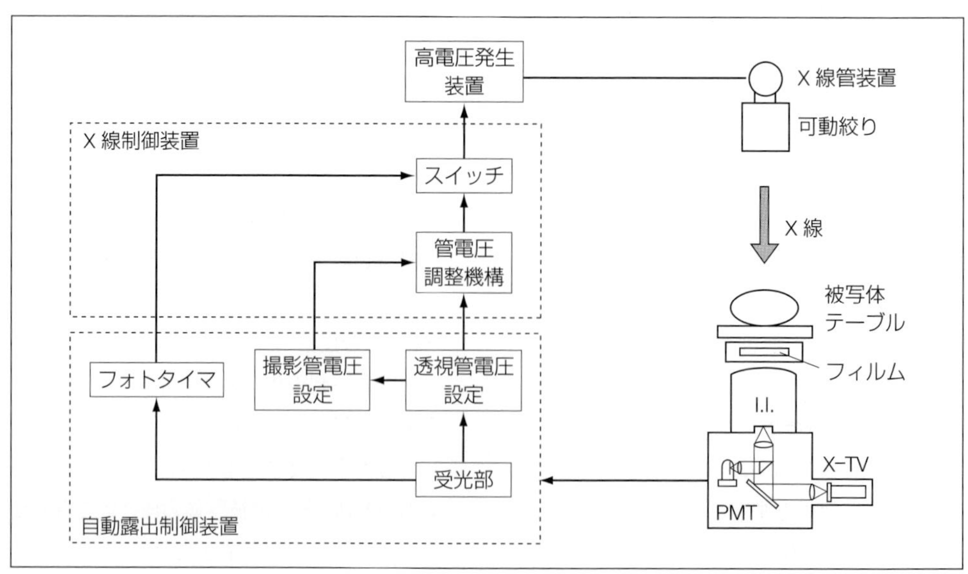

図 4-2　X 線テレビシステム用自動露出制御装置の構成

被写体によらず一定濃度の X 線画像が得られる．しかし，実際には，両者は完全には比例関係になく，後述のような種々の濃度特性が現れる．このため，使用するシステムの構成や目的に合わせてさまざまな補正を加える必要がある．

2) X 線テレビシステム用自動露出制御装置の原理

図 4-2 に，X 線テレビシステム用自動露出制御装置の構成例を示す．透視時についても，前項で述べたのと同様に電流信号 i_p，電圧信号 V_p を定義しておき，V_p をあらかじめ定めた透視輝度信号 BRT と比較し，その差がある一定の値 ΔB 以下になるよう X 線出力強度を透視中リアルタイムで自動的に変化させるフィードバック制御系を形成する．すなわち，

$$\mathrm{BRT} - \Delta B \leqq V_p \leqq \mathrm{BRT} + \Delta B$$

の関係がつねに成立するように X 線量を増減させる制御系である．

また，撮影前にその位置決めのために行われる透視時において，上述のフィードバック制御中に得られた透視 X 線条件は被写体の X 線吸収の程度を反映していることから，このデータを用いて撮影 X 線条件を決定することができる．これにはたとえば，透視管電圧と撮影管電圧が比例するように制御する方法などがある．

以上のように撮影時にはフォトタイマを使い，透視時には自動露出制御を行うことにより，すべての X 線条件を自動設定することが可能となる．

3. センサ

1) センサの種類

透過 X 線を検出するためのセンサは，自動露出制御装置のキーコンポーネントである．**図 4-1** に各種センサの用途と特徴を整理した．検出方法としては大別して 2 種類ある．一つは電離箱や半導体を使用し X 線による電離電流を検出して制御する方法で，イオンタイマに使用される．電離箱方式はヨーロッパで広く用いられているが，出力が微小なため，高利得の増幅器を備える必要がある．もう一つは，蛍光体や I.I. などにより X 線のエネルギー分布を可視光のエネルギー分布またはエネルギー積分量に変換後，それを光電子増倍管などの各種光電変換素子により電気信号として検出することによって X 線を制御する方法であり，フォトタイマ用に使われる．この方法は国産装置の多くに採用されている．

表 4-1　センサの種類と用途，特徴

種　類	用途，特徴
電離箱	イオンタイマ
半導体検出器	イオンタイマ（半導体タイマ） 薄型で複数チャネル化可能
蛍光体（硫化亜鉛系など）	フォトタイマ 光電子増倍管との組み合わせ
I.I.（image intensifier）	AERC，フォトタイマ 光電子増倍管またはフォトダイオードなどとの組み合わせ 透視時は受像器とセンサを兼用可能（TV 信号による） 高感度

2) 光電子増倍管とその特性

光電子増倍管は，陰極と陽極および複数のダイノード（二次電子倍増電極）を備えた真空管で，光電効果を利用して光エネルギーを電気エネルギーに変換する機能をもつ．

図 4-3 はその代表的回路を示したもので，陰極と陽極間に 1,000V 前後の直流電圧を与え，両者間にあるダイノード 1～9 には電子を加速するため約 100V ずつの段階的電圧を供給する．入光窓から入射した光子は光電陰極 11 から光電子を叩き出し，その光電子はダイノードによって加速エネルギーを与えられるとともに集束されて第 1 ダイノード 1 に衝突する．その結果，1 個の光電子は数個の二次電子を叩き出し，それらは第 2 ダイノード 2 に入ってさらに増倍される．このように二次電子は隣り

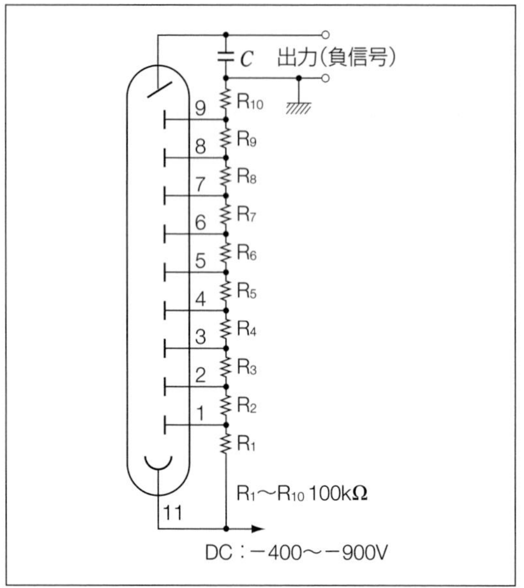

図 4-3　光電子増倍管使用回路（青柳泰司：放射線機器工学（Ⅰ）X 線診断機器．p.222，コロナ社，1992）

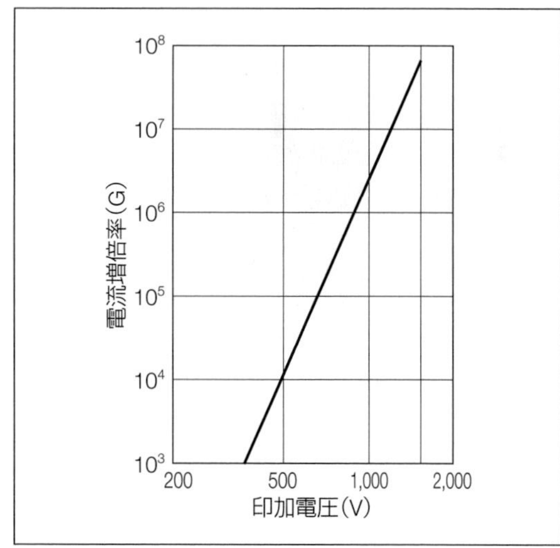

図 4-4　光電子増倍管の増幅率と供給電圧

合うダイノード間の電位差により加速されながら電子増倍部を通過する間につぎつぎと増倍され，最終的には 10^6 倍以上になって陽極に到達し，電流信号として外部に取り出される．

図 4-4 に示すように，その感度は供給電圧に対し指数関数的に変化するため，とくに安定した電源が必要である．周波数特性は良好で，数十 MHz 程度まで応答する．

3）センサの位置による分類

センサの配置により**図 4-5** のように前面検出（採光）方式と後面検出（採光）方式がある．

（1）　前面検出（採光）方式

前面検出方式は，一般撮影用フォトタイマとともに広く用いられている．フィルムなどの受像器よりも被写体側にセンサを配置する方式で，フィルムや増感紙およびそれらを保持する機構の影響を受けないため，自動露出制御装置としての制御は容易になり，比較的よい特性を得やすい．

しかし，単純な増感紙-フィルム系に比べればわ

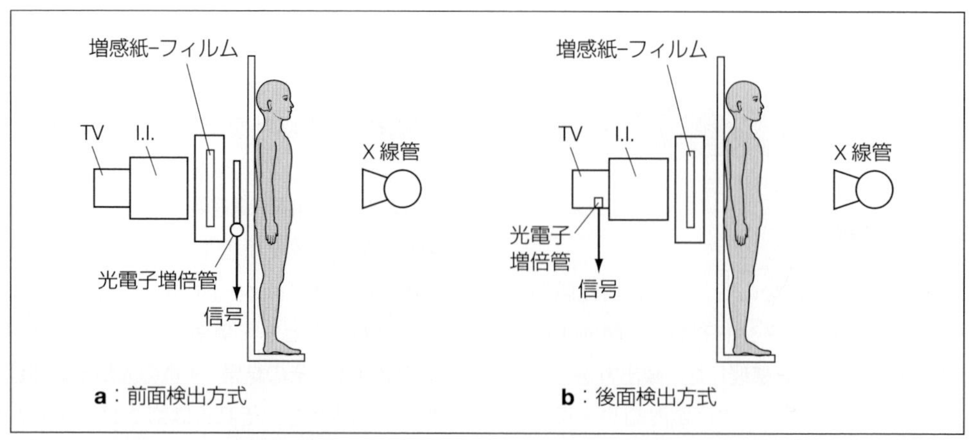

図 4-5　前面検出方式と後面検出方式

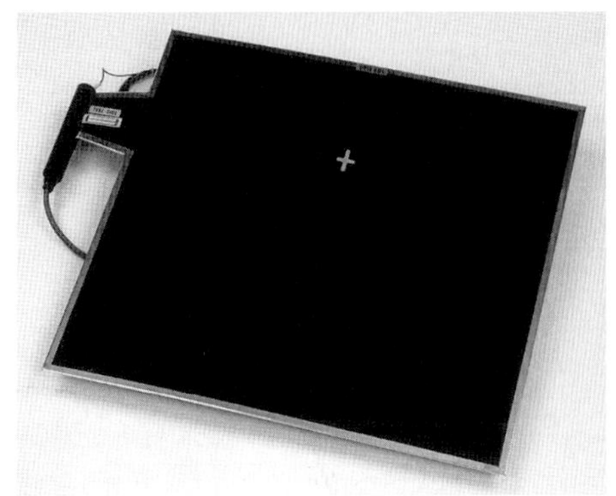

図 4-6　一般撮影用フォトタイマ

ずかではあるが，センサによる X 線吸収と散乱線に起因する画質の劣化と無効被ばくの増加に加え，センサの厚さのために被写体とフィルム間の距離があくことによる拡大ボケにも配慮しなければならない．

図 4-6 に，前面採光方式に使用される蛍光体を用いた一般撮影用フォトタイマの受光部を示す．

(2)　後面検出（採光）方式

後面検出方式は，主として消化器系診断に対応したカセッテレス X 線テレビシステムに組み込まれ，I.I. の出力で動作する I.I. フォトタイマに使用される．フィルムなどの受像器の後ろ側にセンサを配置する方式で，センサによる画質の劣化や拡大ボケといった問題は発生しないが，フィルムと増感紙およびそれらを保持する機構の影響に加えて，後述するような管電圧特性が大きいため，自動露出制御装置として適確で安定した性能を得るには高度な制御技術が要求される．

4）センサの形状による分類

受像器でつくられる画像の全領域での平均濃度だけが重要な場合には，その平均的な X 線量を検出する手段を設けることにより，自動露出制御装置としての要求を満たすことができる．しかし，フィルムなどの受像器の限られたラチチュードのなかで非常に広範囲に分布する撮影部位の X 線透過特性の違いを画像化する X 線装置においては，真に適正濃度とすることが可能なのはきわめて限られた範囲のみである．したがって，関心領域（region of interest：ROI）がどこにあり，どの程度のコントラストが必要かによって画像中のどの部分を適正濃度とすべきかが変わり，それに応じて最適な照射線量にも違いが生じる．このことから，X 線装置における自動露出制御装置にとってセンサの形状と大きさは，その検出特性とともに，基本的な性能を決めるうえできわめて重要なファクタである．

図 4-7 に，一点採光型とマルチ採光型のセンサの形状と配置を示す．

(1)　一点採光方式

撮影部位の様相によらず単独で一定形状の採光野を使用する方式が一点採光方式である．構造および制御が簡単であるが，直接線などによる強い光やバ

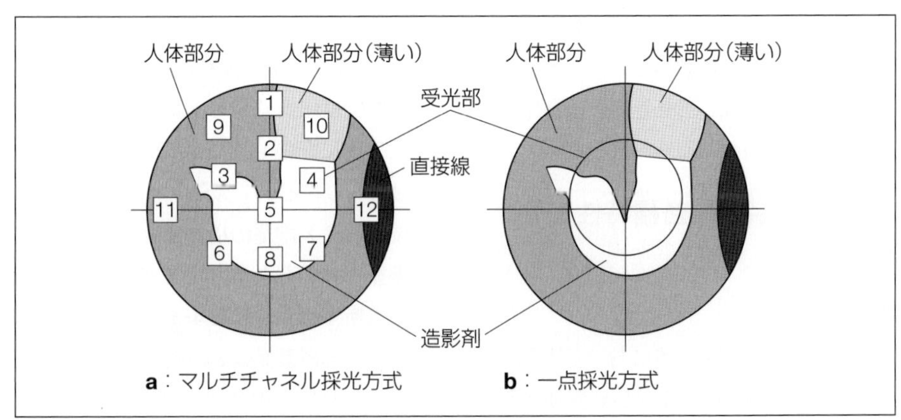

図 4-7　マルチチャネル採光方式と一点採光方式センサ

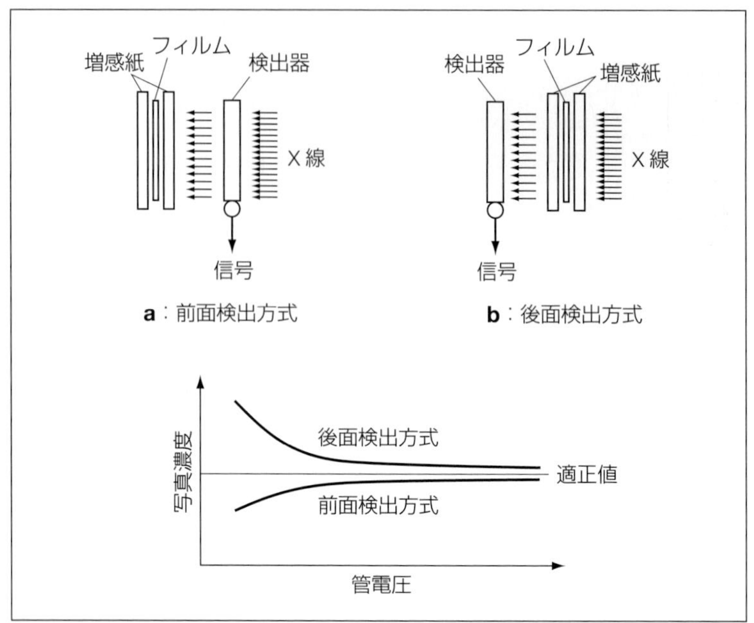

図 4-8　管電圧と濃度の関係

リウムなどの造影剤によるセンサの被覆（“被覆特性”の項参照）の影響を受けるため，制御装置の動作の適正化と安定化が困難である．

（2）　マルチチャネル採光方式

撮影部位の形態に応じて採光する位置や大きさ，形状などを変えながら，自動露出制御のための信号を取り出す方式がマルチチャネル採光方式である．3チャネル程度の採光野を手動で選択する方式のものと，より多くの採光チャネルを自動的に選択する方式とがある．採光野を自動決定するためには複雑なアルゴリズムを要するが，この方法は直接線の影響やセンサの被覆特性を軽減する制御などを可能とする．このため，消化管造影撮影などのコントラストの強い診断画像の取得に際しても制御装置動作の適正化と安定化に大きく寄与するものである．

4．自動露出制御装置の各種特性とその補正

（1）　管電圧特性

管電圧特性は，自動露出制御装置において管電圧（線質）により写真濃度が適正値に対して変動する傾向をさす．このような特性が現れる理由の一つは，X線受像器（増感紙-フィルム系）と制御用センサのそれぞれの感度特性が管電圧依存性をもっており，しかも両者の関係が線形になっていないためである．もう一つの理由は，X線受像器に入射するX線量と制御用センサに入射するX線量に差があることに加え，この差も管電圧依存性をもっているためである．

図 4-8 に示すように，前面検出方式と後面検出方式とで，管電圧対濃度の関係は逆の特性を示す．ここで，濃度とはフィルムの黒化度を示すもので，濃度の低い領域はより黒化度が低く（白く），濃度の高い領域は黒化度が高く（黒く）なる．

a．前面検出（採光）方式

前面検出方式ではX線センサを増感紙-フィルム系の前に配置しているので，フィルムへのX線量はセンサにおいて減弱する．したがって，センサで検出したX線量の積分値は，フィルムに到達するX線量を積分した値よりも速く目標値に達してX線を遮断するように**図 4-1** のフォトタイマが動作し，結局，写真濃度はその適正値よりも低くなる．

センサに入射するX線量とフィルムへの到達X線量との差は，センサにおける吸収率が高くなる低

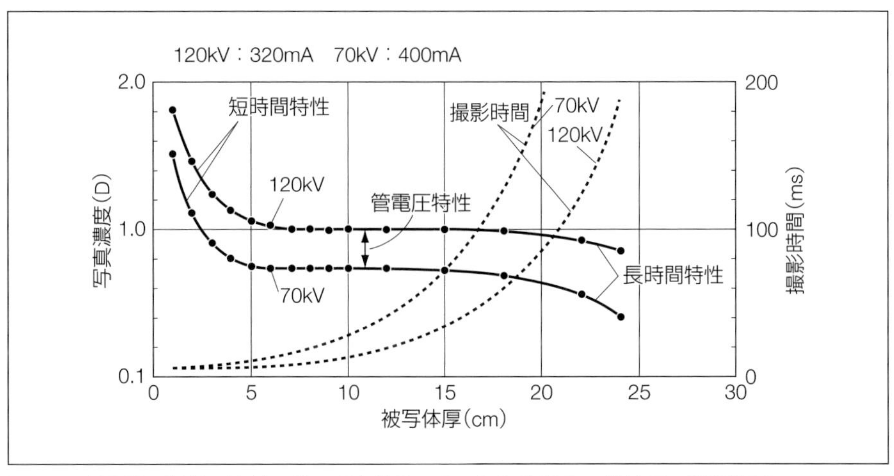

図 4-9　被写体厚特性（宮崎　茂：医療施設でおこなう診断用 X 線装置の機器管理について．日本放射線技師会放射線機器管理士部会，2006. 10. 9）

管電圧領域ほど大きくなり，濃度適正値に対する低下度がより著しくなる傾向がある．逆に管電圧が高い場合には，センサに入射する X 線量とフィルムに到達する X 線量との差が小さいので適正濃度との差はわずかとなる．

b．後面検出（採光）方式

後面検出方式では X 線センサを後方に配置しており，センサに達する X 線量は増感紙-フィルム系で減弱し，フィルムに入射する X 線量よりも低下する．したがって，センサで検出する X 線量の積分値はフィルムに入射する X 線量を積分した値よりも遅く目標値に達するので，X 線の照射時間が長くなるように**図 4-2** のフォトタイマが動作し，結局，写真濃度がその適正値よりも高くなる．

フィルムとセンサにおける X 線量の差は増感紙-フィルム系での吸収率が高くなる低管電圧条件ほど著しくなり，管電圧依存性は上述の前面採光方式と逆の特性を示す．つまり，低管電圧領域ほど濃度が高くなりすぎる傾向があり，高管電圧領域ではその傾向は弱まる．

(2)　被写体厚特性

フォトタイマ制御装置において，被写体が薄い短時間撮影領域で写真濃度が高くなり，被写体が厚い長時間領域で濃度が低くなる傾向があり，これを被写体厚特性という（**図 4-9**）．

前者の傾向（短時間特性）が現れる要因としては，後述の応答遅れによるもののほか，高電圧ケーブルの浮遊容量から生じる管電圧波形波尾の写真効果によるものがある．一方後者（長時間特性）は，検出器に使用している光電子増倍管の暗電流に起因する．光電子増倍管では，入力光がなくてもわずかに出力電流が流れる（この電流を**暗電流**という）性質があり，この影響により本来の適正濃度になる以前に X 線停止信号が発信されてしまうことによる．

(3)　被覆特性

バリウムなどの造影剤とセンサとの相対的な位置関係により，同等の撮影部位であってもセンサに入射する光の量が変化することにより生ずる特性を被覆特性とよぶ．

(4)　フィルムホルダ機構の影響

フィルムや増感紙を保持するフィルムホルダの構造が一様でなく，とくにネームプリンタ用の切り欠き部などが非対称な構造であるため，フィルムホルダ透過後の X 線強度が非対称な分布となることがある．そのため，とくに分割撮影などの場合に，各分割部分ごとに検出する X 線量が異なることにより発生する特性もある．

(5) I.I. 視野による特性

I.I. 視野による特性は，イメージインテンシファイア（I.I.）の出力蛍光面測光方式の場合，選択したI.I. サイズにより撮影部位とセンサとの相対的な位置と大きさが変わることにより生じる．

第7章4 X線イメージインテンシファイアの項の**図7-35**（p. 504参照）に示すように，I.I. は入力蛍光面にX線が入射するとそれを光に変換した後，その光を光電面にて電子に変換し，さらにその電子を加速して出力蛍光面に高速で衝突させることで高輝度の可視像を出力するものである．この出力蛍光面における可視光の測光を検出して自動露出制御に用いる場合，I.I. サイズによる検出特性の差を補正しなければならない．

現在I.I. には有効径約15～40cmまでのものがあり，用途に応じてそのサイズが使い分けられているが，この有効径が異なると，同一の部位で同一のX線量を入射しても，出力蛍光面における光学像の輝度に差異が生じてしまう（詳細は第7章4 X線イメージインテンシファイアの変換係数p.507参照）．そして，この差異は，輝度を電気信号に変換した後の積分値，ひいてはX線遮断時間にも影響するため，写真濃度をその適正値と異なるものにしてしまう．そこで，**図4-1**のフォトタイマの積分回路には，このようにI.I. の有効径が変わっても同一部位，同一X線量で同じ積分特性になるように補正する機能が備わっている．

その他，同一部位でも，I.I.の視野切り替えにより観察範囲が変わると，被覆特性やハレーションの影響度も変わるので，これに起因する濃度特性の推移にも留意が必要である．

(6) 検出遅れおよび遮断遅れ特性

検出遅れおよび遮断遅れ特性は，X線の強度変化があってからセンサの出力が応答するまでの時間遅れT_1，自動露出制御装置内の制御回路による時間遅れT_2，さらに自動露出制御装置からX線高電圧装置に対してX線遮断信号を出力してから実際にX線が遮断されるまでの時間遅れT_3により発生する．このうちT_2，T_3については現在のインバータ式X線高電圧装置では通常無視してもよいほど短いが，T_1については，テレビカメラのビデオ信号をセンサとして使用する場合には16～33ms程度の時間遅れがあり，撮影用としての実用化は困難である．

図4-10は，フォトタイマ検出系および制御系に固有の時間遅れt_0があるとした場合の濃度特性とその補償方法についての概念を示している．上部は，撮影時間とX線線量率の関係で，下部は同じく撮影時間とフォトタイマの積分電圧（**図4-1**の積分回路の出力電圧V_c）の関係である．

撮影時間とX線線量率との関係は，各濃度値（0.7，0.9，1.0，1.1，1.3）をパラメータとして示したもので，これらの濃度値は使用する増感紙，フィルム，現像条件によって異なる．時間遅れt_0があると，たとえば，**図4-10**の（a）点でX線の遮断指令が出ても，すぐには遮断されずt_0だけ遅れた（b）点で遮断される．そうすると，このt_0の分だけX線量が多くなり，写真濃度が目標値の1.0から1.3近くまで上昇してしまう．したがってこのままでは所望濃度の写真が得られないため，これを補正しなければならない．

図4-10下方に示した積分電圧eは，**図4-1**の積分回路の出力電圧V_cであり，このeが一定の電圧e_0（設定濃度に対応した基準電圧V_R）に達したとき，X線遮断指令が発せられる．eがe_0に達するまでの時間は**図4-1**の抵抗RとコンデンサCからなる積分回路の時定数CRで決まるが，この時定数で定まる勾配でeは上昇し，たとえば（イ）のように上昇してe_0に達した時点で遮断信号が出力される．しかし，前述したように，フォトタイマには固有の遅れ時間t_0があるためにすぐには遮断できず，この時間遅れ分だけX線が多く照射されて濃度値が高くなる特性がある．

そこでこの補正のため，上記CRの値を$CR = t_0$と選び，センサとしての光電子増倍管の出力電流である光電流i_pに比例した補正用オフセット電圧i_pR（$= i_pt_0/C$）をフォトタイマの積分回路に加え，（ロ）に示すように，eがt_0だけ速くe_0に達するよ

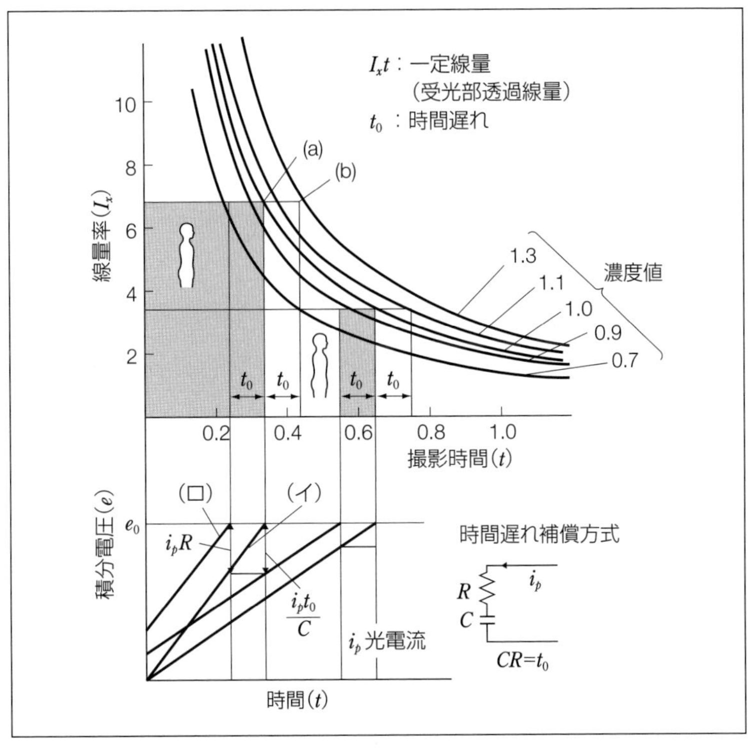

図 4-10　時間遅れによる濃度特性とその補償

うにし，この時点から t_0 経過した後に X 線を遮断することとする．この方法により，自動露出制御装置の検出系および制御系に固有の時間遅れによる濃度過剰を補正し，目標とする濃度 1.0 の写真が得られることになる．

(7)　透視 / 撮影の照射野変化による影響

透視時に I.I. を使用して比較的小さな視野で観察し，撮影時にフィルムサイズいっぱいまで視野を広げて撮るような絞りオートモードなどにおいて，透視時に検出した被写体透過後の X 線強度分布と，撮影時のそれが大きく異なる場合がある．とくに，撮影時に被写体側から直接線が入る場合などには影響が大きくなるので十分な配慮が不可欠である．

(8)　相反則不軌特性

写真フィルム露光時における光の強さと露光時間の積が一定ならフィルム上で同じ濃度が得られる関係を“相反則”という．しかし，この関係は，光の強さが過度に弱いあるいは強い場合には成立せず，相反則が成立しない“相反則不軌”が起きる．強い光での撮影時に起こるのが**高照度（相反則）不軌**，弱い光のときに起こるのを**低照度（相反則）不軌**という．これは，フィルムの乳剤に含まれるハロゲン化銀結晶の光化学反応の特性に起因するものである．

医療用 X 線写真における受像器-フィルム系においては，同じ X 線入射線量であっても，その線量率の違いによりかならずしも同一濃度が得られない相反則不軌がある．この特性により，**図 4-11** の例では，いずれのフィルムについても，撮影時間が 1 秒を過ぎると比感度が大きく低下し始め，所望の濃度が得られにくくなっていくことが読み取れる．

5. 用途による特殊性

1）一般撮影用

一般撮影では胸部撮影，外科撮影など，対象とする撮影部位が多岐にわたるため，通常は，管電圧と

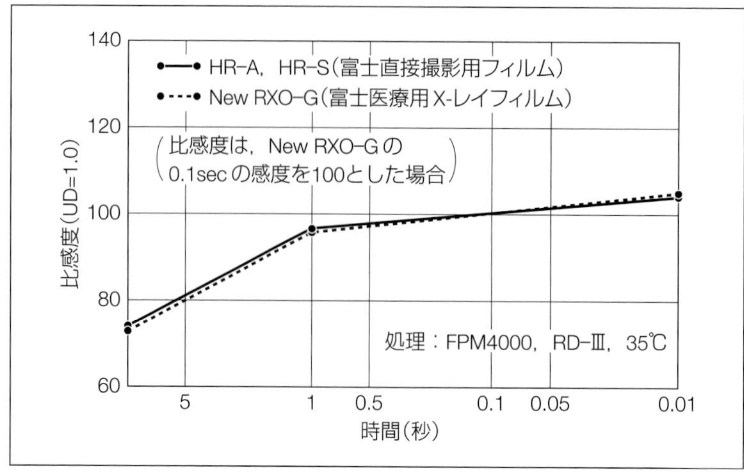

図4-11　相反則不軌特性の例

管電流を撮影目的に合わせて手動で設定した後，フォトタイマでX線を遮断する．したがって，目的に合わせてセンサの形状や管電圧特性などが選択可能となっていることが望ましい．

2）断層撮影用

断層撮影においては，通常，撮影時間は選択した断層軌道により決まってしまうため，フォトタイマのように撮影時間での濃度調整はできない．したがって，撮影前にその位置決めのために行う透視や撮影条件決定のための予備ばく射により撮影管電圧と管電流を決めて断層撮影を行う方法，または断層撮影中にリアルタイムに撮影管電圧，管電流を調整する方法とが考えられる．しかしながら，両方法とも患者被ばくの増加についての評価が必要なことに加え，胸部などの被写体コントラストの強い部位が対象となることが多いため，センサ形状の適正化がきわめて難しい．したがって満足な特性が得られていないのが現状であり，改善の余地が残されている．

3）消化器用

消化器診断において操作者は造影剤の流れに追従しつつ被写体の体位や撮影位置を決めるための操作に専念する必要があるため，自動露出制御装置の応用がもっとも進んでいる．一般的には透視用のI.I.の出力を利用して透視，撮影ともにすべてのX線条件を自動設定しているが，とくに撮影時には，上述のような種々の補正機能を十分に備えていなければならない．また，フィルムの前面に撮影専用のセンサを設けることにより，これらの補正機能を省いた装置もある．

4）循環器用

循環器用では動きの速い部位を短時間で撮影する必要があるため，通常のフォトタイマによる制御は困難であり，透視条件に基づいて撮影時間を優先的に決めたうえで管電圧，管電流を調整するようなアルゴリズムが採用されている．

血管造影撮影やシネ撮影で数秒～数十秒間にわたる造影剤の流れを追う動画撮影においては，各コマごとの撮影条件を造影剤の状況に合わせて制御しなければならない．この場合も撮影時間は固定とし，管電圧または管電流を調整するのが一般的な方法である．

5）乳房撮影用

乳房診断では軟部組織を対象としているため，エネルギーの低いX線（軟X線）を使用することから，自動露出用センサは後面検出型とせざるをえない．したがって前項で述べたように，管電圧特性や被写体厚特性が強く現れる．さらに微小焦点での低管電流，長時間撮影となるため，相反則不軌特性も無視できない.

2 操作パネル

1. 概　要

操作パネルとは，X 線システムのなかでおもに X 線制御に関する各種パラメータを設定するとともに，その設定に基づいた指令を出すためのユニットであり，そのための操作器と表示器を備えたものである．一般的には，X 線システム全体のコントローラとしての役割をも担う.

したがって，対象とする X 線システムが，どのような目的のシステムであるか，さらに具体的には人体のどのような部位をどのような検査手技で，どのような画像を描出したいのか，といった事情によって，それぞれ必要となる機能や仕様が変わってくる．そして，人間工学的観点から操作性を最大限高められるよう，そのサイズと形状および操作器や表示器の配置などに十分な配慮をする必要がある．もちろん，その設計は被検者，操作者ほかの安全（電気的安全，機械的安全，放射線被ばく面での安全）の確保を大前提としたものでなければならない.

操作パネルは，それらの諸事情を勘案のうえ，マイクロコンピュータおよびその周辺の回路技術，実装技術および各種情報通信とその制御技術などにより実現されている.

X 線制御装置に関しては，医用 X 線高電圧装置通則 JIS Z 4702 の 8.2 節にその構成に関する規定が，同じく 9.2 節に安全に関する規定がそれぞれ記述されている.

2. おもな操作器とその機能

(1)　電源開閉器

電源開閉器は，電源の各相を同時に接続または遮断できるものでなければならない.

(2)　緊急 X 線遮断機

装置の故障などにより通常の X 線遮断装置が作動しない場合でも，緊急かつ安全に X 線を遮断することができ，復帰時（再起動時）にも危険を回避できる機構としなければならない．電源開閉器が上記の条件を満たす場合にはこの目的に使用してもよい.

(3)　X 線条件の表示

撮影の場合は，X 線撮影に先立ち，選択した管電圧，管電流および撮影時間（または管電流と撮影時間の代わりに管電流時間積）を表示することとなっている．また，透視の場合，操作者が随時確認できる方法で管電圧と管電流を表示しなければならない．自動露出制御を行う場合は，管電圧だけを表示してもよく，撮影後に撮影時間または管電流時間積を表示することと規定されている.

(4)　準備完了状態の表示

準備完了状態（あと一つの操作で X 線の照射が行われる状態）を操作パネル上に，通常緑色で表示することとなっている.

(5)　X 線照射中の表示

X 線の照射中であることを操作者が通常操作する位置から識別できるよう，通常黄色で表示する．撮影の場合はその終了を操作者に対して音響により知らせる手段を設ける必要がある.

(6)　選択した X 線源装置の表示

複数の X 線源装置が組み合わされている場合には，X 線源装置に負荷を供給する前に，選択した X 線源装置を操作パネル上に表示しなければならない.

(7)　自動制御の表示

自動制御システムによって作動する X 線高電圧装置については，選択した作動モードを制御パネルに表示しなければならない.

(8)　デッドマンスイッチ

X 線照射の制御はデッドマン形（操作者がスイッチから手や足を離すと動作が停止する）でなければならない．透視時において診断行為が困難になる場合に限り，自己保持型の開閉器を使用してもよい

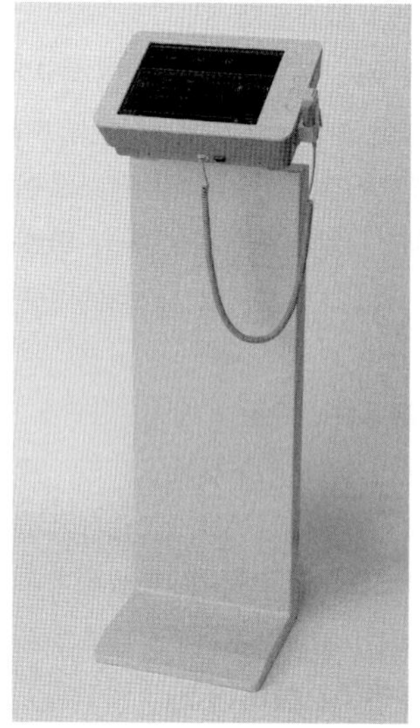

図 4-12　スタンド形操作卓

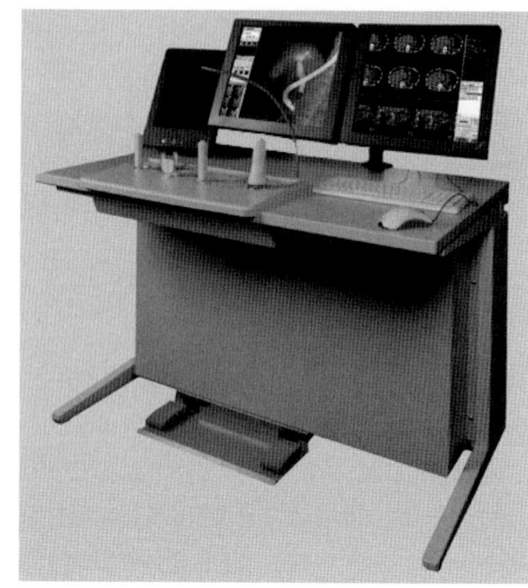

図 4-13　デスク形操作卓

が，この場合でも電源が遮断されたときには自動的に保持を解放しなければならない．

(9)　透視用積算タイマ

操作者や被検者の被ばく線量を増大させないため，透視用積算タイマを設ける必要がある．透視用積算タイマにより，設定時間の終了 30 秒前にはこれを操作者に警告音により報知するとともに，設定時間に達すると透視を自動的に終了させなければならない．

参考

1）表示値の数列

JIS Z 4702 では，管電流・撮影時間および管電流時間積の値は，可能な限り標準数に関する規格 JIS Z 8601 の R′ 10 系列または R′ 20 系列から選ぶよう規定されている．

これらの系列は，それぞれ 10 の 10 乗根（$\sqrt[10]{10}$），10 の 20 乗根（$\sqrt[20]{10}$）を公比とする等比数列であり，標準数として下記を使用する．

R′ 10 系列

標準数：				
1.0	1.25	1.6	2.0	2.5
3.2	4.0	5.0	6.3	8.0

R′ 20 系列

標準数：				
1.0	1.1	1.25	1.4	1.6
1.8	2.0	2.2	2.5	2.8
3.2	3.6	4.0	4.5	5.0
5.6	6.3	7.1	8.0	9.0

2）表示灯などの色と意味（JIS Z 4702）

赤：危険の警告（過負荷条件選択時を含む）
　　緊急措置の要求

黄：X 線照射中

緑：準備完了状態，その他

3. 操作卓の形状

操作卓の形状については，使用時において操作者がどのような姿勢で操作するか，とくに立った状態で操作するのか座って操作するのか，またその操作卓にどこまでの機能をもたせるのかによって，その形態が大きく異なる．操作卓の例として，**図 4-12** に操作者が立って使用するスタンド形操作卓を，**図 4-13** に座って使用するデスク形操作卓をそれぞれ示す．

操作卓内の各操作器，表示器は，それぞれのシステムの使用目的や使用方法によってその仕様が異なるため，システムごとに後述する．

4. プログラム撮影機能

近年の装置では通常，種々のパラメータを設定するに当たり，個々のパラメータごとではなく，撮影しようとする目的ごとにあらかじめそれらの組み合わせのパターンを複数種類設定しておき，必要なときに簡単な操作でそれを呼び出し，素早く設定できるようにした専用の操作器（プログラム撮影操作器）を備えている．プログラミングするパラメータの種類には下記のようなものがある．

①撮影管電圧
②撮影管電流
③撮影時間（バックアップタイマ）
④使用 X 線管装置
⑤使用焦点
⑥自動露出制御装置使用モード
⑦自動露出制御装置濃度タップ
⑧コメント

またプログラムの種類としては，撮影部位・目的ごとにあらかじめ条件を入力しておくアナトミカルプログラムと，被検者の ID 番号などに対応させて上記のような各種条件を記憶させ，入力内容との対応表などを参照しながらその番号を選択する単純プログラムとに大別することができる．

最近では，キャラクタディスプレイ機能を備え，入力した撮影条件に対するコメントも付加して記憶することが可能なアナトミカルプログラムが主流となっている．**図 4-12** に示したスタンド形操作卓は，撮影条件のアナトミカルプログラム制御ができる操作卓であり，タッチパネル機能を備えた大型で視認性の良い液晶ディスプレイにより操作器と表示器を一体化したものである（**図 4-14**）．このタッチパネルの操作により，電源の開閉，撮影，透視のオンおよびオフ，アナトミカルプログラムの編集，撮影条件の設定（撮影管電圧，撮影管電流，撮影時間の 3 条件，あるいは管電圧と mAs の 2 条件の設定）と表示などが可能である．

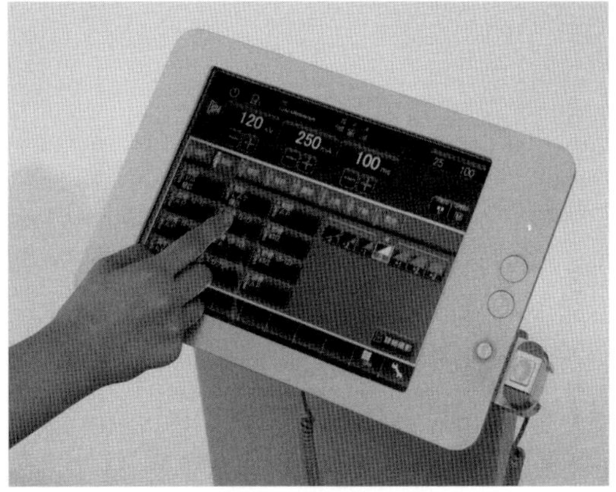

図 4-14　スタンド形操作卓の操作/表示部

また，アナトミカルプログラム機能により，このディスプレイに表示された検査部位を直接タッチするだけで容易に適切な撮影条件設定が可能となる．**図 4-14** は，撮影部位として胸部が選択された例であり，設定された撮影条件に関する情報は X 線制御装置に送られ，これに基づいて X 線が制御される．

以上のような操作が第 2 編第 3 章の**図 3-64** に示した共振形インバータ式 X 線高電圧装置に対してなされた場合，一連の制御プロセスは以下のとおりとなる．まず，**図 4-14** に表示された管電圧 120 kV，管電流 250mA，撮影時間 100ms の各条件設定信号は，設定管電圧，設定管電流，設定撮影時間およびこれらの条件に対応した設定フィラメント電流としてデジタルフィードバック制御回路（CPU 制御）に入力される．つぎに，このデジタルフィードバック制御回路では，設定管電圧に基づいて整流回路のサイリスタのゲート位相角とインバータ回路の位相差を制御し，同様に設定管電流と設定フィラメント電流に相応して**図 3-67** の加熱インバータ回路の位相差を制御する．そして，設定撮影時間に達したことを CPU が計測し，整流回路，インバータ回路および加熱インバータ回路の各回路の動作を停止させる指令を発して X 線のばく射を終了させる．

なお，**図 4-14** のタッチパネルで選択した撮影条件を被写体の体厚などにより調整したい場合は，管電圧，管電流および撮影時間/mAs の各設定スイッチにより任意に調整できる.

5. 制御回路

操作卓は操作者がX線システムをコントロールするための各種入力用スイッチと，そのシステムの状態（ステータス）を操作者に知らせるための表示器を備える必要がある．このため，X線システム全体を統括制御する制御回路を主体として，この回路に対する入力，出力回路および各種情報の通信・表示をする回路などから構成される.

1970年代後半にわが国では初めてX線装置の制御用にマイクロコンピュータ（microprocessing unit：MPU）が使用されたが，現在では制御回路を構成する場合には，MPUによらないことはほとんどない．当時は，8bit，動作クロック周波数が2MHz程度であったが，1980年代後半から1990年代にかけて，制御用MPUとしては16〜32bitが主流となり，動作クロックも5〜20MHz程度まで高くなった．そして，近年ではいっそう高速のものが適用されている．さらに，マイクロエレクトロニクスの急速な進歩によりMPUおよびその周辺素子の小型化，低価格化が進んでおり，複数のMPUを使用してブロックごとの自律分散制御を行うような回路構成とする例も多い.

実際に使用するMPUに求められる仕様は，下記の項目を考慮して決めなくてはならない.

①入力点数：X線制御の各種パラメータ設定用スイッチの数，ほかのユニットからのステータス情報の数などの合計である.

②出力点数：とくに表示器の仕様（LEDか，ドットマトリックスか，ドットマトリックスの場合にはキャラクタディスプレイか，グラフィックディスプレイか）が出力点数を決める支配的な要因となる.

③通信により情報を伝達すべき相手の数と情報量および必要な伝送スピード（X線高電圧装置，透視撮影装置，速写装置，自動露出制御装置，支持装置，放射線科情報処理装置など）.

6. 用途と特徴

1）一般撮影システム

一般撮影システムでは，少なくともX線条件の各パラメータ（撮影管電圧，撮影管電流，撮影時間）の設定を行うための操作器，表示器が必要となるが，最近では一般的にアナトミカルプログラムなどの撮影条件プログラム機能を有している．また，複数のX線管装置を組み合わせた場合にはこの選択表示も必要となり，場合によっては絞り装置の状態や，X線管装置の支持装置のポジショニング情報も合わせてそのプログラム機能に付加することもある.

2）X線テレビシステム

透視撮影台を用いておもに消化器の検診を行うX線テレビシステムにおいては，透視モードで造影剤の流れを追いつつ被検者の体位や天板の起倒角度を変えながら位置決めをして素早く撮影をするといった操作を繰り返すため，操作者は被検者のポジショニングに専念する必要があり，通常は透視，撮影のX線条件は自動露出制御装置により決められる．このようなシステムの操作は，欧米諸国では患者を保持するテーブルの近傍でなされるのが一般的であるが，わが国では操作者の被ばくを低減するために，診察室とは鉛ガラスで隔てられた操作室に透視用モニタが設置され，この映像と患者の状態を見ながら遠隔操作により一連の検査が行われる.

このようなシステムでは，被検者の体位や検査部位の重力に対する向き，あるいはX線錐との相対的な位置関係を決定するための操作器の操作性が肝要となる．そこで，このような遠隔操作式X線テレビシステムの操作器類の機能および配置の標準化案として日本放射線機器工業会規格JESRA X-69が決められており，最近の国内外のメーカの新製品は，ほぼこの規格に合致したものとなっている（**図4-15**）.

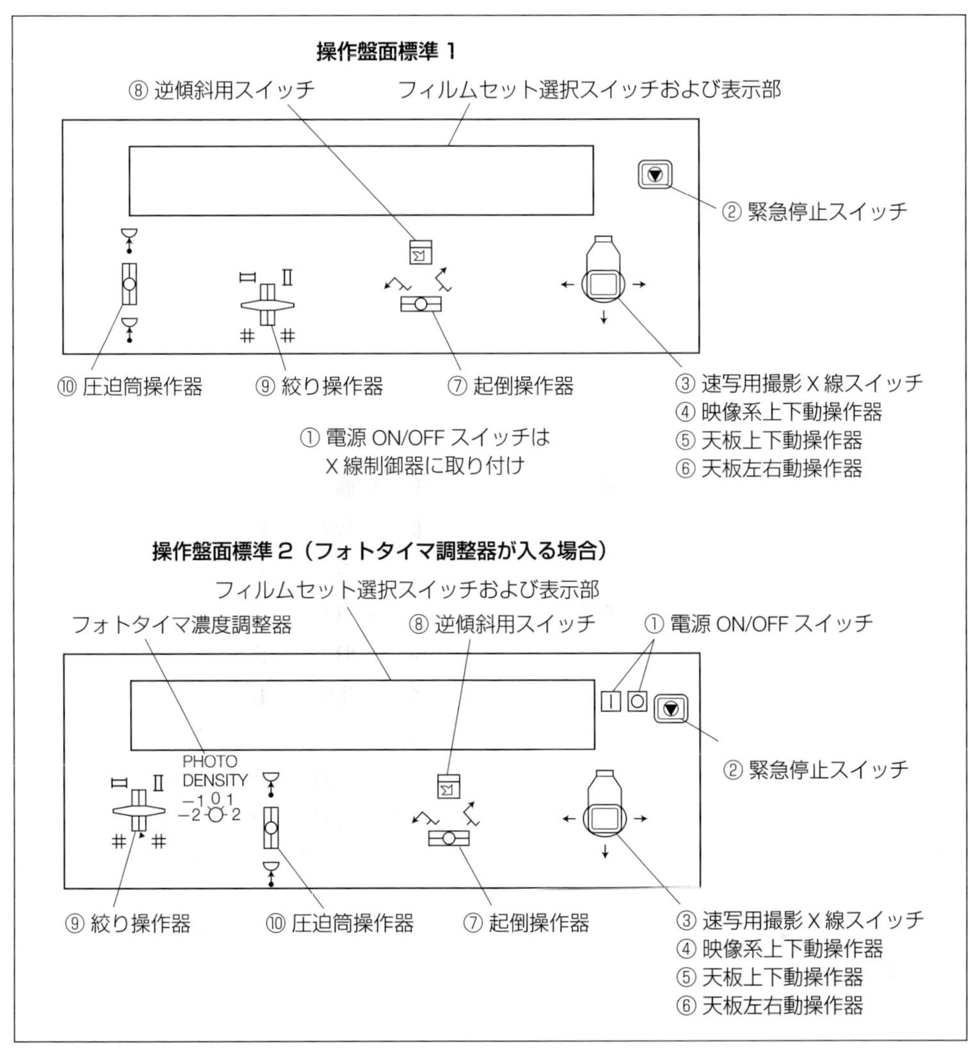

図 4-15　操作盤面の標準規格（遠隔操作式 X 線テレビ装置の操作盤面：(社) 日本放射線機器工業会規格．JESRA X-69）
絞り操作器と圧迫筒操作器の位置を変更し，さらにフォトタイマ濃度調整器を操作盤面に追加配置した操作盤面を示す．これは，被検者に対する被ばくを最小限にすべきであるという考えから，操作中必要に応じて，マニュアル操作をしやすくしたものである．フォトタイマ濃度調整器は，現実には使用頻度が高いという実状に沿って配置したものである．

3）循環器システム

循環器システムでは，心臓および全身の血管の形態，ならびにそれらの血流状態を検査するため，通常は血管内に造影剤を注入し，その様相と動きに注視しなければならない．

したがって，対象とする部位が心臓を中心として，頭部，腹部から下肢に至るまで幅広いことと，とくに心臓などのように動きの早い造影剤の流れを的確にとらえる必要があることから，操作卓に関しても，つぎのような点を勘案しなければならない．

①高電圧発生装置，血管造影撮影装置，患者保持テーブル，X 線管装置支持装置，X 線可動絞り装置，造影剤注入器などが有機的なつながりを保って操作可能であること．

②造影剤の注入とタイミングを合わせた撮影を行

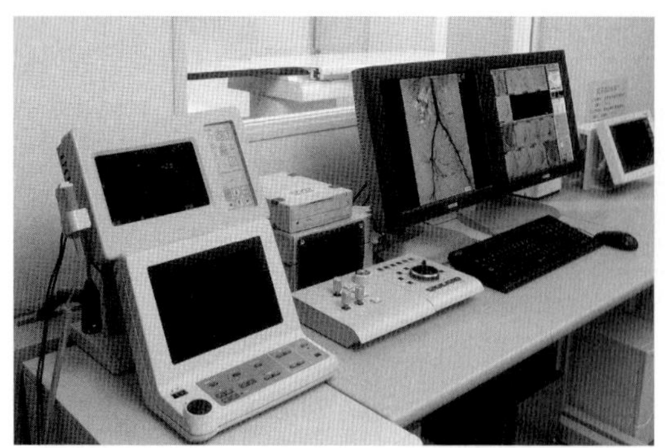

図 4-16　循環器システム用操作パネル

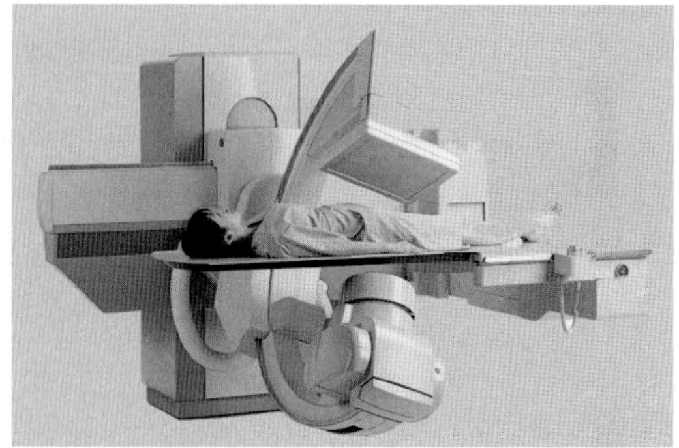

図 4-17　多目的システム

うため，とくに撮影前の準備状態の自動チェック機能とその表示機能がなければならないこと．

③透視および撮影時に適切な自動露出機能を選択できること．

④被検者を動かすことなく，X線源装置および受像器を支持する支持器の操作によって三次元的な画像情報を得るためのポジショニングと透視，撮影が容易なこと．

⑤心臓と肺などのようにX線吸収率が極端に異なる部位を連続して診断する際にも良好な画質が得られるよう，X線可動絞りや濃度補償フィルタの操作を精密かつ容易に行えること．

⑥その他，表示器の視認性がよいこと，フットスイッチの操作性がよいことなど．

図 4-16 に循環器システム用操作パネルの実例を示す．

4）多目的システム

近年，救命救急センターなどの整備による救急用の診断装置が普及し，また診断と治療を同時に進行させるPTCA（経皮経管冠動脈形成術）などの手法が発達してきた．これに伴い，患者の周囲に，心電計，内視鏡装置，超音波装置，手術用具などの各種機器を配置できる十分なスペースが確保でき，複数の医師や放射線技師，あるいは患者の介添者などのアプローチが容易で，しかも透視はもちろんのこと，DSA（デジタルサブトラクションアンギオグラフィ），DR（デジタルラジオグラフィ）などのリアルタイム性の高い撮影が可能なシステムが求められている．

また，一方で，とくに中小の施設においては，診断用機器の設置スペースなどの都合から，一つの透視撮影システムを，消化器診断はもちろんのこと，外科用などの一般撮影から救急用の診断，場合によっては循環器系の診断に至るまで幅広く多目的に使用する例がみられる．このように多目的に使用されるシステムでは，患者の近傍で容易にシステムの操作ができ，さまざまな検査部位に対応した自動露出制御装置の動作モードの設定や確認が容易でなければならない．

図 4-17 に，大視野FPDを搭載しCアームと起倒テーブルを一体化した多目的X線透視撮影システムの一例を示す．このシステムは，上述の要求をふまえ，さまざまなアングルからの透視と撮影ができ，頭部から下肢までIVRを含む多様なアプリケーションに対応できるようにしたものである．

第5章 デジタル一般X線撮影装置

1 FPD方式

1. 概　要

1）歴　史

X線の発見以来，X線検出器および画像記録媒体として増感紙-フィルム系（以下，screen-film：S/F系）が使用されてきた．1980年代からはイメージングプレート（imaging plate：IP）を用いたコンピューテッドラジオグラフィ（computed radiography：CR）が導入され，X線画像診断におけるデジタル化が進んだ．そして，1990年代にX線平面検出器（flat-panel detector：FPD）が開発され，X線画像診断の分野は新しい時代を迎えた．その後，ワイヤレス化，薄型＆軽量化，検出器サイズの拡充，耐久性強化，コスト削減などが行われ，広く普及した．

2）FPD方式撮影装置の基本構成

FPD方式のデジタル一般X線撮影装置は，X線発生装置，X線管，FPD，制御システム，操作および画像確認画面から構成される（**図5-1**）．そして，センサ部はS/F系の増感紙に相当する一次センサと，フィルムに相当する二次センサから構成される．一次センサはX線を検出後，光もしくは電子に変換し，二次センサがその光もしくは電子を検出する．この一次センサの方式によって，直接型と間接型に大別される．

FPDの原理や物理特性の詳細については第7章のX線平面検出器（p.491参照）に譲る．本項では，FPD方式のデジタル一般X線撮影装置について，システム構成，運用方法，特徴，臨床応用について述べる．

2. システム構成と運用方法

1）装置の種類

FPDシステムは立位撮影用，臥位撮影用，可搬型の3種類が製品化され，長尺撮影やマンモグラフィを含む一般撮影全般に対応している．1枚の可搬型FPDを，立位・臥位・カセッテ手技運用で共有するシステムもある．

（1）　立位撮影用FPDシステム

X線管とFPDの上下連動機能が組み込まれている装置では（第1編 第2章 一般X線撮影装置 p.17参照），ポジショニングに要する労力と時間を低減し，作業効率の向上を実現した．また，FPDを−20°～90°まで傾斜可能にすることで撮影部位の範囲を広げた（**図5-2**）．さらに，FPDにはレーザーによる読み取り部がないため，システムの小型化が可能になり，立位撮影用CRシステムに比べ場所をとらなくなった．また，上下方向の可動域を広くとることができるため，膝関節立位撮影から胸部撮影まで撮影可能である．

（2）　臥位撮影用FPDシステム

X線管とFPDの連動機能は，臥位撮影用FPDシステムにも組み込まれており，照射野とFPDのずれによる撮影ミスを防止している．また，FPDの薄さを生かした臥位撮影台は約40～50cmまで下降するため，踏み台なしで撮影台への乗降が可能

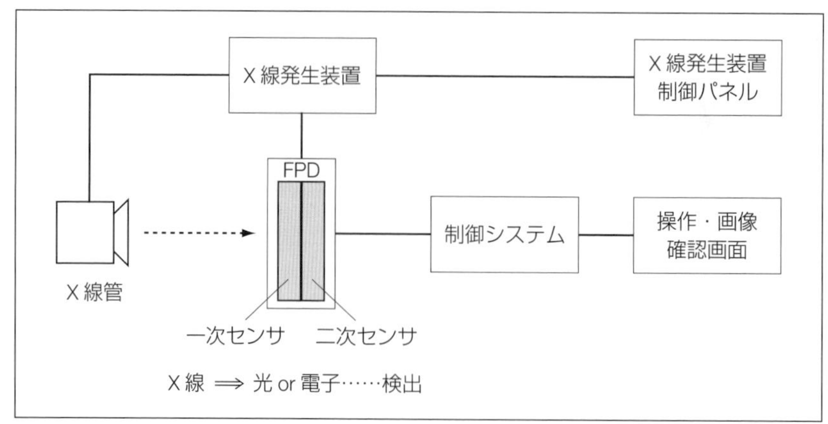

図5-1 基本的なシステム構成
FPDシステムはX線を発生するためのX線発生装置制御パネル，X線発生装置，X線管と，デジタル画像を生成するためのFPD，制御システム，操作・画像確認画面から構成される．

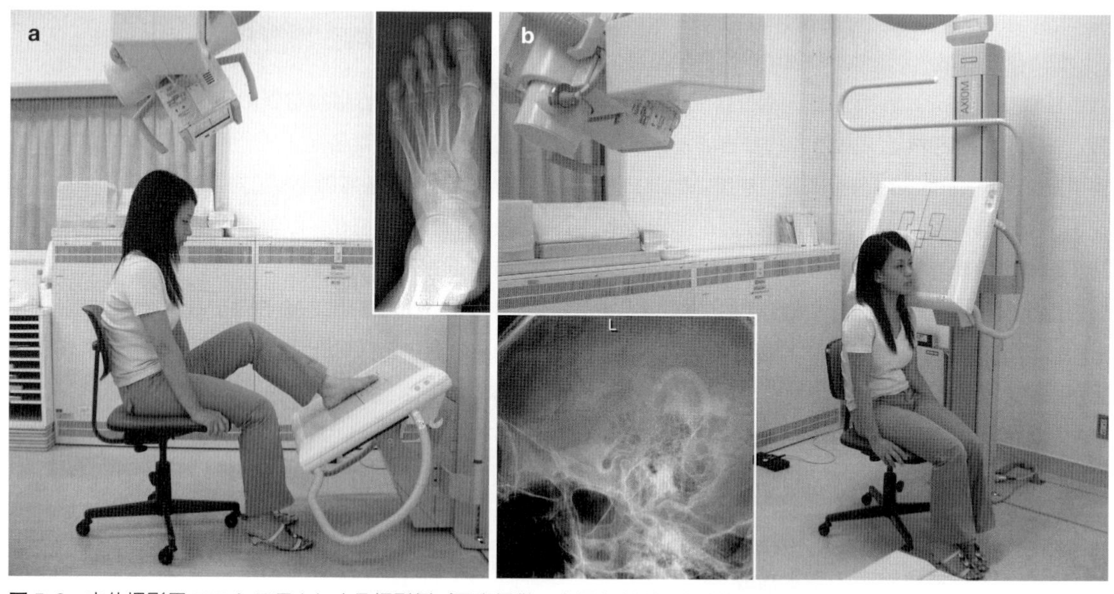

図5-2 立位撮影用FPDシステムによる撮影例（写真提供：金沢大学附属病院放射線部）
足（a）および頭部（b）の撮影の実際と取得画像.

で，安全性の向上とともに患者サービスに大きく貢献している．FPDはテーブル手前に引き出すことができ，FPDの上で直接撮影することも可能となっている（**図5-3**）．

(3) マンモグラフィ用FPDシステム

微小石灰化を描出するために，ピクセルサイズが50〜70μmのマンモグラフィ用FPDが使用されている．デジタル画像処理によって高いコントラスト分解能を実現し，乳腺に重なる病変の検出能を向上させた．また，従来の撮影法に加え，断層面の観察を可能にする「トモシンセシス」の臨床使用も広がりを見せている（第1編第6章p.81参照）．

(4) 可搬型FPD撮影システム

可搬型FPD撮影システムには，制御システムとケーブル接続のあるタイプや，ケーブル接続のないタイプ（ワイヤレスタイプ）がある．いずれの厚さ

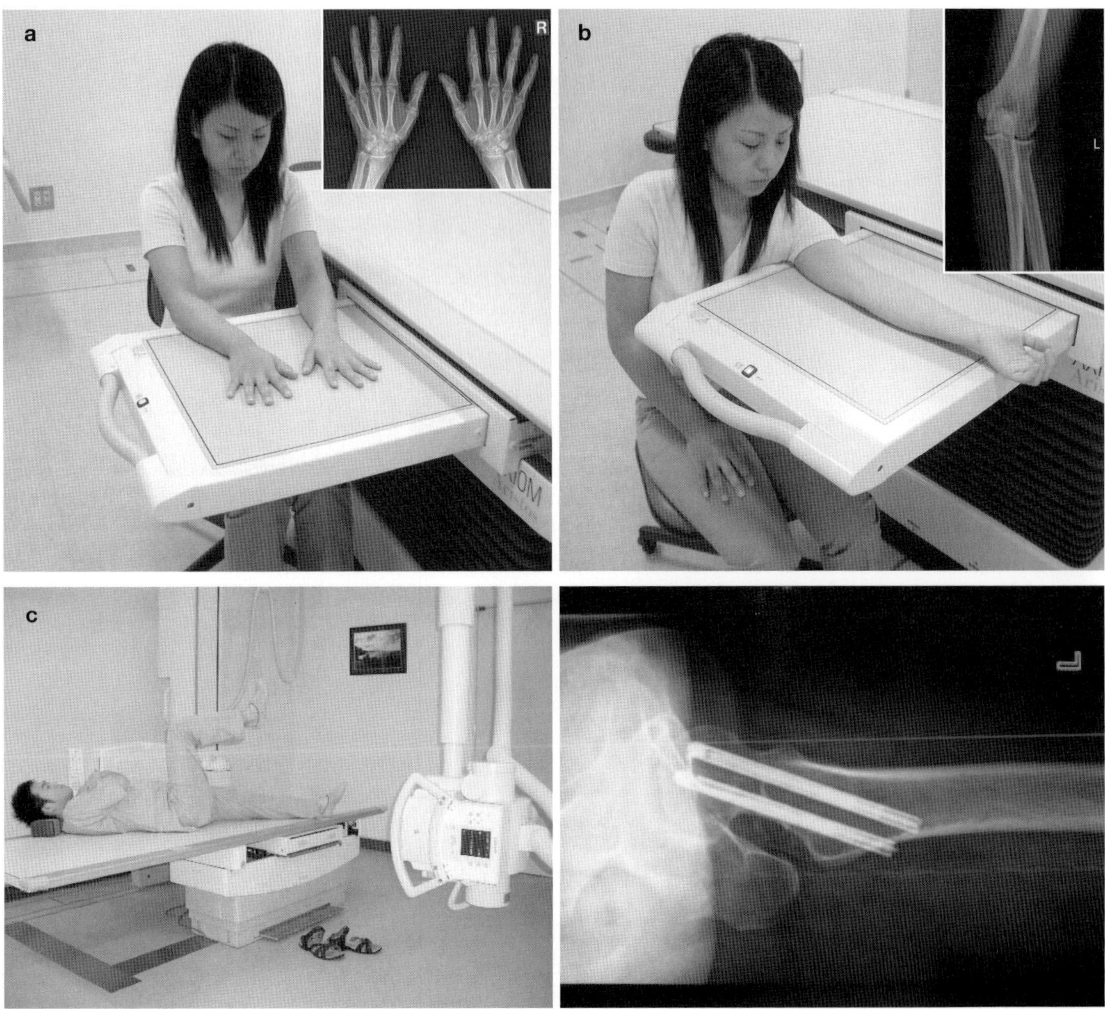

図 5-3　臥位撮影用 FPD システムによる撮影例（写真提供：金沢大学附属病院放射線部，聖マリアンナ医科大学横浜市西部病院画像診断部）
手（a）および肘（b）ならびに股関節（c）の撮影の実際と取得画像.

もおよそ 15〜20mm と薄く，17 × 17 インチサイズで約 2.8kg，小型サイズ（約 24 × 30cm）で 2kg 前後と，イメージングプレートを挿入したカセッテと同等の重量まで軽量化された．また，一部のワイヤレスタイプでは，FPD 自体が X 線を検知して画像の蓄積を開始する“自動 X 線検出機能”を有し，既設の X 線撮影装置を買い換える必要なく導入可能である（**図 5-4**）.

a．撮影室での利用

可搬型 FPD 撮影システムは従来のカセッテとほぼ同様の取り扱いが可能なため，整形外科領域で要求されるあらゆる角度からの撮影が可能である（**図 5-4**）．また，可搬性に優れていることから救急患者の撮影にも有用である．さらに，カセッテフォルダの利用によりカセッテ同様の撮影も可能である．ただし，FPD と制御システムがケーブルで接続されているタイプでは，ケーブルと患者の接触やケーブルの画像写り込みに配慮が必要である.

b．ポータブル撮影での利用

従来の可搬型（ポータブル）装置では，現像あるいは IP の読み取りの工程があるため，1 回のポータブル撮影で撮影可能な枚数は，ポータブル撮影装

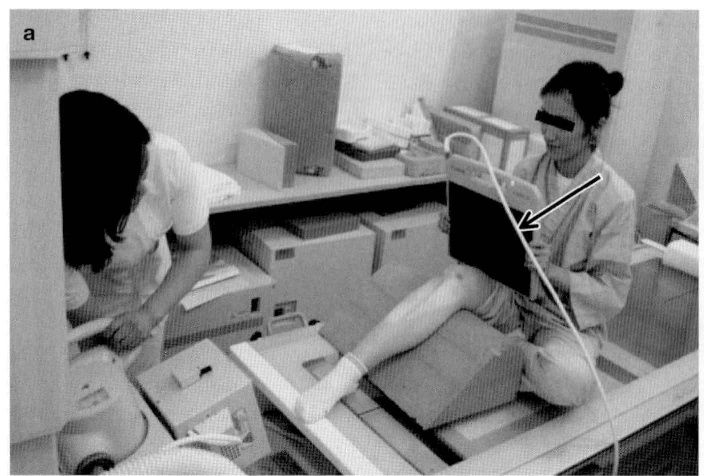

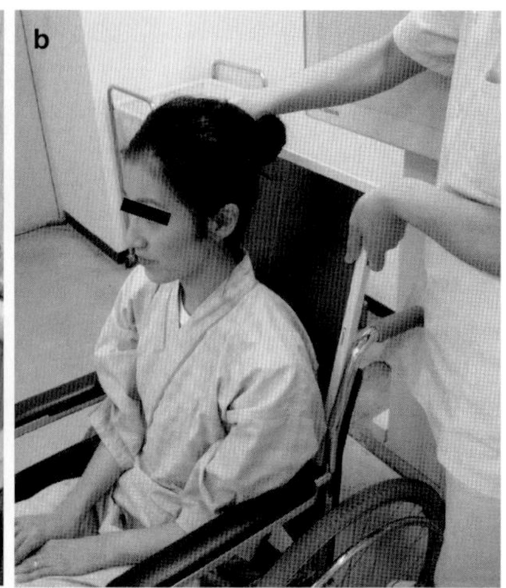

図 5-4　可搬型 FPD 撮影装置を用いた撮影例（スカイラインビュー）
可搬型 FPD 撮影装置によりカセッテ同様の撮影も可能になった.
a：ケーブル接続のあるタイプでは，ケーブルが画像に写り込まないよう配慮が必要である（矢印）.
b：ケーブル接続のないタイプ（ワイヤレスタイプ）では，従来のカセッテ撮影のように車いす背面に挿入可能である.
（柳田　智：ワイヤレス FPD は一般撮影をどう変えるか？　北里研究所メディカルセンター病院．インナービジョン 27（10）：437，2012）

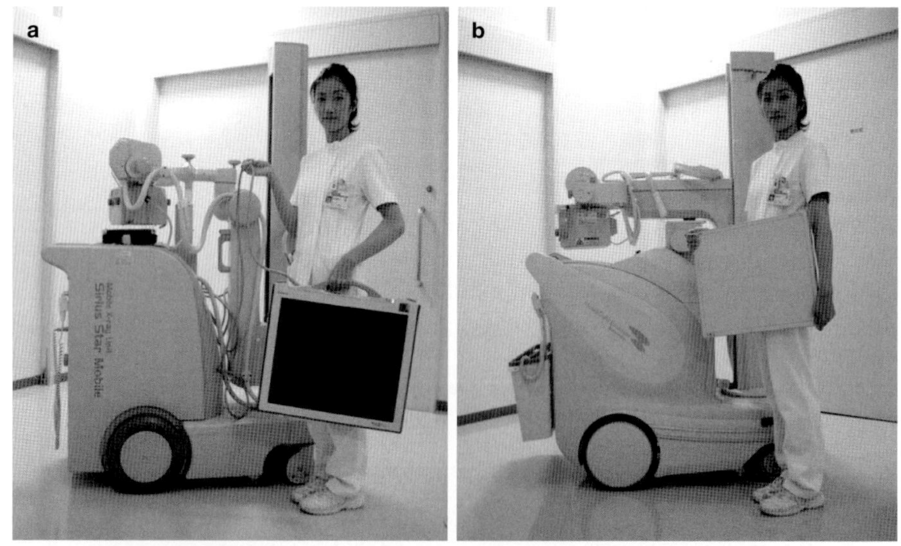

図 5-5　可搬型 FPD 搭載撮影装置（写真提供：北里研究所メディカルセンター病院）
a：ケーブル接続のあるタイプ，b：ケーブル接続のないタイプ（ワイヤレスタイプ）.

置に収納可能なカセッテ枚数によって制限されていた．しかし，可搬型 FPD を搭載したポータブル撮影装置では，撮影後ただちに画像読み出しと搭載メモリ内への保存が行われるため，撮影可能枚数の制約から解放された（**図 5-5**）．とくに，画像の即時確認が可能となり，再撮影の対応がすぐにとれることは大きな利点・特徴である．FPD を取り外すことなく再撮影できることは，被検者への負担軽減に貢献している．

可搬型装置には蓄電池が搭載されており，センサおよび制御部への電源供給は本体から行われている．そして，電源コードを接続しない状態でも X

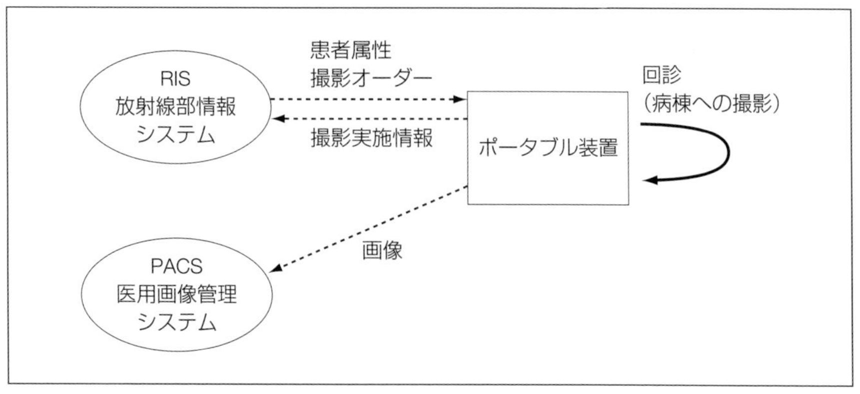

図 5-6　可搬型 FPD 撮影装置の構成例
撮影前に放射線部情報管理システム（radiology information system：RIS）から患者属性，オーダー情報を受け取る．撮影後は，撮影実施情報を RIS に，画像を医用画像管理システム（picture archiving and communication system：PACS）に出力する．

線ばく射できるため，救急部や災害現場でも利用可能である．

一方，患者属性，オーダー情報，撮影実績情報，画像の入出力は，ネットワークを介してやりとりされ（**図 5-6**），カセッテの取り違えによる 2 重ばく射やバーコードの読み忘れや読み違いなどの患者誤登録を防ぐことができる．ただし，外部記憶媒体により画像データを出力する場合は，RIS のデータベースとの不一致や，媒体紛失による個人情報漏えいの可能性があるため，十分なセキュリティ対策が必要である．

2）検査システムの構築

病院情報システム（hospital information system：HIS）の端末から発生した撮影オーダーは，放射線部情報システム（radiology information system：RIS）が受け取る．そして，FPD 撮影装置はオーダー情報（患者属性，撮影部位情報など）をこの RIS から受け取り，撮影シーケンス，撮影条件，照射野サイズなどが自動的に設定される（一部機種）．撮影後，撮影実施情報は RIS に，画像は画像サーバやプリントサーバに送信され，診療に使用される．FPD の普及は，電子カルテおよびフィルムレス化に大きく貢献している．

3）ワークフロー（仕事の流れ）

FPD 方式の撮影システムでは撮影から画像が表示されるまでの時間は 2〜5 秒と短く，再撮影の判断をすみやかに下すことができる．また，つぎの撮影までの時間（撮影間隔）は 4〜6 秒と短いのも特徴の一つである．さらに S/F 系や CR のワークフローと比べ，カセッテ交換，現像あるいは IP の読み取りといった工程が不要となり，検査時間の大幅な短縮が実現されている．**図 5-7** に一般撮影室における一般的なワークフローを，**図 5-8** にポータブル撮影における一般的なワークフローを示す．いずれも，画像表示の即時性が大きな力を発揮している．

また一方で，これまでの撮影方法にとらわれずに，**図 5-3c** の股関節撮影のように FPD システムの特徴を生かした撮影方法が考案されている．1つの撮影室で患者 1 人の全オーダーが撮影可能となった．

3. 撮影から画像表示まで

デジタル画像に影響を与える因子には，撮像システム（読み取り方式，変換方式，画素サイズ），撮影条件（入射線量，管電圧，グリッド），画像処理

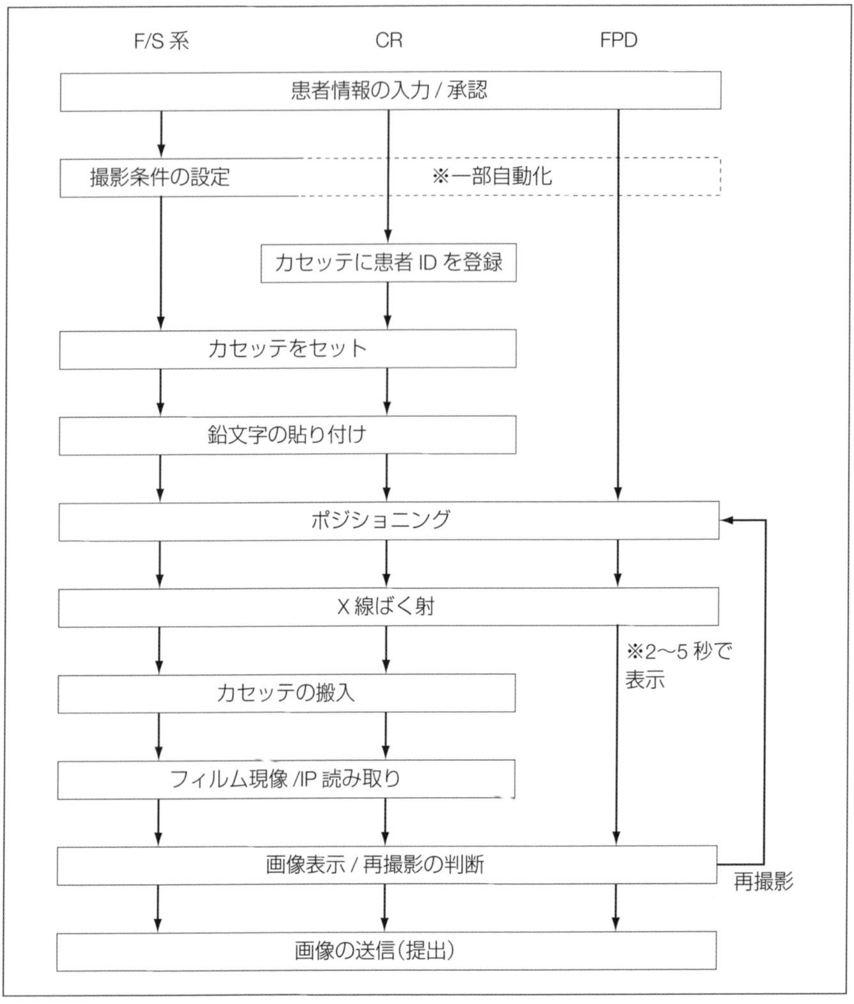

図5-7　S/F系やCRと比較したFPD一般撮影装置によるワークフロー
FPD一般撮影装置では，カセッテの出し入れやフィルム現像/IP読み取りの作業工程を必要としないため1回の撮影所用時間を大幅に短縮することが可能である.

(階調処理，周波数処理）などがある．撮影は撮像システムの特性を把握したうえで，画質と被ばく線量を考慮した撮影条件の設定や画像処理の選択が重要である.

1）画像の物理特性

FPDの物理的画像特性および主観的画像特性は，ともに，S/F系やCRに比べ同等かそれ以上であるとされている．一般的に直接型FPDは鮮鋭度に優れ，間接型FPDは粒状性に優れている．また，間接型のなかでも，蛍光体にCsIを採用しているタイプは量子検出効率（detective quantum efficiency：DQE）が高く，Gd_2O_2Sを採用しているタイプと比べ50%の線量低減が可能である．さらに，FPDによって日本放射線技師会のガイダンスレベルの1/4まで線量低減が可能であるとの報告もあり，被ばく線量低減への期待は大きい．ただし，いずれのタイプも低管電圧で感度が低下する特性があり，撮影条件設定時には考慮が必要である.

2）線量指標（EI）による画質・線量管理

デジタル画像の画質と線量の最適化を図るために

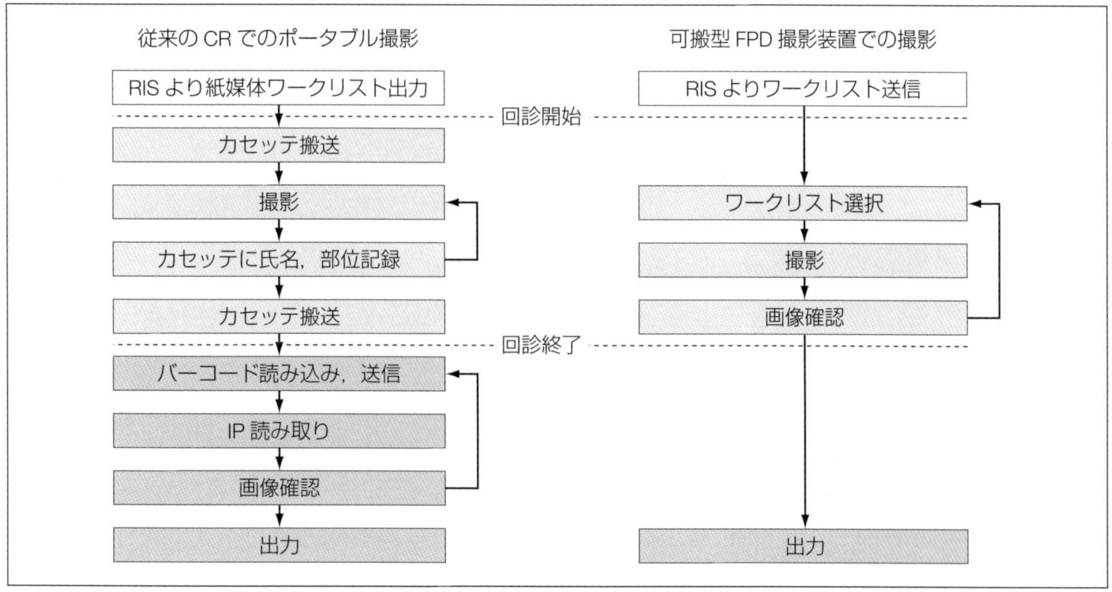

図5-8　CRでのポータブル撮影と比較した可搬型FPD撮影装置によるワークフロー
FPD搭載型ポータブル装置では再撮影の判断をその場で下すことができる.
（柳田　智：ポータブル対応フラットパネルディテクタシステムの有用性. 画像通信27(2)：27-31, 2004）

3つの指標，線量指標（exposure index：EI），target exposure index（EIT），deviation index（DI）がある．EIは検出器表面に到達する線量の指標，EITはEIの目標値，DIはEITとEIの偏差（目標線量から実際の撮影線量の差の程度）であり，DIの正負から目標線量に対する実際の撮影線量の大小を知ることができる．メーカ間で異なる線量指標（S値，REX，LgM，EIなど）の統一や，異機種間での画質・撮影線量の最適化を達成する指標として利用されている．

3）画像処理

最終的にユーザが取り扱う画像は，さまざまな画像処理（補正処理，階調処理，周波数処理）が加えられたものであるため，FPDの物理的画像特性のみで議論するのは臨床的にあまり意味がない．すなわち，物理的画質特性を把握したうえで，画像処理を含めたトータルな画質に注目し，目的に合った画像を提供する必要がある．

(1)　前処理

前処理は画素ごとのセンサ特性を補正するための処理で，FPDから出力された原画像に対して行われる．

まず，暗電流の影響を低減する処理が行われ（オフセット補正），暗電流成分のみからなる画像信号を取得し，原画像から減算することで，画素ごとに異なる暗電流の影響が補正される．つぎに，信号レスポンスの差を低減する処理が行われる（ゲイン補正）．始業前に行う“**キャリブレーション**”とよばれる作業がこれに相当し，X管球-FPD間に何も配置せず，空気のみを撮影して得たゲイン基準画像を用いることで，センサの欠損，画素ごとに異なるセンサ特性，X線強度分布の不均一性が補正される（**図5-9**）．最後に，対数変換が行われるが，これは，①周囲物質や入射X線強度にとらわれずに関心物質を描出する（画素値の差と被写体コントラストの差の対応づけ），②信号を効率的に量子化する，③ダイナミックレンジを圧縮して観察しやすくする，④フィルム入出力特性に近づける，ことを目的としている．

(2)　画像解析

画像解析は画像処理パラメータを決定するための

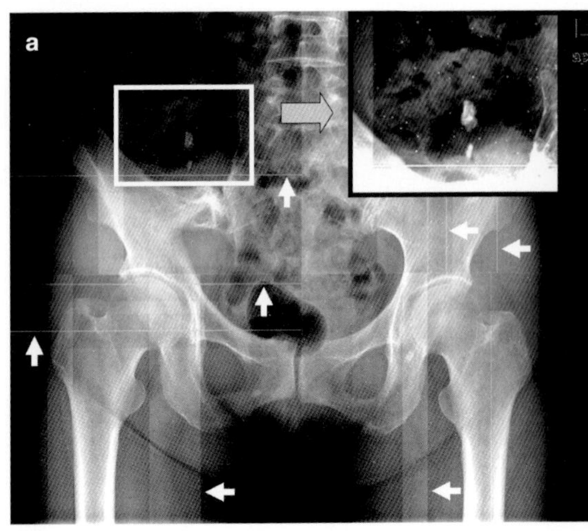

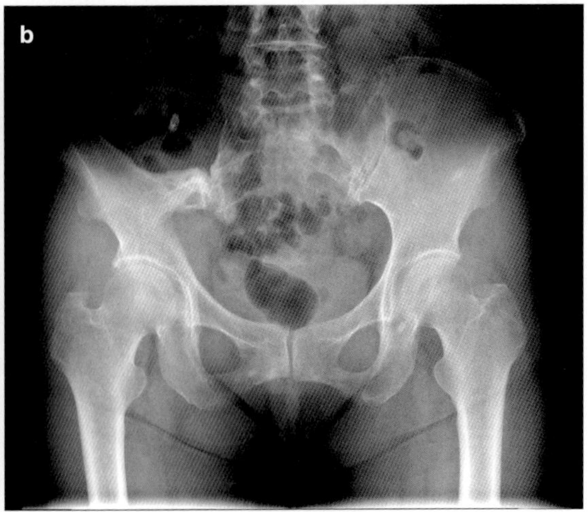

図5-9　ゲイン補正（キャリブレーション）の効果
a：ゲイン補正前の画像にはセンサの欠損による白い点や読み取りラインの欠損による線状のアーチファクト（矢印）がみられる.
b：ゲイン補正によって欠損素子の補間が行われ，アーチファクトが改善された.
（岸本健治：一般撮影においてのフラットパネルディテクタの評価．日放技学誌 58(4)；455-461，2002）

処理であり，照射野認識処理や濃度解析処理からなる．

照射野認識処理は，照射野を形成する各辺をエッジ検出および直線抽出により決定し，その辺に囲まれた領域を照射野として認識する処理である．また，濃度解析処理では，ダイナミックレンジのどの領域が画像生成に使用されているかを調べ，X線照射野内の素抜け領域やX線遮へい物体（例：金属）の除去，ヒストグラム解析に基づく関心領域（例：骨，軟部，皮膚）の推定などが行われる．ここで得た基準画素値は，つぎの階調処理に利用される．

(3)　階調処理と強調処理

画像解析の結果を利用した画像処理により，診断目的や出力媒体に応じて読影しやすい画像が生成される．

階調処理は4桁にも及ぶFPDのダイナミックレンジを，表示装置の限定されたダイナミックレンジに縮退させる処理である．あらかじめ用意された階調曲線を用いて，画素値を人間の視覚特性に適した濃度値に変換する．また，画像解析（濃度解析処理）によって得られた基準画素値に基づいて，出力濃度が自動的に調整される．これにより，個体差やポジショニングに左右されず安定した濃度で画像の出力が可能となる．また，階調曲線の傾き（ガンマ値）を変えることで画像全体のコントラストを調整することができる．

強調処理は，鮮鋭化処理やノイズ低減処理からなる．画像を周波数帯域別に分解し，それぞれの帯域で個別の画像処理を行うマルチ周波数処理が一般的である．周波数特性を自由に調整でき，なだらかな周波数特性を構成できるため，アーチファクトが発生しにくいという利点がある．

4．臨床応用

S/F系やCRの単なる代替ではなく，FPDの特徴を生かしたアプリケーションの付加により，診断領域における応用の拡大が期待されている．以下に代表的な応用例を示す．

1）FPDシステムによる長尺撮影

脊椎全域など広い範囲を同一画像上に撮影可能とする機能である．以下に基本的な手順を示す（**図5-10**）．

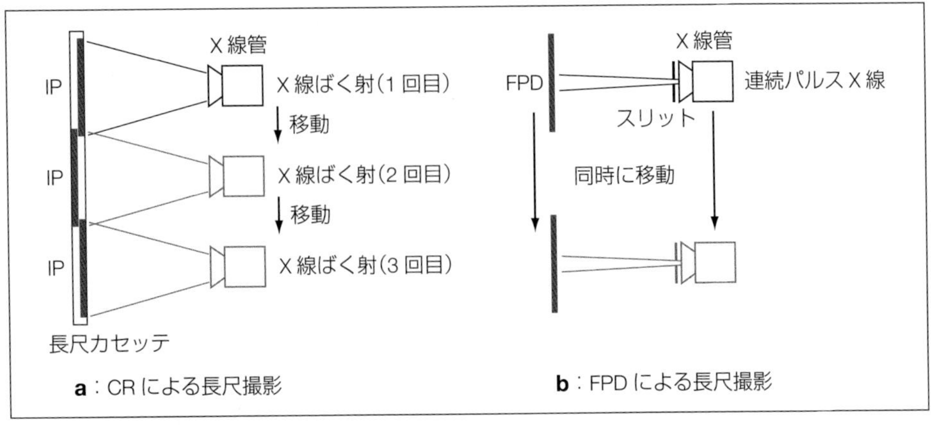

図5-10　長尺撮影の動作概念
a：CRによる従来法，b：FPDによる手法.

処理手順

① FPD検出器とX線管を対向位置関係に固定したままX線をスリット状に照射し，下方に移動させながら連続撮影する.

②収集された画像を結合し，長尺画像を作成する.

③各種フィルタ処理によりハレーションを抑え，各スリット画像でのコントラスト差を均一化させる.

従来の長尺カセッテを使った撮影より，①平行光に近いX線ビームで撮影するため画像の上下方向の幾何学的ひずみが解消できる，②X線をスリット状に照射することで，散乱線を軽減しコントラストの高い画像が得られる，といった利点がある．また従来フィルムで行われていた方法で必要だったフィルム前面のスリットが不要なため，装置構成の簡略化が図れた．さらに，取得した画像に対して階調処理や強調処理を加えることで被写体の厚いところから薄いところまで一様に観察することが可能となった（**図5-11**）.

2）エネルギーサブトラクション

FPDを用いたエネルギーサブトラクション（energy subtraction）は，2種類の異なったエネルギーで短時間撮影するデュアルエネルギーサブトラクションにより行われている．従来と同様に，1回の息止め下にて撮影を行うことができる．現在，市場に出ている機種では，200msの間に60～80kVと110～150kVの管電圧を用いて2回照射を行い，画像処理にて3枚の画像（標準画像，軟部組織画像，骨画像）を作成する（**図5-12**）.

この手法の特徴は，高エネルギーおよび低エネルギーのそれぞれのばく射が単独で行われるため，エネルギー差の大きい十分な光子数の画像が得られる点である．欠点として，2回のばく射が0.2秒の間隔で行われるため，軟部組織画像の心臓周辺にモーションアーチファクトが出現することがあげられる．軟部組織画像を用いることにより腫瘤の検出能が向上するので，低線量で容易に取得できることからも経時変化の確認に有用であると考えられる.

3）グリッドレス撮影（散乱線補正処理）

画像コントラスト低下の要因である散乱線は，散乱X線除去用グリッドを使用することで低減される．しかし，グリッド撮影では，X線束の射入やミスアライメントによって，濃度ムラが発生することがある．そこで，散乱線の影響を画像処理で低減させる技術が開発された．この技術は，撮影画像から推定された散乱線成分を，元の撮影画像から差分することで画像コントラストを改善し，さらにノイズ

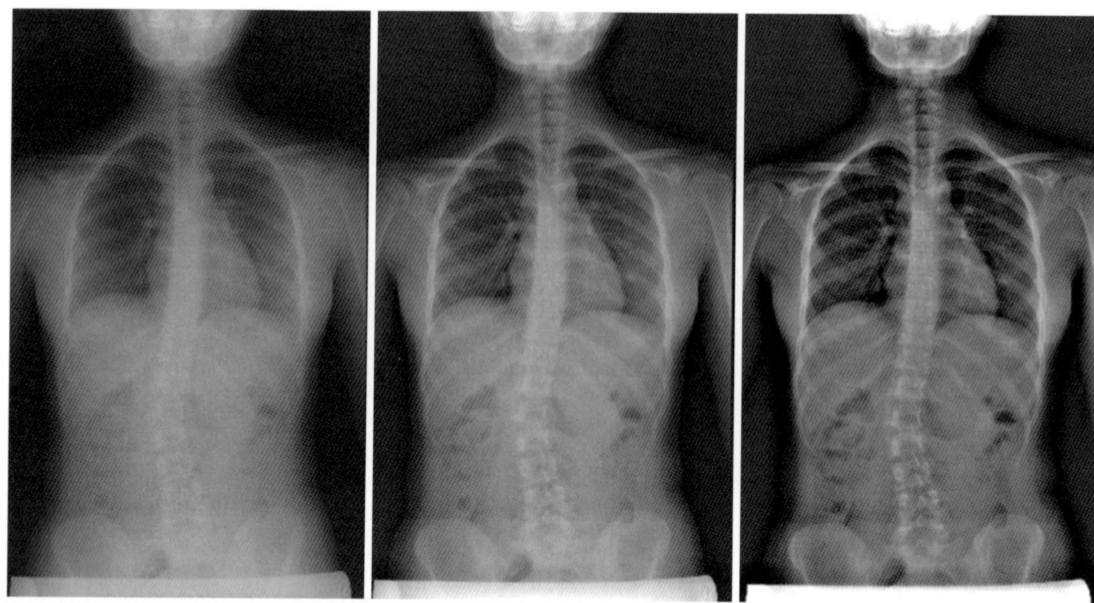

図 5-11　FPD による長尺撮影で取得した側彎症症例（写真提供：島津製作所）
ダイナミックレンジ圧縮をかけることで被写体の厚いところから薄いところまで一様に見ることができる.

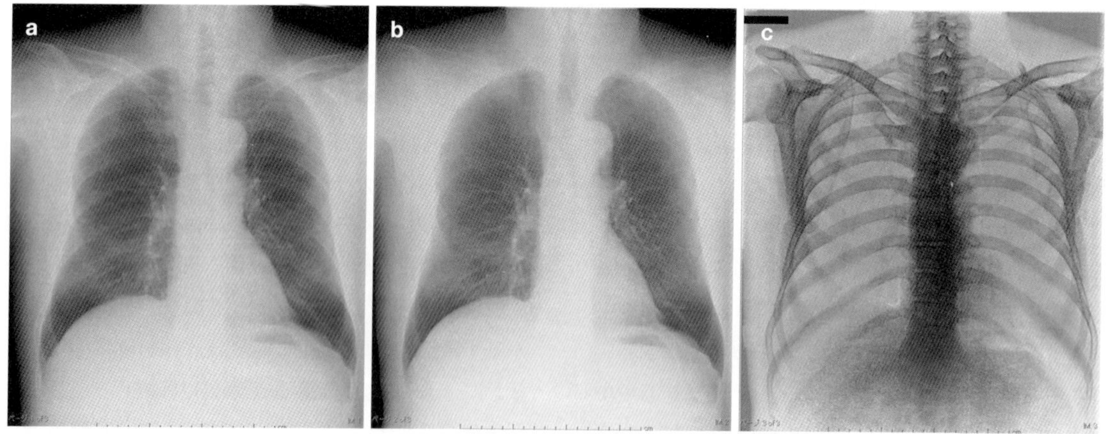

図 5-12　FPD システムによるエネルギーサブトラクションで取得した画像
a：標準画像，b：軟部組織画像，c：骨画像（写真提供：愛媛大学医学部附属病院放射線部）

抑制処理によって粒状性の改善を図る．グリッドレス撮影で，グリッド撮影と同等の画質を得ながら，患者被ばく線量の低減と作業の効率化を可能にする技術として注目されている（**図 5-13**）.

4）骨陰影低減処理

骨陰影低減処理（bone suppression technique）は，3 枚の画像（標準画像，エネルギーサブトラクション法で取得した軟部組織画像および骨画像）の画素値や局所特徴量の関係をコンピュータに学習させることで，1 枚の標準画像を入力すると，軟部組織画像と骨画像を出力する画像処理技術である.

エネルギーサブトラクション法と比べて，特殊な撮影装置を必要としない，患者被ばくの増加を伴わ

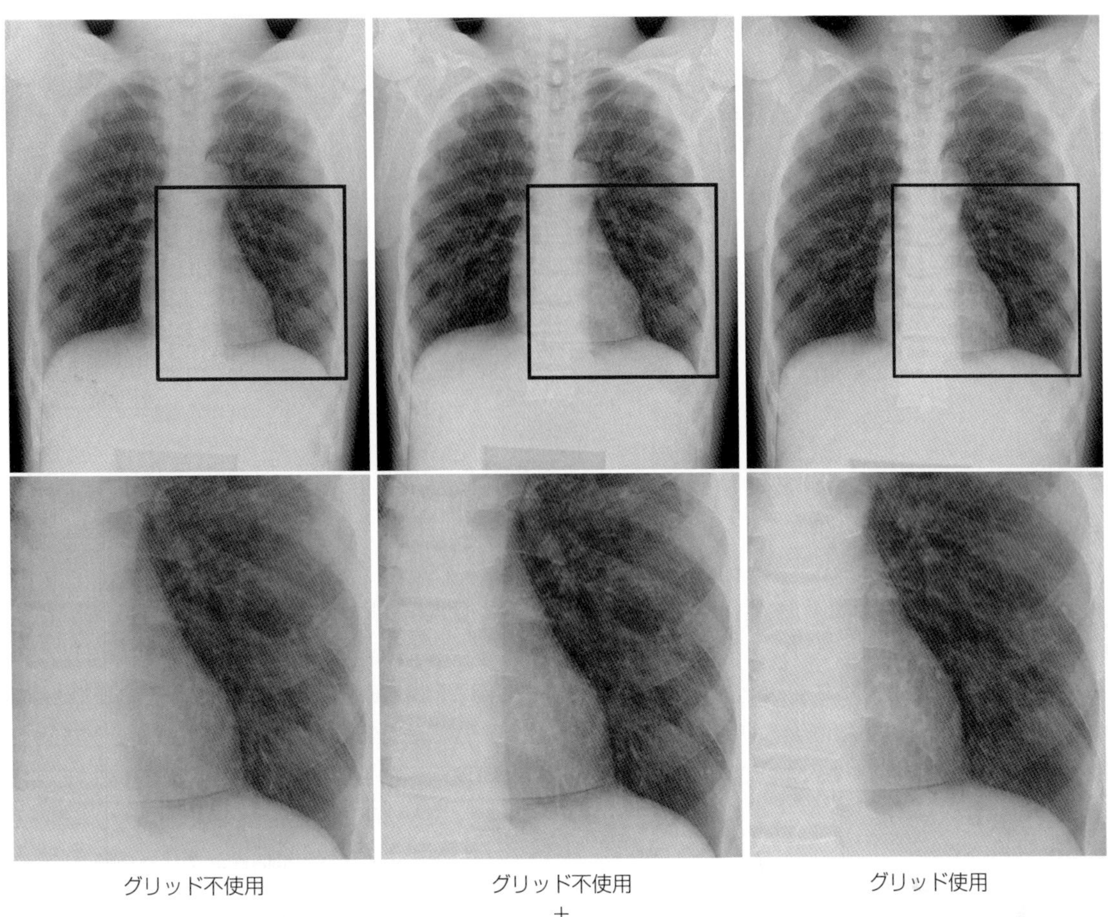

図 5-13　グリッドレス撮影画像（左）に散乱線補正処理を行った画像（中央）とグリッド撮影の人体ファントム画像の比較（写真提供：奈良県立医科大学附属病院中央放射線部）

ない，という利点がある．腫瘤陰影の検出能向上と読影時間短縮などの効果がある．肋骨陰影に重なる病変やチューブの観察が容易になるため，階調処理や読影にかかる時間の短縮と読影精度の向上も期待できる．とくに，所見のわかりにくいポータブルや小児画像の診断能向上に寄与する可能性が高い．撮影装置に依存せず使用可能なことから，この数年で広く普及することが予想される．

5）コンピュータ支援診断

デジタル一般撮影装置は，ネットワークへの接続により画像の出力が容易であり，ディジタイザや他の追加リソースの必要もない．そこで期待されるのが，コンピュータ支援診断（computer-aided diagnosis：CAD）の適用である．

CAD システムは，画像解析により病変の疑いのある箇所を検出し，読影医に注意を促すシステムである．乳房においてすでに実用化され，胸部でも研究が進んでいる．FPD 方式のデジタルマンモグラフィ装置のなかには，CAD システムをオプションで組み込むことができる機種もある．

5．将来展望

薄型＆軽量化，ワイヤレス化，自動化などのハード面の技術向上が続く一方で，グラフィックユーザ

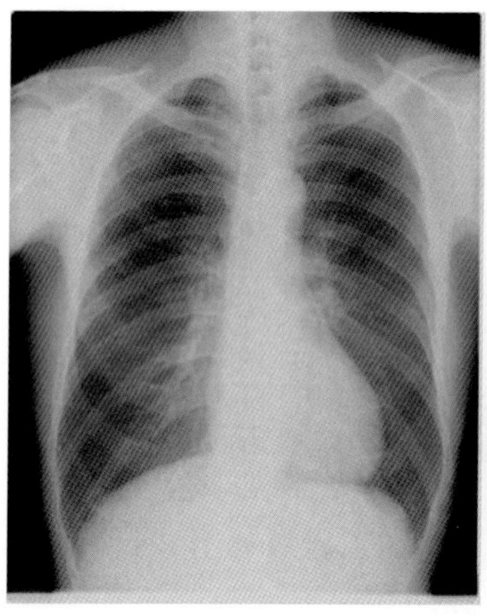
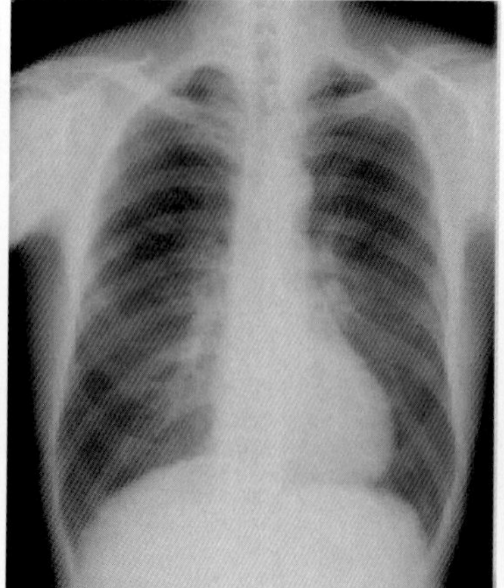
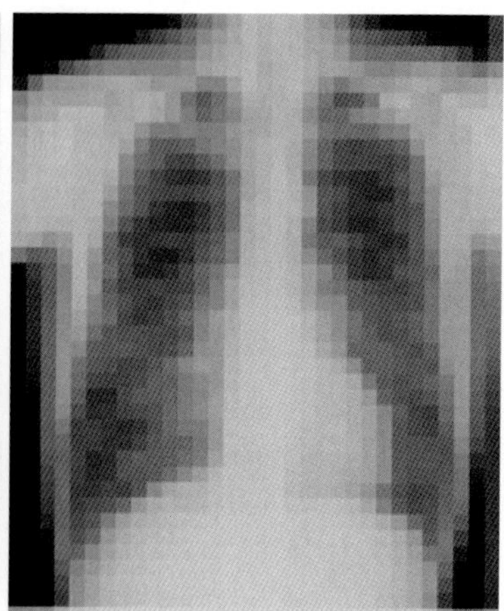

図 5-14　サンプリング密度による画像の違い

インターフェイス（GUI）やアプリケーションの整備など，ソフト面の洗練化も進められている．S/F 系や CR の単なる代替ではなく，FPD の特徴を生かしたアプリケーションの付加により，一般 X 線検査による画像診断分野を拡大させていくことだろう．

2　CR 方式

1．デジタル画像の特徴

1）デジタル画像

CR システムは最初に普及したデジタル X 線画像システムである．デジタル画像システムにおいてはアナログ情報である X 線画像情報をデジタル情報に変換しなくてはならない．アナログ信号をデジタル信号に変換（A/D 変換）するには，標本化（sampling）と量子化（quantization）という 2 つのプロセスが必要である．

2）標本化

画像情報における標本化とは，画像の位置に対して一定間隔で特性値を取得する（A/D 変換）ことである．この間隔を**サンプリングピッチ**とよび，これが小さいほど微細なパターンを表すことができる．デジタル画像システムではこのサンプリングピッチが画素（pixel）サイズに対応することになる．画素サイズと表現できるパターンの細かさの限界との関係は**標本化定理**（または**サンプリング定理**）とよばれる次式で決定される．

$$u \leqq 1/(2 \cdot \Delta d)$$

ここで Δd［mm］は画素サイズであり，u［cycles/mm］は表現可能な空間周波数である．

たとえば，0.1mm の画素サイズのシステムでは 5cycles/mm が表現可能な最大の空間周波数である．この空間周波数は**ナイキスト**（Nyquist）**周波数**とよばれている．**図 5-14** に画素サイズを変えた画像の例を示すが，右側の画像ほど画素サイズが大きくなっている．画素サイズが小さいほど微細な画像まで表現できるが，画像データ量は膨大になる．したがって，表現したい画像の細かさに応じた画素サイズの選択が必要である．

3）量子化

標本化プロセスでは画像情報が空間的に離散信号となるが，画像を反映する特性値を離散化するプロセスが量子化である．量子化された値を**ピクセル値**

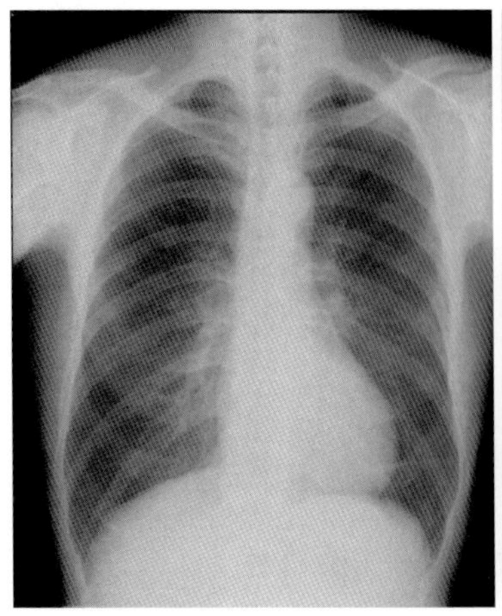
128 gray scale

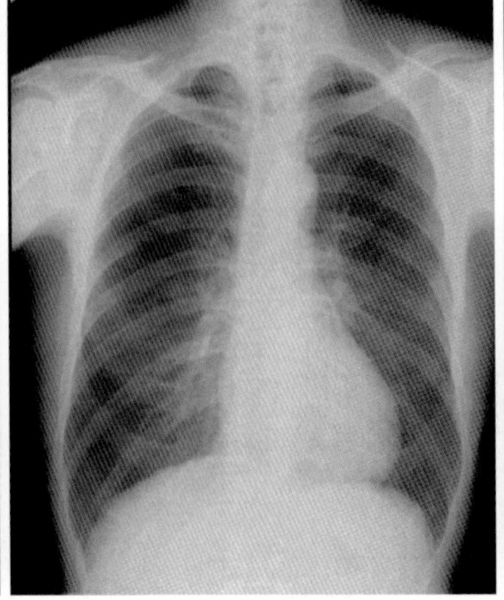
32 gray scale

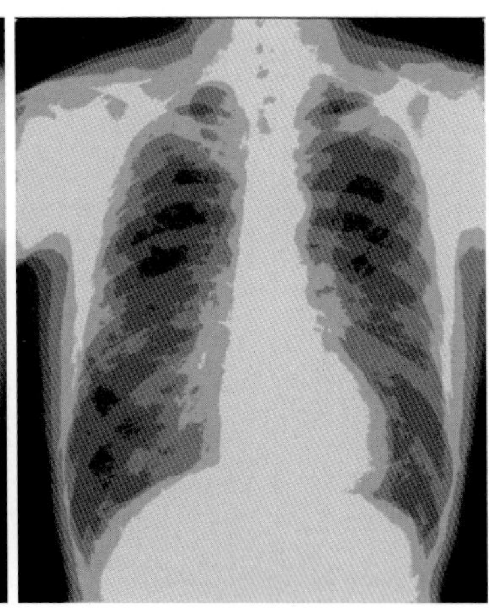
8 gray scale

図 5-15　量子化レベルによる画像の違い

（**画素値**）とよび，そのとりうるレベルの数は**量子化レベル数**，あるいは**階調数**とよばれている．通常，量子化レベル数は 2 の累乗（るいじょう）で表すことが多い．たとえば，8bit 画像であれば，$2^8 = 256$ の量子化レベル数をもつ画像である．**図 5-15** に量子化レベル数を変えた画像の例を示すが，十分な量子化レベル数がないと等高線状のアーチファクトが生じる．

2. CR の原理

1）CR の構成

CR は輝尽性蛍光体とよばれるメモリ機能を有した蛍光体をシート状にしたイメージングプレート（IP）に X 線画像情報を記憶させ，**図 5-16** に示すような読み取りサイクルでデジタル画像を得ている．すなわち，X 線画像が記憶された IP は読み取り装置でレーザーを走査することにより，記憶された X 線情報を輝尽発光光として取り出し，それを光検出器で電気信号に変換している．X 線情報が読み取られた IP は蛍光灯などを用いて全面に光照射することにより，読み残した画像を消去してつぎの撮影に使用することができる．

CR の読み取り装置は，**図 5-17** に示すように，IP を逐次（ちくじ）走査するためのレーザー光源とポリゴンミラーなどの光偏向器からなるレーザー走査ユニット，IP からの輝尽発光を検出する光ガイドと光電子増倍管（photomultiplier tube）などの光検出器からなる光検出ユニット，光検出器からの電気信号をデジタル信号に変換する A/D コンバータ，および IP をレーザー走査方向と垂直に移動させる副走査ユニットなどから構成されている．

CR システムは画像情報検出部分と画像情報読み出し機構の分離が可能であり，その結果，画像情報検出部分（IP ＋カセッテ）がきわめて小さく軽くできるという特徴がある．**図 5-18** にこのようなカセッテを用いた CR システムを示す．

以上のように，CR システムは従来の増感紙-フィルム系で得られる X 線写真をデジタルの世界にもち込むことを可能にした最初の実用的なシステムである．

2）情報伝達特性

X 線照射から画像出力までの情報の伝達特性を**図 5-20** に示すが，この図が CR システムの画像形成原理をよく表している．

図 5-20 中の第 1 象限は IP の特性で，X 線照射線量と IP から取り出される輝尽発光量の関係を示したものである．図からわかるように，4 桁以上の広い X 線照射範囲において X 線照射線量と輝尽発光

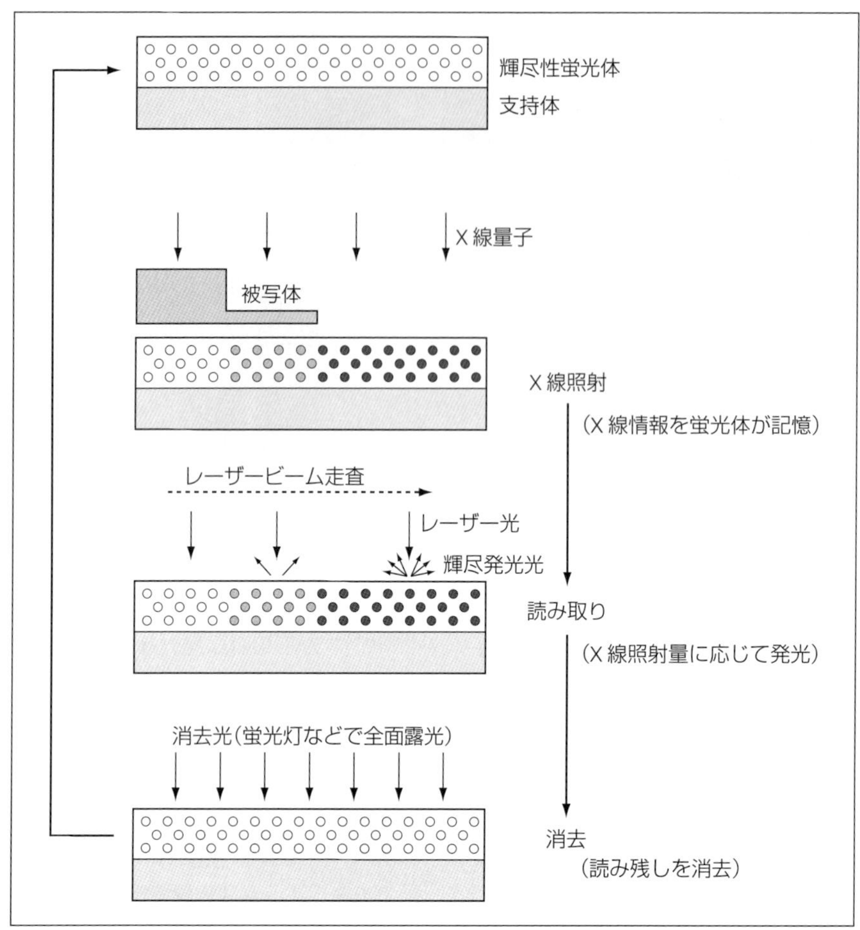

図 5-16　CR システムの画像読み取りサイクル

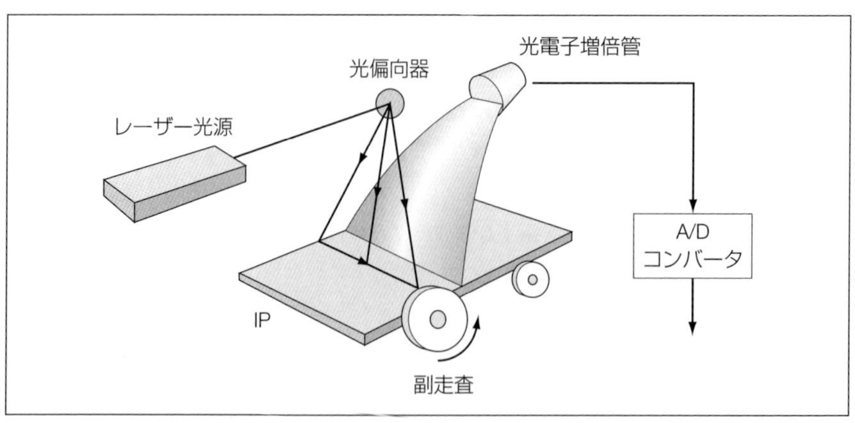

図 5-17　CR の読み取りシステム

光と比例関係がある．これは通常の増感紙-フィルム系が 1.5～2 桁程度しか露光域がないのに比べて大きな特徴である．

第 2 象限は読み取り機の特性を示しており，IP の発光量に対して，読み取り機から出力されるデジタル信号を表したものである．画像に対応した発光

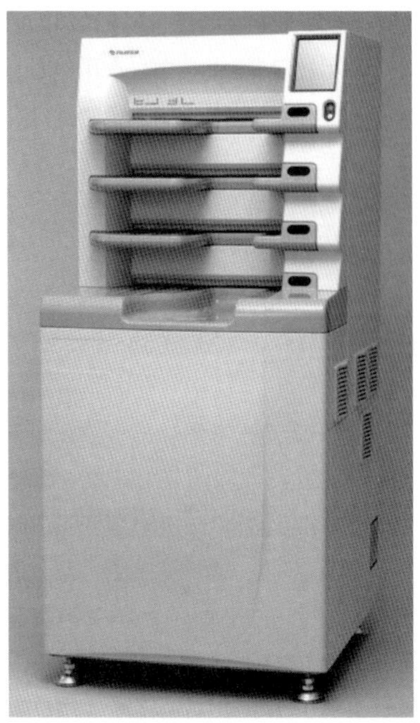

図 5-18　カセッテを用いた CR システムの例

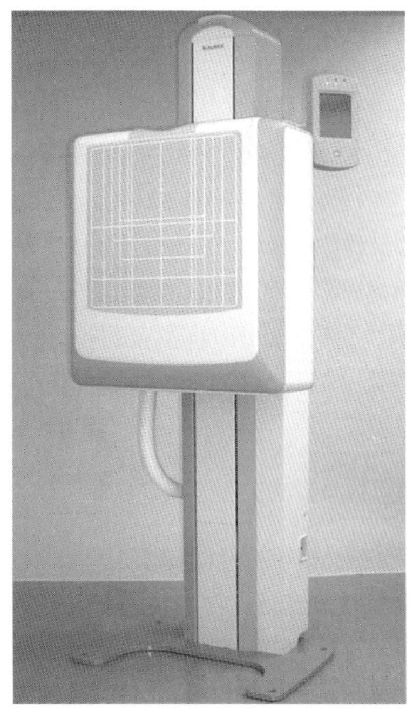

図 5-19　IP を組み込んだ CR システムの例

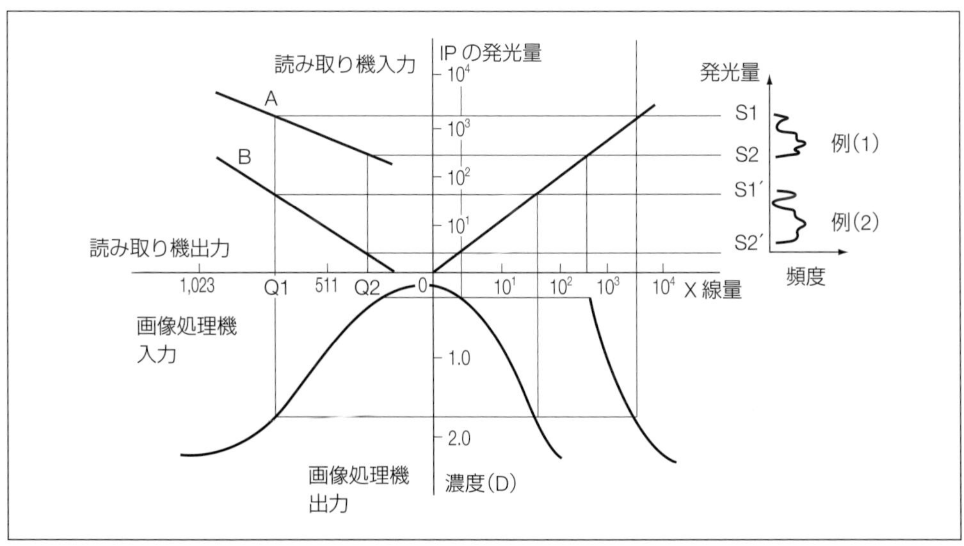

図 5-20　CR システムの動作原理

強度領域を適切なデジタル信号の範囲に変換している．

第 3 象限は画像処理機の特性を示したものであり，読み取り機からのデジタル信号は画像処理機で各診断部位，撮影法に適した画像処理が施される．さらに記録機で出力フィルムの特性も考慮した信号に変換され，フィルム上に出力される．また，最近ではフィルムへの出力に代わって液晶ディスプレイなどを用いた診断用モニタに出力されることが多くなっている．

第 4 象限は CR システムの総合特性を表しており，X 線照射線量が最終的にどのような濃度に変換されるかを示している．

図 5-20 の第 1 象限の上部に描かれている例（1）および例（2）はそれぞれ S1〜S2，および S1′〜S2′ の X 線量の領域から画像が形成されているが，第 4 象限のグラフからわかるように，X 線量の分布が異なる画像も最終的にはほぼ同じ見やすい濃度領域（ディスプレイの場合は輝度領域）の画像として出力される．

3）読み取りシステムの構成要素

CR システムの読み取りシステムでは，つぎのような特性が必要である．

①輝尽性蛍光体に記憶された X 線情報をできるだけ正確にデジタル情報に変換できる（すなわち，画像の SN 比ができるだけ良好なことが重要である）．

②実用に耐えうる処理速度をもつ（**図 5-18，5-19** で示した読み取り装置では半切サイズの IP を数秒〜20 数秒で読み取るようになっており，その他に必要な時間を含めて 1 時間当たり，120〜240 枚の処理能力を有している）．

以下に，これらの構成要素の特徴と必要な特性について述べる．

（1）IP

第 2 編 第 7 章に詳述のように（p.484 参照），高画質化のためには X 線吸収が大きく，輝尽発光が高い輝尽性蛍光体が必要であり，また，実用に耐えうる処理速度を実現するため高速読み取りが可能な早い輝尽応答特性が必要である．これらの特性を併せもつ蛍光体としては $BaFX:Eu^{2+}$（X は Cl，Br，I），$CsBr:Eu^{2+}$ などが知られている．

（2）励起用レーザー

高画質の画像を得るためには，IP に記憶された情報をできるかぎり輝尽発光光に変換することが重要である．このためには十分な強度をもち，輝尽性蛍光体の励起スペクトルと波長の合ったレーザーを用いなくてはならない．また，レーザーの光強度が不安定であると，それが画像ノイズの原因になるのできわめて安定性の高いレーザーを用いる必要がある．

これらを満たすレーザー（すなわち出力が大きく，安定性の高い赤色レーザー）として初期の CR システムでは He-Ne レーザー（633nm）が用いられていたが，最近ではほとんどの CR システムで AlGaInP 系半導体レーザー（650〜680nm）が用いられている．

（3）レーザー走査光学系

CR システムでは，走査するレーザーの位置とその時点で検出される信号を対応させて画像情報を読み取っているので，レーザーの走査の正確さが非常に重要である．

この正確な走査を行うため，パーソナルコンピュータのプリンタなどに用いられているポリゴンミラー（回転多面鏡）を採用している．ポリゴンミラーは高速回転に適しているが，そのままでは CR システムが必要とする精度（CR システムでは非常にわずかな信号差が診断に影響するため，ポリゴンミラーの面間反射ばらつき，面倒れなどの精度に対する要求が厳しい）で画像が得られないので，より高精度なポリゴンミラーを用いるとともに，光学的補正，電気的補正が加えられている．

走査光学系では数枚のレンズ，ミラーを用いてレーザービームを絞るとともに **$f\theta$ 性**とよばれる機能を実現している．$f\theta$ 性とは，走査ビームが IP 上で等速に移動するような機能で，この機能を実現するレンズを **$f\theta$ レンズ**とよんでいる．ポリゴンミラーで反射したレーザー光をそのまま（$f\theta$ レンズを使わないで）IP 面で走査させると，時間当たりの走査角度が一定になるので IP 中央部に比べて周辺部はポリゴンミラーの反射面から遠い分，走査速度が速くなってしまう．一方，画像データは一定時間でサンプリングするため，1 画素の IP 上のサイズが周辺ほど大きくなる．$f\theta$ レンズは周辺ほどレーザービームを中央部方向へ補正するようにして IP 面上での等速性を実現するものである．

(4)　副走査系

副走査は，レーザー走査（主走査）の直角方向にIPを移動させて，IP全面がレーザービームで読み取れるようにする機構であり，この送り精度が不十分であるとIP上の実際の距離と画像化したときの距離が異なることになる．また，送り速度の変化は発光量の変化になるので，画像上にすじ状のムラが現れる．CRシステムでは高精度な副走査を実現するため，民生機器などで用いられている高精度のDCモータが，さらに精度を上げる工夫を盛り込んで使用されている．

(5)　輝尽発光光検出系

CRシステムでは，IPからの微弱な輝尽発光光を高効率かつ低ノイズで電気信号に変換する必要がある．そこで，CRシステムでは検出器としては微弱な光に対しても高いSN比をもち，広い強度範囲の光が検出でき，しかも高速の信号に応答できる光検出器である光電子増倍管が用いられている．光電子増倍管へ輝尽発光光を導くためには，光透過性の優れたアクリル板を加熱加工した集光ガイドが用いられている．このような集光ガイドは，アクリル板端面から入射した光は全反射（反射率100%）によって対向する端面に導かれるため，高い効率で光電子増倍管に発光光を集めることができる．

(6)　信号処理系

光電子増倍管から出力される電気信号は非常に広いダイナミックレンジをもち，しかも高分解能が要求されるので，CRシステムでは対数変換されたあとデジタル化される．信号を対数変換することにより，信号強度が大きい（IPへの到達X線量が多い）場合においても，信号強度が小さい（IPへの到達X線量が少ない）場合においても，ある比率の変化は同じデジタル値の変化として表すことが可能となる．この場合，デジタル値は増感紙-フィルム系での画像濃度に比例する値になっている．

また，信号処理系でのノイズの発生を抑えるために，対数変換増幅器とA/Dコンバータの間にはローパスフィルタが設けられている．このローパスフィルタは**アンチエリアシングフィルタ**ともよばれ，デジタル化の際にサンプリング間隔で再現できない高周波領域のノイズが低周波領域側に回り込んでしまう（エリアシング）ことを防止する働きがある．

3. 画質特性

1）画像形成過程と画質決定要因

被写体を透過してIPに入射したX線像が診断に用いられる画像に変換されるまでの物理過程を，**図5-21**に示す．

IPに入射したX線量子は，IPを構成する蛍光体に吸収され多数の電子に変換される．その一部は蛍光体中に準安定状態の電子（捕獲電子）として保存される（潜像）．この潜像にレーザービームを照射すると潜像は光量子に変換され（輝尽発光），さらに光量子は光電子増倍管によって電気信号に変換される．このアナログ信号はA/Dコンバータによってデジタル信号となり，診断目的に応じ最適化された画像処理が施された後，レーザープリンタでフィルム上に記録されるか，あるいは液晶ディスプレイなどのモニタ上に表示される．これらのすべての過程におけるレスポンス特性とノイズ特性は，最終的に診断に供される画像の特性に影響を与える．

2）周波数応答特性の決定要因

周波数応答特性とは画像の場合，空間周波数に対する応答であり，一般には高周波数（微細な画像）になるほどコントラストが低くなる傾向にある．この特性は，物理値としてはMTF（modulation transfer function；変調伝達関数）あるいはCTF（contrast transfer function）で評価されることが多い．MTFはサイン波パターンに対する応答特性を表しているが，測定方法としてはエッジあるいはスリットを撮影した画像から計算して求める．また，CTFは矩形波パターンの応答特性を示しており，従来は測定が比較的簡便であったので画像の鮮鋭度測定として用いられていたが，最近ではMTFが用いられ

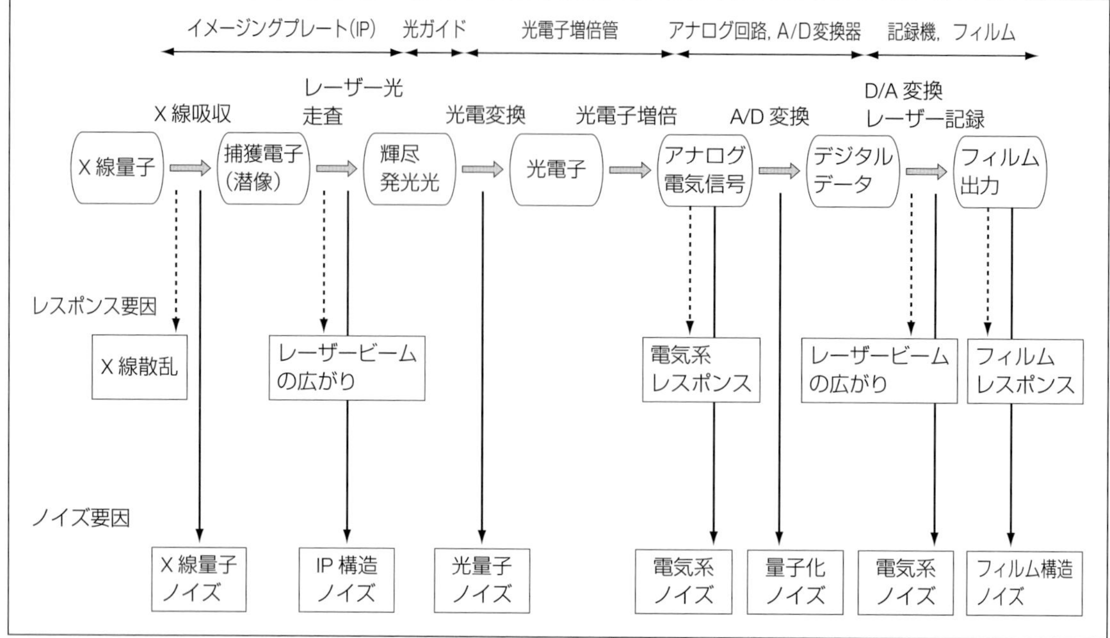

図 5-21　CRシステムにおける画像形成過程と画質決定要因

ることが多い．

CRシステムのレスポンス特性を決定する要因には，つぎにあげるようなものがある．

(1)　IP内でのX線散乱

入射したX線は，IPを構成する蛍光体に吸収されるとともに，一部は散乱し，入射位置とは異なる場所にある蛍光体に吸収され，そのために画像がぼける．この現象による周波数応答特性への影響は，使用されるX線の管電圧などによっても異なるが，比較的小さい．

(2)　IP内でのレーザー光の広がり

CRシステムの周波数応答特性は，おもにIPを読み取るレーザービームの広がりで決定される．このレーザー光の広がりはレーザー光の蛍光体層内での拡散特性とレーザー光のビーム径に依存している．レーザー光のビーム径はIPのもっている周波数応答特性を十分引き出せるように設計（通常 $1/e^2$ の強度になるビーム径で 100μm 程度）されているため，IPの周波数応答特性がCRシステムの周波数応答特性をほとんど決定するといえる．

しかし，IPの周波数応答特性をよくすると，一般的には後述するX線量子ノイズなどの画像ノイズが増加してしまう．このためCRシステムにおいては，必要な周波数応答特性に対応して，X線量子ノイズなどのノイズを低く抑えることを重視した標準タイプ（STタイプ）のIPと，周波数応答特性をよくすることを重視した高鮮鋭度タイプ（HRタイプ）のIPが用意されている．

図 5-22 に，STタイプおよびHRタイプのIPのMTFを示す．STタイプのMTFはほぼシステム相対感度400の増感紙-フィルム系と同等であるが，CRシステムでは周波数強調処理機能が搭載されており，目的に合わせて必要なMTFを得ることが可能である．

(3)　電気系の周波数応答特性

光電子増倍管からの出力信号は，対数変換増幅器とローパスフィルタ回路を通して，A/Dコンバータに送られる．これらのアナログ回路におけるレスポンス特性は，システム全体の周波数応答特性を低減させないように，十分に高いレベルに設計しておく必要がある．

一方，A/D変換時，サンプリング理論で説明され

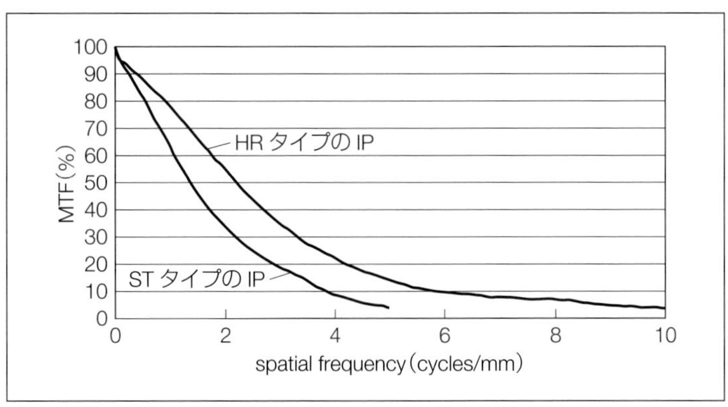

図 5-22　IP のレスポンス特性

るように，画像を伝達できる最大空間周波数（ナイキスト周波数とよばれる）以上の周波数領域にアナログ信号が周波数応答をもっていると，エリアシングノイズとよばれるノイズが付け加わる．このノイズの影響を防止するため，ナイキスト周波数以上の周波数ではレスポンスをできるだけ低くするようなローパスフィルタ（アンチエリアシングフィルタ）が用いられている．

（4）　画像表示デバイスの周波数応答特性

最終画像の表示はフィルムまたはディスプレイが用いられる．これらの表示デバイスの周波数応答特性は IP のレスポンス特性に比べて十分に高いレベルであり，システム全体の周波数応答特性に対する影響は小さい．

3）ノイズ特性の決定要因

CR システムの画像に影響するノイズは大きく分類すると，X 線照射量に依存する成分（量子ノイズ）と X 線照射量に依存しない成分（固定ノイズ fixed noise）とに分けられる．さらに量子ノイズは X 線量子ノイズ（X-ray photon noise），光量子（こうりょうし）ノイズ（light photon noise）の 2 つに分類される．これらのノイズ成分の比率は，**図 5-23** に示すように X 線照射線量，空間周波数によって異なる．

（1）　X 線量子ノイズ

X 線量子ノイズは，X 線量子が IP に吸収される過程で発生するノイズ（X 線量子のポアソン分布に従った空間的ゆらぎ）であり，そのノイズパワー〔通常，ウィナースペクトル（Wiener spectrum）で空間周波数の関数として表される〕は X 線の検出器（CR システムでは IP）の吸収線量に反比例し，したがって入射 X 線量に反比例する．すなわち，入射 X 線量が一定であれば，このノイズは IP の吸収特性で決定される．

図 5-23b に示すように，通常診断に使用される線量領域（1mR 前後）では X 線量子ノイズが支配的であり，とくに低空間周波数では大部分が X 線量子ノイズの影響である．

（2）　光量子ノイズ

光量子ノイズは，おもに輝尽発光光が光電子増倍管の光電面で光電変換する過程で発生するノイズ（光電子のポアソン分布に従った時間的ゆらぎ）であり，そのノイズパワーは光電子数に反比例する．すなわち，入射 X 線量，IP の X 線吸収効率と輝尽発光量，輝尽発光光を集めるライトガイドの集光効率，光電子増倍管の光電変換効率などに反比例する．したがって，IP としては前述の X 線吸収特性をいかによくするかということとともに，輝尽性蛍光体の発光輝度を向上させることが重要となってくる．一方，読み取り装置としては高出力のレーザー（IP の発光量を多くする），集光効率の高い集光系と光電変換効率の高い光検出器が必要となる．

図 5-23b でわかるように，光量子ノイズは空間周波数依存性が小さく，一方，X 線量子ノイズが高

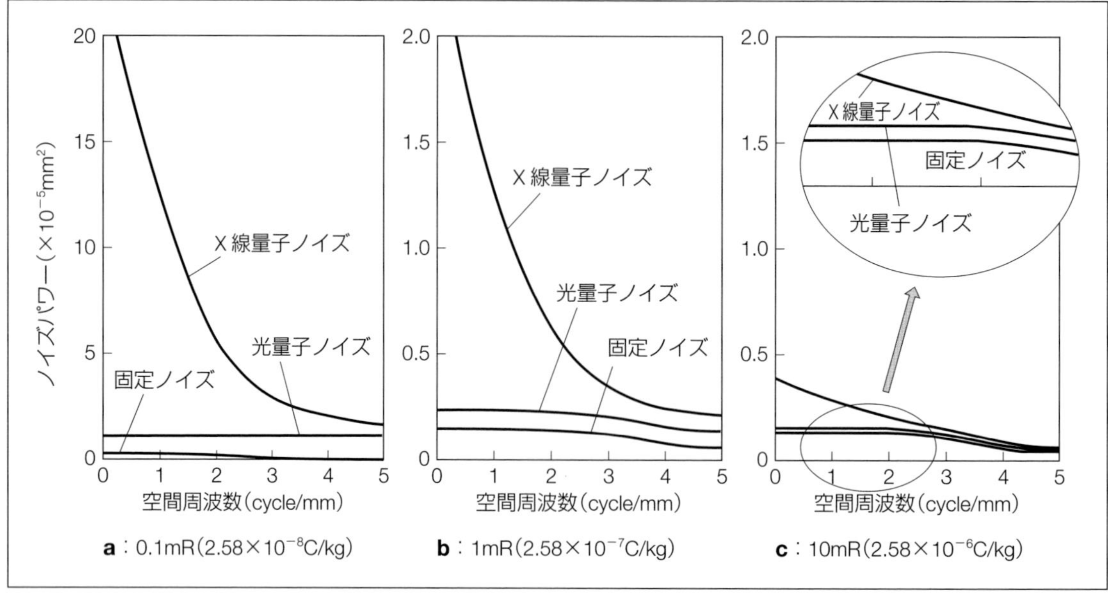

図 5-23　CR におけるノイズ成分の分離（Ogawa，E，et al：Proc SPIE 2432：427，1995）

空間周波数で大きく減少するため，高空間周波数領域では光量子ノイズの寄与が大きくなる．

(3)　固定ノイズ

固定ノイズには IP の構造ノイズ，レーザーの出力のゆらぎによるノイズ，アナログ回路系のノイズ，A/D 変換における量子化ノイズなどが考えられるが，システム全体に与える影響は大きくない．

4．CR システムの高画質化技術

1）両面集光 IP 読み取りを用いた高画質化

前述のように，実用 X 線線量領域における CR システムのノイズ要因は X 線量子ノイズと光量子ノイズが大部分を占める．とくに低空間周波数領域においては，X 線量子ノイズが支配的であることがわかっている．したがって，CR システムの画質改良を実現するためには，X 線量子ノイズの改良がもっとも効果的であると考えられる．

X 線量子ノイズを改良するためには，X 線の吸収量を増加させ，また光量子ノイズを改良するには光検出器で検出可能な IP の輝尽発光量を増加させればよい．そのためには IP の蛍光体層の膜厚を厚くし，蛍光体量を増やすのが効果的である．しかし，**図 5-24** に示すような通常用いられている片面 IP 読み取りシステムでは，IP の膜厚を厚くしたとしても，レーザー励起側から遠い輝尽性蛍光体層の内側部分での発光は散乱体である蛍光体層を通過して表面側の検出器に到達しなくてはならないので，検出器で検出される確率は小さくなる．したがって，ある厚さ以上に蛍光体層を厚くしても，実質的な X 線の利用効率の向上は小さい．同様に，検出器で検出可能な輝尽発光量も蛍光体層の厚さが厚くなるに従って増加するが，ある程度の厚さになると飽和してしまう．

そこで，**図 5-25** に示すような IP 読み取りシステムが実用化されている．この方法では IP の支持体を透明にするとともに，支持体の側から発光する輝尽発光光を検出するために，支持体の側にも検出器を設けている．それぞれの検出器で検出された画像データは SN 比が最大となる加算比で加算されて，最終的な画像データとして用いられる．したがって，レーザー励起側から遠い蛍光体層の内部で吸収された X 線の情報に対応する発光も，支持体裏

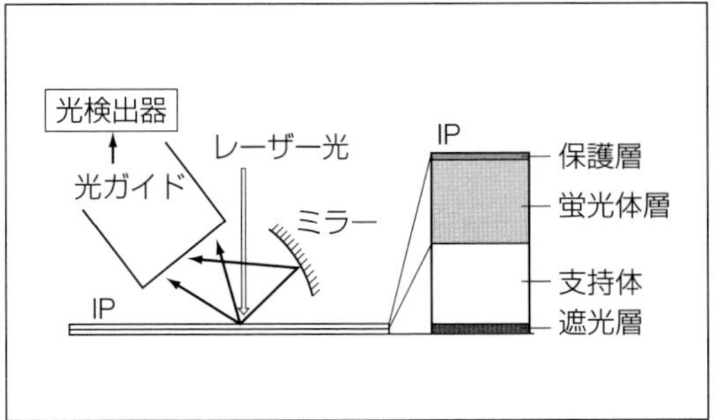

図 5-24　片面集光 IP 読み取りシステム

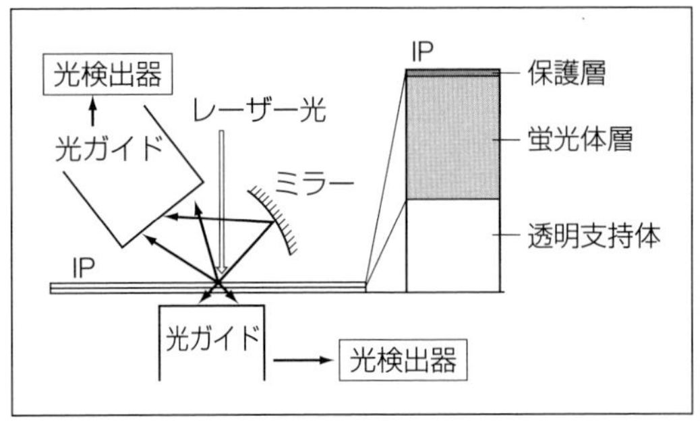

図 5-25　両面集光 IP 読み取りシステム

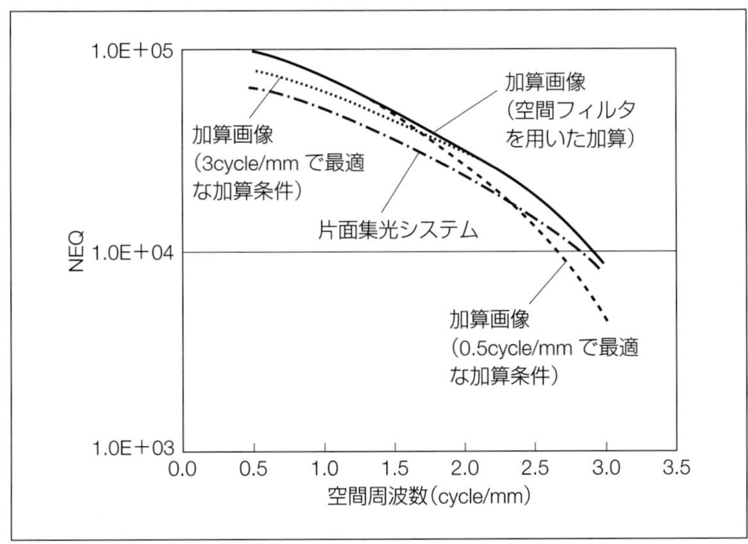

図 5-26　加算後の NEQ

面の検出器から効率よく検出することが可能であり，表面側の検出器からの情報と合わせて利用することで，より多くの情報を利用することが可能になる．また，厚い蛍光体層と組み合わせることにより，実質的に X 線吸収量を増加させることができる．

図 5-26 に示すように，この技術を用いることにより，NEQ が 30～40%以上良化することが報告されている．

2) CR マンモグラフィへの高画質化

(1)　両面集光 IP 読み取り技術の適用

マンモグラフィにおいても高画質化のために X 線の利用効率向上は重要であり，両面集光 IP 読み取り技術の適用が効果的である．さらに，マンモグラフィで使用される X 線は一般撮影に比べてエネルギーが低いため，1 つの X 線量子に起因する輝尽発光量子数が少ないという特徴がある．したがって，CR マンモグラフィでは一般撮影系よりも光量子ノイズの割合が多くなると考えられる．また，CR 画像のノイズ構成比を画像空間周波数別に評価すると，高周波領域ほど光量子ノイズの全ノイズに占める割合が高くなることがわかっている．

これらのことより，CR マンモグラフィに両面集光 IP 読み取りを適用し光量子ノイズを低減することができれば，高周波画像領域でも画質向上が可能であることが予想される．マンモグラフィでは，微小石灰化の描出などの目的で高周波画像情報が重要であるため，両面集光 IP 読み取りにより高周波画像領域まで画質向上ができることは非常に有用と考えられる．

図 5-27 に，CR マンモグラフィでの両面集光 IP 読み取り技術の効果を示すが，大幅な画質向上（NEQ が 60〜70%向上）が得られている．

(2)　高密度化

マンモグラフィでは微小石灰化などの微細構造の描写が診断に重要である．**図 5-18** に示したカセッテシステムはマンモグラフィ用 CR システムの例であるが，この装置では，両面集光 IP 読み取りによる SN 比の向上に加え，50μm 画素での読み取りが

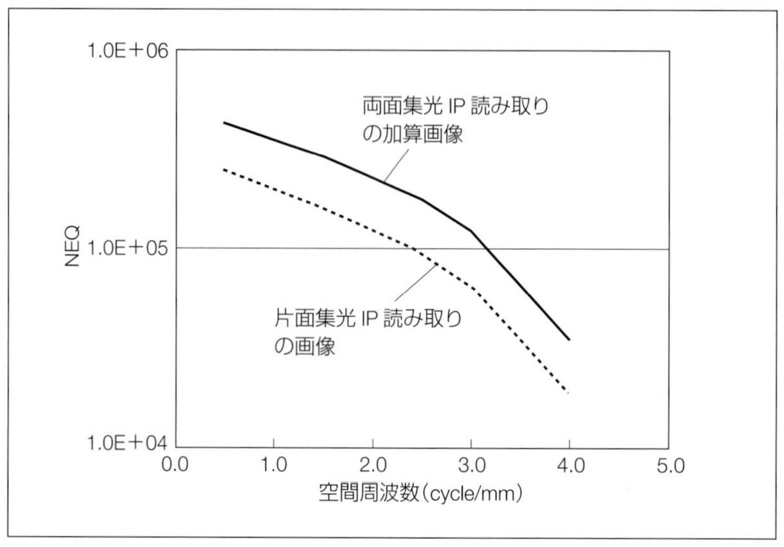

図 5-27　マンモグラフィにおける両面集光 IP 読み取り技術の効果

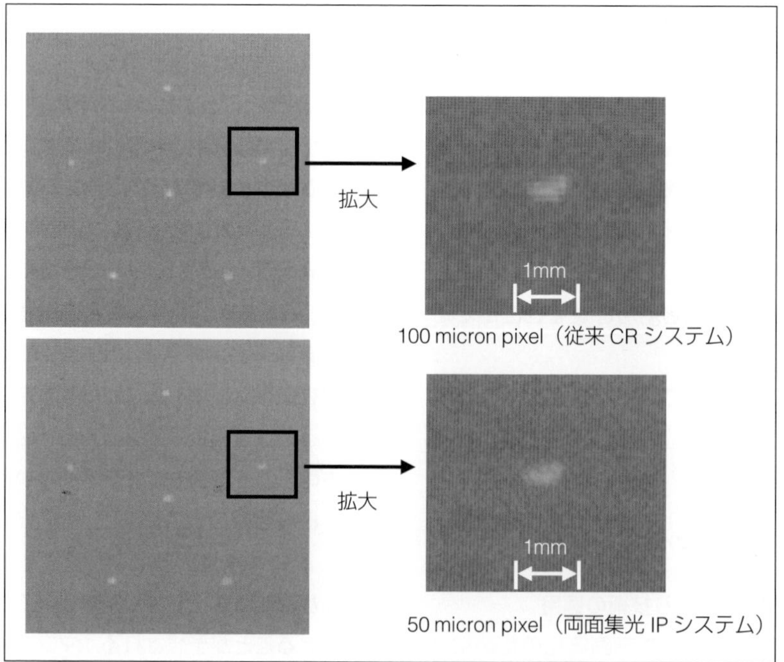

図 5-28　RMI 156 ファントムでの 50μm 画素と 100μm 画素の違い

可能となっている．

図 5-28 に RMI 156 ファントムの疑似石灰化像を 50μm 画素で読み取った画像と 100μm 画素で読み取った画像の拡大写真を示す．この写真からもわかるように，100μm 画素では画素が若干目立つのに対し，50μm 画素では疑似石灰化像の形状が忠実に再現されている．デジタルマンモグラフィの分野では微小石灰化の形状診断のために高密度化が望まれていたが，50μm 画素の画像では十分に形状診断への適用が可能と考えられる．

3　CR と FPD の画質特性

1．はじめに

ここでは，デジタル X 線画像の画質特性を計測する方法の概要と computed radiography（CR）システムと flat panel detector（FPD）システムで得られたデジタル画像の画質特性について述べる．画質を表す基本物理特性であるコントラスト，解像特性，粒状特性は，システムの画像形成過程の違いによって異なるので，第 5 章で述べられている X 線検出器の構造，方式などの知識は画質を理解するうえで重要である．

現在，デジタル画像の画質評価法として，画像のコントラストを表す gradient（G），解像特性を表す modulation transfer function（MTF），雑音特性を表す Wiener spectrum（WS）が用いられている．また，これらの 3 つの特性と撮影時の単位面積当たりの X 線量子数を用いて，空間周波数の関数である detective quantum efficiency（DQE）を求めて評価が行われている．

2．デジタル画像の画質特性

1）コントラスト

X 線画像のコントラストは，2 点間の濃度差（画素値差 ΔPV）で定義され，（5-1）式のように表される．コントラストは，X 線量と画素値の関係を表すデジタル特性曲線から求められる．

$$\Delta \mathrm{PV} = \log_{10}\mathrm{e} \cdot G \cdot \frac{\Delta E}{E} \qquad (5\text{-}1)$$

（5-1）式において，G はデジタル特性曲線の任意の点における接線の傾きを表し，$\frac{\Delta E}{E}$ は X 線コントラスト（被写体コントラスト）を表す．また，デジタル特性曲線は，画素値を X 線量に変換するために用いられる．

デジタル特性曲線を求めるには，X 線量を変化させながら画素値の値を計測する必要がある．X 線量を変える方法には，X 線照射時間を変化させるタイムスケール法，X 線管焦点から検出器までの距離を変化させる距離法，アルミニウム階段を用いたブートストラップ法などがある．

2）解像特性

デジタル画像の解像特性は，空間周波数ごとの信号のレスポンスを表す MTF で評価される．画像処理や表示の特性まで含んだデジタル画像のオーバーオール MTF は（5-2）式のように表される．

$$MTF_{overall}(u) = \left\{ MTF_A(u) MTF_S(u) * \sum_{m=-\infty}^{\infty} \delta\left(u - \frac{m}{\Delta x}\right) \right\} MTF_F(u) MTF_D(u) \qquad (5\text{-}2)$$

ここで，$MTF_{overall}(u)$ はオーバーオール MTF，$MTF_A(u)$ はデジタル化前の検出器の MTF，$MTF_S(u)$ はサンプリングアパーチャの MTF，＊は畳み込み積分，$\sum_{m=-\infty}^{\infty} \delta\left(\mu - \frac{m}{\Delta x}\right)$ は標本化関数のフーリエ変換，$MTF_F(u)$ は画像処理フィルタの MTF，$MTF_D(u)$ は表示系の MTF を表す．

デジタル画像の解像特性を評価する場合，エリアシング誤差，画像処理の MTF，表示系の MTF を含まない presampled MTF〔(5-2) 式網掛け部〕で評価することが多い．presampled MTF は，まず金属スリットや金属エッジを 1.5～3° 傾けて撮影し，サンプリング点がわずかにずれたプロファイルを合成することによって，デジタル化した際のサンプリング間隔より狭い間隔の合成 line spread function（LSF）や合成 edge spread function（ESF）を求める．スリット法では，得られた合成 LSF をフーリエ変換し絶対値を求め，0 cycle/mm の MTF が 1.0 になるように正規化して求める．エッジ法では，得られた合成 ESF を微分（隣接差分）して合成 LSF を求めるため，正確な計測をするには，MTF を計算した後に隣接差分の補正をするとよい．

3）雑音特性

デジタル画像の雑音特性は，雑音の変動成分のフーリエ変換の絶対値の 2 乗（パワースペクトル）で求められる WS で評価する．デジタル画像のオーバーオールの WS は（5-3）式で表される．WS は noise power spectrum（NPS）ともいわれている．

$$WS_{overall}(u)=\left\{WS_A(u)\left|MTF_S(u)\right|^2 * \sum_{m=-\infty}^{\infty}\delta\left(u-\frac{m}{\Delta x}\right)\right\}\left|MTF_F(u)\right|^2\left|MTF_D(u)\right|^2+WS_E(u) \quad (5\text{-}3)$$

ここで，$WS_{overall}(u)$ は画像処理や表示まで含んだオーバーオールの WS，$WS_A(u)$ はデジタル化前の検出器の WS，$MTF_S(u)$ はサンプリングアパーチャの MTF，$*$ は畳み込み積分，$\sum_{m=-\infty}^{\infty}\delta\left(\mu-\frac{m}{\Delta x}\right)$ は標本化関数のフーリエ変換，$MTF_F(u)$ は画像処理フィルタの MTF，$MTF_D(u)$ は表示系の MTF，$WS_E(u)$ は電気的な雑音の WS を表す．

検出器の雑音特性を比較する場合，画像処理と表示系の MTF の影響を除いた（5-3）式網掛け部分のデジタル WS で評価する．その理由は，エリアシング誤差の影響を含まない presampled WS を計測する方法がないためである．

4）DQE

DQE（量子検出効率）は，入力 X 線の SN 比の 2 乗と出力画像の SN 比の 2 乗の比で定義されているが，空間周波数 u の関数としては（5-4）式のように表される．

$$DQE(u)=\frac{(\log_{10}e)^2G^2MTF(u)^2}{qWS(u)} \quad (5\text{-}4)$$

ここで，q は単位面積当たりの X 線量子数を表す．

検出器の特性を比較する場合，G，$MTF(u)$，$WS(u)$，そして X 線量子数 q を含む $DQE(u)$ で評価することが多い．DQE の推奨計測法は，International Electrotechnical Commission（IEC）から 2003 年に発表されたレポート IEC-62220-1 に詳細に書かれており，世界中で広く用いられている．

3. CR と FPD の画質特性

CR，直接変換型 FPD，そして間接変換型 FPD のデジタル特性曲線，presampled MTF，デジタル WS，そして DQE をそれぞれ**図 5-29～5-32** に示す．

CR の入出力特性（デジタル特性曲線）を**図 5-29a** に，直接変換型と間接変換型の FPD の入出力特性を**図 5-29b** に示す．CR のように画像データ読取り時に対数増幅をしている場合は，横軸のみ対数をとるデジタル特性曲線が直線状になる．

入出力特性から，pixel value（画素値）に変換できる exposure（E；X 線量）の範囲，つまりダイナミックレンジを知ることができる．また，入出力特性のグラフの任意の点の接線の傾きを表す gradient（G；階調度）から，画像のコントラストを知ることができる．

図 5-30 に，CR と FPD システムの主走査方向の presampled MTF を示す．直接変換型の FPD では，X 線を光に変換することなく電気信号が得られるため，MTF は高くなっている．

図 5-31 に，CR と FPD システムの主走査方向の digital WS を示す．CR と間接変換型 FPD では，MTF が低いため WS が低くなっている．CR の WS が高周波領域で急に低下しているのは，アンチエイリアスフィルタの影響である．

図 5-32 に，CR と FPD システムの主走査方向の

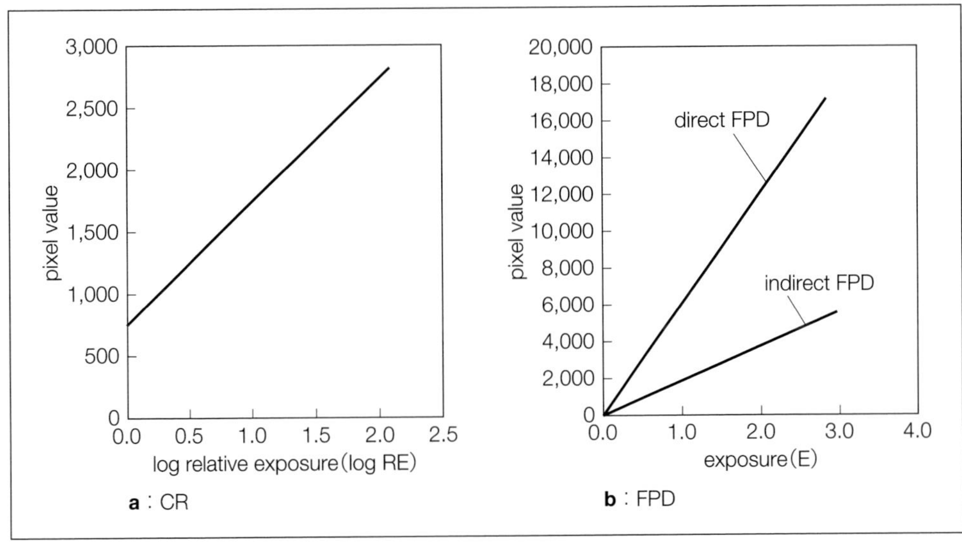

図 5-29　デジタル X 線撮影システムのデジタル特性曲線

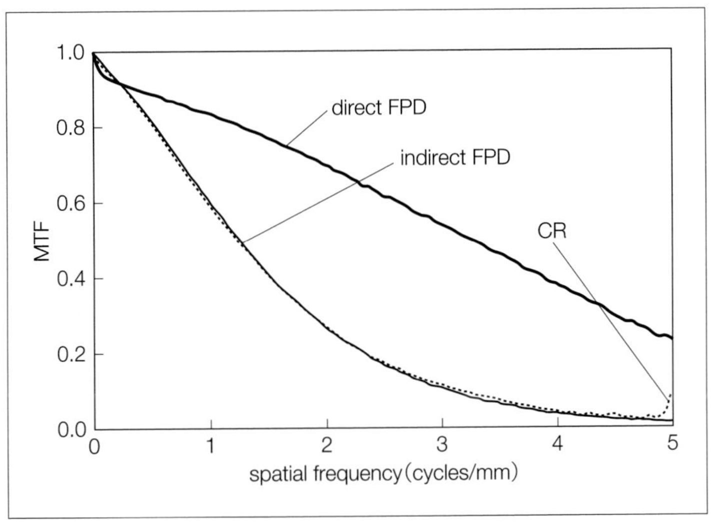

図 5-30　デジタル X 線撮影システムの MTF

DQE を示す．間接変換型 FPD が，最も DQE が高くなっている．

4. まとめ

ここでは，CR と FPD の画質評価法の概要と画質特性について述べた．画質を評価するうえで，画像形成過程を知ることとコントラスト，解像特性，粒状特性を計測し，個々の特性を知ることが大切であり，そのうえで，システムの DQE も用いて評価することが必要である．

また，ここで述べた画質特性は，画像処理や表示系の特性を含まないものであるが，医療現場では画像処理や表示がかならず用いられているので，それらを含めたオーバーオールの特性で評価をすることも重要である．しかしながら，非線形画像処理が多

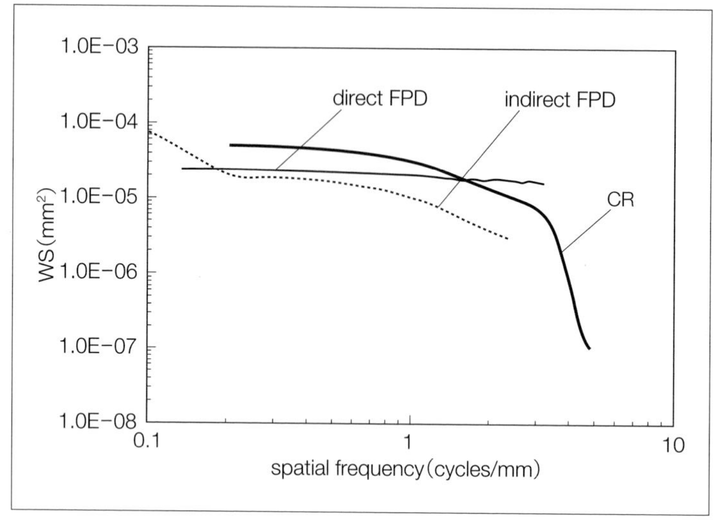

図 5-31　デジタル X 線撮影システムの WS

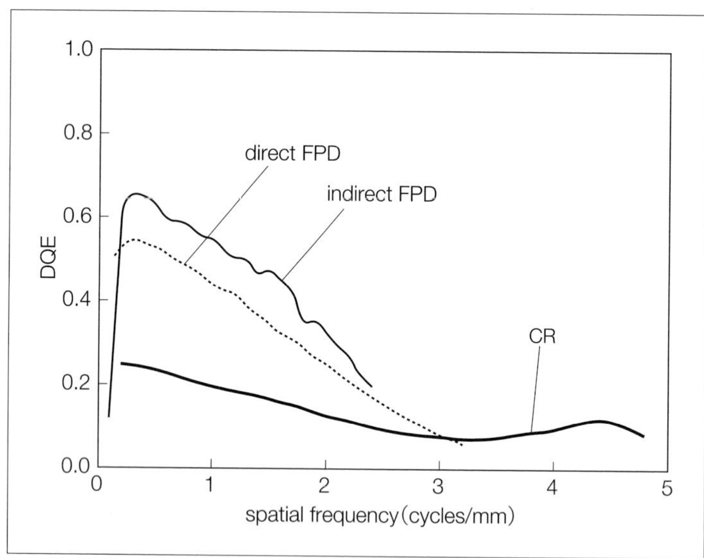

図 5-32　デジタル X 線撮影システムの DQE

用されているため画像への影響が複雑であること，LCD モニタの特性の正確な計測がむずかしいことにより，現時点では画像処理や表示系の特性を除いて評価している．

謝辞

ここで示したデータは，日本放射線技術学会の平成 22 年度学術調査研究班（ディジタル画像の画質と被ばくを考慮した適正線量の検討）の岸本健治班長（大阪市立大学医学部附属病院中央放射線部）をはじめ班員の皆様からご提供いただいた．心より感謝申し上げる．

第6章 デジタルX線テレビ装置

1 はじめに

消化管や血管の造影像の観察をおもな目的とするX線テレビ装置は，撮像管テレビカメラによる透視画像とX線フィルムによる撮影画像を用いて診断を行ってきた．1980年ころからデジタルサブトラクション技術を応用した血管撮影装置のデジタル化が急速に進んだが，消化管検査へデジタル方式を適用するためにはX線画像の高解像度化が必要であった．

デジタルX線テレビ装置に用いられているX線センサのおもな方式を**図6-1**に示す．高精細イメージインテンシファイア（image intensifier：I.I.）の開発や400万画素を有するCCD（charge coupled device）カメラなどの開発により，I.I.-CCDカメラ方式のX線テレビ装置が普及した．デジタルX線テレビ装置の普及により撮影画像が即時に観察できるだけでなく，デジタル化を生かした画像処理アルゴリズムによる高画質化も実現されている．近年では，後述するX線平面検出器（flat panel detector：FPD）の開発により100万画素程度のCCDカメラを搭載したデジタルX線テレビ装置が主流となっているが，本章では高精細I.I.と400万画素CCDカメラを組み合わせたデジタルX線テレビ装置の特性について述べる．

2000年ころからFPDが開発・製品化され，X線テレビ装置に搭載されるようになった．X線をCsI（ヨウ化セシウム）などの蛍光体によって光信号に変換し，この光信号をPD（フォトダイオード）で電気信号に変換後，液晶テレビなどに用いられているTFT（薄膜トランジスタ）技術によって画素ごとのデータを読み出す間接変換方式や，X線をa-Se（アモルファスセレン）などの光導電膜によって直接電気信号に変換後，TFTにて画素ごとのデータを読み出す直接変換方式など，それぞれのFPDが製品化されている．矩形大視野，ひずみがないことなど，FPDの特徴を生かした新しいX線テレビ装置が普及し始めた．本章では，これら装置における各コンポーネントの説明，物理特性，臨床画像などについても述べる．

方式	I.I.-CCDセンサ	X線平面センサ	
	I.I.-DR型	間接方式TFT型	直接方式TFT型
構成	X線I.I.＋光学系＋4M-CCD 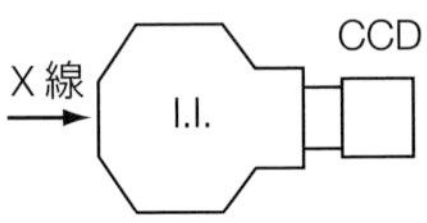 X線 I.I. CCD	蛍光体＋PD＋TFT X線 CsI PD TFT 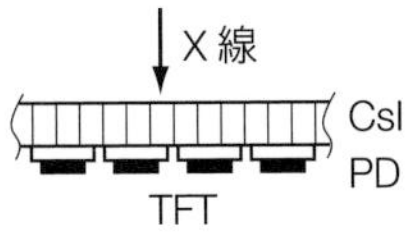	光導電膜＋TFT X線 a-Seなど TFT 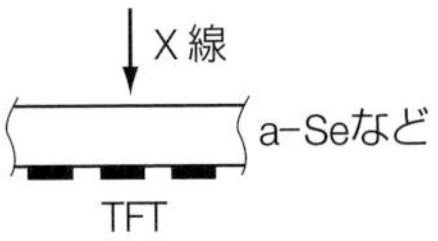

図6-1　X線センサの方式

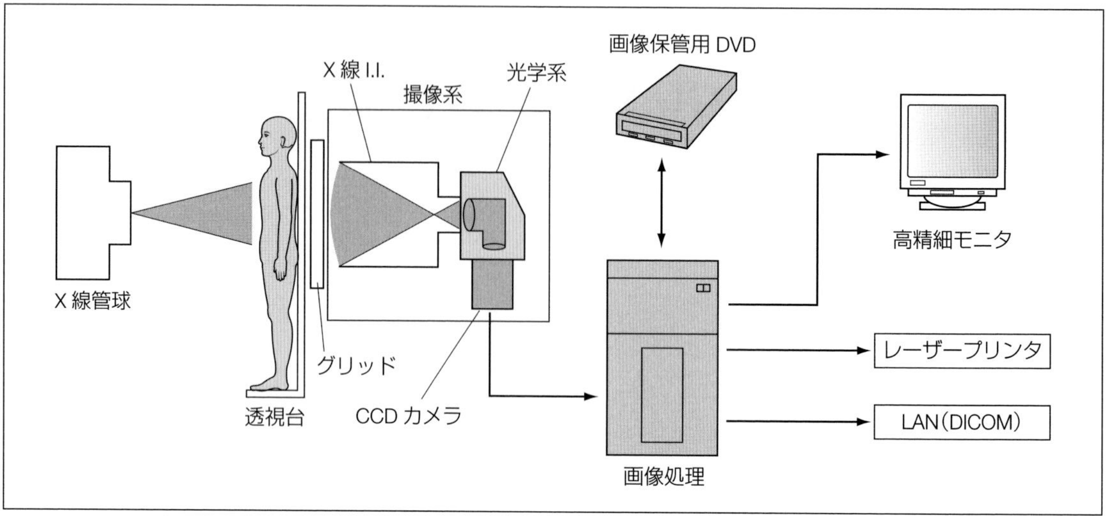

図 6-2　デジタル X 線システムの構成

2　イメージインテンシファイアを用いた装置

イメージインテンシファイア（I.I.）を用いたシステムについて，システム構成，各コンポーネントの構造・性能，システムとしての性能について述べ，臨床画像を示す．

1. システム構成

デジタル X 線テレビ装置の構成を**図 6-2** に示す．X 線管球から照射された X 線は被検者を透過し，グリッドによって散乱線が除去された後に I.I. によって光学像に変換され，CCD カメラによってデジタル化される．デジタル化された画像データは，画像処理装置に送られ，各種画像処理が施される．読影用モニタやレーザープリンタへの画像出力，病院内ネットワークを介しての画像サーバへの転送，DVD など記録媒体への記録保管などが検査と並行して行われる．

100 万画素 CCD カメラを搭載したデジタル X 線テレビ装置の外観を**図 6-3** に示す．**図 6-3** は，X 線管球をテーブルの上に，I.I.-CCD カメラ系をテーブルの下に配置したオーバーテーブル方式の装置である．

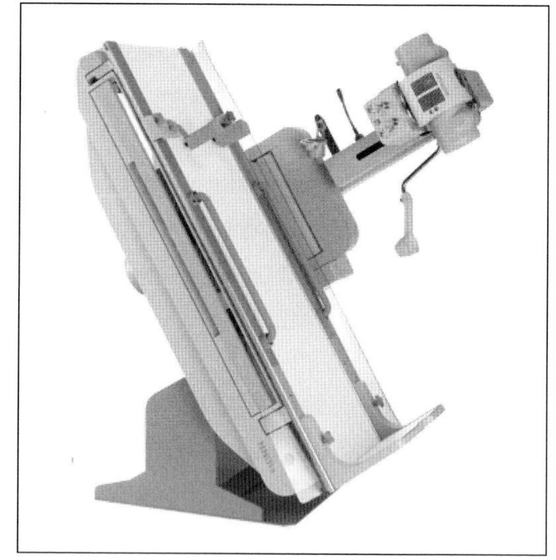

図 6-3　X 線テレビ装置の外観

2. イメージインテンシファイア

I.I. は X 線画像を光学像へ変換するための検出器である．被検者を透過した X 線画像は，I.I. 入力面の CsI にて光信号に変換され，さらに光電面にて光電子に変換される．この光電子は電極によって形成される静電電子光学系によって加速・集束され，出力蛍光面に結像される．画像特性指標である解像度

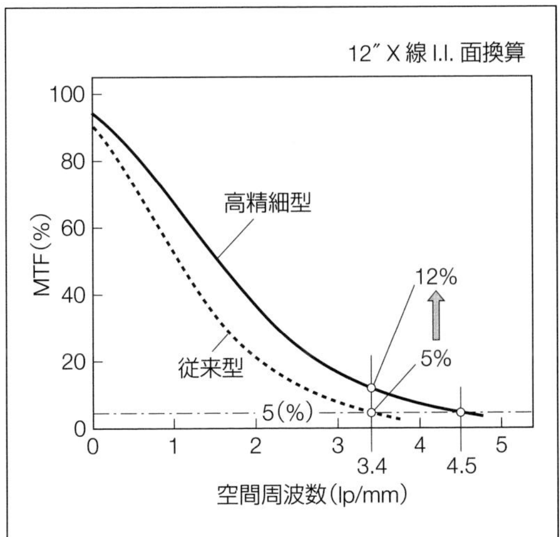

図 6-4　高精細 I.I. の解像度

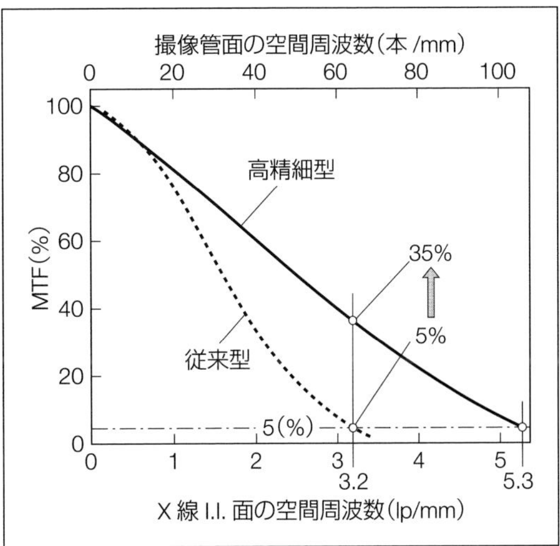

図 6-5　2,000 本テレビカメラの MTF

や MTF（modulation transfer function；変調伝達関数）の向上には，I.I. と CCD カメラにより構成される映像系の改善が非常に重要である．

I.I. の解像度を改善する方法として，CsI 結晶構造の微細化，静電電子光学系の集束性能の向上などがあるが，出力蛍光面の大口径化が最も有効な手段である．出力蛍光面の口径を 25mmϕ から 60mmϕ に変更した場合の I.I. の MTF を**図 6-4** に示す．X 線撮影用のスリットを用い，LSF（line spread function；線広がり関数）を計測し，フーリエ変換して求めた．目視限界解像力の目安となる 5% MTF の値は，12 インチ視野で従来の 3.4 lp/mm から 4.5 lp/mm に改善されている．

3. CCD カメラ

I.I. と組み合わせるテレビカメラの改良は，ハイビジョン用に開発された 1 インチサチコン管の走査線数を 2,000 本にすることで実現した．走査領域を 15mm × 15mm に拡大して解像力を大幅に改善するとともに，走査ビームの径，走査スピードを切り替えることにより，2,000 本（3.75 画像/秒），1,000 本（15 画像/秒），500 本（30 画像/秒）など，複数のモードが選択可能となった．

I.I. 入力面に換算した 2,000 本モード時の MTF を**図 6-5** に示す．MTF はコルトマンの変換式を使い，振幅変調度（amplitude response：AR）を MTF に変換し，その後 AR 測定時の光学レンズによる特性劣化の補正を行った．12 インチ視野における 5% MTF が 3.2 lp/mm から 5.3 lp/mm に改善されていることがわかる．しかしながら，1 インチサチコン管をはじめとする撮像管はさらなるダイナミックレンジの拡大がむずかしく，周辺解像度の低下などの課題があるため CCD カメラ方式の採用が検討された．

CCD カメラ方式の特徴を**図 6-6** にまとめる．FFT（full flame transfer）方式の CCD カメラが産業用を中心に使用されていたが，デジタル X 線テレビ装置への搭載には 30 画像/秒の動画像（透視モード）が必要であり，IT（interline）方式の CCD カメラを開発することにより撮影モードと透視モードを 1 台の CCD カメラで実現することが可能となった．さらに，半導体製造技術の進歩により 400 万画素の IT 方式 CCD カメラが製品化され，出力蛍光面を大口径化した高精細 I.I. との組み合わせで大幅な解像度の向上が実現した．

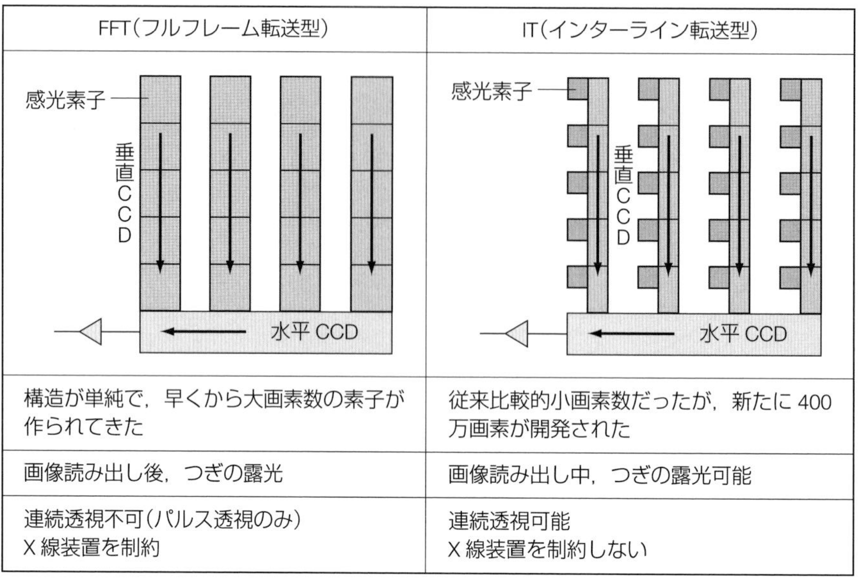

FFT(フルフレーム転送型)	IT(インターライン転送型)
構造が単純で，早くから大画素数の素子が作られてきた	従来比較的小画素数だったが，新たに400万画素が開発された
画像読み出し後，つぎの露光	画像読み出し中，つぎの露光可能
連続透視不可(パルス透視のみ) X線装置を制約	連続透視可能 X線装置を制約しない

図6-6　CCDカメラの方式と特徴

4．光学系

I.I.およびCCDカメラの高性能化に伴い，両者を光学的に結びつけるディストリビュータの高性能化も必要となった．光学系の構成を**図6-7**に示す．I.I.出力面側の一次レンズを透過した光学像はディストリビュータ内に配置されているミラーで反射されCCDカメラ側の二次レンズを透過した後，CCDカメラにてデジタル信号化される．I.I.の出力蛍光面の口径が60mmϕ，CCDカメラの走査領域が15mm × 15mmの場合，一次レンズの焦点距離200mm，口径1,300mmϕ，二次レンズの焦点距離50mm，口径42mmϕとなる．大口径で明るいレンズを採用することにより，透視モードにおける微弱光をロスなく集光するとともに，撮影モードにおける高解像度化も実現した．

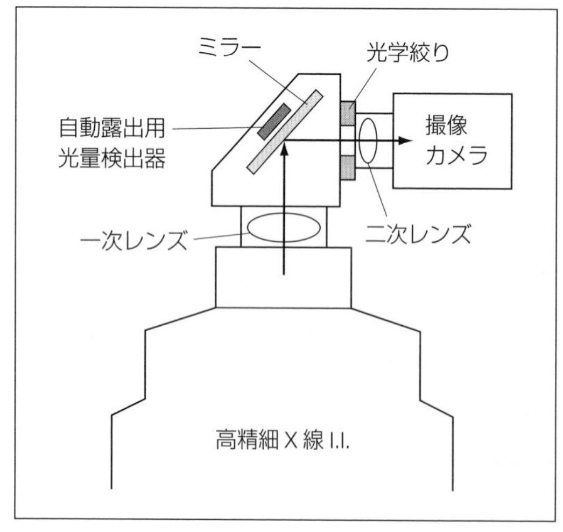

図6-7　光学系の構成

二次レンズ側には光学絞りが配置され，CCDカメラのダイナミックレンジ内に撮影モード時の入射光量が収まるように光学絞りの口径が制御される．光学絞りの口径の制御は最終画像の画質に大きく影響し，開きすぎた場合はCCDカメラのダイナミックレンジを超えてデジタル化できない領域（ハレーション）が発生することで診断情報の欠落が生じ，逆に絞りすぎた場合は，たとえば骨領域などの高X線吸収領域におけるCCDカメラへの入力信号が少なくなり，それに伴うCCDカメラのノイズがX線量子ノイズより多くなるため粒状性の悪い画像となる．これらを改善するため，検査部位，X線条件，観察視野サイズなどの情報を用いてつねに最適な光学絞り口径値を算出し，安定した画質を得る必要がある．

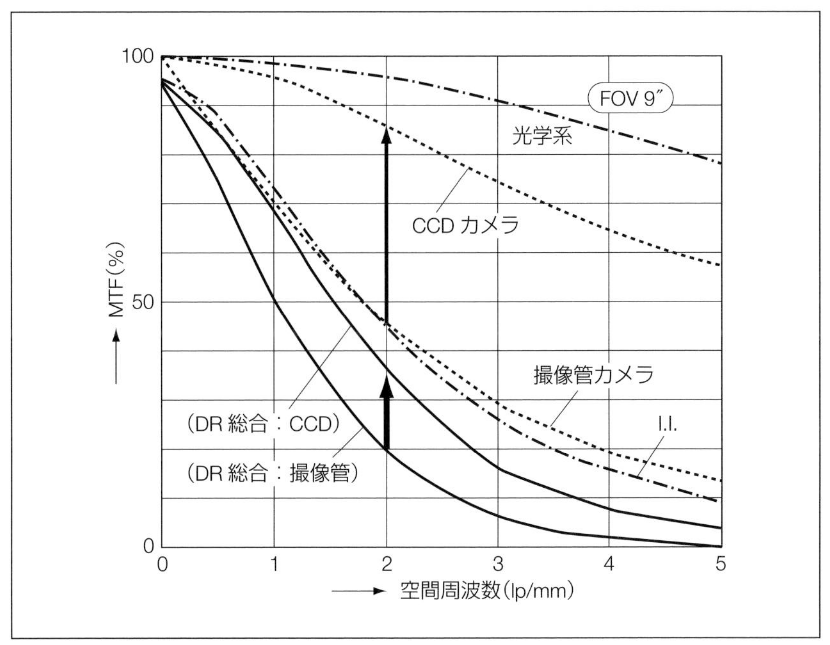

図6-8　高精細I.I.の9インチ視野における各コンポーネント，および総合MTF

また，ディストリビュータ内のミラーは5～10%程度光を透過するハーフミラーが採用されており，この透過光を用いて透視モード時のX線条件制御が行われている．

5. 総合特性

高精細I.I.，CCDカメラ，および高性能光学系を用いた映像系の総合特性として，MTFと信号対雑音比（SN比）について説明する．

1）MTF

高精細I.I.の9インチ視野における各コンポーネント，および総合MTFを**図6-8**に示す．撮像管カメラに比べCCDカメラのMTFが大幅に改善されたことにより，デジタルX線テレビ装置としての総合MTFも大幅に改善されている．総合MTFは，各コンポーネントの積とほぼ一致していることが確かめられていることから，装置としての高解像度化にはすべてのコンポーネントの性能をバランスよく向上させることが重要となる．

2）SN比

総合SN比を**図6-9**に示す．被写体としてアクリル20cm相当を撮影するときのX線条件を標準撮影条件と定め，その標準撮影条件固定にてアクリル厚さを変化させながら撮影を行い，そのときのSN比を求めた．縦軸はSN比を，横軸上部はアクリル厚，横軸下部はI.I.への相対入射線量を示している．CCDカメラを搭載した装置のSN比を実線で，撮像管カメラを搭載した装置のSN比を破線でおのおの示す．

標準撮影条件におけるSN比は，おもにX線量子ノイズで決まるためCCDカメラと撮像管カメラのSN比の差は少ないものの，最大出力を与える線量（最大入射線量）が異なることから，CCDカメラを搭載した装置のほうがハレーションに対して約1.5倍程度の余裕を有していることがわかる．相対入射線量が少なくなる領域，すなわち被写体厚の厚い領域では，テレビカメラ自身の回路系ノイズの影響によって装置のSN比が決定される．**図6-9**より，相対入射線量の低い領域においては，CCDカメラの

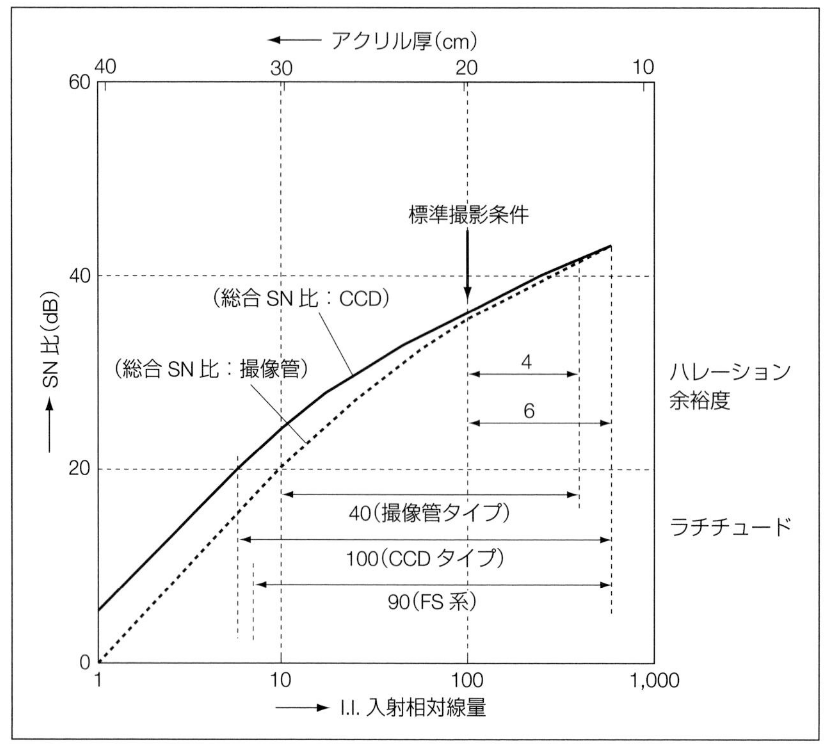

図 6-9　総合 SN 比

SN 比は撮像管カメラの SN 比に比べ約 3〜4dB 優れていることがわかる．

また，フィルム法のラチチュード（latitude；利用可能なフィルム濃度領域の上・下限を与える線量比）を使いデジタル X 線テレビ装置のラチチュードについて述べると，デジタル X 線テレビ装置におけるラチチュードは，最大出力値を与える入射線量と，フィルム上で濃度ゆらぎ 0.1 程度に相当する SN 比 20dB を与える入射線量を経験的に定義し，これらの比をデジタル X 線テレビ装置のラチチュードとした．CCD カメラを搭載した装置のラチチュードは，撮像管カメラを搭載した装置に対して約 2.5 倍のラチチュードを有しており，従来の増感紙-フィルム系（S/F 系）と同等以上であることがわかる．

6. 画像処理装置

デジタル X 線テレビ装置の最大の利点は，撮影した画像を即時に読影用モニタに表示・観察することができ，さらにはより診断能を高めるための画像処理を行えることである．一方，装置の高解像度化に伴い画像のマトリックスサイズも 2,048 × 2,048 画素となり，標準テレビ信号（NTSC）と比較しても 8 倍以上のデータ量となっている．画像処理装置の役割は，大容量画像データの取り込み，読影用モニタへの表示，画像保管，レーザープリンタへの出力などである．S/F 系では撮影フィルムが画像の記録媒体でありかつ表示媒体でもあるので，フィルムが残っていればデータは維持されるが，デジタル X 線テレビ装置ではデジタルデータの破損が画像喪失につながるため，信頼性の確保も重要である．以下，簡単に説明する．

1）基本仕様

100 万画素 CCD カメラを搭載したデジタル X 線カメラ装置の画像処理装置の基本仕様例を**表 6-1** に，外観を**図 6-10** に示す．画像保管に関しては，

表6-1　画像処理装置の基本仕様例

項　目	仕　様
画像フォーマット	撮影：1,024 × 1,024 × 2fps 透視：1,024 × 1,024 × 30fps
画像保管	200GB以上 （約100,000画像以上）
外部記録装置	DVD-RAM（4.7GB）
透視画像処理	ノイズリダクション エッジ強調

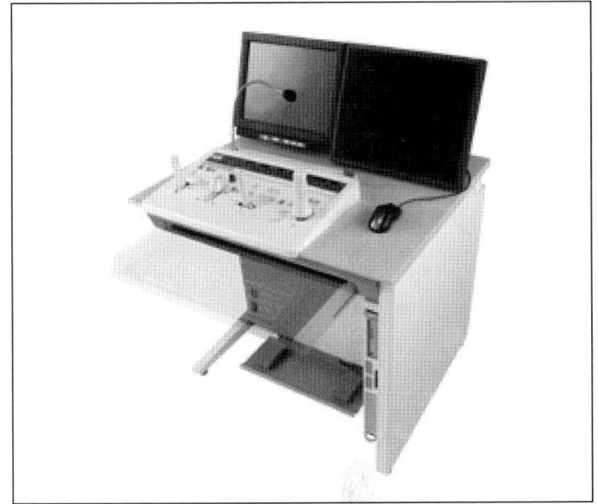

図6-10　画像処理装置の外観

長期保管記録媒体としてメディアが安価で大容量記録のDVD-RAMを使用することで，ランニングコストを低く抑えることが可能となった．

2）画像処理

画像処理技術としては，一般的に行われている拡大縮小処理，ウィンドウレベル処理，ネガ・ポジ反転処理，空間フィルタ処理などが実施されている．

デジタルX線テレビ装置に特徴的な画像処理について以下に説明する．

(1)　分割撮影

分割撮影とは，従来のS/F系において鉛マスクをフィルム前面に配置し，フィルムを分割して使用する方法であり，デジタルX線テレビシステムにおいては画像処理を用いて同様な分割画像を作成している．

臨床検査における分割撮影画像を**図6-11**に示す．食道撮影での左右2分割，胃部撮影での上下2分割，あるいは上下左右4分割撮影などに対応している．

(2)　ダイナミックレンジ圧縮処理

デジタルX線テレビ装置を用いた検査では，バリウムなどX線吸収率の高い造影剤が疾患部に留まっている領域と肺野などX線吸収率の低い領域を効率よく読影用モニタへ表示するためには，ダイナミックレンジの圧縮を画像処理にて行うことが重要である．

ダイナミックレンジ圧縮処理のアルゴリズムを**図6-12**に示す．原画像から二次元フィルタリングにより得られる低周波数画像（ボケ画像）と原画像からボケ画像を引き算して得られる高周波数画像を作成する．低周波数画像は輝度値に応じて圧縮率を変えたテーブルを用いて輝度圧縮を行い，高周波数画像は高周波数領域の強調，およびオーバーレンジ防止処理を施した後に輝度圧縮された低周波数画像を合成することで，ダイナミックレンジが圧縮された画像を得ることができる．

胸部ファントムを用いた処理過程を**図6-13**に示す．原画像では肺野領域のX線透過量が大きいため読影モニタ上で表示可能範囲を超えてハレーションとなっている．ボケ画像は15 × 15画素サイズのカーネルの平均値を用いて作成した．処理画像は低周波数成分が圧縮され，肺野部分も良好に表示されている．本手法は撮影画像に適用されているが，近年ハードウェアの性能向上に伴い処理速度が大幅に改善されたため，透視画像にも適用されるようになった．

(3)　表示ガンマカーブの最適化

撮影画像の表示最適化には読影モニタへの表示ガンマカーブの最適化が不可欠である．撮影部位，体位などによってコントラストを強調すべき領域，抑えるべき領域が存在する．デジタルX線テレビ装置では，画像の特徴量を用いて最適なガンマカーブを算出する処理が行われている．

最適ガンマカーブ選択処理の概要を**図6-14**に示す．入力画像を複数のクラスタに分割し，そのクラ

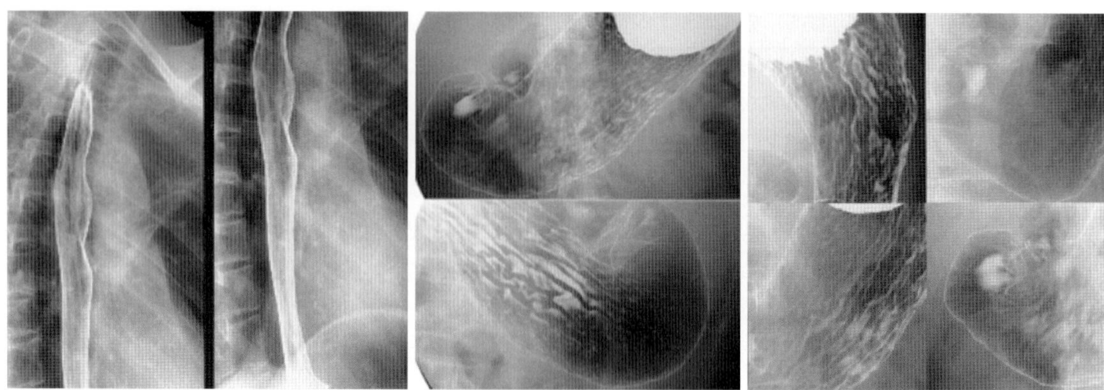

図 6-11　分割撮影画像

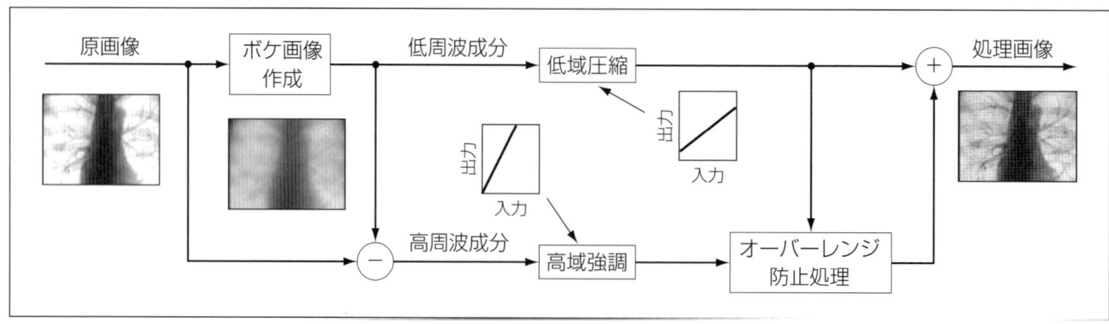

図 6-12　ダイナミックレンジ圧縮処理アルゴリズム

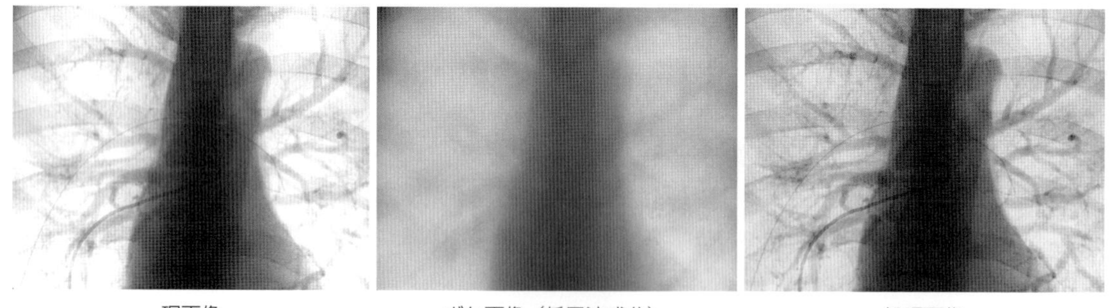

現画像　　ボケ画像（低周波成分）　　処理画像

図 6-13　胸部ファントムを用いたダイナミックレンジ圧縮処理過程

スタごとの特徴量（最大値，最小値など）を用いて最適なガンマカーブを選択する．最適ガンマカーブ選択回路では，画像最大値，最小値のほか，関心領域のヒストグラムや撮影部位情報などが使われている．

上部消化管検査への適用例を**図 6-15** に示す．半立位第 2 斜位，背臥位二重造影像，充満像（立位充盈像）において，それぞれ最適なガンマカーブが自動的に算出される．撮影直後に最適なガンマカーブが適用された画像を読影モニタに表示することによって，検査時間の短縮や造影剤による良好な診断が可能となる．

7. 臨床画像

高精細 I.I.，CCD カメラを用いて撮影された臨床

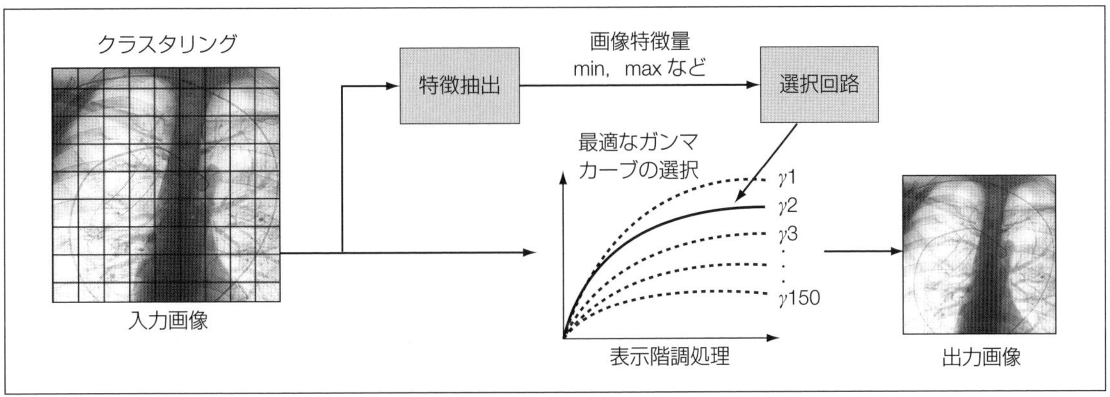

図 6-14　最適ガンマカーブ選択処理の概要

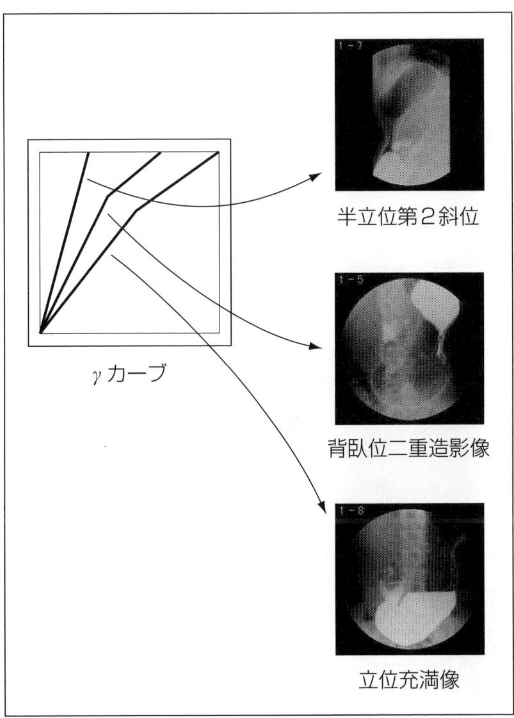

図 6-15　上部消化管検査への適用例

画像を以下に示す．**図 6-16** は食道造影画像（左右 2 分割撮影），**図 6-17** は上部消化管造影画像，**図 6-18** は注腸造影画像である．ともに癌の領域をよく描出できていることがわかる．

3　X 線平面検出器を用いた装置

X 線平面検出器（FPD）は，当初一般撮影システムを対象として開発され，1995 年に製品化されたが，動画像である透視モードも可能とする FPD が実用化されたのは 2000 年以降である．2002 年に FPD を搭載したデジタル X 線テレビ装置が製品化された．

FPD の特徴，基本性能，X 線テレビ装置として必要とされる技術，臨床画像について以下で述べる．

1．FPD

FPD は半導体技術の進歩により実現した X 線検出器であり，その信号検出方式によって間接変換方式と直接変換方式に大別される．

間接変換方式は，前述したように X 線を CsI にていったん光信号に変換する過程が入るため，この過程によって信号が増幅され，たとえば透視モードで用いられるような少ない入射 X 線量でも，十分な信号を画像データとして取り出すことが可能である．一方，直接変換方式は光信号への変換過程がないため，少ない入射 X 線量に対する画像データの取り出しに関してデメリットは有するものの，光信号変換時の光拡散の影響を受けないためボケの少な

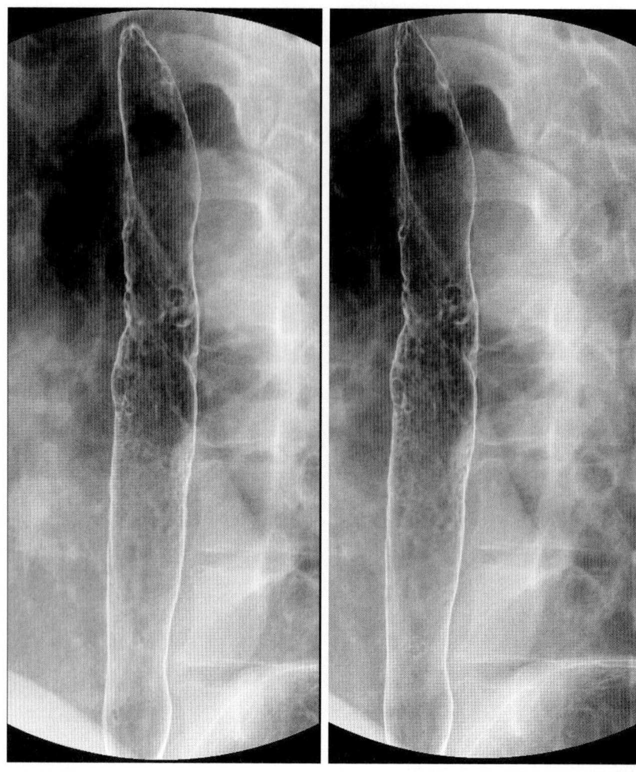

図 6-16 食道造影画像（左右 2 分割撮影）

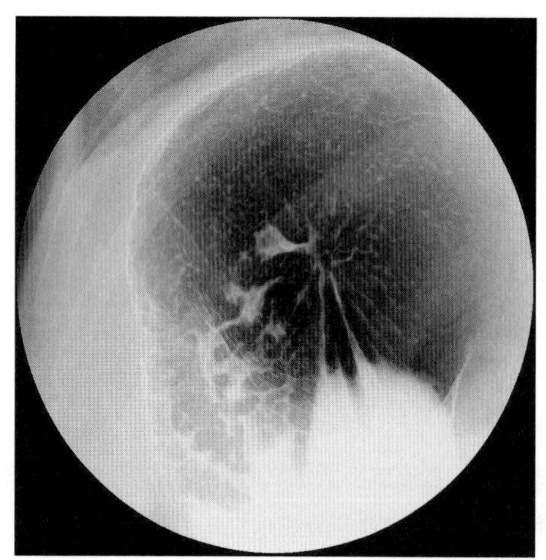

図 6-17 上部消化管造影画像

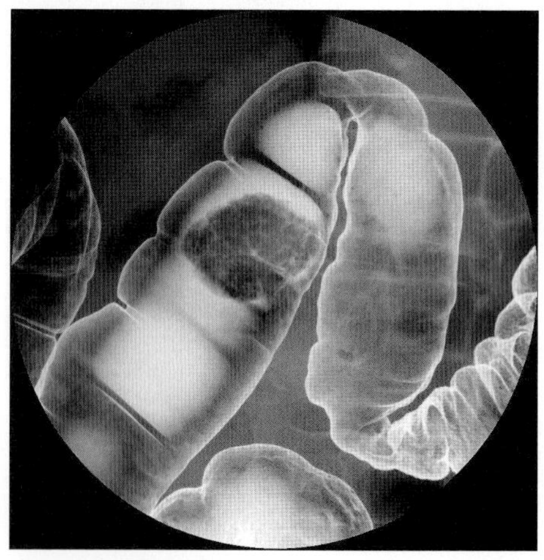

図 6-18 注腸造影画像

いシャープな画像データを取り出すことが可能である.

図 6-19 は，おのおのの変換方式の FPD でおもに用いられている X 線変換素材の入射 X 線エネルギーに対する変換特性を示している．直接変換方式で用いられている a-Se は比較的低 X 線エネルギーに対する感度が高く，どちらかといえば低い X 線管電圧で撮影が行われる乳房撮影装置に適した FPD ということができる.

検出エリア 40cm × 30cm を有する間接変換方式 FPD の外観を**図 6-20** に示す．薄型で電源を供給するケーブルと画像を出力する光ケーブルを接続

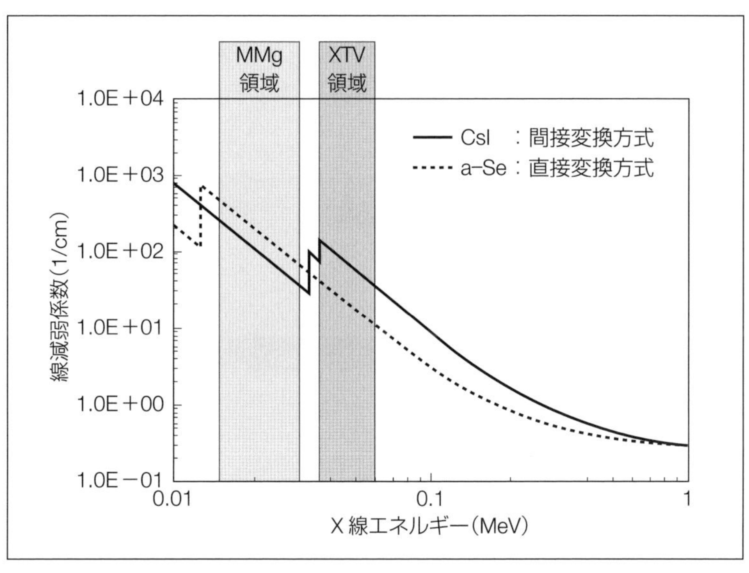

図 6-19　X 線変換素材の入射 X 線エネルギーに対する変換特性（Hitachi Medical Corporation.2014）

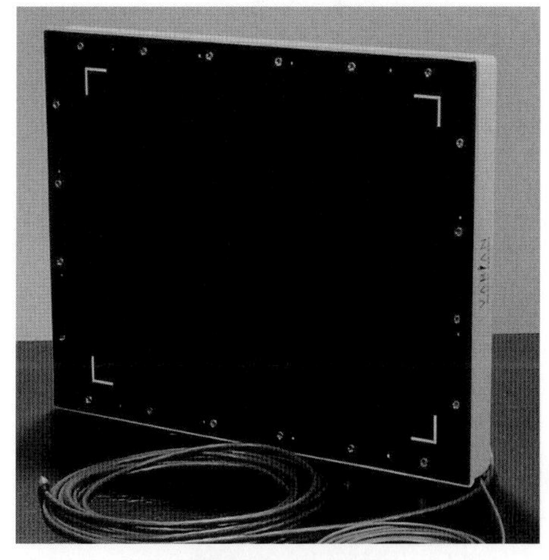

図 6-20　間接変換方式 FPD の外観

するだけで X 線情報を直接画像化することが可能である．

2. FPD の特徴

FPD の第 1 の特徴は薄型であるということである．I.I.-CCD カメラ方式との大きさの比較を**図 6-21** に示す．I.I. は高精細 12 インチ視野タイプ，FPD は 40cm × 30cm の検出領域を有する FPD と比較した．FPD の厚さは約 1/10，重さは約 1/2 で，デジタル X 線テレビ装置を設計するうえで大きなアドバンテージとなる．

オーバーチューブ方式のデジタル X 線テレビ装置の外観を**図 6-22** に示す．薄型の FPD が寝台の下に搭載されるため，I.I. 方式の装置と比べ低い位置まで寝台を下げることが可能となり，老人や体の不自由な被検者が安全に検査を受けられるようになった．

C アームを組み合わせた装置の外観を**図 6-23** に示す．軽量化によって検出器部分のスムーズな動作が実現し，さらに小型化によって被検者への圧迫感を低減することが可能となった．

次に，これまで I.I. で課題となっていた周辺ひずみの改善について説明する．格子状ファントムの撮影画像を**図 6-24** に示す．I.I. は一次入射面が球面状であるため構造的に周辺にひずみが発生する．これまで画像処理によってひずみ補正を行う試みも行われてきたが，ひずみ自体に個体差があることや視野拡大モードが複数あることなどから，ひずみ補正を行う補正アルゴリズムが非常に複雑となり，撮影

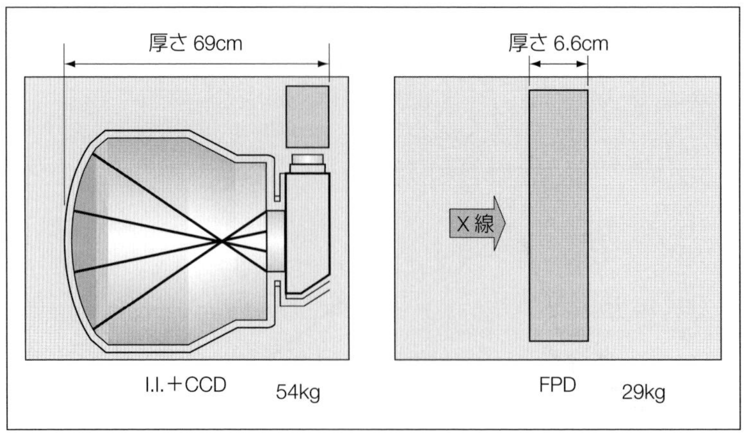

図 6-21　FPD と I.I.-CCD カメラ方式との大きさの比較

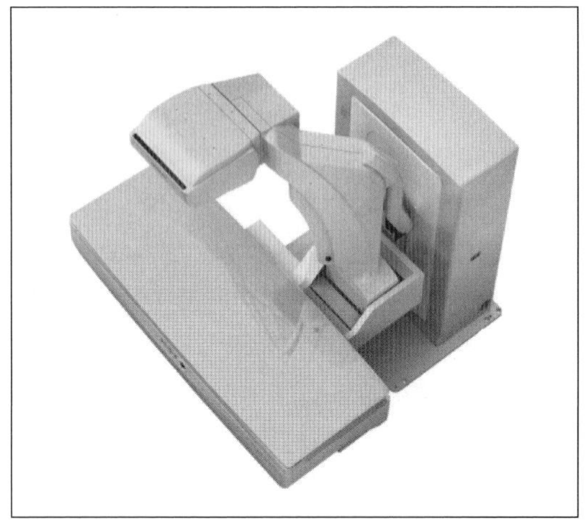

図 6-22　オーバーチューブ方式のデジタル X 線テレビ装置の外観

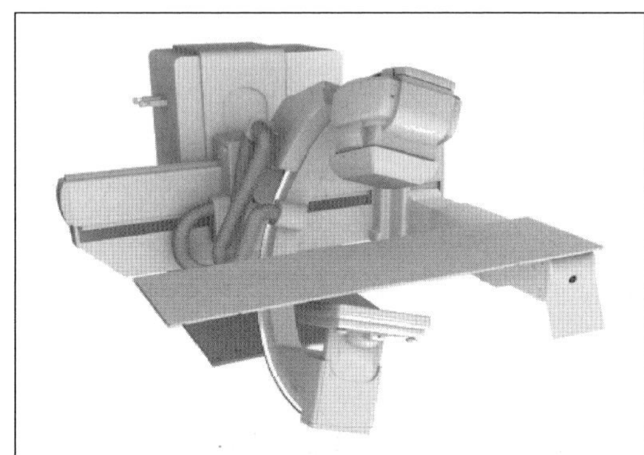

図 6-23　C アームを組み合わせた装置の外観

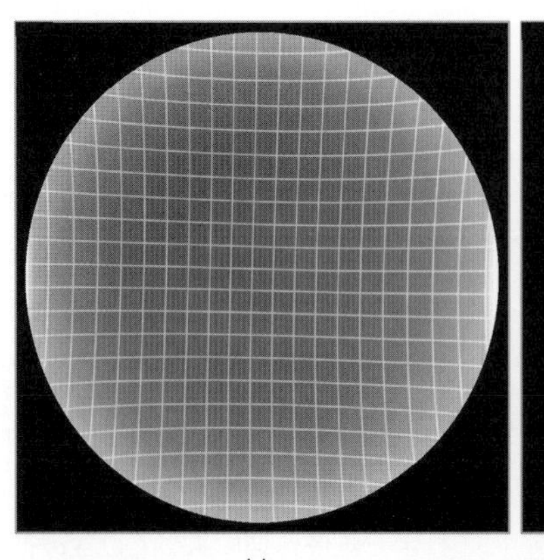

I.I.

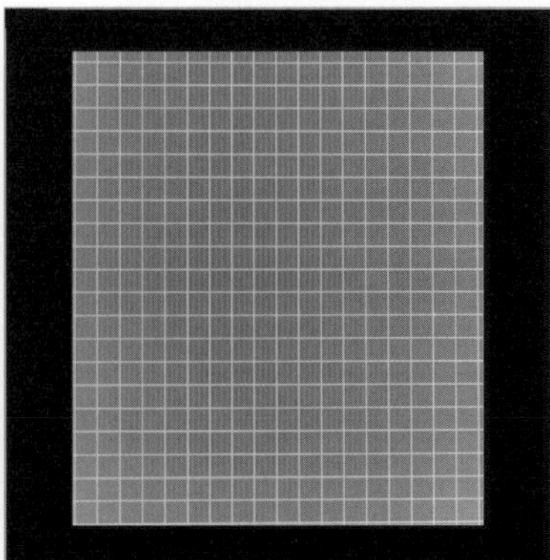

FPD

図 6-24　格子状ファントムの撮影画像

画像に対する補正がなかなか実現されていなかった．透視画像については，加えて演算速度に課題があり，実現はさらに困難となっている．一方，FPD は検出面が平面であることからひずみは発生せず，画像全領域で良好な特性が得られることは，I.I. に対し大きなアドバンテージとなっている．

3. FPD を使用するための固有の技術

I.I.-CCD カメラ方式では，**図 6-7** に示した光学系の内部に自動露出用光量検出器を配置し，透視モードや撮影モードにおける X 線条件制御を行っている．とくに撮影モードにおける X 線条件制御においては，自動露出用光量検出器にて得られる光検出信号を積分し，あらかじめ設定されている光量，すなわち入射 X 線量に到達した時点で X 線のばく射を遮断することで最適な X 線画質を維持していた．さらに光学絞りを用いて撮影時の X 線量に対する画像濃度をある程度自由に調整することが可能であった．

一方，FPD はその構造上，光量検出器や光学絞りに相当するものを配置できないため，良好な画像を得るための X 線条件を撮影に先立って算出する必要がある．透視 X 線条件は，制御に際し若干の遅れが許容されることからフィードバック制御（feed back control）が採用されており，透視画像から光量検出器相当の制御信号を透視画像ごとに算出して X 線条件の制御を行うことが可能である．しかしながら，撮影時の X 線条件はフィードフォワード制御（feed forward control）しなければならず，撮影が始まる前に必要な X 線の照射時間を推定して制御するアルゴリズムが必要である．

X 線照射時間の制御フローを**図 6-25** に示す．撮影直前の透視 X 線条件から撮影時の管電圧，管電流をあらかじめ設定されている制御表より導く．次に，撮影直前の透視における管電圧，管電流，X 線絞りから得られる照射野，X 線焦点-検出器間距離の情報を用いて被検者の体厚を推定し，撮影管電圧，管電流における最適な照射時間を算出して撮影を行う．とくに消化管検査においては，透視から撮影への移行時間が 1 秒未満であるため，制御アルゴリズムは高速性が求められる．

4. 総合特性

I.I.-CCD カメラ方式での総合特性は，I.I.，光学系，CCD カメラ，おのおのの特性を合わせたものであり，MTF 特性の例を**図 6-8** に示した．FPD システムでは FPD 自身が X 線信号を直接デジタル化し出力するため，システムの総合特性は FPD の特性と一致する．

FPD の特性を I.I.-CCD カメラ方式と比較して説

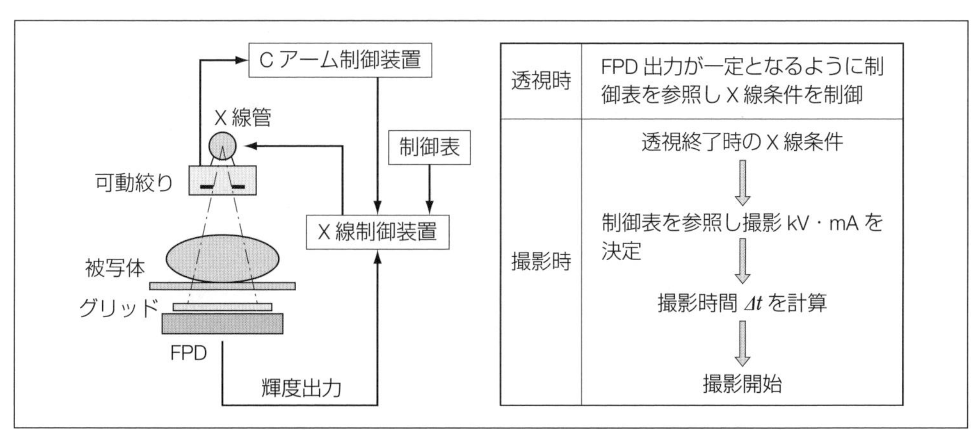

図 6-25　X 線照射時間の制御フロー

表 6-2　間接変換方式 FPD の仕様

パネル構造	方式	間接方式
	X 線変換	CsI
	読み出し	TFT
検出仕様	視野サイズ	40cm × 30cm
	画素サイズ	194μm（撮影モード） 388μm（透視モード）
取り込みモード	撮影	2,048 × 1,536 × 7.5fps
	透視	1,024×768×30fps(2×2)

明する．FPD の仕様は**表 6-2** に示した間接変換方式のデータとし，I.I.-CCD カメラ方式は**図 6-8** で示した 400 万画素 CCD カメラを用いた 9 インチ視野サイズのデータを使用した．

1）MTF

MTF 特性を**図 6-26** に示す．FPD，400 万画素 CCD と組み合わせた 9 インチ視野および 16 インチ視野の MTF を記載した．X 線検出面での画素サイズは，FPD が 194μm，I.I. の 9 インチ視野では 110μm，16 インチ視野では 175μm となる．9 インチ視野の MTF は，FPD のそれと比べて 2 lp/mm 以下の領域では優れているが，2.5 lp/mm を超える領域では CCD カメラや光学系の MTF の劣化により FPD とほぼ同等となる．16 インチ視野については，1.5 lp/mm 以下の領域で FPD が優れている．I.I. の MTF は中心領域で測定しており，**図 6-24** で示したように周辺でのひずみにより MTF も劣化することが知られている．FPD はすべての検出領域において，9 インチ視野と同等の MTF を 2.5 lp/mm 以上の周波数領域で達成しているといえる．

2）SN 比

FPD には 1 画素単位で画像読出しを行う撮影モードと，複数画素を画素加算して画像読出しを行う透視モードが搭載されている．透視モードにて画素加算する理由を説明する．第 1 の理由は，読出し画素数を減らし，透視に必要な 30 画像 / 秒程度の読出し速度を確保することである．第 2 の理由としては，透視線量では 1 画素に蓄えられる電荷量が少なく，そのため FPD 自身の回路系のノイズの影響を大きく受けるためである．

以下，撮影モードと透視モードの SN 比について説明する．

(1)　撮影モードの SN 比

撮影モードの SN 比を**図 6-27** に示す．縦軸は SN 比を示し，横軸は各検出器に入射する 1 画像あたりの X 線量を示している．SN 比が 10 以上となる入射線量と FPD が画像化できる最大入射線量の

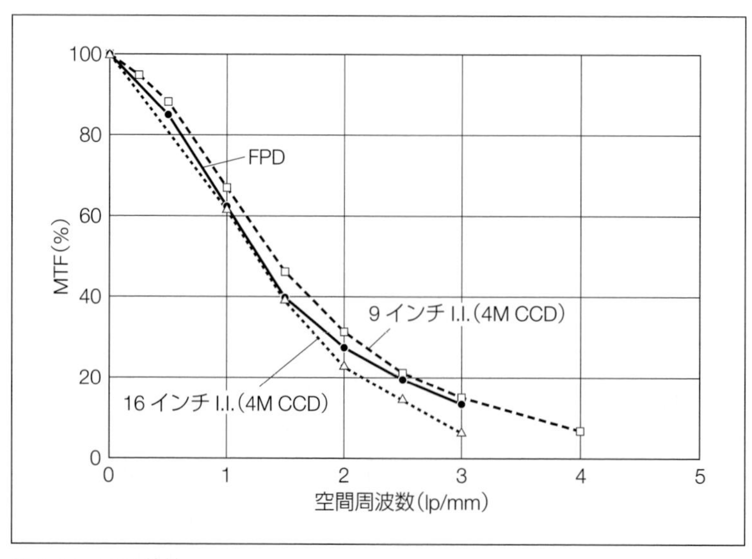

図 6-26　MTF 特性

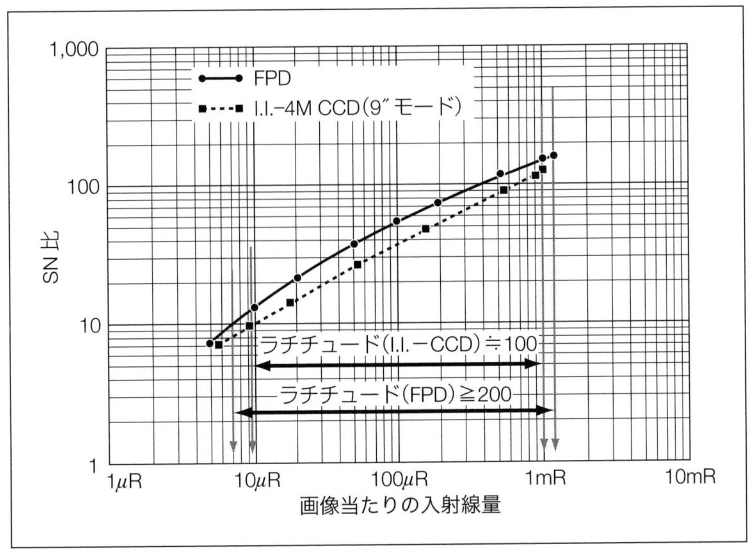

図 6-27　撮影モードのSN比

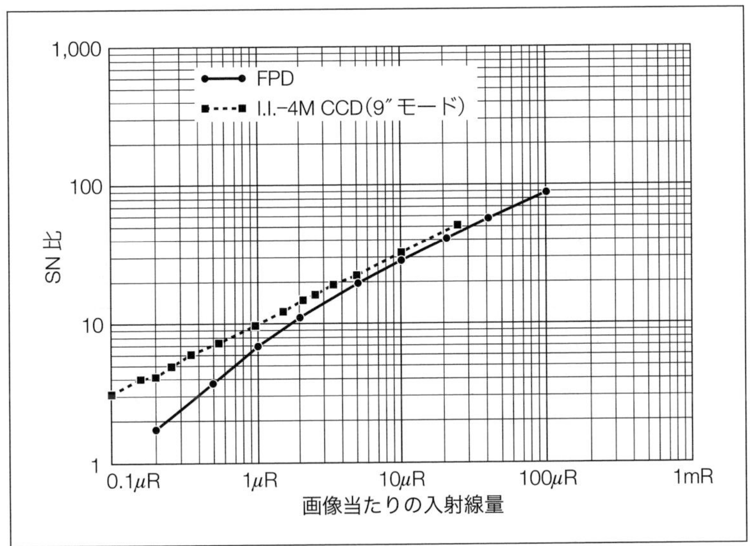

図 6-28　透視モードのSN比

比をラチチュードと定義すると，FPDはI.I.-CCDカメラ方式の約2倍のラチチュードを有していることがわかる．

(2)　透視モードのSN比

図6-28に透視モードのSN比を示す．縦軸はSN比を示し，横軸は各検出器に入射する1画像あたりのX線量を示している．I.I.-CCDカメラ方式のSN比はCCD素子内で4画素加算する透視用高速読出しモードで，FPDのSN比は4画素加算することによって高速読出しを可能とした透視モードで，それぞれ得られたデータである．FPDのSN比は，FPD自身の回路系ノイズの影響により3μR以下の線量域ではI.I.-CCDカメラ方式のそれに比べて低下する．I.I.-CCDカメラ方式では0.1μRまではは入射されるX線量に応じたX線量子ノイズによってSN比が決定されることがわかる．

I.I.-CCD カメラ方式では，透視線量で発生する光電子が I.I. の内部で増幅され，CCD カメラの回路系ノイズの影響を受けないレベルの光量となって CCD カメラに入力されるため，X 線量子ノイズによって SN 比が決定されている．一方，FPD は CsI によって光信号に変換された情報がフォトダイオードで電荷に変換され，その電荷は TFT を用いて選択的に読み出された後に，プリアンプにて信号増幅後デジタル化される．透視線量にて発生する電荷はきわめて少なく，プリアンプまでの回路系ノイズが透視画像の SN 比に大きな影響を与える．

透視の SN 比を改善すべく，CsI 結晶厚さの最適化やプリアンプを含めた回路系の徹底した低消費電力化によるノイズの低減など，さまざまな技術開発が行われ，臨床適用可能な性能が得られるようになった．デジタル X 線テレビ装置としては，FPD の改良のほか，最適な散乱線除去グリッドの開発，線質改善フィルタの最適化などによって，被検者の被ばくを抑えながら FPD 入射線量を増加させる工夫が行われている．

5. 画像処理装置

デジタル X 線テレビ装置への FPD の搭載に伴い，さらにはハードウェアの性能向上により処理速度が大幅に改善されたため，さまざまな透視画像に対する高画質化技術が開発されている．ここでは，透視高画質化技術の一つである適応型ノイズ低減処理に

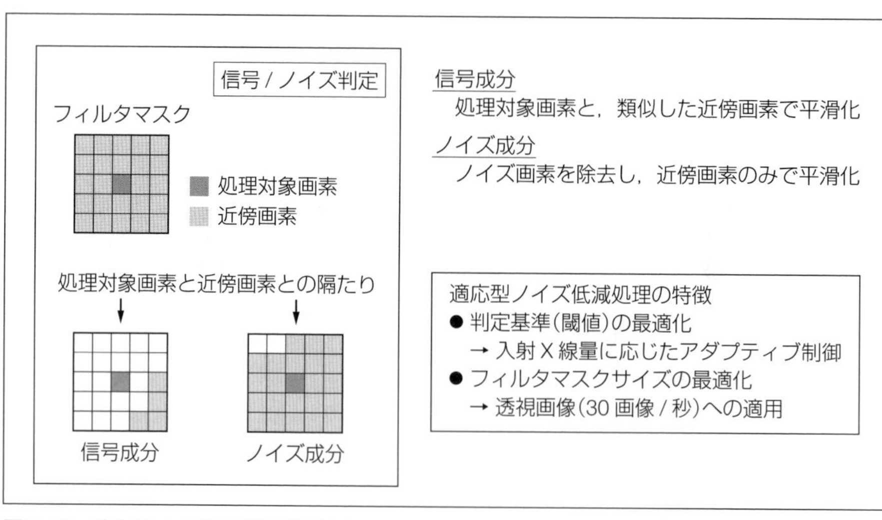

図 6-29　適応型ノイズ低減処理概要（Hitachi Medical Corporation. 2014）

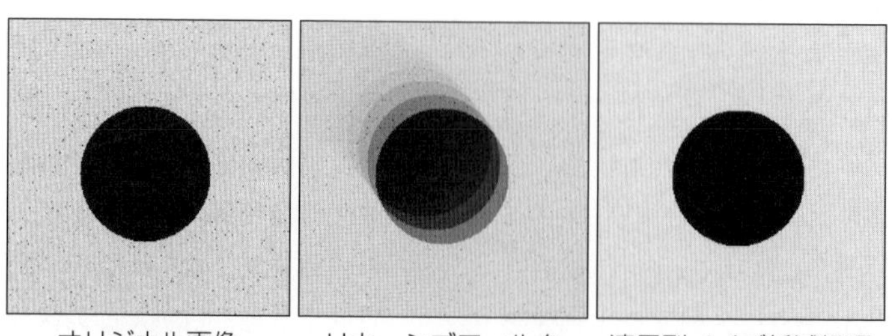

図 6-30　動きのあるオブジェクトに対するリカーシブフィルタとの処理比較

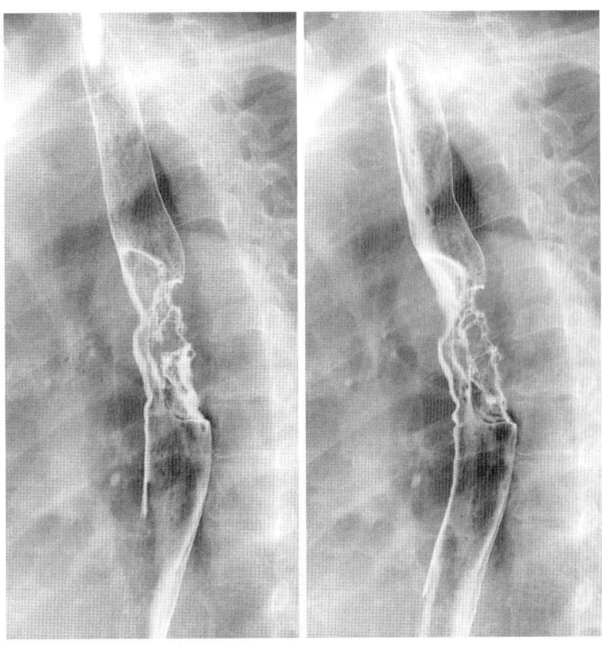

図 6-31　食道造影画像（左右分割撮影）

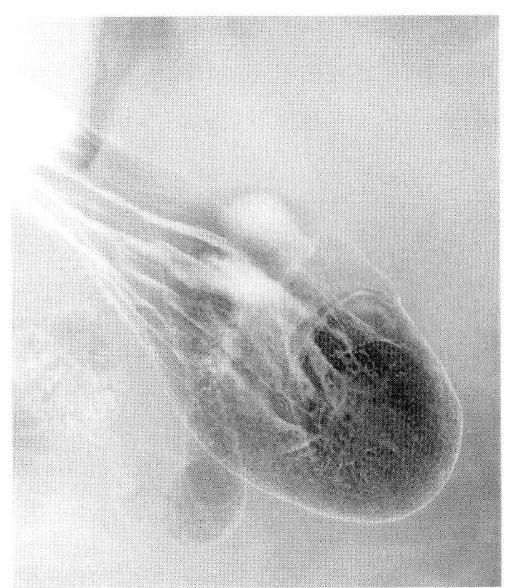

図 6-32　上部消化管造影画像

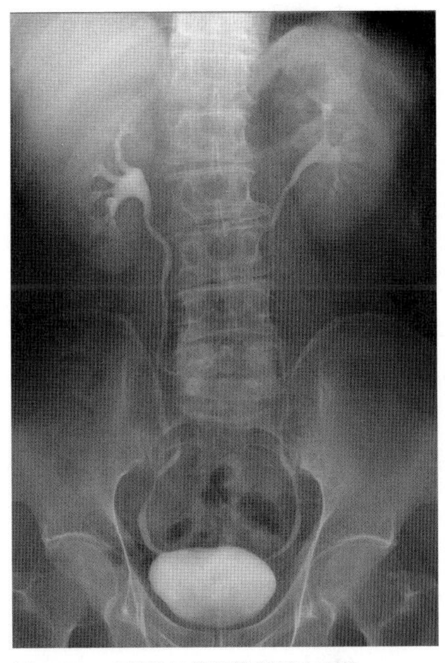

図 6-33　点滴注入腎盂造影検査画像

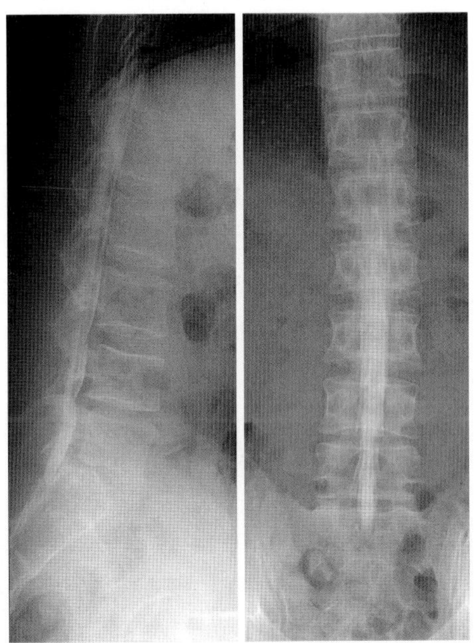

図 6-34　ミエロ造影画像

ついて説明する．

I.I.-CCD カメラ方式のデジタル X 線テレビ装置では，透視画像に対して，リカーシブフィルタとよばれる，時間軸方向に透視画像を加算処理することで画像内のノイズを低減する処理技術が適用されていた．リカーシブフィルタは，時間軸方向に加算処理を行うため，そのノイズ低減効果は大きいものの，画像内に含まれるオブジェクトの動きの影響を受けやすく，この解決が課題とされていた．

この課題を解決するため，FPD を搭載したデジタル X 線テレビ装置では透視画像内のノイズとオ

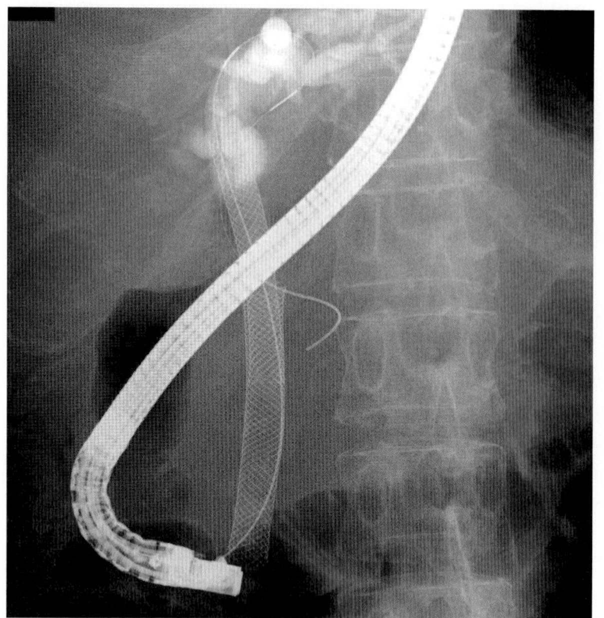

図 6-35　内視鏡的逆行性胆道膵管造影検査画像

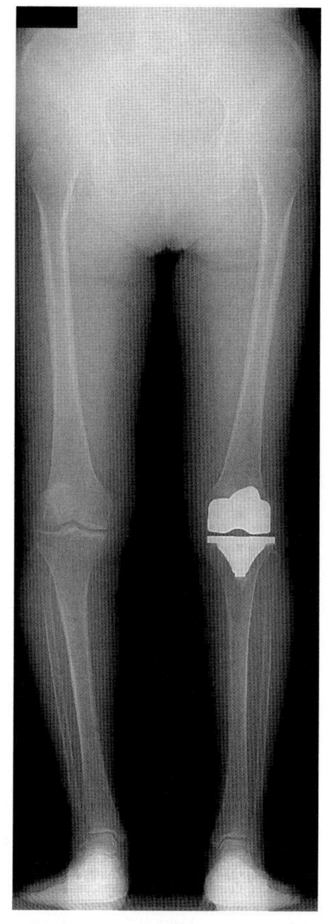

図 6-36　長尺画像

ブジェクトをリアルタイムで弁別し，ノイズだけを低減することが可能な新たな適応型ノイズ低減処理技術が開発･搭載されている．その処理概要を**図 6-29** に，また，動きのあるオブジェクトに対するリカーシブフィルタとの処理比較を**図 6-30** にそれぞれ示す．

これらノイズ低減処理の適用に伴い，これまでのデジタル X 線テレビ装置でも使用されてきた周波数強調処理やダイナミックレンジ圧縮処理と併用することによって，透視画像内のノイズが単に低減されるだけでなく，オブジェクトの微細構造や，検査・治療に用いられる細かなデバイスの視認性も向上した．

6. 臨床画像

FPD にて撮影された臨床画像を示す．**図 6-31** は食道造影画像（左右分割撮影），**図 6-32** は上部消化管造影画像，**図 6-33** は点滴注入腎盂造影検査画像である．食道造影画像では，視野の広さを生かし広範囲の診断領域を 1 回の撮影で可能としている．上部消化管造影画像および注腸造影画像では，ダイナミックレンジの広さと周辺まで高い解像力が得られていることがわかる．FPD がデジタル X 線テレビ装置に搭載されたことにより，新たな撮影手技や検査にも用いられるようになった．

図 6-34 はミエロ造影画像，**図 6-35** は内視鏡的逆行性胆道膵管造影検査画像である．ともにダイナミックレンジの広さと大視野を生かした撮影が行われている．

FPD の周辺ひずみがないという特性を生かし，複数枚撮影した画像を画像処理にて接合した長尺画像を**図 6-36** に示す．FPD の特徴を生かした新たな撮影方法や，内視鏡，超音波装置などと組み合わせた新たな検査手技が，今後開発されるものと考えられる．

第7章 画像センサと表示装置

1 増感紙-フィルム系

フィルム支持体の両面に乳剤が塗られたX線フィルムは，高いX線吸収をもつ蛍光体からなる2枚の増感紙ではさむことにより照射X線を光に変換し，効率的に感光させることができる．この増感紙の発光をフィルムが受光しX線写真をつくるシステムを増感紙-フィルム系という．増感紙を使用することにより臨床で使用する適正なX線量を，増感紙を使用しない場合の1/100近くに減少させることができる．エジソン（T.A. Edison）がタングステン酸カルシウム（$CaWO_4$）蛍光体を使いX線写真用の増感紙の開発に成功したのは，X線発見後すぐの1897年のことであった．

現在，X線平面検出器（flat-panel detector：FPD）やコンピューテッドラジオグラフィ（computed radiography：CR）などデジタルデータを取り出すセンサが開発され，多くの病院で使用されている．しかし，増感紙-フィルム系によって得られた画像は，センサとしての機能，表示システムとしての機能，保存媒体としての機能を有しており，大規模かつ高価な装置の導入を必要とせず，かつて多くの臨床現場で使用されていた．

1. 増感紙

エジソンによる蛍光体発見のあと何十年もの間，増感紙-フィルム系はタングステン酸カルシウムを基本とした蛍光体の材料からなる増感紙とレギュラーフィルムを組み合わせたものが使用されてきた．その後1970年代初頭に，酸硫化ガドリニウム・テルビウム（$Gd_2O_2S{:}Tb$）蛍光体を主とする希土類増感紙とオルソフィルムを組み合わせるシステムが開発された．

表7-1 に，レギュラーフィルム用増感紙とオルソフィルム用増感紙の特徴を示す．酸硫化ガドリニウム蛍光体は545nm（緑色発光）付近に発光のピークを有し，オルソフィルムはその波長に写真乳剤の感光波長域を合わせるように設計されている．酸硫化ガドリニウムからなる増感紙は，高いX線吸収と，良好なX線光変換効率という利点をもっている．そして，より低い照射線量レベルにおいて，タングステン酸カルシウムからなる増感紙を用いた増感紙-フィルム系と同等のノイズレベルとなる．

増感紙としての条件は，蛍光体のX線吸収効率が高いこと，増感紙表面への光回収率が高いこと，そしてフィルムに対し感度のよい発光スペクトルを

表7-1 レギュラーフィルム用増感紙とオルソフィルム用増感紙

	レギュラーフィルム用増感紙	オルソフィルム用増感紙
蛍光体	タングステン酸カルシウム（$CaWO_4$）を基本とした蛍光体	酸硫化ガドリニウム・テルビウム（$Gd_2O_2S{:}Tb$）を基本とした蛍光体
発光色	青色	緑色
発光ピーク波長	（$CaWO_4$）425nm	（$Gd_2O_2S{:}Tb$）545nm

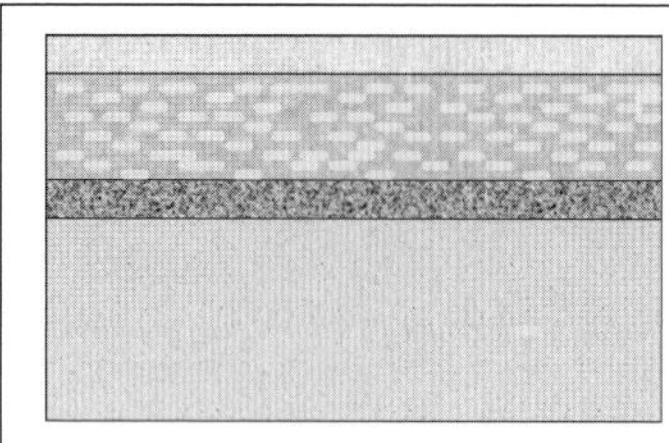

図 7-1　増感紙の構造

もち高い発光効率を有することである．増感紙の使用は X 線フィルムのみの感度に比べ大幅な感度上昇をもたらすだけでなく，X 線写真のコントラストを上げる．またこのコントラストは蛍光体の種類によって変化する．

図 7-1 に増感紙の構造を示す．ベースとなる支持体層の上に蛍光体と支持体を結合させる蛍光体下引き層があり，その上に蛍光物質が均等に塗布されている．そして傷がつかないように，保護層としてその上を合成樹脂でおおっている．

マンモグラフィ用など一部のシステムを除いて，前面増感紙（フロントスクリーン）と背面増感紙（バックスクリーン）で一組とする両面増感紙のシステムが一般的であった．増感紙の蛍光物質層の厚さは前面，後面で異なり，後面増感紙層は前面増感紙層より厚く設定されている．これは，入射する X 線は前面増感紙層やフィルムで減衰し，背面増感紙層に入射する X 線が少なくなるためである．

前面増感紙の蛍光物質層の厚さは 50〜300μm で，後面増感紙の蛍光物質層の厚さは 50〜400μm である．蛍光体の粒子サイズ，厚さと感度とは因果関係にあり，蛍光体粒子が大きいほど，また，蛍光体層の厚さが厚いほど感度が高くなるが鮮鋭度が劣る．鮮鋭度を低下させない方法は，蛍光体層の厚さを薄く，蛍光体の粒子を小さくすることである（蛍光体粒子の大きさは 1〜10μm 程度）．また，保護膜を薄くするなどのほか，後述するイラジエーション，ハレーション，クロスオーバー効果の対策として，蛍光体層の結合剤や支持体の着色を行い，下塗り層や支持体の光反射率を低くするなどの対策がとられていた．

臨床現場で使用される一般の増感紙-フィルム系は，前面と後面の増感紙や，フィルム乳剤の両面が同じという意味で対称である．しかし，対称でないシステムも設計され使用されていた．とくに胸部 X 線撮影に適用されている非対称のシステムは，高コントラストを有するフィルム乳剤に低感度で高い鮮鋭度を有する前面増感紙と，広い寛容度（ラチチュード）をもつフィルム乳剤と高感度な後面増感紙を組み合わせたものとなっていた．

2. X 線フィルム

一般にフィルムは，光に反応，すなわち感光して画像をつくる．X 線撮影用のフィルムも一般のカメラで使用する黒白用フィルム（パンクロマチックフィルム）と同様，感光して画像作成するが，感光の仕方が少し異なる．フィルムがどの範囲の波長の光に感度をもつかということを**分光感度**というが，通常の黒白用フィルムは目で見える可視光全体に感度をもつのに対し，レギュラーフィルムとよばれる X 線フィルムは青色の波長の領域に分光感度をもつ．

X 線撮影用のフィルムは可視光と異なり強い透過力がある X 線を使うため，一般写真用黒白フィルムとは構造が異なる．フィルムに入射した X 線が潜像の形成に寄与するのは，入射した X 線の 2〜3%程度と非常に低く，97%以上の X 線が透過して無駄となり写真乳剤の感光に寄与する割合がきわめて少ない．**潜像**とは，フィルムへの X 線照射（または光による露光）ののち，現像処理をしていないフィルムの写真乳剤層中における目に見えない像をいう．

X 線撮影用フィルムは，X 線に対して高い感度と十分なコントラストを得るため，フィルムベースの片面に写真乳剤が塗布されている一般写真用黒白フィルムと異なり，フィルムベースの両面に写真乳剤が塗布されていることが多い．また，写真乳剤中の臭化銀（AgBr）やヨウ化銀（AgI）などのハロゲン化銀の含有率を高く設定し感度を上げるなど，一般

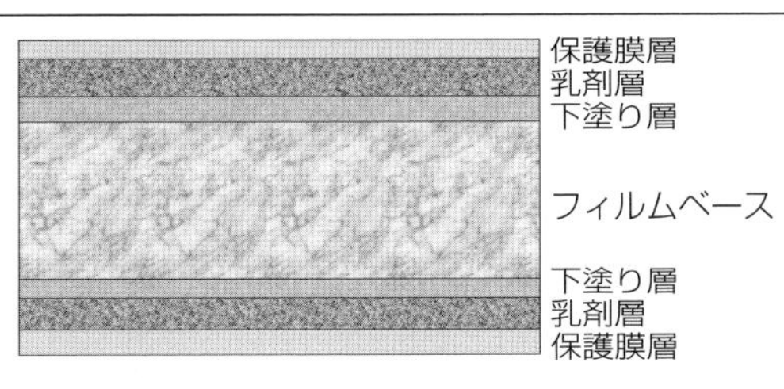

図 7-2　両面乳剤直接撮影用 X 線フィルムの構造

写真用黒白フィルムとは異なった特徴を有している．

図 7-2 に，両面乳剤直接撮影用 X 線フィルムの構造を示す．

X 線フィルムは，一般に浸透している身近なペットボトルの素材であるポリエチレンテレフタレート（polyethylene terephthalate：PET）をフィルムベースに，写真乳剤を塗布したものが用いられている．フィルムベースの厚みは 150～200μm で，主として視認性を向上させるため青色に染色されているものが多い．保護膜層は，写真乳剤面を保護するために塗布されている．とくに冬場，使用環境の湿度が低下し静電気が発生し，スタチックとよばれる稲妻状の偽像が発生する．この静電気を除去するための薬品が保護膜層に添加されていることもある．乳剤層は，臭化銀と微量のヨウ化銀の混合物である微細な結晶粒子を主体に，各種薬品がゼラチン中に分散された写真乳剤からなる．

これらのハロゲン化銀の粒子は一般に高感度乳剤になるほど大きい．X 線フィルムのハロゲン化銀の粒子はとくに大きく，一般用高感度ネガフィルムの 2 倍以上になっている．また，臭化銀とヨウ化銀の割合が臭化銀 95 モル%に対しヨウ化銀 5 モル%のとき，光に対する感度がもっとも高くなる．この写真乳剤はフィルムベースプラス下塗り層の上を薄い被膜状に均一塗布されている．

写真乳剤に X 線が入射すると，感光材料であるハロゲン化銀が分解し，銀原子が遊離して現像可能な現像核をもつ臭化銀粒子の集合体になることによって潜像が生じる．このままでは目で見ることができないので，現像という化学反応で見える像になるまで潜像を増幅変化させる．

図 7-3 に潜像の形成機構を示す．ハロゲン化銀に光が吸収されると臭素イオンから電子が飛び出し伝導体の中を動きまわる．これが金属銀核や硫化銀や結晶格子の乱れなどによりできる感光核にトラップされる．感光核はハロゲン化銀の隅や結晶不完全箇所にできやすく，ハロゲン化銀の内部にもできる．この電子によって負の電荷をおびた感光核に銀イオンが結合し，電気的に中和され，銀が生成される．この過程の繰り返しで，感光核に銀原子が集積し，銀の微細な核が感光核を中心に形成され潜像となる．この後現像によって結晶全体を金属銀に還元するが，その還元反応の開始点となりうる点を現像核とよぶ．この潜像形成理論を解明したのがガーニイ（Gurney）とモット（Mott）で，その後ミッチェル（Mitchel）がこれに新しい理論を追加した．

現像の過程で金属銀は現像核の周囲に綿の繊維状に析出されていく．この繊維状の銀が成長するにつれ臭化銀は金属銀に変化していく．この銀の成長スピードは現像液の強度によって異なるが，あまり強力な現像液を使用すると，臭化銀の粒子の枠を越えて飛び出した形で銀が成長することがある．こうなると，銀粒子が粗くなり，画像の粒状性が悪くなってざらざらした像となる．銀の成長がある程度達したところで停止液によって現像作用を停止させ，その後定着液で未現像の臭化銀を溶出させ，乳剤層に金属銀のみを残し，目で見ることのできる画像とする．

3. 増感紙-フィルム系を用いたセンサ（カセッテ）

図 7-4 は，X 線撮影を行うときに使用する，X 線フィルムを入れるカセッテ（ドイツ語読み）を開いた状態で撮影したものである．遮光する構造になっており，内部には白く明るく写っている厚紙状の増感紙が前面と後面に貼り付けてある．2 種類の増感紙-フィルム系を示すが，手前がタングステン酸カルシウムを基本とした蛍光体の材料からなる増感紙

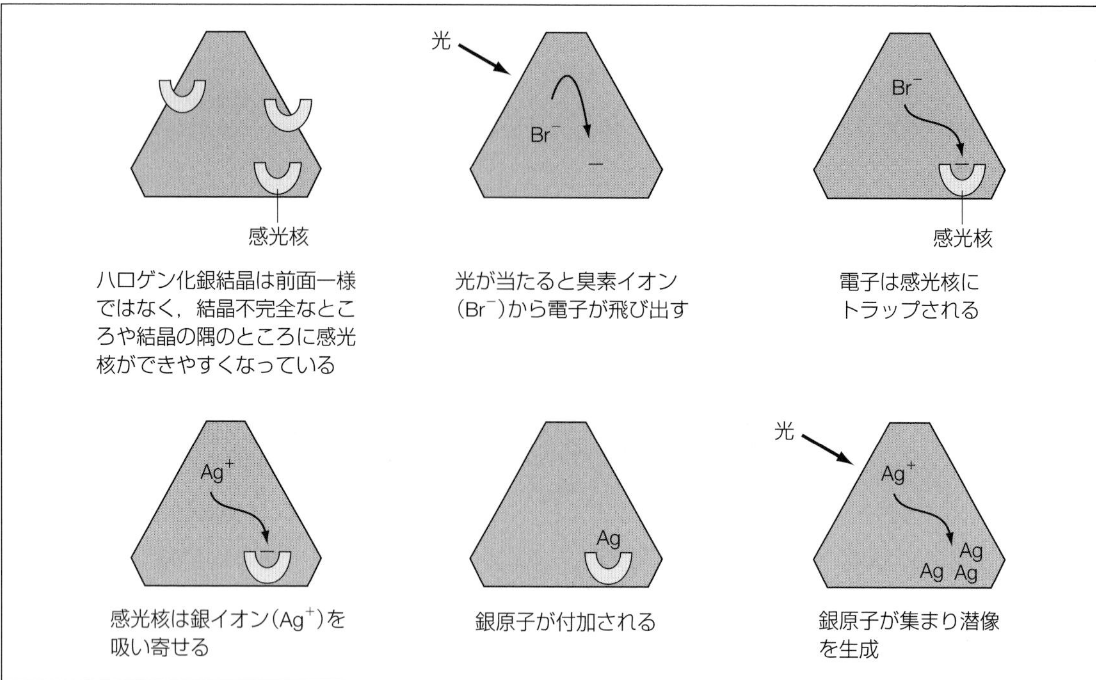

図 7-3　潜像の形成機構

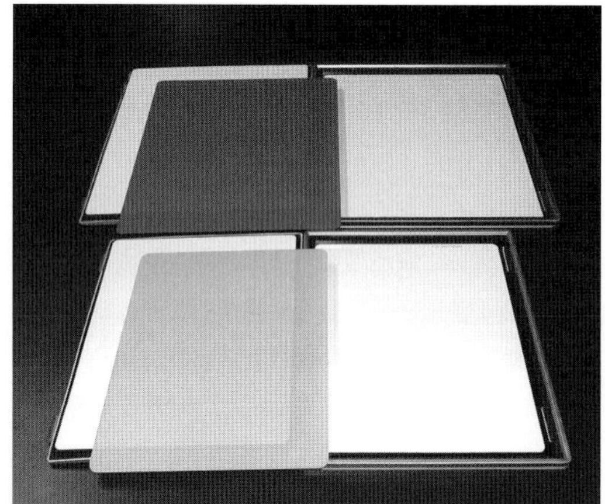

図 7-4　2 種類の増感紙-フィルム系
手前がタングステン酸カルシウムを基本とした蛍光体を材料とする増感紙とレギュラーフィルム（色の薄いフィルム）を組み合わせた増感紙-フィルム系．奥は酸硫化ガドリニウム・テルビウムを主とする希土類蛍光体を材料とする増感紙とオルソフィルム（色の濃いフィルム）を組み合わせた増感紙-フィルム系．左右に白く明るく光っているのが増感紙で，フィルムの前面と後面に密着させ X 線の照射により発光し，フィルムを感光させる．

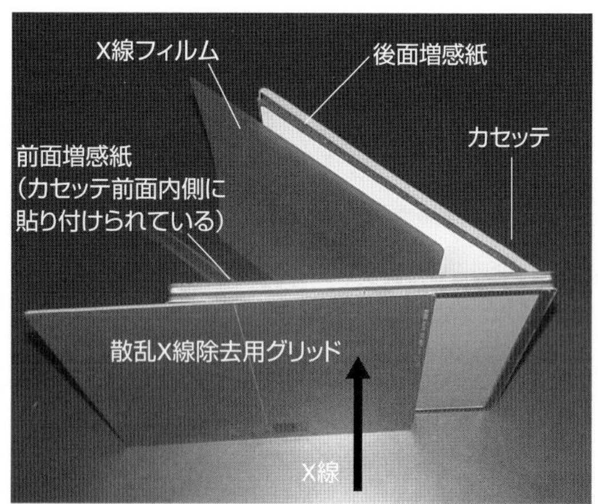

図 7-5　X 線フィルムと増感紙と散乱線除去用グリッドの位置関係
被写体を透過した X 線は不要な散乱線を散乱 X 線除去用グリッドで除去し，増感紙が貼られたカセッテに入射する．入射した X 線は写真では見えないが，X 線フィルム前面に位置する前面増感紙と後面増感紙を発光させ X 線フィルムを感光させる．

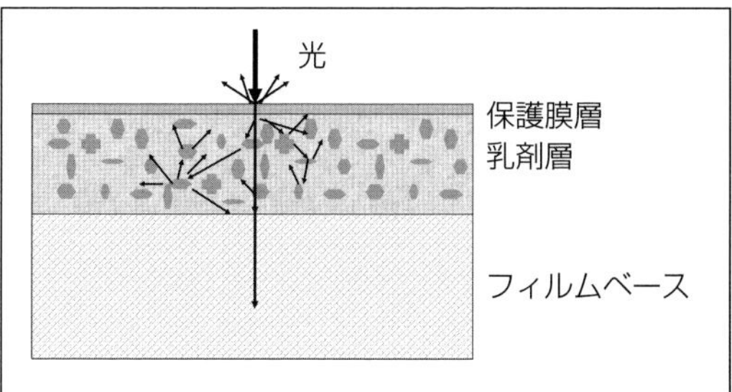

図 7-6　イラジエーション
入射した光が乳剤中のハロゲン化銀などの粒子表面で反射し，散乱を起こして生成される画像に鮮鋭度の低下を生じさせる現象で，強い光が入射した場合に起こりやすい．

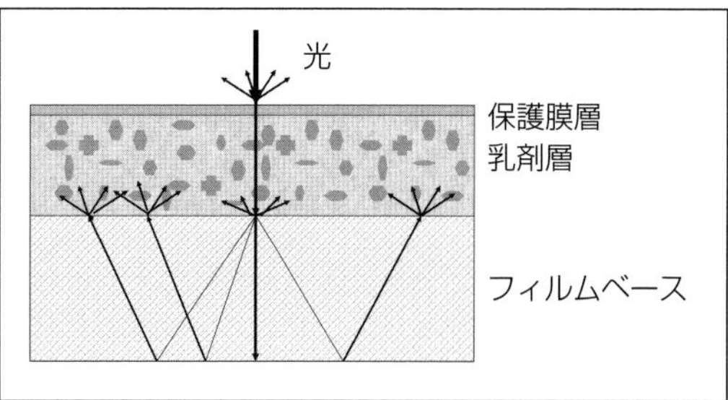

図 7-7　ハレーション
強い光が乳剤層に入り乳剤層を透過してフィルムベース面で反射し入射点周辺の乳剤粒子を感光させ，鮮鋭度を低下させる一つの原因となる．

と，レギュラーフィルムを組み合わせた増感紙-フィルム系である．奥は酸硫化ガドリニウム・テルビウム蛍光体の材料からなる増感紙とオルソフィルムを組み合わせた増感紙-フィルム系である．手前のレギュラーフィルムはうぐいす色，奥のオルソフィルムは濃い紫色をしている．

カセッテは増感紙がフィルムと十分に密着するように両面からある程度の圧力をかけた状態でフィルムをはさみこんで閉まるようになっている．カセッテの重要な役割は遮光と密着性であり，裏蓋は強いばねなどで強圧するような構造となっている．このとき，増感紙とフィルムの間に空気が入ると，部分的に密着が保たれない．増感紙とフィルムの密着度は鮮鋭度に大きく影響する．

撮影は**図 7-5** のように，カセッテの前面に撮影部位（対象）をセットアップして行われるが，被写体が大きく散乱線が多く発生する部位の撮影では散乱 X 線除去用グリッドをカセッテ前面に置く場合が多い．

4．感光材料による不鋭と粒状性

感光材料による不鋭とは，おもに増感紙やフィルム内部で生じる不鋭をいい，イラジエーション，ハレーション，クロスオーバー効果などがある．

図 7-6 に示すイラジエーションは，入射した光が乳剤層のハロゲン化銀などの粒子によって散乱を

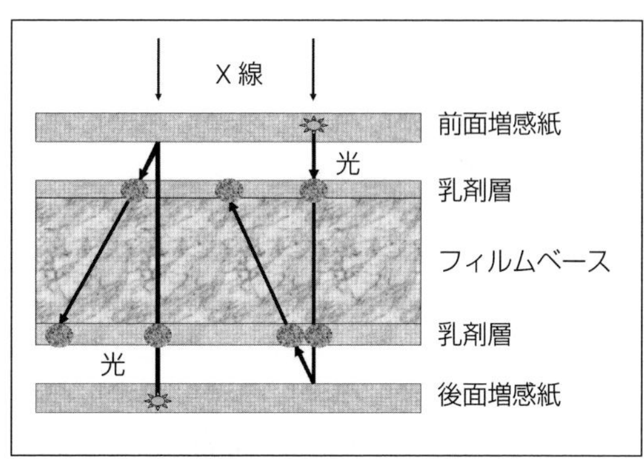

図 7-8　クロスオーバー効果
X 線の入射によって前面あるいは後面の増感紙で光った光が反対側の乳剤まで感光させ，鮮鋭度を低下させる．

起こし，光の拡散によってボケを生じる現象で，画質の低下を招く．

図 7-7 に示すハレーションは，強い光が乳剤層に入ってきた場合，乳剤層を透過してフィルムベースで反射し入射点以外の別の乳剤粒子まで感光させ，鮮鋭度を低下させる現象である．この対策として，フィルムベース後面に入射光を反射させないように光を吸収する色素を塗るなどのことが考えられる．現像時にこの色素が残存すると画像観察の障害となるため，現像と同時に，色素が残存しないような物質を選択する．

増感紙-フィルム系に入射された X 線はフィルム前面の増感紙と後面の増感紙を発光させる．このとき，**図 7-8** に示すように，前面の増感紙で光った

光がフィルムの前面の乳剤を感光させるだけでなく，フィルムの後面の乳剤までも感光させることもある．また，逆に後面の増感紙で光った光がフィルムの後面の乳剤を感光させるだけでなく，フィルムの前面の乳剤までも感光させることもある．このような光をクロスオーバー光とよび，この現象をクロスオーバー効果という．この現象は，鮮鋭度の低下を招き，画質を損なう理由となる．しかし，フィルム乳剤に色素を混入させる，あるいはこのクロスオーバー防止層を乳剤とフィルムベースの間に設けるなどしてクロスオーバー効果を大幅に減少させることができる．このクロスオーバー効果は希土類増感紙を用いたシステムのほうが大きく，片面増感紙，片面乳剤フィルムの組み合わせではクロスオーバー光の対策は必要ない．

増感紙-フィルム系の粒状性は，増感紙の蛍光体粒子の大きさ，蛍光体層の厚さ，蛍光体の種類および配列に依存する増感紙の構造モトル，入射X線の量子モトル，フィルムの粒状性が積算されて出力画像に影響を及ぼす．しかし，このなかで，フィルムの粒状性や増感紙の構造モトルは入射X線の量子モトルに比べ小さく，X線写真に与える粒状性の影響の大部分は，X線の量子モトルによるものであることがわかっている．

2　イメージングプレート（IP）

1．輝尽性蛍光体

ルミネッセンス（luminescence）は，外部から与えられたエネルギーによって物質の電子状態が励起され，その励起エネルギーが光として放出される現象である．ルミネッセンスを示す物質を**蛍光体**という．蛍光体は照明や液晶ディスプレイのバックライトに用いられている．蛍光灯，テレビ（TV）のブラウン管，プラズマディスプレイ，白色LEDなどに利用されており，日常生活に欠かせないものとなっている．

輝尽（photostimulated luminescence）は，X線，電子線，紫外線などの放射線で蛍光体を励起して発光させた後，発光波長よりも長波長の光を照射することによって減衰していた発光が一時的に強くなる現象であり，この現象を示す蛍光体を輝尽性蛍光体という．古くは赤外線像の可視化，近年ではX線やβ線などの放射線画像の検出，赤外線レーザーや光ファイバーからの赤外線の確認，光コンピューティング，などがその用途としてあげられる．

輝尽性蛍光体を用いた放射線画像センサをイメージングプレート（imaging plate：IP）と称している．現在，IPにもっとも一般的に用いられている輝尽性蛍光体は$BaFX:Eu^{2+}$（X＝Cl，Br，I）*1である．この蛍光体は，X線で励起されると高効率の発光を示すので，X線増感紙に用いられていた．また，その母体結晶であるBaFXにはF中心*2が形成されやすいことも知られていた．しかし，この蛍光体が非常に強い輝尽を示すことは1978年になって初めて見いだされたものである．その後，輝尽メカニズムはつぎのように解明されている（**図7-9**）．

放射線（図ではX線）で励起される（図の①）と，蛍光体結晶中に吸収された放射線エネルギーに比例して多数の電子・正孔対が生成される（図の②）．正孔とは電子が抜け出たあとであり，結晶中では正電荷をもっているように振る舞う．生成された電子と正孔には，すぐに再結合して（図の③）Eu^{2+}の励起状態からの発光を起こす（図の④）もの，蛍光体中に最初から形成されているF^+中心に電子がトラップされて準安定状態であるF中心を

*1 BaFXはハロゲン化フッ化バリウム結晶を表す．希土類元素であるEu（ユーロピウム）は発光に関与する微量の不純物であり，Baイオンと置換した二価イオンの形で含まれる．蛍光体分野ではこれを**付活剤**とよび，このように表記する．
*2 ハロゲンイオンの空格子点，すなわち本来あるべきハロゲンイオンが欠落している結晶の格子点であるF^+中心に電子がトラップされたもの．可視光に吸収をもつものが多いのでF（Farbe；ドイツ語で色を意味する）中心という．

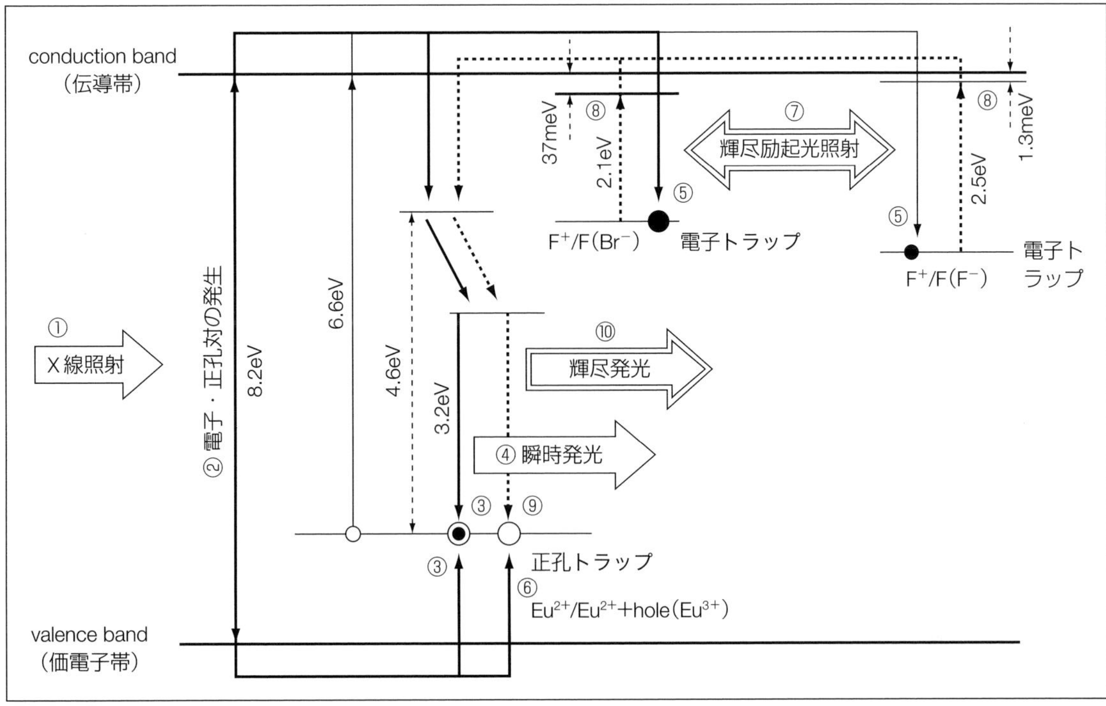

図 7-9　BaFBr:Eu の輝尽メカニズムを表すエネルギー準位図
エネルギーを縦軸にして原子や分子などのエネルギー準位（許容された状態のエネルギー値）を表した図．横軸は模式的な空間的位置と考えてよい．半導体などの固体中ではエネルギー準位の存在しない領域（バンドギャップ）が形成され，それより上のエネルギー帯を伝導帯，下のものを価電子帯とよぶ．不純物（このケースでは Eu^{2+} や F^+ 中心）を導入するとその不純物が存在する場所に局在化された新たなエネルギー準位がバンドギャップ内に形成される．

生成する（図の⑤）とともに Eu^{2+} に正孔がトラップされる（図の⑥）もの，などがある．つぎに，F 中心が吸収する波長の光（たとえば画像読み取りに用いる赤色レーザー光）を照射する（図の⑦）と，トラップされた電子は解放されて（図の⑧）Eu^{2+} にトラップされた正孔と再結合し（図の⑨），Eu^{2+} の励起状態からの発光が起こる（図の⑩）．これが**輝尽発光**である．

BaFX:Eu^{2+} 以外にも，$Ba_5SiO_4Br_6$:Eu^{2+}，$BaBr_2$:Eu^{2+}，SrS:Ce，Sm，RbBr:Tl^+，などが輝尽性蛍光体として技術報告されており，IP として商品化されたものもある．

ここではおもに BaFX:Eu^{2+} の塗布膜を用いた IP について説明するが，新たに開発された CsBr:Eu の蒸着膜を用いた IP にも言及する．なお，IP を用いた画像形成の原理と具体的な数値データについては第 2 編第 5 章の 2　CR 方式（p.446）を参照されたい．

2. IP の種類と用途

IP の主用途は医療用 X 線診断分野であり，それを用いたデジタルラジオグラフィはコンピューテッドラジオグラフィ（computed radiography：CR）とよばれている．IP にはその使用形態に応じてカセッテ撮影用と撮影台に IP 読み取り機を組み込んだビルトイン装置用がある．カセッテ撮影に対応する IP としては，標準タイプである ST®，高鮮鋭度タイプである HR® などがある．また，このほか，IP を用いた歯科 X 線診断用や非破壊検査用の CR システムもある．

一方，IP は X 線以外の電離放射線に対しても高い感度と広いダイナミックレンジをもつので，理化学分野のオートラジオグラフィ*3やX線回折などでも本格的に利用されている．この分野では**ラジオルミノグラフィ**（radioluminography）ともよばれており，専用のIPとして医療用より高鮮鋭度の多目的用であるMS®，さらに鮮鋭度の高いSR®，保護層のない^{3}H（トリチウム）検出用のTR®，超高鮮鋭度の透過型電子顕微鏡用のFDL-UR®，熱中性子を吸収して内部転換電子を放出するGd_2O_3コンバータが蛍光体層に混入された中性子検出用のND®，などがある．

3. IPの構造

IPは支持体，蛍光体層，表面保護層などから構成されている．その一例として蛍光体塗布膜を用いたIPの断面の走査型電子顕微鏡（SEM）写真を**図7-10**に示す．蛍光体層は輝尽性蛍光体を有機ポリマ（バインダ）で結合，保持したものである．バインダに要求される特性としては，蛍光体の分散性がよく，均一な被膜形成が可能であること，温湿度やX線，レーザー光などによる物性変化を受けないこと，などがある．ポリマ素材としてはポリエステル，アクリル，ポリウレタンなどの各種の合成高分子素材が用いられる．なお，上述の蒸着膜を用いたIPではバインダを使用していない．

表面保護層は取り扱い時や装置内での搬送時に蛍光体層が損傷して画像上に欠陥を生じたりすることがないように設けられている．そこで，表面保護層には引っかき傷がでにくいこと，温湿度変化に対して伸び縮みや割れが生じないこと，光やX線などに対して物性の変化がないこと，などが要求される．一方，画像特性からは，できるだけ光透過率が高く，薄いことが望まれる．これらの特性を満たす素材としてPETフィルムやフッ素系樹脂が用いられている．

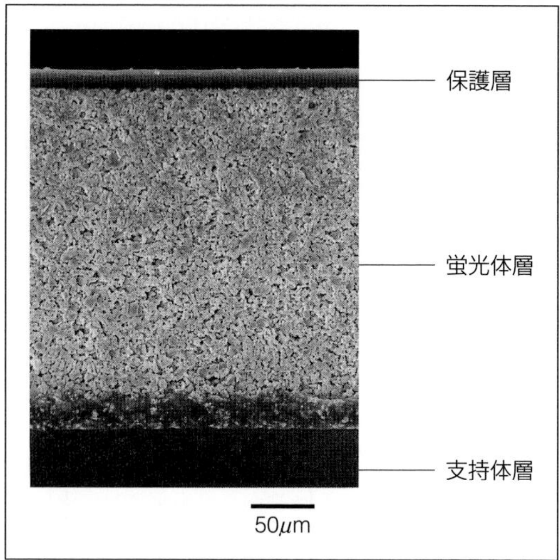

図7-10　IPの断面SEM（走査型電子顕微鏡）写真

4. IPの発光特性

当初のIPは輝尽性蛍光体として$BaFBr:Eu^{2+}$を用いていたが，最近はF^+中心の数を多く形成するために，ヨウ素を含有する$BaF(Br, I):Eu^{2+}$を使用して感度アップを図っているものが多い．たとえば，標準タイプのIPであるST®では同一のX線量および読み取りレーザー光量に対する輝尽発光量は当初のIPの2倍以上になっている．これは，同一の輝尽発光量を得るためのレーザー光量が少なくできることも意味しており，システムの小型化，処理能力の向上，および低コスト化に大きく寄与している．

ここでは，$BaFX:Eu^{2+}$蛍光体の基本的な発光特性のおもなものについて説明する．

1）発光スペクトルと発光寿命

発光スペクトルのピークは400nm付近にある

*3 放射線同位元素（radioisotope：RI）を含む試料とフィルムやIPなどの二次元検出器を密着させてRIの分布を記録した画像を得る技術．RI標識薬品を用いてバイオサイエンスの分野でよく用いられる．試料と検出器の密着が画質上重要であり，蛍光スクリーンの使用は画像がぼけるので好ましくない．IPはその高感度，高鮮鋭度，および定量性により有力な検出器となっている．

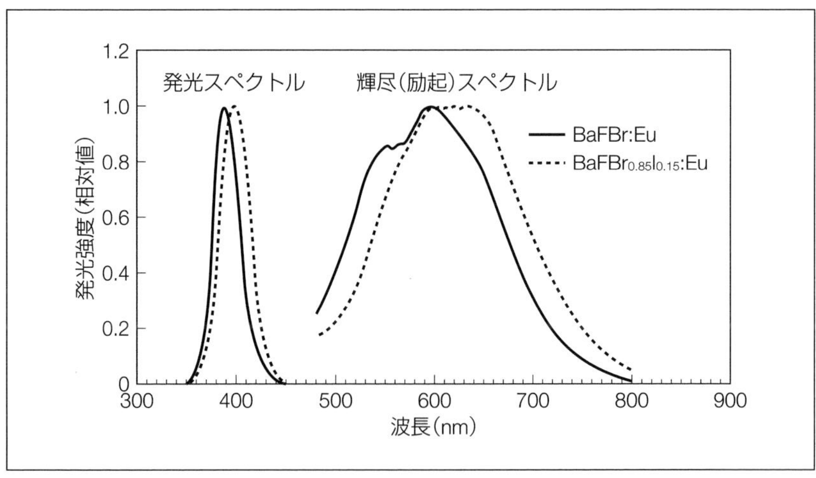

図 7-11　発光スペクトルと輝尽スペクトル

（**図 7-11**）．これは Eu^{2+} の励起状態からの発光に対応するものであり，その発光寿命は約 0.7μsec とかなり短い．この場合の発光寿命というのは，輝尽励起光を停止した後，発光が $1/e$（$e \fallingdotseq 2.718$）に減衰するのにかかる時間を表したものであり，大面積の IP を高密度の点走査で短時間に読み取るにはこの値が短いことが必須である．

2）輝尽スペクトル

輝尽スペクトル（**図 7-11**）は，主として F(X$^-$) 中心の吸収を反映したものである．このピークは赤色半導体レーザーや He-Ne レーザーなどの画像読み取りに用いる光源とのマッチングがよく，これらの読み取り光と上記の発光との分離も容易である．

3）リニアリティ

X 線による励起量と輝尽発光量は，一定の光量で読み取った場合，5 桁以上の非常に広い範囲で直線関係にある．

4）フェーディング

フェーディングは，X 線励起によって生成されたトラップ電子あるいは正孔が熱的に消失する現象であり，X 線励起から読み取りまでの時間経過による輝尽発光量の低下として現れる．

長時間一定の X 線照射を行った場合，照射時間と輝尽発光量の間のリニアリティはフェーディングによって崩れることがある．しかし，同一 IP 面内の X 線照射量と輝尽発光量のリニアリティは非常に過大な照射を与えないかぎりつねに保たれるので，定量的測定が可能である．

フェーディングは IP のおかれている環境の温度や読み取り波長にも依存し，温度が高くなる，あるいは波長が長くなると悪化する傾向がある．たとえば，650nm 台の半導体レーザーを用いた読み取りでは，He-Ne レーザー（633nm）の場合よりもフェーディングはやや大きくなる．

5）消　去

IP には，読み取り後でも多少のエネルギーが残存しているが，全面に消去光を照射して撮影前の状態に戻すことができるので，繰り返し使用が可能である．

IP の消去特性の改良はシステムとしての大きな技術課題の一つである．現在では，蛍光体自体の消去特性の改良と使用するランプの種類と波長の選択などによる消去方法の工夫によって，必要な消去光量は初期のシステムより 1 桁以上も少なくなっている．

6）自然環境放射線の影響

IP は高感度の放射線検出器であるので，そのおかれている建物やその地域の地殻に含まれる放射性元素，および地球上に降り注ぐ宇宙線の影響を受ける．したがって，何日も放置された IP を高感度条件で使用する場合は事前に改めて消去することが望ましく，IP をカセッテあるいは撮影台の撮影部に装填する直前に消去が行われるようになっている装置が多い．

5．画質に影響を与える IP 因子

X 線照射された IP を読み取って形成された画像の画質は IP の特性のみでは決定されず，読み取り光学系，読み取り電気系，およびデジタル画像処理系の条件にも依存している．システムにおける個々のノイズの割合や DQE（量子検出効率）の数値については，第 2 編第 5 章の 2　CR 方式（p.446）を参照していただきたい．ここでは IP に内在するおもな因子として，蛍光体層内でのレーザー光の広がり，X 線量子ノイズ，光量子ノイズ，および構造ノイズについて，IP 構造との関連という観点から解説する．

1）蛍光体層内でのレーザー光の広がり

蛍光体層内でのレーザー光の広がりはレーザービーム径だけでなく，蛍光体層内でのレーザー光の拡散特性にも依存する．

高鮮鋭度を実現するためには蛍光体層にレーザー光を吸収する（発光光はなるべく吸収しない）着色を施すこと，および微粒子の蛍光体を用いることによって，吸収長[*4]と散乱長[*5]をそれぞれ短くすることが有効である．また，蛍光体層を薄くすること，保護層を薄くすること，蛍光体層の支持体側にレーザー光を吸収する層を設けることなども高鮮鋭度化に有効である．

しかし，高鮮鋭度の IP は一般に発光量が低くなり，粒状性が悪化する傾向にある．したがって，使用目的に合わせた選択が可能なように標準タイプと高鮮鋭度タイプの IP が用意されている．それらの鮮鋭度のデータについては第 2 編第 5 章の**図 5-22**（p.453）を参照していただきたい．

2）X 線量子ノイズ

X 線は光と同様の電磁波であり，波としての性質だけでなく光量子としての性質をもっている．医療診断に用いられる X 線の光量子のエネルギーは可視光の光量子の 10,000 倍程度あり，一つ一つの量子が蛍光体を非常に強く励起するので，通常使用する X 線量で撮影する場合には，その空間的なゆらぎが画像に影響してくる（一様露出されたとしても検出される光量子の数が少ないので空間的に均一にはならず，粒状パターンが重なった画像になる）．これはポアソン分布に従うものであり，そのノイズパワー[*6]は X 線吸収線量に反比例する．すなわち，このノイズは IP の X 線吸収特性を反映するものである．

図 7-12 に，$BaFBr_{0.85}I_{0.15}:Eu^{2+}$ 蛍光体の X 線吸収特性を示す．X 線吸収の大きい蛍光体を高密度に充填して使用することが IP としては好ましい．

3）光量子ノイズ

これは蛍光体から発した光量子が検出される際の数のゆらぎによるノイズであり，そのノイズパワーは検出時の光電子数に反比例する．

蛍光体のフェーディングはこのノイズ成分にのみ影響を与える．フェーディングにより輝尽発光量が低下しても，入射する X 線のエネルギー，集光ガイドの集光効率，レーザー光量，光電面の量子効率

[*4] 入射した光量子が蛍光体層内で吸収されるまでの平均行程．
[*5] 入射した光量子が蛍光体層内で受けるある散乱からつぎの散乱までの平均行程．
[*6] RMS 粒状度の 2 乗．RMS とは root mean square の略で，一様露光画像のゆらぎの標準偏差である．小さいものほど粒状性はよい．

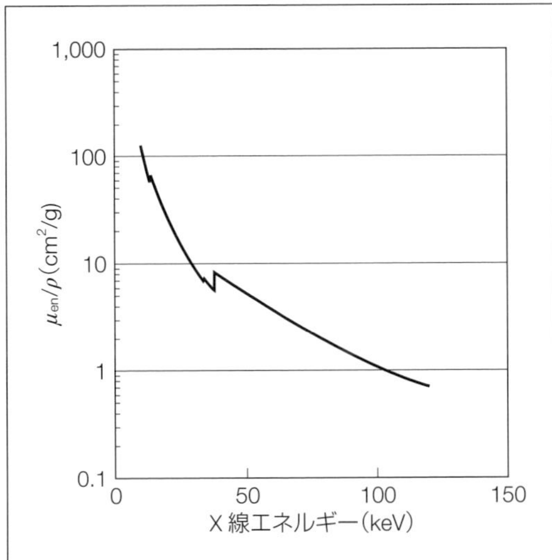

図7-12　$BaFBr_{0.85}I_{0.15}:Eu^{2+}$ 蛍光体のX線吸収特性

などの因子から定まる特定のレベル以上の発光量を維持できれば，システム全体のノイズに対する影響は小さい．

4）IPの構造ノイズ

これは，輝尽性蛍光体の層内における不均一性に起因しており，X線を多量に照射して撮影する場合には粒状性として現れる．その改良のためには蛍光体の微粒子化と均一分散化が重要である．

6. 輝尽性蛍光体およびIP関連技術の進展

1）14面体粒子BaFX:Eu蛍光体

従来のIP用およびX線増感スクリーン用のBaFX系蛍光体は，いずれも不定形で平板状をしていた（**図7-13a**）．そのため，作成時に蛍光体層内で面方向に平行に配向しやすく，光は蛍光体層の面方向には広がりやすいが，厚さ方向には伝わりにくかった．これに対して，14面体のBaFX:Eu蛍光体（**図7-13b**）を用いて作成したIPは，従来の蛍光体を用いて作成したIPより，低線量撮影時（80kVp, 0.1mR）のRMS粒状度が10%近く低い値を示し，画質は有意に向上している（同一MTFの場合）．

2）両面集光IP読み取りシステム

X線量子ノイズを低減するには，蛍光体層の膜厚を大きくするとともに，蛍光体層の深い部分からの発光を効率よく取り出して実質的なX線吸収を増やすことが有効である．これまでのシステムでは，蛍光体層の深い部分で発光した光が表面側で受光される効率は，深くなるにつれて徐々に低下していた．両面集光IP読み取りシステムでは，透明な支持体を使用して支持体側からも輝尽発光を受光し，X線の吸収をより有効に利用することによって

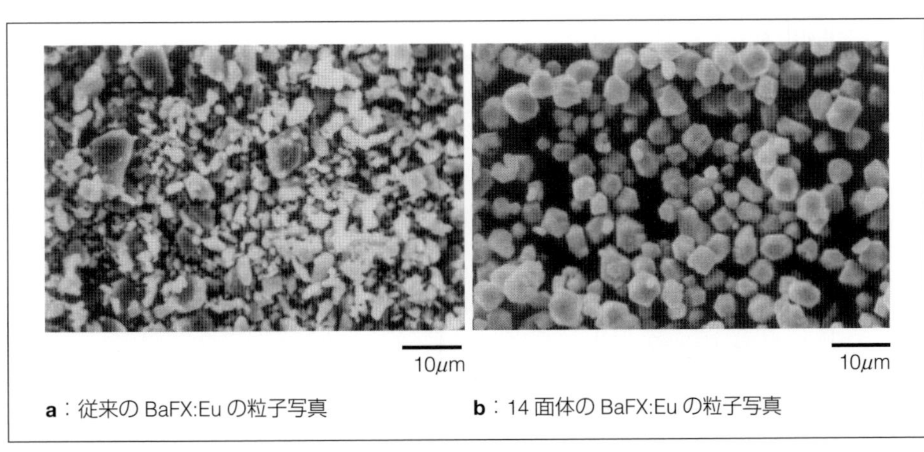

a：従来のBaFX:Euの粒子写真　**b**：14面体のBaFX:Euの粒子写真

図7-13　BaFX:Euの粒子写真

NEQ（雑音等価量子数）が30〜40%以上良化している．また，マンモグラフィの場合は両面集光の効果がさらに大きく，NEQは60〜70%向上している（第2編第5章　2　CR方式のp.456参照）．

3）CsBr:Eu柱状結晶を用いたIP

X線検出器の高画質化を実現するためには，より多くのX線情報を有効利用するとともに，ボケを最小限とすることが重要である．CsBr:Eu^{2+}は効率の高い輝尽性蛍光体であるが，真空蒸着法によって柱状結晶を形成できる（**図7-14**）．従来の粒子を用いたIPと同様のボケになるように設計した場合，この柱状結晶を用いたIPはX線吸収をより多く，かつ光取り出し効率をより高くすることができ，高画質化を実現するための課題を同時に満たしている（**図7-15**）．このIPとラインスキャン読み取りシステムを採用したビルトインシステムでは，従来のビルトインシステムの約2倍のNEQが得られている．

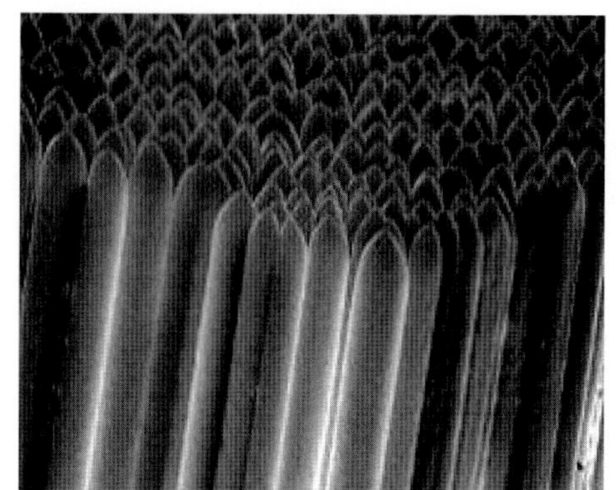

図7-14　CsBr:Eu柱状結晶のSEM写真

7．今後の展望

IPおよびCRシステムは，医用画像診断の場に広く浸透している．とくに近年は，小型かつ安価なCRシステムが全世界的に普及しつつある．一方，デジタルラジオグラフィの入力端末としては，TFT（薄膜トランジスタ）を用いたフラットパネルヤンサのような別の技術アプローチも行われており，同

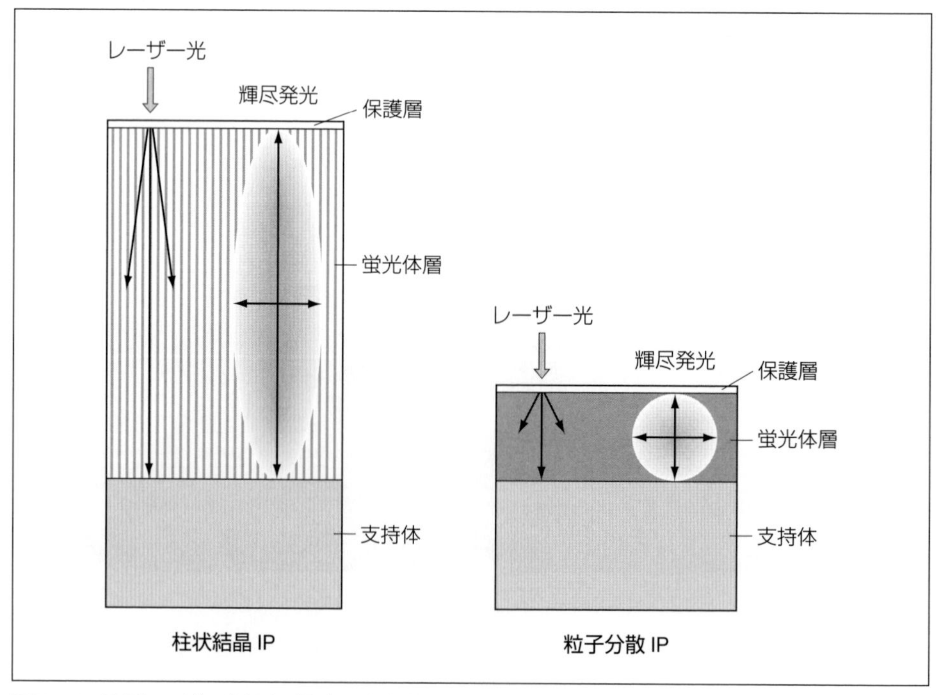

図7-15　励起レーザー光および発光の蛍光体層中の伝播の模式図

等またはそれ以上のパフォーマンスを示すものである．CR システムは，フラットパネルシステムとともに，おのおのの特長を活かし，共存あるいはすみ分けしながら，今後ますますの発展が予想される．

3　X 線平面検出器（FPD）

1．はじめに

静止画 X 線画像は，長らく増感紙-フィルム系によって撮影されてきた．しかしフィルムはカセッテへの出し入れと現像処理，そしてシャウカステンへの掲示が必要であり，プロセス簡略化および高速化が求められていた．一方，動画 X 線画像では，大型で画像ひずみのある X 線イメージインテンシファイア（image intensifier：I.I.）に代わる高精度 X 線受像器が待望されていた．また両者共通の課題として，PACS（picture archiving and communications system；パックス）へ画像を入力するために X 線画像のデジタル化も求められていた．

これらの要求を満たす X 線受像器として X 線平面検出器（flat-panel detector：FPD）が開発された．FDP は CR と対をなすように DR（digital radiography）とよばれることもある。まず簡単に FPD の原理について説明する．

図 7-16 に示すように，FPD には大きく分けて 2 種類の方式がある．一つは間接型 FPD であり，X 線をいったん蛍光に変換してから検出する方式である．もう一つは直接型 FPD であり，X 線によって励起された電荷をそのまま検出する方式である．いずれも X 線を検出する一次センサ（primary sensor）とその信号を検出する二次センサ（secondary sensor）からなっている．一次センサには方式によって蛍光体[*7]または光導電体[*8]が使用され，二次センサにはおもにアモルファスシリコン薄膜トランジスタ（a-Si TFT）基板[*9, *10]が使用されている．

2．FPD の歴史

FPD に欠かせない a-Si TFT 基板の研究は 1950 年代の水素添加 a-Si 研究から始まり，1980 年代初頭には TFT の研究が行われ，TFT が縦横に二次元配列する a-Si TFT 基板が実現された．その後，後述する液晶ディスプレイによって a-Si TFT 基板は広く実用化された．

間接型 FPD は，1985 年にライン状 a-Si TFT 基板に蛍光体を重ねて，X 線を検出する研究から始められた．1980 年代末から 1990 年代初頭にかけてラインから二次元に発展し，1998 年ころから現在の間接型 FPD が商業化され始めた．日本でも 1998 年に静止画用 FPD システムが薬事承認を得て発売された（**図 7-17**）．

一方，直接型 FPD 研究の起源は 1960 年代の光導電体を用いたビジコン撮像管に遡る．1992 年に CdSe TFT 基板上に X 線検出用アモルファスセレン（amorphous selenium：a-Se）光導電体を重ねた X 線受像器が Zhao らにより開発された．その後 CdSe TFT 基板は a-Si TFT 基板に置き換わり，1997 年に静止画用直接型 FPD システムが発売された．

その後，間接型，直接型ともに発展し，静止画用に加えてマンモグラフィ用ならびに動画用 FPD がそれぞれ 2000 年から 2002 年ころにかけて各社か

[*7] 蛍光体：ここでは X 線を受けると蛍光を発する物質．

[*8] 光導電体（photoconductor）：光を受けると電荷を生じて導電率が変化する物質．

[*9] アモルファスシリコン（amorphous silicon：a-Si）：一般にガラスなどの基板上にシリコンを薄膜（厚さ～数 μm）蒸着して生成される. IC などに使用される結晶シリコンと似た性質をもちながら, 大面積生成が容易な特徴を有している.

[*10] 薄膜トランジスタ（thin-film transistor：TFT）：アモルファスシリコン薄膜上に形成されたトランジスタ．FPD では画素と信号線をつなぐスイッチとして機能する．スイッチ ON/OFF はゲート線が制御する．

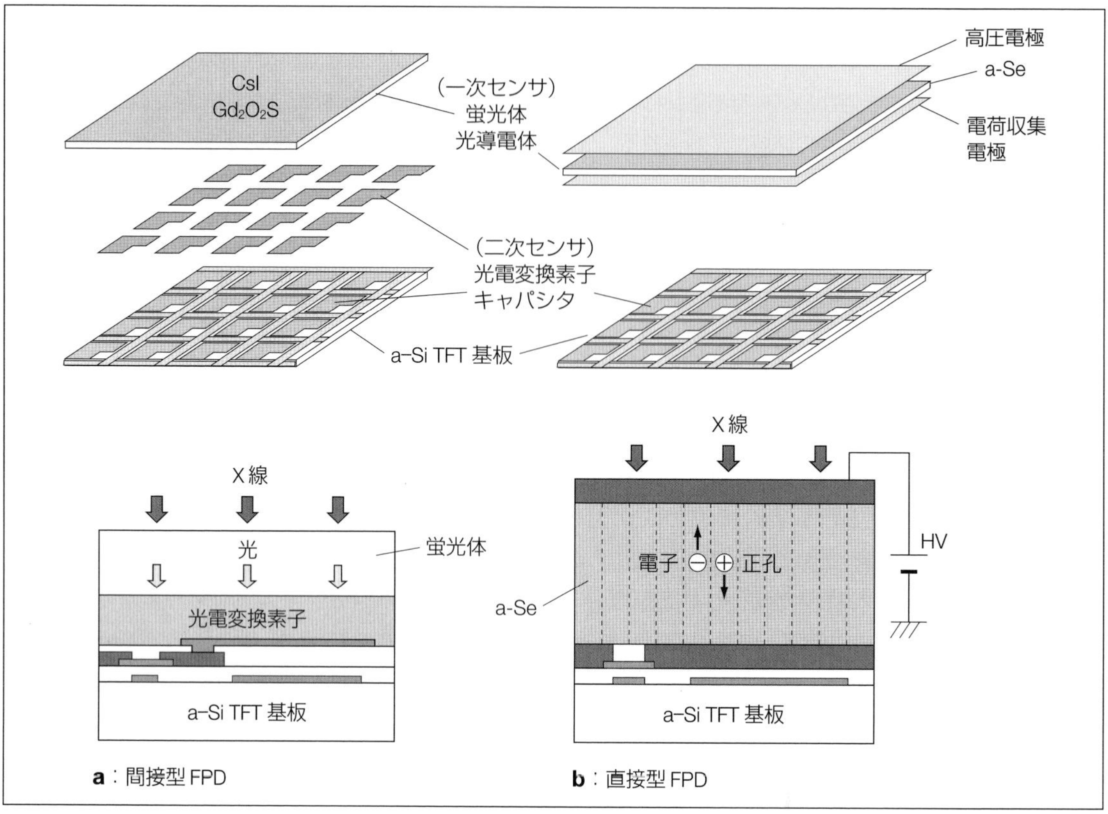

a：間接型 FPD　　b：直接型 FPD

図 7-16　FPD の原理

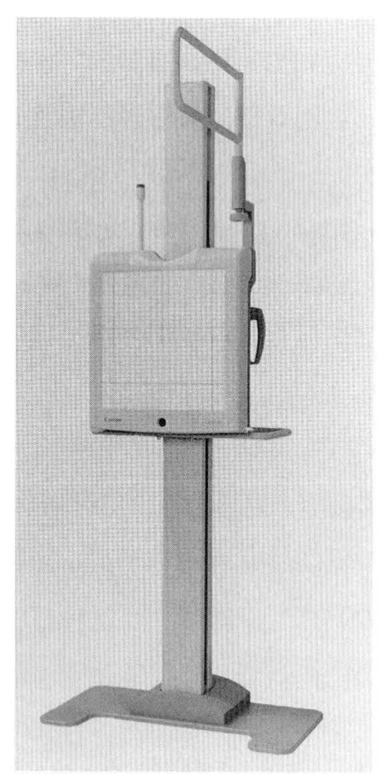

図 7-17　日本初の FPD 撮影装置（キヤノン㈱提供）

ら発売された．その結果，静止画 FPD システムであれば無線通信と X 線自動同期技術を搭載することで，即時性と CR と同等の可搬性を兼ね備えた軽量ワイヤレス FPD が普及している．また動画 FPD システムは従来の I.I. に代わって，透視，DA，DSA といった幅広い手技に応用されている．従来の撮影システムとの原理比較を**図 7-18** に示す．なお，レンズを用いて蛍光像を写真撮影するシステムも存在するが，原理も性能も FPD と異なるためここでは紹介しない．

3. 液晶ディスプレイ*[11] と FPD

大画面液晶テレビの普及とともに，大画面液晶ディスプレイを高精度かつ安価に製造する技術がつぎ

*[11] 一般用語としては，液晶などの大型平面ディスプレイをむしろ FPD（flat-panel display）とよぶことが多い．しかし本書では X 線平面検出器を FPD とよんでいることに留意されたい．

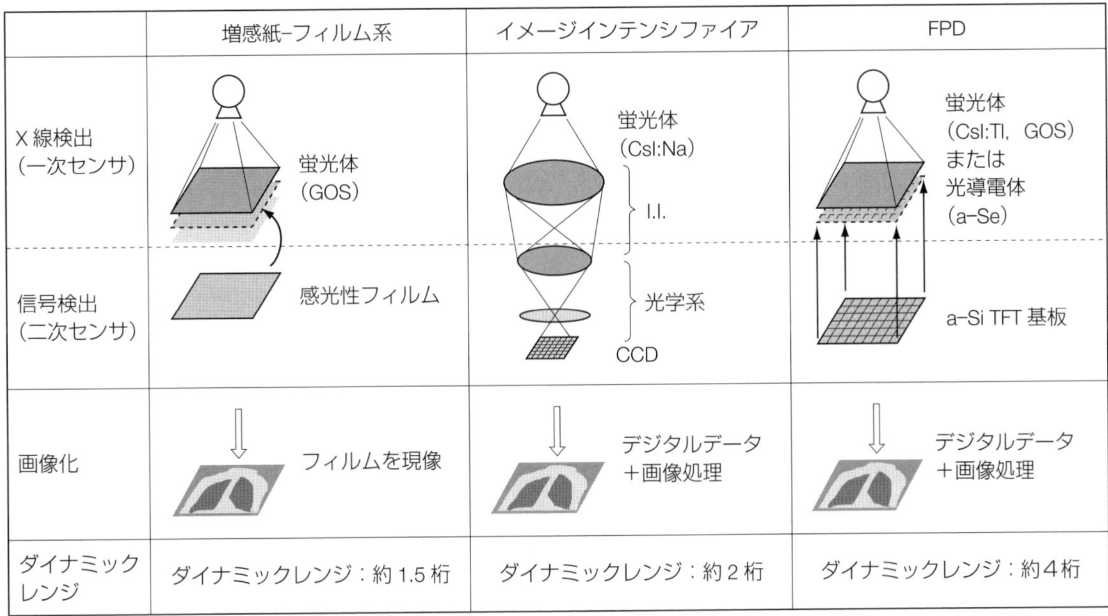

図 7-18　従来撮影システムとの原理比較

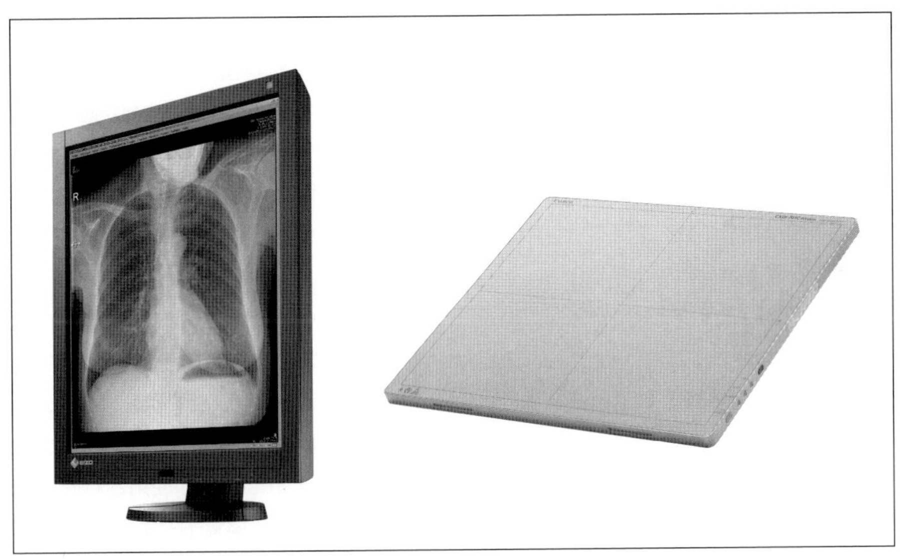

図 7-19　液晶ディスプレイ（左：EIZO ㈱提供）と FPD（右：キヤノン㈱提供）

つぎに開発されてきた．また医療分野でも高精度液晶診断モニタが普及した．これら液晶ディスプレイは a-Si TFT 基板を使用している．

液晶ディスプレイは a-Si TFT 基板上に液晶板や偏光フィルタを重ねた構造である．FPD に使用される a-Si TFT 基板は液晶ディスプレイの a-Si TFT 基板とよく似ており，液晶ディスプレイの表示画素の代わりに検出画素（センサ）が設けられていること以外は共通の構成が多い（**図 7-19**）．

また，**表 7-2** に示すように画像信号の流れも似ている．液晶ディスプレイでは外部から配線および TFT を通じて各表示画素に画像信号が送信され，その輝度（液晶の光透過率）が制御されることで画像が表示される．FPD では逆に，各検出画素から発

表 7-2　液晶ディスプレイと FPD の画像信号の流れ

	画像信号の流れ
液晶ディスプレイ	（入力信号）外部 → 信号線 → TFT → 表示画素（表示画像）
FPD	（検出信号）外部 ← 信号線 ← TFT ← 検出画素（入力画像）

注）液晶ディスプレイと FPD では信号の流れが逆であるため，矢印の向きが逆になっている．

表 7-3　用途別 FPD 要求仕様の一例

	胸部一般撮影	マンモグラフィ	透視
検出器サイズ（cm）	35 × 43	18 × 24	25 × 25
画素サイズ（μm）	200 × 200	50 × 50	250 × 250
画像読み出し時間（秒）	＜ 5	＜ 5	0.033
X 線管電圧（kV）	120	30	70
検出器入射線量範囲（mR）	0.03〜3	0.6〜240	0.0002〜0.02

注）FPD 開発当初に試験的にまとめられた要求仕様例であり，臨床的な妥当性を担保するものではない．

生する信号を TFT および配線を通じて外部で読み取ることで画像が検出される．

このように，液晶ディスプレイと FPD は技術が共通であるため，FPD は液晶ディスプレイ工程を活用することで広く商業化された．そして表示装置において真空管技術の CRT が液晶ディスプレイに置き換わるのと同様に，X 線受像器も真空管技術の I.I. から FPD に置き換わりつつある．

4．FPD に要求される仕様

X 線受像器の用途は静止画から DSA・透視など広範なため，用途に応じて仕様が大きく異なる．たとえば X 線受像器への入射線量，解像力あるいはフレームレートも異なる．これら要求仕様の一例を**表 7-3** に示す．診断 X 線分野では，X 線受像器のみならず X 線発生装置および画像収集装置も目的別に専門化されているため，おのおのの用途に応じた FPD 組み合わせシステムが開発されている．

5．間接型 FPD の原理と特徴

間接型 FPD は蛍光体を利用した方式であり，製造性と安全性に優れるため静止画，動画撮影を問わず広く応用されている．a-Si TFT 基板上に蛍光体を重ねた構造であり，X 線を蛍光体で光に変換し，蛍光体から出た光を光電変換素子＊[12]で電荷に変換したあと，キャパシタに蓄積する（**図 7-16a，7-20，表 7-4**）．いったん光に変換される過程が含まれるために，間接方式とよばれる．間接型 FPD に使用される一次センサ，すなわち蛍光体には希土類蛍光体（GOS：$Gd_2O_2S:Tb^{3+}$）またはヨウ化セシウム蛍光体（CsI:Tl）が使用されている．二次センサになる光電変換素子とキャパシタの対は TFT 基板上の各画素にそれぞれ設けられており，蛍光をさらに電荷に変換し蓄積する．TFT は半導体スイッチとして機能するので，キャパシタに蓄積された電荷はスイッチ切替に応じて，順次，TFT および信号線を通じて読み取られ，画像処理コンピュータなどに伝送される．

間接型 FPD には，蛍光が拡散するため解像力が

＊[12]光電変換素子（photoelectric converter）：光電変換素子は光を電子・正孔などの電荷に変換する働きをする．

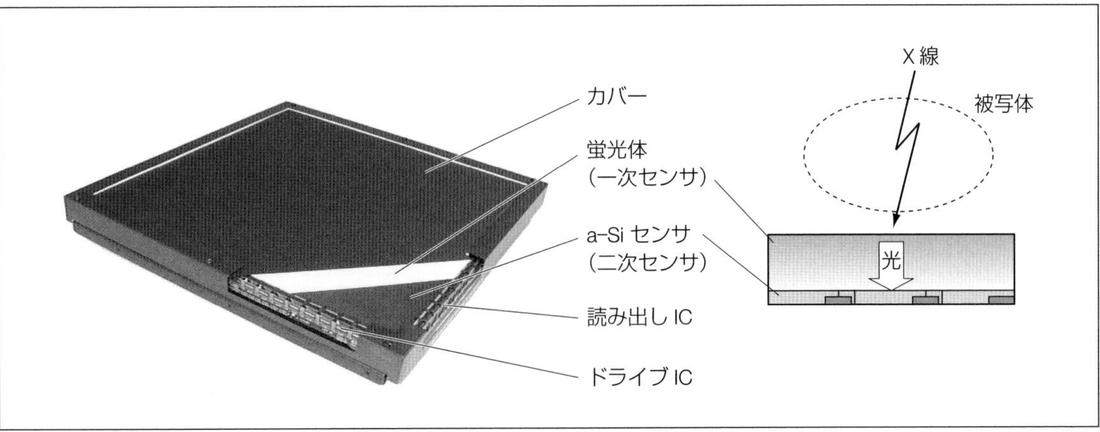

図 7-20　FPD の原理（キヤノン㈱提供）

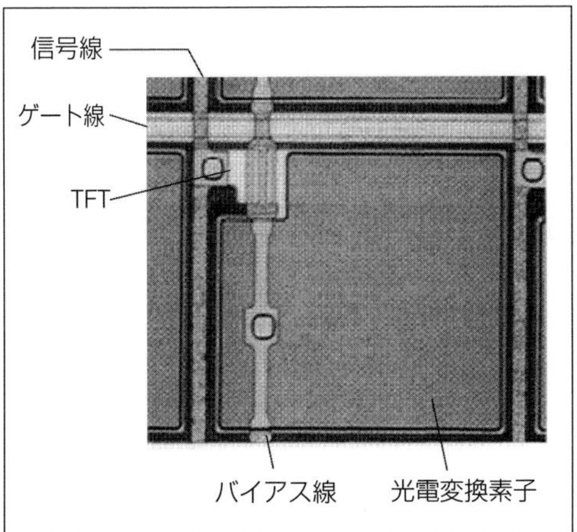

図 7-21　間接型 FPD の 1 画素の拡大図
（Ducourant T, et al: Proc SPIE 3977: 17, 2000）

図 7-22　蛍光体（浜松ホトニクス㈱提供）

低下するという課題がある．これに対してヨウ化セシウム蛍光体は柱状結晶とよばれる構造となっている（**図 7-22**）．柱状結晶は光ファイバーのように内部で発生した蛍光を，拡散させることなく光電変換素子に伝達するのでボケが生じにくい．よって，より厚い蛍光体を使用することで，高い解像力を維持したまま高い X 線検出感度を実現することができる．

6. 直接型 FPD の原理と特徴

一方，直接型 FPD は光導電体（a-Se）を利用した方式であり，高解像度特性を生かしておもにマンモグラフィに応用されている．a-Si TFT 基板上に光導電体を重ねた構造であり，X 線を光導電体で電荷に変換し，その電荷を a-Si TFT 基板で検出する（**図 7-16b，表 7-4**）．X 線との相互作用で生じた電荷をそのまま検出するため直接方式とよばれる．直接型 FPD に使用される一次センサ，すなわち光導電体には現在 a-Se が利用されている．a-Se をはさんだ両側には電極が設けられており，a-Se に高電界を印加することで，a-Se 内に発生した電荷を a-Si TFT 基板の各画素に設けられたキャパシタに収集する．

直接型 FPD は高電界によって電荷を収集するため，電荷の拡散がなく一次センサではほとんどボケが生じない利点がある．そこで高解像を必要とするマンモグラフィーに応用されている．ただし，セレ

表 7-4　間接型 FPD と直接型 FPD の検出器比較

	間接型 FPD	直接型 FPD
検出過程	X 線 → 光 → 電荷 → 検出	X 線 → 電荷 → 検出
一次センサ	蛍光体（GOS または CsI:Tl）	光導電体（a-Se）
二次センサ	光電変換素子＋キャパシタ	キャパシタ
バイアス電圧	～10V	～10,000V（電界：10V/μm）
一次センサ原子番号*	Gd = 64，Cs = 55，I = 53	Se = 34
おもな応用分野	静止画，動画撮影を問わず広範	おもにマンモグラフィ

*X 線検出におもに寄与する物質の原子番号，X 線減弱係数はおよそ原子番号の 3～4 乗に比例する．

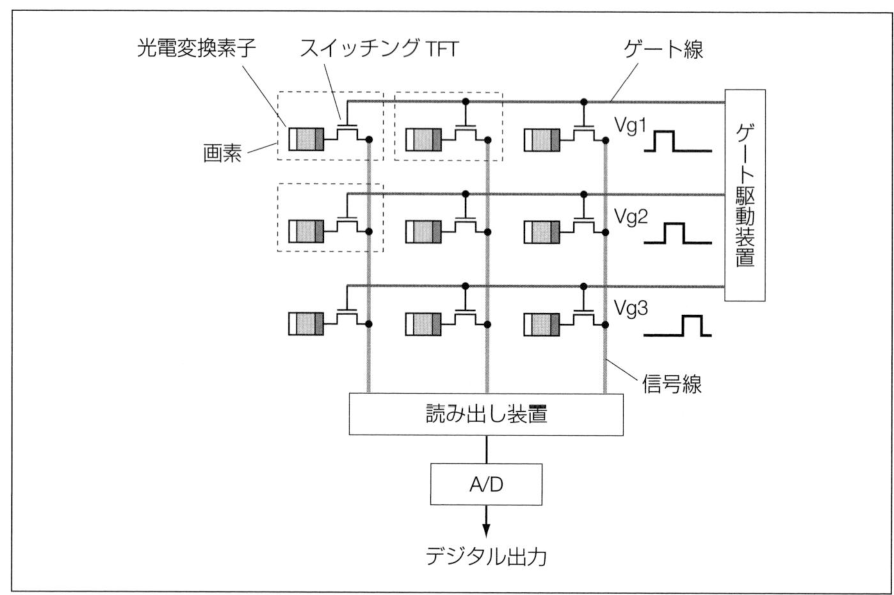

図 7-23　a-Si センサの動作原理

ンは性能を維持するために常時温度管理が必要なこと，原子番号が比較的小さい（$Z = 34$）ため高い X 線検出感度を得るには厚膜が必要なことなどから，セレンに代わる光導電体（PbI_2，HgI_2 など）の探索も行われている．

7. 間接型 FPD と直接型 FPD の検出器比較

間接型 FPD と直接型 FPD の検出器比較を**表 7-4** に示す．

8. a-Si TFT 基板の動作原理

二次センサである a-Si TFT 基板の動作原理を，間接型 FPD を例として**図 7-23** に示して説明する．

間接型 FPD において a-Si TFT 基板は a-Si 光センサとして機能する．a-Si 光センサは数百万個もの微小な画素と，それらをつなぐ配線から成り立っている．各画素には光電変換素子と TFT が設けられており，光電変換素子は蛍光を電荷に光電変換し，TFT は各画素に蓄えられた電荷（信号）をはき出すスイッチである．各画素は TFT を通じてゲート線と信号線に接続されている．

1 本のゲート線信号が ON になると，このゲート線に接続されている横方向 1 行の TFT すべてが ON になり，各画素に蓄えられた信号はそれぞれの画素が接続されている信号線にはき出される．このとき読み出し装置が順次信号線を選択して信号を読み取

表 7-5　測定に使用された FPD のおもな諸元

	方式	一次センサ	一次センサ名目厚さ（μm）	画素ピッチ（μm）	画素数	有効領域（cm^2）
システム A	間接	CsI:Tl	不明	200	2,048×2,048	41 × 41
システム B	間接	CsI:Tl	600	143	3,001×3,001	43 × 43
システム C	直接	a-Se	500	139	2,560×3,072	35 × 43

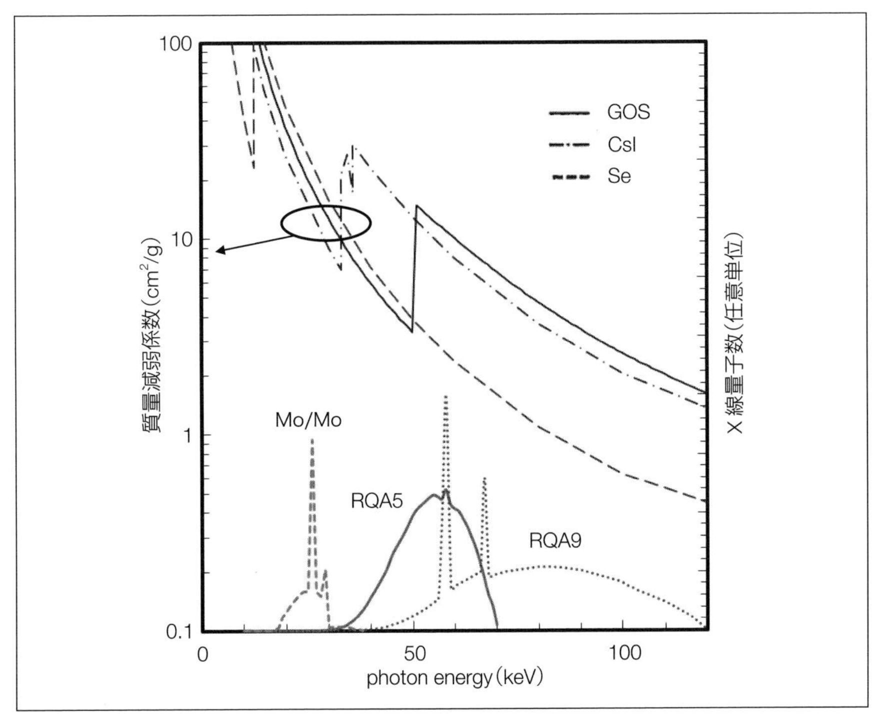

図 7-24　分光感度
一次センサ物質の質量減弱係数と診断 X 線に使用する典型的線質を示す．RQA5（70kVp）と RQA9（120kVp）は一般撮影，Mo/Mo はマンモグラフィをそれぞれ代表する線質である．

ることで，**図 7-23** において横方向 1 行の信号が読み取られる．そしてつぎつぎにゲート線信号が ON になることで，数百万画素のすべてが読み取られる．読み取られた信号は順次 A/D 変換器によってデジタル信号に変換され，メモリに記憶される．

9. FPD の性能

X 線受像器の性能は一般に物理評価により検証され臨床評価により妥当性が確認されるが，ここでは物理評価について説明する．

FPD，CR を含めたデジタル X 線受像器の物理評価方法は，線形システム理論に基づき変調伝達関数（modulation transfer function：MTF），ウィナースペクトル（Wiener spectrum：WS），さらに両者を統合した量子検出効率（detective quantum efficiency：DQE）が一般に使用されている．以下，おもに Samei らの報告に基づいて，順に FPD 性能測定例を説明する．測定に使用された静止画用 FPD のおもな諸元を**表 7-5** に示す．

1）分光感度

分光感度とは，各 X 線エネルギーにおける（相対）感度を検証する指標である．X 線では単一エネ

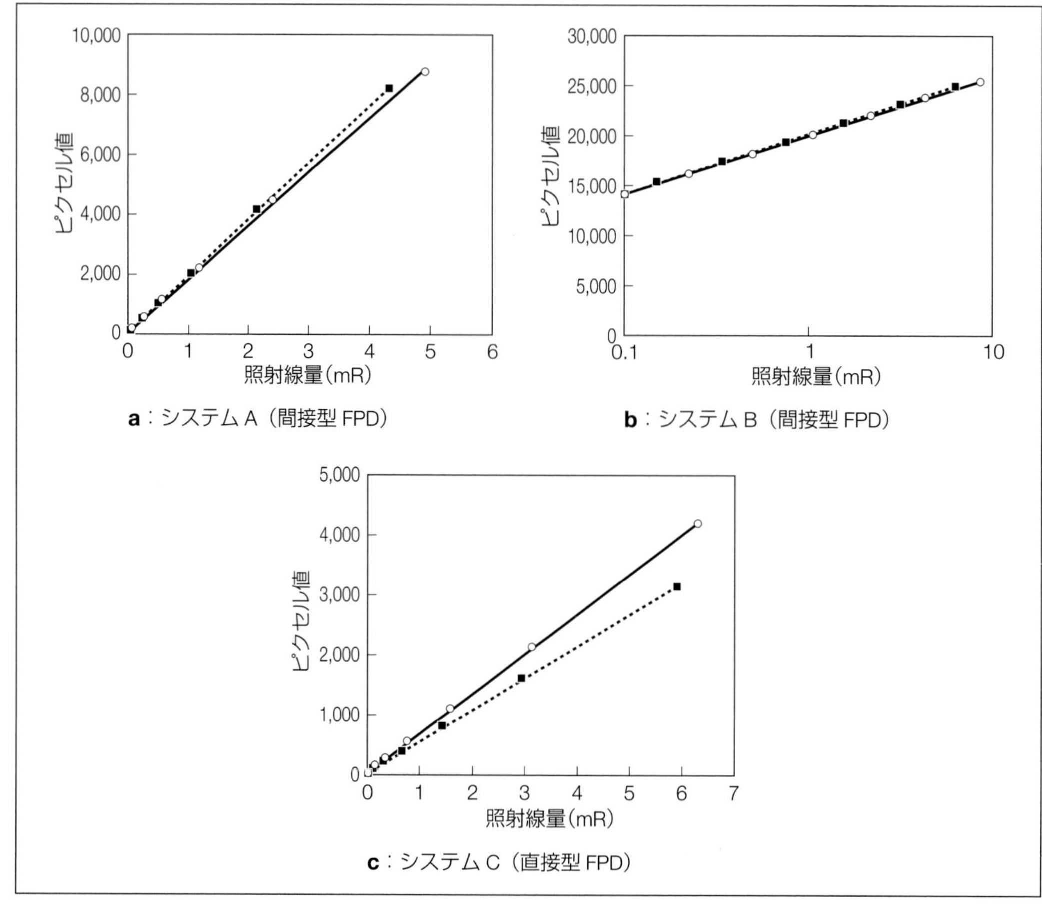

図 7-25　各種 FPD システムの入出力特性（Samei E, Flyn M: Med Phys 30(4): 608-622, 2003）
実線が RQA 5，点線が RQA 9 での特性．

ルギーが得がたいため，分光感度として一次センサ物質の質量減弱特性（**図 7-24**）を用いるか，X 線発生装置の管電圧変化に対する出力変化を測定することが多い．

図 7-24 から明らかなように，物質の質量減弱係数は全般に X 線のエネルギーが高くなる（波長が短くなる）と減少し，一方で k 吸収端を境に急峻に変化する．また質量減弱係数はおおよそ原子番号の 3〜4 乗に比例するため，とくに一般撮影で使用されるエネルギーにおいて原子番号の大きい Gd および CsI の質量減弱係数が大きく，逆に原子番号の小さい Se が小さい．一方，マンモグラフィの線質（Mo/Mo）ではいずれも同等の質量減弱係数を示している．

2）階調度

階調度は入力画像の濃淡が正確に再現されることを検証する指標である．一般に，X 線撮影ではリニアリティ，ダイナミックレンジ，低コントラスト分解能などにより検証される．リニアリティは時間的に，または空間的に線量（入力）を変化させて画像を撮影し，線量変化に対して検出器の出力が直線的に追随しているかどうかを検証する．

図 7-25 に FPD システムの入出力特性を示す．**図 7-25** から明らかなように，システム A およびシステム C は線量（入力）に出力が比例するのに対

し，システムBは線量の対数に比例する．

3）コントラスト比

コントラスト比は明暗差の著しい物体のコントラストが正確に再現されるかどうかを検証する指標であり，X線照射部と鉛遮へい部それぞれの出力の比で測定する．Ikedaらによれば，I.I.のコントラスト比が30に対して間接型FPDは280と報告されている．I.I.ではフレアのために，補償フィルタを用いないとX線吸収差の大きい被写体の観察は困難であったが，FPDではその必要性が緩和される可能性がある．

4）鮮鋭度

鮮鋭度は細かいパターンの再現性を検証する指標であり，MTFを用いて表現することが多い．

図7-26にFPDシステムのMTFを示す．直接型FPD（システムC）のMTFが間接型に比べて高いのは，高電界で電荷を収集するため光の拡散がないからである．

5）ノイズ（粒状性）

ノイズは均一な入力に対する出力のゆらぎで検証し，簡易には被写体をおかない画像の標準偏差を測定する．また，画像ボケの効果も考慮に入れたノイズ指標として，フーリエ解析を用いたノイズパワースペクトル（noise power spectrum：NPS），あるいはNPSを平均値で規準化したWS（またはnormalized NPS：NNPS）が用いられることも多い．WSは低いほど信号に比べてノイズが少ないことを意味している．

図7-27にFPDシステムのWSを示す．いずれのシステムでも線量に反比例してWSが減少している．これは，X線画像がX線量子ノイズの影響を受けていることを示す．また，間接型FPDは空間周波数が高くなるにつれてWSが減少する．これは，間接型FPDではX線量子ノイズも光の拡散の影響を受けてノイズがボケるためである．

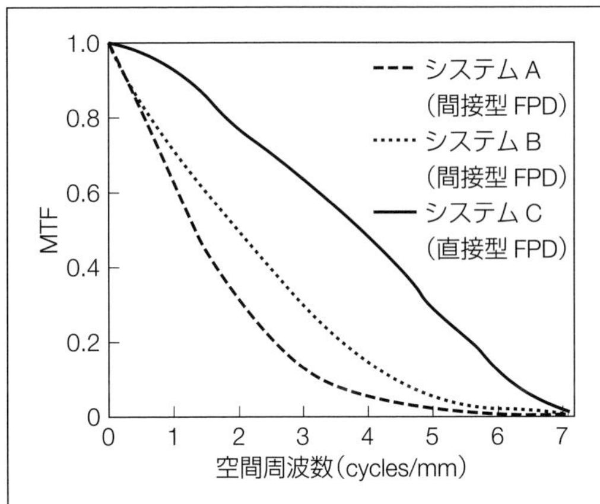

図7-26　各種FPDシステムのMTF（Samei E, Flyn M: Med Phys 30(4): 608-622, 2003）

6）DQE

DQEは入力と出力のそれぞれの信号雑音比（signal-to-noise ratio：SNR，SN比）を比較し，その変化量を定量化することで系の伝達特性評価を行う指標である．

DQEは，(7-1）式に示されるように，入力画像のSN比の2乗と出力画像のSN比の2乗の比として定義される．入力画像のSN比の2乗は入力量子数，出力画像のSN比の2乗は出力量子数と等価であるから，DQEはその名のとおり量子検出効率となる．すなわち，DQEはおよそX線検出感度を表しており，とくに空間周波数の影響も考慮した(7-2）式はデジタルX線画像検出器の総合画質指標と考えられている．

$$DQE=\frac{\text{出力量子数}}{\text{入力量子数}}=\frac{SNR_{out}^2}{SNR_{in}^2} \tag{7-1}$$

$$DQE(u, v, X)=\frac{MTF^2(u, v)}{q(X)WS(u, v, X)} \tag{7-2}$$

ここで，u，vはそれぞれx，y方向の空間周波数，Xは線量，$q(X)$は単位面積当たりの入力量子数であり線質RQA5のとき$q(X)$ ＝～29653 photons/mm^2/μGyである．

図7-28に間接型および直接型FPDのDQEを示

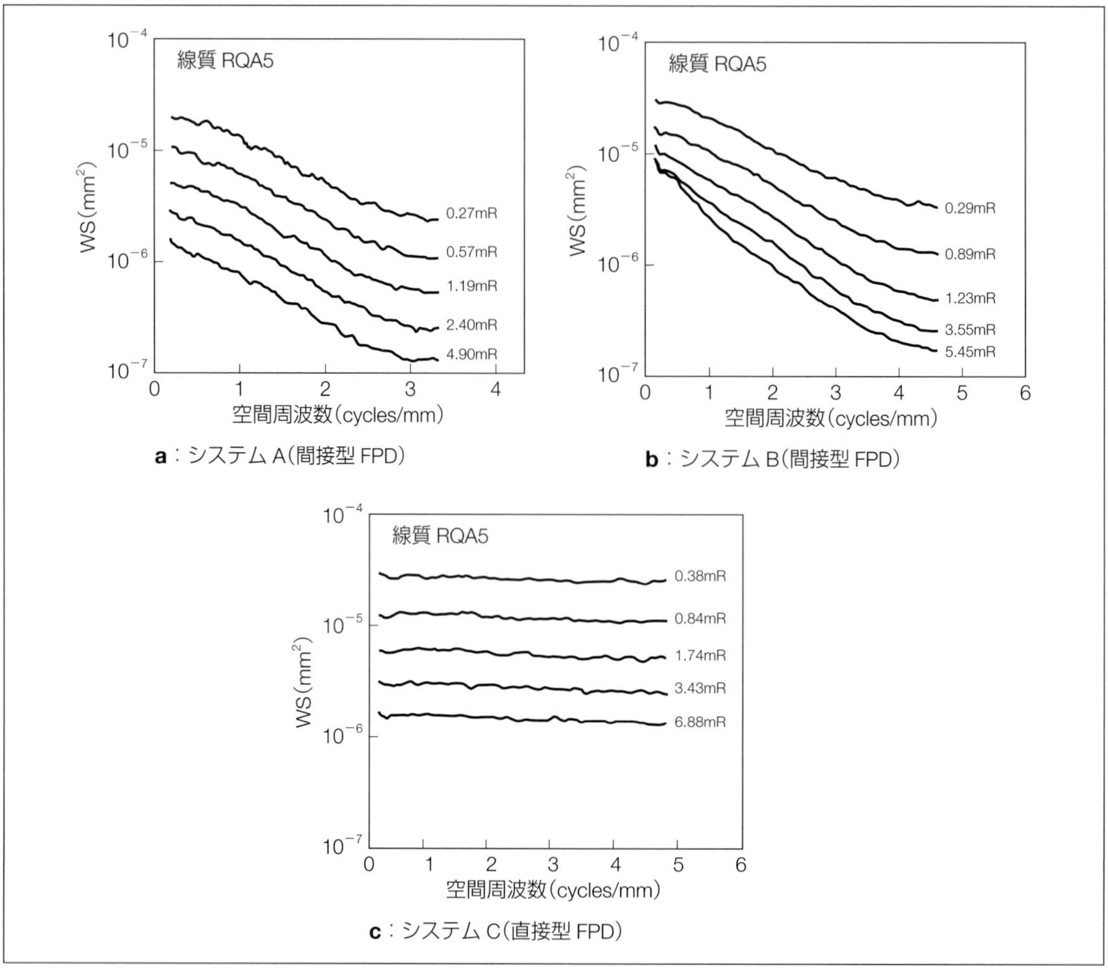

線質 RQA5
WS(mm²)
10⁻⁴
10⁻⁵
10⁻⁶
10⁻⁷
0.27mR
0.57mR
1.19mR
2.40mR
4.90mR
0 1 2 3 4
空間周波数(cycles/mm)

a：システム A(間接型 FPD)

線質 RQA5
WS(mm²)
0.29mR
0.89mR
1.23mR
3.55mR
5.45mR
0 1 2 3 4 5 6
空間周波数(cycles/mm)

b：システム B(間接型 FPD)

線質 RQA5
WS(mm²)
0.38mR
0.84mR
1.74mR
3.43mR
6.88mR
0 1 2 3 4 5 6
空間周波数(cycles/mm)

c：システム C(直接型 FPD)

図 7-27　各種 FPD システムの WS（Samei E, Flyn M: Med Phys 30(4): 608-622, 2003）

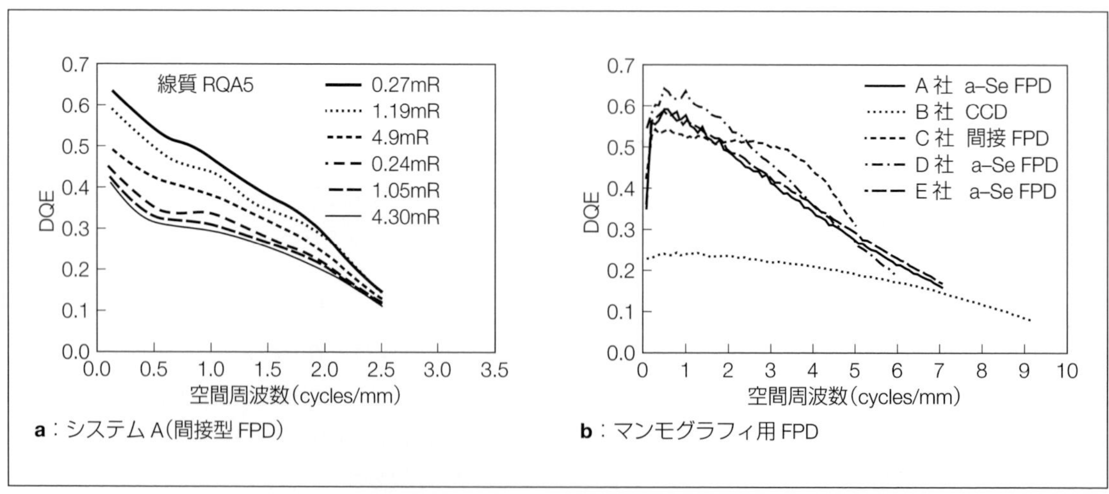

図 7-28　各種 FPD システムの DQE（a:Samei E, Flyn M: Med Phys 30(4): 608-622, 2003,b:Lazzari B,etal:Med Phys34(7) 2730-2743,2007）

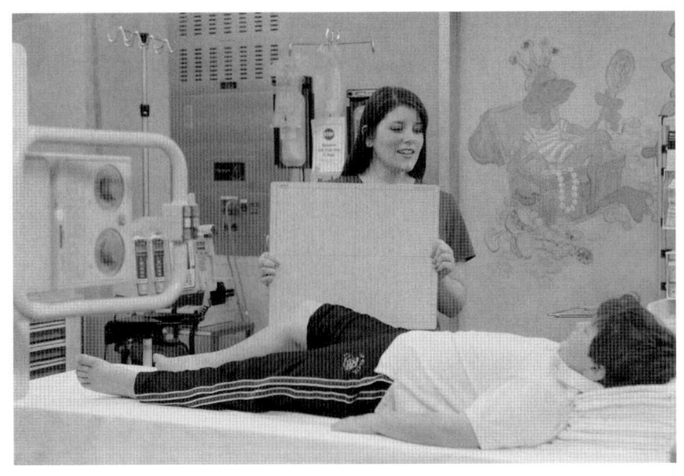

図 7-29　一般撮影装置（キヤノン㈱提供）

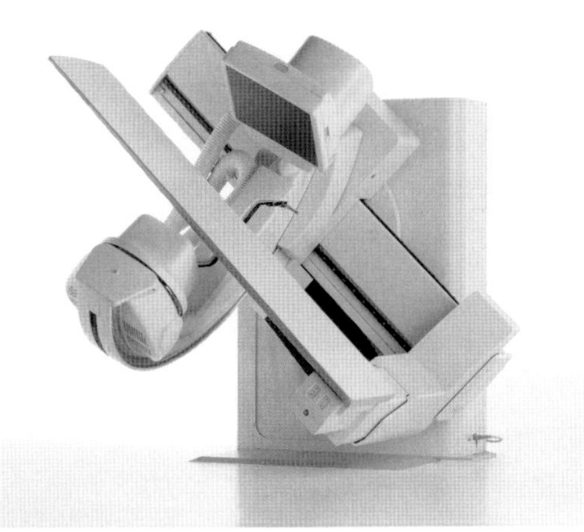

図 7-30　多目的撮影装置（キヤノンメディカルシステムズ㈱提供）

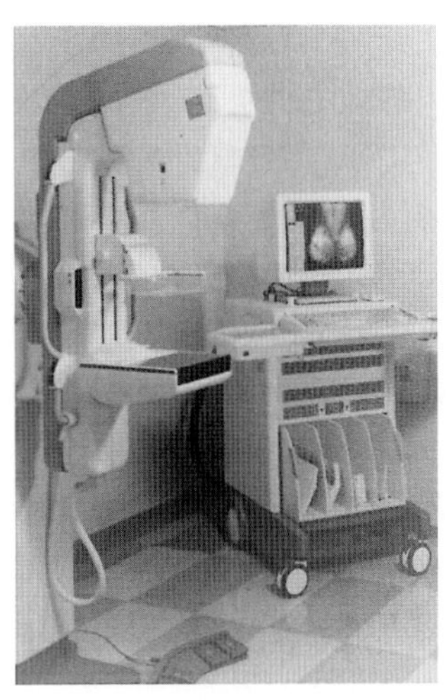

図 7-31　マンモグラフィ撮影装置（GE ヘルスケア・ジャパン㈱提供）

す．**図 7-28** から，間接型 FPD の DQE は直接型 FPD よりも高いことがわかる．これは，評価に用いられた静止画用直接型 FPD の a-Se 層が 500μm と薄く，一般撮影の線質における X 線検出感度が低いためである．一方 Saunders らによれば，マンモグラフィ用直接型 FPD は a-Se 層の厚さがわずか 250μm でも高い DQE が得られている．これは **図 7-24** に示されるように，X 線エネルギーが低い場合は X 線減弱係数が大きいため，a-Se 層が薄くても X 線検出感度が高いためである．

10. 今後の FPD

これまで説明したように，従来の X 線撮影装置は，静止画は増感紙-フィルム系が用いられ，動画では I.I. が用いられてきた．これに対し，FPD は静止画用および動画用がすでに開発・販売されており，従来の撮影装置と置き換えが進められている（**図 7-29～7-31**）．

静止画において FPD は十分に高画質化されており，画質的には従来の撮影装置を凌駕していると考

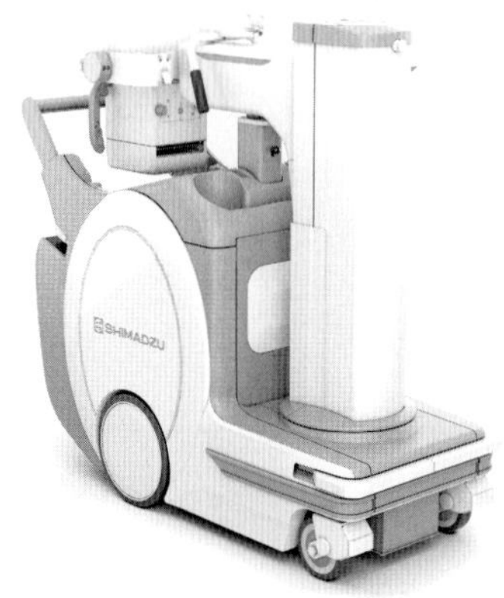

図 7-32　回診車（㈱島津製作所提供）

えられる．残された課題の一つは可搬性であったが，2001 年に可搬型 FPD が販売され，2008 年にはワイヤレスカセッテ型 FPD の可搬性が発表され，まさにフィルムカセッテや CR カセッテの代わりに FPD が使用できる環境が整った．回診車に可搬型 FPD を搭載したシステムも販売されている（**図 7-32**）．また，X 線を自動検出することで X 線発生装置との接続を省略したシステムや放射線治療位置決め用ポータル撮影などの応用も広がっている．

動画に関しては，IVR の要求である長時間透視と連続撮影を低被ばくで実現するため，FPD のさらなる高感度化が求められている．

また新たな応用として，人体に対して多くの方向から X 線を照射することで，深さ方向の情報を得る断層撮影（tomosynthesis）やコーンビーム CT（cone-beam computed tomography：CBCT）などの応用も開発されている．さらに画像がデジタル化されたためコンピュータ支援画像診断（computer aided diagnosis：CAD）またはコンピュータ支援画像検出（computer aided detection：CAD），あるいは手術ナビゲーションシステムなどコンピュータ解析を用いた種々の応用が実現されようとしている．

4　X 線イメージインテンシファイア（X 線 I.I.）

X 線の大きな特徴である，物体を壊さずに内部を見ることのできる能力は，X 線の発見直後から医療に応用されてきた．最初はフィルムを使った静画像であったが，その後，動画像，いわゆる人体の透視が行われるようになった．初期の透視は検出器として X 線を可視光に変換する蛍光面を用い，医師，レントゲン技師が暗室内で直接観察する方法がとられた．

しかし，この方法は暗順応に 20～30 分を要し，さらに微弱光画像での診断という，観察者にとって非常に負担の大きいものであった．

その後，透視が容易にできるさまざまな方式が試みられたが，現在では X 線イメージインテンシファイア（X 線 I.I.）と CCD カメラを使い，TV モニタ上でリアルタイム画像を観察できるようになった．

X 線 I.I. は，X 線を可視光に変換するだけでなく，微弱な光を明るくする機能をもった大型の電子管（真空管）であり，1952 年にオランダのフィリップス社により最初に商品化された．当初は入力面に粒状蛍光体を塗布したものが使われていたため，変換係数（出力輝度）が不十分で解像度も満足できるものではなかったが，1970 年にアメリカのバリアン社により CsI（ヨウ化セシウム）結晶蛍光面が開発され，飛躍的に性能が向上した．これ以後急速に普及し，現在では CCD カメラの読み出しで透視，DSA，心臓用高速撮影に，スポットカメラと組み合わせて間接撮影など，さまざまな用途に使われている．

1．X 線 I.I. の種類

X 線 I.I. は 15 形，23 形などと表示される固定視野形 I.I. と，23cm と 15cm の視野を切り替えることのできる 23/15 形，3 視野切り替えの 31/23/15

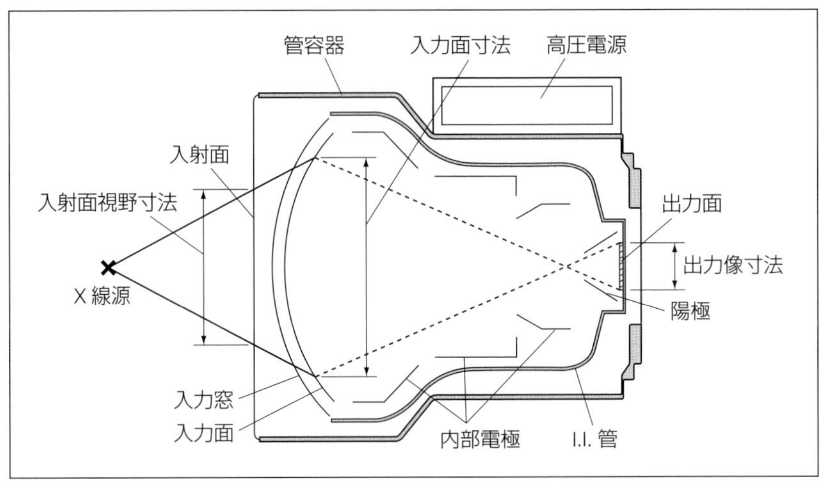

図 7-33　X 線 I.I. の構造と各部の名称

形などの可変視野形 I.I. がある．また，可変視野形の一種で，31cm から 15cm まで連続して視野を変えることのできる 31/15Z 形がある．

固定視野形 I.I. は単一視野で用途が限られるが，電極構造が簡単なため安価である．これに対しておもに大型の I.I. に使われている可変視野形では，たとえば 31cm/23cm/15cm（31/23/15 形）のように視野を切り替えることができるので，さまざまな用途への利用が可能である．また，大視野で全体を把握した後，小視野に切り替えて一部を拡大し，患部の詳細な観察も可能である．

現在，医療用には 15～40 形の X 線 I.I. がつくられているが，なかでも 23 形および 31 形 I.I. が多く使われている．

おもな用途として，15～17 形は外科手術，23 形は一般透視と消化器および心臓の検査，31 形は消化器（胃の集団検診車など）と循環器の検査，40 形は循環器の検査である．

2. 構造と動作原理

X 線 I.I. は**図 7-33** に示すように，外部は漏えい X 線防護用の鉛板と外部磁気の影響を低減するための遮へい板（パーマロイ）をもつ管容器があり，さらに内部の各電極へ電圧を供給するための電源を備えている．

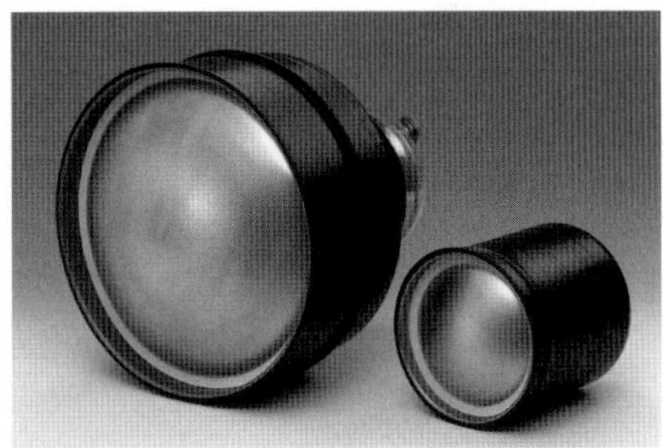

図 7-34　X 線 I.I. 管の外観
左：31 形，右：15 形．

内部に収容されている X 線 I.I. 管は，入力窓に X 線透過率の高いアルミニウムまたはチタンを使い，その他の部分はステンレスおよびガラスでつくられた真空容器になっている（**図 7-34**）．容器内は 10^{-4} パスカル以上の高い真空度が必要とされ，大型の I.I. 管では長期間高い真空度を維持するために，小型の真空ポンプを備えている．真空容器の内部には入力面，電子レンズを形成する各電極，および出力面がある．

X 線 I.I. の基本的な働きはつぎの 3 点である．

①X 線から可視光への変換

②輝度増倍

③像の縮小

X線検出器として①は当然の働きであり，X線I.I.の特徴は②，③にある．

一様なX線を人体に照射すると，体内組織のX線吸収係数の違い，または臓器の厚さの違いなどによりX線の減衰量が異なるため，人体を透過した後のX線には部分的に線量の異なるX線像が得られる．一例をあげると，骨は人体組織でもっとも多くX線を吸収するので，ほかの部位より明らかに暗くなり，骨のX線画像は容易に撮ることができる．

このX線像はX線I.I.の入力窓を透過し入力面に入る．ここでは，最初に蛍光面で光の像に変換され，つぎに光電面で電子像に変換されて真空中に放出される．電子レンズは入・出力面を含む内部電極によって構成され，入力面より放出された電子像を縮小し，高電圧を印加することで電子を加速して超高速で出力面に衝突させる．ここで電子像はふたたび可視像に変換されるが，超高速で衝突したエネルギーにより輝度増倍が起こり，高輝度の可視像となる．このように，X線を直接光に変えるのではなく，一度電子に変換することにより輝度増倍と効率のよい像の縮小が可能となる．

放射線障害を避けるため最小限照射されたX線が人体でさらに減衰した結果，X線I.I.に入射する微弱なX線像は，この輝度増倍により明るい画像となり，さらに像の縮小によりCCDカメラとの光学接続がタンデムレンズ系を使い効率よく行えるようになった．これらの働きにより，X線I.I.カメラのいちばんの特徴であるリアルタイム画像（透視像）の観察が可能となった．

つぎに，各部の働きの詳細について述べる．

1）入力面

入力面は変換係数，解像度，DQE（量子検出効率）に関係するX線I.I.でもっとも重要な部分であり，ここでX線像→可視像→電子像の変換が行われる．

構造は**図7-35**に示すように，入力窓と同様にX線透過率のよい厚さ0.5mmほどのアルミニウム基板，X線を光に変換する針状のCsI蛍光面，および光を電子に変換する光電面で構成されている．

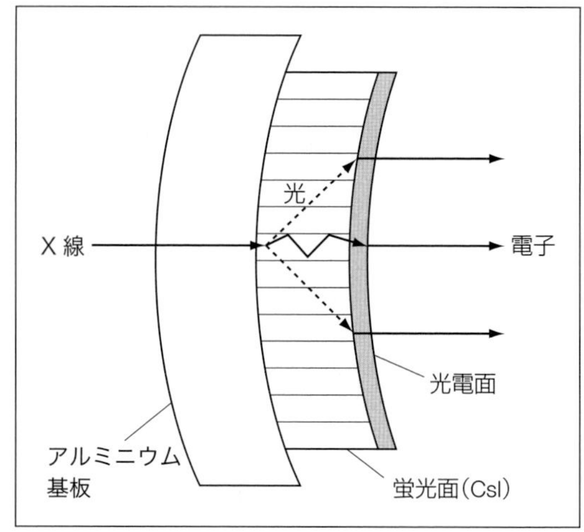

図7-35　入力面の構造

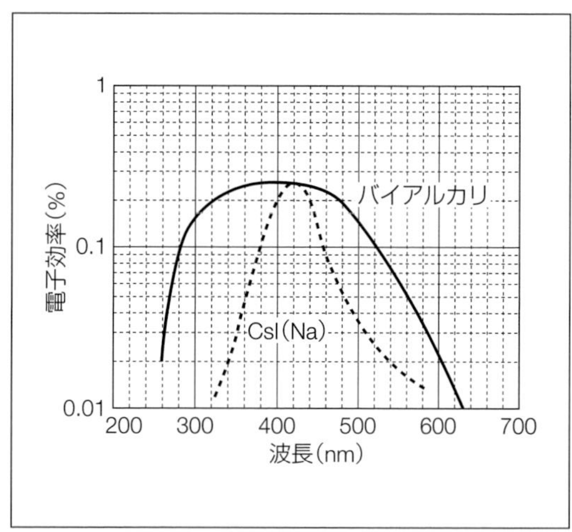

図7-36　光電面の分光感度とCsI(Na)の発光波長

CsI蛍光面は，エネルギー60keVの入射X線1個に対し約2,000個の光子を発生する高い変換効率をもち，かつ高い量子効率（光を電子に変換する効率）のバイアルカリ光電面に合った発光分布のため，高い変換係数が得られる利点がある．さらに，高解像度に不可欠な針状結晶化が容易なことで，現在ではすべてのX線I.I.で使用されている．

図7-36に，CsI:Na（通常CsI蛍光面には微量のNaIが添加されている）の発光分布と，代表的なバ

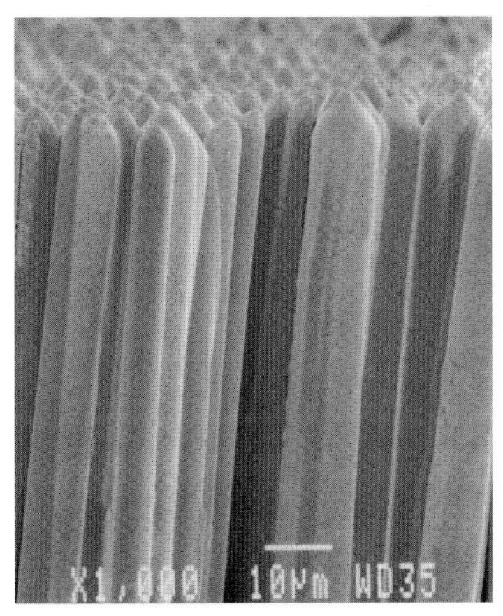

図 7-37　CsI 針状結晶の電子顕微鏡写真

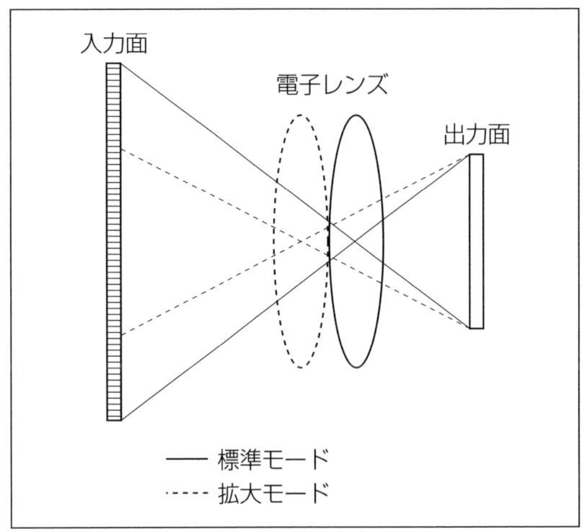

図 7-38　電子ズームの模式図

イアルカリ光電面の分光感度特性を示す．

真空蒸着法でつくられる針状（または柱状）のCsI 結晶は，**図 7-37** に示すように細い針が密集した構造になっている．これは**光ファイバー構造**とよばれ，X 線により発生した光の拡散を防ぎ I.I. の解像度向上に重要な働きをしている．結晶の太さは直径 5～10μm，厚さは 0.5mm 前後で高い検出効率を得ている．

図 7-35 はその模式図であるが，針状になっていない蛍光面の場合には，発生した光は図の点線の方向に進み，光電面に届いたときは大きく広がってしまい解像度が低下する．これに対して高屈折率の針状 CsI 結晶では，光が結晶の側面で全反射を繰り返し，広がらずに光電面に到達する．X 線の照射量を減らすため，医療機器には高い DQE が求められるが，針状の CsI 蛍光面は X 線を高効率で検出する厚い蛍光面でも解像度の劣化が少ない．

光電面は光を電子に変換する厚さ数十 nm の薄い膜で，アンチモンセシウム，バイアルカリ，マルチアルカリ，ガリウムヒ素，ガリウムリンなどがある．このなかでも，CsI 蛍光面が発する紫色の光を高い効率で電子に変換するバイアルカリ光電面が一般に使われている．また，光電面は CsI 蛍光面上に直接つくられており，解像度の低下を防いでいる．

2）電子レンズ

入力面（陰極），内部電極，陽極（出力面を含む）からなる電子レンズは，入力面から放出された電子を陽極電圧 25～30kV で加速し，出力面に衝突させて輝度増倍をする．

電極数は，固定視野形 I.I. は入力面，フォーカス電極，陽極の 3 極構造である．可変視野形 I.I. は基本となる 3 極のほかに，ズーム電極と電子レンズのひずみ，および収差を補正する電極が加わり 5 極構造が一般的である．このうち，ズーム電極とフォーカス電極への電圧配分を変えることにより，画像の拡大・縮小ができる．

電子ズームの原理を**図 7-38** に模式的に示す．実線が通常視野で，点線が拡大モードを表しており，レンズの位置が変わることにより像の拡大率が変わることを示している．

図 7-39 に，実際の電子レンズおよび電子の軌道を示す．実線が 31cm 視野であり，電子レンズにより縮小されて，出力面で 3cm の大きさに結像する．点線が 15cm 視野の電子レンズと電子の軌道である．ズーム電極の電圧を上げることにより，電子レンズの位置が入力面側に移動し（実線→点線）さらに凸になり，電子の軌道が変わって 15cm の視野が出力面で 3cm に結像する．

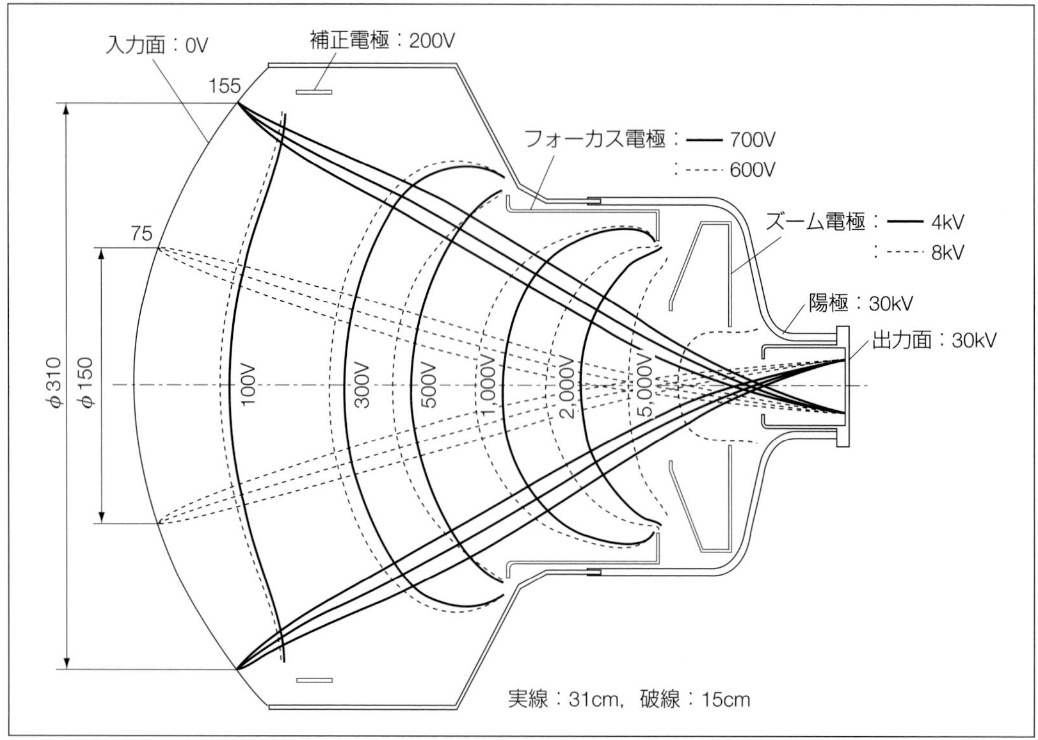

図 7-39　可変視野型電子レンズ

また，入力面の 1 点から 3 本の線が出ているが，真ん中の線は入力面に対して垂直方向に放出された電子の軌道であり，左右の線は 60° の角度で放出された電子の軌道である．途中で広がり出力面でふたたび 1 点に収束しているのは，ピントが合った状態を示している．

電子レンズの利点は高い収集効率であり，入力面から放出されたすべての電子を出力面に集めることができる．

一般的な X 線 I.I. は，出力蛍光面上で入力面の直径の約 1/10，面積では 1/100 に縮小される．これにより，出力面の電子密度は入力面から放出されたときの 100 倍となり輝度も 100 倍になる．

陽極には 25〜30kV の高電圧が印加される．これにより入力面から放出された電子は光速の約 1/3 の超高速に加速される．この超高速電子が出力蛍光面に衝突することにより約 1,000 倍の輝度増倍が起こり，像の縮小による輝度増倍と合わせて数万倍の輝度増倍が得られる．陽極電圧をさらに上げると輝度の増倍率も上がるが，I.I. 管の耐圧不良，コントラスト比の低下，解像度の低下などを引き起こすため，通常はこの程度の陽極電圧である．

3）出力面

出力面は，ガラス基板上に直径数 μm の粒状の蛍光体を 5〜10μm の厚さに塗布し，その上に**メタルバック**とよばれるアルミニウムの薄膜を張った構造になっている．メタルバックは，蛍光面で発生した光のうち入力面方向に向かう光を反射させて輝度を上げること，その光が入力面に戻るのを阻止すること，および蛍光面に所定の電位を与え，蛍光面に帯電した電子を逃がすこと，の 3 つの役割がある．

蛍光体は，P-20 とよばれている硫化亜鉛と硫化カドミウムの混晶（Zn，Cd）S が使われている．発光ピーク波長は 530〜550nm の緑色で，蛍光体のなかでもっともエネルギー変換効率の高いものの一つである．残光は数 ms であり，この高い変換効率と適度の残光が，X 線 I.I. の出力面に使われる理由である．最近では環境を考慮してカドミウムを使わない蛍光面も使われている．

出力蛍光面の性能はコントラスト比と解像度に関係する．蛍光面で発生した光はガラス基板を通って外部に出ていく．このとき光の一部約4%がガラス基板の界面で反射する．また斜めに進んだ光のうち，全反射の臨界角以上でガラス基板に入射した光はすべて反射する．これらの光が蛍光面の別の場所で散乱され，ふたたび外部に出てくる．これがコントラスト比を低下させるいちばんの要因である．

これを防ぐため，ガラス基板に透過率50%程度のフィルタを使い相対的に散乱光の輝度を下げる方法，ガラス基板と真空容器ガラスを一体化して光が散乱する場所を少なくする方法，ガラスを厚くして全反射した光が蛍光面に戻らない方法，ガラスの表面に反射防止膜を塗布する方法，などが考案され，コントラスト比を向上させてきた．一般的なX線I.I.のコントラスト比は20〜30程度であるが，前述の対策のないものは5程度に低下する．

図7-40に，フィルタ法のコントラスト比向上効果を示す．蛍光面で発生した光はフィルタにより強度が1/2になり，一部の光がガラスと外部との界面で反射され蛍光面に戻る．ここでふたたび散乱され外部に出てくる．このとき，散乱光の強度はフィルタを3回通るので1/8となり，相対的に散乱光の強度が低くなり，コントラスト比が向上する．

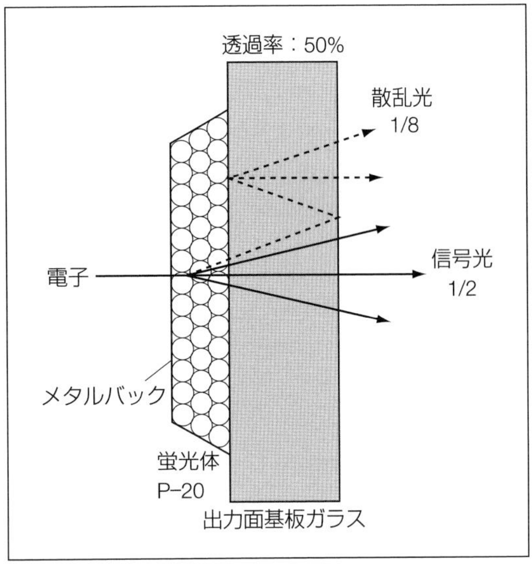

図7-40　出力面の構造とフィルタの効果

3. 性　能

X線I.I.の性能は変換係数，限界解像度（またはMTF），コントラスト比，DQE，ひずみなどで表される．**図7-33**に各部の名称を示した．

1）変換係数（Gx）

変換係数は入射面に規定の空気カーマ率 μGy/s を照射したときの出力面の輝度 cd/m^2 で表される．

$$Gx = \frac{\mathrm{cd/m^2}}{\mu\mathrm{Gy/s}} \tag{7-3}$$

一般的な23cm，31cmのI.I.では，Gxは15〜30程度の値であり，以前使われていたmRとの関係は，

$$1\mathrm{mR/s} = 8.7\mu\mathrm{Gy/s} \tag{7-4}$$

である．

変換係数の値を左右するおもな要因は，光電面の効率，陽極印加電圧，電子レンズの拡大率である．このなかでも電子レンズの項目で述べた理由により，とくに拡大率の影響が大きい．

たとえば可変視野形I.I.で有効径を31cm/23cm/15cmに切り替えたとき，31cmを1とすると輝度（変換係数）はそれぞれ1/0.55/0.23と視野の面積にほぼ比例する．また，同一の入力面径の場合でも出力像径が異なると変換係数は変わってしまう．たとえば，出力像径20mmの輝度は30mmの2.25倍になる．しかしこの場合，出力蛍光面全体の光量は同じなので，（レンズの効率が同じならば）CCDカメラ上では同じ明るさになる．

2）解像度

一般に解像度といったときは限界解像度をさす．測定方法は，入射面上に鉛またはタングステンでつくられた規定の解像度チャートを置き，出力面に映ったチャート像を顕微鏡で拡大し目視で限界値を求

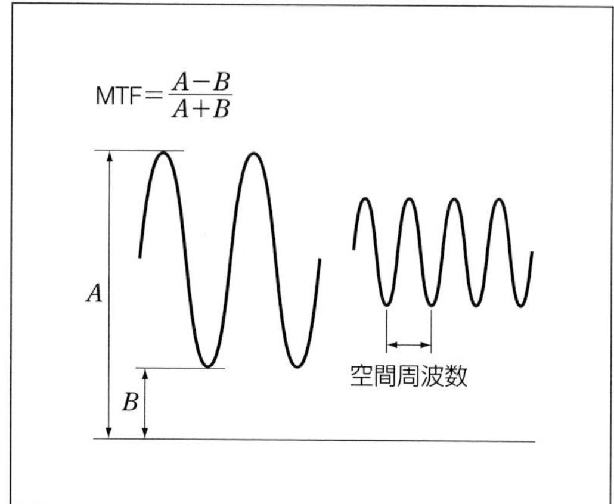

図7-41　MTFと空間周波数

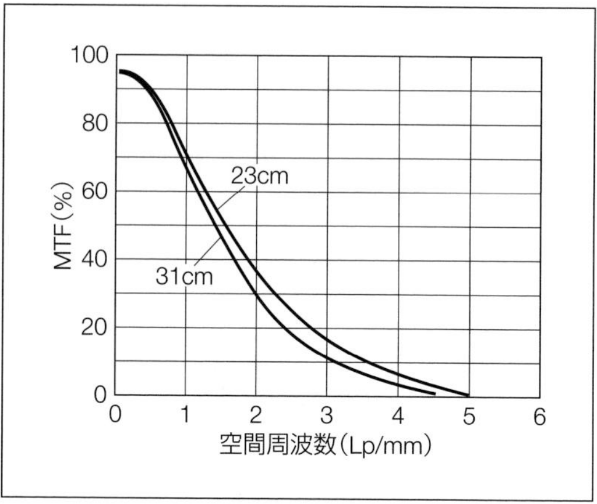

図7-42　MTFカーブ

める．単位は空間周波数で，Lp/mm（ラインペアパーミリメートル）である．23cmのX線I.I.では，中心解像度が約5Lp/mm，31cmでは約4.5Lp/cmである．

近年，MTF（modulation transfer function；変調伝達関数）で表す方法も行われている．MTFは各空間周波数に対する変調度を表すもので，この利点は，検出器を構成するX線I.I.，レンズ，CCDカメラおのおののMTFがわかれば，検出器の総合MTFが計算で求められることである．

図7-41にMTFの定義を図示したが，MTFは次式で定義される．

$$\mathrm{MTF} = \frac{A-B}{A+B} \qquad (7\text{-}5)$$

ここで，Aは各空間周波数における変調度の山の高さであり，Bは谷の高さである．

実際の測定にはLSF（line spread function）法がよく使われる．入射面上に十分細いスリットを置き，X線を照射すると出力面にぼけたスリット像が得られる．これをフーリエ変換することにより，MTFが得られる．

MTFを正確に測定すると，0〜0.1Lp/mmの低周波領域で5〜10%の急激な低下がみられる（**図7-42**）．この現象は**低周波ドロップ**とよばれ，入力面中心部の狭い範囲にX線を照射した場合でも，100万分の1程度の微弱な光が出力蛍光面の周辺部まで回り込んでおり，これにより発生する．低周波ドロップは画像コントラストの低下要因である．

解像度を決定する要因は入力面のCsI蛍光面，電子レンズ，出力面であり，

$$\mathrm{MTF}\ (\mathrm{I.I.}) = \mathrm{MTF}\ (\text{入力}) \times \mathrm{MTF}\ (\text{電子レンズ}) \times \mathrm{MTF}\ (\text{出力}) \qquad (7\text{-}6)$$

の関係がある．このうち入力面がもっとも重要で，前に述べたCsI結晶蛍光面による光ファイバー構造により飛躍的に性能が向上した．

3）コントラスト比（C_R）

コントラスト比は，画質を低下させる光のにじみ（回り込み）を表す値で，高いほどにじみが少ない．

測定は，X線I.I.入射面の中心の輝度L_Bと，中心にX線を通さない鉛製の試験片を置いたときの輝度L_Dを測定し，その比L_B/L_Dで表す（**図7-43**）．

試験片の大きさにより，10%と10mmコントラスト比があり，前者は入射面の面積の10%に相当する大きさの試験片，後者は直径10mmの試験片を用いたときの値である．一般的なX線I.I.のコントラスト比は10%で20〜30，10mmでは15〜20程度である．

また，コントラスト比の逆数のベーリンググレア指数（VGI）として表示することもある．

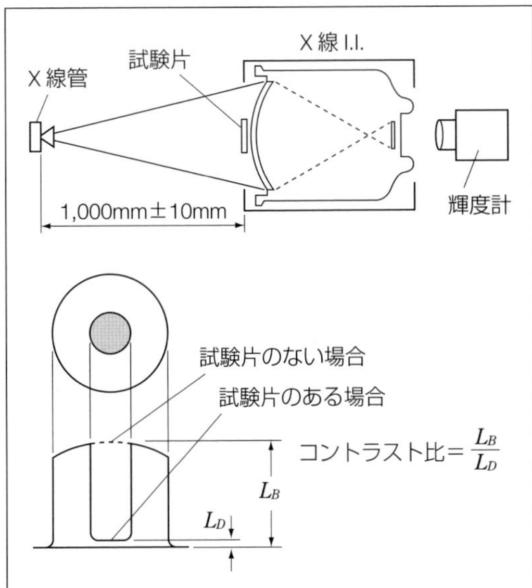

図 7-43　コントラスト比―測定系

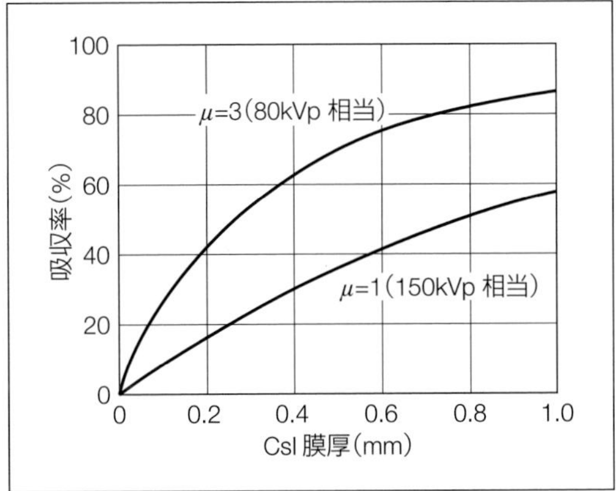

図 7-44　CsI 膜厚と X 線吸収の関係

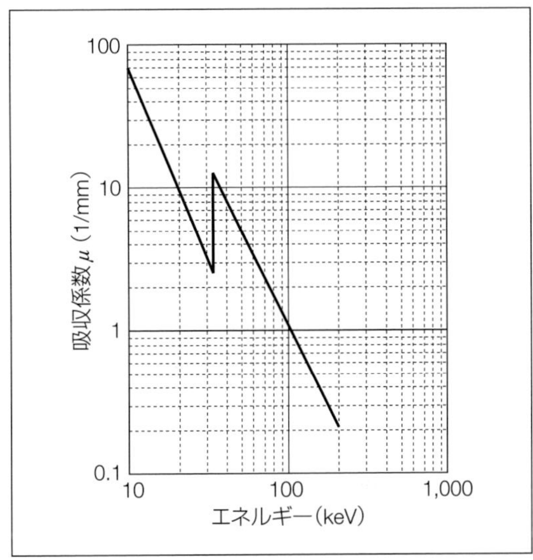

図 7-45　CsI の X 線吸収係数

4）量子検出効率（DQE）

DQE（detective quantum efficiency）は次式で定義され，出力像の画質（量子ノイズの程度）を表す．

$$\mathrm{DQE} = \frac{(\mathrm{S/N_{out}})^2}{(\mathrm{S/N_{in}})^2} \tag{7-7}$$

測定には放射線核種 ^{241}Am（アメリシウム）の γ 線（59.5keV）が使われる．^{241}Am が使われる理由は，X 線管電圧 80kVp 前後の X 線が人体を透過して X 線 I.I. に入射するときの線質に近いためである．

DQE の値は入力面の吸収した X 線量（I）によってほぼ決まる．このため，蛍光面が厚ければ厚いほど DQE は高くなる．X 線の吸収と CsI の厚さは

$$I = I_0(1 - e^{-\mu t}) \tag{7-8}$$

という関係がある．ここで，I_0 は CsI に入射する前の X 線量，μ は CsI の X 線吸収係数，t は CsI の厚さである．

図 7-44 に，CsI の膜厚と X 線吸収量との関係を示す．CsI が厚くなると，さらに厚さを増しても X 線吸収効果が少なくなる．また，針状結晶でも蛍光面が厚くなると解像度は低下するので，入力面は X 線吸収量と解像度を考慮した厚さになっている．

実際の使用条件では，X 線管電圧が高くなると**図 7-45** に示すように吸収係数（μ）が小さくなる．100keV（約 150kVp の X 線管電圧に相当）では実質的な DQE は 1/3 に低下する．

最近の X 線 I.I. では DQE が 65%程度であるが，この効果を量子ノイズの例で説明する．透視のような低 X 線量では，画像に量子ノイズ（quantum noise）が目立つようになる．この画質は X 線量と DQE に関係しており，X 線量を減らせば量子ノイズが増え画質は低下する．また，DQE 60%の A と

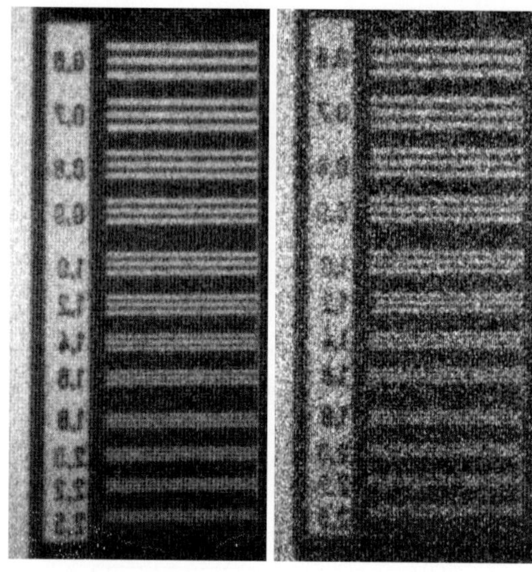

図 7-46　同一線量を照射した場合における DQE の違いによる画質の差
左：DQE 60%，右：DQE 30%.

30%の B の 2 台の X 線 I.I. の画質を比較した場合，同一線量では A のほうがノイズが少なく，2 倍の X 線量を B に照射して A と同等の画質になる（**図 7-46**）.

5）像ひずみ

X 線 I.I. のひずみは中心から離れるほど大きくなる糸巻きひずみである.

像ひずみの原因は電子レンズによるものと，入力面が彎曲（わんきょく）していることによるひずみで，両者の和が X 線 I.I. のひずみである.

入力面の彎曲によるひずみは X 線管の焦点と X 線 I.I. 入射面との距離（source to entrance plane distance：SED）により値が変わるため，JIS では SED 1,000 ± 10mm で測定する規定になっている．このため，実際に使用する際に SED 1,000mm 以上ではひずみはよくなり，以下では悪くなる．とくに，500mm 以下になると急激に悪化するので注意を要する.

像ひずみには径方向微分像ひずみと積分像ひずみがあるが，径方向微分像ひずみを表示する.

X 線 I.I. のひずみは周辺部で 40～50%にもなり，画像機器としては非常に悪い．これは，I.I. をベッドに取り付けるため，ひずみ性能よりも全長，口径，重量などを優先した結果である.

4. まとめ

X 線 I.I. の性能の測定方法は参考文献にあげた日本工業規格（JIS）に詳しく述べられている．詳細についてはそちらを参照していただきたい.

X 線 I.I. は個々の X 線光子が検出可能な高感度かつ低ノイズの X 線検出器であるが，その性能を得るため変換過程の多い検出器でもある．このため，解像度，コントラスト比，像ひずみなどの性能を一部犠牲にしている．また，大型で重い検出器でもある.

近年，これらの性能を改善したフラットパネル型 X 線検出器が使われるようになってきたが，高感度（透視）の面ではいま一歩の感がある．X 線 I.I. およびフラットパネル型 X 線検出器を含めた医療用 X 線画像診断装置の，おのおのの特徴を生かしたよりいっそうの性能向上が望まれる.

5　撮像管

テレビジョン放送は，アナログ標準テレビジョン放送（standard definition television：SDTV）から，デジタル放送方式の高精細度テレビジョン放送（high definition television：HDTV）を経て，現在では水平方向 7,680 ×垂直方向 4,320 の画素数を有するスーパーハイビジョン（ultra high definition television：UHDTV）放送開始に向けた研究開発が進められている.

撮像管はこれらの放送技術の発展とともに進化してきた光検出器で，内部光電効果（半導体内部に光入射により発生した電荷）を利用する二次元撮像デバイスである．しかし現在では，放送，原子力発電，医療など特殊な用途以外では，撮像管から電荷

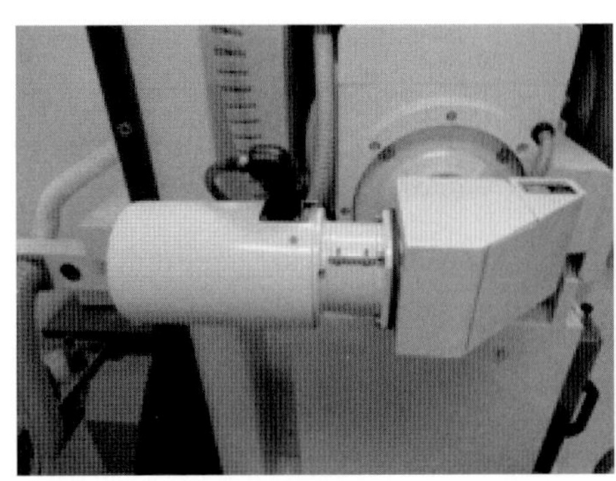
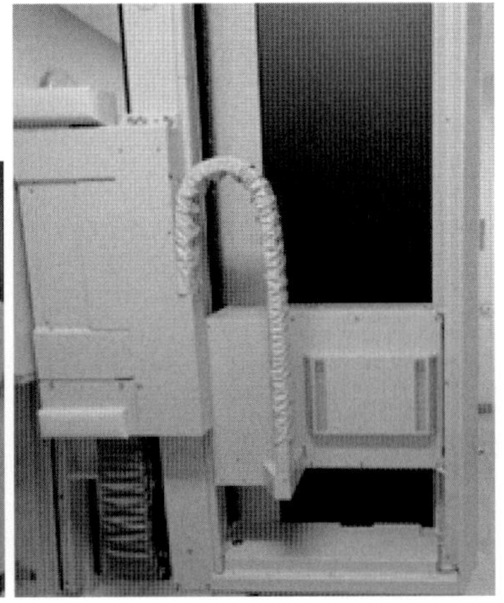

図 7-47　X 線透視撮影装置の映像化装置の変化
左図は I.I.-TV システムで，I.I.の二次蛍光面から出力された光学像はレンズ系を通し撮像管に入り，TV 信号として取り出される．近年は右図のように FPD が多く使用されるようになり，I.I.や光学レンズ系，撮像管などの突出部分がなくなり，被検者や設置物との衝突を減ずることに貢献している．

結合素子（charge coupled device：CCD），相補性金属酸化膜半導体（complementary metal oxide semiconductor：CMOS）イメージセンサなどの固体撮像素子に置き換わっている．

1．撮像管から個体撮像素子への変化

個体撮像素子である CCD は，振動や環境に対して信頼性に優れるだけでなく，小型・軽量で運用性にも優れ，内部に組み込まれている増幅器のノイズを，撮像管用の外付け増幅器から発生するノイズに比べて小さくできるなどの利点を有していた．高感度撮像デバイスとしてイメージインテンシファイア（image intensifier：I.I.）と CCD を組み合わせたデバイスは，いずれも光子のエネルギーで物質の表面から電子が真空中に飛び出す現象を利用したものである．すなわち，I.I.で加速された電子を蛍光面に射突させ，そこに形成される明るい像を CCD で撮像する構成となっている．微弱な X 線などがつくる像を光電面につくり，光電面から放出される光電子を加速し，電子レンズで蛍光面に結像させ撮像する．以前，サチコンなどの撮像管を用いた高精細度カメラが実用されたが，感度が不足していたこと，容積が大きいことなどの理由で，CCD などの撮像デバイスに代わった．

このほか，固体撮像素子と比べた撮像管の特徴として，破損の危険があること，耐久性に問題があること，フィラメント切れ，真空度の劣化により寿命が短いこと，消費電力が大きいこと，高電圧を使用すること，残像が多いこと，過度の光で焼き付きが起きること，歪曲収差が多いこと，磁界の影響を強く受けること，高価であることがあげられる．

医療分野においても，I.I.と TV システムを組み合わせた，I.I.-TV システムに撮像管を使用した新しい装置はほとんど姿を消し，CCD を搭載したものから，さらに X 線フラットパネルディテクタ（X 線平面検出器；X-ray flat panel detector：X-ray FPD）に代わってきた（**図 7-47**）．

2．今まで使用されてきた代表的な撮像管

(1)　ビジコン

ビジコン（vidicon）は撮像管の基本となったものである．1950 年に，米国の RCA（Radio

Corporation of America）社によって開発された．光導電体（ターゲット）として三硫化アンチモン（Sb_2S_3）を主材料とする蒸着膜を使用していた．暗電流，残像が大きいという欠点があった．

(2)　プランビコン

プランビコン（plumbicon）は，1962年にオランダのフィリップス社が開発した光導電形の撮像管である．光導電体として一酸化鉛（PbO）を使用していた．高感度低残像であったが，波長感度に問題があり赤の感度がないという欠点を有していた．

(3)　カルニコン

カルニコン（chalnicon）は，1972年に日本の東芝が開発した撮像管である．ターゲットはセレン化カドミウム（CdSe）が主材料の複合膜からなる．可視光領域全体に高い感度を有し，かつ，解像力を向上させた．暗電流は少なく，残像はやや大きい．しかし，この残像が観察時の鋭いノイズ輝度を和らげる効果を有していた．

(4)　サチコン

サチコン（saticon）は1974年に日本の日立とNHKが共同開発した．ターゲットにヒ素（As）とテルル（Te）を添加した非晶質（アモルファス）セレン（a-Se）を使用した．ヒ素やテルルはセレンの結晶化防止や赤領域の感度増加のために使用されている．感度と解像特性がよく，屋外用放送用カメラに使用された．セレンはX線平面検出器にも使用されるように，膜面の解像度が高くMTFが非常によいので，高解像度撮像装置などに用いられている．

これらの撮像管を使用するうえで注意しなければならない諸特性として，光電変換特性，解像特性，信号雑音比（SN比），残像・焼き付き特性，暗電流，シェーディング，ちらつき（フリッカ），振動ノイズ（マイクロフォニック）があげられる．

3. 撮像管の利用

現在の放送用高精細度カメラの撮像デバイスとしてはCCDやCMOSが用いられている．しかし，これらの撮像デバイスは，通常の照明条件での撮影においては十分な感度と画質を有しているが，暗所では十分な画質は得られない．そこで，超高感度高精細度カメラの実現に向けて，光電変換膜〔光を電気信号に変換する半導体(アモルファスセレン：a-Se)〕の膜内でのアバランシェ（なだれ）増倍現象を利用した超高感度（high-gain avalanche rushing amorphous photoconductor：HARP）撮像管が開発されている（**図7-48**）．

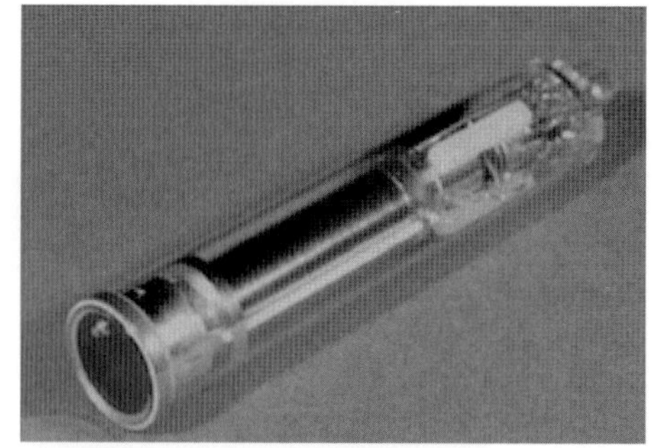

図7-48　HARP撮像管の概観
（久保田節，江上典文：超高感度HARP撮像デバイスの医療応用．NHK技研R&D 125（1）：4-17，2011）

HARP膜に光が入射すると，膜の中に電荷が生成される．この光を電荷に変換するHARP膜には高い電圧が印加されており，生成された電荷は加速され，HARP膜を構成しているセレン原子と衝突し新しい電荷を生成する．この現象を繰り返すなだれ増倍現象（アバランシェ）が起こり，1個の光子から多くの電荷を取り出すことができる．

HARP管では，HARP膜に印加する電圧を高くすることによりアバランシェ増倍率を高めることができる．しかし，アバランシェ増倍が生じる際には比較的大きなノイズが発生する．印可する電圧を高くすると暗電流が増加するので，他の撮像デバイスと同様に暗電流を制限させる必要があり，特殊な暗電流低減メカニズムが研究採用されている．

この撮像管の感度は年々高められており，CCDカメラの約100倍以上の感度が実現されており，最低被写体照度は0.0004ルクス程度の星明かりででも撮影が可能である．HARP管は超高感度でありながら低いノイズ特性を有し，またダイナミックレンジが広いこと，高い解像特性を有することなど，他の超高感度撮像デバイスにはない優れた特徴を有している．

HARP管は超高感度と高画質を両立できるため，放送用途だけでなく医療分野でも応用されており，血管撮影時に使用する造影剤濃度の低減や微細血管の描出に関する基礎研究など，次世代X線医療診断実験システムの開発に活用されている．

6　CCD（電荷結合素子）

1．CCDの原理

医用デジタルカメラの撮像素子としては，おもにCCD（charge coupled device）が使われている．CCDは，1970年にアメリカのベル研究所から発表された．CCDが使われるようになった理由は，第1に小型・軽量で振動や衝撃に強く，長寿命で安定性の面で従来の撮像管にない特徴をもっていること，第2に半導体技術の進歩に支えられ製造コストが下がったこと，第3にSN比や解像度のような基本的特性での改善が著しく，撮像管をしのぐようになったためである．

CCDは代表的な電荷転送デバイスである．電荷転送は半導体の表面に一次元あるいは二次元の電極を配列し，印加する電圧を操作して電気的ポテンシャルの井戸（各画素に相当）をつくり，そのなかに光電変換などで電荷を貯め，各井戸に蓄えられた電荷を，電極に加える電圧を変化させることでバケツリレーのように，順次，隣の画素に移していく（**図7-49**）．

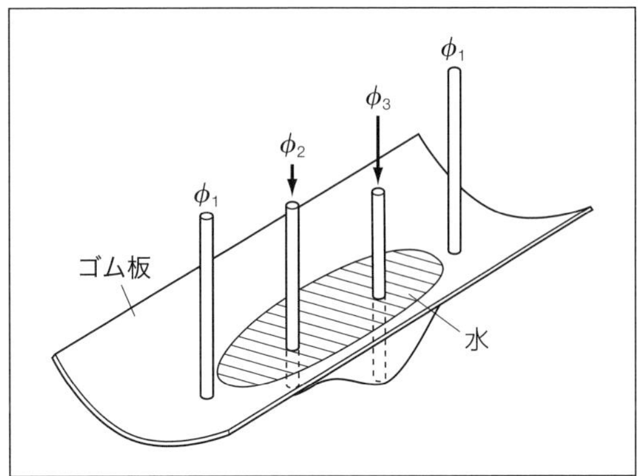

図7-49　CCDの転送モデル

CCDの基本構造は，**図7-50**に示すようにシリコン単結晶の表面に酸化膜（SiO_2）があり，その表面に電極1,2,3,…が1列に並んでいる．いま，電極ϕ_1に正電位を印加すると，p形基板の多数キャリアであるホールが排除されて，空乏化している部分（空乏層）の電位ポテンシャルが高くなり，電子（少数キャリア）を蓄積することができる．すなわち，正電位に印加された電極の両隣の電極に低電位を印加すれば，信号電荷である電子を正電位の転送電極下に閉じ込めることができる．絶縁膜を介して転送電極の電位を変化させると，半導体内部のポテンシャルを変化させることができる．この転送電極の電位を切り替えれば半導体内を信号電荷である電子を転送することができる．

2．CCD撮像素子の種類と特徴

固体撮像素子には，①光電変換，②電荷蓄積，③走査（電荷転送），④出力（電荷検出）の4つの機能が必要であり，それぞれの機能を実現する手段の選択の仕方で多種の構成が可能となる．CCDはそれ自身が光検出器であるとともに，信号転送路としても使われるので，光が当たっている素子において信号の転送が行われると，画像に尾を引くようなスミアとよばれるノイズが発生する．これを避けるために各種のCCDセンサが開発された．以下に各種のCCDセンサの構造と特徴を示す（**図7-51**）．

(1)　FT（フレーム転送）型

感光画素マトリックスの下方に同じ大きさの遮光した蓄積用CCDを配したもので，垂直CCDは感

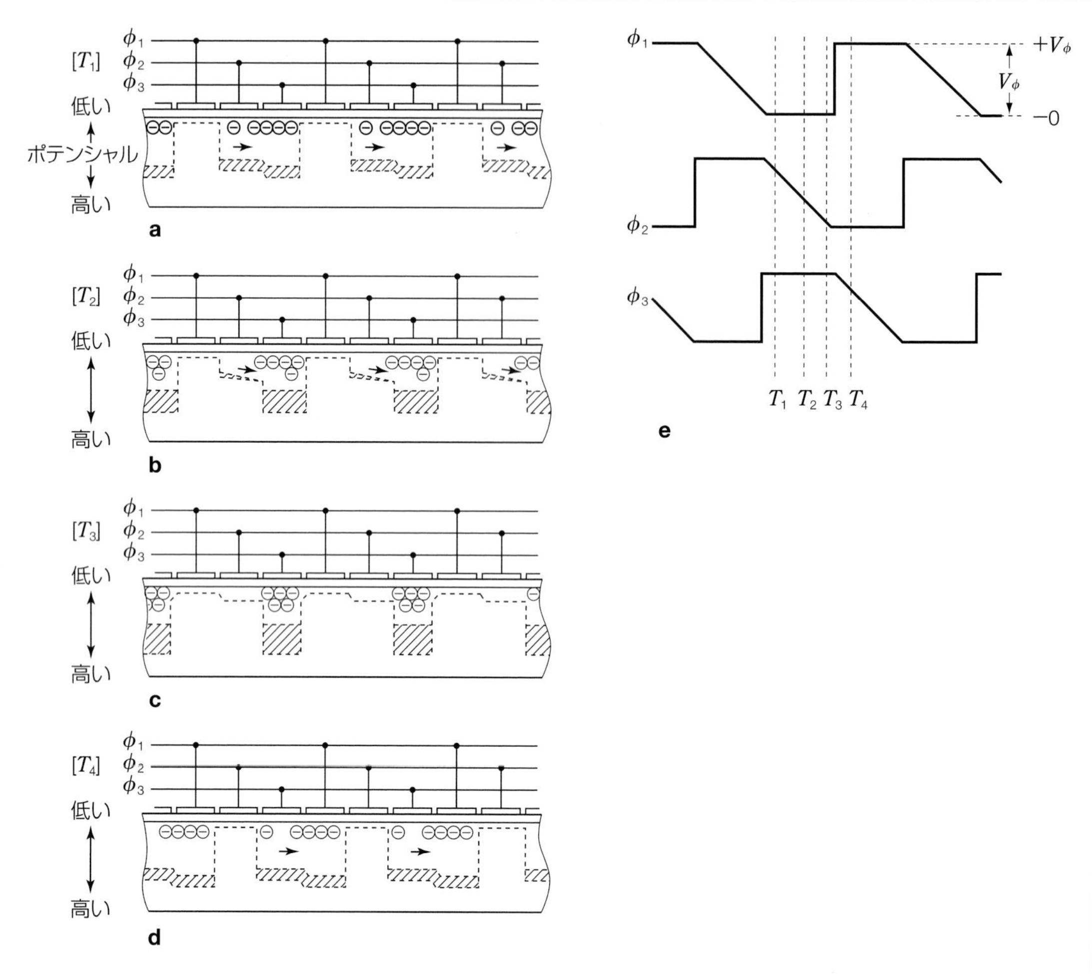

図 7-50　三相 CCD の転送過程

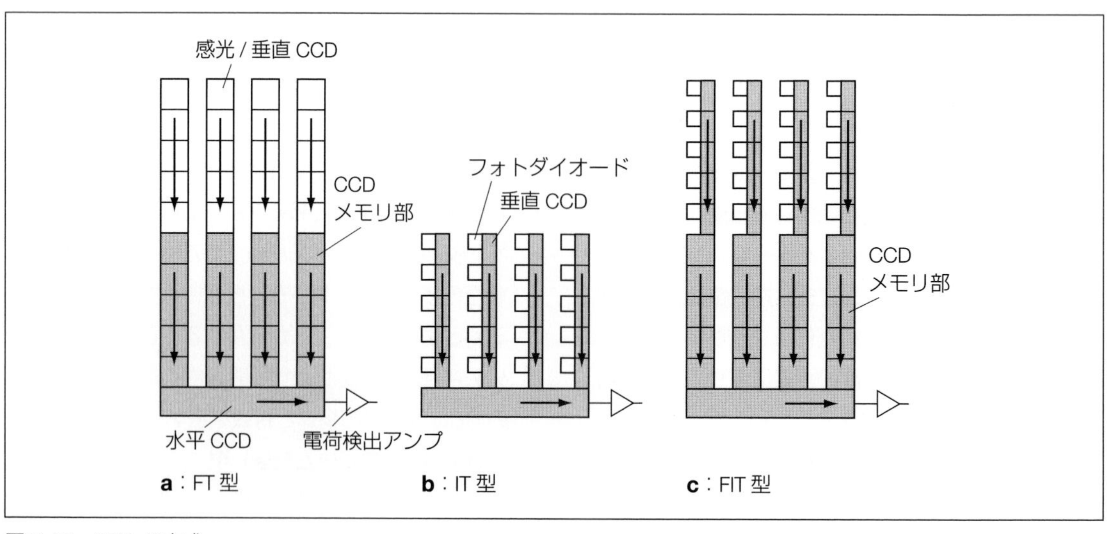

図 7-51　CCD の方式

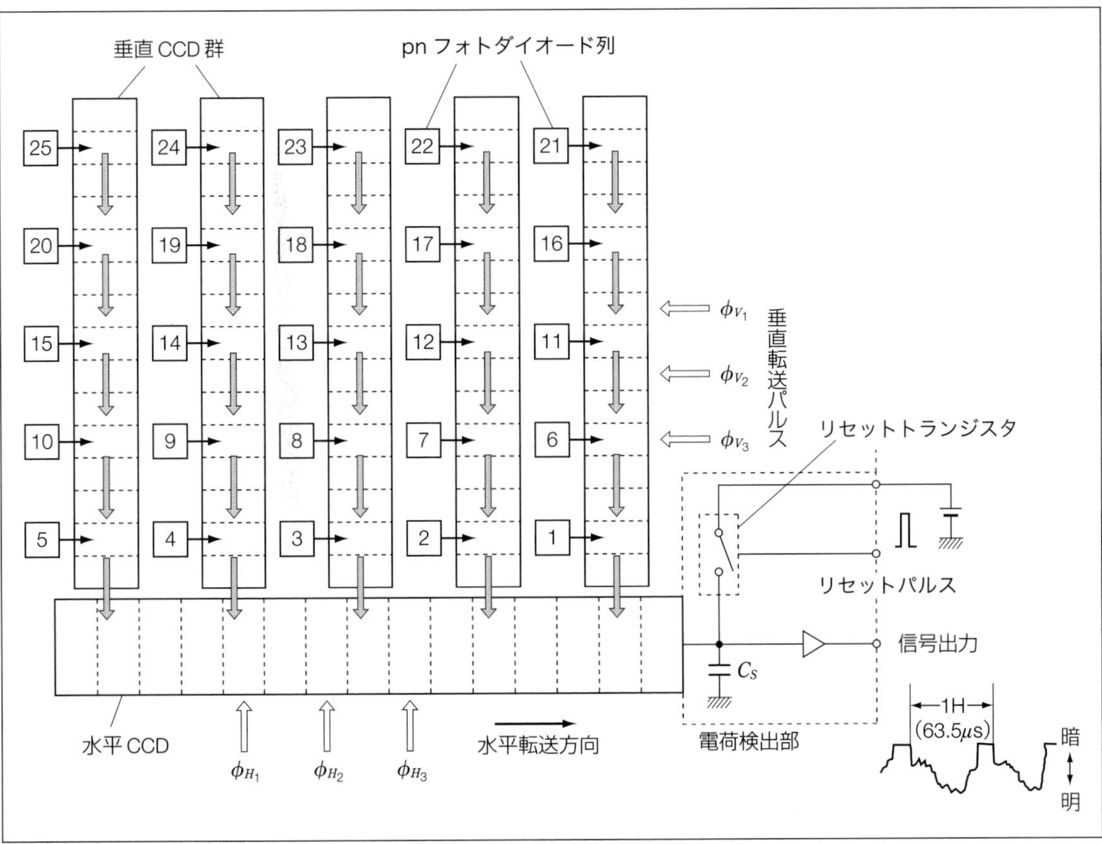

図 7-52　IT型CCDの動作

光部を兼ねる．垂直CCD内で蓄積した信号電荷は，垂直走査周期ごとに全画素を高速でCCDメモリ部（光遮へい）へ高速で転送する．下部に設けられた遮光された蓄積用CCDにいったん蓄積した後，順次読み出す．転送時の露光の影響は少ないが，それでも連続透視時に直接X線像のような強い光が入ると垂直スミアという上下方向に白い線が出る現象が生じる場合がある．また，蓄積用のCCDを含めるとCCD全体の大きさが2倍必要になる．

(2)　IT（インターライン転送）型

IT型は1画素内で，感光素子のフォトダイオードと転送用垂直CCDが別になっている．各画素の信号電荷は露光後きわめて短い時間ですぐ横の遮光された垂直CCDに転送されるので，連続露光でも，原理上，スミアがない．撮像に必要な有効なCCDの割合（開口率）は0.5以下になる．40万画素IT型CCDはホームビデオカメラ用に大量に製造されており，価格も安価である．画素構造が比較的複雑なため，従来は画素数が1,000 × 1,000程度に制限されていた．

IT形CCDの一連の動作について説明する．CCDの撮像面に結像された光学像は各フォトダイオードで光強度に対応する信号電荷に変換され，読み出し周期の間，蓄積される．蓄積された信号電荷は各フォトダイオードに対応する垂直CCDの電極下に全画素が同一タイミングで転送される．この時点でフォトダイオードはリセットされ，つぎの蓄積動作が開始される．ついで全垂直CCDが1段分，水平CCD方向に転送され，水平CCDに第1走査線分の信号電荷が取り込まれる．水平CCDは水平走査周期で信号電荷を電荷検出部に転送し，出力端子からは電圧変換された映像信号が得られる（**図 7-52**）.

このほかに，FT 型と IT 型の構造を併せ持つ FIT 型もある.

3. CCD の諸特性

1）感 度

CCD の感度は，入射する光に対してどのくらいの信号電荷が得られるかを表す光電変換率により決定される．光電変換率は量子効率と受光部の開口率との積で決まる．量子効率は基板材料であるシリコンで決定される．開口率とは，受光面積における光電変換に寄与する面積の比率である.

IT 型 CCD では，垂直 CCD などの感光に寄与しない部分（光遮へい部分）が必要になるため開口率が小さくなる．この対策として，マイクロレンズアレイとよばれる凸レンズ状の透明樹脂を各画素上に形成し，実効開口率を向上させる手法が開発された.

2）信号雑音比（SN 比）

画質を考慮した高感度の画像を得るためには，信号電荷量を多く，かつ雑音を小さくした高 SN 比を実現する必要がある．最大信号出力と暗時の雑音の比を素子の**ダイナミックレンジ**，また素子の標準動作信号レベルと雑音レベルの比を**撮像機器の SN 比**と定義している.

CCD では，電荷井戸に蓄積されている電子は電荷バケットを構成する電子のみであり，原理的に電子井戸にある電子はすべてが転送される．いわゆる完全転送モードが実現できるために，転送動作において雑音が発生しないという利点がある.

CCD の雑音には，①画素部で発生する暗電流雑音，②信号検出アンプのランダム雑音，③信号源のショット雑音がある.

暗電流を減らすために，シリコン結晶の高品質化や CCD 製造プロセスの改良が行われ，現在は問題ないレベルまで低下している．信号検出アンプは FDA（floating diffusing amplifier）という光電荷を微弱な容量（FD）に充電して大きな電圧に変換する電荷検出法を用いる．FDA では**リセット雑音**とよばれるランダム雑音が混入するので，低雑音化のために相関二重サンプリング法（CDS）が開発された．この手法は，リセット直後の電位と信号電位との 2 回のサンプリングを行い，雑音を相殺して，その差を信号として用いている.

カメラとしての S/N は総じて CCD は撮像管に比べ有利であるが，CCD は撮像管に比べて信号キャリア数が少ないので，設定しだいでは光電荷のゆらぎによるショットノイズが視認され，X 線雑音より信号キャリア数のゆらぎに由来するショット雑音が前面にでてくる場合がある.

3）解像度特性

CCD の限界解像力は有効画素数で決まるが，解像度レスポンスは画素の実質的な開口形状による．X 線テレビシステムの解像度は各要素の変調度（MTF）の積で決まるため，実質的に重要なのは変調度の高さである．CCD カメラの場合には，サンプル点は CCD の各サンプルに相当し，サンプル点間隔を一辺とする正方形と考えてよい．画素の開口率による影響は相対レスポンスを A とすると次式で書ける.

$$A = \frac{\sin(wx/2)}{wx/2} \tag{7-9}$$

x：画素寸法，w：入力画像の空間周波数

画素ピッチを p とし，開口率（x/p）＝ 1（100％）としたとき，空間周波数 $w = \pi/p$（ナイキスト周波数）のレスポンスは 0.64 となる．撮像管の開口形状は走査ビームの広がりをもつため，感光素子をマトリックス状に配置した固体撮像素子は，撮像管と比較して変調度がよい．そして撮像管と比べ，中心と周辺部の変調度の差や高輝度部での変調度劣化がないため，全体として鮮鋭度のよい画像が得られる（**図 7-53**）.

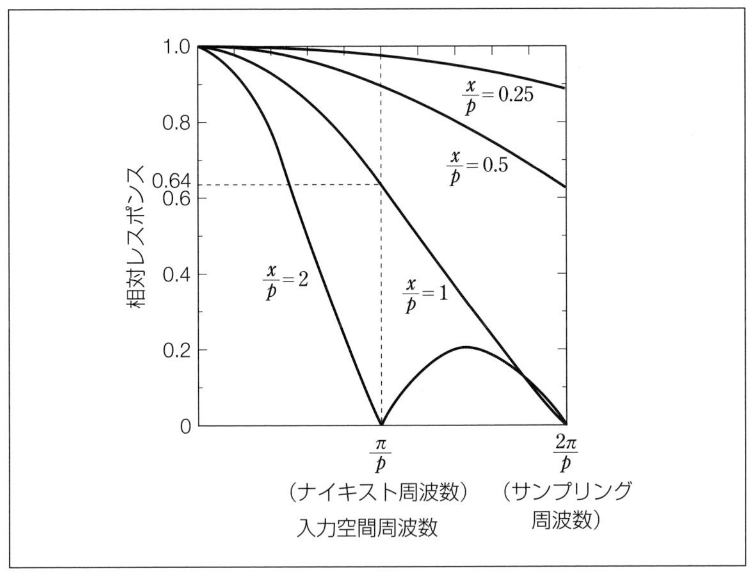

図 7-53　開口率とレスポンスの関係

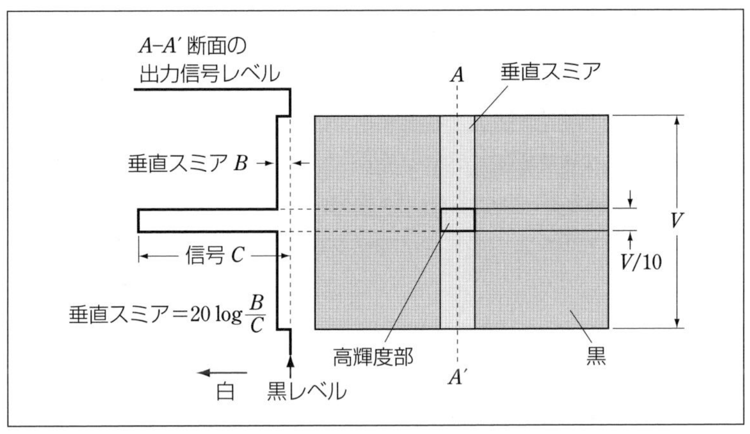

図 7-54　垂直スミア現象

4）垂直スミア特性

高輝度被写体を撮像する際に，光遮へいしてあるCCDの垂直転送部に漏れこんだ光は垂直CCDで蓄積・転送され，高輝度部分の上下に縦筋状の偽信号となって現れる．これを**垂直スミア**という（**図 7-54**）．光の漏れ込みの原因は，IT型やFIT型では電極が光ガイドになったり，フォトダイオード深部の電荷が垂直CCDへ拡散するなどである．FIT形は垂直CCDを光遮へいできるIT形のよい点と，FT形の高速転送動作を組み合わせたもので，スミアに対してもっとも優れている．

4．医用画像機器への応用

1）高精細 I.I.-DR 用 CCD

X線撮像には撮影（静止画）のほかに透視（動画）がある．透視はもともと撮影の位置決め用だったが，最近では透視下の治療（IVR）用などに広く

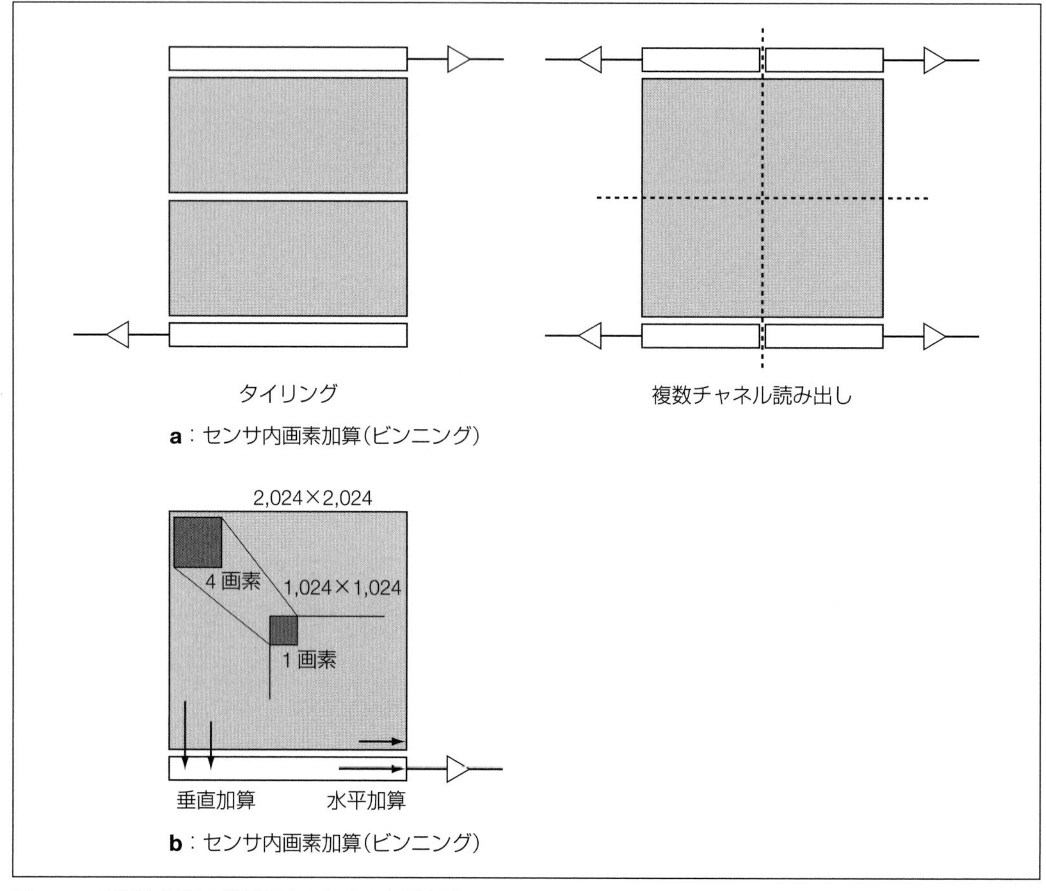

図7-55　撮影と透視の機能両立のための各種方法

使用されるようになってきた．視野12インチ（320mm）を超える高精細I.I.-DRに適したカメラを考えると，400万画素（2,000×2,000）程度の解像度と30フレーム/秒の透視機能が要求され，240MB/秒以上のデータ処理速度が必要で，そのままでは技術的に困難である．そこで，透視時の画素数は撮影より少ない100万（1,000×1,000）画素程度として以下の解決策が考えられた．

①複数センサ方式：画像を分割して複数のセンサで撮像し，画像処理で結合する（タイリング）．センサ間の機械的な接合や特性の違いを補償する技術が必要である．

②単一センサ方式：1枚のセンサに複数の出力チャネルを設けて高速化したり，水平CCDの上で上下の画素の信号電荷を加算して画素数を少なくし高速化するビンニングという技術がある．どちらも特別なセンサ構造を必要とする．

図7-55aの複数チャネル読み出しは，センサを複数の領域に分割し，各領域に出力をつけて高速化する方法である．**図7-55b**のセンサ内画素加算は，水平レジスタ上での垂直加算と水平加算で，隣接画素を加算し，画素数を1/4に縮小する方法である．

2）CCD以外の素子

デジタル一眼レフカメラ用のイメージセンサとしてCMOS（シーモス）センサが使われるようになってきた．CMOSセンサもCCDもシリコン上に形成されたフォトダイオードが受光した光エネルギーを光電荷に変換する基本構造は同じで，その違いは

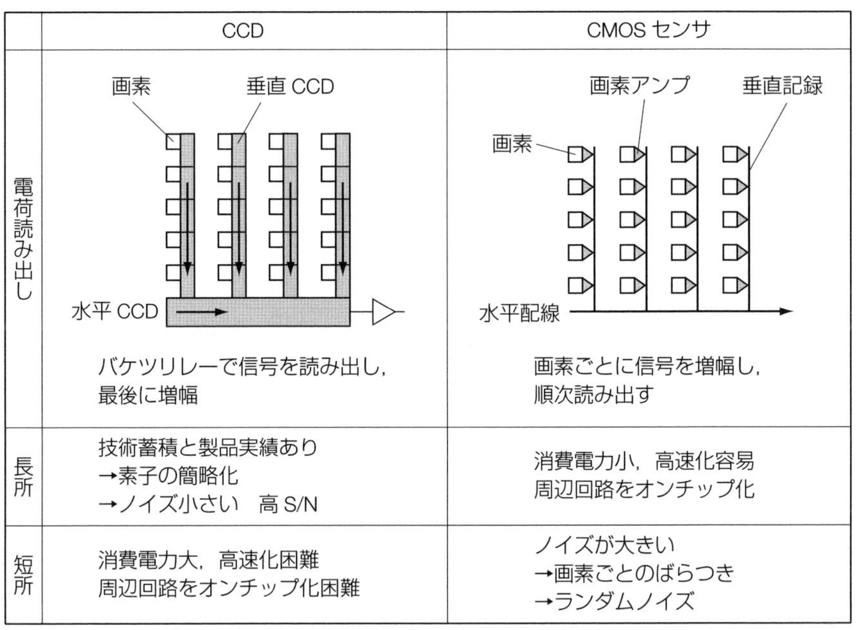

図 7-56　CCD と CMOS センサの比較

電荷を読み出す構造にある.

CMOS センサは画素ごとに電荷を電圧変換してから読み出す．CMOS センサは各画素にアンプをもつので，画素ごとのゲイン，オフセットばらつきがノイズとなるが，単一の低電圧で回路構成ができ高速動作にも対応可能で，ほかの CMOS 回路を同一チップ上に形成することも可能である（**図 7-56**）.

7　液晶ディスプレイ

液晶ディスプレイ（liquid crystal display：LCD）は，輝度，解像度，ひずみ，省スペース，電力などにおいて CRT（cathode ray tube）ディスプレイの性能を超えてきた．さらに，視野角，コントラスト，応答速度などの不足とされた特性項目についても改善が進んできた．近年では，医用画像表示装置のほとんどは，液晶ディスプレイになっている．現在の医用画像表示用液晶ディスプレイは，アクティブマトリックス駆動の TFT（thin film transistor；薄膜トランジスタ）方式であり，背面にバックライトを付設した透過型液晶ディスプレイである.

1．液晶パネルの構造

液晶パネルを構成する主要部品を簡単に説明する．**図 7-57** は液晶パネルの断面構造，**図 7-58** は画素構造である．CRT のようなカラーとモノクロでの構造的な違いはない.

①偏光フィルタ：入射する光を直交する偏光成分の一方のみを通過させ，他方を吸収あるいは反射させて遮へいする.

②基板：ガラスが使われる．この上に電極，電極配線，TFT，カラーフィルタが形成される．スペーサによって 2 枚のガラス基板を数 μm の空間を介して対向させて固定し，その間に液晶を封入する.

③カラーフィルタ：各画素に対応して R/G/B（赤 / 緑 / 青）の各要素が配列している．モノクロの場合は 1 色となる.

④透明電極（配線電極）：液晶に電圧をかける電

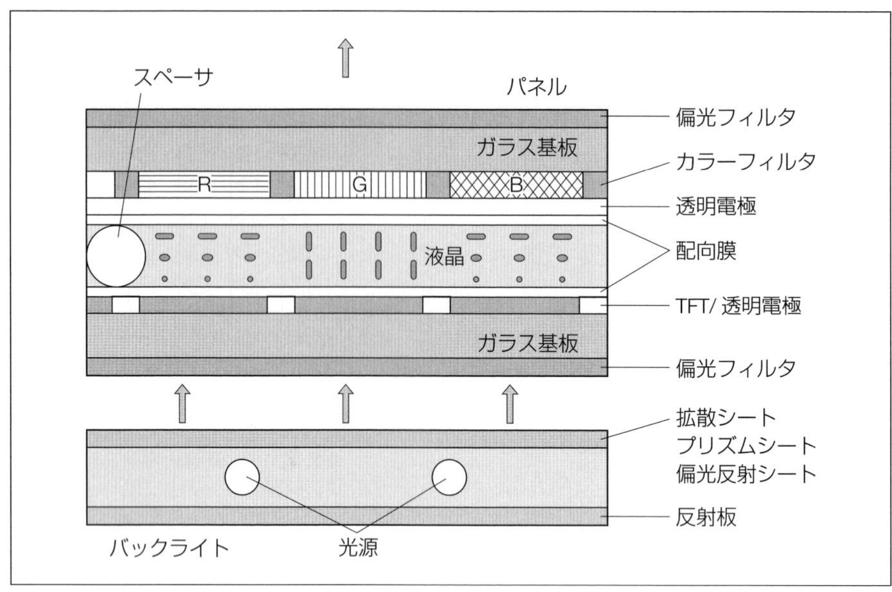

図 7-57　液晶パネルの構造

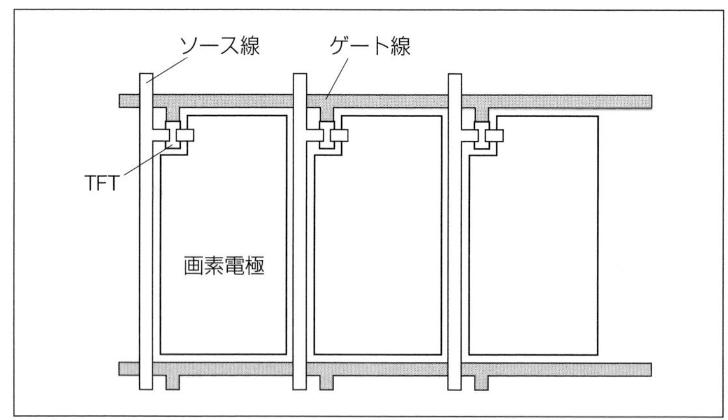

図 7-58　画素の構造

極は，光を通過させなければならない．このため，透明な導電物質 ITO（indium tin oxide）が用いられる．

⑤配向膜：液晶の分子を一定方向に並べるための膜である．

⑥液晶：細長い棒状または盤状をなすエステル系やビフェニル系の分子で，液状で流動的ではあるが，ある規則性をもって配列している状態である．電圧をかけることによって，簡単に分子の並び方が変わり光学的な特性が変化する．

⑦ TFT：各画素の電極に電圧を加えるためのスイッチ素子である．各画素に 1 個ある．

⑧バックライト：液晶パネルは非発光デバイスであり，光源が必要である．光源としては，高輝度，長寿命，細径化に適した CCFL（cold cathode fluorescent lamp；冷陰極蛍光管）や白色 LED（Light Emitting Diode）をパネル直下（直下型）あるいは横（サイドエッジ型）に複数配置している．横に配置する場合は導光板をパネル下に置く．輝度効率向上と均一性向上のため，反射板や拡散シートを組み合わせている．基本的にはシャウカステンと同じである．

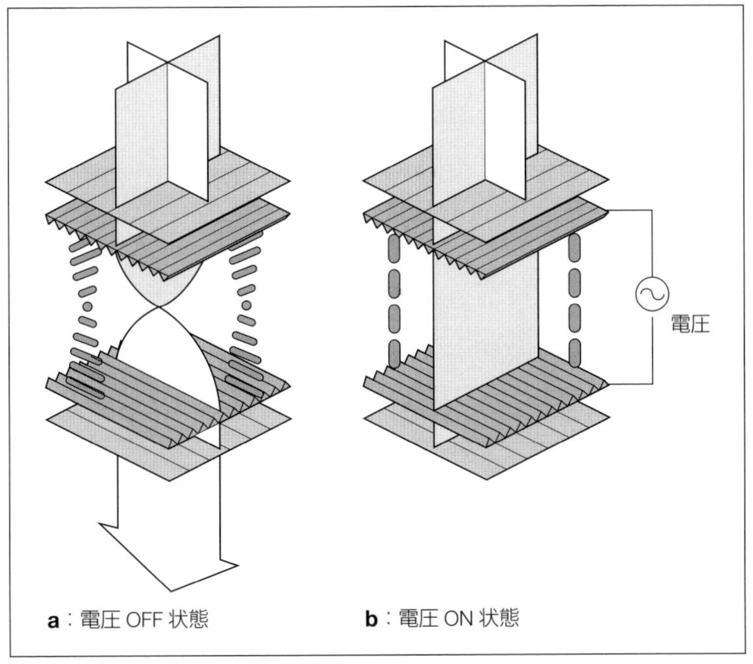

図 7-59　液晶ディスプレイの動作

⑨ CCFL：内面に蛍光体を塗布したガラス管内に希ガスと微量（数 mg）の水銀を封入している．ランプ両端の電極間に高電界，高周波を加えて低圧の水銀蒸気中でグロー放電をさせ，放電により励起された水銀が紫外線（253.7nm）を発生し，その紫外線が蛍光体を励起する．励起された蛍光体原子が低エネルギー準位に戻るときエネルギー差に相当する波長の光が放出され，蛍光体固有の光を発する．波長は蛍光体の組成により決まり，カラーフィルタに適した白色系の3波長タイプが選ばれている．電流によって輝度を制御する．

⑩白色 LED：LED 素子は，一組の PN 接合をもつ半導体素子で構成されている．この素子に電圧をかけると，P と N が接合する部分でホールと電子が再結合する．このときに，電子は元のエネルギーより小さなエネルギーとなり，余ったエネルギーが光として放出される（自然光放出発光）．LED の発光色は，半導体を構成する化合物によって決まってくる．一般的に使われている白色 LED は，青色に発光する LED と黄色の蛍光体を組み合わせている．

2. 液晶パネルの動作

代表的である TN（twisted nematic）モードの表示基本動作を説明する．

①液晶分子は，配向膜に接触させると，溝に沿って並び方を変える．

②溝の向きを 90°変えた2枚の板で液晶をはさむと，液晶分子は層内で 90°ねじれて配列する．

③液晶に光を通すと，分子の並ぶ隙間に沿って光が通る．**図 7-59a** のように分子の配列が 90°ねじれている場合には，光は分子のねじれに沿って，90°ねじれていく．

④**図 7-59b** のように，電圧がかかると分子は垂直方向に並び方を変えて（電界に沿って）並ぶ．光は分子の並びに沿って直進する．

⑤光が通らないように偏光方向を直交させた2枚の偏光フィルタを組み合わせて，ねじれた状態の液晶をはさみ，これに電圧をかける．2枚の偏光フィルタを**図 7-59a** のように並べると，

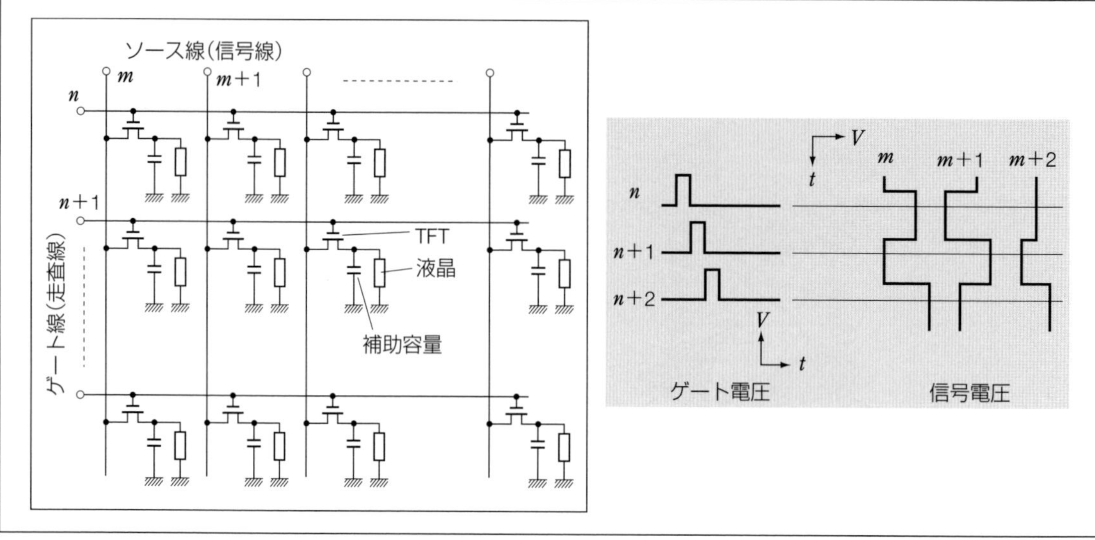

図 7-60　アクティブマトリックス駆動

光を通す．この状態で電圧を印加すると，**図 7-59b** のように光が遮断される．電圧をかけていない状態では光が通り，電圧をかけると光が遮断され画面上では黒くなる．印加電圧にて通過する光を制御し階調特性を得る．

⑥表示の画素数に応じて必要な液晶セルを集合させ，各液晶セルにそれぞれ独立したスイッチング素子を設け，液晶分子に与える電界を制御する．カラー表示をする場合は，1 画素当たり 3 個のサブピクセルに RGB のカラーフィルタを設けている．たとえば解像度 2,048 × 1,536 の液晶パネルは 9, 437, 184 個（＝ 2,048 × 1,536 × 3）の液晶セルで構成されている．

⑦液晶セルを個々に駆動するには配線，回路が複雑になりすぎるため，マトリックス駆動方式としている．さらに各画素にスイッチ素子を配置したのが，アクティブマトリックス駆動方式である．**図 7-60** のように，ゲート線とソース線がマトリックス状になっている．1 本のゲート線が高電位になると接続されている素子は ON 状態となり，各ソース線の電圧が各電極に印加される．一方，ほかのゲート線は低電位で素子は OFF 状態であり，前に印加された電位を保ったままになっている．ゲート線の電位を上から下へ順番に加えていき 1 画面（フレーム）が構成され，これを繰り返す（**図 7-61**）．この動作を**線順次走査**（CRT は**点順次走査**）という．ゲート線が走査線，ソース線が信号線となる．この表示方法は，1 フレーム間ではデータが保持されるので，**ホールド型表示**（CRT は**インパルス型表示**）とよぶ．また，液晶は直流電圧を印加し続けると劣化する性質があるので，画素電極に与える電圧の正負を共通電極に対して交互に反転している．

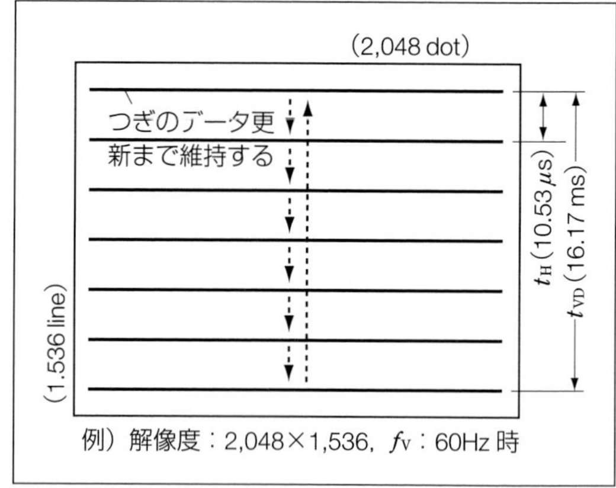

図 7-61　線順次走査

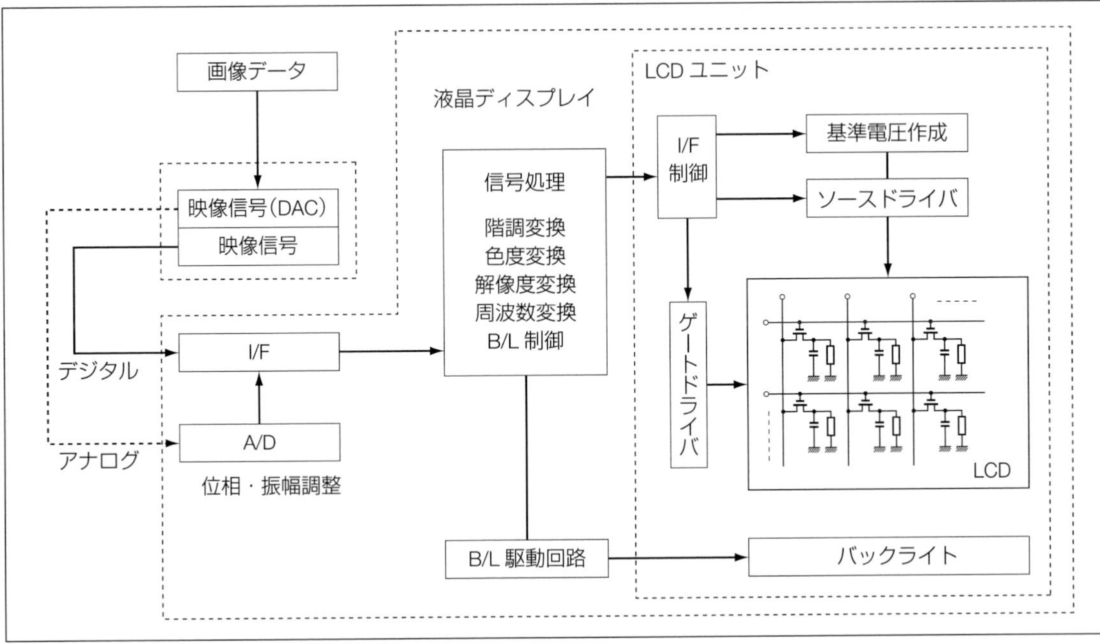

図 7-62　液晶ディスプレイの構成

3. 液晶ディスプレイの構成

図 7-62 は，液晶ディスプレイの主要構成ブロックであり，簡単に説明する．

①ゲート線駆動回路：走査線には 1 対 1 に対応してゲートドライバが接続されている．ゲートの ON/OFF 制御パルスを必要なタイミングで出力する．

②シグナル線駆動回路：信号線には 1 対 1 に対応してソースドライバが接続されている．映像情報に応じた電圧を各信号線にゲート信号と同期して出力する．信号階調数は 6～8bit が主流である．

③階調電圧発生回路：階調表示に必要な電圧をつくる．

④アナログ信号入力回路：CRT ディスプレイを前提とした信号出力はアナログ信号である．CRT ディスプレイではドットクロック信号を必要としないが，液晶ディスプレイでは映像信号と画素を正確に一致させる必要がある．そこで，パネル側で水平同期（映像）信号に正確に同期したドットクロックを再現させ，映像入力信号を A/D 変換する．正確に再現できない場合，画面の全体や一部に縦縞やちらつき，にじみが発生する．また，信号レベルが一致していないと階調不足や階調つぶれが発生するので，レベル調整も必要である．

⑤信号処理回路：パネルの機能に合わせ，さまざまな映像信号処理を行う．画像の拡大・縮小および補間，階調変換，色変換，縦横変換やインバータ回路を介してバックライト（B/L）制御を行う．

⑥バックライト駆動回路：バックライトを駆動するための回路である．一般的にはパルス制御を行っているので，点灯周波数と液晶パネルの駆動周波数の差が小さいとビートノイズやフリッカが発生する．輝度調整を行うため，広い調光範囲と安定性が求められる．

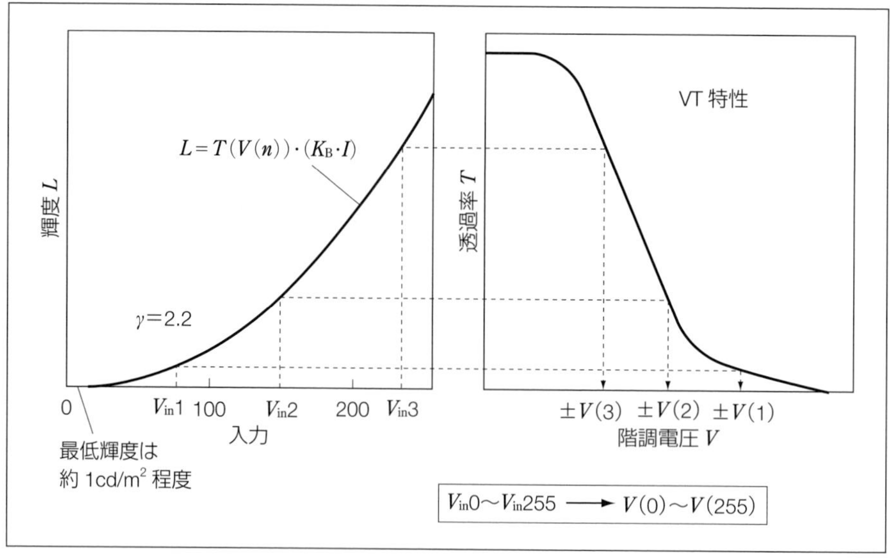

図 7-63　液晶ディスプレイの輝度特性

4. 液晶ディスプレイの特性

液晶ディスプレイは，分子構造的に異方性をもつ液晶分子の配向変化を透過光量変化に変換し輝度を制御している．固定画素であることから，CRT のようなサイズ変化や幾何学ひずみはなく，地磁気の影響も受けない．また，フォーカス特性やミスコンバーゼンスなどの影響もない．課題となるおもな特性は，輝度，階調・視野角・応答速度である．

1）輝　度

液晶ディスプレイの輝度範囲は液晶パネルの透過率 T とバックライトの輝度 I，階調特性はソースドライバの階調電圧 V の設定によって決定される．液晶パネルの輝度 L は，

$$L = T(V(n)) \cdot (K_B \cdot I)$$

となる．K_B はバックライト輝度の設定する係数であり，最大輝度を調整（ブライト調整）する．

液晶パネルは個々に電圧-透過率特性（VT 特性）があり，必要な特性となるように入力レベルに合わせた電圧値を設定する．通常の信号は CRT に合わせて $\gamma = 1/2.2$ の特性となっているため，液晶パネルの階調特性も $\gamma = 2.2$ の特性としている．**図 7-63** のように，入力と階調電圧が対応する．ソースドライバが 8bit の場合，階調電圧は

$$V(n) \quad (n = 0,\ 1,\ \cdots,\ 255)$$

となる．

最小輝度は，透過率をゼロにできないためにゼロにはならない．0.5cd/m² 程度はあるため，暗い環境では CRT と比較してコントラストが劣る．明るい環境では逆に CRT が周囲光を反射してしまうので液晶パネルのほうが優位である．ディスプレイの近くにシャウカステンが配置されている状況では，液晶パネルのほうが見やすい．最大輝度はバックライトの輝度によるため，高輝度とするには CCFL や LED を増やしたりするが，電力，発熱の問題が発生してくる．

液晶ディスプレイの経時的輝度劣化は，バックライトに使用される CCFL の経時変化特性に大きく依存している．CCFL の発光効率（輝度）は，周囲温度の影響を受け，低温でも高温でも低下する．これは水銀の蒸気圧によって紫外線の放射強度が変化するためである．長時間の使用では，電極の劣化，水銀の減少および蛍光体の劣化に伴う発光量低下と波長特性変化により緩やかに輝度と色特性が変化す

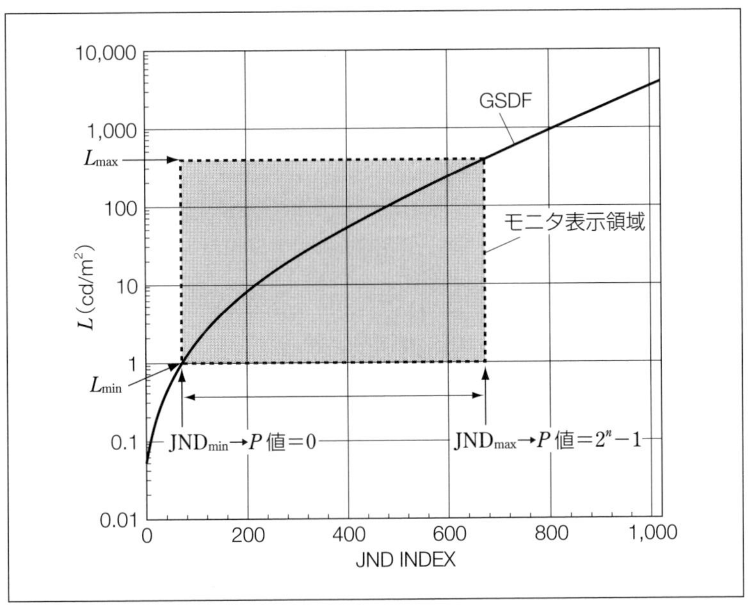

図 7-64　GSDF と表示輝度

る．LED は CCFL より長寿命であるが，蛍光体・樹脂・反射板の劣化は避けられない．これらの影響を少なくするため，輝度安定化回路を設け，電源 ON 後の輝度変化や長期使用の輝度変化を抑えている．汎用ディスプレイのなかには輝度安定化回路を搭載していない製品が多い．

2）GSDF

医用画像表示用ディスプレイにおいては，DICOM PS3.14 の適用が標準とされている．DICOM PS3.14 は画像データの表示の整合性をとるために，GSDF（grayscale standard display function；グレースケール標準表示関数）を規定した．与えられた観察条件のもとで，平均的人間観察者が最小識別可能である与えられたターゲットの輝度の差を，1JND（just-noticeable difference；弁別域）と定義する．最小輝度を 0.05cd/m^2 として 1,023 ステップまでの JND と輝度を実験的に求め，表となっている．**図 7-64** はこれのグラフである．JND INDEX が表示装置に対する入力値となる．また，表では扱いにくいので機器に組み込むための近似式が与えられている（**表 7-6**）．表示する最小輝度と最大輝度間に対応する JND を入力階調数で等分に割り当て階調特性を設定していく．

GSDF を適用する場合の手順を示す．

①周囲光の影響を考慮して，L_{min}，L_{max} を決定する．

② L_{min}，L_{max} から，jnd_{min} と jnd_{max} を**表 7-6**（2）式より算出する．

$$jnd_{min} = j(L_{min})$$
$$jnd_{max} = j(L_{max})$$
$$JND = jnd_{max} - jnd_{min}$$

③デジタル入力信号ステップ（n bit）に対し各入力レベルを P 値とし，JND を 2^n-1 に等分して割り当てる．各 P 値に対する jnd が与えられ，輝度 L は上式と**表 7-6**（1）式より，

$$L = L(jnd_{min} + JND \times P/(2^n - 1))$$

となる．たとえば，$L_{min} = 1.0$（cd/m^2），$L_{max} = 400$（cd/m^2），入力 8bit とすると，

$$L = L(71.5 + 601.3 \times P/255)$$
$$= L(71.5 + 2.358 \times P),\ P = 0,\ 1,\ \cdots,\ 255$$
$$= 1.0,\ 1.06,\ \cdots,\ 400\ (cd/m^2)$$

となる．輝度は 1〜400cd/m^2 の範囲で 1 入力レベルは 2.358JND ステップに対応し，各入力

表 7-6 GSDF 計算式

・JND INDEX → 輝度

$$\log_{10} L(j) = \frac{a + c\cdot Ln(j) + e\cdot(Ln(j))^2 + g\cdot(Ln(j))^3 + m\cdot(Ln(j))^4}{1 + b\cdot Ln(j) + d\cdot(Ln(j))^2 + f\cdot(Ln(j))^3 + h\cdot(Ln(j))^4 + k\cdot(Ln(j))^5} \quad \cdots\cdots (1)$$

$j = 1\sim1023$
$a = -1.3011877$, $b = -2.5840191\mathrm{E}-2$, $c = 8.0242636\mathrm{E}-2$, $d = -1.0320229\mathrm{E}-1$
$e = 1.3646699\mathrm{E}-1$, $f = 2.8745620\mathrm{E}-2$, $g = -2.5468404\mathrm{E}-2$, $h = -3.1978977\mathrm{E}-3$
$k = 1.2992634\mathrm{E}-4$, $m = 1.3635334\mathrm{E}-3$

・輝度 → JND INDEX

$$j(L) = A + B\cdot \mathrm{Log}_{10}(L) + C\cdot(\mathrm{Log}_{10}(L))^2 + D\cdot(\mathrm{Log}_{10}(L))^3 + E\cdot(\mathrm{Log}_{10}(L))^4 + F\cdot(\mathrm{Log}_{10}(L))^5 + G\cdot(\mathrm{Log}_{10}(L))^6 + H\cdot(\mathrm{Log}_{10}(L))^7 + I\cdot(\mathrm{Log}_{10}(L))^8 \quad \cdots\cdots (2)$$

$A = 71.498068$, $B = 94.593053$, $C = 41.912053$, $D = 9.8247004$
$E = 0.28175407$, $F = -1.1878455$, $G = -0.18014349$, $H = 0.14710899$
$I = -0.017046845$

レベルの輝度は**表 7-6**（1）式に代入して求められる．ちなみに，フィルムの場合はさらに濃度値に変換する必要がある．このほかに，上記式より設定輝度範囲では 601.3 の識別可能階調数があると判断できる．

医用画像表示用液晶ディスプレイは，内部に入力階調数より多くの階調をもつ LUT（look up table; 割当表）を設定し，入力レベルと目標輝度を対応させる．輝度の設定によって階調特性を変える必要があるため，キャリブレーション機能が必要となる．これにより，GSDF 以外の階調設定も可能となる．

GSDF の適用は，ディスプレイやイメージャの出力特性をほぼ同等の階調特性で画像を表示・出力することを可能にするものである．各種モダリティ，イメージャ，ディスプレイが接続されるネットワーク環境では，画像表示の整合性が問われ表示装置の違いによって診断に影響がでないように標準化する必要がある．

3）視野角，応答速度

液晶ディスプレイは液晶の配列方法によって分類され，TN（twisted nematic），VA（vertical alignment），IPS（in plane switching）方式などが現在の主流である．おもな特徴を**表 7-7** に示す．

医用画像表示用液晶ディスプレイで採用されているのは圧倒的に IPS 方式が多く，その理由は，視野角による輝度 / 色度変化が小さいためである．TN 方式はガラス基板に対し，垂直に縦電界を使って液晶分子を動かすため，液晶分子が斜めに立ち上がった状態になると，見る角度によって光学特性が異なり視野角が狭い．これに対し，IPS 方式では，横電界を利用し液晶分子をガラス基板に平行に回転させるため，見る角度によって光学特性が変わることがなく高視野角化を実現している．視野角の定義は，表示面の法線方向を 0°として角度を変化させたときのコントラスト比（＝最大輝度 / 最小輝度）が 10 以上の角度である．

表 7-7 駆動方式比較

	TN	VA	IPS
視野角	△	○	◎
コントラスト比	○	◎	○
応答速度	○	○ 0 ⇔ 100 良	○ 階調差小
コスト	◎	○	△

◎：良い，○：ふつう，△：やや劣る

視野角と並んで改善が求められているのは，動画に対応できる応答特性である．特性は，ホールド駆動方式による制約と液晶の光学素子としての特性によって決定される．応答特性の定義としては，入力信号を 0/100%切り替え時に輝度が 10%から 90%となる時間と 90%から 10%になる時間を加えたも

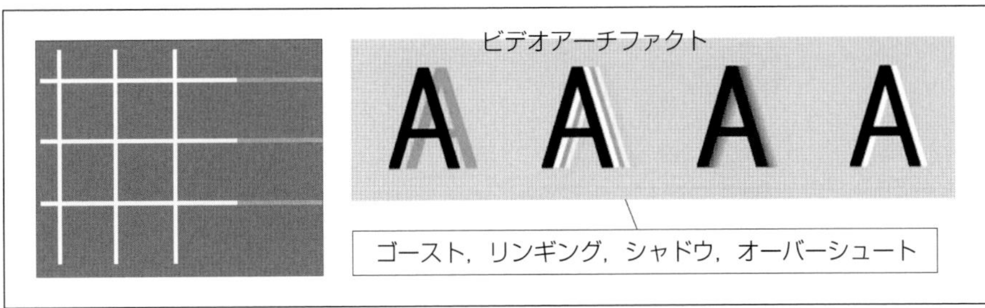

図 7-65　クロストーク（左）とビデオアーチファクト（右）

のである．しかし，実際は中間調の応答はさらに遅い（とくに VA 方式）ので注意が必要である．現状 40ms 程度あるが，目標は TV 信号同等の 16ms である．

4）アーチファクト

液晶ディスプレイ特有のノイズについて説明する．

①クロストーク：表示している画素以外の画素が，ゲート線，ソース線の電位によって影響を受け輝度変化となって現れる干渉現象である（**図 7-65a**）．ウィンドウ画面を表示し，その上下左右を確認する．

②ビデオアーチファクト：映像信号の伝達・増幅経路の特性によって，画像の右側に不要な輝度変化が現れる（**図 7-65b**）．

・ゴースト：信号が回路要因やケーブル要因で反射されてできる虚像のことで，多重画像になる．

・リンギング：信号が振動することで，色の違う多重の影ができる．

・シャドー：コントラストの変化があるところで，文字や線に沿って影が生じる．

・オーバーシュート：入力に対して過度な出力がされることにより，黒から白に変わる境界で白が強調されて見える．

③ムラ：液晶層の厚さは 5μm 程度しかなく，圧力や異物あるいは生産工程などの影響を受けやすく輝度として現れる．また，各種フィルムあるいはドライバ要因にてすじ状のムラがでやすい．階調によっても変化する場合があるので注意が必要である．

④欠点：液晶パネルは非常に多くの画素から構成されており，サイズが大きく精細度が高くなるにつれて正常に動作しないものが生じる可能性が大きくなる．現在の液晶パネル製造技術では完全に画素欠点をなくすことはむずかしい．欠点には大きく分けて以下の 4 種類がある．

・輝点：常時点灯（おおよそ最大輝度）の点で，全画面黒（0 階調）にすると光っている点．

・黒点：常時非点灯（おおよそ最小輝度）の点で，全画面白（255 階調）にすると黒く見える点．

・きず，しみ：製造・輸送過程で異物や不純物などによってできた傷やよごれ．

・ライン欠陥：ゲート線やソース線などの不良で線状に不具合が生じているもの．

⑤残像：長時間同じ画面を表示していると，画面表示を変えたときに前の画面が残る現象である．電極に電圧がかかると，配向膜内の電荷が連続表示画面部に集まり液晶の中に混ざっている不純物イオンが，電荷の集まった部分にプラスイオン，マイナスイオンに分かれて付着する．そのため，液晶分子はイオンの影響を受け元の配列状態が残る．違う画面を表示し，一部に集中していた極性を分散させることでしだいに消すことができる．防止するためにはスクリーンセーバーやディスプレイの電源が切れる設定が望ましい．

表 7-8　おもなモノクロ液晶パネルのサイズ

呼称	解像度（縦置き）	画面寸法（mm）	画素サイズ（μm）	空間周波数（Lp/mm）
1M	1,024×1,280	287×359	280.5	1.78
2M	1,200×1,600	299×398	249	2.01
3M	1,536×2,048	318×424	207	2.42
5M	2,048×2,560	338×422	165	3.03

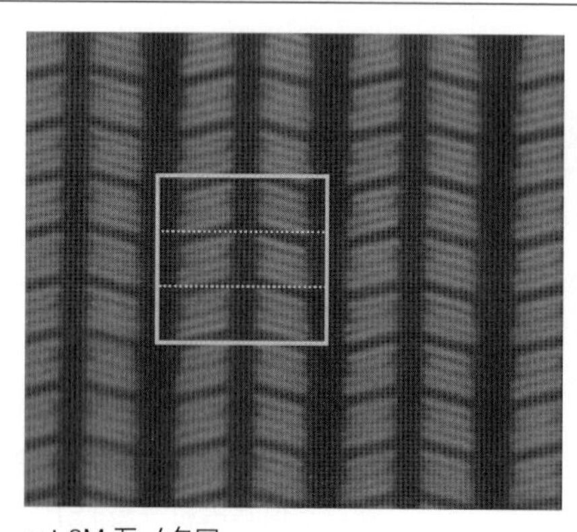

a：3M モノクロ

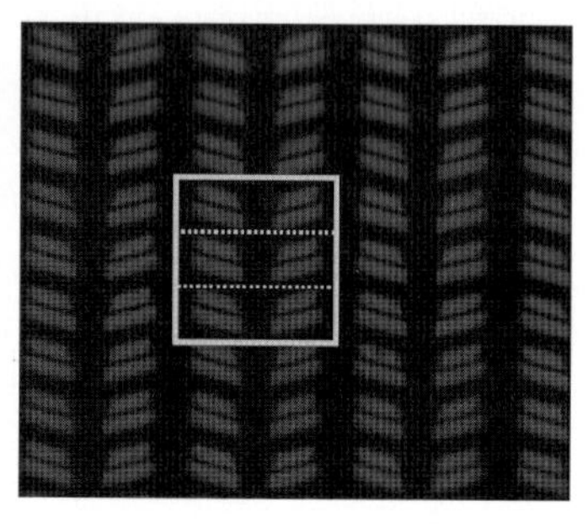

b：5M モノクロ

図 7-66　実際の画素

5. 画　質

1）サイズ，解像度，粒状性

表 7-8 はおもなモノクロ液晶パネルの解像度，画面寸法，ピクセルサイズ，空間周波数である．

ピクセルの構造はメーカ，サイズ，方式によって液晶パネルごとに異なる．現在は，**図 7-66** のように 1 ピクセルは 3 つのサブピクセルで構成されており，さらに 1 サブピクセルは複数の開口部によって構成されている．カラー液晶パネルの場合は，各サブピクセルに R/G/B が割り当てられる．また，各開口部間は，ブラックマトリックスにて光が遮断されている．

表示される画像データは撮影装置の検出ピッチや部位によってさまざまであるが，表示するモニタの解像度や画素ピッチは固定であるため，画像データやモニタによって表示サイズが変化する．表示の基本はピクセル等倍であり，画像データの画素とモニタの画素を 1 対 1 で表示する．この場合は，各画素ピッチの違いにより，実寸とは違う表示になる．逆に，表示を実寸に合わせるか画像全体表示する場合は，画像の拡大/縮小処理が必要となり元画像データとの違いが現れる．

空間解像度に関して，液晶パネルはピクセルが固定であり開口部がほぼ一様に発光しているため，MTF（modulation transfer function；変調伝達関数）は CRT と比較し高い値を示し，個体差や経年変化がほとんどない(**図 7-67**)．CRT は電子ビームが電流(輝度)，ビデオ信号経路の周波数特性，走査位置，フォーカス調整によって大きさや形が変化し，さらに経年変化するため大きなバラツキがある．

粒状性に関して，液晶パネルはブラックマトリックスの影響で周期的なスパイクが発生する（**図 7-68**）．

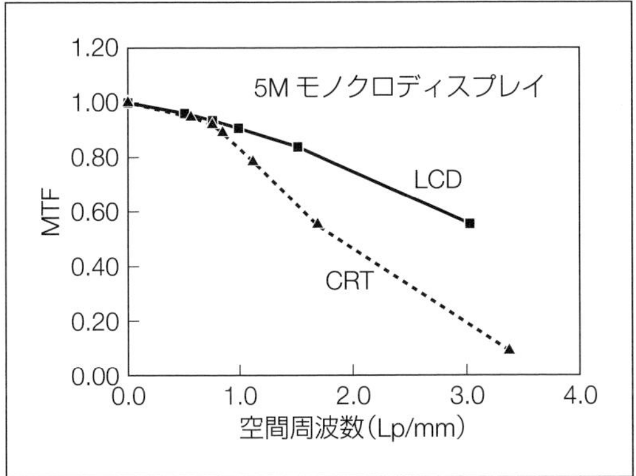

図 7-67　MTF（ポートレート，水平方向）（データ提供：安城更生病院）

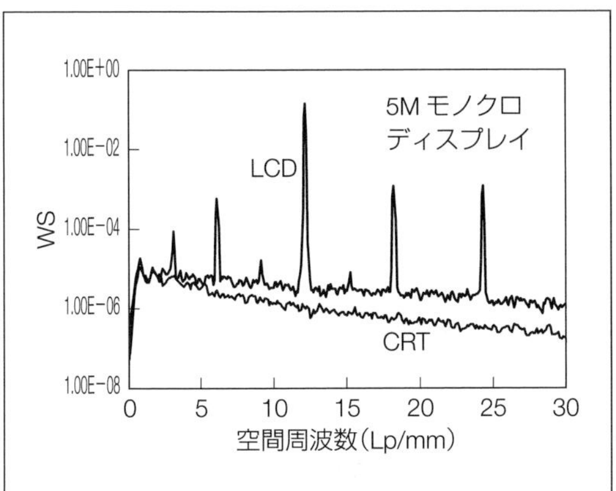

図 7-68　WS（ポートレート，水平方向）（データ提供：安城更生病院）

空間解像度や粒状性の評価に関しては研究段階であり，標準化されていない．そのため，研究施設によって結果が異なる場合があるので，比較には注意が必要である．

2）輝度，コントラスト，階調

使用される最大輝度は，モノクロとカラーのどちらも液晶ディスプレイで 400〜500cd/m^{2}が一般的である．メーカでは寿命を考慮して輝度を設定しており，出荷時に調整されている．最小輝度はカタログには記載がないが，コントラスト比が記載されているので，

コントラスト比＝(最大輝度 / 最小輝度)

より計算することができる．たとえば，設定輝度

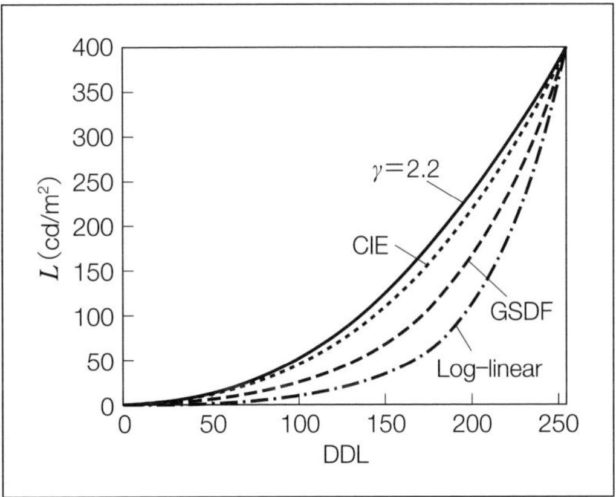

図 7-69　いろいろな階調特性

450cd/m^2，コントラスト比 600：1 の場合，最小輝度は 0.75cd/m^2 となる．コントラスト比は液晶パネルで決定される．

ディスプレイの階調特性はさまざまである．汎用液晶ディスプレイの場合は従来の CRT ディスプレイを踏襲して $\gamma = 2.2$ を目標として設定されている．モダリティのコンソール上も同様である．PACS（picture archiving and communication system：パックス；医用画像管理システム）で使用される医用モノクロディスプレイでは GSDF が一般的である．

フィルムの光学濃度 D と輝度 L の関係は，シャウカステンの輝度を L_0 とすると，

$$L = L_0 \cdot 10^{-D}$$

となる．入力データと光学濃度が直線的な関係にあるとすると，階調特性は Log-Linear となり**図 7-69** のようになる．CIE は CIELAB 表色系（国際照明委員会；Commission Internationale de l'Eclairage が定めている）の明度 L^* を基にした階調特性である．GSDF，$\gamma = 2.2$，Log-Linear，CIE をグレースケールで比較すると見え方の違いがわかる（**図 7-70**）．GSDF の精度は，コントラスト応答による評価となる．コントラスト応答は，DDL＝0，15，…，255 の 18 レベルのウィンドウ輝度を測定し，その最小輝度と最大輝度から得られる GSDF を基準として，算出された GSDF の輝度と測定された

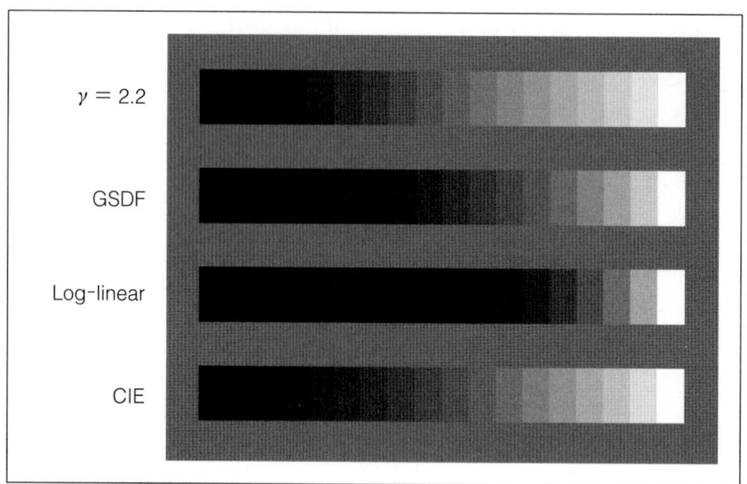

図 7-70　いろいろな階調特性（グレースケール）

輝度のそれぞれの階調間の 1jnd 当たりのコントラストを求め，その偏差を評価する．

観察する画像には，ディスプレイから発する光に室内光を反射した光が加算される．反射が大きくなると低輝度階調部のコントラストを下げることになるので，設置環境にも注意が必要である．

表示階調数はディスプレイの場合 8bit が標準であり，医用画像データは 10～14bit である．ディスプレイの表示階調数を上げるには，表示階調数に対応したディスプレイ，ビデオカード，ビューワソフトが必要である．8bit にてグレースケールを表示するとレベル変化の境界線が見えるが，10bit 以上では判別がむずかしくなる．現状では，放射線画像はノイズ成分が大きいため，8bit とそれ以上の階調表示において有意な差はでていない．

3）輝度・色度均一性

画像をより忠実に再現するためには，表示面の輝度・色度均一性も重要な項目である．

一般に，もっとも入力レベルの高い白画面にて輝度均一性がよくなるように設計・調整されており，中央より周辺部が暗い特性となっている．CRT では入力レベルによって均一性はあまり変化しないが，液晶パネルの場合はその変化割合が大きい．液晶パネルにおいて輝度均一性を補正するためにはもともと制限のある階調数・輝度レンジを使う必要があるので，補正回路の搭載にはむずかしい面がある．

参考文献

第1編　画像診断装置

第2章　一般X線撮影装置

（汎用撮影装置）

1. 平野陽三：新医療機器事典．p.364-365，産業調査会事典出版センター，1997.

第4章　消化管内視鏡検査装置

（内視鏡の原理と種類～小腸癌におけるX線造影検査との比較）

1. 消化器内視鏡機器取扱いテキスト．日本消化器内視鏡技師会，2003.
2. 消化器内視鏡のABC．日本医師会雑誌 112(2)：1996.
3. 斉藤裕輔ほか：消化管腫瘍診断におけるX線検査の有用性．胃と腸 38(6)：2003.
4. 谷井好幸：内視鏡．医用放射線科学講座 12 医用工学，第2版．p.144-149，医歯薬出版，2006.

第5章　循環器撮影装置

（装置の構成と種類～デジタルサブトラクションアンギオグラフィ，付属装置，最近のX線システム）

1. （社）日本画像医療システム工業会：医用画像・放射線機器ハンドブック．2007.
2. 青柳泰司ほか：新版放射線機器学（Ⅰ）―診療画像機器．コロナ社，2004.

（IVR）

1. Margulis AR: Interventional diagnostic radiology—a new subspeciality. AJR 99: 761, 1967.
2. Wallace S: Interventional radiology. Cancer 37: 517, 1976.
3. Seldinger SI: Acta Radiologica Diagn 39: 368, 1953.
4. 中島康雄，田島廣之，西巻博，大友康裕編：できる救急IVR．メディカルビュー社，2012.
5. 栗林幸夫，中村健治，廣田省三，吉岡哲也編：IVRマニュアル，第2版．医学書院，2011.

第6章　特殊X線撮影装置

（外科用X線装置）

1. IEC 60601-1-3（2008） Medical electrical equipment Part 1-3: General requirements for basic safety and essential performance—Collateral Standard: Radiation protection in diagnostic X-ray equipment.
2. Grollman JH Jr, et al: Dose reduction low pulse-rate fluoroscopy. Radiology 105: 293-298, 1972.
3. 藤本祐一：映像情報 Medical 24(4)：230-234, 1992.

（乳房用X線装置）

1. 青柳泰司ほか：新版放射線機器学（Ⅰ）診療画像機器．コロナ社，2004.
2. 久保完治：乳癌．篠原出版，1981.
3. 石栗一男ほか：マンモグラフィ技術編改訂増補版．医療科学社，2004.
4. Hubbell JH, Seltzer SM：日本放射線技術学会叢書（11）光子減弱係数データブック．日本放射線技術学会出版委員会，1995.
5. Johns PC, Yaffe MJ: X-ray characterization of normal and neoplastic breast tissues. Phys Med Biol 32: 675-695, 1987.
6. Klein R, Aichinger H：Determination of average glandular dose with modern mammography units for two large groups of patients. Phys Med Biol 42: 641-671, 1997.
7. 小山智美ほか：日本放射線技術学会叢書（14-4）乳房撮影精度管理マニュアル（改訂版）．日本放射線技術学会出版委員会，2012.
8. 浅田恭生ほか：2001年調査におけるマンモグラフィの平均乳腺線量の推定．乳癌の臨床 18(2)：127-132，2003.

（トモシンセシス）

1. Reiser I, Glick S: Tomosynthesis Imaging. CRC Press, 2014.
2. Machida H, et al: Optimizing parameters for flat-panel detector digital tomosynthesis. Radiographics 30（2）：549-562, 2010.

第7章　X線CT装置

（コーンビームCT）

1. Baba R, et al: Comparison of flat-panel detector and image-intensifier detector for cone-beam CT. Comput Med Imaging Graph 26: 153-158, 2002.
2. Feldkamp LA, et al: Practical cone-beam algorithm. Journal of Optical Society of America A 1(6): 612-619, 1984.
3. 瀬尾邦彦ほか：歯顎顔面用コーンビームX線CT装置 CB MercuRay の開発．Medix 37：40-45, 2002.
4. 植田　健ほか：大型FPD搭載Cアーム Partire によるコーンビームCT．Rad Fan 4(1)：61-65, 2006.
5. Baba R, et al: Development of a subject-standing-type cone-beam computed tomography for chest and orthopedic imaging. Frontiers Med Biol Engng

11(3): 177-189, 2001.
6. 馬場理香：コーンビーム CT(システム概要). 綜合臨床 51(9)：2678-2686, 2002.
7. 中川 徹ほか：コーンビーム CT(症例：肺, 骨など). 綜合臨床 51(10)：2873-2883, 2002.
8. 廣田省三ほか：コーンビーム CT(CBCT) の開発と臨床経験. Rad Fan 4(1)：38-41, 2006.
9. 馬場理香：ボリューム CT イメージングが拓く新しい世界. INNERVISION 23(3)：112-117, 2006.

(CT コロノグラフィ)

1. Ogura T, et al: Three-dimensional CT colonoscopy, comparison with colonoscopy and barium enema examination. Radiology 197: 444, 1995.
2. 小倉敏裕ほか：ヘリカルスキャン CT を利用した直腸癌の三次元表示. 日本消化器内視鏡学会雑誌 37：1148-1156, 1995.
3. 小倉敏裕編著：消化器マルチスライス CT 技術. 永井書店, 2005.
4. 小倉敏裕, 丸山雅一：三次元 CT と MPR の合成による胃腫瘍の画像表示. Medical Imaging Technology 16：125-130, 1998.
5. Ogura T, et al: Trial production of virtual colonoscopic-fluorography. Radiology 203：656, 2001.
6. 小倉敏裕：生体情報の処理 三次元処理. 図解診療放射線技術実践ガイド. p.609-613, 文光堂, 2002.
7. http://www.j-tokkyo.com/2007/A61B/JP2007-143763.shtml

第 8 章 MRI 装置

(はじめに～MRI の基本構成と動作)

1. 日本磁気共鳴医学会教育委員会編：基礎から学ぶ MRI. 発行：インナービジョン, 発売：医療科学社, 2001.
2. アレン・D・エルスター著；荒木 力監訳：MRI 超講義 Q&A で学ぶ原理と臨床応用. 医学書院 MYW, 1996.
3. Mitchel DG, Cohen MS: MRI principles. 2nd ed. Elsevier, 2004.

(MRI の画質)

1. 宮地利明：第 8 章 アーチファクト, MR・臨床編. 笠井俊文ほか編, MR 撮像技術学. オーム社, 2001.

(ファンクショナル MRI)

1. 宮地利明：臨床技術講座— MRI による脳血流量の測定. 日本放射線技術学会雑誌 58(1)：58-66, 2002.
2. Calamante F, et al: Measuring cerebral blood flow using magnetic resonance imaging techniques. J Cereb Blood Flow Metab 19(7): 701-735, 1999.
3. Wong EC, et al: Implementation of quantitative perfusion imaging techniques for functional brain mapping using pulsed arterial spin labeling. NMR Biomed 10: 237-249, 1997.
4. Price RR, et al: Practical aspects of functional MRI (NMR Task Group #8). Med Phys 29(8): 1892-1912, 2002.
5. Arthurs OJ, Boniface SJ: What aspect of the fMRI BOLD signal best reflects the underlying electrophysiology in human somatosensory cortex? Clin Neurophysiol 114(7): 1203-1209, 2003.
6. Roberts TP, et al: High-speed MR imaging of ischemic brain injury following stenosis of the middle cerebral artery. J Cereb Blood Flow Metab 13 (6): 940-946, 1993.
7. Ostergaard L, et al: High resolution measurement of cerebral blood flow using intravascular tracer bolus passages. Part II: Experimental comparison and preliminary results. Magn Reson Med 36(5): 726-736, 1996.
8. Norris DG: Implications of bulk motion for diffusion-weighted imaging experiments: effects, mechanisms, and solutions. J Magn Reson Imaging 13(4): 486-95, 2001.
9. Le Bihan D, et al: MR imaging of intravoxel incoherent motions: application to diffusion and perfusion in neurologic disorders. Radiology 161 (2): 401-407, 1986.
10. Grossman RI, et al: Magnetization transfer: theory and clinical applications in neuroradiology. Radiographics 14(2): 279-290, 1994.
11. Pui MH: Magnetization transfer analysis of brain tumor, infection, and infarction. J Magn Reson Imaging 12(3): 395-399, 2000.
12. Drost DJ, et al: Proton magnetic resonance spectroscopy in the brain: report of AAPM MR Task Group #9. Med Phys 29(9): 2177-2197, 2002.
13. Bonavita S, et al: Proton MRS in neurological disorders. Eur J Radiol 30(2): 125-131, 1999.
14. Matsunaga S, et al: Simple and accurate method for liver fat content analysis with dual double-gradient-echo MRI. Medical Imaging and Information Sciences 23(1): 8-10, 2006.
15. Muthupillai R, et al: Magnetic resonance elastography by direct visualization of propagating acoustic strain waves. Science 269(5232): 1854-1857, 1995.
16. McCracken PJ, et al: Mechanical transient-based magnetic resonance elastography. Magn Reson Med 53(3): 628-639, 2005.
17. Miyati T, et al: Noninvasive MRI assessment of intracranial compliance in idiopathic normal pressure hydrocephalus. J Magn Reson Imaging 26(2): 274-278, 2007.
18. Parker DL, et al: Temperature distribution measure-

ments in two-dimensional NMR imaging. Med Phys 10(3): 321-325, 1983.
19. Zhang Y, et al: On the accuracy of noninvasive thermometry using molecular diffusion magnetic resonance imaging. Int J Hyperthermia 8(2): 263-274, 1992.
20. Kahn T, et al: In vivo MRI thermometry using a phase-sensitive sequence: preliminary experience during MRI-guided laser-induced interstitial thermotherapy of brain tumors. J Magn Reson Imaging 8 (1): 160-164, 1998.

第 9 章　核医学診断装置

(はじめに～核医学診断装置の品質管理)

1. 江藤秀雄ほか：放射線の防護．丸善，1972.
2. 菅原　努ほか編：臨床核医学．南江堂，1981.
3. 田中栄一：三次元アイソトープ像の計測と画像再構成．Radioisotopes 39：510-520，1990.
4. 久田欣一ほか編：最新臨床核医学．金原出版，1988.
5. Shreve PD, et al: Oncologic diagnosis with 2-[fluorine-18]fluoro-2-deoxy-D-glucose imaging：dual-head coincidence gamma camera versus positron emission tomographic scanner. Radiology 207: 431-437, 1998.
6. New equipment in nuclear medicine, part 1: solid-state detectors. J Nucl Med 39: 15N, 35N-36N, 1998.
7. 村瀬研也：SPECT の吸収補正―逐次近似法．放射線医学物理 14：33-37, 1994.
8. Hudson HM, et al: Accelerated image reconstruction using ordered subsets of projection data. IEEE Trans Med Imag 13: 601-609，1994.
9. Murase K, et al: A comparative study of attenuation correction algorithms in single photon emission computed tomography(SPECT). Eur J Nucl Med 13: 55-62,1987.
10. Axelsson B, et al: Subtraction of Compton-scattered photons in single-photon emission computerized tomography. J Nucl Med 25: 490-494, 1984.
11. Buvat I, et al: Scatter correction in scintigraphy: the state of the art. Eur J Nucl Med 21: 675-694,1994.
12. Koral KF, et al: Influence of region of interest selection on the scatter multiplier required for quantification in dual-window Compton correction.J Nucl Med 32: 186-187,1991.
13. Meikle SR, et al: A transmission-dependent method for scatter correction in SPECT. J Nucl Med 35: 360-367,1994.
14. 日本アイソトープ協会医学・薬学部会：ディジタルガンマカメラおよび SPECT 装置の定期点検指針．Radioisotopes 47：424-434，1998.
15. 日本アイソトープ協会医学・薬学部会：核医学イメージングの規格化に関する勧告（1987 年第 2 次改訂）(2)．Radioisotopes 37：170-178, 1998.
16. 日本アイソトープ協会医学・薬学部会：Single Photon Emission Computed Tomography 装置の性能試験条件．Radioisotopes 33：162-169, 1984.
17. 日本アイソトープ協会医学・薬学部会：PET 装置の性能評価のための測定指針．Radioisotopes 43：115-135, 1994.

第 10 章　超音波診断装置

(超音波画像診断装置の特徴と限界～超音波画像のアーチファクト，超音波診断の安全性，超音波診断機器の将来)

1. 甲子乃人：超音波の基礎と装置．ベクトル・コア，1999.
2. 日本電子機器工業会編：医用超音波機器ハンドブック．コロナ社，1985.
3. 佐藤　茂：診療画像学Ⅱ．日本放射線技師会雑誌増刊号 36：112，1989.

第 2 編　基礎技術

第 1 章　X 線の物理

1. 飯沼　武，稲邑清也編：X 線とその発生．医用放射線科学講座 5，放射線物理学，医歯薬出版，1998.
2. Johns HE, Cuningham JR: The Physics of Radiology, 3rd ed.（1969），4th ed.（1983），Charles C Thomas Publisher, Springfield.
3. 西台武弘：放射線医学物理学，第 3 版増補．文光堂，2011.
4. 岡島俊三：医学放射線物理学．南山堂，1990.
5. 日本医学放射線物理学会医学物理データブック委員会編：医学物理データブック．日本医学放射線学会放射線医学物理学会誌 Suppl 40：1-15, 1994.
6. 金森仁志：診断用 X 線スペクトル．日本医学放射線物理部会誌 Suppl 21：33-80, 1994.
7. 松本政雄：直接線と散乱線の X 線スペクトルの測定．日本医学放射線学会放射線医学物理学会誌 Suppl 43：43-80, 1994.
8. 立入　弘監修：診療放射線技術（上巻）．改訂第 12 版．南江堂，2009.
9. 青柳泰司ほか：放射線機器学．通商産業研究社，1990.
10. 藤田広志編：フラットパネルディテクタ．日本放射線技術学会雑誌 55：735-751, 1999.
11. 柳瀬敏幸ほか：レントゲンの取扱い方．裳華房，1976.

第 2 章　X 線管装置と付属器具

(散乱 X 線除去用グリッド)

1. JIS ハンドブック 39 放射線（能）．p.2238-2249，日本規格協会，2005.

2. 石川光雄ほか：新旧 JIS 規格による散乱 X 線除去用グリッドの物理的特性．日本放射線技術学会雑誌 60(8)：1123-1131，2004.

第 3 章　X 線高電圧装置

1. 青柳泰司：新版放射線機器学（Ｉ）診療画像機器．コロナ社，2004.
2. 電気学会通信教育会：変圧器．電気学会大学講座．電気学会，1965.
3. 電気学会半導体電力変換方式調査専門委員会：半導体電力変換回路．電気学会，1987.
4. 大野栄一：パワーエレクトロニクス入門オーム社，1984.
5. 電気学会：電気工学ハンドブック新版．電気学会，1988.
6. 高井宏幸：自動制御理論．オーム社，1966.
7. 正田英介，天野比佐雄：最新パワーデバイス活用読本．オーム社，1987.
8. 日本工業標準調査会：医用 X 線高電圧装置通則 JIS Z 4702．日本規格協会，1999 年 9 月 27 日改正.
9. 日本工業標準調査会：医用 X 線装置通則 JIS Z4701．日本規格協会，1997 年 7 月 20 日改正.
10. 安部真治ほか：インバータ式 X 線装置の現状と諸特性について．日本放射線技術学会雑誌 50(9)：1994.
11. 吉田熙宣ほか：インバータ式 X 線装置の特性と臨床効果．日本放射線技術学会雑誌 46(12)：1990.
12. 木村博一：最近の医用画像診断装置．朝倉書店，1988.
13. Takano H, et al: Auxiliary resonant snubber bridge-leg associated soft-switching PWM inverter type DC-DC converter family with bidirectional active switches and voltage clamping diodes. IEE Transactions on Electric Power Applications 148 (6): 487-493, 2001.
14. 高野博司ほか：高電圧半導体スイッチによる高速パルススイッチによる高速パルス透視システム．日本放射線技術学会雑誌 57(10)：1209-1217，2001.

第 5 章　デジタル一般撮影装置

(FPD 方式)

1. 小川憲一ほか：フラットパネルディテクタの画質評価と適正照射線量．日本放射線技術学会雑誌 57：587-592，2001.
2. 岸本健治：一般撮影においてのフラットパネルディテクタの評価．日本放射線技術学会雑誌 58(4)：455-461，2002.
3. 小縣裕二ほか：Hologic のフラットパネルディテクタについて．医学物理 22(4)：264-275，2006.
4. Matsumoto M, et al: Physical imaging properties and low-contrast performance of a newly developed flat-panel digital radiographic system. Nippon Hoshasen Gijutsu Gakkai Zasshi 59(12): 165-1665, 2005.
5. 奈良井昇ほか：キヤノン FPD「CXDI-40C」の臨床適応．映像情報 Medical 36(2)：140-143，2006.
6. 若松　修：FPD 導入時における撮影条件の設定方法について．放射線撮影分科会誌 43:16-19，2006.
7. 木下順一：FPD 導入時における撮影条件の設定方法について．放射線撮影分科会誌 43：20-23，2006.
8. 須永眞一ほか：FPD システムにおける品質管理プログラムの検討．医用画像情報学会雑誌 22(1)：84-90，2004.
9. 井出口忠光ほか：FPD を中心とするデジタル画像検出システムの画像特性と測定方法．画像通信 27 (2)：8-18，2004.
10. 高見将彦：フラットパネルディテクタシステムの品質管理について．画像通信 28(2)：16-21，2005.
11. 柴田幸一：直接変換方式 FPD を用いたアプリケーション開発動向．日本放射線技術学会雑誌 62(7)：906-912，2006.
12. 田頭裕之ほか：ROC 解析を用いた TWO SHOT 法によるデュアルエネルギーサブトラクションの胸部腫瘤陰影の検出能の評価．医用画像情報学会雑誌 22(1)：50-56，2004.

(CR と FPD の画質特性)

1. 石田隆行ほか．よくわかる医用画像工学．オーム社，p.51-52，2008.
2. Giger ML, Doi K: Investigation of basic imaging properties in digital radiography. 1. Modulation transfer function. Med Phys 11: 287-295, 1984.
3. Fujita H, et al: A simple method for determining the modulation transfer function in digital radiography. IEEE Trans on Med Imaging 11(1): 34-39, 1992.
4. Cunningham IA, Fenster A: A method for modulation transfer function determination from edge profiles with correction for finite-element differentiation. Med Phys 14(4): 533-537, 1987.
5. Giger ML, et al: Investigation of basic imaging properties in digital radiography. 2. Noise Wiener Spectrum. Med Phys 11: 797-805, 1984.
6. Doi K: Principal Investigator, BRH report, MTF's and Wiener spectra of radiographic screen-film systems. BRH 20: 1982.
7. 岸本健治ほか：ディジタル画像の画質と被ばくを考慮した適正線量の研究．日本放射線技術学会雑誌 67(11)：1381-1397，2011.

第 6 章　デジタル X 線テレビ装置

1. 石川　謙ほか：400 万画素 CCD カメラを用いた DR 装置の画像特性．Medix 28：35-40，1997.
2. 飯沼　元ほか：上部消化管検査における 400 万画素 CCD を用いた Digital Radiography の臨床評価.

Medix 29：19-25，1998.
3. Iinuma G, et al: Diagnosis of a gastric cancers: comparison of conventional radiography with a 4 million-pixels charge-coupled device. Radiology 214: 497-502, 2001.
4. 小池　潔ほか：新型400万画素リアルタイムディジタルラジオグラフィ装置．Medix 32：32-37, 2000.
5. Colbeth RE, et al: 40 × 30cm flat panel imager for angiography, R & F and cone-beam CT applications. Proc SPIE Med Img Vol 4320: 94-102，2001.
6. Ikeda S, et al: Development of a real-time digital radiography system using a scintillator type flat panel detector. Proc SPIE Med Img Vol 4320: 516-523, 2001.
7. 池田重之ほか：FPD対応X線透視撮影システムの開発．Medix 36：27-31, 2002.
8. Suzuki K, et al: Development and evaluation of a digital radiography system using a large-area flat panel detector. Proc SPIE Med Img Vol 4682: 363-370, 2002.
9. 飯沼　元ほか：消化管検査における Digital Radiography の進歩と将来展望―従来の I.I.-TV 方式から Flat Panel Detector へ．Medix 37：13-18, 2002.
10. 清水正巳ほか：FPD搭載ディジタルイメージングシステム VersiFlex の開発．Medix 38：27-32, 2003.
11. Nagai Y, et al : A study of the x-ray image quality improvement in the examination of the respiratory system based on the new image processing technique. Proc SPIE Med Img Vol 9033 : 2014.

第7章　画像センサと表示装置

(増感紙-フィルム系)

1. 土井邦雄：ICRU レポート70 胸部X線写真の画質．p.44，日本放射線技術学会出版委員会，2005.
2. JIS ハンドブック 39 放射線（能）．p.1892-1902，日本規格協会，2005.

(イメージングプレート)

1. 高橋健治：富士フイルムメディカルレビュー 11：22，2002.

(X線平面検出器)

1. Beutel J, et al: Handbook of Medical Imaging. Vol 1: Physics and Psychophysics. p. 231, SPIE Press, 2000.
2. Antonuk LE, et al: Demonstration of megavoltage and diagnostic x-ray imaging with hydrogenated amorphous sillicon arrays. Med Phyes 19(6): 1455-1466, 1992.
3. Zhao W, Rowlands J: X-ray imaging using amorphous selenium: feasibility of a flat panel self-scanned detector for digital radiography. Med Phys 22(10)：1595-1604, 1995.
4. IEC62220-1: Medical electrical equipment ― Characteristics of digital X-ray imaging devices ― Part 1: Determination of the detective quantum efficiency, ed1.
5. Ducourant T, et al: Optimization of key building blocks for a large area radiographic and fluoroscopic dynamic digital X-ray detector based on a-Si: HICsIrTI flat panel technology. Proc SPIE Med Img Vol 3977: 14-25, 2000.
6. Ikeda S, et al: Development and evaluation of a digital radiography system using a large-area flat panel detector. Proc SPIE Med Img Vol 5030: 215-225, 2003.
7. Samei E, Flyn M: An experimental comparison of detector performance for direct and indirect digital radiography systems. Med Phys 30(4): 608-622, 2003.
8. Saunders R, et al: Physical characterization of a prototype selenium-based full field digital mammography detector. Med Phys 32(2): 588-599, 2005.

(X線イメージインテンシファイア)

1. JIS Z 4721「医用X線イメージインテンシファイア」.

(撮像管)

1. 吉田哲男ほか：超高感度 HARP カメラの開発とその応用．日立評論 89(04)：376-377，2007.
2. 久保田節，江上典文：超高感度 HARP 撮像デバイスの医療応用．NHK 技研 R&D 125(1)：4-17, 2011.

(CCD)

1. 二宮輝雄ほか：撮像工学．画像エレクトロニクス講座2，コロナ社，1975.
2. 木内雄二，長谷川　伸監修：固体撮像デバイス．テレビジョン学会編，昭晃堂，1978.
3. テレビジョン学会編：テレビジョン画像情報工学ハンドブック．オーム社，1990.
4. 石川　謙：最近の DR 装置の技術的進歩．日本放射線技術学会雑誌 54(12)：1386-1391，1998.

(液晶ディスプレイ)

1. Samei E, et al: Assessment of display performance for medical imaging systems, Report of the American Association of Physicists in Medicine (AAPM) Task Group 18, Medical Physics Publishing, Madison, WI, AAPM On-Line Report No 03, April 2005.
2. DICOM PS3. 14: 2000, Digital Imaging and Communications in Medicine (DICOM) ― Part 14: Grayscale standard display function.
3. IEC 62563-1 Ed. 1. 0: 2009, Medical electrical equipment―Medical image display systems―Part 1: Evaluation methods.

4. 大石　巌ほか：ディスプレイの基礎．共立出版，2001.

5. 堀　浩雄，鈴木幸治：カラー液晶ディスプレイ．共立出版，2001.

和文索引

欧文索引

執筆分担一覧（50 音順）

あらかわ　さとし
荒川　哲
第 2 編　第 5 章　デジタル一般 X 線撮影装置　2　CR 方式（p.446〜457）

いしくら　ふみのぶ
石蔵　文信
第 1 編　第 10 章　超音波診断装置　6　プローブと臨床応用〜7　新手法（p.290〜305）

いしだ　たかゆき
石田　隆行
第 2 編　第 5 章　デジタル一般 X 線撮影装置　3　CR と FPD の画質特性（p.457〜460）

いちかわ　かつひろ
市川　勝弘
第 1 編　第 7 章　X 線 CT 装置　1　X 線 CT の原理〜8　その他の CT 装置（p.89〜130）

いなもと　かずお
稲本　一夫
第 1 編　第 1 章　画像診断装置の概要　2　画像診断装置の発展（p.6〜12）

うえはら　ますみ
上原　真澄
第 1 編　第 2 章　一般 X 線撮影装置　5　小児用撮影装置〜6　頭部専用撮影装置（p.20〜22）
第 1 編　第 6 章　特殊 X 線撮影装置　4　泌尿器科・産婦人科専用装置〜5　歯科専用撮影装置（p.85〜87）

えんどう　てつろう
遠藤　哲朗
第 2 編　第 7 章　画像センサと表示装置　4　X 線イメージインテンシファイア（X 線 I.I.）（p.502〜510）

おかべ　てつお
岡部　哲夫
第 1 編　第 1 章　画像診断装置の概要　1　はじめに（p.3〜5）

おぐら　としひろ
小倉　敏裕
第 1 編　第 2 章　一般 X 線撮影装置　1　はじめに〜4　腹部撮影装置（p.17〜20）
第 1 編　第 4 章　消化管内視鏡検査装置　3　X 線造影検査との比較（7.胆膵におけるさまざまなモダリティを用いた検査（p.40〜43）
第 1 編　第 7 章　X 線 CT 装置　10　CT コロノグラフィ（p.141〜147）
第 2 編　第 2 章　X 線管装置と付属器具　4　散乱 X 線除去用グリッド（p.360〜364）
第 2 編　第 7 章　画像センサと表示装置　1　増感紙-フィルム系（p.479〜484），5　撮像管（p.510〜513）

かわまた　まさつぐ
川又　雅次
第 1 編　第 6 章　特殊 X 線撮影装置　1　外科用 X 線装置（p.61〜70）

こいどしげお
小井戸薫雄
第 1 編　第 4 章　消化管内視鏡検査装置　1　内視鏡の原理と種類〜3　X 線造影検査との比較（1.胃腫瘍性病変における X 線造影検査との比較〜6.小腸癌における X 線造影検査との比較）（p.33〜40）

ごみ　つとむ
五味　勉
第 1 編　第 6 章　特殊 X 線撮影装置　3　トモシンセシス（p.81〜85）

こやなぎ　けいじ
小柳　慶二
第 2 編　第 2 章　X 線管装置と付属器具　1　X 線管装置〜3　付属機器（絞り）（p.323〜360）

さとう　なおたか
佐藤　直高
第 1 編　第 5 章　循環器撮影装置　1　装置の構成と種類〜6　デジタルサブトラクションアンギオグラフィ（DSA）（p.45〜54），8　付属装置〜9　最近の X 線システム（p.58〜59）

すずき　かつみ
鈴木　克己
第 2 編　第 6 章　デジタル X 線テレビ装置（p.461〜478）

すずき　ひでき
鈴木　英幹
第 2 編　第 7 章　画像センサと表示装置　2　イメージングプレート（IP）（p.484〜491）

たかはし　てつひこ
高橋　哲彦
第 1 編　第 8 章　MRI 装置　1　はじめに〜5　MRI の基本構成と動作（p.149〜199）

高橋　康幸（たかはし　やすゆき）
第 1 編　第 9 章　核医学診断装置　15　PET-CT・MR の事情（p.265～271）

田島　廣之（たじま　ひろゆき）
第 1 編　第 5 章　循環器撮影装置　7　IVR（インターベンショナルラジオロジー）（p.54～58）

田中　秀明（たなか　ひであき）
第 1 編　第 3 章　消化管透視撮影装置（p.23～31）

田中　利恵（たなか　りえ）
第 2 編　第 5 章　デジタル一般 X 線撮影装置　1　FPD 方式（p.435～446）

堂本　拓哉（どうもと　たくや）
第 2 編　第 3 章　X 線高電圧装置（p.365～417）
第 2 編　第 4 章　自動露出制御装置と操作パネル（p.419～434）

中村　正（なかむら　ただし）
第 2 編　第 7 章　画像センサと表示装置　6　CCD（電荷結合素子）（p.513～519）

根岸　徹（ねぎし　とおる）
第 1 編　第 6 章　特殊 X 線撮影装置　2　乳房用 X 線装置（p.70～81）
第 1 編　第 11 章　眼底検査装置（p.307～310）

橋本　憲幸（はしもと　のりゆき）
第 2 編　第 7 章　画像センサと表示装置　7　液晶ディスプレイ（p.519～530）

馬場　理香（ばば　りか）
第 1 編　第 7 章　X 線 CT 装置　9　コーンビーム CT（p.130～141）

平間　信（ひらま　まこと）
第 1 編　第 10 章　超音波診断装置　1　超音波の生体特性～5　超音波画像のアーチファクト（p.273～290），8　超音波診断の安全性～9　超音波診断機器の将来（p.305～306）

細羽　実（ほそば　みのる）
第 1 編　第 1 章　画像診断装置の概要　3　規格，関連法規（p.12～15）

松本　政雄（まつもと　まさお）
第 2 編　第 1 章　X 線の物理（p.313～322）

宮地　利明（みやち　としあき）
第 1 編　第 8 章　MRI 装置　6　MRI の画質～8　ファンクショナル MRI（p.199～239）

村瀬　研也（むらせ　けんや）
第 1 編　第 9 章　核医学診断装置　1　はじめに～14　核医学診断装置の品質管理（p.241～265）

山岸　順一（やまぎし　じゅんいち）
第 1 編　第 6 章　特殊 X 線撮影装置　1　外科用 X 線装置（p.61～70）

山﨑　達也（やまざき　たつや）
第 2 編　第 7 章　画像センサと表示装置　3　X 線平面検出器（FPD）（p.491～502）

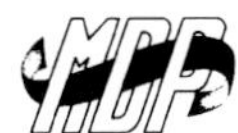

新・医用放射線科学講座
診療画像機器学（第２版）　ISBN978-4-263-20647-8

2008 年 10 月 10 日　第 1 版第 1 刷発行
2016 年 8 月 10 日　第 2 版第 1 刷発行
2022 年 1 月 10 日　第 2 版第 4 刷発行

編　者　岡　部　哲　夫
小　倉　敏　裕
石　田　隆　行
発行者　白　石　泰　夫

発行所　**医歯薬出版株式会社**

〒 113-8612　東京都文京区本駒込 1 - 7 -10
TEL.（03）5395—7640(編集)・7616(販売)
FAX.（03）5395—7624(編集)・8563(販売)
http://www.ishiyaku.co.jp/
郵便振替番号 00190-5-13816

乱丁，落丁の際はお取り替えいたします　印刷・製本／大日本印刷